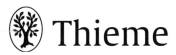

Nosokomiale Infektionen

Prävention – Labordiagnostik –
Antimikrobielle Therapie

Ines Kappstein

4., vollständig neu bearbeitete Auflage

60 Abbildungen
122 Tabellen

Georg Thieme Verlag
Stuttgart · New York

*Bibliografische Information
der Deutschen Nationalbibliothek*

Die Deutsche Nationalbibliothek verzeichnet diese Publikation in der Deutschen Nationalbibliografie; detaillierte bibliografische Daten sind im Internet über http://dnb.d-nb.de abrufbar.

Anschrift
Prof. Dr. med. Ines Kappstein
Kreiskliniken Traunstein/Trostberg GmbH
Cuno-Niggl-Straße 3
83278 Traunstein

1. Auflage 2000 (medco Verlagsgesellschaft GmbH, München)
2. Auflage 2002
3. Auflage 2004
(2. und 3. Auflage im W. Zuckschwerdt Verlag GmbH, Germering/München)

© 2009 Georg Thieme Verlag KG
Rüdigerstraße 14
70469 Stuttgart
Deutschland
Telefon: +49/(0)711/8931-0
Unsere Homepage: www.thieme.de

Printed in Germany

Zeichnungen: Christine Lackner, Ittlingen
Umschlaggestaltung: Thieme Verlagsgruppe
Umschlagfotos: links oben und unten: O. Burger; links Mitte und rechts: I. Kappstein; beide Klinikum Traunstein
Satz: stm media + druckhaus köthen, Köthen
gesetzt aus Adobe InDesign
Druck: AZ Druck und Datentechnik GmbH, Kempten

ISBN 978-3-13-148474-1   1 2 3 4 5 6

Wichtiger Hinweis: Wie jede Wissenschaft ist die Medizin ständigen Entwicklungen unterworfen. Forschung und klinische Erfahrung erweitern unsere Erkenntnisse, insbesondere was Behandlung und medikamentöse Therapie anbelangt. Soweit in diesem Werk eine Dosierung oder eine Applikation erwähnt wird, darf der Leser zwar darauf vertrauen, dass Autoren, Herausgeber und Verlag große Sorgfalt darauf verwandt haben, dass diese Angabe **dem Wissensstand bei Fertigstellung des Werkes** entspricht.

Für Angaben über Dosierungsanweisungen und Applikationsformen kann vom Verlag jedoch keine Gewähr übernommen werden. **Jeder Benutzer ist angehalten**, durch sorgfältige Prüfung der Beipackzettel der verwendeten Präparate und gegebenenfalls nach Konsultation eines Spezialisten festzustellen, ob die dort gegebene Empfehlung für Dosierungen oder die Beachtung von Kontraindikationen gegenüber der Angabe in diesem Buch abweicht. Eine solche Prüfung ist besonders wichtig bei selten verwendeten Präparaten oder solchen, die neu auf den Markt gebracht worden sind. **Jede Dosierung oder Applikation erfolgt auf eigene Gefahr des Benutzers.** Autoren und Verlag appellieren an jeden Benutzer, ihm etwa auffallende Ungenauigkeiten dem Verlag mitzuteilen.

Geschützte Warennamen (Warenzeichen) werden **nicht** besonders kenntlich gemacht. Aus dem Fehlen eines solchen Hinweises kann also nicht geschlossen werden, dass es sich um einen freien Warennamen handelt.

Das Werk, einschließlich aller seiner Teile, ist urheberrechtlich geschützt. Jede Verwertung außerhalb der engen Grenzen des Urheberrechtsgesetzes ist ohne Zustimmung des Verlages unzulässig und strafbar. Das gilt insbesondere für Vervielfältigungen, Übersetzungen, Mikroverfilmungen und die Einspeicherung und Verarbeitung in elektronischen Systemen.

Vorwort

Nach der 1. Auflage des Buches im Jahr 2000 kann ich nun neun Jahre später die 4. Auflage in völlig überarbeiteter und aktualisierter Form vorlegen und freue mich, dass diese im Thieme Verlag ein neues Zuhause gefunden hat. Damals hatte ich nach nahezu 15 Jahren ausgeprägt klinisch orientierter krankenhaushygienischer Tätigkeit in Universitätskliniken den Entschluss gefasst, die Fragen und Erwartungen des klinischen Personals – wie auch von auswärtigen nicht-universitären Krankenhäusern und aus dem Bereich der niedergelassenen Ärzte – in Buchform zusammenzufassen, also all das, womit ich als Krankenhaushygienikerin bei meiner täglichen klinisch orientierten Arbeit im Krankenhaus zu tun habe. Ich habe dafür bewusst, wie ich es aus der Lektüre unzähliger vorwiegend anglo-amerikanischer Publikationen gelernt habe, ein Herangehen an die Thematik gewählt, das auf Fragen antwortet und sich um die Begründung der Antworten bemüht, als dass es Vorschriften macht, wie es im Bereich der Krankenhaushygiene gerade in Deutschland – im Übrigen auch heute – noch sehr verbreitet ist. Deshalb geht es in diesem Buch nicht nur darum, *was* man tun soll, um Patienten und Personal vor Infektion zu schützen, sondern auch, *warum* dies erforderlich ist oder zumindest, wenn man es (noch) nicht sicher weiß, erforderlich zu sein scheint.

Dieses Buch war von Anfang an als ein Leitfaden für die krankenhaushygienische Praxis des medizinischen Personals innerhalb und außerhalb von Krankenhäusern gedacht und ist es geblieben: es soll Zusammenhänge umfassend erklären und Fragen, soweit dies heute möglich ist, beantworten. Durch die Kapitel über den Umgang mit Antibiotika und die erforderliche Labordiagnostik bei Anzeichen für Infektionen sollen über die klassischen krankenhaushygienischen Aspekte hinaus einige Hinweise für den Umgang mit Infektionen überhaupt gegeben werden.

Ziel dieses Buches ist es also, den Anwendern in Klinik und Praxis, die keinen schnellen Zugang zu Textbüchern und Fachzeitschriften über Krankenhausinfektionen haben, die Orientierung auf dem Gebiet der Epidemiologie und Prävention nosokomialer Infektionen zu erleichtern und ihnen, so umfassend, aber auch kompakt wie möglich, ausreichende Informationen über die Übertragung von Erregern sowie die Entstehung, Erkennung und Behandlung von Infektionen zu geben.

Traunstein, Mai 2009 *Ines Kappstein*

Inhalt

Vorwort V

I Organisation der Infektionsprävention im Krankenhaus — 1

1 Personal- und Organisationsstruktur 3
1.1 Fachpersonal 4
1.2 Klinisches Personal 8
1.3 Hygienekommission 9

2 Anforderungen gemäß Infektionsschutzgesetz (§§ 23, 36) 10
2.1 § 23 IfSG 10
2.2 § 36 IfSG: Hygienepläne 33

II Entstehung von Infektionen — 35

3 Epidemiologie übertragbarer Krankheiten 37
3.1 Wechselwirkungen zwischen Erreger und Wirtsorganismus 37
3.2 Charakteristika nosokomialer Infektionen 39

4 Übertragung von Infektionserregern 46
4.1 Formen der Erregerübertragung ... 46
4.2 Kontaktübertragung vs. aerogene Übertragung 53

5 Die Luft als Erregerreservoir im OP 56
5.1 Klinische Studien 56
5.2 Mikrobiologische Studien 70
Epilog 88

6 Blutassoziierte Virusinfektionen .. 92
6.1 Infektiöses Material 92
6.2 Risikogruppen im Krankenhaus 93
6.3 Prävention 95

III Prävention nosokomialer Infektionen — 97

7 Standardhygiene 99
7.1 Bessere Qualität der Patientenversorgung 99
7.2 Maßnahmen der Standardhygiene .. 101

8 Reinigung – Desinfektion – Sterilisation 109
8.1 Dekontaminationsmethoden 110
8.2 Desinfektionsmethoden 111
8.3 Sterilisationsmethoden 121

9	**Invasive Maßnahmen**	124	**13**	**Umgebung des Patienten**	303
9.1	Beatmung	124	13.1	Leitungswasser	304
9.2	Blasenkatheter	128	13.2	Oberflächen	308
9.3	Injektionen und Punktionen	132	13.3	Bauliche Struktur und technische Einrichtungen	310
9.4	Intravasale Katheter	138	13.4	Umgebungsuntersuchungen	313
			13.5	Tiere	314
10	**Die vier häufigsten Infektionen im Zusammenhang mit invasiven Maßnahmen**	146	**14**	**Raumlufttechnische Anlagen**	315
10.1	Bakteriämie	146	14.1	Prinzip von RLT-Anlagen	315
10.2	Harnwegsinfektionen bei Blasenkatheter	150	14.2	RLT-Anlagen in verschiedenen Krankenhausbereichen	317
10.3	Pneumonie	154			
10.4	Postoperative Wundinfektionen	159	**15**	**„Isolierung" bei Infektion und Kolonisation**	319
11	**Spezielle Infektionen**	169	15.1	Maßnahmen in Abhängigkeit vom Übertragungsweg	319
11.1	Aspergillose	169	15.2	Maßnahmen bei speziellen Infektionen bzw. Erregern – tabellarische Übersicht von A–Z	323
11.2	Creutzfeldt-Jakob-Krankheit	173			
11.3	Gastrointestinale Infektionen	179			
11.4	Legionellose	191			
11.5	Tuberkulose	198	**16**	**Multiresistente Bakterien**	324
			16.1	Resistenz gegen Antibiotika: Resistenzmechanismen	324
12	**Hinweise für verschiedene Fachbereiche**	210	16.2	Grampositive und gramnegative Erreger (außer MRSA)	328
12.1	Anästhesiologie	210	16.3	Staphylococcus aureus: MRSA	332
12.2	Augenheilkunde	212			
12.3	Dialyse	217			
12.4	Endoskopie	226	**17**	**Maßnahmen bei Ausbrüchen**	344
12.5	Geburtshilfe und Gynäkologie	233	17.1	Vorgehen bei Ausbruchsverdacht	345
12.6	Hals-, Nasen-, Ohren-(HNO-)heilkunde	244	17.2	Weitere Maßnahmen bei Ausbrüchen	349
12.7	Immunsupprimierte Patienten	247	17.3	Beziehung: Krankenhaushygieniker vs. klinisches Personal	350
12.8	Intensivmedizin	256			
12.9	Kinderheilkunde	259			
12.10	Küche	268	**18**	**Maßnahmen bei Infektionen durch biologische Waffen**	353
12.11	Operationsabteilungen	274	18.1	Biologische Kriegführung	353
12.12	Patiententransport	283	18.2	Potenzielle Erreger für biologische Waffen	354
12.13	Physiotherapie	287			
12.14	Radiologie	290			
12.15	Wäscherei	291			
12.16	Zahn-Mund-Kiefer-Heilkunde	294			
12.17	Zentrale Sterilgutversorgung	297			

IV	**Labordiagnostik bei Hinweis auf Infektion**	**361**

19	**Unspezifische Entzündungsparameter**	363	19.2	Routinediagnostik in der klinischen Praxis	364
19.1	Klinische und labordiagnostische Entzündungszeichen	363	19.3	Was tun bei Entzündungszeichen?	366

20	**Abnahme und Transport von Material für mikrobiologische Untersuchungen** 369	21	**Serologischer Nachweis von Pilzinfektionen**............ 374
20.1	Allgemeine Hinweise zur mikrobiologischen Diagnostik...... 369	21.1	Serologischer Nachweis von Candida-Infektionen 374
20.2	Spezielles Untersuchungsmaterial... 369	21.2	Serologischer Nachweis von Aspergillus-Infektionen 375

V Anhang   377

22	**Rationaler Einsatz von Antibiotika in Therapie und Prophylaxe** 379	22.3	Perioperative Antibiotikaprophylaxe..................... 385
22.1	Allgemeine Hinweise für die Anwendung von Antibiotika 379	23	**Literaturverzeichnis** 389
22.2	Wirkungsspektrum und Indikationen von Antibiotika 381	24	**Sachverzeichnis**................ 413

Ergänzendes Material (90 Tabellen) zu *Infektionen und Erreger von A–Z* und *Wirkungsspektrum und Indikationen von Antibiotika* unter
http://www.thieme.de/detailseiten/9783131484741.html

I Organisation der Infektionsprävention im Krankenhaus

1 Personal- und Organisationsstruktur

Im Krankenhaus erworbene sog. nosokomiale Infektionen stehen in Zusammenhang mit einem Krankenhausaufenthalt und sind somit bei der Aufnahme weder vorhanden noch in der Inkubation. Sie müssen aber nicht notwendigerweise schon während des Aufenthaltes im Krankenhaus symptomatisch werden, sondern können auch erst nach der Entlassung des Patienten zum Ausbruch kommen.

Eine Ausnahme von dieser Regel stellen Infektionen dar, die zwar bei stationärer Aufnahme bereits manifest sind, jedoch von einem früheren Krankenhausaufenthalt herrühren.

Es handelt sich bei Krankenhausinfektionen demnach um Komplikationen, die den Gesundheitszustand des Patienten zusätzlich zum eigentlichen Anlass für den Krankenhausaufenthalt beeinträchtigen. Sie können zu erheblicher Verlängerung der Krankenhausverweildauer führen und auch eine erhöhte Mortalität zur Folge haben. Die daraus resultierenden, nicht selten auch bedeutenden medizinischen Probleme, ferner die individuellen und beruflich-sozialen Folgen für den betroffenen Patienten sowie die ökonomischen Auswirkungen auf das Gesundheitssystem haben die Krankenhaushygiene zu einem bedeutenden Faktor der präventiven Medizin werden lassen.

Eine effektive Prävention und Kontrolle im Krankenhaus erworbener Infektionen sind ohne speziell ausgebildetes Fachpersonal, also auf der einen Seite Ärzte als sog. Krankenhaushygieniker und auf der anderen Seite Krankenschwestern bzw. -pfleger für Krankenhaushygiene als sog. Hygienefachkräfte, nicht möglich. Das bedeutet konkret, dass eine effektive krankenhaushygienische Versorgung einer Klinik z. B. durch ein mikrobiologisches Labor, das von Zeit zu Zeit einen Mitarbeiter für die Teilnahme an der Hygienekommissionssitzung schickt, nicht hergestellt werden kann (siehe unten). Im Folgenden soll das Aufgabengebiet dieses Fachpersonals beschrieben und dargestellt werden, wie eine effektive Zusammenarbeit mit den klinisch tätigen Ärzten und Pflegekräften sowie den anderen Berufsgruppen eines Krankenhauses geschaffen werden kann (siehe Abb. 1.1).

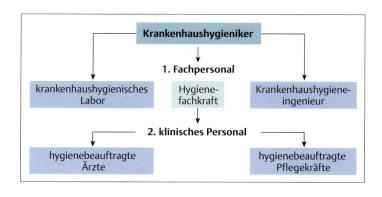

Abb. 1.1 Personelle Struktur der Krankenhaushygiene.

1.1 Fachpersonal

Krankenhaushygieniker

Empfehlungen über den Bedarf einer Klinik für einen Krankenhaushygieniker gibt es in Deutschland aus neuerer Zeit nicht. In den 1970er-Jahren wurde in Anlehnung an die Ergebnisse der US-amerikanischen SENIC-Studie von der damaligen „Kommission für die Erkennung, Verhütung und Bekämpfung von Krankenhausinfektionen" ein Bedarf von 1 : 800 Betten dargelegt. Es gibt in einigen Bundesländern Hygieneverordnungen, in denen die Notwendigkeit von Krankenhaushygienikern (und Hygienefachkräften; siehe unten) entsprechend festgeschrieben ist. Von der jetzigen Kommission für Krankenhaushygiene und Infektionsprävention (KRINKO) wurde aktuell eine Empfehlung zur erforderlichen Organisationsstruktur und damit auch zum Personalbedarf für die Krankenhaushygiene erarbeitet (www.rki.de). Danach wird für Krankenhäuser ab einer Größe von 400 Betten ein hauptamtlicher Krankenhaushygieniker empfohlen. Für kleinere Kliniken soll sichergestellt sein, dass jederzeit ein externer Krankenhaushygieniker zurate gezogen werden kann. Dies impliziert, dass es entsprechende vertragliche Vereinbarungen mit einem Krankenhaushygieniker der Region geben muss, weil anderenfalls eine ggf. kurzfristig erforderliche Betreuung vor Ort nur schwer realisiert werden könnte.

Qualifikation

Humanmediziner. Entsprechend den vielfältigen Aufgaben (siehe unten) kann nur ein Humanmediziner als Krankenhaushygieniker effektiv tätig sein. Die Delegation der fachlichen Verantwortung für die Krankenhaushygiene an Veterinärmediziner oder an Krankenhausbetriebsingenieure, wie es früher in Deutschland nicht unüblich war, kann den komplexen medizinischen Anforderungen nicht genügen.

Weiterbildung. Von der Facharztqualifikation her kann ein Krankenhaushygieniker sowohl ein Arzt für Mikrobiologie und Infektionsepidemiologie,

Tabelle 1.1 Qualifikation von Krankenhaushygienikern.

Fach-/Teilgebiet	Detaillierte Kenntnisse und praktische Erfahrung
Mikrobiologie	• Diagnostik von Infektionen (inkl. molekularbiologischer Verfahren) • Interpretation der Ergebnisse aus klinischen Untersuchungsmaterialien • Geeignetes Untersuchungsmaterial • Molekularbiologische Methoden der Genotypisierung
Hygiene	• Epidemiologie von Infektionen (außerhalb und innerhalb des Krankenhauses erworben) • Entstehung von Infektionen • Übertragungswege von Erregern • Prävention von Infektionen generell durch Unterbrechung der Übertragswege sowie durch Immunprophylaxe • Prävention von nosokomialen Infektionen • Erkennung und Kontrolle von Ausbrüchen • Epidemiologische Untersuchungsverfahren und Interpretation der Ergebnisse • Erarbeitung schriftlicher Hinweise für die unterschiedlichen Anforderungen bei der Patientenversorgung (sog. Hygieneplan gemäß § 36 IfSG) • Surveillance nosokomialer Infektionen und resistenter Erreger • Beurteilung der Wirksamkeit von Desinfektions- und Sterilisationsverfahren • Beurteilung der Ergebnisse mikrobiologischer Umgebungsuntersuchungen inkl. Wasserproben • Baulich-technische Planung bei Um- und Neubauten
Klinische Infektiologie	• Klinische Symptomatik von Infektionen • Diagnostisches Vorgehen bei Infektionsverdacht • Klinisch-mikrobiologische Konsiliartätigkeit inkl. Antibiotikatherapieberatung • Überwachung des Antibiotikaeinsatzes und Interpretation des Resistenzspektrums

ein Arzt für Hygiene und Umweltmedizin oder auch ein beliebiger klinischer Facharzt sein. Wichtig für die Erfüllung seiner Aufgaben ist also nicht so sehr, welche Facharztweiterbildung absolviert wurde. Vielmehr ist entscheidend, dass bestimmte Zusatzqualifikationen und ausreichende eigene praktische Erfahrung erworben wurden, die für die krankenhaushygienische Betreuung von Kliniken (und ebenso ambulanten Einrichtungen) unverzichtbar sind (siehe Tab. 1.1).

Aufgabengebiet

Fundierte Infektionspräventionsmaßnahmen. Der Krankenhaushygieniker legt entsprechend den Besonderheiten der jeweiligen Kliniken oder Abteilungen (Risikobewertung) die erforderlichen Maßnahmen für die Infektionsprävention fest und vermittelt die Inhalte den jeweils verantwortlichen Personen aller Berufsgruppen. Er muss sich dabei, nicht zuletzt aus ökonomischen Gründen,
- an den Erkenntnissen in der internationalen Fachliteratur orientieren („evidence-based medicine"),
- die relevanten Leitlinien und Empfehlungen auf nationaler Ebene berücksichtigen,
- die jeweilige Evidenz der von ihm empfohlenen Maßnahmen erläutern sowie deren Notwendigkeit ggf. auch gegenüber der Geschäftsführung bzw. Verwaltung belegen.

Gesetzliche Vorschriften. Der Krankenhaushygieniker ist für die Umsetzung gesetzlicher Vorschriften entweder vorrangig selbst zuständig (§§ 23 und 36 IfSG) oder muss die Geschäftsführung bzw. Verwaltungsleitung sowie die relevanten Abteilungen der Klinik bei der Umsetzung von Gesetzen, die den Bereich der Infektionsprävention betreffen – z.B. die ZSVA beim MPG bzw. bei der MPBetreibV, den Technischen Betrieb bei der TrinkwV oder die Abteilung für Arbeitssicherheit bei der BiostoffV bzw. der TRBA 250) –, unterstützen. Die Kommunikation mit dem Gesundheitsamt gehört in diesem Zusammenhang ebenfalls zu seinen Aufgaben.

Qualitätssicherung. Der Krankenhaushygieniker muss laufend das Erregerspektrum der Klinik überwachen, um Häufungen so rasch wie möglich zu entdecken und zu begrenzen, damit es nicht zu Ausbrüchen von Infektionen (inkl. Kolonisationen) kommt. Dabei können ausgewählte resistente Erreger (z.B. MRSA, ESBL) und typische Erreger von nosokomialen Infektionen (z. B. C. difficile) als Surrogatmarker für die Qualität der Patientenversorgung aus der Sicht der Infektionsprävention verwendet und somit als Instrument der Qualitätssicherung eingesetzt werden.

Fortbildung des Personals. Alle diese Aufgaben implizieren, dass eine der Haupttätigkeiten des Krankenhaushygienikers die kontinuierliche Fortbildung des gesamten Personals einer Klinik ist. Insbesondere ist er maßgeblich für die theoretische und praktische Ausbildung und Fortbildung der Hygienefachkräfte verantwortlich, auch wenn diese ihre 2-jährige Weiterbildung an einer entsprechenden Institution bereits absolviert haben (siehe unten).

Stellung innerhalb der Klinik

Funktion und Unterstellung. Die hohen Anforderungen an die Qualifikation und das umfangreiche Aufgabengebiet des Krankenhaushygienikers sind nur mit der Leitung einer eigenständigen Abteilung zu vereinbaren. In dieser Position ist er wie die ärztlichen Leiter der klinischen und diagnostischen Abteilungen nur der Geschäftsführung bzw. der Verwaltung, letztlich also dem Träger der Klinik gegenüber weisungsgebunden.

Beratende vs. weisungsberechtigte Tätigkeit. In der Regel wird mit dem Krankenhaushygieniker vertraglich eine beratende Tätigkeit für die Abteilungen der Klinik vereinbart. Ebenso ist es jedoch möglich, ihm die Weisungsberechtigung und damit die volle Verantwortlichkeit für seinen Aufgabenbereich zu erteilen. Für den Fall einer Kollision zwischen Krankenhaushygieniker und leitenden Ärzten über spezielle krankenhaushygienische Weisungen müssten dann ggf. beide Seiten die vorhandene Evidenz belegen. Der Normalfall ist der Krankenhaushygieniker mit rein beratender Funktion. Ob dies jedoch auch der Idealfall ist, muss kritisch beurteilt werden: Durch die traditionelle rein beratende Funktion ist der Krankenhaushygieniker nicht mit einer vergleichbaren Kompetenz wie die anderen Abteilungsleiter ausgestattet und hat dadurch prinzipiell Akzeptanzprobleme bei seinen Kollegen. Unverzichtbar ist, dass der Krankenhaushygieniker Zugang zu allen Patientenunterlagen hat.

Ärztlicher Direktor vs. Krankenhaushygieniker. Da es in den meisten Kliniken keinen Krankenhaushygieniker gibt, gehört es traditionell zu den Aufgaben des Ärztlichen Direktors, „für die Sicherstellung der Krankenhaushygiene" zuständig zu sein. Ist jedoch ein Krankenhaushygieniker vorhanden, dann hat dieser automatisch die Verantwortlichkeit für die Krankenhaushygiene, weil er der Spezialist ist. Ein fachfremder Arzt kann, ganz gleich, um welches medizinische Fachgebiet es geht, einem Facharzt keine fachlichen Vorgaben machen, weil jeder Arzt in seinem Fachgebiet autark ist. Die Geschäftsordnung von Kliniken sollte deshalb bei der Aufgabenbeschreibung für den ärztlichen Direktor hinsichtlich der Krankenhaushygiene ausführen, dass dieser für die Sicherstellung der Krankenhaushygiene verantwortlich ist, sofern kein Krankenhaushygieniker vorhanden ist. Damit kann man vermeidbaren Konflikten vorbeugen.

Fachpersonal und Laborkapazität

Personal. Hygienefachkräfte und ggf. Krankenhausbetriebsingenieure sind dem Krankenhaushygieniker fachlich zugeordnet. Für dieses Personal muss der Krankenhaushygieniker weisungsberechtigt sein.

Labor. Ein eigenes krankenhaushygienisches Labor ist wünschenswert, jedoch kommen bei der Entscheidung dafür je nach Größe der Klinik vor allem ökonomische Gesichtspunkte zum Tragen. Wenn die Untersuchungsproben unter der Leitung des Krankenhaushygienikers gewonnen und in einem externen Labor nach etablierten Methoden bearbeitet werden und der Krankenhaushygieniker die Ergebnisse anschließend selbst interpretiert, kann auf die mit der Personal- und Geräteausstattung eines Labors verbundenen hohen Ausgaben verzichtet werden, ohne dass die Qualität der krankenhaushygienischen Versorgung der Klinik darunter leidet.

Hygienefachkraft

Für den Bedarf einer Klinik an Hygienefachkräften (HFK) galt lange Zeit in Deutschland die Festlegung der früheren Kommission für Krankenhaushygiene von 1 : 300 Betten, angelehnt an die Ergebnisse der SENIC-Studie mit 1 : 250 Betten (siehe Kap. 2). Die aktuelle Empfehlung der KRINKO macht einen Vorschlag für die Ermittlung der Zahl an HFK gemessen an der Bettenzahl von Klinikbereichen mit hohem, mittlerem und niedrigem Infektionsrisiko (www.rki.de > Infektionsschutz > Krankenhaushygiene > Empfehlung der KRINKO). Daraus würde sich z.B. für ein kommunales Krankenhaus mit etwa 500 Betten verteilt auf mehrere operative und konservative Fachabteilungen ein Bedarf von 2 Vollzeit-HFK ergeben.

Qualifikation

Krankenschwestern und –pfleger können nach mindestens 3-jähriger Tätigkeit in ihrem erlernten Beruf (vorzugsweise in der Intensivmedizin, Chirurgie oder Onkologie) eine Weiterbildung zur Fachgesundheits- und -krankenpflegekraft für Hygiene und Infektionsprävention (HFK) beginnen, die meist berufsbegleitend über einen Zeitraum von zwei Jahren an einer entsprechenden Institution absolviert wird. In der Diskussion ist derzeit eine Fachhochschulweiterbildung mit Bachelor-Abschluss, um die Personen besser auf ihre anspruchsvolle Arbeit vorzubereiten und eine angemessene Gehaltseingruppierung zu ermöglichen.

Aufgabengebiet

Unterstützung des Krankenhaushygienikers. Die HFK soll den Krankenhaushygieniker bei der Durchführung seiner Aufgaben unterstützen. Da in der Realität jedoch in vielen Kliniken kein hauptamtlicher Krankenhaushygieniker vorhanden und auch ein externer Krankenhaushygieniker, wenn überhaupt vorhanden, nicht regelmäßig vor Ort ist, muss sich die HFK oft mehr oder weniger allein in einem großen Aufgabenbereich zurechtfinden. Diese allein arbeitende HFK ohne fachliche Aufsicht eines Krankenhaushygienikers ist in vielen Kliniken die Regel und erscheint so normal, dass dieser Zustand mancherorts als ausreichende Ausstattung mit Fachpersonal betrachtet und ein Krankenhaushygieniker demzufolge eher für eine vermeidbare Investition gehalten wird. Diese Entwicklung beeinträchtigt die Akzeptanz der Krankenhaushygiene und führt dazu, dass die Krankenhaushygiene in diesen Kliniken kein wissenschaftliches Niveau erreichen kann.

Assistenzpersonal. In einer derartigen Situation entwickeln HFK gelegentlich ein Eigenleben, weil niemand da ist, der sich fachlich verantwortlich fühlt oder gar fachlich überlegen ist, auch wenn es hygienebeauftragte Ärzte und eine Hygienekommission gibt. Jede Klinikleitung muss sich dieser Gefahr bewusst sein und darf die HFK nicht allein lassen, sondern muss ihr engagierte fachliche Vorgesetzte geben. Diese Aufgabe kann ein hygienebeauftragter Arzt nicht erfüllen, denn er ist in erster Linie Kliniker, sondern dies kann nur von einem Krankenhaushygieniker geleistet werden. Die HFK muss, wie z. B. das Instrumentierpersonal beim Operieren, als unverzichtbares Assistenzpersonal betrachtet und eingesetzt werden, kann aber nicht mit der Erfüllung der krankenhaushygienischen Aufgaben betraut werden, die in sehr vielen Fällen die Kompetenz eines Arztes erfordern.

Aufgabenspektrum.
- Die HFK ist verantwortlich für die Umsetzung der empfohlenen Infektionspräventionsmaßnahmen und hat somit die wichtige Rolle desjenigen, der unmittelbar vor Ort an der Basis Beobachtungen macht, dabei potenzielle Schwachstellen herausfinden muss und die erforderliche Hilfestellung gibt, damit das klinisch tätige Personal Fehler vermeiden lernt.
- Andererseits ist die HFK als Ansprechpartner für das klinische Personal die entscheidende Person, um Fragen und Anregungen aus der klinischen Praxis aufzunehmen, mit dem Krankenhaushygieniker zu diskutieren und die erarbeiteten Lösungen wiederum an der Basis zu vermitteln. Bei ihrer Tätigkeit ist sie demnach vor allem für den pflegerischen Bereich zuständig. Wie die HFK dabei vorgeht, ist weitgehend ihren eigenen Vorstellungen überlassen: Manche HFK arbeiten gerne zeitweise mit dem Pflegepersonal mit, um so die offenen Fragen direkter zu erfahren und möglichen Verbesserungsbedarf in der konkreten Situation ansprechen zu können. Andere Persönlichkeiten ziehen eine mehr distanzierte, beobachtende Position vor.
- Die HFK wirkt bei der Surveillance von nosokomialen Infektionen mit, indem sie die erforderlichen Daten sammelt und mit dem Krankenhaushygieniker bespricht. Sie führt maßgeblich die Surveillance der Prozesse durch (z. B. Anlage und Versorgung von Venenkathetern, endotracheales Absaugen) und trainiert das klinische Personal in den erforderlichen Praktiken, z. B. für den Verbandswechsel bei Venenkathetern oder die Anlage von Blasenkathetern.
- Sie beobachtet die Praxis der chemischen Desinfektion, gibt Anleitungen für einen rationalen Einsatz von Desinfektionsmitteln und ist an der Auswahl der Desinfektionsmittel beteiligt sowie von Produkten, die unter dem Aspekt der Infektionsprävention von Bedeutung sind, z. B. hinsichtlich ihrer Aufbereitungsmöglichkeit.
- Sie macht Entwürfe für schriftliche Informationen zu den verschiedenen Fragestellungen der klinischen Praxis („Hygienepläne"). Die letzte Verantwortung für alle schriftlichen Informationen muss der Krankenhaushygieniker haben. Da dieser aber häufig nicht vorhanden ist, müssen in diesen Kliniken alle Pläne vom Ärztlichen Direktor, vom hygienebeauftragten Arzt oder von der Hygienekommission bestätigt und autorisiert werden.
- Zu den typischen Aufgaben der HFK gehört ferner die Durchführung mikrobiologischer Umgebungsuntersuchungen.
- Sie wird an der Planung von Um- und Neubauten beteiligt und überprüft bei den laufenden Baumaßnahmen, ob die verabredeten Schutzvorkehrungen eingerichtet sind, damit angrenzende Klinikbereiche vor Verschmutzung und Staubentwicklung geschützt sind.

Stellung innerhalb der Klinik

Außerdem muss die HFK in der Lage sein, in kleinerer und größerer Runde Fortbildungen insbesondere für Pflegepersonal, aber ggf. auch für Küchenpersonal oder Reinigungskräfte durchzuführen. Sie unterstützt den Krankenhaushygieniker ggf. bei der Kommunikation mit dem Gesundheitsamt und Gewerbeaufsichtsamt und nimmt an den jeweiligen Begehungen teil.

Die HFK kann vom Stellenplan her entweder in den Pflegedienst integriert oder auch dem Krankenhaushygieniker zugeordnet sein. Die häufig anzutreffende Befürchtung, dass es zu Interessenkonflikten kommen kann, wenn die HFK der Pflegedienstdirektion unterstellt ist, steht mit den Erfahrungen in der Praxis nicht im Einklang. Fachlich ist in jedem Fall nur der Krankenhaushygieniker weisungsbefugt.

Krankenhaushygieneingenieur

In großen Kliniken kann es sinnvoll sein, der Abteilung für Krankenhaushygiene einen eigenen Fachingenieur für den technischen Bereich der Krankenhaushygiene zuzuordnen. Diese Aufgaben können aber ebenso auch vom Fachpersonal des technischen Betriebs erfüllt werden. Bei entsprechender Kooperation zwischen Krankenhaushygieniker und Technischer Betriebsabteilung ist diese Lösung für viele Kliniken ökonomischer, ohne dass dabei die Belange der technischen Krankenhaushygiene zu wenig Beachtung finden.

Desinfektor

Ein Desinfektor wird heutzutage zur Prävention von Infektionen nicht mehr benötigt. Derartige Stellen können somit gestrichen bzw. in Stellen für HFK umfunktioniert werden. Die chemische Desinfektion macht heute nur noch einen kleinen Teil der Desinfektionsmaßnahmen im Krankenhaus aus (siehe Kap. 8). Indikationen für Raumdesinfektionen (Formaldehydvernebelung, Versprühen von Flächendesinfektionsmitteln), wie sie früher aufgrund eines falschen Konzepts der Erregerübertragung durch die Luft für erforderlich gehalten wurden (siehe Kap. 4), gibt es heute nicht mehr.

1.2 Klinisches Personal

Hygienebeauftragte Ärzte

Es hat sich als hilfreich erwiesen, wenn Mitarbeiter aus dem klinischen Bereich (hygienebeauftragte Ärzte oder Pflegekräfte) als routinemäßige Ansprechpartner für den Krankenhaushygieniker und die HFK zur Verfügung stehen. Ihre vorrangige Aufgabe soll es sein, zwischen dem klinisch tätigen Personal und dem Fachpersonal der Krankenhaushygiene die Schnittstelle zu bilden und die Kommunikation zu fördern. Sie sollen somit Fragen und Anregungen aus dem ärztlichen und dem Pflegedienst dem Personal der Krankenhaushygiene mitteilen und umgekehrt vor allem für die Multiplikation der Empfehlungen aus dem Bereich der Krankenhaushygiene in ihrem jeweiligen Team zuständig sein. Es wäre jedoch falsch, diese Personen dem Krankenhaushygienefachpersonal zuzuordnen, weil sie definitiv für andere Aufgaben eingestellt sind und sich in der Regel nur in einem sehr begrenzten Maße mit den Fragen der Krankenhaushygiene auseinandersetzen können.

Ersatz für Krankenhaushygieniker?

In der Darstellung der früheren Kommission für Krankenhaushygiene wurden dem hygienebeauftragten Arzt nahezu die Aufgaben zugeteilt, die zur Kernkompetenz des Krankenhaushygienikers gehören. Das hat auch dazu beigetragen, dass Kliniken einen Krankenhaushygieniker für verzichtbar halten und dessen Aufgaben hygienebeauftragten Ärzten übertragen. Es gibt Kliniken, die explizit erklären, dass sie mit dem System des hygienebeauftragten Arztes gut zurechtkommen und keinen Krankenhaushygieniker brauchen. Es gibt keine Verpflichtung für Kliniken, einen hygienebeauftragten Arzt zu benennen; dies wird jedoch von den Mitarbeitern der zuständigen Gesundheitsämter in der Regel empfohlen.

Qualifikation

Dem hygienebeauftragten Arzt mehr oder minder die Aufgaben des Krankenhaushygienikers zuzuweisen ist jedoch schon aufgrund der fehlenden Fachausbildung eines hygienebeauftragten Arztes in der Krankenhaushygiene zu vermeiden. Ein solcher Arzt absolviert nämlich als Vorbereitung für seine Zusatzaufgabe nur einen 1-wöchigen Kurs, in dem er während 40 Stunden über die theoretischen und praktischen Grundlagen der Krankenhaushygiene unterrichtet wird. Da der Hygienebeauftragte ansonsten ein Kliniker ist, fehlt ihm demzufolge die fachliche Voraussetzung für die Erfüllung anspruchsvoller Aufgaben in der Krankenhaushygiene. Er weiß durch diesen Kurs lediglich besser Bescheid, worum es bei der krankenhaushygienischen Versorgung einer Klinik geht, und kann deshalb nur, wie eingangs dargestellt, als Bindeglied zwischen dem klinischen Bereich und der Abteilung für Krankenhaushygiene fungieren. Alle intensiveren Tätigkeiten im Bereich der Infektionsprävention muss und kann nur eine Abteilung für Krankenhaushygiene realisieren. Dazu muss jedoch von jeder Klinikleitung akzeptiert werden, dass eine Klinik heute ohne einen Krankenhaushygieniker keine gute krankenhaushygienische Versorgung ihrer Patienten gewährleisten kann. Mit hygienebeauftragten Ärzten die Beschäftigung eines Krankenhaushygienikers zu umgehen, stellt einen Missbrauch der Hygienebeauftragten dar.

Hygienebeauftragtes Pflegepersonal

Das Prinzip des Hygienebeauftragten wurde in manchen Kliniken auch in den Bereich der Pflege übertragen. Empfehlungen für eine entsprechende Fortbildung oder gar kontinuierliche Fortbildungsangebote wie für hygienebeauftragte Ärzte gibt es aber nicht. In der Praxis wird somit der Krankenhaushygieniker das Personal selbst fortbilden. In einzelnen Kliniken wird diese Aufgabe auch von engagierten HFK übernommen, die diese Personen in eigenen Fortbildungsveranstaltungen mit den erforderlichen Informationen versorgen. Auch dabei ist das Ziel, dass einzelne Mitarbeiter der Pflege (sinnvollerweise jeweils eine Person pro Station bzw. Funktionsbereich) etwas mehr von den Fragen der Infektionsprävention im Krankenhaus verstehen und so die Arbeit des Krankenhaushygienefachpersonals unterstützen, indem sie deren Informationen im eigenen Arbeitsbereich verbreiten.

1.3 Hygienekommission

Eine Klinik ist nicht verpflichtet, eine Hygienekommission einzurichten, sofern es keine Landeshygieneverordnungen gibt, die dies vorschreiben. Dies kann auch das Gesundheitsamt nicht fordern. Die Hygienekommission hat an sich nur in Kliniken ohne hauptamtlichen Krankenhaushygieniker eine Funktion. In dieser Situation nämlich müssen die Verantwortlichen, also in der Regel der Ärztliche Direktor und die einzelnen Abteilungsleiter zusammen mit der administrativen Klinikleitung, ein Hygienekonzept erarbeiten. Da sie darauf fachlich nicht vorbereitet sind, fällt dem hygienebeauftragten Arzt und der HFK häufig die Aufgabe zu, mit ihrem notwendigerweise begrenzten Fachwissen den eigentlich erforderlichen Krankenhaushygieniker zu ersetzen. Die Diskussionen in solchen Gruppen verlaufen nicht selten langwierig, weil alle Teilnehmer fachlich nicht in der Lage sind, die notwendigen Entscheidungen zu treffen, und jeder Teilnehmer seine eigenen notgedrungen laienhaften Vorstellungen von „Hygiene" einbringt. Entschließt sich aber eine solche Klinik, einen externen Krankenhaushygieniker zu beauftragen, kann sich die Lage bei den Sitzungen der Hygienekommission schlagartig entspannen, wenn dieser sich der Aufgabe stellt, die notwendigen fachlichen Entscheidungen zu treffen bzw. die Klinikleitung in ungeklärten Fragen zu beraten, wie sie sich verhalten kann. In größeren Kliniken mit mehreren Abteilungen und eigenem Krankenhaushygieniker ist eine Hygienekommission vollkommen entbehrlich, weil die jeweiligen abteilungsspezifischen Fragen rascher und effektiver mit den verantwortlichen Personen auf der Abteilungsebene geklärt werden können. Klinikweit relevante Infektionspräventionsmaßnahmen werden vom Krankenhaushygieniker oder von der HFK in jeder einzelnen Abteilung vorgestellt und ihre Umsetzung wird beobachtend begleitet. Eine Hygienekommission wäre in diesen Kliniken eine zu große Runde und nicht zuletzt dadurch unökonomisch.

2 Anforderungen gemäß Infektionsschutzgesetz (§§ 23, 36)

Das Infektionsschutzgesetz (IfSG) hat im Jahr 2001 das Bundesseuchengesetz ersetzt [42]. Im Zentrum des IfSG steht die Prävention von Infektionen. Mit der Forderung nach der Surveillance nosokomialer Infektionen im § 23 IfSG sollte die Bedeutung der Prävention von Infektionen im Zusammenhang mit medizinischen Maßnahmen, sog. im Krankenhaus erworbenen oder nosokomialen Infektionen, hervorgehoben werden. Im Folgenden sollen die „historische" Entwicklung der Surveillance nosokomialer Infektionen – mit ihren ersten Anfängen in den USA der 1970er-Jahre – dargestellt und die Motive des Gesetzgebers, die zu dieser Vorschrift führten, deutlich gemacht und kritisch bewertet werden. Schließlich wird die Vorschrift gemäß § 36, einen sog. Hygieneplan zu erstellen, behandelt.

2.1 § 23 IfSG

Was schreibt § 23 IfSG vor?

Gemäß dem Gesetzestext sind die Leiter von Krankenhäusern und von Einrichtungen für ambulantes Operieren verpflichtet, bestimmte – vom Robert-Koch-Institut (RKI) festgelegte [647] – nosokomiale Infektionen und multiresistente Erreger „fortlaufend in einer gesonderten Niederschrift aufzuzeichnen und zu bewerten". Die Aufzeichnungen darüber müssen 10 Jahre aufbewahrt und auf Verlangen dem zuständigen Gesundheitsamt vorgelegt werden. Kommt eine Klinik (1) der Surveillance- oder der Aufbewahrungspflicht nicht nach oder verweigert (2) den Mitarbeitern des Öffentlichen Gesundheitsdienstes (ÖGD) die Einsicht in die Aufzeichnungen, kann gemäß § 73 IfSG ein Bußgeld von bis zu (1) Euro 2500 bzw. (2) Euro 25 000 verhängt werden.

Was bedeutet „Surveillance"?

Die im § 23 IfSG geforderte Sammlung und Bewertung klinischer Daten zur Ermittlung der Zahl nosokomialer Infektionen wird im englischsprachigen Schrifttum seit jeher „Surveillance" genannt, was „Überwachung" bedeutet.

Im deutschsprachigen Raum wurde dafür bis vor ca. 15 Jahren der Begriff „Erfassung" verwendet. Darunter verstand man die Bestimmung der Zahl der einzelnen Krankenhausinfektionen, in der Regel ohne Berücksichtigung von Risikofaktoren, und nannte diese Auflistung an sich folgerichtig meist „Infektionsstatistiken". Da der Gesetzgeber mit dem § 23 IfSG aber mehr wollte als die Infektionsstatistiken der konventionellen „Erfassung", spricht der Gesetzestext in Abgrenzung dazu von „aufzeichnen und bewerten". Der Begriff „Erfassung" sollte verlassen werden, um Missverständnisse wegen dessen früherer Bedeutung zu vermeiden. Wegen des negativen Beiklangs hat man sich aber davor gescheut, in Analogie zum englischsprachigen Ausland den deutschen Begriff „Überwachung" an die Stelle von „Erfassung" zu setzen. Deshalb spricht man heute in Deutschland nicht mehr von „Erfassung", aber auch nicht von „Überwachung", sondern von „Surveillance nosokomialer Infektionen" und meint damit zum einen die dafür erforderliche Datenerfassung, aber zum anderen zusätzlich auch die Verwendung dieser Daten für die krankenhaushygienische Kernaufgabe der Prävention von Infektionen. Dafür muss man sich mit der Bedeutung der ermittelten Daten auseinandersetzen, sie mit dem verantwortlichen medizinischen Personal diskutieren und aus ihnen Rückschlüsse für die eigentlichen Präventionsaufgaben ziehen.

> **Merke**
> „Surveillance" bedeutet „Überwachung", hat aber im epidemiologischen Kontext von nosokomialen Infektionen eine erweiterte Bedeutung im Sinne von kontinuierlicher systematischer Beobachtung, Analyse, Interpretation und Berichterstattung.

Warum Surveillance?

Die SENIC-Studie

Erster Teil. Im Jahr 1974 wurde in den USA die SENIC-Studie (= Study on the Efficacy of Nosocomial Infection Control) begonnen, mit der untersucht werden sollte, welchen Einfluss die damals üblichen, sehr unterschiedlichen Surveillance- und Kontroll-Programme auf die Häufigkeit nosokomialer Infektionen haben [305, 306, 309, 310]. Dazu wurden zunächst von speziell ausgebildetem Personal der Centers for Disease Control and Prevention (CDC, Atlanta) in 338 (von insgesamt etwa 6000) repräsentativ ausgewählten Kliniken der USA je 500 Krankenblätter von Patienten aus dem Jahr 1970 retrospektiv nach im Krankenhaus erworbenen Infektionen ausgewertet. Dieses Jahr wurde für die Basis-Erhebung der nosokomialen Infektionen gewählt, weil damals in den Kliniken der USA noch keine Surveillance- und Kontroll-Programme etabliert waren und weil man damit die von derlei Aktivitäten unbeeinflussten Infektionsraten ermitteln konnte.

Zweiter Teil. 1975/76 erfolgte nochmals bei je 500 Patienten der 338 Studienkliniken eine Durchsicht der Krankenunterlagen, um durch den anschließenden Vergleich der jeweils ermittelten Infektionsraten den Effekt der zwischenzeitlich etablierten Surveillance- und Kontroll-Programme auf die Häufigkeit von nosokomialen Infektionen messen zu können.

Surveillance- und Kontroll-Index.

Im Verlauf der SENIC-Studie wurde in den eingeschlossenen Kliniken ermittelt, in welchem Umfang sowohl Surveillance- als auch Kontroll-Programme etabliert worden waren. Dies wurde danach beurteilt, wie viele der in den Tabellen 2.1 und 2.2 aufgeführten, vom CDC empfohlenen System-Komponenten – und in welcher Intensität (abhängig von der Qualifikation des Hygienefachpersonals für diese Aufgaben) – in jedem Krankenhaus realisiert

Tabelle 2.1 Komponenten des CDC-Surveillance-Index.

Datensammlung zur Ermittlung von Infektionen	• Verwendung schriftlicher Definitionen • Methoden zum Auffinden von Infektionen (Häufigkeit ihrer Anwendung) • Rundgänge des Hygienefachpersonals auf den Stationen • Durchsicht der mikrobiologischen Befunde und Verfolgung der positiven Befunde • Besprechungen mit Ärzten und Pflegepersonal • Durchsicht der Patientenunterlagen durch Hygienefachpersonal • Kontaktaufnahme mit entlassenen Patienten für Informationen über den Verlauf
Epidemiologische Datenanalyse	• Methoden der Auswertung der Infektionsraten • Analyse nach Parametern wie Ort bzw. Art der Infektion, Abteilung, medizinische Maßnahme und Erreger • Auswertung der Infektionsraten pro Operateur • Getrennte Ermittlung der Infektionsraten nach aseptischen ('sauberen') Eingriffen • Häufigkeit der Überprüfung durch Hygienefachpersonal
Information über die Surveillance-Ergebnisse	• Mitteilung der Infektionsraten an das medizinische Personal • Verwendung der Surveillance-Daten zu Fortbildungszwecken

Tabelle 2.2 Komponenten des CDC-Kontroll-Index.

Programmausrichtung und Anleitung	• Anzahl der entdeckten und untersuchten Ausbrüche oder Infektionsprobleme • Art der Fachliteratur über Infektionsprävention im Krankenhaus
Autorität des Hygienefachpersonals	• Befugnis, Stationen zu schließen, wenn erforderlich • Befugnis, Patienten zu isolieren
Unterrichts- und Fortbildungsaktivitäten	• Umfang bei den Hygienefachkräften • Umfang beim Krankenhaushygieniker • Verwendung wissenschaftlicher Daten bei Unterricht und Fortbildung
Standards für Präventionsmaßnahmen	• Angemessenheit von 7 eingeführten Standards • Verwendung schriftlicher Standards • Beteiligung des Hygienefachpersonals bei der Erarbeitung der Standards • System für die Fortbildung über die Standards • System für die Überwachung der Compliance

waren. Damit wurden ein Surveillance-Index und ein Kontroll-Index geschaffen, mit denen die Intensität der Umsetzung der beiden Systeme in den einzelnen Kliniken bestimmt werden konnte. Durch den Vergleich der Häufigkeit von nosokomialen Infektionen in Kliniken mit hohen und mit niedrigen Werten im jeweiligen Index sollte ermittelt werden, ob die Surveillance- und Kontroll-Aktivitäten darauf Einfluss haben oder – mit anderen Worten – ob Kliniken mit niedrigen Werten im Surveillance- und/oder Kontroll-Index beim Vergleich der Infektionsraten des Jahres 1970 mit den 5 Jahre später ermittelten gleichbleibende oder sogar gestiegene Infektionsraten haben würden.

Ergebnisse der SENIC-Studie.

Endgültig ausgewertet waren die umfangreichen Daten der SENIC-Studie erst 1984; die ersten Publikationen erschienen 1985 [305, 306, 309]. Die Ergebnisse der SENIC-Studie bezogen sich demnach schon zum Zeitpunkt der Veröffentlichung auf Daten, die mindestens 10 Jahre zuvor erhoben worden waren. Dies muss besonders dann berücksichtigt werden, wenn die SENIC-Ergebnisse als Richtschnur für Entscheidungen verwendet werden, die heute, also mehr als 30 Jahre danach, getroffen werden, was der Gesetzgeber im § 23 IfSG getan hat.

Bezogen auf die Umsetzung der Surveillance-Maßnahmen (siehe Tab. 2.1) zeigte sich, dass etwa die Hälfte der Studienkliniken weniger als die Hälfte der vom CDC für effektiv gehaltenen Einzelkomponenten in die Praxis übernommen bzw. die andere Hälfte der Kliniken mehr als die Hälfte dieser Surveillance-Techniken übernommen hatten.

Die zentrale Analyse der Studiendaten bezog sich auf die vier häufigsten nosokomialen Infektionen (siehe Abb. 2.1).

> **Merke**
>
> Die vier häufigsten im Krankenhaus erworbenen Infektionen sind postoperative Wundinfektion, Harnwegsinfektion, Sepsis und Pneumonie.

SENIC-Studie: entscheidende Komponenten bei der Reduktion nosokomialer Infektionen [305, 306]:
- *Intensive Surveillance-Maßnahmen*
  Kliniken mit einem hohen Wert bei der Umsetzung der Surveillance-Maßnahmen hatten 1975/76 im

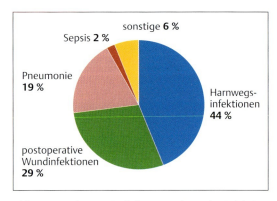

Abb. 2.1 Relative Häufigkeit nosokomialer Infektionen laut SENIC-Studie (305, 306, 309, 310).

Vergleich zu 1970 signifikant niedrigere Infektionsraten als Kliniken mit einem niedrigeren Wert auf dem Surveillance-Index, bei denen die Infektionsraten im Gegensatz dazu entweder unverändert blieben oder sogar angestiegen waren. Dies traf auf jede der vier häufigsten nosokomialen Infektionen zu. Bei den postoperativen Wundinfektionen war jedoch der positive Effekt der Surveillance nur gegeben, wenn die Operateure regelmäßig über ihre Ergebnisse informiert wurden.

- *Intensive Kontroll-Maßnahmen*
  Ein analoges Ergebnis fand sich bei Kliniken mit einem hohen Wert bei der Umsetzung der Kontroll-Maßnahmen.
- *Ausreichende Zahl von Hygienefachschwestern/-pflegern*
  Als weiterer wichtiger Faktor mit Einfluss auf die Reduktion von Harnwegsinfektionen, Sepsis und Pneumonie wurde die Ausstattung einer Klinik mit einer Hygienefachkraft (Krankenschwester/-pfleger für Krankenhaushygiene) pro 250 Betten ermittelt.
  Der Faktor des ausgebildeten und spezialisierten Pflegepersonals war überraschenderweise so wichtig, dass in Kliniken mit weniger Hygienefachkräften, z. B. mit nur einer Hygienefachkraft für 500 Betten, keine Reduktion der Infektionsraten zu beobachten war, selbst wenn diese Kliniken jeweils hohe Werte bei der Umsetzung der Surveillance- und Kontroll-Maßnahmen hatten.
  Das Vorhandensein von Hygienefachkräften allein hatte jedoch keinen Einfluss auf die Häufigkeit postoperativer Wundinfektionen.
- *Krankenhaushygieniker*
  Ein Arzt mit speziellem Interesse an und mit einer Ausbildung in der Prävention von nosokomialen Infektionen – in Deutschland Krankenhaushygieniker genannt – der für die Prävention der nosokomialen Infektionen insgesamt zuständig ist und alle Aktivitäten im Bereich des Surveillance- und des Kontroll-Systems überwacht und koordiniert, erwies sich als sehr bedeutsam für die Prävention von postoperativen Wundinfektionen sowie von Septikämien. Diese Mitarbeiter trugen zusätzlich zum positiven Effekt des Surveillance- und des Kontrollsystems noch zu einer weiteren deutlichen Reduktion dieser Infektionen bei. Für die Reduktion der Pneumonie und der Harnwegsinfektion ergab sich durch sie kein weiterer Effekt.

Der Einfluss dieser vier Komponenten auf die Reduktion der vier häufigsten nosokomialen Infektionen war unterschiedlich groß. In den Studienkliniken, die alle vier Komponenten etabliert hatten, war die Gesamtrate aller nosokomialen Infektionen 1975/76 um 32 % geringer als 5 Jahre zuvor. Tabelle 2.3 zeigt den prozentualen Anteil der verschiedenen Komponenten für die Reduktion dieser Infektionen [305, 306].

Selektive Zitierung der SENIC-Ergebnisse

In Deutschland wird bei Verweis auf die SENIC-Studie in der Sekundärliteratur (und ebenso in der „Amtlichen Begründung" des Gesetzgebers [42]) auf das zentrale Ergebnis der Reduktion der nosokomialen Infektionsraten um ca. ein Drittel Bezug genommen. Allerdings wird das Ergebnis der Studie unvollständig wiedergegeben. Es wird nur noch von einer „Reduktion der nosokomialen Infektionen durch Surveillance" gesprochen. Dabei wird verschwiegen, dass nach dezidierter Aussage der SENIC-Studie personelle (Hygienefachkräfte, Krankenhaushygieniker) und organisatorische (Infektionskontrollsystem) Voraussetzungen zusätzlich zu einem intensiven Surveillance-System für dieses positive Ergebnis unabdingbar waren. Insbesondere wird nicht erwähnt, dass gut ausgebildetes spezialisiertes Personal einen wesentlichen Anteil an dem Gesamtergebnis hatte – nachvollziehbarerweise auch und gerade deshalb, weil ein intensives Infektionskontrollsystem ohne spezialisiertes Personal nicht aufgebaut und durchgeführt werden kann.

Entstehung des § 23 IfSG

Einfluss des SENIC-Ergebnisses. Das zentrale SENIC-Ergebnis (= Reduktion der nosokomialen Infektionen um ein Drittel) war für den Gesetzgeber der Anstoß für die Entstehung von § 23 IfSG, wenn es dort heißt: „Nach Ansicht der Wissenschaft kann ein Drittel aller nosokomialen Infektionen verhütet werden". Dieses Ergebnis war aber laut SENIC-Studie nicht allein auf die Komponente der Surveillance zurückzuführen, wenn auch die Surveillance als einzige von allen vier Komponenten bei jeder der vier Infektionen einen – allerdings mehr oder weniger großen (s. Tab. 2.3) – Einfluss auf die Häufigkeit der nosokomialen Infektionen hatte – dies jedoch nur bei einer ausreichenden Zahl von Hygienefachkräften. Daraus wird die Bedeutung einer systematischen, aktiven krankenhaushygienischen Arbeit von ausgebildetem Fachpersonal ersichtlich, um eine Reduktion der Zahl nosokomialer Infektionen zu erreichen.

Problematische Fokussierung. Da der §23 IfSG aber nur die Surveillance nosokomialer Infektionen fordert und nicht ein krankenhausweites Präventionssystem, in das die Surveillance neben anderen Komponenten integriert ist, wird der Eindruck vermittelt, als sei Surveillance der essenzielle Parameter für die Infektionsprävention im Krankenhaus. Aus der internationalen Surveillance-Literatur geht jedoch nur hervor, dass Surveillance im Kontext mit aktiver Infektionsprävention durch speziell ausgebildetes Hygienefachpersonal wirksam ist [135, 178, 188, 273, 274, 305, 306, 309, 310, 613, 658, 659, 660]. Dass Surveillance allein (inkl. Information der Operateure) einen Einfluss auf die Reduktion nosokomialer Infektionen haben kann, ist für die postoperativen Wundinfektionen berichtet worden; aber auch in dieser Studie wurden zahlreiche andere Maßnahmen etabliert, die Einfluss auf das postoperative Wundinfektionsrisiko hatten [188].

> **Merke**
>
> Gerade bei operativen Eingriffen ist die Verantwortung des Operateurs für das Resultat der Operation offensichtlich. Eine unmittelbare Rückwirkung auf die Operationstechnik ist deshalb durch die Rückmeldung der individuellen Infektionsraten naheliegend, auch wenn natürlich nicht alle Wundinfektionen durch eine bessere Operationstechnik verhütet werden können.

Tabelle 2.3 Ergebnisse der SENIC-Studie.

Art der Infektion	Essenzielle Komponenten der effektiven Programme	Präventionsrate
Postoperative Wundinfektion	Krankenhausweites Programm mit • intensivem Surveillance-System • intensivem Kontrollsystem • Information der Operateure über die Wundinfektionsraten **plus** Krankenhaushygieniker	20% 35%
Harnwegsinfektion	Krankenhausweites Programm mit • intensivem Surveillance-System • 1 Hygienefachkraft pro 250 Betten	38%
Sepsis	Krankenhausweites Programm mit • ausschließlich intensivem Kontrollsystem **plus** • mindestens mäßig intensivem Surveillance-System • 1 Hygienefachkraft pro 250 Betten • Krankenhaushygieniker	15% 35%
Postoperative Pneumonie	Krankenhausweites Programm mit • intensivem Surveillance-System • 1 Hygienefachkraft pro 250 Betten	27%
Pneumonie (andere)	Krankenhausweites Programm mit • intensivem Surveillance-System • intensivem Kontrollsystem	13%
Alle Infektionen	Krankenhausweites Programm mit • intensivem Surveillance-System • intensivem Kontrollsystem • 1 Hygienefachkraft pro 250 Betten • Krankenhaushygieniker	32%

Nie ist mit aussagefähigen Daten gezeigt worden, dass die Surveillance per se zu einer Reduktion z. B. von Harnwegsinfektion, Pneumonie oder Sepsis führt. Auch im Rahmen der NIDEP-2-Studie (= Nosokomiale Infektionen in Deutschland – Erfassung und Prävention) wurde nicht nur Surveillance durchgeführt, sondern aktive krankenhaushygienische Intervention [660].

Hawthorne-Effekt. Der sog. Hawthorne-Effekt soll – angewendet auf die Situation des medizinischen Personals im Krankenhaus – etwa folgende Bedeutung haben: Durch die vom Hygienefachpersonal durchgeführte Surveillance wird dem medizinischen Personal Aufmerksamkeit zuteil, die motiviert und zu einer Änderung im Verhalten mit stärkerer Beachtung der hygienischen Vorsichtsmaßnahmen führt.

Dieser Verweis ist, wenn überhaupt, nur teilweise zutreffend: Der Effekt der Aufmerksamkeit durch die Surveillance-Aktivität lässt mit der Gewöhnung daran nach, d. h., je vertrauter das Stationspersonal mit der Anwesenheit des Surveillance-Personals wird, um so mehr kehren die alten Gewohnheiten zurück. Wenn aber das klinische Personal selbst die Surveillance durchführt (weil dafür kein Hygienefachpersonal zur Verfügung steht), dann erübrigt sich auch der Verweis auf einen möglicherweise positiven psychologischen Effekt der Surveillance.

Reduktionspotenzial: damals und heute

Die Durchführung der SENIC-Studie liegt mittlerweile drei Jahrzehnte zurück. Inzwischen hat jedoch die Medizin weit mehr diagnostische und therapeutische Möglichkeiten, sodass auch immer stärker gefährdete Patienten behandelt werden können.

> **Merke**
> Die SENIC-Studie hat deutlich gemacht, dass ein umfassendes Präventionsprogramm zur Senkung nosokomialer Infektionen führen kann. Inwieweit man aber heute angesichts der beträchtlichen Entwicklung der Medizin in den letzten drei Jahrzehnten weiterhin eine etwa 30 %ige Reduktion erwarten kann, ist ungeklärt.

So kam auch die Mitte der 1990er-Jahre durchgeführte NIDEP-II-Studie zu dem Ergebnis, dass durch Surveillance in Kombination mit aktiver krankenhaushygienischer Intervention nur eine Reduktion der nosokomialen Infektionen um 16 % erreicht werden konnte [660].

NNIS-Projekt

Anfang der 1970er-Jahre wurde von den CDC das NNIS-Projekt (National Nosocomial Infection Surveillance) initiiert, an dem derzeit ca. 300 (der insgesamt etwa 6000) US-amerikanische Krankenhäuser auf freiwilliger Basis mit anonymer Meldung ihrer Surveillance-Daten an die CDC teilnehmen [135, 136, 236]. Freiwillig ist dabei auch die Entscheidung, welche nosokomialen Infektionen und welche Abteilungen berücksichtigt werden. Interessierte Kliniken müssen jedoch personell adäquat ausgestattet sein, um sich überhaupt beteiligen zu dürfen [236]. Identisch mit dem NNIS-Projekt und ebenfalls auf freiwilliger Basis wurde in Deutschland Ende der 1990er-Jahre vom Nationalen Referenzzentrum (NRZ) für Surveillance das KISS-Projekt (Krankenhaus-Infektions-Surveillance-System) eingeführt [658], mit dem eine Referenzdatenbank etabliert wurde, auf die interessierte Kliniken zurückgreifen können.

Bedingungen in der Praxis

Hygienefachpersonal. Eine wesentliche Voraussetzung für eine aussagefähige Surveillance ist zahlenmäßig ausreichendes und gut ausgebildetes Hygienefachpersonal [135, 178, 188, 273, 274, 305, 306, 309, 310, 613, 658, 659, 660]. Dieses Personal – Krankenhaushygieniker eingeschlossen – ist in Deutschland nur in begrenzter Zahl vorhanden.

Zu wenige Hygienefachkräfte. Hygienefachkräfte gibt es zwar in vielen Krankenhäusern, aber selten in einer Relation von 1 : 300 Patienten, wie vor ca. 30 Jahren – in Anlehnung an das SENIC-Ergebnis von 1 : 250 – in der damaligen „Richtlinie zur Erkennung, Verhütung und Bekämpfung von Krankenhausinfektionen" des ehemaligen Bundesgesundheitsamtes (heute: „Richtlinie für

Krankenhaushygiene und Infektionsprävention" der KRINKO) empfohlen. Vielmehr haben große Schwerpunktkrankenhäuser oder Universitätskliniken mit weit mehr als 1000 Betten nicht selten nur zwei Hygienefachkräfte (aber auch nicht durchweg als Vollzeitkräfte) und in zahlreichen kleineren Krankenhäusern mit Bettenzahlen zwischen 300 und 500 ist lediglich eine Teilzeitstelle vorhanden.

Externes Personal. Weil aber ausgebildete Hygienefachkräfte selten sind, greifen Krankenhäuser immer mehr auf externe Anbieter von krankenhaushygienischen Leistungen zurück mit der Folge, dass dann Hygienefachkräfte z. B. nur für einen Tag in der Woche im Krankenhaus anwesend sind. Alles in allem bedeutet dies, dass in vielen Krankenhäusern entweder zu wenig Hygienefachkräfte vorhanden oder – bei externer Betreuung – noch dazu viel zu selten vor Ort sind. Für diese Situationen hat das SENIC-Ergebnis gezeigt, dass ein Effekt der Surveillance nosokomialer Infektionen nicht vorhanden ist, selbst wenn, was dann allerdings unwahrscheinlich wäre, ein intensives Präventionssystem mit beiden SENIC-Komponenten (siehe Tab. 2.1 und 2.2) vorhanden wäre.

Konsequenzen

Wirksamkeit der gesetzlichen Vorschrift

Problematik. Die personelle Kapazität für eine Surveillance nach wissenschaftlichem Standard, also eine aussagefähige Surveillance, ist – mit Ausnahme von sehr wenigen, vorwiegend universitären Institutionen – meist nicht vorhanden, selbst wenn die Surveillance nur in ausgewählten Risikobereichen durchgeführt werden soll [647]. Man muss aber berücksichtigen, dass eine Surveillance in Risikobereichen, wie Intensivstationen, keine Auswirkungen auf andere Abteilungen eines Krankenhauses haben kann. Hinzu kommt, dass intensive Infektionspräventionsprogramme in den Krankenhäusern Deutschlands nicht die Regel sind, d. h., die Situation hierzulande ist in vielen Kliniken eine vollkommen andere als die, für die die (positiven) Ergebnisse der SENIC-Studie zutreffend waren.

Ausflucht. Die Wahrscheinlichkeit ist deshalb hoch, dass – entgegen der Intention des Gesetzgebers – weiterhin eigentlich doch nur wieder „Infektionsstatistiken" erstellt werden, die aber nicht „… die eigenverantwortliche Qualitätskontrolle stärken…" können (wie es in der „Amtlichen Begründung" zum IfSG heißt), weil sie trotz allem wieder aus kaum mehr als einer Auflistung von Infektionen bestehen, über deren Ursachen keine Aussagen gemacht werden können [760], selbst wenn zum Vergleich die KISS-Referenzraten herangezogen werden.

Ferner werden mit der gesetzlichen Vorschrift zur Surveillance von nosokomialen Infektionen – bei Verpflichtung zur Vorlage der Ergebnisse anlässlich der Begehungen durch die Gesundheitsämter – Tendenzen gefördert, die Daten zu manipulieren (sog. underreporting) [273]. Eine Kontrollfunktion der Gesundheitsämter war angeblich nicht beabsichtigt; wohl aber soll die Einsichtnahme in die Aufzeichnungen dem Gesundheitsamt ermöglichen, die Umsetzung der gesetzlichen Bestimmung zu überprüfen. Demnach hatte der Gesetzgeber doch die Vorstellung einer externen Kontrolle. Das ist auch daran erkennbar, dass – gemäß § 73 IfSG – bei Nichtbeachtung ein (ggf. spürbares) Bußgeld verhängt werden kann.

Mehrkosten

Aus der Fachliteratur geht klar hervor, dass Surveillance von qualifiziertem Fachpersonal durchgeführt werden muss [135, 178, 188, 236, 273, 274, 613, 658–660]. Die Datensammlung für die Surveillance ist zeitaufwendig [188, 273, 613, 658–660]. So heißt es auch in dem führenden Kommentar zum IfSG, dass die „… ordnungsgemäße Durchführung der Aufzeichnung und Bewertung… kosten-, zeit- und personalintensiv…" ist. „In den überwiegenden Fällen wird dies nur durch die Verstärkung des in der jeweiligen Einrichtung für die Hygiene verantwortlichen Personals gewährleistet werden können. Derart aufwendige Maßnahmen werden nur dann akzeptiert, wenn aus ihr Konsequenzen gezogen werden, die sich zugunsten der Patienten auswirken und nach wirtschaftlichen Gesichtspunkten für die betroffenen Einrichtungen vertretbar oder sogar erstrebenswert sind" [42].

Lassen die Krankenhäuser aber die Surveillance durch Ärzte und Schwestern der klinischen Abteilungen durchführen, ist erfahrungsgemäß die Qualität der Daten nicht so gut wie bei der Surveillance durch erfahrene Hygienefachkräfte. Für Vergleiche mit den Daten anderer Krankenhäuser oder mit Referenzdaten eignen sich solche Daten kaum. Eine aussagefähige Surveillance würde eine adäquate Ausstattung aller Kliniken und Einrichtungen für ambulantes Operieren mit Hygienefachpersonal erfordern – eine Problematik, auf die das IfSG als Bundesgesetz nicht eingehen konnte, da die Umsetzung des Gesetzes Ländersache ist.

Surveillance: ein Werkzeug zur Qualitätssicherung?

Der §23 IfSG (mit der „Amtlichen Begründung") erweckt den Eindruck, als sei die Surveillance eine conditio sine qua non für die Prävention von nosokomialen Infektionen und damit für die Qualitätskontrolle geeignet. Man kann jedoch, wie an den Ergebnissen der SENIC-Studie dargestellt, die Surveillance nicht isoliert ohne Einbettung in entsprechende personelle und organisatorische Strukturen sehen. Das hat auch keine Studie gezeigt. Insofern muss man die Surveillance nosokomialer Infektionen als einen (möglichen) Baustein im Gesamtkonzept der Infektionsprävention im Krankenhaus betrachten.

Alternativvorschlag. Soll die Qualität der Patientenversorgung unter hygienischem Aspekt optimiert werden, ist es nicht ausreichend, nur die Surveillance zu fordern. Deshalb sind die Vorgaben des §23 IfSG in sich nicht konsequent. Anders wäre es, wenn der Gesetzgeber im §23 IfSG nicht explizit die Surveillance von nosokomialen Infektionen, sondern von jedem Krankenhaus und von jeder Einrichtung für ambulantes Operieren stattdessen ein umfassendes Infektionspräventionskonzept gefordert hätte. Für dessen Realisierung hätte das RKI Vorschläge erarbeiten können, unter denen die Surveillance von Infektionen ebenso einen Platz hätte finden können wie gezielte Maßnahmen der Infektionsprävention. So aber entsteht eine nicht gerechtfertigte Konzentration auf die Surveillance von nosokomialen Infektionen, und es werden hohe, ohne Einschluss der anderen Parameter unerfüllbare Erwartungen geweckt.

Freiwilligkeit vs. Verpflichtung. Wichtigstes Prinzip qualitätssichernder Maßnahmen ist außerdem die Freiwilligkeit; nur so kann Qualitätssicherung im Sinne eines kontinuierlichen Verbesserungsprozesses langfristig Erfolg haben. In der Fachliteratur wird dieser Grundsatz nicht infrage gestellt [178, 236, 273, 658]. Es ist auch deshalb fraglich, ob durch die gesetzliche Verpflichtung zur Surveillance nosokomialer Infektionen die Situation der Patienten verbessert wird und ob man bei den gegebenen personellen und organisatorischen Bedingungen in den Kliniken Deutschlands durch die Verpflichtung zur Surveillance einen Überblick über die Epidemiologie der nosokomialen Infektionen erhalten kann.

Fragen aus der Praxis zur Umsetzung der Vorschrift

In der klinischen Praxis gibt es auch heute noch zahlreiche Fragen zur Umsetzung des §23 IfSG, wobei die Sorge um mögliche juristische Konsequenzen bei nicht ausreichender Umsetzung der Vorschrift im Vordergrund steht. Dabei gibt es immer wieder auch Konflikte mit der Überwachungsbehörde. Im Folgenden sollen deshalb die häufigsten Fragen im Zusammenhang mit der Surveillance nosokomialer Infektionen behandelt werden:

Welchen Umfang muss die Surveillance haben?

Der Gesetzgeber hat im §23 IfSG das RKI beauftragt, ausgewählte nosokomiale Infektionen für die Surveillance festzulegen. Das RKI hat die vier häufigsten nosokomialen Infektionen (postoperative Wundinfektionen, katheterassoziierte Septikämien, Beatmungsassoziierte Pneumonien und Katheter-assoziierte Harnwegsinfektionen) benannt und formuliert, dass „mindestens eine" dieser Infektionen „pro Krankenhaus bzw. Einrichtung für ambulantes Operieren" überwacht werden solle [648].

Eine Klinik erfüllt den § 23 IfSG bereits dann, wenn sie unabhängig von ihrer Größe eine dieser vier Infektionen in einem einzigen Bereich der Klinik überwacht.

Dabei kann es sich z. B. um die Pneumonie bei Beatmung auf einer bestimmten Intensivstation oder um postoperative Infektionen im Operationsgebiet nach einem ausgewählten Eingriff handeln. Es ist demnach weder erforderlich, alle vier der vom RKI aufgeführten Infektionen in die hauseigene Surveillance einzubeziehen, noch in jeder Klinik oder Abteilung eines Klinikums eine dieser vier Infektionen zu überwachen. Das gilt ausdrücklich auch für Großkliniken. Es sollte sich allerdings um eine für die Klinik bzw. Abteilung relevante Infektion handeln.

Amtsärzte, zu deren Überwachungsaufgaben nach § 36 IfSG auch die Überprüfung der Umsetzung des § 23 IfSG an Krankenhäusern etc. gehört, erwarten gelegentlich, dass jede Klinik bzw. Abteilung eines Krankenhauses eine eigene Infektion erfassen müsse. Manchmal gehen die Forderungen des ÖGD so weit, dass z. B. auf einer operativen Intensivstation die Surveillance aller vier Infektionen durchgeführt werden soll. Dieser Umfang der Surveillance lässt sich aber weder aus dem Gesetzestext noch aus der Umsetzungsempfehlung des RKI ableiten. Im Übrigen lässt sich dieser Anspruch personell nicht erfüllen.

Welche Methode der Surveillance muss angewendet werden?

Zur Methode der Surveillance äußert sich der Gesetzgeber nicht. Das RKI hat die KISS-Methode (www.nrz-hygiene.de) empfohlen, aber auch klargestellt, dass die Anwendung dieser Methode nicht „rechtsverbindlich" ist [648]. Dies gilt jedenfalls, solange nicht in den Bundesländern entsprechende Vorschriften erlassen wurden.

Kliniken haben die Möglichkeit, die KISS-Methode zu verwenden (oder sich sogar am KISS-Projekt zu beteiligen); es steht ihnen aber auch frei, eine andere Erfassungsmethode anzuwenden.

Wichtig ist für die Erfüllung des Gesetzesauftrages, die bei der Surveillance erhobenen Daten „fortlaufend aufzuzeichnen und zu bewerten" und den Mitarbeitern des ÖGD in diese Dokumentation „auf Verlangen Einsicht zu gewähren". Die KISS-Methode kann verlässliche Daten liefern, wenn das Personal gut geschult ist und die Ergebnisse vor Ort sachkompetent von einem Krankenhaushygieniker überwacht werden.

Mancherorts vertritt der ÖGD aber die Auffassung, dass die KISS-Methode schon deshalb angewendet werden müsse, weil sie vom RKI empfohlen wurde und weil diese Empfehlungen aus juristischer Perspektive als antizipierte Sachverständigengutachten gelten würden. Diese Darstellung ist jedoch durch die juristische Literatur nicht gedeckt und wird auch vom RKI nicht vertreten [768].

Manchmal wird von besonders engagierten Amtsärzten, die an Schulungen für das KISS-Projekt teilgenommen haben und sich deshalb mit dieser Methode vertraut fühlen, eine regelrechte Umsetzung des § 23 IfSG nur anerkannt, wenn sich eine Klinik auch am KISS-Projekt beteiligt. Wenn jedoch nur die KISS-Methode angewendet wird, ohne am KISS-Projekt beteiligt zu sein, dann wird ein definitiv identisches Vorgehen gefordert, sodass noch nicht einmal individuelle Erfassungsbögen, auf denen die ermittelten Daten protokolliert werden, anerkannt werden. Anderenfalls werden der Klinik „Defizite" bei der Erfüllung der gesetzlichen Vorschrift attestiert mit der Begründung, eine „stringente Anwendung der KISS-Methode sei nicht erkennbar und das Zustandekommen der vorgelegten Daten sei objektiv nicht nachvollziehbar" (persönliche Mitteilung aus einer Großstadt, in der der ÖGD 60 Kliniken, darunter 2 Universitätskliniken, zu überwachen hat). Man kann aber auch bei den Teilnehmern des KISS-Projekts nicht „objektiv nachvollziehen", ob die KISS-Methode bei der Erstellung der Daten tatsächlich im Detail beachtet wurde, bzw. erkennen, ob im Extremfall sogar erfundene Daten geschickt werden, sondern muss auf die (gute) Qualität der Daten vertrauen.

Die KISS-Methode 1 : 1 umzusetzen oder sich sogar am KISS-Projekt zu beteiligen darf jedoch vom ÖGD nicht als Garant für eine adäquate Umsetzung des § 23 IfSG vorausgesetzt werden. Vielmehr müssen die Mitarbeiter des ÖGD – insbesondere, wenn sie in großen Städten für viele Kliniken oder für Kliniken, die von qualifizierten Krankenhaushygienikern versorgt werden, zuständig sind – so sachkompetent sein, dass sie eigenständig die tatsächlichen Surveillance-Aktivitäten in einer Klinik beurteilen können.

Wie müssen die erhobenen Daten bewertet werden?

Weder der Gesetzgeber noch das RKI haben sich bei der Frage, wie die Daten bewertet werden sollen, festgelegt. Prinzipiell können, wenn verfügbar, für eine Bewertung Referenzdaten herangezogen werden, wie sie im Rahmen des KISS-Projektes zur Verfügung gestellt werden. Die Bewertung der eigenen Daten soll laut „Amtlicher Begründung" des Gesetzgebers der internen Qualitätskontrolle der einzelnen Kliniken dienen.

Die Bewertung der erhobenen Daten ist Aufgabe des Krankenhauses. Hierzu können z. B. die im Rahmen des KISS-Projekts erhobenen Referenzdaten herangezogen werden.

Es ist demnach nicht Aufgabe des ÖGD, eine Bewertung der in den Krankenhäusern erhobenen Daten vorzunehmen, und es ist auch nicht im Sinne des NRZ für Surveillance, dass die Mitarbeiter des ÖGD bei ihrer Überprüfungsaufgabe die KISS-Daten als Messlatte anlegen (www.rki.de > Infektionsschutz > Epidemiol Bull 2005, Nr. 29).

Wer soll die Surveillance durchführen?

Weder der Gesetzgeber noch das RKI äußern sich zu den personellen Voraussetzungen für die Erfüllung der Vorschrift des § 23 IfSG (siehe oben). Viele Kliniken beschäftigen (meist allerdings zu wenige) Hygienefachkräfte (siehe oben). Eigene Hygieneabteilungen mit hauptamtlichem Krankenhaushygieniker sind in den Kliniken Deutschlands in der Minderzahl. In den meisten Kliniken sind hygienebeauftragte Ärzte benannt, die zusätzlich zu ihren eigentlichen klinischen Aufgaben als Bindeglied zwischen den Stationen, den Hygienefachkräften und dem (internen oder externen) Krankenhaushygieniker fungieren sollen.

Die Aufgaben der Surveillance gemäß § 23 IfSG sollen von (speziell ausgebildetem) Hygienefachpersonal, aber nicht vom klinischen Personal, also auch nicht von hygienebeauftragten Ärzten, durchgeführt werden.

Der Gesetzgeber wollte mit dem § 23 IfSG die Bedeutung der Krankenhaushygiene stärken. Aus diesem Grunde ist es nicht im Sinne des Gesetzes, wenn die Aufgaben der Surveillance vom klinischen Personal übernommen werden. Dies schließt ausdrücklich die hygienebeauftragten Ärzte ein, die nicht zum ausgebildeten Hygienefachpersonal gehören (sondern lediglich einen einwöchigen Fortbildungskurs absolviert haben) und die nicht in der Lage sind, neben ihrer klinischen Tätigkeit eine derartig aufwendige Arbeit zusätzlich zu leisten. Auch aus diesem Grund kann die Surveillance nosokomialer Infektionen in jedem Krankenhaus nur in ausgewählten Bereichen realisiert werden, aber nicht in jeder Klinik bzw. Abteilung eines Klinikums, auch wenn dort aus krankenhaushygienischer Sicht prinzipiell Risikobereiche vorhanden sind.

Die Surveillance nosokomialer Infektionen muss von erfahrenem Hygienefachpersonal ausgeführt werden. Da viele Kliniken keinen eigenen Krankenhaushygieniker haben, muss dafür Sorge getragen werden, dass die erhobenen Daten mit einem externen Krankenhaushygieniker besprochen werden können, denn Hygienefachkräfte brauchen für viele Beurteilungen wegen der komplexen, umständlichen und keineswegs immer eindeutigen CDC-Definitionen für nosokomiale Infektionen [760, 833] das klinische Wissen eines Krankenhaushygienikers (siehe Infobox: Problematik der CDC-Definitionen).

Muss man dem ÖGD Unterlagen aushändigen?

Nach dem Gesetz hat der ÖGD das Recht auf Einsicht in die Aufzeichnungen und die Mitarbeiter sollen sich in dieser Situation einen Überblick über die dokumentierte Situation in der Klinik verschaffen.

Unterlagen müssen demnach nicht – auch nicht in anonymisierter Form – ausgehändigt oder kopiert werden.

Alternativen zur Surveillance von Infektionen

Gesetzliche Verpflichtung. Der Gesetzgeber hat sich – sachverständig beraten – entschlossen, die Surveillance von im Krankenhaus erworbenen

Infektionen für alle Kliniken zu einer (sogar bußgeldbewehrten) Verpflichtung zu machen und hat dies mit mindestens diskussionswürdigen Argumenten begründet. Er hat damit für längere Zeit (denn Gesetze werden nicht in kurzen Abständen überprüft und ggf. verändert) die Weichen gestellt für ein Verfahren, das nach seiner Überzeugung geeignet ist, einen wichtigen Beitrag zur Prävention nosokomialer Infektionen zu leisten. Das schließt zwar nicht aus, daneben auch andere für wichtig gehaltene Maßnahmen umzusetzen; in jedem Fall aber wird ein nicht unwesentlicher Teil der Arbeitszeit des gesamten Hygienefachpersonals von der Vorschrift des § 23 IfSG absorbiert. Der Gesetzgeber hätte die Prävention der nosokomialen Infektionen aber auch auf andere Weise fördern können, ohne sich definitiv auf ein Verfahren festzulegen, dessen Wirksamkeit im Übrigen seit der Einführung des § 23 IfSG im Jahr 2001 noch nicht objektiv überprüft wurde.

Denn auch die Ermittlung der heute üblichen Surveillance-Raten (deviceassoziierte Inzidenzdichte, Device-Anwendungsraten) liefert nur in begrenztem Maße Informationen über sinnvolle Präventionsmaßnahmen [760].

> **Merke**
> Man kann auf der Basis von Infektionsraten nicht erkennen, welcher Anteil der Infektionen durch eine verbesserte Hygiene vermeidbar wäre und wo man mit krankenhaushygienischen Maßnahmen ansetzen müsste, um derartige Infektionen so weitgehend wie möglich zu vermeiden.

Bessere Alternativen. Dabei hätten durchaus andere Mittel zur Verfügung gestanden, mit denen man auf Kliniken und niedergelassene Operateure Druck hätte ausüben können (denn das bezweckt die Vorschrift), Maßnahmen zur Prävention nosokomialer Infektionen zu etablieren. Man hätte die Einführung eines umfassenden Infektionspräventionskonzepts fordern und das RKI beauftragen können, die zur Verfügung stehenden Optionen darzustellen. Darunter hätte die Surveillance von Infektionen ihren Platz ebenso haben können wie eine Überwachung der relevanten mit Infektionen in Zusammenhang stehenden Prozesse, wie z. B. des Anlegens von Venenkathetern oder der Maßnahmen im Zusammenhang mit Beatmungstherapie bei Intensivpatienten, sowie intensive Fortbildungsmaßnahmen. Ebenso hätten dazu die Beobachtung besonderer Erreger sowie der Umgang mit Antibiotika gehören können. Diese Chance, den Kliniken einen ganzen Strauß möglicher Maßnahmen für die Prävention von nosokomialen Infektionen vorzustellen, aus dem sie sich etwas Geeignetes aussuchen können, wurde jedoch nicht genutzt zugunsten eines starren Modells mit fragwürdiger Effektivität [760].

Problematische Referenzdaten. Zur Effektivität trägt auch der Vergleich mit den KISS-Daten nicht bei, weil sich die Frage stellt, inwieweit die Referenzdaten die Vergleichbarkeit der Patientenpopulationen sichern [760, 767, 833]. Denn mit dem Device, den Device-Tagen und ggf. der Art der Intensivstationen hat man nur eine begrenzte Stratifizierung, die jedenfalls nicht ausreichend ist, als Grundlage für einen Vergleich der Raten zwischen verschiedenen Kliniken oder auch zwischen den einzelnen Abteilungen einer Klinik zu dienen.

> **Aussagefähigkeit der ermittelten Raten**
> Referenzdaten sollen dazu dienen, mögliche Infektionsprobleme zu erkennen, wenn in der eigenen Klinik höhere Raten ermittelt werden. Die klinische Praxis zeigt jedoch, dass dies nicht notwendigerweise der Fall ist:
> Höhere Raten können auf einer Patientenpopulation mit höherem Risiko beruhen. So bleibt der Vergleich mit Referenzdaten notgedrungen unsicher, da zur Einschätzung der Zusammensetzung der Patientenkollektive nach NNIS- und KISS-System nur die letztlich viel zu grobe Stratifizierung in unterschiedliche Intensivstationen, Devices (= invasive Maßnahmen, wie Blasenkatheter, Venenkatheter, Intubation und Beatmung) und Device-Tage (= Dauer der invasiven Maßnahmen) zur Verfügung steht [658]. So ist beispielsweise die Kategorie „Medizinische Intensivstation" nicht geeignet, Patienten einer solchen Intensivstation aus einer kommunalen Klinik mit z. B. 500 Betten und Patienten einer ebenso bezeichneten Intensivstation einer Universitätsklinik mit mehr als 1000 Betten, in der es mehrere hoch spezialisierte internistische Intensivstationen

(z. B. kardiologisch, gastroenterologisch-nephrologisch, toxikologisch) gibt, ausreichend zu beschreiben, um einen Vergleich der jeweils ermittelten Infektionsraten zuzulassen, zumal nur etwa 20 % der am KISS-Projekt beteiligten Intensivstationen zu Universitätskliniken gehören. Bei Heranziehung der KISS-Daten für einen Vergleich mit den eigenen Daten würden sich für solche Intensivstationen mit hoher Wahrscheinlichkeit höhere Anwendungsraten invasiver Maßnahmen sowie höhere Infektionsraten ergeben, sodass daraus fälschlicherweise krankenhaushygienische Probleme abgeleitet werden könnten. In diesen Fällen stehen keine externen Referenzdaten zur Verfügung, sodass man z. B. nur die eigenen Daten verschiedener Zeiträume miteinander vergleichen könnte.

Außerdem sagen auch erhöhte Raten nichts darüber aus, ob die Infektionen überhaupt zu den prinzipiell vermeidbaren Infektionen gehören [760]. Aber selbst wenn man davon ausgehen könnte, dass sie vermeidbar gewesen wären, bleibt unklar, welche Maßnahmen man ergreifen müsste, um künftig derartige Infektionen zu verhüten, oder, anders ausgedrückt, welche Mängel im Bereich der Maßnahmen zur Infektionsprävention für ihre Entstehung verantwortlich gewesen sein sollen [760].

Hinzu kommt, dass die Zuordnung der Infektionen auf der Basis der CDC-Definitionen nur scheinbar eindeutig ist. Gerade bei der Surveillance der deviceassoziierten Infektionen gibt es nicht selten Anlass zu Diskussionen, wenn zwar die CDC-Definition vom Wortlaut her auf einen Fall zutrifft, die klinische Situation jedoch eine solche Diagnose nicht ohne berechtigte Zweifel bestätigen kann.

Problematik der CDC-Definitionen für nosokomiale Infektionen
Am Beispiel der Sepsis-Fälle im Zusammenhang mit intravasalen Kathetern kann gezeigt werden, dass die Anwendung der Kriterien der CDC-Definitionen dazu führen kann, zumindest fragwürdige Zuordnungen deviceassoziierter Infektionen vorzunehmen, wenn nicht ein Krankenhaushygieniker zur Verfügung steht, der aufgrund seines klinischen Wissens die von der Hygienefachkraft vorgenommene Einordnung in jedem einzelnen Fall überprüft:
Angenommen ein schwerkranker intensivpflichtiger Patient mit intravasalen Kathetern hat

1. die klinischen Zeichen einer systemischen Infektion ohne erkennbaren Infektionsfokus und es wird
2. aus der Blutkultur mit z. B. Klebsiella pneumoniae ein relevanter Erreger isoliert,

dann wäre dies gemäß CDC-Definition im Rahmen der Surveillance der deviceassoziierten Infektionen nach NNIS- bzw. KISS-System (www.nrz-hygiene.de) eine i. v. katheterassoziierte Infektion (= Vorhandensein eines intravasalen Katheters und Isolierung eines relevanten Erregers aus der Blutkultur in Verbindung mit klinischen Zeichen einer systemischen Infektion).

Aus dieser Diagnose müsste man schließen können, weil das der Sinn der Surveillance der Deviceassoziierten Infektionen ist, dass die Entwicklung dieser Infektion möglicherweise durch exogene sog. „Hygienemaßnahmen" hätte beeinflusst werden können. Zwar kann man an i. v. Katheterspitzen gelegentlich gramnegative Bakterien nachweisen; jedoch kann man daraus nicht notwendigerweise rückschließen, dass die Besiedlung der Katheterspitze aus einem exogenen Reservoir infolge mangelnder Beachtung der Hygienemaßnahmen im Umgang mit dem Venenkatheter, z. B. beim Verbands- oder Infusionssystemwechsel, zustande gekommen ist. Vielmehr schließt man in medizinisch-infektiologischer Hinsicht aus einem solchen mikrobiologischen Befund eher, dass es bei dem Patienten im Rahmen einer – möglicherweise asymptomatischen – Bakteriämie zur Besiedlung der Katheterspitze gekommen ist; den zugehörigen Fokus würde man z. B. im großen Erregerreservoir des Darmes vermuten, wenn nicht ein entsprechender Infektionsherd, z. B. im Bereich der Harnwege, bekannt wäre.

Man würde jedenfalls nicht primär annehmen, dass K. pneumoniae infolge eines verbesserungsfähigen Umgangs mit dem i. v. Kathetersystem das Kathetermaterial besiedeln, sich dort vermehren und schließlich nach Streuung einer relevanten Bakterienzahl ins Blut die Sepsis hervorrufen konnte. Vielmehr würde man die Sepsis, unabhängig von einem Befund an der Katheterspitze, nicht als Katheter-assoziiert sehen oder, anders formuliert: Man würde die gramnegative Sepsis und das gleichzeitige Vorhandensein intravasaler Katheter für eine Koinzidenz halten, für ein zufälliges Zusammentreffen also der Infektion und der invasiven Maßnahme.

Auf Intensivstationen mit multimorbiden schwerstkranken Patienten sind solche Situationen bei der Surveillance deviceassoziierter Bakteriämien keine Einzelfälle, und es würde deshalb die Ergebnisse der Surveillance der deviceassoziierten Infektionen für diese Stationen verfälschen und bei Vergleich mit Referenzdaten zu einer erhöhten Zahl i. v. Katheterassoziierter Sepsisfälle führen können, wenn man derartige Konstellationen unter die i. v. Katheterassoziierten Sepsisfälle subsumieren würde. Diese Zusammenhänge können aber Hygienefachkräfte allein in aller Regel nicht beurteilen, weshalb jeder Fall einer protokollierten nosokomialen Infektion vor seiner endgültigen Aufnahme als Surveillance-Ergebnis mit einem Krankenhaushygieniker besprochen werden muss. Das liegt im Interesse einer jeden Klinik, denn die Surveillance der nosokomialen Infektionen verfolgt den Zweck, die Stellen im System der Patientenversorgung zu entdecken, die für exogene Maßnahmen zugänglich sind, die man also durch verbesserte Infektionsprävention verhindern kann.

Ohne Zweifel ist eine solche Sepsis eine nosokomiale Infektion, wenn der Patient z. B. bereits eine Woche stationär versorgt wird, aber sie ist mit höherer Wahrscheinlichkeit keine deviceassoziierte Infektion, auf die man mit sog. Hygienemaßnahmen Einfluss nehmen könnte. Und insofern ist die Differenzierung nicht nur von akademischem, sondern von unbestreitbar praktischem Interesse: Würde man solche Infektionen als deviceassoziierte Infektionen in die Surveillance-Daten aufnehmen, dann könnten die eigenen Raten bei einem Vergleich mit Referenzdaten erhöht sein und man würde annehmen, dass aktive krankenhaushygienische Arbeit erforderlich wäre, die Rate zu senken, weil ein sog. „Problem" vorliegen würde – und würde in der Tat aber an einem Pseudoproblem arbeiten.

Besser: Surveillance der Prozesse. Mit der Überwachung relevanter Prozesse [760, 767] könnte sich das Hygienefachpersonal jedoch aktiv an der Patientenversorgung beteiligen, indem auf der Basis der in der wissenschaftlichen Literatur als effektiv beschriebenen Maßnahmen, z. B. bei der Anlage von Venenkathetern oder der Versorgung von Patienten mit Blasenkathetern, das Vorgehen des klinischen Personals direkt beobachtet und korrigiert werden kann. Dadurch würde das Hygienefachpersonal zu einem wirklichen Partner bei der Prävention von nosokomialen Infektionen werden können. Dieses Vorgehen erfordert Praxisnähe und die Bereitschaft, die Bemühungen des klinischen Personals um eine gute Patientenversorgung einerseits anzuerkennen, andererseits aber ihm auch kurzfristig – und nicht erst nach monatelanger Surveillance von nosokomialen Infektionen – zu ermöglichen, bestimmte Vorgehensweisen zu ändern, die bis dahin nicht als Schwächen im System der Patientenversorgung erkannt wurden. Eine Überwachung der Prozesse bei der Patientenversorgung wäre effizienter als die Überwachung von Ergebnissen mit unklarer Bedeutung [760].

Partnerschaftliche Zusammenarbeit. Auf diese Weise würde eine partnerschaftliche Zusammenarbeit des Hygienefachpersonals mit dem klinischen Personal entstehen. Stattdessen wird das konventionelle auf externe Kontrolle des klinischen Personals durch das Hygienefachpersonal angelegte Hygienekonzept durch die Verpflichtung zur Surveillance der Infektionen und durch die Betonung der Rolle der KISS-Daten als Referenzdaten für die Überwachung der Infektionen in den Kliniken Deutschlands gefördert. Für eine veränderte Rolle des Hygienefachpersonals im genannten Sinne – und damit für eine wirkliche Hilfestellung des Hygienefachpersonals bei der Patientenversorgung – ist die Vorschrift des § 23 IfSG allerdings eher kontraproduktiv: Denn es ist leichter, Daten für die Surveillance zu sammeln, die daraus ermittelten Raten mit externen Referenzdaten zu vergleichen und daraus den Schluss zu ziehen, dass die eigenen Raten im Bereich der Norm oder zu hoch liegen, als auf gleichem Niveau mit dem klinischen Personal aktiv im beschriebenen Sinne an der Patientenversorgung teilzunehmen.

Die Autoren der SENIC-Studie waren nicht zufrieden mit dem geringen Ausmaß der Umsetzung der Infektionspräventionsmaßnahmen [309] und die Frage erscheint berechtigt, ob nicht auch damals ein größerer Reduktionseffekt hätte erreicht werden können, wenn die Präventionsaktivitäten in den Kliniken eine größere Rolle gespielt hätten.

Surveillance resistenter Erreger

Ziel der Vorschrift

Problematische Erreger. In der „Amtlichen Begründung" zum §23 IfSG ist ausgeführt, dass die Beobachtung von Erregern hinsichtlich ihrer Antibiotikaempfindlichkeit auf problematische Entwicklungen aufmerksam machen soll, um potenzielle Ursachen von Antibiotikaresistenzen frühzeitig zu erkennen und mit geeigneten Maßnahmen gegensteuern zu können [42]. Speziell seien damit gegen Methicillin resistente Staphylococcus aureus (MRSA), gegen Vancomycin resistente Enterokokken (VRE) und gegen Penicillin bzw. Cephalosporin resistente Pneumokokken gemeint [42].

Ständige Aktualisierung. Jedoch sollte absichtlich keine gesetzliche Festlegung auf bestimmte Erreger erfolgen, weil aufgrund von „Resistenzentwicklungen mit besonderer Gesundheitsgefahr" eine „ständige Aktualisierung" erforderlich wäre; deshalb sollte das RKI die Erreger „entsprechend den jeweiligen epidemiologischen Erfordernissen" festlegen [42]. Die Umsetzungsempfehlungen des RKI für die Surveillance resistenter Erreger wurden 2000 publiziert und 2001 erläutert [647, 648]. Auch mit diesem Teil der Vorschrift des §23 IfSG sollten die Gesundheitsämter die Möglichkeit erhalten, sich „jederzeit über Art und Häufung nosokomialer Infektionen" zu informieren [42].

Festlegungen und Empfehlungen des RKI

Datensammlung. Vom RKI wurde eine Liste von Erregern mit speziellen Antibiotikaresistenzen veröffentlicht, bei deren Zusammenstellung einerseits die Häufigkeit der Erreger, andererseits die therapeutische und epidemiologische Relevanz der aufgeführten Resistenzen berücksichtigt werden sollten (siehe Tab. 2.4) [647].

Das RKI machte außerdem einen Vorschlag, welche Informationen zu den überwachungspflichtigen Isolaten gesammelt und beurteilt werden sollten (siehe Tab. 2.5) [647].

Die für diesen Teil der Surveillance erforderlichen Daten sollen den Kliniken nach Auffassung des RKI [647] von den jeweils betreuenden klinisch-mikrobiologischen Laboren „im Rahmen der Befundübermittlung" mitgeteilt werden. Dies konnte jedoch zu Beginn (2001) keine Labor-EDV leisten, weshalb in der Folgezeit die erforderlichen Zusatzmodule von den Softwarefirmen entwickelt und von den Laboren gekauft werden mussten.

> **Merke**
>
> Die Sammlung, Bewertung und Aufbewahrung der Resistenz-Daten sind Aufgabe der Kliniken selbst. Empfehlungen zur Art der Umsetzung wurden den Kliniken weder in organisatorischer noch personeller Hinsicht gegeben. Idealerweise kann diese Aufgabe an den Krankenhaushygieniker delegiert werden, der die Überwachung und Bewertung vornimmt und die Kliniker entsprechend informiert.

Wegen der besonderen klinischen und epidemiologischen Relevanz hat das RKI vorgeschlagen, bei MRSA die Anzahl der monatlich auftretenden Fälle nochmals in einer eigenen Tabelle festzuhalten; für eine Verbesserung der Vergleichbarkeit der Daten wurde der Bezug auf Belegungstage (sog. Inzidenzdichte) empfohlen [647, 648].

Aufbewahrungspflicht und Kontrolle. Diese Datenerfassung soll den Kliniken als Grundlage für die „Selbstkontrolle" dienen und insbesondere dazu beitragen, die Ausbreitung schwer therapierbarer, also multiresistenter Erreger zu vermeiden [42, 648]. Außerdem soll damit die Erkennung von Ausbrüchen erleichtert werden [647, 648]. Auch die Aufzeichnungen mit Auflistung der Erreger mit speziellen Resistenzen müssen 10 Jahre aufgehoben und dem Gesundheitsamt bei Begehungen auf dessen Aufforderung hin vorgelegt werden; anderenfalls kann gemäß §73 IfSG ein Bußgeld von bis zu Euro 2500,00 (keine Aufzeichnungen bzw. keine Aufbewahrung) bzw. von bis zu Euro 25 000,00 (Verweigerung der Einsichtnahme durch den ÖGD) erhoben werden (siehe Kap. 2.1) [42].

Tabelle 2.4 Dokumentationspflichtige resistente Erreger gemäß § 23 IfSG laut Festlegung des Robert-Koch-Instituts [647].

Erreger	Antibiotikaresistenz[1]
Staphylococcus aureus	• Vancomycin • **Oxacillin**[2] • Gentamicin • Chinolon Gr. 4[3] • Teicoplanin • Quinupristin/Dalfopristin
Streptococcus pneumoniae	• Vancomycin • **Penicillin** • Cefotaxim • Erythromycin • Chinolon Gr. 4[3]
Enterococcus faecalis	• **Vancomycin** • Gentamicin[4] • Teicoplanin
Enterococcus faecium	• **Vancomycin** • Gentamicin[4] • Teicoplanin • Quinupristin/Dalfopristin
Escherichia coli Klebsiella-Spezies	• Imipenem bzw. Meropenem • Chinolon Gr. 2[5] • Amikacin • Ceftazidim • Piperacillin/Tazobactam • Cefotaxim[6]
Enterobacter cloacae Citrobacter-Spezies Serratia marcescens	• Imipenem/Meropenem • Chinolon Gr. 2[5] • Amikacin
Pseudomonas aeruginosa Acinetobacter baumannii	• Imipenem bzw. Meropenem • Chinolon Gr. 2[5] • Amikacin • Ceftazidim • Piperacillin/Tazobactam
Stenotrophomonas maltophilia	• Chinolon Gr. 2[5] • Amikacin[7] • Ceftazidim • Piperacillin/Tazobactam • Cotrimoxazol
Candida-Spezies[8]	• Fluconazol

[1] Dokumentiert werden müssen nur Resistenzen gegen Antibiotika, die routinemäßig vom Labor getestet werden, d. h., es müssen nicht zusätzlich Substanzen in die Testung aufgenommen werden, weil sie vom RKI genannt wurden.
[2] Fettdruck = sog. Leitresistenzen, bei deren Auftreten die KRINKO besondere Hygienemaßnahmen empfiehlt
[3] z. B. Moxifloxacin
[4] sog. High-Level-Resistenz: bei Gentamicin ≥ 500 mg/L, bei Streptomycin ≥ 1000 mg/L (Mikrodilution) bzw. ≥ 2000 mg/L (Agardilution)
[5] z. B. Ciprofloxacin
[6] oder analoge Testsubstanz (z. B. Ceftriaxon)
[7] Die Angabe von Amikacin bei diesem Erreger ist ein redaktioneller Fehler in der Publikation, denn S. maltophilia ist normalerweise gegen Aminoglykoside resistent, sodass die Dokumentation einer solchen Resistenz nicht sinnvoll ist.
[8] Dokumentation resistenter Candida-Spezies (z. B. C. albicans, C. parapsilosis) nur in Einrichtungen mit hämatologisch-onkologischen Abteilungen (einschließlich mäßig empfindlicher Spezies, wie C. glabrata, und primär resistenter Spezies, wie C. krusei)

Tabelle 2.5 Beispiele für die Dokumentation und Bewertung resistenter Erreger.

Nr.	Patient/ Station	Erst-Nachweis	Antibiogramm							Bemerkungen, z. B.
Erreger: S. aureus										
		Datum	Material	OXA	GEN	MFL	VAN	TPL	Q/D	
1	Name	TTMMJJJJ	Sputum	R	R	R	S	S	n.g.[1)]	Kolonisation (bei Aufnahme positiv)
2	Name	TTMMJJJJ	Urin	R	S	R	S	S	n.g.	Kolonisation
3	Name	TTMMJJJJ	Ulkus (pAVK)	R	R	S	S	S	n.g.	Kolonisation
4	Name	TTMMJJJJ	Blutkultur	R	R	R	S	S	n.g.	Infektion (nasale Besiedlung vorbekannt)
5	Name	TTMMJJJJ	Wunde	S	R	S	S	S	n.g.	Infektion
Erreger: E. faecalis										
				GEN[2)]	VAN	TPL				
1	Name	TTMMJJJJ	Urin	R	S	S				Infektion
2	Name	TTMMJJJJ	Sputum	R	S	S				Kolonisation
Erreger: E. coli										
				IMI	MER	CIP	AMI	PITZ	CTX	
1	Name	TTMMJJJJ	Urin	S	S	R	S	S	S	Infektion (vorbehandelt mit CIP)
2	Name	TTMMJJJJ	Blutkultur	S	S	R	S	R	S	Infektion (vor 3 Wo stationär mit Antibiotikatherapie)
3	Name	TTMMJJJJ	Sputum	S	S	S	S	R	S	Kolonisation bei COPD

usw. für die anderen Erreger aus Tabelle 2.

[1)] n.g. = nicht getestet
[2)] nur High-Level-Resistenz
OXA = Oxacillin
GEN = Gentamicin
MFL = Moxifloxacin (Chinolon Gr. 4)
VAN = Vancomycin
TPL = Teicoplanin
Q/D = Quinopristin/Dalfopristin
IMI = Imipenem
MER = Meropenem
CIP = Ciprofloxacin (Chinolon Gr. 2)
AMI = Amikacin
PITZ = Piperacillin/Tazobactam
CTX = Cefotaxim

> **Merke**
>
> Die gesetzlich geregelte Einsichtnahme durch die Mitarbeiter des Öffentlichen Gesundheitsdienstes (ÖGD) soll diesen ermöglichen, die Umsetzung der Vorschriften zu überprüfen. Sie hat jedoch nicht zum Ziel, dem ÖGD die „komplexe Aufgabe der inhaltlichen Interpretation und Bewertung" zu übertragen [647]. Letzteres bleibt allein Aufgabe der Einrichtungen [42, 647].

Auswirkungen der Vorschrift in der klinischen Praxis

Umfangreiche Dokumentationspflicht

Mit der Vorschrift, resistente Erreger zu überwachen, sollten die Ärzte in Krankenhäusern – denn nur dort ist diese Vorschrift nach den Angaben in der „Amtlichen Begründung" relevant – motiviert werden, sich über die Anwendung von Antibiotika

Gedanken zu machen, Resistenzentwicklungen wahrzunehmen, deren Ursachen (in der eigenen Anwendung von Antibiotika) zu erkennen und ggf. derartigen Trends durch rationalen Einsatz von Antibiotika zu begegnen. Das RKI hat die Aufgabe bekommen, ausgewählte Resistenzen häufiger Erreger nach deren epidemiologischer Relevanz festzulegen. Dies wurde vom RKI so umfassend umgesetzt, dass kaum eine Antibiotikaresistenz ausgelassen wurde, mit der Folge, dass der durchschnittliche Kliniker (d. h. ein Arzt ohne spezielle mikrobiologisch-infektiologische Ausbildung) angesichts der großen Zahl zu erfassender Einzelresistenzen kaum mehr beurteilen kann, warum alle diese Resistenzen, auch wenn sie einzeln vorkommen, von Bedeutung sein sollen bzw. welchen Beitrag er dazu geleistet hat, dass sie entstanden sind, oder wird leisten können, um derartige Resistenzen in Zukunft zu vermeiden.

Anzahl der Antibiotika

Bei den vom RKI aufgeführten Erregern sind nahezu alle heute prinzipiell noch einsetzbaren Antibiotika genannt, sodass nach den Vorstellungen des RKI jede Resistenz gegen ein einzelnes dieser Antibiotika vom behandelnden Arzt dokumentiert und bewertet werden soll. Bei diesem Umfang wird es für den klinisch tätigen Arzt schwer, einen Sinn hinter den Vorgaben zu erkennen, denn:

- Warum soll beispielsweise die Gentamicin-Resistenz bei einem S. aureus-Isolat von Bedeutung sein, wo doch Aminoglykoside bei der Therapie von S. aureus-Infektionen heute keine Rolle mehr spielen?
- Ähnliches gilt für die Erythromycin-Resistenz bei Pneumokokken, denn man muss doch berücksichtigen, dass die Vorschrift der Surveillance resistenter Erreger auf Krankenhäuser ausgerichtet ist. Makrolide sind Mittel der Wahl bei Pneumokokken-Infektionen, und natürlich ist es aus therapeutischer Sicht wichtig zu wissen, ob ein Isolat dagegen empfindlich ist oder nicht, aber:
- Welcher Sinn steht hinter der Dokumentation und Bewertung dieser Resistenz für einen Krankenhausarzt, der doch keinen Einfluss auf den Einsatz von Makroliden bei Infektionen, die vorwiegend außerhalb des Krankenhauses therapiert werden, hat?

- Auch die Vancomycin-Resistenz von S. aureus ist zweifellos eine Resistenz, die sofort zur Kenntnis genommen werden muss, aber:
- Ist es zum jetzigen Zeitpunkt sinnvoll, routinemäßig auf das Auftreten einer Resistenz zu achten, die weltweit bisher tatsächlich nur in Einzelfällen beobachtet worden ist?
- Mit der Pflicht zur Überwachung dieser Resistenz hätte man warten sollen, bis evtl. die „epidemiologischen Erfordernisse" [42] gegeben sind. Bis dahin haben eindeutig die diagnostischen Einrichtungen die Verpflichtung, auf das (erste) Auftreten solch seltener Resistenzen zu achten und den Kliniker sowie das zuständige Referenzlabor zu informieren.

Spezielle Resistenzen

Gentamicin-High-Level-Resistenz bei Enterokokken. Eine epidemiologische Notwendigkeit, die Gentamicin-High-Level-Resistenz bei Enterokokken zu überwachen, ist nicht erkennbar. Diese besondere Resistenz ist nur bei Infektionen von (therapeutischer) Bedeutung, die mit einer bakteriziden Therapie behandelt werden sollen, wie die Endokarditis. Enterokokken kommen aber in klinischem Material am häufigsten in Mischkulturen vor, wo es, wenn überhaupt eine Therapie indiziert ist, nicht um eine bakterizide Therapie, also auch nicht um die Kombination mit einem Aminoglykosid geht. Der epidemiologische Sinn der Überwachung der Gentamicin-High-level-Resistenz ist kaum vermittelbar, zumal Informationen fehlen, dass diese Resistenz zunimmt.

Tatsächlich gehört aber zu den häufigsten Resistenzen, die gemäß der RKI-Festlegung dokumentiert und bewertet werden sollen, in der Praxis die High-Level-Resistenz gegen Aminoglykoside. Dies liegt daran, dass Enterokokken, z. B. in Urin, respiratorischem Sekret oder postoperativen Wundabstrichen, häufig vorkommen und daran, dass Privat-Labore – quasi in vorauseilendem Gehorsam (oder auch aus abrechnungstechnischen Gründen) – primär schon die Streptomycin-High-level-Resistenz überprüfen, die jedoch vom RKI nicht für die Surveillance festgelegt wurde. Diese Praxis führt dazu, dass die Labore eine Streptomycin-High-level-Resistenz als dokumentationspflichtig mitteilen, auch wenn die Stämme keine Gentamicin-High-level-Resistenz aufweisen.

Aminoglykosid-Empfindlichkeit von Enterokokken

Schon vor mehr als 4 Jahrzehnten wurde beobachtet, dass nicht alle Enterokokken-Stämme mit einer Kombination aus Penicillin und Aminoglykosid (damals Streptomycin) bakterizid behandelt werden können [337]. In der Folgezeit konnte gezeigt werden, dass bei Stämmen, die gegen >2000 µg/ml Streptomycin resistent sind, kein Synergismus mit der Kombination aus Penicillin und Streptomycin erzielt werden kann. Seither unterscheidet man bei den schon natürlicherweise relativ resistenten Enterokokken zwei Formen der Aminoglykosid-Resistenz:
- Die (normale) mäßige Resistenz (MHK 62–500 µg/ml), die bei den meisten Stämmen vorhanden ist
  Sie wird verursacht durch eine Permeabilitätsbarriere, die durch Kombination mit einem zellwandwirksamen Antibiotikum (Betalaktam, Vancomycin) überwunden werden kann.
- Die sog. High-level-Resistenz (MHK > 2000 µg/ml), die nicht durch eine Permeabilitätsbarriere bedingt ist und nicht durch Kombination mit einem zellwandwirksamen Antibiotikum aufgehoben werden kann
  Für derartige Stämme gibt es keine bakterizide Therapieoption.

Da es einzelne Enterokokken-Stämme gibt, die zwar eine High-level-Resistenz gegen Gentamicin aufweisen, aber nicht gegen Streptomycin, ist bei gegebener klinischer Indikation für eine bakterizide Therapie (z. B. Endokarditis durch E. faecalis) die Testung der Streptomycin-Empfindlichkeit des Isolats erforderlich, um ggf. eine (bakterizid wirksame) Kombinationstherapie mit Streptomycin einsetzen zu können. Bei der Seltenheit jedoch, in der eine Gentamicin-High-level-Resistenz relevant sein könnte, nun jeden Enterokokken-Stamm – ganz gleich aus welchem Untersuchungsmaterial – auf eine Gentamicin-High-level-Resistenz hin zu beobachten, ist weder aus epidemiologischer noch aus klinisch-therapeutischer Sicht sinnvoll. Ein Erkenntnisgewinn für den Kliniker resultiert daraus nicht.

Aminoglykosid-Resistenz bei S. maltophilia. Eine Resistenz bei einem Erreger zu überwachen, der ohnehin in den meisten Fällen gegen diese Antibiotikagruppe nicht empfindlich ist, bleibt offensichtlich wirkungslos. Es war auch nur ein redaktioneller Fehler in der Publikation, der jedoch nie offiziell vom RKI korrigiert wurde, und damit erscheint in jeder Zusammenstellung der dokumentationspflichtigen Erreger bei S. maltophilia unnötigerweise auch die Amikacin-Resistenz. Sie wird von den Laboren als dokumentationspflichtige Resistenz mitgeteilt, und der Kliniker meint deshalb, sie dokumentieren und bewerten zu müssen.

Anzahl der Erreger

Zu viele Erreger und Resistenzen. Es ist auch die Vielzahl der Erreger, die in der Praxis dazu führt, dass es für den behandelnden Arzt schwierig ist, den Überblick zu bewahren. Bei seiner generellen Arbeitsbelastung wird es ihn kaum einer Erkenntnis über seinen Umgang mit Antibiotika näher bringen, wenn er hier die Cefotaxim-Resistenz von E. coli und dort die Amikacin-Resistenz von E. cloacae (das Aminoglykosid Amikacin wird ohnehin kaum eingesetzt, und die besondere Bedeutung einer Amikacin-Resistenz ist nur dem mikrobiologisch geschulten Arzt geläufig) oder (siehe oben) die Resistenzen gegen Pneumokokken notieren und bewerten soll. Für Krankenhaushygieniker, Infektiologen und Mikrobiologen sind alle diese Resistenzen wichtig, für den normalen Arzt aber bedeutet es nur noch mehr Schreibarbeit, als er ohnehin schon hat.

Resümee. Der vom RKI festgelegte Umfang für die Dokumentation und Bewertung resistenter Erreger ist zu groß: insgesamt zu viele und im Detail mindestens diskussionswürdige Resistenzen bezogen auf zu viele Erreger. Tab. 2.6 zeigt ein Beispiel für eine Reduktion auf ein überschaubares Maß mit epidemiologisch-infektiologischer Relevanz.

Gibt der Kommentar zum IfSG Hinweise?

Bedeutung eines Kommentars. Der Kommentar zum IfSG gibt in seiner 2. Auflage von 2003 [42] (im Gegensatz zur 1. Auflage von 2001) einige

Tabelle 2.6 Vorschlag für eine Begrenzung des Umfangs der Überwachung resistenter Erreger.

Erreger	Resistenz
S. aureus	Oxacillin Moxifloxacin
Enterokokken	Vancomycin
E. coli Klebsiellen	ESBL-Produktion[1)]
P. aeruginosa	Piperacillin Ciprofloxacin Imipenem bzw. Meropenem
A. baumannii	Ampicillin bzw. Mezlocillin + Sulbactam Ciprofloxacin Imipenem bzw. Meropenem

[1)] ESBL = Extended-Spectrum-Beta-Laktamasen

Hinweise zur Erfassung und Bewertung der resistenten Erreger.

> **Merke**
>
> Juristische Kommentare sind dazu da, Gesetze zu erläutern. Sie selbst sind aber keine – etwa für den Verantwortlichen gemäß § 23 IfSG – verbindlichen Verlautbarungen, denn sie stellen immer nur die – mehr oder weniger gut begründete – Auffassung des juristischen Autors dar, es sei denn, es gibt bereits einschlägige Gerichtsurteile. Letzteres ist für die in diesem Kapitel behandelten Vorschriften des IfSG nicht der Fall.

Keine bindenden Vorgaben. Bei dem Kommentar zum IfSG in der 2. Auflage [42] waren mehrere medizinische Koautoren beteiligt, vorwiegend aus dem RKI. Insofern gibt die dort vorgenommene Kommentierung des § 23 IfSG die Auffassung von Medizinern wieder, die von ihrem Aufgabengebiet im RKI her mit der Umsetzung der Vorschrift befasst sind. In diesen Abschnitten des Kommentars geht es also nicht um Rechtsfragen, sondern es werden Hinweise für die Umsetzung der Vorschrift gegeben, die für die Krankenhäuser jedoch nicht bindend sind. Das bedeutet auch, dass Mitarbeiter des ÖGD bei ihrer gesetzlich vorgegebenen Überprüfung der Umsetzung des § 23 IfSG die diesbezüglichen Darstellungen im Kommentar nicht als Grundlage für die Umsetzung der Vorschrift durch die Krankenhäuser betrachten können.

Allgemeine Angaben. Der Kommentar geht von der mittlerweile verbreiteten Praxis aus, dass die Labore den Krankenhäusern die Daten kumuliert zur Verfügung stellen und zwar in der vom RKI vorgeschlagenen tabellarischen Art nach Stationen bzw. Abteilungen und Erregern sortiert [647] sowie insgesamt „in einer Form, die auch die Erkennung von Clustern oder auffallend hohen Inzidenzdichten (…) erleichtert" [42]. Die Erkennung von Clustern, also zeitlichen und lokalen Häufungen, wird aber nur dann erleichtert, wenn die Daten zeitlich und nach Abteilung oder sogar Station sortiert sind. In aller Regel werden jedoch zum einen die Patienten alphabetisch sortiert, sodass eine zeitliche und lokale Einordnung der Befunde manuell erfolgen muss; dadurch wird die Aufgabe sehr zeitintensiv. Zum anderen erfolgt meist keine Aufgliederung auf Abteilungs- oder gar Stationsebene, schon gar nicht in kleineren Krankenhäusern (< 600 Betten), wo einige Stationen noch dazu interdisziplinär belegt werden.

Erkennung hoher Inzidenzdichten? Wie durch diese von den Laboren zur Verfügung gestellten Daten die Erkennung „auffallend hoher Inzidenzdichten" erleichtert werden soll, bleibt unverständlich, benötigt man für diese Berechnungen doch die Belegungszahlen der Klinik, über die die Labore gar nicht verfügen. Gemeint ist damit vermutlich, dass man die Inzidenzdichten (Anzahl der Fälle/1000 Belegungstage) aus der aufgeführten Zahl von Patienten mit z. B. MRSA-Befunden berechnen kann. Jedoch hat man dann nur die epidemiologisch nicht relevante Inzidenzdichte aller Patienten mit MRSA, weil die Angaben der Labore nicht zwischen den nosokomialen und den nichtnosokomialen Fällen unterscheiden können. Auch dies ist somit eine Tätigkeit, die vor Ort in der Klinik erfolgen muss.

Konkrete Hinweise. Wegen des bekannten Zusammenhangs zwischen dem Einsatz von Antibiotika und der bakteriellen Resistenz gegen Antibiotika sei die systematische Erfassung resistenter Isolate „auch ein Instrument, Risikobereiche innerhalb eines Krankenhauses zu erkennen" [42]. Die derart

„erhobenen Daten sollen die Grundlage für eine ... Selbstkontrolle und den gezielten Dialog" mit dem jeweiligen Personal „über die etablierten Hygienemaßnahmen, Pflegetechniken und den Antibiotikaeinsatz mit dem Ziel der Verhütung der Ausbreitung schwer zu therapierender Erreger bilden" [42]. Wichtige Fragen in diesem Zusammenhang seien danach folgende [42]:

- „Wurde der erfasste fakultativ pathogene Erreger nosokomial oder bereits vor der Aufnahme erworben?
- Liegt eine Besiedlung oder eine Infektion vor?
- Müssen hygienische (z. B. Verbesserung des Hygienemanagements), pflegetechnische (z. B. Auffrischung der Kenntnisse und Fertigkeiten im Umgang mit Kathetern etc.) oder (Antibiotika-)therapeutische Konsequenzen (z. B. strengere Indikationsstellung für Beatmung und Katheterisierung, Auswahl geeigneterer Katheter, Umstellung der prophylaktischen, kalkulierten oder gezielt eingesetzten Antibiotika) gezogen werden?"

Hoher Anspruch. Mit der Dokumentation der resistenten Erreger Risikobereiche in der Klinik zu erkennen, Bereiche also, in denen Antibiotika nicht rational genug eingesetzt oder Erreger häufig übertragen werden (so jedenfalls muss diese Passage im Kommentar verstanden werden), ist ein hoher Anspruch verbunden angesichts dessen, dass die Patienten heute sehr häufig nur kurz stationär versorgt werden und bekannterweise in großem Umfang im ambulanten Bereich auch mit Antibiotika versorgt werden. Wenn also z. B. eine Abteilung für Urologie viele Patienten mit Ciprofloxacin-resistenten E. coli versorgt, dann bedeutet dies nicht, dass die Resistenz in dieser Abteilung durch antibiotikabedingte Selektion und/oder krankenhaushygienische Mängel erworben wurde. Dasselbe gilt für Moxifloxacin-resistente S. aureus, eine mittlerweile häufige Resistenz bei S. aureus, insbesondere bei MRSA.

Welches Personal? Naturgemäß sehen die medizinischen Koautoren des Kommentars [42] die Umsetzung des §23 IfSG als eine äußerst differenzierte Aufgabe an, wobei aber keine Hinweise gegeben werden, wer dies leisten soll. Bei praxisnaher Betrachtung jedoch kann dies nicht von klinisch tätigen Ärzten (z. B. von den Hygienebeauftragten) und schon gar nicht von Nichtmedizinern, wie Hygienefachkräften, sondern nur von Krankenhaushygienikern, also Ärzten mit infektiologisch-epidemiologischer Ausbildung, erbracht werden. Beispielsweise verlangen die Hinweise im Kommentar zum weiteren Vorgehen bei vermehrtem Auftreten von Resistenzen eine so differenzierte Kenntnis epidemiologischer, krankenhaushygienischer und therapeutischer Zusammenhänge, dass für deren Umsetzung nur Krankenhaushygieniker infrage kommen können. Dies sehen die Autoren des Kommentars offenbar anders, denn sie sprechen von „Selbstkontrolle" [42], womit nur das klinische Personal gemeint sein kann. Diese Hinweise sind in vielfältiger Hinsicht nicht realitätsgerecht und sprechen dafür, dass die (medizinischen) Autoren dieses Parts nicht beurteilen können, was klinisches Personal neben seiner täglichen Arbeit bei der Patientenversorgung zu leisten imstande ist. An keiner Stelle taucht in diesem Zusammenhang der Hinweis auf Krankenhaushygieniker auf, deren ureigene Aufgabe gerade die Klärung der beschriebenen Zusammenhänge ist.

Resümee. Die Hinweise im Kommentar zum IfSG [42] zur Umsetzung der Surveillance resistenter Erreger sind als Option zu verstehen; eine bindende Wirkung haben sie nicht. Der im Kommentar formulierte Anspruch der Vorschrift ist viel zu hoch, wenn damit sogar Risikobereiche für die Selektion resistenter Erreger oder die Übertragung zwischen den Patienten entdeckt werden sollen. Dieses Ziel kann nur mit Krankenhaushygienikern erreicht werden.

Erkennung von Ausbrüchen möglich?

Nur theoretisch richtig und möglich. Das RKI vertritt die Auffassung, dass die Erfassung der Resistenzdaten die Erkennung von Ausbrüchen erleichtern würde [647, 648]. Oberflächlich betrachtet ist dies korrekt, könnte aber nur dann rechtzeitig wirksam sein, wenn die Daten spätestens innerhalb einer Woche erfasst und bewertet werden. In der Praxis ist es jedoch so, dass Krankenhäuser bei Auftreten der festgelegten Resistenzen zwar auf den Befundbögen durch die Labor-EDV einen

Hinweis auf die erforderliche Erfassung nach §23 IfSG finden, aber die Übernahme in eine Tabelle (schon aus Zeitgründen) nicht selbst durchführen (können). Dies wird nämlich in der Regel ebenfalls als Service-Leistung von den mikrobiologischen Laboren (mit zusätzlicher spezieller Software) durchgeführt, jedoch nicht zeitnah, etwa alle 2 bis höchstens 4 Wochen, wie es der Kommentar beispielhaft angibt [42], sondern meist halbjährlich oder sogar nur einmal jährlich.

Zeitnahe Datenerfassung. Bei zeitnaher Mitteilung könnte die rechtzeitige Erkennung von Ausbrüchen unterstützt werden, aber wiederum nur dann, wenn die Tabellen mit der Datenerfassung von einer Person beurteilt werden, die über entsprechende Kenntnisse bei der Beurteilung komplexer mikrobiologischer Befunde verfügt und die auch die Zeit hat, sich im Detail mit diesen Mitteilungen zu befassen (siehe Kap. 2.3). Von den Laboren werden nämlich (siehe Kap. 2.3) in der Regel Tabellen an die Krankenhäuser verschickt, in denen die Patienten nicht zeitlich und abteilungsbezogen und schon gar nicht stationsbezogen aufgeführt sind. Je länger die Intervalle sind, in denen diese Mitteilungen erstellt werden, umso schwerer wird es, einen epidemiologischen Zusammenhang zu erkennen, schon weil aufgrund der alphabetischen Sortierung der Patienten erst aktiv nach einem zeitlichen und örtlichen Zusammenhang gesucht werden muss.

Nur Teil-Antibiogramm. Außerdem muss berücksichtigt werden, dass die Erfassung der Resistenzdaten, wie vom RKI festgelegt [647], nur ein Ausschnitt aus dem gesamten Antibiogramm der einzelnen Erreger ist. Die Übereinstimmung z.B. in der Ciprofloxacin-Resistenz bei drei E. coli-Stämmen mit epidemiologischem Zusammenhang (also zeitlicher und örtlicher Nähe) reicht nicht allein für die Feststellung eines Ausbruchs. Vielmehr muss danach erst am vollständigen Antibiogramm der Isolate geklärt werden, wie ihre restliche Empfindlichkeit ist, und ferner, wie sich ggf. vorhandene Unterschiede einordnen lassen. Außerdem muss man anhand des Aufnahmedatums klären, ob die Patienten nicht bereits mit diesem Stamm stationär aufgenommen wurden. Das alles ist eine zeitintensive Arbeit, z.B. auch aus dem einfachen Grund, dass man sich die Befunde erst zusammensuchen muss, und zudem eine komplexe Aufgabe, weil sie ein profundes Wissen über Antibiotika und deren normales Erregerspektrum einerseits sowie über Erreger und deren (heute) normales Resistenzspektrum andererseits voraussetzt.

Aufgabe für einen Krankenhaushygieniker. Insgesamt lässt sich feststellen, dass die Aufgabe, die der Gesetzgeber den Krankenhäusern mit dieser Vorschrift im §23 IfSG gegeben hat, an sich eine Aufgabe für einen epidemiologisch und infektiologisch ausgebildeten Arzt, also eine Aufgabe für einen Krankenhaushygieniker ist. Diese differenzierte Beurteilung, wie es vom RKI in seiner Umsetzungsempfehlung dargestellt wurde, den klinisch tätigen Ärzten (z.B. Hygienebeauftragten) zu übergeben, ist weder realitätsgerecht noch sinnvoll bzw. verdeutlicht, dass die Verantwortlichen im RKI selbst nicht einschätzen können, welche spezielle Erfahrung einerseits nötig ist, um derartige Befunde zu beurteilen, und dass bei klinisch tätigen Krankenhausärzten andererseits schon wegen deren normaler Arbeitsbelastung, aber auch wegen fehlender spezieller epidemiologisch-infektiologischer Ausbildung keineswegs vorausgesetzt werden kann, dass sie sich dieser zeitintensiven und vielschichtigen Aufgabe so widmen können, dass die Ergebnisse eine Auswirkung in ihrer Praxis haben können.

Idee des Gesetzgebers? Möglicherweise hat der Gesetzgeber mit der gesamten Vorschrift des §23 IfSG an sich die Ausstattung von Kliniken mit Krankenhaushygienikern und Hygienefachkräften (Pflegepersonal für Krankenhaushygiene) beabsichtigt. Der Kommentar neigt dieser Auffassung schon in seiner 1. Auflage aus dem Jahr 2001 zu, an der noch keine medizinischen Koautoren beteiligt waren, wenn er ausführt, dass die Aufzeichnung und Bewertung „kosten-, zeit- und personalintensiv' ist und … in den überwiegenden Fällen nur durch Verstärkung des … für die Hygiene verantwortlichen Personals gewährleistet werden" könne. Zumindest einen diskreten Hinweis darauf, dass diese Tätigkeit kaum von den klinisch tätigen Ärzten geleistet werden kann, hätten die an der 2. Auflage des Kommentars beteiligten Mitarbeiter das RKI geben können, auch wenn in offiziellen Äußerungen des RKI eine konkrete Stellungnahme zu möglicherweise erforderlichem Personal wegen der Souveränität der Länder in diesen Fragen nicht gegeben werden soll.

Resümee. Ausbrüche wären nur dann mit der Umsetzung der Vorschrift prinzipiell erkennbar, wenn die kumulierten Daten in sehr kurzen Intervallen an die Kliniken weitergeleitet werden würden. In der Realität gibt es keine zeitnahe Erfassung und Bewertung der Daten, weil dies von den Klinikern nicht geleistet werden können. Die im Kommentar [42] skizzierte differenzierte Aufarbeitung der Resistenzdaten ist eine Kernaufgabe von Krankenhaushygienikern, auf die jedoch noch nicht einmal andeutungsweise verwiesen wird, und kann nicht an die klinisch tätigen Ärzte (z.B. Hygienebeauftragte) delegiert werden.

MRSA-Surveillance

MRSA-Tabellen. Entsprechend dem Vorschlag des RKI [647, 648] sollen wegen ihrer besonderen Bedeutung alle MRSA-Befunde in eine gesonderte Tabelle eingetragen werden, aus der die monatliche Zahl der Fälle abgelesen werden kann. Aus epidemiologischer Sicht sind diese Zahlen jedoch nicht aussagefähig, weil nosokomiale und nicht nosokomiale Fälle nicht differenziert werden.

MRSA-KISS. Vom Nationalen Referenzzentrum für Surveillance (www.nrz-hygiene.de) wurde im Jahr 2004 das MRSA-KISS-Modul im Rahmen des Krankenhaus-Infektions-Surveillance-Systems (KISS) eingeführt. Damit sollte die Überwachung von MRSA verbessert und ein Vergleich der Ergebnisse zwischen verschiedenen Institutionen ermöglicht werden. Tab. 2.7 zeigt die Daten, die nach diesem Vorschlag gesammelt werden sollen.

Die dabei vorgenommene Differenzierung ist prinzipiell geeignet, Daten für einen Vergleich zu ermitteln. Jedoch sind die verwendeten Definitionen zumindest teilweise fragwürdig:

- **Nosokomial vs. nicht nosokomial**
  Die Unterscheidung zwischen nosokomial und nicht nosokomial erworbenem MRSA wird anhand der 48-h-Grenze vorgenommen. Dies ist

Tabelle 2.7 MRSA-KISS: Raten zur Überwachung der MRSA-Situation.

	KISS[1] <600 Betten	KISS[1] >600 Betten
Inzidenzdichte[2]		
• gesamt	0,93	1,03
• nosokomial	0,25	0,27
Prävalenz bei Aufnahme[3]	0,54	0,60
Mittlere MRSA-Last/Tag[4]	1,58	1,54
MRSA-Tage-assoziierte nosokomiale MRSA-Rate[5]	15,69	17,69
Nasenabstriche/ 1000 Patiententage[6]	7,42	8,95

[1] MRSA-KISS: Stand 2007 (www.nrz-hygiene.de), jeweils gepoolter arithmetischer Mittelwert
[2] MRSA-Fälle gesamt bzw. nosokomial (Erst-Isolat >48 Stunden nach stationärer Aufnahme) /Gesamtzahl der Patiententage × 1000
[3] Patienten mit MRSA bei Aufnahme (MRSA bekannt bzw. Erst-Isolat ≤48 Stunden nach stationärer Aufnahme) /Gesamtzahl der Patienten × 100
[4] Gesamtzahl der MRSA-Tage/Gesamtzahl der Patiententage × 100
[5] Gesamtzahl der nosokomialen MRSA-Fälle/Gesamtzahl der MRSA-Tage × 1000
[6] Gesamtzahl der Nasenabstriche/Gesamtzahl der Patiententage × 1000

für einen Erreger, mit dem manche Personen lange Zeit besiedelt sein können, ein äußerst kurzer Zeitraum und aus klinisch-epidemiologischer Sicht weder sinnvoll noch nachvollziehbar. Nur wenn tatsächlich innerhalb der ersten 48 h nach stationärer Aufnahme mikrobiologische Untersuchungen durchgeführt werden würden, könnte man diesen Zeitraum akzeptieren. Dies liefe jedoch auf ein routinemäßiges Screening von Nase und chronischen Wunden bei allen Patienten hinaus, das weder empfohlen wird noch, insbesondere in Kliniken mit niedrigen MRSA-Raten, wirtschaftlich vertretbar wäre.

- **Prävalenz bei Aufnahme**
  Es sollen hierbei nicht Individuen mit MRSA-Nachweis gezählt werden, sondern vielmehr (DRG-)Fälle mit MRSA. Das führt dazu, dass Patienten, die mehrfach pro Jahr stationär aufgenommen werden, jedes Mal wieder erneut gezählt werden, sofern MRSA noch nachweisbar ist. Bekannterweise sind jedoch viele Patienten

längerfristig mit MRSA besiedelt. Mit der Zählung von „Fällen" erhöht man künstlich die Zahl von Patienten mit MRSA bei der Aufnahme und „verbessert" dadurch die folgenden beiden Raten. Außerdem wird der Arbeitsaufwand der MRSA-Surveillance größer (siehe unten), ohne dass daraus ein konkreter Nutzen resultieren würde.

- **Mittlere MRSA-Last/Tag**
  Dadurch, dass jeder Patient mit MRSA-Nachweis so oft gezählt wird, wie er pro Kalenderjahr stationär gewesen ist (siehe oben), erhöht sich auch die Zahl der Belegungstage mit MRSA. Um diese Zahl ermitteln zu können, muss man jeden stationären Aufenthalt eines Patienten mit MRSA überwachen. Dies kann zwar dadurch erleichtert werden, dass jede Wiederaufnahme eines bekannten MRSA-Patienten durch die EDV der Patientenverwaltung angezeigt wird; jedoch ist dieses Meldesystem nicht in jeder Klinik etabliert und im Übrigen zumindest in Kliniken mit niedrigen MRSA-Raten nicht erforderlich. In jedem Fall erhöht sich dadurch der Überwachungsaufwand, und es stellt sich die Frage, ob dieser Mehraufwand durch ein zweifellos genaueres Bild über die „MRSA-Belastung" einer Klinik gerechtfertigt werden kann. Folgt man generell dem Prinzip der Standardhygiene bei der Versorgung aller Patienten (wozu man im Übrigen verpflichtet ist), wird eine solche Meldung auch nicht benötigt, um besondere Vorsichtsmaßnahmen zur Prävention von Übertragungen zu ergreifen (siehe Kap. 7 und 16.3).

- **MRSA-Tage-assoziierte nosokomiale MRSA-Rate**
  Kliniken, die (siehe oben) ein Surveillance-System haben, bei dem jede Wiederaufnahme eines Patienten mit früherem MRSA-Nachweis gemeldet wird, können hier geringere Raten erzielen als Kliniken, die nicht jeden Aufenthalt von MRSA-Patienten überwachen können oder wollen, denn: Je mehr MRSA-Tage eine Klinik hat, umso günstiger wird die Rate (berechnet aus den nosokomialen Fällen bezogen auf die Gesamtzahl der MRSA-Tage).

- **Nasenabstriche/1000 Patiententage**
  Auch hier gilt, dass es epidemiologisch keinen Sinn ergibt, erneute Nasenabstriche eines Patienten dann wieder zu zählen, wenn sie nicht innerhalb eines Monats abgenommen wurden. In vielen Kliniken ist die Abstrichfrequenz sowieso viel zu hoch, und mit jedem neuen positiven Ergebnis wird die ohnehin bekannte MRSA-Besiedlung nur nochmals bestätigt. Neue Erkenntnisse werden damit jedoch nicht gewonnen; allerdings erhöhen sich die Laborkosten.

Die Konzentration auf die MRSA-Surveillance entzieht dem Hygienefachpersonal, wenn es denn überhaupt vorhanden ist, viel Zeit und Energie. Dies ist jedoch im normalen Klinikalltag nicht angebracht, denn es kann nicht das Ziel von Surveillance-Aktivitäten sein, dass ein großer Teil der Arbeitszeit darauf verwendet wird, Daten zu sammeln, und die eigentliche Präventionsarbeit dahinter zurückstehen muss.

Aussagefähige und praxisgerechte Surveillance. Um jederzeit einen Überblick zu haben, wie häufig nosokomiale und nicht nosokomiale MRSA-Fälle in welchem Bereich in der eigenen Klinik vorkommen, sind die folgenden Daten geeignet, die bei jedem neuen MRSA-Nachweis ohne großen Aufwand erfasst und chronologisch in einer Tabelle festgehalten werden können:
- Name, Vorname, Geburtsdatum, Geschlecht,
- Station, Abteilung,
- Datum des Erst-Isolats, Aufnahme-/Entlassungsdatum,
- Nosokomial/nichtnosokomial, Lokalisation, Infektion/Kolonisation.

Man kann die Tabelle beliebig ergänzen mit Bemerkungen zu den Patienten, wie z. B. dem Hinweis auf Wiederaufnahme, Pflegefall bzw. externem Nachweis von MRSA oder der Aufnahme-Diagnose.

Wie detailliert man die Aufzeichnungen führen möchte, hängt nicht zuletzt davon ab, wie viel Zeit man in die MRSA-Surveillance investieren kann und wofür man die Resultate verwenden möchte. Für eine Unterscheidung zwischen nosokomialen und nichtnosokomialen Fällen kann z. B. die Grenze von 5 Tagen verwendet werden: Nachweis von MRSA in den ersten 5 Tagen = nicht nosokomial (sofern zuvor kein negativer mikrobiologischer Befund derselben Körperstelle erhoben wurde), danach nosokomial. Man benötigt für eine Surveillance von MRSA (und ebenso anderen Erregern, wie z. B. Clostridium difficile oder ESBL-bildenden gramnegativen Stäbchen) die möglichst tägliche Übermittlung der Ergebnisse des mikrobiologischen Labors und einen Zugang zum elektronischen Patientendatenmanagement, um jederzeit die Aufenthaltsdaten und Diagnosen der Patienten einsehen zu können. Zusammen mit den Belegungsdaten (insbesondere Belegungstage und Fallzahl), die man sich monatlich von der Patientenverwaltung geben lassen muss, liefert die skizzierte Surveillance die erforderlichen Basisdaten für eine aussagefähige Beurteilung der MRSA-Situation in der eigenen Klinik.

Auch wenn man dabei nicht die Definitionen des MRSA-KISS verwendet (siehe oben), kann man die KISS-Daten zumindest als Orientierungshilfe verwenden: Weichen die eigenen Ergebnisse der krankenhausepidemiologisch relevanten Raten (insbesondere Inzidenzdichte der nosokomialen Fälle und MRSA-Tage-assoziierte nosokomiale MRSA-Rate) deutlich von den KISS-Raten ab, kann man durch nachträgliche Anwendung der KISS-Definitionen überprüfen, ob tatsächlich ein Unterschied gegeben ist. Anderenfalls würden die Ergebnisse zeigen, dass die eigenen Raten u. U. sogar günstiger sind als die im Rahmen von MRSA-KISS erhobenen Daten.

2.2 § 36 IfSG: Hygienepläne

Infektionspräventionsprogramm

„Hygieneplan". Vielerorts fehlt ein Infektionspräventionsprogramm, das die verschiedenen Bereiche des Krankenhauses berücksichtigt. In Deutschland spricht man diesbezüglich meist vom „Hygieneplan" (so auch § 36 IfSG, der sich jedoch auf alle Einrichtungen bezieht, in denen zahlreiche Menschen versorgt werden, wie z. B. neben Kliniken auch Kindergärten, Schulen, Altenheime und Gefängnisse). Ein Hygieneplan für ein Krankenhaus müsste, um eine positive Wirkung haben zu können, eine Art Handbuch der Prävention von Infektionen im Zusammenhang mit medizinischen Maßnahmen aller Art und individuell auf die verschiedenen Bereiche der jeweiligen Klinik zugeschnitten sein. Der § 36 IfSG überlässt die Ausgestaltung dem Ermessen jeder Einrichtung. Der Kommentar zum IfSG gibt dazu Hinweise, die wegen der zahlreichen Einrichtungen mit unterschiedlichen Infektionsrisiken jedoch notwendigerweise allgemein gehalten sind [42].

Komponenten eines sinnvollen „Hygieneplans"
Damit ein Hygieneplan für das medizinische Personal hilfreich sein kann, müssen die relevanten bei der Patientenversorgung auftretenden Fragen darin behandelt sein, um sich dort Rat holen oder neue Mitarbeiter entsprechend informieren bzw. ausbilden zu können. Diese mehr oder weniger konkret formulierten Handlungsanweisungen sollen aber nicht „festgeschrieben" sein in dem Sinne, dass sie beispielsweise in einem Gremium wie der Hygienekommission „beschlossen" werden und damit für lange Zeit Gültigkeit haben sollen. Vielmehr muss ein Hygieneplan immer für Veränderungen, Überarbeitungen und Weiterentwicklungen offen sein. Nur dann wird er vom Personal akzeptiert werden. Ein solcher Hygieneplan sollte folgende Themen berücksichtigen:
- Information über die besondere Bedeutung der Standardhygienemaßnahmen,
- Händehygiene (inkl. Umgang mit Einmalhandschuhen),
- Arbeits-/Schutzkleidung,
- Masken,
- Reinigung, Desinfektion und Sterilisation von Instrumenten (allgemein, aber auch unter Berücksichtigung von Instrumenten mit besonderen Anforderungen bei der Aufbereitung),
- Reinigung und ggf. Desinfektion von Flächen (inkl. detaillierter Reinigungs- und Desinfektionspläne für die verschiedenen Krankenhausbereiche),
- Hinweise für die unterschiedlichen invasiven Maßnahmen, z. B.
  - Beatmungstherapie,
  - Blasenkatheterisierung,
  - Injektionen und Punktionen,
  - Intravasale Katheter,
  - Wundverbandswechsel
- Hinweise für verschiedene Krankenhausbereiche, z. B.
  - Dialyse,
  - OP-Abteilung,

- Intensivmedizin,
- Endoskopie
• Hinweise für das Vorgehen bei Auftreten oder zur Prävention spezieller Infektionen bzw. Erreger, z. B.
  - Infektiöse Durchfallerkrankungen,
  - Offene Tuberkulose der Atemwege,
  - Legionellose,
  - Aspergillose,
  - Multiresistente Erreger,
  - Maßnahmen bei Ausbrüchen.

Je mehr eine Klinik sich bemüht, einen solchen Hygieneplan unter Einbeziehung der jeweils betroffenen Mitarbeiter zu erarbeiten, um so mehr wird er zum Inhalt der direkten oder indirekten Arbeit am Patienten werden und um so mehr kommt ein solcher Hygieneplan dem nahe, was in der SENIC-Studie als „intensives Kontroll-System" beschrieben wurde – oder ist sogar besser.

Praktiziertes Konzept

Ein Hinweis erscheint jedoch angebracht: Der § 36 IfSG fordert Hygienepläne, aber er fordert keine *schriftlichen* Hygienepläne. Ein Hygieneplan könnte also auch ein Konzept sein, nach dem in einer Einrichtung gearbeitet wird, ohne dass die einzelnen Maßnahmen, die bei der Arbeit berücksichtigt werden sollen, im Einzelnen schriftlich festgelegt sein müssen. Ein solches Konzept kann beispielsweise durch Gespräche mit den Mitarbeitern bei regelmäßigen Fortbildungsveranstaltungen gefestigt und weiterentwickelt werden. Eine vergleichbar effektive Beschäftigung mit Fragen der Infektionsprävention wird sich jedoch kaum in einer Klinik entwickeln können, die, um dem Gesetzesauftrag des § 36 IfSG gerecht zu werden, kommerzielle Hygienepläne, z.B. aus der Desinfektionsmittel herstellenden Industrie, einkauft. Deshalb ist ein praktiziertes Konzept wichtiger als das Vorhandensein schriftlicher Hygienepläne.

II Entstehung von Infektionen

3 Epidemiologie übertragbarer Krankheiten

Für das Verständnis außerhalb und innerhalb des Krankenhauses erworbener Infektionen ist die Kenntnis ihrer entscheidenden ursächlichen Faktoren, ihres zeitlichen und örtlichen Auftretens und ihrer Verteilung in einer Population (z. B. Gesamtbevölkerung oder Teile der Bevölkerung mit erhöhtem Risiko, bei nosokomialen Infektionen also Patienten im Krankenhaus) von wesentlicher Bedeutung.

3.1 Wechselwirkungen zwischen Erreger und Wirtsorganismus

Infektionen entstehen durch Wechselwirkungen zwischen Erregern und exponierten Personen. Ob es bei einem Kontakt zwischen potenziell pathogenen Mikroorganismen und prinzipiell empfänglichen Personen zu einer Infektion kommt, hängt von erreger- und wirtsspezifischen Faktoren ab [22, 23, 525, 587].

Virulenz und Pathogenität des Erregers

Die Virulenz ist die natürliche bzw. durch Umgebungsfaktoren bedingte (d. h. auch wechselnde) Fähigkeit eines Erregers, eine Infektion zu verursachen (z. B. sind Pneumokokken mit Kapsel virulenter als unbekapselte Stämme oder bekapselte Haemophilus influenzae-Typ-b-Stämme sind virulenter als Haemophilus-Stämme anderer Kapseltypen). Virulenz ist nicht per se gleichzusetzen mit Pathogenität, weil ein potenziell pathogener Erreger nicht oder nicht dauerhaft virulent sein muss.

Vielmehr ist die Virulenz ein Maß für die Pathogenität, d. h. für die Wahrscheinlichkeit, dass ein Erreger eine Infektion verursachen kann.

Hochvirulente Stämme können bei vielen bzw. fast allen Personen – unabhängig von deren Immunitätslage – bei entsprechendem Kontakt eine Infektion verursachen (z. B. bestimmte Stämme von A-Streptokokken, die während einer Operation in das OP-Gebiet gelangen).

Ob die aktuelle Virulenz eines Erregers ausreicht, eine Infektion zu verursachen, wird aber auch sehr stark von Wirtsfaktoren bestimmt, also von der individuellen Abwehrlage eines Patienten und dem Ausmaß der für seine Versorgung erforderlichen invasiven Maßnahmen, d. h. den endogenen und exogenen Risikofaktoren (siehe Kap. 3.2).

Zusammengenommen ist die Interaktion zwischen dem Inokulum des Erregers, seiner Virulenz und der Abwehrlage des Wirts die entscheidende Determinante für die Entwicklung einer Infektion.

Erregerspezifische Faktoren

Die Fähigkeit eines Erregers, bestimmte Pathogenitätsfaktoren (z. B. Toxine oder Enzyme) auszubilden, ist entscheidend für die klinische Manifestation einer Infektion (z. B. Scharlachtoxin-bildende A-Streptokokken oder Toxic-Shock-Syndrom-Toxin-bildende Stämme von S. aureus).

Durch die Entwicklung der modernen Medizin ist offensichtlich geworden, dass auch Mikroorganismen, die lange Zeit als apathogen betrachtet wurden, spezielle Eigenschaften besitzen, die sie im Zusammenhang mit begünstigenden Faktoren schützen und es ihnen dadurch ermöglichen, Infektionen auszulösen (vor allem die Schleimbildung koagulasenegativer Staphylokokken in Gegenwart von Fremdkörpern).

Auch antigene Besonderheiten der Erreger haben Einfluss auf die Entstehung von Infektionen. Beispielsweise sind 14 (17%) von 83 bekannten Serotypen von Streptococcus pneumoniae für mehr als 80% der Infektionen beim Menschen verantwortlich. Einen wesentlichen Einfluss auf die Persistenz einer Infektion hat die natürliche oder erworbene Resistenz des Erregers gegen Antibiotika und Antimykotika.

Infektionsdosis

Ein prinzipiell empfänglicher Wirt muss mit einer bestimmten minimalen Erregermenge Kontakt haben, damit eine Infektion zustande kommen kann. Jedoch ist diese sog. Infektionsdosis für die meisten Erreger nicht bekannt. Nur über Erreger gastrointestinaler Infektionen hat man genauere Erkenntnisse. So ist im Fall von z.B. Enteritis-Salmonellen bei Personen ohne Beeinträchtigung der körpereigenen Abwehr die erforderliche Keimzahl häufig hoch (10^5 KBE), während bei Abwehrschwäche eine wesentlich geringere Infektionsdosis ausreichend sein kann, um eine Infektion auszulösen. Von anderen Erregern ist bekannt, dass auch bei Personen mit normaler Abwehrlage sehr niedrige Keimzahlen Infektionen verursachen können (z.B. Shigellen). Bei anderen Erregern, wie z.B. Legionellen, ist sogar ein Dosis-Wirkungsparadox beschrieben, insofern, als trotz hoher Legionellenkonzentrationen im Leitungswasser keine Legionellosen beobachtet werden, Einzelfälle aber auch bei minimaler Kontamination des Leitungswassers auftreten können (siehe Kap. 11.4).

Auch lokale Beeinträchtigungen der Abwehr können dazu führen, dass Infektionen schon bei Kontakt mit geringen Keimzahlen entstehen. Beispielsweise verursachten 3×10^2 KBE S. aureus in einer Wunde mit Nahtmaterial, also einem, wenn auch kleinen Fremdkörper, einen Abszess; die intradermale Injektion von 5×10^6 KBE S. aureus hingegen führte lediglich zu einer Pustelbildung und geringere Keimzahlen hatten keine Entzündungszeichen zur Folge [234].

Erregerreservoir und Erregerquelle

Erregerreservoir. Der Ort, an dem der Erreger lebt, d.h. sich (dauerhaft) aufhält und vermehrt, z.B. Leitungswasser bei Wasserbakterien (= gramnegative Stäbchen, wie Pseudomonas spp. und Acinetobacter spp.) oder der Darm von Mensch und Tier bei Erregern gastrointestinaler Infektionen, wie Enteritis-Salmonellen, ist das Reservoir des Erregers.

Erregerquelle. Den Ort, von dem aus der Erreger, meist nach dessen Vermehrung, direkt oder indirekt mit einer empfänglichen Person in Kontakt kommt, z.B. Wasserbad zum Anwärmen von Blutkonserven, das mit Leitungswasser (= Erregerreservoir) gefüllt wurde, oder Essen, das von einer infizierten Person (= Erregerreservoir) kontaminiert wurde, bezeichnet man als Ausgangsort oder Quelle des Erregers.

Erregerreservoir und Erregerquelle können auch identisch sein (z.B. Kontakt mit Legionellen-haltigem Leitungswasser beim Zähneputzen).

Dauer der Infektiosität

Die Zeitspanne, in der eine infizierte Person für empfängliche Personen in ihrer Umgebung infektiös sein kann, variiert je nach Erreger. Bei manchen Erregern ist eine infizierte Person vorwiegend während der Inkubationszeit infektiös (z.B. Hepatitis A, Windpocken, Masern). Bei anderen Erregern besteht die Infektiosität prinzipiell während der gesamten Dauer der klinisch manifesten Erkrankung (z.B. Tuberkulose) oder während der Dauer der Ausscheidung des Erregers auch nach Abklingen der klinischen Symptomatik (z.B. Salmonella typhi, Enteritis-Salmonellen) bzw. bei sog. Trägern von Erregern blutassoziierter Infektionen, wie z.B. HBV, sogar dauerhaft.

Die Art des Kontakts zwischen Infiziertem bzw. Ausscheider und empfänglicher Person entscheidet darüber, ob eine Erregerübertragung möglich ist. Was die asymptomatische Ausscheidung von Salmonellen betrifft, ist beispielsweise bei mangelnder Händehygiene durch Küchenpersonal ein höheres Übertragungsrisiko gegeben als durch Krankenpflegepersonal, das auf einer Normalstation mit der Pflege von Patienten betraut ist, sofern nicht auch die Zubereitung von Mahlzeiten zu seinen Aufgaben gehört.

Wirtsfaktoren

Ob aus einem Kontakt mit einem potenziell pathogenen Erreger eine Infektion resultiert, wird maßgeblich von der Summe der endogenen und exogenen Risikofaktoren des Wirtes bestimmt, die sich bei Patienten im Krankenhaus zu einem insgesamt beträchtlichen Risiko addieren können (siehe Kap. 3.2).

3.2 Charakteristika nosokomialer Infektionen

Definition nosokomialer Infektionen

Nosokomial vs. healthcare-associated. Nosokomiale Infektionen stehen in Zusammenhang mit einer (meist stationären) Krankenhausbehandlung. In den USA wird neuerdings anstelle von „nosokomial" der Begriff „healthcare-associated" bevorzugt, um der Tatsache Rechnung zu tragen, dass Infektionen im Zusammenhang mit medizinischen Maßnahmen heutzutage nicht nur in Krankenhäusern, sondern vielerorts auch außerhalb auftreten, weil invasive Maßnahmen nicht nur in Kliniken, sondern zunehmend auch im ambulanten Bereich praktiziert werden [22, 23, 525, 587].

Zeitlicher vs. kausaler Zusammenhang. Das bedeutet insgesamt, dass nicht nur ein zeitlicher Zusammenhang zwischen der Behandlung und dem Auftreten der Infektion vorhanden ist. Vielmehr steht (im Gegensatz z. B. zu einer nosokomial erworbenen Erkältungskrankheit) für typische nosokomiale Infektionen, also z. B. eine beatmungsassoziierte Pneumonie, außer Frage, dass neben dem zeitlichen auch ein kausaler Zusammenhang gegeben ist. „Kausal" bedeutet jedoch nicht, wie es manchmal interpretiert wird, „verschuldet".

Folge medizinischer Intervention. Neutral formuliert kann man eine nosokomiale oder im Krankenhaus erworbene Infektion beispielsweise als eine Infektion, die als Folge einer medizinischen Intervention auftritt, beschreiben [525]. Hierbei ist unter „medizinischer Intervention" jede Maßnahme diagnostischer, therapeutischer und pflegerischer Art zu verstehen, in die irgendein Mitarbeiter des medizinischen Personals involviert sein kann.

Nicht nur Patienten betroffen. Der Begriff der nosokomialen Infektion wird auch auf Infektionen angewendet, die bei Personal oder Besuchern auftreten können, wenn sie mit entsprechend infizierten Patienten im Krankenhaus Kontakt hatten und es zu einer Erregerübertragung gekommen ist (z. B. Tuberkulose) [22, 23, 525, 587]. Dies trägt jedoch nicht zur Verständlichkeit der Problematik bei, weil gerade das durch invasive Maßnahmen erhöhte Risiko von Patienten das besondere Charakteristikum von nosokomialen Infektionen ist. Auch deshalb ist die Bezeichnung ‚healthcare-associated', für die es keine ebenso kurze deutsche Übersetzung gibt, passender als der Begriff der nosokomialen Infektion.

Vermeidbare vs. unvermeidbare nosokomiale Infektionen

Sind alle Infektionen vermeidbar? Aus der Feststellung einer nosokomialen Infektion kann nicht abgeleitet werden, dass sie notwendigerweise durch ein hygienisches Defizit bei der Patientenversorgung verursacht wurde, also vermeidbar war. Tatsächlich ist es in vielen Fällen nicht möglich zu klären, ob eine Infektion im individuellen Fall vermeidbar war oder nicht, es sei denn, es liegen besondere Tatsachen vor, wie z. B. die fehlende Hautdesinfektion vor intraartikulärer Injektion, die in offensichtlichem Gegensatz zur Lex artis der Patientenversorgung stehen. In aller Regel ist die Entstehung einer Infektion ein multifaktorielles Geschehen, an dem exogene und endogene Faktoren beteiligt sind und deren individuelles Zusammenspiel zur Folge haben kann, dass ein Patient eine Infektion entwickelt, andere jedoch unter vergleichbaren Umständen nicht (siehe Kap. 3.2).

Anteil vermeidbarer Infektionen. Was den Anteil vermeidbarer Infektionen an allen nosokomialen Infektionen angeht, wird seit drei Jahrzehnten die

Zahl von ca. 30% genannt [237]. Inwieweit diese Quote heute noch im selben Maß Bestand hat, wird in Kapitel 2 behandelt.

Häufigkeitsverteilung

Die häufigsten und deshalb auch typischen nosokomialen Infektionen lassen jedoch weder Zweifel an einem zeitlichen noch an einem kausalen Zusammenhang mit der Krankenhausbehandlung aufkommen. Ihre relative Häufigkeit an allen nosokomialen Infektionen variiert je nach Krankenhausbereich und Patientenpopulation. Den folgenden Angaben liegen die Ergebnisse verschiedener internationaler Inzidenzstudien zugrunde [22, 23, 237, 525, 587]:
- Harnwegsinfektionen: 38%–42%,
- Postoperative Infektionen im Operationsgebiet: 23%–26%,
- Pneumonie: 11%–15%,
- Septikämie: 4%–5%.

Deviceassoziierte Infektionen. Charakteristisch für diese Infektionen ist, dass sie in vielen Fällen mit invasiven Maßnahmen in Zusammenhang stehen, also Harnwegsinfektion mit Blasenkathetern, Wundinfektionen mit Operationen, Pneumonie mit Beatmung und Sepsis mit intravasalen Kathetern. Der heute vorwiegend für diese Infektionen verwendete Begriff „deviceassoziiert" soll dies verdeutlichen, bedeutet jedoch nicht, dass jede deviceassoziierte Infektion tatsächlich durch das entsprechende Device verursacht wurde.

Als weitere Infektionen können z. B. Knochen- und Gelenkinfektionen, Infektionen im Bereich des Herz-Kreislauf-Systems, Haut- und Weichteilinfektionen, gastrointestinale Infektionen und obere Atemwegsinfektionen nosokomial erworben werden.

Endemisches vs. epidemisches Auftreten

Endemisches Auftreten. Bei den meisten nosokomialen Infektionen handelt es sich um ein individuelles Geschehen, das in keinem epidemiologischen Zusammenhang mit anderen infizierten oder kolonisierten Patienten steht. Sie sind mehr oder weniger kontinuierlich immer vorhanden, ohne aber dabei in der Regel größere Beachtung zu erhalten. Diesen Anteil bezeichnet man als endemische Infektionen.

Epidemisches Auftreten bzw. Ausbruch. Im Gegensatz dazu spricht man von epidemischen Infektionen dann, wenn eine plötzliche und bei Weitem über dem normalerweise erwarteten (also: endemischen) Maß liegende Zahl von Infektionen vorliegt, die epidemiologisch assoziiert sind. Man spricht auch von einem Ausbruch.

Das zahlenmäßige Verhältnis zwischen endemischen und epidemischen Infektionen wird meist mit ca. 95%:5% angegeben [22, 23, 525, 587]; exakte Zahlen gibt es aber nicht. Im Gegensatz zu endemischen Infektionen gelten aber epidemische in aller Regel als vermeidbar. Ausbrüche von nosokomialen Infektionen zu erkennen und deren Ursache zu beheben ist jedoch häufig nicht leicht (siehe Kap. 17).

Die meisten Ausbrüche sind insofern vermeidbar, als die Zahl der betroffenen Personen beschränkt werden kann, wenn man bereits den beginnenden Ausbruch erkennt und damit verhindern kann, dass sein Umfang vermeidbar groß wird. Wichtige Voraussetzung, dieses Ziel zu erreichen, ist die engmaschige Beobachtung des Erregerspektrums.

Risikofaktoren

Endogen vs. exogen. Für die Beantwortung der Frage, ob eine nosokomiale Infektion vermeidbar war oder nicht, muss man das individuelle Risiko des Patienten beurteilen können. Dieses setzt sich zusammen aus endogenen und exogenen Faktoren, deren Zusammentreffen jedoch nicht immer in einem klaren kausalen Zusammenhang mit der gegebenen nosokomialen Infektion steht. Deshalb spricht man von Risikofaktoren, um zum Ausdruck zu bringen, dass sie mit der Infektion assoziiert sind, sie aber nicht notwendigerweise verursacht haben [22, 23, 525, 587].

Zufall oder Kausalität? So kann es sich lediglich um ein zufälliges Zusammentreffen eines Faktors mit einer Infektion (= Koinzidenz) handeln; es können bei einem Patienten aber auch mehrere Faktoren vorhanden sein, die einen additiven oder sogar einen synergistischen Effekt auf die Entwicklung einer nosokomialen Infektion haben und insofern das Risiko des Patienten, eine Infektion zu erwerben, mehr oder weniger erhöhen. Man unterscheidet deshalb zwischen zufällig mit der Infektion zusammentreffenden nicht kausalen Faktoren sowie zwischen einerseits voneinander unabhängigen und andererseits synergistisch agierenden kausalen Risikofaktoren.

Weil es nicht leicht ist, außer über das Alter der Patienten zuverlässige Aussagen über deren häufig komplexes endogenes Risiko (wie insbesondere Grundkrankheiten, immunsuppressive Therapie) zu machen, muss man sich meist auf eine möglichst aussagefähige Beschreibung des exogenen Risikos beschränken, das quantifizierbar und damit am ehesten vergleichbar ist [138].

Invasive Maßnahmen. Das exogene Risiko wird am besten beschrieben durch Art und Dauer der invasiven Maßnahmen („devices"), die bei einem Patienten aus diagnostischen und/oder therapeutischen Gründen angewendet werden mussten (siehe Kap. 5 und Abb. 3.1).

Zusätzlich gibt die Häufigkeit der Anwendung invasiver Maßnahmen bezogen auf alle Patienten, z. B. einer Krankenhausabteilung, zum einen Hinweise auf das prinzipielle Expositionsrisiko der dort behandelten Patienten. Zum anderen werden die mit invasiven Maßnahmen zusammenhängenden nosokomialen Infektionsraten erst aussagefähig, wenn bei ihrer Berechnung die Dauer der Anwendung der invasiven Maßnahme berücksichtigt wird (siehe Kap. 10) [138]. Die häufigsten invasiven Maßnahmen sind:
- Injektionen und Punktionen,
- Katheterisierung der Harnblase,
- Intravasale Katheter,
- Beatmung,
- Operationen.

Die Besonderheiten dieser diagnostisch oder therapeutisch notwendigen Maßnahmen und der damit in Zusammenhang stehenden nosokomialen Infektionen werden unter III in jeweils eigenen Abschnitten behandelt (siehe Kap. 9, 10 und 12).

Erregerspektrum

Exogen vs. endogen. Die typischen Erreger bakterieller nosokomialer Infektionen sind vorwiegend Vertreter der normalen menschlichen Körperflora, die entweder aus dem endogenen Reservoir der betroffenen Patienten selbst oder dem anderer Patienten bzw. dem des Personals stammen (siehe Abb. 3.2).

Ihre Häufigkeit ist abhängig von der Art der Infektion und damit auch von ihrer Lokalisation. So haben z. B. Harnwegsinfektionen ein anderes Erregerspektrum als Haut- und Weichteilinfektionen (siehe Kap. 10). Im Folgenden sind häufigere und seltenere Erreger genannt, die bei nosokomialen Infektionen eine Rolle spielen können [22, 23, 237, 525, 587].

Häufigste Erreger: S. aureus und gramnegative Stäbchen

Insgesamt am häufigsten kommen S. aureus und gramnegative Stäbchen, wie z. B. E. coli, Klebsiella pneumoniae, Pseudomonas aeruginosa oder Enterobacter spp., vor. Die resistenten Stämme werden dabei meist als typische „Krankenhauskeime" betrachtet. In Anbetracht des Auftretens verschiedener Antibiotikaresistenzen auch in der normalen Bevölkerung (z. B. MRSA, VRE) ist diese Sichtweise heute aber nur noch eingeschränkt zutreffend [237, 326, 379, 387, 505, 517, 770].

Dennoch kann Folgendes festgehalten werden: Ein (multi-)resistenter Erreger ist vermutlich im Krankenhaus erworben worden. Dies muss aber nicht unbedingt die Folge einer Übertragung durch mangelnde Beachtung der etablierten Infektionspräventionsmaßnahmen sein.

A-Streptokokken

Im ersten Drittel des 20. Jahrhunderts spielten A-Streptokokken eine sehr wichtige Rolle bei Krankenhausinfektionen und viele unserer heute noch praktizierten „Hygienemaßnahmen" sind damals etabliert und von späteren Generationen medizinischen Personals übernommen worden.

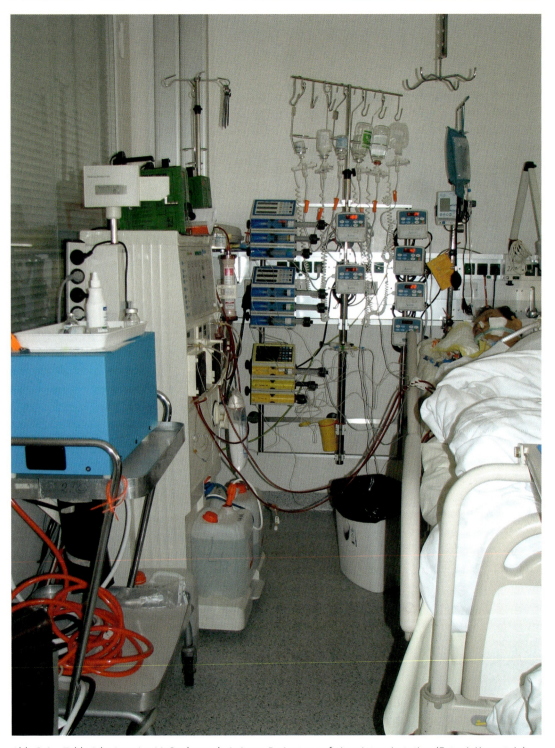

Abb. 3.1 Zahlreiche invasive Maßnahmen bei einem Patienten auf einer Intensivstation (Foto: I. Kappstein).

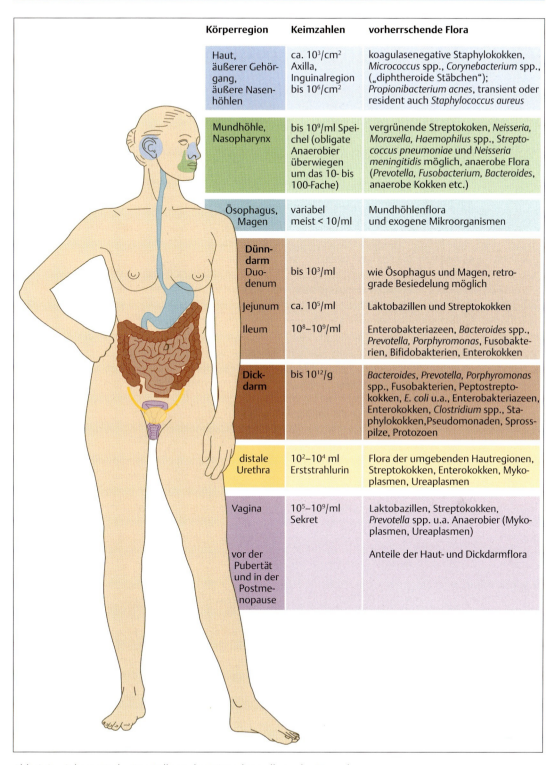

Abb. 3.2 Schematische Darstellung der Körperbesiedlung des Menschen.

Heute sind A-Streptokokken aber vergleichsweise selten für nosokomiale Infektionen verantwortlich.

Wegen ihrer potenziell hohen Virulenz sind sie – trotz weltweit unveränderter Penicillin-Empfindlichkeit (siehe V) – dennoch von herausragender Bedeutung und ihr Auftreten, insbesondere als Erreger postoperativer Wundinfektionen, erfordert bereits bei Einzelfällen die ganze Aufmerksamkeit des medizinischen Personals [419] (siehe Kap. 10.4 und 17).

Koagulasenegative Staphylokokken (KNS)

Unter den grampositiven Kokken sind neben S. aureus innerhalb der vergangenen zwei Jahrzehnte KNS zunehmend als definitive Erreger aufgetreten und gehören heute mit zu den häufigsten Isolaten [96]. Sie haben aber nicht in allen Fällen Bedeutung als Erreger, sondern sind nicht selten als Kontamination bzw. als physiologische Kolonisation zu werten.

KNS sind typische Vertreter der normalen Haut- und Schleimhautflora, die im Rahmen der modernen Medizin wegen ihrer starken Affinität zu Kunststoffmaterialien eine neue Rolle bekommen haben. Sie besiedeln bevorzugt Fremdmaterialien, wie insbesondere intravasale Katheter und Implantate, und können sich durch Bildung extrazellulärer Polysaccharide in Form eines sog. Biofilms vor dem Angriff durch die körpereigene Abwehr, aber auch vor Antibiotika schützen (siehe Kap. 9.4 und 10.1) [96].

Enterokokken

Die Häufigkeit von Enterokokken als ursächliche Erreger von Krankenhausinfektionen hat ebenfalls deutlich zugenommen. Dies ist nicht zuletzt durch den häufigen Einsatz von Antibiotika bedingt, die wegen mangelnder (z.B. Chinolone, Imipenem) oder fehlender (Cephalosporine) Wirksamkeit gegen Enterokokken diese potenziell pathogenen Bakterien aus der Körperflora der Patienten selektieren, indem sie die empfindlichen Anteile eliminieren oder zumindest so weit reduzieren, dass Enterokokken durch Wegfall der natürlichen Konkurrenz mit den anderen Bakterienarten einen Wachstumsvorteil bekommen und sich dadurch stärker als ohne Antibiotikaeinfluss vermehren können.

Sprosspilze

Wiederum als Resultat des häufigen Antibiotikaeinsatzes haben neben bakteriellen Erregern heute auch Pilze eine zunehmende Bedeutung, wobei es sich vor allem um Candida-Arten, insbesondere C. albicans, handelt, die insbesondere bei Patienten mit ausgeprägter Schwäche der körpereigenen Abwehrfunktionen als Erreger nosokomialer Infektionen auftreten.

In den meisten Fällen allerdings sind sie Folge eines Selektionseffekts bedingt durch den Einsatz von Antibiotika und lediglich Ausdruck einer Besiedlung. Der häufige Einsatz von Fluconazol bei Nachweis von Sprosspilzen in klinischem Untersuchungsmaterial weist aber daraufhin, dass sie von den behandelnden Ärzten unrichtigerweise ganz anders interpretiert werden.

Clostridium difficile

In Hinsicht auf die Anwendung von Antibiotika kommt heute Clostridium difficile eine besondere Bedeutung zu, weil nahezu alle Fälle pseudomembranöser Enterokolitis und ca. 20% der antibiotikaassoziierten Diarrhöen durch diesen Erreger bzw. sein Toxin verursacht werden (siehe Kap. 11.3).

Opportunistische Erreger

Gerade bei stark immunsupprimierten Patienten werden neben den typischen Erregern auch Mikroorganismen beobachtet, die bei immunkompetenten Personen nur in Ausnahmefällen Infektionen verursachen (z.B. Aspergillen, Nokardien, Pneumocystis carinii, sehr selten auch Algen). Man spricht von opportunistischen Erregern; diese Infektionen können nosokomial und außerhalb des Krankenhauses erworben werden.

> **Opportunistische Erreger**
> Erreger, die in aller Regel nur in besonderen Situationen Infektionen – beispielsweise bei genereller oder bei spezieller Abwehrschwäche – verursachen, nennt man opportunistische Erreger. Sie ergreifen sozusagen die Gelegenheit (lat. opportunitas), wenn sie auf einen Wirtsorganismus treffen, der sich noch nicht einmal gegen Mikroorganismen wehren kann, die keine besonders ausgeprägte natürliche Virulenz haben, sodass sie normalerweise nicht als Infektionserreger auftreten.

Viren

Schließlich kommen auch Viren als Erreger nosokomialer Infektionen vor. Hauptsächlich bekannt sind nosokomiale Virusinfektionen in der Pädiatrie, wo Rotaviren und respiratorische Viren (z. B. Respiratory-Syncytial-Virus, Rhinoviren) zu großen Problemen auf Säuglingsstationen führen können (siehe Kap. 12.9) [311].

Als blutassoziierte Infektionen kommen insbesondere Hepatitis-B- und Hepatitis-C-Infektionen vor. Da aber die Zeit zwischen der Infektion und dem Auftreten der ersten klinischen Symptome, wenn diese überhaupt vorhanden sind, wesentlich länger ist als der durchschnittliche Aufenthalt der Patienten im Krankenhaus, werden solche Infektionen, wenn überhaupt, immer erst retrospektiv als nosokomiale Infektionen erkannt (siehe Kap. 6).

Endogene vs. exogene Erregerreservoire

Die Erreger nosokomialer Infektionen können aus dem endogenen mikrobiellen Reservoir der Patienten (wie Darm-, Haut-, Nasopharyngealflora) stammen oder exogen aus der belebten und unbelebten Umwelt des Patienten (wie z. B. kontaminierte Hände des Personals oder kontaminierte Instrumente) erworben werden (siehe Kap. 4) [22, 23, 237, 326, 379, 525, 587].

Endogene Erregerreservoire

Die meisten Erreger nosokomialer Infektionen stammen aus der körpereigenen Flora, die der Patient entweder bereits bei der stationären Aufnahme mitbringt oder die er während des Aufenthaltes durch Kontakt mit der Umwelt im Krankenhaus erwirbt. Dazu gehört auch der resistente Anteil der patienteneigenen Flora, der während des stationären Aufenthaltes, insbesondere unter dem Einfluss von Antibiotika, selektiert wird oder – seltener – durch Resistenzentwicklung (z. B. bei P. aeruginosa) entsteht.

Exogene Erregerreservoire

Für ein exogenes Reservoir kann die Art des Erregers sprechen (z. B. ein typischer „Wasserkeim", wie Pseudomonas fluorescens oder Acinetobacter junii) (siehe Kap. 13) oder aber die Tatsache, dass ein bestimmter Erreger (z. B. Serratia marcescens oder S. aureus) auf derselben Station im selben Zeitraum bei mehr als einem Patienten nachgewiesen wird. Diese exogenen Übertragungen wahrzunehmen wird erleichtert, wenn der Erreger eher selten vorkommt (z. B. S. marcescens) oder wenn ein Stamm durch eine besondere Antibiotikaresistenz ins Auge springt (z. B. MRSA, VRE) (siehe Kap. 16 und 17).

4 Übertragung von Infektionserregern

Für das Verständnis von Infektionen ist es entscheidend zu wissen, auf welchen Wegen Erreger übertragen werden. Daraus können die erforderlichen Schutzmaßnahmen abgeleitet werden. Bei der Patientenversorgung können Infektionserreger prinzipiell auf folgenden Wegen übertragen werden (für die Besonderheiten der Übertragung viraler Infektionen durch Kontakt mit Blut und/oder Körperflüssigkeiten siehe Kap. 6) [587]:
- Kontakt
  Bei der medizinischen Versorgung ist die Übertragung durch direkten oder indirekten Kontakt am bedeutsamsten. Hierzu gehört auch die Übertragung von Erregern durch ein gemeinsames „Vehikel" für mehrere Personen (z. B. kontaminierte Nahrung [513], Wasser [126] oder Blutprodukte [60, 538, 784]).
- Tröpfchen
  Kontakt mit respiratorischen Tröpfchen an den oberen Atemwegen bei geringer Distanz (≤1 m)
- Luft
  Übertragungen durch die Luft, sog. aerogene Übertragungen, kommen nur sehr selten für die Entstehung von Infektionen in Betracht. Deshalb spielen Maßnahmen zur Unterbrechung aerogener Übertragungswege im klinischen Alltag nur in wenigen Situationen eine Rolle (siehe Kap. 11.1 und 11.5).

4.1 Formen der Erregerübertragung

Kontaktübertragung

Erregerübertragungen durch Kontakt spielen bei der Patientenversorgung innerhalb und außerhalb des Krankenhauses die größte Rolle; man unterscheidet zwei Formen [525, 587]:

Direkter Kontakt

Eine Erregerübertragung kann durch Körperkontakt von einer infizierten oder kolonisierten Person auf einen „Empfänger" stattfinden (z. B. bei Scabies).

Indirekter Kontakt

Der Kontakt eines „Empfängers" mit den kontaminierten Händen des Personals oder mit einem kontaminierten Gegenstand, der z. B. nach der Anwendung bei einem Patienten nicht oder unzureichend aufbereitet wurde, kann ebenfalls zu einer Erregerübertragung führen, wenn der Gegenstand mit Körperstellen in Berührung kommt, an denen ein Erregerkontakt zu einer Besiedlung bzw. Infektion führen kann (z. B. offene Wunden, Venenkathetereinstichstelle, Schleimhäute der oberen Atemwege bei intubierten und beatmeten Patienten). Möglich ist auf diese Weise gleichermaßen ein parenteraler Kontakt, z. B. bei einer Nadelstichverletzung.

Statt des Begriffs „Kontaktübertragung" ist heute unter medizinischem Personal immer noch der laienhafte und eher umgangssprachliche Begriff der „Schmierinfektion" verbreitet, der – eigentlich als beschönigende Umschreibung für den fäkal-oralen Übertragungsweg gedacht – nicht mehr verwendet werden soll.

> **Merke**
>
> „Schmieren" ist ein Bild für eine mit bloßem Auge sichtbare Kontamination. Der Begriff wird damit der komplexen Problematik der Übertragung von Erregern durch lediglich mikroskopisch nachweisbare Kontaminationen nicht gerecht. Zudem ist er in der internationalen Fachliteratur nicht üblich und sollte auch deshalb durch den umfassenderen Begriff der Kontaktübertragung ersetzt werden.

Tröpfchen

Eine spezielle Form der Kontaktübertragung kann durch Tröpfchen (engl. „droplets") respiratorischen Sekrets zustande kommen. Solche Tröpfchen können nur kurze Strecken in der Luft zurücklegen, weshalb eine Übertragung der in den Tröpfchen (möglicherweise) enthaltenen Erreger nur bei einem engen Kontakt von zwei Personen (von Angesicht zu Angesicht mit max. 1 m Abstand) stattfinden kann.

„Tröpfcheninfektion". Die Übertragung von Infektionen durch erregerhaltige Tröpfchen respiratorischen Sekrets, die sog. Tröpfcheninfektion, kann via Kontakt oder via Luft (= aerogen) erfolgen. Zur Verdeutlichung des im individuellen Fall gegebenen Übertragungsweges muss zwischen Tröpfchen („droplets") und sog. Tröpfchenkernen (engl. „droplet nuclei") differenziert werden (siehe Abb. 4.1 und Tab. 4.1) [126, 219, 587, 799].

Sedimentation und Verdunstung von Tröpfchen verschiedener Größe sind in der Tabelle 4.2 dargestellt.

Die Tröpfcheninfektion gibt es demnach nicht, denn eine „Tröpfcheninfektion" kann auf zwei Wegen entstehen (Beispiele in Tab. 4.3):
- Erregerübertragung via Kontakt mit (erregerhaltigen) Tröpfchen (> 100 µm) bei einem Abstand von maximal 1 m zwischen Erregerreservoir und den Atemwegen des „Empfängers",
- Erregerübertragung via Luft durch Inhalation von Tröpfchenkernen (< 10 µm) (= einzelner Erreger mit höchstens noch minimaler Wasserhülle), die sich als schwebende Partikel und in der Luft stark verdünnt über weite Strecken vom Erregerreservoir entfernen können.

Nasopharyngeale Besiedlung. Die vordere Nasenhöhle ist ein wichtiges Reservoir für Staphylococcus aureus und auch für A-Streptokokken. Dies ist seit langer Zeit bekannt und Gegenstand vieler Untersuchungen gewesen [122, 315, 316, 379, 685 a]. Viele Personen außerhalb und innerhalb des Krankenhauses sind insbesondere mit S. aureus besiedelt, teils nur zeitweise, teils dauerhaft. Bei manchen Personen kann man dagegen nie eine

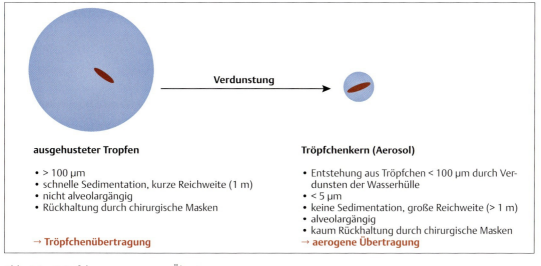

Abb. 4.1 Tröpfchen- vs. aerogene Übertragung.

Tabelle 4.1   Charakteristika von Tröpfchen und Tröpfchenkernen.

Tröpfchen	• Durchmesser zwischen 100 µm und 2 mm • Aufgrund ihrer Größe relativ schwer, deshalb rasche Sedimentation auf die nächste horizontale Oberfläche in geringem Abstand vom Ort der Freisetzung • Wegen der schnellen Sedimentation kaum Verdunstung der Wasserhülle • Beim Husten und Niesen freigesetzt, abhängig von der dabei wirkenden Kraft, z. B. des Hustenstoßes, mehr oder weniger weit durch die Luft geschleudert, maximal jedoch über eine Strecke von 1 m • Bei geringem Abstand von Angesicht zu Angesicht Kontakt mit den Tröpfchen möglich, z. B. an den Schleimhäuten von Mund, Nase und Augen
Tröpfchenkerne	• Durchmesser < 5 µm • Entstehung aus Tröpfchen < 100 µm, die wegen ihrer geringen Größe sehr leicht sind und deshalb nur sehr langsam sedimentieren • Dadurch lange in der Luft und während der (langsamen) Sedimentation weitgehende Verdunstung der Wasserhülle • Anschließend nur noch (ggf. vorhandener fester) Kern vorhanden (z. B. Salzkristalle oder Mikroorganismen) • Schwebende Partikel, die über lange Zeit mit dem Luftstrom auch in größere Entfernungen vom Ort ihrer Freisetzung getragen und währenddessen von anderen Personen inhaliert werden können • So klein, dass sie bis in die tiefen Abschnitte des Respirationstraktes (Alveolen) gelangen können, weil sie nicht wie größere Tröpfchen durch Zentrifugalkräfte bereits von der Schleimhaut des oberen Respirationstraktes aufgefangen werden

Tabelle 4.2   Sedimentation und Verdunstung von Wassertröpfchen [219].

	Tröpfchendurchmesser	Fallgeschwindigkeit aus 2 m Höhe[1]
Sedimentation in gesättigter Luft	100 µm	6 sec
	10 µm	10 min
	1 µm	16,6 h
	Tröpfchendurchmesser	Verdunstungszeit bei 18 °C
Verdunstung in ungesättigter Luft	2 mm	11 min
	1 mm	3 min
	0,5 mm	41 sec
	0,2 mm	7 sec
	0,1 mm (100 µm)	2 sec
	0,05 mm (50 µm)	0,4 sec

[1] ca. Körpergröße zur Simulation der Freisetzung aus den Atemwegen

Besiedlung nachweisen (siehe Kap. 16). Besiedelte Personen können kontaminierte Tröpfchen freisetzen. Die Tatsache der nasalen Besiedlung sagt aber noch nichts darüber aus, ob und in welchem Umfang potenziell pathogene Bakterien in die Umgebung abgegeben werden. Ein solcher Träger darf also im Falle eines Ausbruchs nicht unkritisch als dessen Quelle betrachtet werden (siehe Kap. 17).

Aerogene Übertragung

Zwei Voraussetzungen müssen gegeben sein, damit eine Erregerübertragung auf aerogenem Wege zustande kommen kann [126, 219, 233, 587, 799]. Der Erreger muss
- sich in Form schwebender Partikel (= Aerosol) mit dem Luftstrom auf größere Distanz vom Er-

Tabelle 4.3 „Tröpfcheninfektion" via Kontakt und via Luft.

	Bakterielle Infektion	Virusinfektion
Übertragung durch Kontakt	• Eitrige Angina	• Masern
	• Scharlach	• Windpocken
	• Diphtherie	• Mumps
	• Pertussis	• Röteln
	• Meningokokken-Meningitis	• Influenza
		• Atemwegsinfektionen
		• Gastrointestinale Infektionen
Übertragung durch die Luft	• Tuberkulose	• Masern[1)]
		• Windpocken[1)]
		• Röteln[1)]
		• Influenza[1)]
		• Norovirusinfektionen[2)]

[1)] Erregerübertragung durch die Luft bei natürlicher Belüftung von Gebäuden ohne schwere klinische Verlaufsformen unbewiesen (siehe Text)
[2)] Erregerübertragung durch die Luft unbewiesene Hypothese und Erregerübertragung durch Kontakt mit Tröpfchen von Erbrochenem keine aerogene Übertragung (siehe Kap. 4.1 und 11.3)

regerreservoir oder dem Ausgangsort des Erregers entfernen können und
- über längere Zeit in der Luft lebensfähig sein, um überhaupt in infektiöser Form an einer relevanten Eintrittsstelle mit einem „Empfänger" in Kontakt zu kommen, also z. B. inhaliert werden zu können.

Die alleinige Tatsache, dass potenziell pathogene Mikroorganismen in Luftproben nachweisbar sind, ist demnach kein Beweis für deren aerogene Übertragbarkeit. Dies wird dennoch, wenn auch gelegentlich eingeschränkt, in dieser Weise interpretiert [7, 126].

Schwebstoffe

Aerosol. Partikel (z. B. wässrig, fest, ölig), die so leicht sind, dass sie lange Zeit in der Luft schweben, bevor sie sedimentieren, nennt man Aerosol [126, 219, 233, 587, 799].
 Infektiöse Aerosole bestehen entweder aus den Erregern selbst (= Tröpfchenkerne, evtl. noch umgeben von einer minimalen Wasserhülle) oder aus mit Infektionserregern beladenen größeren, aber immer noch schwebenden Partikeln, wie z. B. Hautschuppen. Sie werden aus einem Erregerreservoir freigesetzt (z. B. Patient mit offener Tuberkulose der Atemwege, kontaminierte Wasserquelle, Patient mit S. aureus-Hautinfektion oder asymptomatisch an Haut und/oder Schleimhäuten mit A-Streptokokken besiedelte Person).

Bio-Aerosol. Im Gegensatz dazu bezeichnet man natürlicherweise in der Luft vorhandene Mikroorganismen, wie insbesondere Aspergillen, als „Bio-Aerosol".
 Eine exemplarische Übersicht über die Erregerübertragung via Kontakt bzw. Luft bei verschiedenen, auch außerhalb des Krankenhauses relevanten Infektionen zeigt die Tabelle 4.4.

Im klinischen Alltag gibt es so viele Möglichkeiten des direkten und/oder indirekten Kontakts mit Erregern, dass der aerogene Übertragungsweg von untergeordneter Bedeutung ist [525, 587].

Tabelle 4.4 Erregerübertragungen durch Kontakt und durch die Luft.

	Erregerreservoir/Erregerquelle	Beispiele für Infektionen
Übertragung durch Kontakt	• Mensch → Mensch	• Influenza
	• Nahrung, Wasser	• Gastroenteritis, Hepatitis A/E
	• Blut/Blutprodukte	• Hepatitis B/C
	• Erde, Staub	• Tetanus, Gasbrand
	• Tierbiss	• Tollwut
	• Katzenkontakt	• Toxoplasmose
Übertragung durch die Luft	• Mensch → Mensch	• Tuberkulose
	• Natur → Mensch	• Aspergillose

> **Merke**
> Man kann zur Frage der aerogenen Übertragung der typischen und häufigen nosokomialen Infektionen festhalten, dass immer dann, wenn im Einzelfall die Möglichkeit einer aerogenen Übertragung erwogen wird, fast immer ebenfalls die Übertragung via direkten oder indirekten Kontakt in Betracht kommt. Schon wegen der Konzentration der übertragenen Erreger ist Kontakt der wesentlich effektivere Übertragungweg.

Beispiele für die Übertragung von Erregern durch Aerosole
- **Tröpfchenkerne**
  – *Infektion der Atemwege.*
  Eine erkrankte Person mit einer Infektion im Bereich der Atemwege (= Erregerreservoir und Ausgangsort der Erreger) setzt (größere und kleinere) erregerhaltige respiratorische Tröpfchen frei. Dabei entstehen aus den sehr kleinen Tröpfchen (<100 µm) durch Verdunstung Tröpfchenkerne, die den Erreger enthalten und von exponierten Personen inhaliert werden können (z. B. bei offener Tuberkulose der Atemwege oder Varizellen bzw. Masern mit bronchopulmonaler Beteiligung) [126, 589].
  – *Nasale Besiedlung.*
  Eine Person ist nasopharyngeal mit S. aureus besiedelt (= Erregerreservoir und Ausgangsort des Erregers). Dieser Zustand geht ohne klinische Symptomatik einher (= asymptomatische Kolonisierung; siehe Kap. 5). Manche dieser Personen streuen die Bakterien von dort in starkem Maße in die Umgebung (engl. „disperser") [122, 379, 685a].
  – *Wasserkontamination.*
  Im Leitungswasser (= Erregerreservoir) vorkommende Mikroorganismen werden durch technische Einrichtungen [99] (= Ausgangsort der Erreger, z. B. Rückkühlwerke von Klimaanlagen, Whirlpools, Vernebler) in Form von Tröpfchenkernen oder kleinen Tröpfchen in die Luft abgegeben und anschließend entweder in unmittelbarer Nähe (z. B. Vernebler, Whirlpool) oder nach Transport über längere Strecken durch die Luft auch außerhalb von Gebäuden bei weiterer Verdunstung (z. B. Rückkühlwerke von Klimaanlagen) von exponierten Personen inhaliert (z. B. ein möglicher Übertragungsweg der Legionellose; siehe Kap. 11.4 und 13).
- **Bioaerosol**
  In der Natur (= Erregerreservoir) ubiquitär vorhandene Mikroorganismen kommen auch in der Luft vor (= Ausgangsort der Erreger) und zeitlebens besteht Kontakt mit den Atemwegen (z. B. Inhalation von Aspergillussporen oder Nokardien) [126]. Infektionen entstehen aber nur bei erheblicher Beeinträchtigung der körpereigenen Abwehr (siehe Kap. 11.1).
- **Hautschuppen**
  Jeder Mensch setzt täglich eine Vielzahl von Hautschuppen frei, von denen ein Teil Bakterien

trägt; die meisten sind so klein und leicht, dass sie nicht sedimentieren, sondern lange Zeit in der Luft schweben [577]. Die Abgabe von bakterientragenden Hautschuppen kann bei Mitgliedern des Operationsteams von Bedeutung sein, wenn eine Person darunter ist, die virulente Erreger streut. Zum Verständnis von Ausbrüchen postoperativer Infektionen im Operationsgebiet (z. B. verursacht durch A-Streptokokken) sind Kenntnisse über die mikrobielle Besiedlung der Haut und die Abgabe bakterientragender Hautpartikel erforderlich (siehe Kap. 5, 10.4, 12.11 und 14). Die normale anatomische Lokalisation der Hautflora und Hinweise für die Haut als potenzielles Erregerreservoir zeigt die Tabelle 4.5 [122, 342, 540, 577, 810]. Die Abgabe von bakterientragenden Hautschuppen durch medizinisches Personal ist mit großer Wahrscheinlichkeit nur unter den Bedingungen einer Operation von Bedeutung, weil dabei längere Zeit eine große Wundfläche freiliegt, in die schwebende Partikel sedimentieren können.

- **Staub**
  Die Übertragung von Erregern durch kontaminierten Staub (z. B. Sedimentation auf Wunden oder Inhalation mit nachfolgender Besiedlung der vorderen Nasenhöhle) wird zwar häufig genannt, ist aber nicht belegt [126, 525, 587]. Im Rahmen der üblichen Sauberkeit im Krankenhaus spielt dieser Übertragungsweg bei der Patientenversorgung mit großer Sicherheit keine Rolle.

  – *Virulenzverlust in trockenem Milieu.*
    Was die Übertragbarkeit von A-Streptokokken durch Staub angeht, konnte sogar gezeigt werden, dass die Exposition von Versuchspersonen in einer mit A-Streptokokken stark kontaminierten staubreichen Umgebung und auch die direkte Inokulation von A-Streptokokken-haltigem Staub in den Nasen-Rachenraum weder Racheninfektionen noch eine Besiedlung der oberen Atemwege hervorriefen [685 a]. Die A-Streptokokken waren zwar aus dem trockenen Zustand heraus anzüchtbar, hatten aber ihre Virulenz verloren, erkennbar daran, dass die Adhäsion an Wirtszellen und ihre Resistenz gegen Granulozyten vermindert waren; in feuchtem Milieu waren diese Virulenzfaktoren wieder aktiv. Ähnliche Ergebnisse wurden für S. aureus im Tierversuch ermittelt (siehe Kap. 16.3) [525, 685 a].

  – *Keine nennenswerte Aufwirbelung.*
    Bereits in den 1960er-Jahren wurde experimentell nachgewiesen, dass eine Aufwirbelung von Bakterien vom Fußboden auch bei heftigen Aktivitäten (z. B. Blasen mit Föhn) nicht stattfindet, dass also ein kontaminierter Fußboden als Erregerreservoir für Krankenhausinfektionen nicht infrage kommt [313]. Dennoch wird in Deutschland seit Jahrzehnten vielerorts eine routinemäßige Fußbodendesinfektion, z. B. auf Intensivstationen, für erforderlich gehalten. Wichtig ist fraglos die Sauberkeit auch der Fußböden. Ob darüber hinaus aber die in der Regel einmal täglich durchgeführte Fußbodendesinfektion einen Einfluss auf den Schutz des Patienten vor Infektionen hat, ist weder belegt noch bei rationaler Betrachtung anzunehmen. Dies gilt im Übrigen auch für die patientennahen Oberflächen (siehe Kap. 13).

- **DNA**
  Über den Nachweis erregerspezifischer DNA aus der Luft in der Umgebung infizierter Personen (z. B. Varizella-Zoster-Virus-DNA in der Raumluft bei Zoster-Patienten oder Humanes-Papilloma-Virus-DNA im Rauch bei der Laserbehandlung von genitalen Warzen) ist berichtet worden [689, 729]. Nicht belegt ist jedoch, ob diese Befunde tatsächlich ein Indiz für eine aerogene Übertragung dieser Erreger sind.

> **Merke**
>
> **Ursachen aerogener Erregerübertragungen**
> - Tröpfchenkerne von Mensch zu Mensch: z. B. offene Tuberkulose der Atemwege, Varizellen bzw. Masern mit bronchopulmonaler Beteiligung oder Freisetzung von S. aureus oder A-Streptokokken bei nasopharyngealer Besiedlung
> - Tröpfchenkerne aus einem Wasserreservoir: z. B. Legionellose ausgehend von Whirlpools, Verneblern oder Kühltürmen
> - Bio-Aerosol: z. B. Aspergillose, Nokardiose
> - Hautschuppen: z. B. postoperative Infektionen im Operationsgebiet mit S. aureus oder A-Streptokokken ausgehend von einem asymptomatisch besiedelten Träger im Operationsteam
> - Staub: unbewiesen und bei üblicher Sauberkeit unwahrscheinlich

Tabelle 4.5 Hautflora: Anatomische Lokalisation und potenzielles Erregerreservoir.

Anatomische Lokalisation	**Hautoberfläche und Stratum corneum** • Einzelne Bakterienzellen • Mikrokolonien (bis zu 10 Bakterienzellen) **Haarfollikel** Zahlreiche Bakterienzellen in den Öffnungen zwischen Haarschaft und oberflächlicher Hornschicht der Follikelwand **Komedonen** • Viele Bakterien, eingebettet in Talg und Keratin • Keimzahlen am höchsten **Ausführungsgänge exokriner Schweißdrüsen** • Keine Bakterien in den intradermalen Abschnitten • Nur an den Öffnungen Bakterien nachweisbar, aber in geringer Keimzahl (wie an der Hautoberfläche) **Haut nach Okklusion mit Polyäthylen (PE)-Folie** • Zunahme der Keimzahl zwischen Haarschaft und Follikelwand • Mehr Sprosspilze als auf normaler Haut, besonders an den Follikelöffnungen **Intertriginöse Hautareale** • Zahlreiche Bakterienzellen • Keimzahl ähnlich wie nach Okklusion mit PE-Folie

Potenzielles Erregerreservoir	**Hautoberfläche des Menschen**
	• Ca. 1,75 m^2
	• Beine: 36 %
	• Rumpf: 37 %
	• Arme: 18 %
	• Kopf: 9 %
	• Axillen und Perineum: < 2 %
	Abgeschilferte Hautschuppen
	• 10^8 am gesamten Körper
	• Größe: 30 × 30 × 3–5 µm
	• Durchmesser: ca. 14 µm
	• Mikrobielle Besiedlung: nur ca. 10 % der Hautschuppen
	Abgabe von Hautpartikeln
	• Austausch ca. alle 4 d
	• Pro Tag: > 10^7 Hautschuppen
	• **Baden und Duschen**
	  – Vorübergehend erhöhte Abgabe durch Austrocknung der Haut
	  – Erst ca. 2 h später wieder normale Haut nach natürlicher Rückfettung
	  – Kein präoperatives Duschen des Operationsteams als „Hygienemaßnahme" (siehe Kap. 10.4)
	• Normales Gehen: ca. 10^4 Hautschuppen pro Minute
	• Stehen: wenn unbekleidet, Abgabe durch den Luftstrom
	• Ablagerung in der Kleidung: ca. 10 mg Haut alle 2 h, gefördert durch Reibung der Kleidung an der Haut
	• Art der OP-Kleidung ohne Einfluss auf die Freisetzung von Hautpartikeln in die Luft:
	  – Bei Baumwolle (regelmäßige 2-dimensionale Webstruktur) „Poren" normalerweise > 80 µm, dadurch ungehinderte Passage der Hautschuppen (ca. 14 µm) möglich
	  – Bei Kunstfaser (unregelmäßiger 3-dimensionaler Faserverlauf) zwar Behinderung der Passage durch „kreuz und quer" liegende Fasern, aber Druckerhöhung unter der Kleidung wegen eingeschränkten Luftaustauschs und dadurch Austritt an den Kittelöffnungen (v. a. am Saum)
	Geschlechtsunterschiede
	• Männer: 1,45-fach mehr Hautschuppen als Frauen (Männer durchschnittlich größer, also mehr Hautschuppen vorhanden, die zudem kleiner sind als die von Frauen)
	• Männer vs. Frauen: Männer stärker mikrobiell kolonisiert, Abgabe von insgesamt 3,5-fach mehr Bakterien als Frauen (von 389 Männern in 11,6 % Abgabe von S. aureus, aber von 613 Frauen nur in 1,3 %)

Tabelle 4.5 (Fortsetzung)

Streuer (engl. „disperser")
- Stärkere Abgabe von Hautschuppen als normalerweise
- Nicht notwendigerweise mit Hautkrankheit (z. B. Ekzem, Psoriasis) verbunden
- Häufig keine Hautveränderungen bei im Rahmen von Ausbrüchen identifizierten Dispersern gefunden
- Ausmaß der Streuung variiert, d. h. nicht gleichmäßig vorhanden
- Männliche Disperser: Abgabe von S. aureus unbekleidet geringer als mit Kleidern
- Kein Unterschied bei Tragen von persönlicher Kleidung und OP-Kitteln
- Bei perinealer Besiedlung Abgabe durch undurchlässige Kunststoffunterwäsche reduziert

4.2 Kontaktübertragung vs. aerogene Übertragung

„Kinderkrankheiten"

„Fliegende" Infektionen. Der aerogene Übertragungsweg wird in der Kinderheilkunde gern als „fliegende" Infektion bezeichnet. Unklarheit herrscht allerdings (nicht nur in der Pädiatrie) darüber, welche Infektionen aerogen übertragbar sind bzw. ob solche Infektionen tatsächlich nur aerogen bzw. (neben der Kontaktübertragung) *auch* aerogen übertragen werden können.

Vorwiegend Kontaktübertragungen. Bei Kinderkrankheiten handelt es sich vorwiegend um Virusinfektionen, wie z. B. Masern und Varizellen, die wegen hoher Kontagiosität in den meisten Fällen beim ersten Erregerkontakt, also in der Regel bereits im Kindesalter (daher die Bezeichnung „Kinderkrankheiten"), erworben werden. Die Übertragung findet überwiegend via Kontakt statt:
- Hohe Viruskonzentrationen im Nasopharyngealsekret gegen Ende der Inkubationszeit, Übertragung durch große Tröpfchen bei engem Kontakt (siehe Kap. 4.1) oder durch Kontakt über die Hände mit Selbstinokulation durch eigene Hand-Gesichts-Kontakte (bei Varizellen auch durch Kontakt mit Bläschensekret) [303, 311]. Um ihre Übertragung zu verhüten, ist die Vermeidung von Kontaktübertragungen, also in erster Linie die Beachtung der Händehygiene, von entscheidender Bedeutung [100].

Aerogene Übertragung bei Masern und Varizellen? Ausschließlich im Zusammenhang mit falscher Luftströmungsrichtung bei raumlufttechnischen Anlagen (RLT) sind aerogene Übertragungen von Masern und Varizellen beschrieben, die zu Infektionen bei mehreren Personen ohne direkten oder indirekten Kontakt zu den primär Erkrankten geführt haben [233, 302, 460]. Hinzu kamen bei den beiden nosokomialen Varizellenausbrüchen vermutlich hohe Viruskonzentrationen in der Luft der Patientenzimmer: Im einen Fall handelte es sich um ein schwer krankes Kind mit Varizellen-Pneumonie, und im anderen Fall kam ein normaler Staubsauger ohne Luftfilter zum Einsatz, um die am Boden liegenden Reste abgestoßenen trockenen Bläschensekrets bei einem Kind mit großflächiger Hautmanifestation ohne Lungenbeteiligung zu entfernen [302, 460]. Ob eine Übertragung auch unter natürlichen Bedingungen, d. h. ohne die Förderung der Erregerausbreitung durch eine inadäquat arbeitende RLT-Anlage, durch die Luft zustande gekommen wäre, weiß man nicht (siehe Kap. 13).

„Auslüften". Früher wurden Kinderkliniken häufig so gebaut, dass die Isolierzimmer für infektiöse Patienten einen Balkon hatten, über den das Personal bei Kindern mit z. B. Windpocken das Zimmer verlassen sollte: Alle Personen sollten nämlich ca. 10 min an der Außenluft „auslüften". Dahinter stand die Vorstellung, dass die Erreger in der Luft des Patientenzimmers vorhanden sind und von den Personen, die das Zimmer betreten, am Körper bzw. an der Kleidung nach draußen getragen werden könnten. Auf derselben Grundlage wurden mancherorts die Zimmertüren inkl. der Schlüssellöcher abgeklebt, damit die Erreger nicht durch den Türspalt nach draußen auf die Station dringen („fliegen") können. Diesen archaischen Vorstellungen von einer Erregerübertragung bei Infektionen, wie Windpocken und Masern, begegnet man heute glücklicherweise seltener, jedoch sind diese und ähnliche Überreste der alten Miasmentheorie immer noch präsent.

„Erkältungen"

„Anhusten". Weit verbreitet ist die Auffassung, dass die typischen sog. Erkältungskrankheiten des oberen Respirationstraktes durch „Anhusten" übertragen werden. Deshalb lernt man schon als Kind, sich beim Husten die Hand vor den Mund zu halten. Aus experimentellen Untersuchungen geht jedoch hervor, dass diese Infektionen meist nicht durch Tröpfchen, sondern durch Kontakt der (eigenen) Hände mit kontaminierten Oberflächen oder mit den kontaminierten Händen eines Erkrankten, z.B. beim Händeschütteln, übertragen werden; anschließend kommt es durch Kontakt der eigenen kontaminierten Hände mit der Nase oder den Augen zur Selbstinokulation der Erreger [100, 303, 311].

Virusaktivität außerhalb des Organismus. Aus experimentellen Untersuchungen ist ferner bekannt, dass respiratorische Viren (z.B. Respiratory-Syncytial-Virus, Rhinoviren) auch außerhalb des Organismus für einige Zeit infektionstüchtig bleiben (siehe Tab. 4.6) [311].

Hand-Gesichtskontakte. Eintrittspforten der viralen Erreger typischer „Erkältungen" sind die Schleimhäute des oberen Respirationstraktes, insbesondere die Nasenschleimhaut, und die Bindehaut der Augen [303, 311]. Da häufige Hand-Gesichts-Kontakte für den Menschen typisch sind und Personen mit florider „Erkältung" ihr Umfeld zwangsläufig durch Kontakt ihrer Hände mit dem infektiösen Sekret beim Husten und Naseputzen kontaminieren, ist die Selbstinokulation an sich nicht zu verhindern, sondern kann höchstens für die Dauer des Patientenkontaktes durch Selbstdisziplin reduziert werden.

Tabelle 4.6 Aktivität von RS-Viren außerhalb des Organismus.

Material	Dauer der Aktivität
Arbeitsflächen	≤6 h
Latex-Handschuhe	≤1,5 h
Baumwollkittel	≤45 min
Papiertaschentücher	≤45 min
Hände	≤20 min

Schutz vor Erregerkontakt unmöglich. Aufgrund dessen ist es nahezu unmöglich, sich vollständig vor dem Kontakt mit respiratorischen Viren zu schützen. Neben der Vielzahl von Viren, die derartige Infektionen verursachen können, ist eben diese praktische Unmöglichkeit, einen Erregerkontakt zu vermeiden, der Hauptgrund für die häufigen „Erkältungen" im Laufe des Lebens.

S. aureus-Infektionen

Einer der häufigsten Erreger im Krankenhaus erworbener Infektionen ist S. aureus. Wie bei den anderen nosokomialen Infektionserregern findet die Übertragung meist durch Kontakt statt. Für eine aerogene Übertragung gibt es, abgesehen von der speziellen und seltenen Situation bei Kontamination von Operationswunden durch bakterientragende Hautschuppen (siehe Tab. 4.5), keine überzeugenden Hinweise (siehe Kap. 16.3) [126, 379, 525, 587, 685 a].

„Cloud babies"

Bei Neugeborenen/Säuglingen wurde eine Interaktion zwischen nasaler Besiedlung mit S. aureus und Virusinfektion der oberen Luftwege beschrieben, die dazu führte, dass die Babys quasi von einer Wolke aus S. aureus umgeben waren (siehe Kap. 16.3) [232]. Die Hypothese der Autoren war, dass durch das Anschwellen der Nasenschleimhaut und durch die damit veränderten Strömungsverhältnisse vermehrt feinste respiratorische Tröpfchen, also nahezu Tröpfchenkerne, freigesetzt werden, von denen diese Kinder wie von einer Wolke umgeben sind und die sich als schwebende Partikel in der Raumluft verteilen können. Andere Babys in der Nähe wurden dieser Theorie zufolge mit S. aureus besiedelt, weil ihre Atemwege umgekehrt wie ein Luftkeimsammler wirkten und S. aureus aus der Luft aufsaugten.

„Cloud adult"

Bei Erwachsenen ist das Phänomen der Interaktion zwischen S. aureus-Besiedlung und Virus-

Infektion der oberen Luftwege erst 1996 in einem Einzelfall beschrieben worden, obwohl bereits in der Cloud-baby-Publikation von 1960 die Frage aufgeworfen wurde, ob dieses Phänomen auch bei Erwachsenen zu beobachten sei [232, 717]. Es handelte sich um einen auf einer Intensivstation tätigen Anästhesisten, der epidemiologisch mit einer Häufung postoperativer MRSA-Pneumonien in Zusammenhang stand. Ob diese Interaktion zwischen der nasalen Besiedlung mit S. aureus und Erkältungskrankheiten generell eine Rolle spielt, ist nicht bekannt. Entsprechende Ergebnisse epidemiologischer Untersuchungen fehlen.

Präventionsmaßnahmen

Bei der Patientenversorgung spielt die Erregerübertragung vorwiegend durch indirekten Kontakt ohne Zweifel die größte Rolle. Die entscheidenden Maßnahmen zur Prävention von Übertragungen durch Kontakt und von aerogenen Erregerübertragungen sind in der Tabelle 4.7 zusammengefasst (siehe Kap. 11.1 und 11.5 für Maßnahmen zur Prävention aerogener Infektionen).

Tabelle 4.7 Wichtigste Präventionsmaßnahmen bei Übertragung durch Kontakt bzw. Luft

Kontaktübertragungen	
Händehygiene	• Händedesinfektion nach Kontakt mit potenziell infektiösem Material oder nach Kontakt mit einer infizierten/kolonisierten Person • Nach Schnäuzen und Husten (mit Hand vor dem Mund) möglichst sofort Hände waschen oder desinfizieren, um Gegenstände in der Umgebung nicht zu kontaminieren, mit denen später auch andere Personen Kontakt haben (z. B. Telefon, Arbeitsflächen)
Einmalhandschuhe	• Nach Beendigung der Tätigkeit, für die man sie angezogen hat, umgehend ausziehen • Nicht andere Tätigkeiten, wie z. B. Eintragungen in die Kurve, mit den Handschuhen durchführen
Hand-Gesichts-Kontakte	• Vermeidung eigener Hand-Gesichts-Kontakte (normalerweise häufig und meist nicht bewusst) • Notwendige Selbstdisziplinierung bei der Patientenversorgung • Wahrscheinlichkeit der Selbstinokulation reduziert, z. B. respiratorischer Infektionserreger oder S. aureus/MRSA • Nach Händedesinfektion bzw. nach Ausziehen von Schutzhandschuhen normales Verhalten wieder möglich
Abstand	• Wenn möglich, Abstand von > 1 m (von Angesicht zu Angesicht) zu Personen mit Infektionen der oberen Atemwege halten; dadurch Vermeidung des Kontakts mit „großen" Tröpfchen an den Schleimhäuten der eigenen Atemwege
Maske	• Chirurgische Maske, wenn naher Kontakt bei der Versorgung erkrankter Patienten (bzw. wenn das medizinische Personal selbst erkältet ist) nicht vermeidbar
Reinigung und Desinfektion	• Sämtliche Gegenstände für die Patientenversorgung nach dem Gebrauch und vor dem Einsatz bei anderen Patienten mit effektiven Methoden dekontaminieren • Je nach Verwendungszweck bzw. Risikokategorie entweder nur reinigen und trocknen oder reinigen, desinfizieren und trocknen oder reinigen, trocknen und sterilisieren (siehe Kap. 8)
Aerogene Übertragung	
Maske für das Personal	**Atemschutzmaske (z. B. FFP2):** Filteraktivität für Aerosole, deshalb Schutz vor Inhalation infektiöser Aerosole **Bronchoskopie bei Verdacht auf Tuberkulose:** Freisetzung größerer Mengen infektiöser Aerosole möglich, deshalb FFP-Masken wichtiger als bei der normalen Versorgung im Patientenzimmer (siehe Kap. 11.5)
Maske für den Patienten	**Tuberkulose:** chirurgische Maske, um respiratorisches Sekret zurückzuhalten, dadurch keine Bildung von Tröpfchenkernen möglich **Aspergillose:** Atemschutzmaske (FFP2), um Inhalation von Aspergillussporen (= Bio-Aerosol) zu verhindern

5 Die Luft als Erregerreservoir im OP

Die Rolle der Luft als Erregerreservoir für postoperative Infektionen im Operationsgebiet (= „Wundinfektionen") ist seit langer Zeit Gegenstand von Diskussionen. In der infektiologischen und krankenhaushygienischen Fachliteratur wird die Luft zwar konstant als Übertragungsweg für postoperative Infektionen im Operationsgebiet genannt, letztlich ist jedoch unklar, bei welchen Operationen sie, wenn überhaupt, tatsächlich relevant ist. Im Bewusstsein von Ärzten und Pflegepersonal sowie auch von Krankenhausarchitekten und Ingenieuren kommt der Luft im Operationssaal – und dabei meist sogar über den Operationssaal hinaus in der gesamten Operationsabteilung – aus krankenhaushygienischer Sicht, also aus Gründen der Infektionsprävention, ein hoher Stellenwert zu.

Ob Fakten vorhanden sind, die diese Einschätzung stützen, soll in diesem Beitrag behandelt werden. Dazu werden im ersten Teil die vorhandenen klinischen Studien der vergangenen Jahrzehnte bis heute ausgewertet und chronologisch entsprechend dem Zeitpunkt ihrer Publikation vorgestellt, im zweiten Teil wird erörtert, welche Hinweise die mikrobiologischen Studien geben. Die Beantwortung der Frage nach der wissenschaftlichen Evidenz gibt direkt Aufschluss darüber, welche Anforderungen aus der Sicht der Prävention postoperativer Wundinfektionen an raumlufttechnische (RLT-)Anlagen für Operationsabteilungen gestellt werden müssen, und ist von immenser praktischer Bedeutung, weil RLT-Anlagen, die hohe Anforderungen an Keimarmut und Luftströmung erfüllen sollen, auch aus ökonomischer Sicht hinsichtlich Investition, Betrieb und Instandhaltung anspruchsvoll sind (siehe Kap. 14).

> **Merke**
> Die Frage, ob RLT-Anlagen in Operationsabteilungen einen Beitrag zur Prävention postoperativer Infektionen im Operationsgebiet leisten, kann ausschließlich danach beantwortet werden, ob fundierte Hinweise dafür vorhanden sind, dass die Luft als Erregerreservoir für postoperative Wundinfektionen eine relevante Rolle spielt.

5.1 Klinische Studien

Die Untersuchungen von J. Charnley

Da die aseptischen Standardmaßnahmen beim Operieren die Luft nicht berücksichtigten, ließ Charnley 1959 eine Reinraum-Operationskammer konstruieren, die mit – allerdings zunächst nur relativ grob gefilterter (Rückhaltefähigkeit der Filter für Partikel ≥10 µm) – Luft hoher Strömungsgeschwindigkeit versorgt wurde [152, 153]. Obwohl demnach Bakterien, deren Größe <5 µm beträgt, mit diesem System nicht abgeschieden wurden, waren durch die hohe Strömungsgeschwindigkeit der Luft und die laminare (verglichen mit einer turbulenten) Strömungsrichtung (LAF = Laminar Air FLow) quasi eine mechanische Reinigung und damit eine Keimzahlreduktion zu erreichen. Erst in den letzten 15 Monaten seiner etwa 9-jährigen Studie war auch eine Filterung für Partikel bis zu 2 µm möglich. Allerdings muss man berücksichtigen, dass Charnley ursprünglich in einem Operationssaal mit – im Vergleich zu damaligen Standards in US-amerikanischen Operationssälen – nahezu unbehandelter Luft operierte [455].

> **Merke**
>
> Die Bezeichnung „Laminar-Air-FLow" (LAF) sagt nur etwas aus über die Art der Luftströmung, nicht jedoch über die Art der Luftfilterung. Eine laminare Luftströmung (meist in vertikaler, seltener in horizontaler Richtung) kann daher auch mit völlig ungefilterter Luft erzeugt werden. Ob jedoch eine laminare Strömung überhaupt aufrechterhalten werden kann, hängt entscheidend davon ab, ob mechanische Hindernisse vorhanden sind, die den laminaren FLuss der Luft ablenken – eine einschränkende Situation, die in jedem Operationssaal schon durch die Operationslampen gegeben ist.

Charnleys Reinraumkammer stand in einem konventionellen Operationssaal (und konnte dort nach Bedarf auf- und abgebaut werden) und hatte eine Grundfläche von ca. 2,15 × 2,15 m, sodass nur der Operateur und zwei Assistenten sowie der Unterkörper des Patienten darin Platz hatten (siehe Abb. 5.1).

Der Anästhesist arbeitete außerhalb an der einen Seite der Kammer, wo der Patient mit seinem Oberkörper herausragte. Gegenüber an der anderen Seite war die Instrumentierschwester ebenfalls außerhalb positioniert, um bei Bedarf zusätzliche Instrumente durch eine kleine Öffnung in die Kammer zu reichen; die erforderlichen Instrumentensiebe hatten die Operateure schon am Anfang mit in die Kammer genommen, sodass sie sich dort selbst bedienen konnten. Diese beiden Seiten waren durch Tücher zugehängt, sodass der Luftstrom innerhalb der Kammer durch diese Öffnungen nicht nachhaltig gestört wurde.

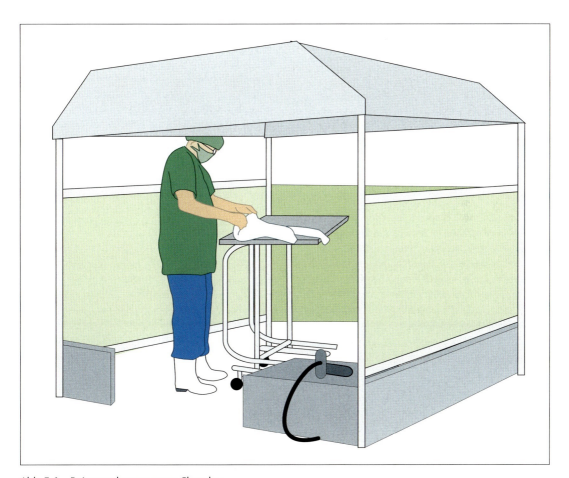

Abb. 5.1 Reinraumkammer von Charnley.

In den 1950er-Jahren herrschte die Auffassung, dass die Ursachen für postoperative Infektionen im Operationsgebiet wohlbekannt seien: Erregerreservoire seien zum einen der Nasen-Rachen-Raum des Operationsteams und zum anderen die Luft im Operationssaal [464]. „Aseptisches" Operieren sei mit den klassischen Regeln der Asepsis nicht realisierbar. Daraus entstand die Idee, das Prinzip der damals eben etablierten keimfreien Laboratorien aus der tierexperimentellen Forschung auf die Situation beim Operieren zu übertragen [464].

Der bekannteste Exponent dieser Forschungsrichtung war der britische Orthopäde J. Charnley. Er hatte 1958 nach Einführung einer neuen Operationstechnik mit Totalendoprothese (TEP) des Hüftgelenks eine ungewöhnlich hohe Rate postoperativer Infektionen im Operationsgebiet von 9,5 % zu verzeichnen [150, 152, 153]. Auffallend war für ihn, dass die Inzidenz von Wundinfektionen nach Arthrodese des Hüftgelenks wesentlich niedriger war, obwohl

- die technischen Anforderungen dieser Operation ebenso hoch waren wie beim Hüftgelenkersatz,
- der Eingriff ebenfalls die Implantation eines Fremdkörpers (allerdings in Form einer Metallschraube) einschloss und
- darüber hinaus von denselben Operateuren in denselben Operationssälen durchgeführt wurde.

Der Operateur und seine Assistenten trugen unter ihren Operationskitteln aus impermeablem Material eine Absaugvorrichtung, um die von der Körperhaut ständig abgegebenen Hautschuppen nicht an die Außenluft der Reinraumkammer gelangen zu lassen. Diese Vorrichtung – Body-exhaust-System – wurde in späteren Jahren modifiziert und von anderen Untersuchern ebenfalls eingesetzt (siehe Kap. III).

Hautschuppen. Jeder Mensch setzt täglich eine Vielzahl von Hautschuppen frei, von denen ein Teil Bakterien trägt; die meisten sind so klein und leicht, dass sie nicht sedimentieren, sondern in der Luft schweben [122, 342, 419, 577]. Diese Emissionen von bakterientragenden Hautschuppen können bei Mitgliedern des Operationsteams insbesondere dann von Bedeutung sein, wenn eine Person darunter ist, die virulente Erreger streut. Aber nicht jede Person, die pathologisch besiedelt ist, gibt diese Erreger in stärkerem Maß in die Umgebung ab als die Keime der normalen Hautflora.

Ausbrüche postoperativer Infektionen im Operationsgebiet (z. B. verursacht durch A-Streptokokken) können darauf beruhen, dass einzelne Personen unbemerkt und trotz Beachtung der Regeln der Asepsis potenziell pathogene Bakterien in die Umgebung abgeben [419]. Dabei können bakterientragende Hautschuppen (Durchmesser ca. 20 µm) entweder durch die Baumwoll-Bereichskleidung (zweidimensional regelmäßiges Gewebe mit einer „Porengröße" von ca. 80 µm) direkt hindurch oder an den Öffnungen der Bekleidung (Saum, Halsbereich) austreten (siehe Abb. 5.**2**). Insofern schützen sterile Kittel aus impermeablem Material allein nicht vor der Abgabe von Hautschuppen, solange nicht eine ebenfalls für Hautschuppen impermeable Bereichskleidung darunter getragen wird, bei der die Hosenbeine an den Knöcheln mit Bündchen fest anliegen. Ansonsten nämlich entweichen die Hautschuppen z. B. am Saum des Kittes erleichtert durch einen leichten Überdruck, der sich unter dem Kittel bedingt durch den impermeablen Stoff, der auch die Luftzirkulation einschränkt, aufbaut [810].

Die in zahlreichen Operationsabteilungen verbreitete Regel, die Hosenbeine der Bereichskleidung in die Strümpfe und den Kasak in die Hose zu stecken, ist eine ungeeignete Maßnahme, weil sie nicht berücksichtigt, dass der Baumwollstoff der üblichen Bereichskleidung für Hautschuppen durchlässig ist [577].

Körperabsaugung. Einen typischen sog. „total body exhaust gown" zeigt die Abbildung 5.**3**: Kittel und Kopfbedeckung waren für Hautschuppen undurchlässig (Kunstfaser mit dreidimensional unregelmäßigem Fadenverlauf und unterschiedlich großen „Poren", durch die die Luft zwar zirkulieren kann, Hautschuppen aber nicht nach außen gelangen können, weil sie im Fasernetz hängen bleiben). Infolge der kontinuierlichen Absaugung wird durch kleine Öffnungen beidseits der Nase Luft unter die Kopfbedeckung gezogen, sodass an diesen Stellen kein Luftaustritt möglich ist, der Träger aber zum Atmen ausreichend mit Frischluft versorgt wird und auch die Brille nicht beschlägt. Der Hauptteil der Luft wird dabei am Saum des Kittels (ca. 40 cm

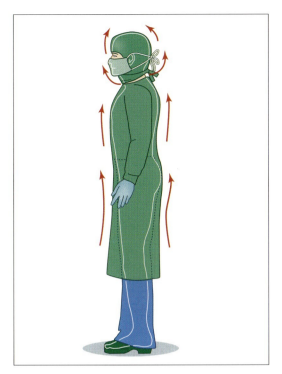

Abb. 5.2 Körperemissionen (Austritt der Hautschuppen).

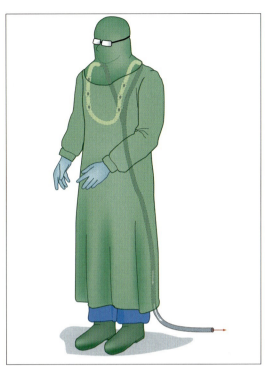

Abb. 5.3 Total body exhaust suit.

über dem Boden) angesaugt und in Brusthöhe durch den wie eine lange Halskette um den Hals gelegten Schlauch, der dort kleine Öffnungen hat, abgesaugt. Damit ist eine ständige Luftzirkulation unter dem Kittel vorhanden, die Emissionen kontaminierter Hautschuppen jedoch werden durch den Sog nach außen abgeführt, ohne an den Öffnungen (Saum) in die umgebende Luft entweichen zu können.

Es ging also bei der Körperabsaugung nicht um die Absaugung der natürlicherweise mikrobiell belasteten Atemluft, wie es wiederholt missverstanden wurde. Vielmehr trugen Charnley und seine Assistenten (zum Schutz des Operationssitus vor direkter Sedimentation von Partikeln ausgehend vom Kopf-Hals-Bereich) zu Beginn der langjährigen Studie unter einer aufwendigen, die Haare, das Gesicht bis auf die Augen und den Hals einschließenden Kopfbedeckung eine Absaugvorrichtung, über die die Luft aus der Reinraumkammer angesaugt wurde [153]. Die Absaugung diente einerseits der Versorgung des Trägers mit Frischluft, weil dieser durch die Kopfbedeckung, die das Gesicht bis auf die Augen einschloss, anderenfalls nicht genügend mit Sauerstoff versorgt worden wäre; andererseits sollten sowohl das CO_2 als auch die Feuchtigkeit der abgeatmeten Luft abgeführt werden, um nach einigen Stunden des Operierens eine Erschöpfung wie in einem „türkischen Bad" zu verhindern [153]. Der Schlauch, über den die Luft unterhalb der sauberen, aber nicht sterilen Kopfbedeckung und unterhalb des sterilen Kittels abgesaugt wurde, verlief am Rücken des Trägers nach unten. Es handelte sich also primär bei Charnleys Untersuchung nur um eine partielle Körperabsaugung, weil die Emissionen der Haut unterhalb des Kopfes nicht optimal in die Absaugung eingeschlossen waren. Dies gelang erst mit den späteren Modellen des „total body exhaust suit", die auch Charnley im weiteren Verlauf seiner Studie verwendete.

Das Missverständnis, dass es sich um eine „Atemluftabsaugung" handeln würde, um die Keime der Nasen-Rachen-Flora nicht in die Nähe des Operationssitus gelangen zu lassen, führte zumindest in Deutschland dazu, dass in einigen knochenchirurgischen Abteilungen neben den auch in anderen operativen Fächern üblichen Operationskitteln bis heute eine Helmabsaugung verwendet wird. Die Körperabsaugung war bei den Chirurgen wegen der durch den Schlauch eingeschränkten Bewegungsfreiheit nicht beliebt, waren sie ja quasi „an die Leine gelegt". Die Helme dagegen waren offenbar akzeptabel und verschafften ein – allerdings falsches – Gefühl von Sicherheit, denn ein Effekt dieser partiellen Absaugung war nie nachgewiesen worden.

Mit der Reinraumkammer wollte Charnley die Frage klären, ob die Luft als Erregerreservoir infrage käme oder ob die Ursache der Infektionen im implantierten Kunststoffmaterial gesucht werden müsste. Die Studie, die 1969 abschließend publiziert wurde, umfasste den Zeitraum von Januar 1959 bis September 1967 mit insgesamt 2085 aufeinanderfolgenden Hüftgelenksersatz-Operationen und war in 4 Phasen unterteilt [150].

Studie von J. Charnley [150]
Phase 1 umfasste einen Zeitraum von nahezu 3 Jahren (35 Monate) mit insgesamt 190 Eingriffen. Es wurde in einem Operationssaal mit einfacher Lüftungsanlage, die Luft aus den angrenzenden Fluren ansaugte, operiert. Die mittels Sedimentationsplatten ermittelte Keimzahl betrug 80–90 KBE (= Kolonie-bildende Einheiten) pro Platte und pro Stunde Exposition. In dieser Phase trat bei 8,9 % der Eingriffe eine postoperative Wundinfektion auf.
Phase 2 beschränkte sich auf nur 7 Monate mit einer Gesamtzahl von 108 Eingriffen. In dieser Zeit wurde erstmals mit einem Prototyp einer Reinraum-Kammer operiert, die jedoch nicht den beabsichtigten laminaren Luftstrom und nur etwa 10 Luftwechsel pro Stunde erzeugte. Die durchschnittliche Keimzahl auf den Sedimentationsplatten pro Stunde lag bei 25 KBE. Die Wundinfektionsrate betrug 3,7 %.
Phase 3 erstreckte sich über fast 4 Jahre (45 Monate) mit 1079 TEP-Implantationen. Es wurde in dieser Zeit mit einem verbesserten Prototyp der Reinraum-Kammer gearbeitet, mit der 130 Luftwechsel pro Stunde (eine im Übrigen enorme Zahl) und eine durchschnittliche Keimzahl von nur 1,8 KBE pro Platte und Stunde erreicht werden konnten. Die Inzidenz von postoperativen Infektionen im Operationsgebiet war mit 2,2 % noch niedriger.
Phase 4 umfasste 15 Monate mit 708 TEP-Eingriffen. Erst in dieser Zeit stand die endgültige aus den beiden Prototypen hervorgegangene Reinraum-Kammer zur Verfügung, mit der sogar das Extrem eines 300-fachen Luftwechsels pro Stunde erreicht werden konnte. Außerdem war in dieser Phase die Luftfilterung bis zu einer Partikelgröße von 2 µm möglich. Im Effekt war die Luft nahezu steril. Die Wundinfektionsrate betrug 1,3 %.

Charnley war zunächst davon überzeugt, dass der eindrucksvolle Rückgang der Zahl postoperativer Wundinfektionen nach Hüft-TEP-Implantationen – von initial 8,9 % auf schließlich nur noch 1,3 % – auf den Einsatz der Reinraumkammer zurückzuführen war, dass also die Luft als Erregerreservoir für postoperative Infektionen im Operationsgebiet nach Hüftgelenkersatz eine maßgebliche Rolle spielt [150]. Gleichwohl konstatierte er schon in der Originalarbeit bezogen auf eine Änderung in der Technik des Wundverschlusses (beginnend im zweiten Teil von Phase 3 der Studie), dass auch andere Faktoren, wie nämlich eine kontinuierlich verbesserte Operationstechnik, bei dieser 8,5 Jahre dauernden Studie einen wesentlichen Einfluss gehabt haben müssten [150].

Interessante Aspekte zeigt die Auswertung des Erregerspektrums der beobachteten postoperativen Wundinfektionen, denn die Ergebnisse sprechen insgesamt gegen die These der Luft als Erregerreservoir:
- Staphylococcus aureus (S. aureus) dominierte in allen Phasen der Studie mit mehr als 50 % aller Fälle.
- An 4. Stelle der häufigsten Erreger stand Proteus mirabilis (früher: „Bacillus proteus").
- Erst an 5. Stelle der Häufigkeit kamen koagulasenegative Staphylokokken (KNS; früher: S. albus).

Mit etwa 20 % war ein wesentlicher Rückgang bei klinischen Infektionen zu verzeichnen, die kein Wachstum von Bakterien zeigten.

Reaktionen in der Fachliteratur

Schon damals wurde in der Fachwelt kritisiert, die Studie würde einige wesentliche Einschränkungen aufweisen, weil zeitgleich mit dem Einsatz der Reinraumkammer – sowie darüber hinaus auch noch im Verlauf der Studie – weitere Parameter geändert wurden, deren Einfluss auf den Rückgang der Inzidenz postoperativer Wundinfektionen nicht unberücksichtigt bleiben könne [455–458]. Dazu gehörten zusätzlich zu den Änderungen in der chirurgischen Technik folgende Maßnahmen:
- Vollständige Bedeckung der Köpfe des Operationsteams anstelle der üblichen Hauben und Masken,
- Operationskittel aus undurchlässigem Material anstelle von Baumwolle,
- Vollständige Körperabsaugung,
- Generell zwei Paar Operationshandschuhe,
- Extreme Sorgfalt in der Praktizierung der klassischen Asepsis,
- Unterbindung jedes Personalwechsels in der Operationskammer während der Operation,
- Keine Zulassung von Besuchern während der Operation.

Darüber hinaus stellten damals viele Orthopäden fest, dass sie anfangs beim Einsatz der neuen Operationstechnik mehr Wundinfektionen zu verzeichnen hatten als später, nachdem sie mit der neuen Methode vertraut waren. Sie führten die Reduktion deshalb auf eine schnellere und zunehmend atraumatische Operationstechnik zurück, ferner auf die Verwendung von doppelten Handschuhen sowie auf organisatorische Maßnahmen, die die Zahl der anwesenden Personen einschränkte.

Charnleys weitere Entwicklung

Bereits 1970 äußerte sich Charnley in einem Leserbrief im Lancet im Gegensatz zu seiner früheren Auffassung dahingehend, dass das LAF-Prinzip für Operationen keine Bedeutung habe, und er hielt es für äußerst wichtig, zu einer abschließenden Beurteilung darüber zu kommen, wie Operationssäle belüftet werden sollen, bevor Krankenhausarchitekten unwiderruflich festgelegt seien und stellte vor allem folgende Faktoren als bedeutsam für die Prävention von postoperativen Infektionen im Operationsgebiet heraus [154]:
- Die Kontamination der Luft im Operationssaal muss durch eine undurchlässige Kleidung mit Körperabsaugung für das Operationsteam verhindert werden.
- Die Operationskammer muss so konstruiert sein, dass sie das Operationsteam vom übrigen Raum isoliert; die gefilterte Luft kann dann auch turbulent strömen, weil sie sauber ist.
- Eine Filterung der Luft für Partikel < 1–2 µm ist nicht erforderlich, weil Bakterien größer sind (ca. 5 µm). Damit sind nur noch vergleichsweise kleine Lüftungsanlagen erforderlich und der finanzielle Aufwand ist wesentlich geringer.

Die Auswirkungen von Charnleys Untersuchungen

Die eigene Einschätzung [154] des ehemaligen Vorreiters für das Operieren unter LAF-Bedingungen wurde jedoch von der Fachöffentlichkeit nicht mehr wahrgenommen: Die LAF-Idee hatte sich verselbstständigt. Viele Operateure aller chirurgischen Fachdisziplinen meinten, ebenfalls über die neue RLT-Technik in ihren Operationssälen verfügen zu müssen, um postoperative Wundinfektionen zu verhüten [457], obwohl naturgemäß Charnleys klinisch-orthopädische Untersuchung [150] keinen Aufschluss darüber geben konnte, ob und, wenn ja, inwieweit die Luft als Erregerreservoir für postoperative Wundinfektionen außerhalb von Implantationsoperationen von Bedeutung ist. Bei Eingriffen ohne Implantation großer Fremdkörper, also bei der überwiegenden Zahl von Operationen aller Kategorien von „aseptisch" bis „septisch", gab und gibt es bis heute keinen Hinweis darauf, dass die normalerweise in der Luft vorkommenden Keime, wie KNS oder Corynebakterien, für postoperative Wundinfektionen verantwortlich sind, weil sie nur in Ausnahmefällen als Erreger identifiziert werden können – und auch in diesen Fällen mindestens ebenso wahrscheinlich aus der körpereigenen Flora des Patienten stammen können. Bereits in den 1960er-Jahren wurde die Auffassung vertreten, dass die meisten Wundinfektionen aus dem endogenen Erregerreservoir

der Patienten stammen [9]. Seit dieser Zeit gibt es in der anglo-amerikanischen Fachliteratur die Differenzierung zwischen sog. konventionellen und LAF-Lüftungsanlagen [455–458]:
- „Konventionelle" RLT-Anlagen haben bei turbulenter Mischströmung eine (meist) 3-fache Luftfilterung mit endständigen (d. h. unmittelbar vor dem belüfteten Raum angebrachten) sog. Schwebstofffiltern, mit denen sehr kleine und deshalb „schwebende" Partikel zurückgehalten werden können (engl. HEPA-Filter = High Efficiency Particulate Air).
- LAF-Anlagen produzieren heute meist – bei gleichzeitig HEPA-gefilterter Luft – eine turbulenzarme Verdrängungsströmung, die den zu schützenden Operationsbereich (heute ohne Reinraumkammer) umströmt und einer regelrechten laminaren Strömung theoretisch relativ nahe kommt, sofern keine mechanischen Widerstände den ungehinderten Luftstrom unterbrechen.

Operationen unterschiedlicher Fachrichtungen

Nur in wenigen klinischen, vorwiegend jedoch nicht kontrollierten, randomisierten Studien wurde – als Antwort auf die Studie von Charnley – der Einfluss der Luft auf die Inzidenz postoperativer Infektionen im Operationsgebiet untersucht. Insbesondere gering ist die Zahl solcher Studien außerhalb von orthopädischen Implantationsoperationen. Im Folgenden werden Untersuchungen aus verschiedenen chirurgischen Fachgebieten – teilweise unter Einschluss von TEP-Operationen – vorgestellt.

Randomisierte, kontrollierte Studie
- Sie gelten als Goldstandard in der medizinischen Forschung, sind aber wegen der methodischen hohen Anforderungen auch für Fehler anfällig.
- Interventionsstudien (Prävention oder Therapie)
- Zuordnung der Studienteilnehmer zur Gruppe mit oder ohne Intervention nach dem Zufallsprinzip, dadurch theoretisch beide Gruppen identisch und alle ermittelten Unterschiede interventionsbedingt

- Dennoch sind Verzerrungen möglich, z. B.
  - durch unzulängliche Randomisierung oder
  - weil durch Ausschlusskriterien nicht jeder mögliche Patient in die Studie aufgenommen wird oder
  - durch die Weigerung von Patienten, an der Studie teilzunehmen, oder
  - weil die Einschlusskriterien zur Folge haben, dass die Auswahl der Studienpatienten nicht repräsentativ ist für Patienten mit der Erkrankung.

Altbau vs. Neubau

Von Seropian und Reynolds wurde 1969 eine Untersuchung veröffentlicht, bei der die postoperativen Wundinfektionsraten nach Eingriffen in baulich-technisch völlig unterschiedlich konzipierten Operationsabteilungen zweier Krankenhäuser verglichen wurden, in denen aber dasselbe Operationspersonal tätig war [711]:
- Das eine war ein 1907 gebautes Krankenhaus mit einer vom Publikumsverkehr nicht abgeschlossenen Operationsabteilung mit Fensterlüftung. In diesem Krankenhaus musste das Operationspersonal nach dem Umkleiden und sogar nach der chirurgischen Händedesinfektion einen kliniköffentlichen Verkehrsweg queren, um in die Operationsabteilung zu gelangen.
- Das andere war ein damals neues Gebäude mit moderner abgeschlossener Operationsabteilung und eigener, aber nicht näher beschriebener RLT-Anlage.

Die Tatsache, dass in beiden Krankenhäusern sowohl dasselbe Personal arbeitete als auch die gleichen prä- und postoperativen Maßnahmen bei der Patientenversorgung und bei der Ermittlung der postoperativen Infektionen etabliert waren, stellte eine einzigartig kontrollierte Situation dar und wurde genutzt, um den baulich-technischen Einfluss – und damit auch die unterschiedliche Kontamination der Luft in den Operationssälen – auf die Inzidenz postoperativer Wundinfektionen zu untersuchen. Folgende Ergebnisse wurden beschrieben:
- Erwartungsgemäß waren die Luftkeimzahlen in der modernen Operationsabteilung in allen

Bereichen deutlich, und zwar 4- bis 8-fach niedriger als die vergleichbaren Zahlen in der alten Operationsabteilung.
- Nicht erwartungsgemäß dagegen waren die postoperativen Wundinfektionsraten im alten Krankenhaus signifikant niedriger als im neuen Krankenhaus. Dies galt durchgehend für alle Operationskategorien (große bzw. kleine Eingriffe, Eingriffe bei Erwachsenen oder Kindern, alle Kontaminationsklassen, Notfalloperationen oder elektive Eingriffe) und galt auch nach Adjustierung der Raten entsprechend der Operationskategorie.

Insgesamt lag die Wundinfektionsrate im neuen Krankenhaus bei 3,5 %, im alten Krankenhaus aber bei 1,8 %. Dieses Ergebnis war umso überraschender, als in dem alten Krankenhaus die Patientenpopulation mit dem höheren Allgemeinrisiko versorgt wurde: ökonomisch benachteiligte Bevölkerungsschicht, höheres Lebensalter, höhere Zahl von Patienten mit chronischen Krankheiten, schlechterem Ernährungszustand und Anämie. Dass dennoch in dieser Institution trotz höherer Luftkontamination im Operationssaal die Infektionsraten niedriger waren, ist ein Ergebnis, für das die Autoren keine Erklärung hatten, das aber in ähnlicher Weise bereits in anderen Untersuchungen beobachtet worden war [68, 355].

Schlussfolgerung. Die Ergebnisse dieser Untersuchung sind interessant, leisten aber keinen Beitrag dazu, die Frage nach der Bedeutung der Luft als Erregerreservoir zu beantworten.

Kontamination der Herz-Lungen-Maschine

In einer kleinen orientierenden Untersuchung bei offener Herzchirurgie fanden Blakemore et al. 1971 bakterielle Kontaminationen des Blutes aus der Herz-Lungen-Maschine (HLM) in 75 % der Fälle [79]. Dabei wurden Bakterien, die in der Luft nachweisbar waren, auch im Blut der HLM sowie einiger Patienten gefunden. Bei zwei dieser Patienten war dies mit einer klinisch relevanten Infektion verbunden. Als Hauptursache wurde die – bei diesen Operationen streckenweise kontinuierlich eingeschaltete – Absaugung von Blut angesehen, über die über lange Zeit Luft angesaugt und in die HLM geführt wird.

Schlussfolgerung. Die im Blut der HLM nachgewiesenen Bakterien wurden möglicherweise durch die stetige Absaugung aus der Luft eingefangen, ein Risiko, das sich leicht dadurch zumindest reduzieren ließe, dass die Absaugung abgeschaltet wird, wenn sie nicht benötigt wird. Darüber hinaus jedoch sagen die Ergebnisse über das Risiko der Luft als Erregerreservoir für postoperative Wundinfektionen nichts aus, da das aktive Ansaugen der Luft quasi zu einer Anreicherung von Luftkeimen in der HLM führte.

Endogene Flora als Erregerreservoir

Shaw et al. berichteten 1974 über die Untersuchung der Frage, welche Rolle die Kontamination der Luft bei der Entstehung postoperativer Wundinfektionen in der Allgemeinchirurgie spielt [715]. Die Operationssäle waren mit einer konventionellen RLT-Anlage ausgestattet. Luftkeimzahlbestimmungen vor, während und nach der Operation zeigten sehr niedrige Werte grampositiver Bakterien, die auch nach aufeinanderfolgenden Eingriffen nicht erhöht waren. Die dominierenden Erreger postoperativer Wundinfektionen waren gramnegative Bakterien. Damit vereinbar ist die Tatsache, dass die meisten Wundinfektionen im Bereich der Leiste, des proximalen Oberschenkels und des Perineums lagen.

Schlussfolgerung. Die Autoren zogen den auch heute noch zutreffenden Schluss, dass in der Allgemeinchirurgie das postoperative Wundinfektionsrisiko abhängig ist von der Art der Operation und damit von der Lokalisation der Inzision: Ein Einfluss der Luft als Erregerreservoir sei mit diesen Ergebnissen nicht vereinbar.

Retrospektiv vs. prospektiv und zahlreiche Änderungen im Verlauf

Clark et al. berichteten 1976 über eine Untersuchung in der Herzchirurgie, die aus einem retrospektiven und einem prospektiven Teil bestand

[166]. Retrospektiv wurden für die Jahre von 1966 bis 1970 alle oberflächlichen und tiefen Wundinfektionen sowie Kunstklappeninfektionen ausgewertet und mit den zwischen 1970 und 1974 erhobenen prospektiven Daten verglichen.

1970 war zum einen eine moderne Operationsabteilung mit vertikalem LAF in Betrieb genommen worden. Zusätzlich wurden aber verschiedene andere Maßnahmen eingeführt und zwar insbesondere die Verwendung von Operationskleidung und Abdeckmaterial aus impermeablen Stoffen, die routinemäßige perioperative Antibiotikaprophylaxe bei Herzklappenersatz mit einem gegen Staphylokokken wirksamen Antibiotikum sowie ein Schulungsprogramm für das Operationspersonal mit mikrobiologischen Kontrollen der Hände (vor oder nach chirurgischer Händedesinfektion) sowie Untersuchungen von Nase und Rachen. Die Operationstechnik sei im gesamten Zeitraum von acht Jahren nicht geändert worden.

Die Wundinfektionsraten lagen in der retrospektiven Periode bei insgesamt 6,6 % im Vergleich zu 3,3 % in der prospektiven Phase, bei den Herzklappenoperationen waren die analogen Werte 5,6 % bzw. 1,4 %.

Die Luftkeimzahlen waren im neuen LAF-Saal um das 10-Fache niedriger als in den konventionell belüfteten Operationssälen der Klinik.

Das Schulungsprogramm hatte eine verbesserte Händehygiene zur Folge; außerdem wurde die Zahl der im Operationssaal anwesenden Personen reduziert.

Schlussfolgerung. Zusammengenommen wurden mit Beginn der prospektiven Phase in dieser Studie so viele Faktoren geändert, dass es nicht möglich ist, auch nur eine vage Aussage über den tatsächlichen Einfluss der modernen Raumklimatisierung zu machen, ganz abgesehen davon, dass als Kontrolle eine retrospektive Auswertung verwendet wurde.

Alt vs. neu bzw. ohne vs. mit RLT-Anlage

Drake et al. stellten 1977 eine prospektive konsekutive Kohorten-Studie mit 156 Patienten vor, von denen 83 in einem alten Operationssaal mit einfacher Belüftung und minimaler Filtration der Luft (Phase 1) operiert wurden [213]. In Phase 2 wurde in einer neu in Betrieb genommenen Operationsabteilung mit HEPA-gefilterter Luft gearbeitet. Die operativen Eingriffe waren in Phase 1 bzw. 2 folgendermaßen verteilt:
- Aseptische Eingriffe: 69 % bzw. 71 %,
- Bedingt-aseptische Eingriffe: 17 % bzw. 19 %,
- Septische Eingriffe: 14 % bzw. 10 %.

Umfangreiche Umgebungsuntersuchungen zeigten zwar eine geringere Kontamination in der neuen Operationsabteilung, aber der Effekt war wesentlich geringer als erwartet. Kein Einfluss war bei der Inzidenz postoperativer Infektionen im Operationsgebiet zu beobachten.

Schlussfolgerung. Die Untersuchung ist vom Studiendesign und vom Umfang der eingeschlossenen Operationen nicht geeignet, weitreichende Schlussfolgerungen zu ziehen. Bei den wenigen Daten, die insgesamt zu dieser Frage zur Verfügung stehen, liefern die Ergebnisse jedoch einen, wenn auch nur begrenzten, Beitrag zu der Aussage, dass die Luft als Erregerreservoir für postoperative Wundinfektionen keine wesentliche Bedeutung hat.

S. aureus in der Wunde aus der Luft?

Von Bengtsson et al. wurden 1979 eine weitere prospektive Studie publiziert [59]. Sie erstreckte sich über 3 Jahre und umfasste nahezu 3000 allgemeinchirurgische und orthopädische Eingriffe in einer neu in Betrieb genommenen Operationsabteilung mit konventioneller Belüftung der Operationssäle. Die Untersuchung wurde in vier Operationssälen durchgeführt, von denen einer mit einem Deckenfeld über dem Operationstisch für die zugeführte Luft ausgestattet war. Umfangreiche mikrobiologische Umgebungsuntersuchungen mit wöchentlichen Nasen-Rachen-Abstrichen beim Personal, präoperativen Abstrichen von Nasen, Rachen, Haut und Perineum bei den Patienten und mit Aufstellung von Sedimentationsplatten zur Untersuchung der Luft wurden durchgeführt.

Dabei fanden sich geringe Gesamtluftkeimzahlen (9–15 KBE/m³/min) mit durchschnittlichen Keimzahlen von S. aureus zwischen 0,03 und 0,06 KBE/m³/min. Bei Eingriffen der verschiedenen Kontaminationsklassen (kontaminierte Eingriffe an Kolon und Rektum einerseits und saubere bzw. sauber-kontaminierte Eingriffe an Gallenblase und Niere andererseits) gab es keine Unterschiede in der Luftkeimzahl. Außerdem fand sich keine Korrelation zwischen der Luftkeimzahl insgesamt und der Inzidenz von Wundinfektionen einerseits bzw. zwischen der Konzentration von S. aureus in der Luft und der Inzidenz von durch S. aureus verursachten Wundinfektionen andererseits. Durch Vergleich der aus der Luft isolierten S. aureus-Isolate mit den Patientenisolaten bei postoperativer Wundinfektion mittels Phagentypisierung wurde in ca. 13 % der Fälle eine Übereinstimmung festgestellt. In diesen Fällen habe es sich möglicherweise um exogene Erregerübertragungen aus der Luft gehandelt.

Schlussfolgerung. Nach Auffassung der Autoren ist die Zahl der möglicherweise aerogen erworbenen postoperativen Wundinfektionen gering, die meisten Wundinfektionen seien jedenfalls endogenen Ursprungs. Wie hoch der Grad der Übereinstimmung der Isolate aus der Luft und den Wunden gewesen wäre, wenn man die heute verfügbaren, ungleich genaueren molekularbiologischen Typisierungsverfahren hätte anwenden können, bleibt unklar.

Einfluss des Raumklimas: defekte RLT-Anlagen

Everett und Kipp berichteten 1991 über ihre Beobachtung, dass die Zahl postoperativer Wundinfektionen in einem Krankenhaus mit zunehmender Insuffizienz der RLT-Anlage (erkennbar an hoher Temperatur und Luftfeuchtigkeit in der warmen Jahreszeit) anstieg und nach Erneuerung der RLT-Anlage mit verbesserten raumklimatischen Bedingungen wieder deutlich rückläufig war [241]. Allerdings hoben die Autoren auch hervor, dass selbst in der Phase erhöhter Wundinfektionsinzidenz die Infektionsraten im nationalen Vergleich unterhalb der publizierten Raten lagen. Sie führten jedoch z. B. nicht aus, ob das Operationsspektrum im Untersuchungszeitraum homogen war und ob sie die in ihrem Krankenhaus beobachteten erhöhten Wundinfektionsraten auf eine erhöhte Kontamination der Luft im Operationssaal bedingt durch die unzureichend ausgelegte RLT-Anlage zurückführten oder ob sie dafür eher eine direkte bzw. indirekte Kontamination des Operationsfeldes durch das vermehrte Schwitzen des Operationsteams verantwortlich machten.

Schlussfolgerung. Diese Arbeit leistet keinen Beitrag dazu, eine Aussage über das aerogene Infektionsrisiko beim Operieren zu machen.

Koagulasenegative Staphylokokken und Ventrikelshunts

Duhaime et al. fanden in einer 1991 publizierten prospektiven Studie bei 111 konsekutiven Ventrikelshuntoperationen eine Korrelation zwischen positiven Umgebungskulturen und Liquorkulturen, obwohl die Isolate nicht immer identisch waren [220]. Die positiven Liquorkulturen waren allerdings nicht mit symptomatischen Shuntinfektionen assoziiert. Am häufigsten wurden KNS isoliert. Dabei waren die Keimzahlen in unmittelbarer Nähe der Inzision am höchsten.

Schlussfolgerung. Diese Ergebnisse lassen nicht auf einen aerogenen Ursprung der Bakterien schließen; möglicherweise stammen die KNS durch direkte Sedimentation von der Haut des Operateurs.

Alt vs. neu: Bau und RLT-Anlage

In einer anderen Untersuchung aus dem Jahre 1996 wurden von van Griethuysen et al. der Effekt einer nach moderner architektonischer und lüftungstechnischer Konzeption geplanten Operationsabteilung auf die Inzidenz postoperativer Wundinfektionen im Vergleich zu den entsprechenden Zahlen in der Zeit davor, als die Operationsabteilung in einem alten 1926 in Betrieb genommenen Krankenhaus untergebracht war, geprüft [295]. Personelle Veränderungen bei den Operateuren waren mit dem Umzug nicht verbunden. Sämtliche Daten wurden prospektiv während jeweils 9 Monaten vor und nach dem Umzug erhoben. Erfasst wurden dabei 2905 im alten Krankenhaus und 2935 in der neuen Operationsabteilung vorgenommene allgemeinchirurgische (inkl. Gefäß- und Thoraxoperationen) und orthopädische Eingriffe. Patienten nach Gelenkimplantationen wurden ein Jahr lang beobachtet, alle anderen Patienten bis 4 Wochen postoperativ.

Die Luftkeimzahlen (Reuter-Centrifugal-Sammler) waren in den neuen Operationssälen signifikant niedriger als in den alten. Trotz dieser Reduktion der Luftkeimzahlen (und der anderen Verbesserungen, die mit der baulich-technischen Konzeption des Neubaus verbunden waren) fand sich aber kein Unterschied in der Inzidenz postoperativer Wundinfektionen. Dies galt auch für die orthopädischen Eingriffe mit Gelenkimplantation, obwohl in der neuen Operationsabteilung für diese Eingriffe nicht nur ein LAF-System installiert war, sondern bei den Operateuren auch eine partielle Körperabsaugung (ohne Helmabsaugung) durchgeführt wurde.

Schlussfolgerung. Nach Ansicht der Autoren weisen die Ergebnisse darauf hin, dass die baulich-technischen Veränderungen in der neuen Operationsabteilung, die sämtlich nur die Reduktion von Wundinfektionen aus exogenen Erregerreservoiren zum Ziel hatten, wenig zu deren Reduktion beigetragen hätten; wichtig dagegen sei, die etablierten Maßnahmen zur Prävention von endogenen und exogenen Wundinfektionen (vor allem präoperative Desinfektion des Operationsfeldes, Antibiotikaprophylaxe, sorgfältige und schonende Operationstechnik, chirurgische Händedesinfektion, sterile Operationskleidung und sichere Instrumentensterilisation) zu beachten.

Einfluss von UV-Bestrahlung

Ebenfalls 1996 berichteten Brown et al. in einer prospektiven, offenen, über 4,5 Jahre dauernden Studie, in die insgesamt 1717 Patienten nach offener Herzchirurgie eingeschlossen waren, über ihre Ergebnisse mit einer direkten intraoperativen UVC-Bestrahlung des Operationsfeldes [102]. Die Mediastinitisrate lag danach bei 0,23 % und die Rate der tiefen Infektionen im Bereich der Inzision ohne Mediastinitis bei 0,12 % [352]. Nach Stratifizierung in Risikogruppen entsprechend CDC-Risiko-Index [189] waren die in dieser Studie beobachteten Infektionsraten in den Risikogruppen 0–1, in die die Mehrzahl der Patienten sowohl nach koronarer Bypass-Operation als auch nach Herzklappenersatz fallen, im Vergleich zu den US-amerikanischen NNIS-Raten von 1987–1994 [136] signifikant niedriger.

Schlussfolgerung. Für diese Studie gilt, dass wegen des fehlenden Kontrollkollektivs keine Aussage darüber möglich ist, ob die guten Operationsergebnisse auf die Verwendung der UVC-Strahlen oder auf eine außerordentlich gute Operationstechnik und Disziplin des Personals zurückgeführt werden können.

Fremdkörperimplantationen

Im Folgenden werden ausschließlich Studien aus der Orthopädie mit Fremdkörperimplantation vorgestellt, die teilweise zur selben Zeit wie Charnleys Untersuchungen, meist aber danach durchgeführt wurden.

Infektionsprävention: organisatorische Maßnahmen und LAF

Zeitgleich mit Charnleys Studie (1959–1969) [150] wurde von Wiley und Barnett eine Untersuchung durchgeführt und 1973 publiziert, bei der u. a. auch der Einfluss der bakteriellen Kontamination der Luft auf die Häufigkeit von Wundinfektionen untersucht wurde [813]. Es handelte sich um eine retrospektive Untersuchung bei insgesamt 364 Hüftgelenks-Endoprothesen nach Oberschenkelhalsfraktur. Im Verlauf der Studie wurden verschiedene Infektionspräventionsmaßnahmen neu eingeführt (bzw. nochmals betont), die das Risiko einer exogenen Wundkontamination verringern (Reduktion unnötiger körperlicher Aktivität und Gespräche des Personals, verbesserte Operationskleidung, zwei Paar Handschuhe etc.).

Es zeigte sich eine kontinuierliche Reduktion der Wundinfektionsrate schon allein durch die Beobachtung und die Hervorhebung der aseptischen Standard-Maßnahmen von anfangs 5 % auf zunächst 2 %. In der letzten Phase der Studie

(218 Eingriffe) wurde zusätzlich unter Reinraumbedingungen bei horizontalem LAF operiert, wobei eine weitere Senkung der Wundinfektionsrate auf 0,5 % beobachtet wurde. Die Autoren betonen, dass die Luftkeimzahlen bei und nach septischen Eingriffen nicht erhöht waren.

Schlussfolgerung. In dieser Studie wurde, wie bei Charnleys Untersuchung [150], nicht nur der Einfluss der Luftkontamination auf die Häufigkeit von Wundinfektionen geprüft, sondern es wurde ebenfalls eine Reihe anderer für die Reduktion exogener Wundkontaminationen wichtiger Maßnahmen eingeleitet bzw. dem Personal gegenüber erneut in ihrer grundlegenden Bedeutung für die Infektionsprävention betont. Außerdem muss, wie bereits an anderer Stelle erwähnt, berücksichtigt werden, dass im selben Zeitraum auch die Operationstechnik durch größere Vertrautheit mit der neuen Operationsmethode kontinuierlich verbessert werden konnte.

LAF und Helmabsaugung

Fitzgerald et al. berichteten in einer 1979 publizierten prospektiven Multicenterstudie über den Einfluss der raumlufttechnischen Ausstattung des Operationssaales auf die postoperative Wundinfektionsrate bei Hüftgelenksendoprothesen [254]. In den 4 beteiligten Zentren wurde entweder in Operationssälen mit vertikalem oder horizontalem LAF mit oder ohne Helmabsaugung oder in konventionell belüfteten Operationssälen operiert, und in 3 der 4 Zentren wurde routinemäßig eine perioperative Antibiotikaprophylaxe verabreicht. Die Dauer der Nachbeobachtung der Patienten erstreckte sich von < 1 Jahr auf bis zu 4 Jahre. Die Inzidenz tiefer Infektionen variierte in den beteiligten Zentren zwischen 0,5 % und 2,3 % und war nach Eingriffen in Operationssälen mit vertikalem LAF und Helmabsaugung am niedrigsten.

Schlussfolgerung. Die Ergebnisse der Studie wurden bereits von den Autoren nur sehr vorsichtig dahingehend interpretiert, dass die Rate tiefer Infektionen nach Hüftgelenksersatz möglicherweise durch den Einsatz einer RLT-Anlage mit LAF reduziert werden kann, zumal sie generell eine Nachbeobachtungszeit von 5 Jahren für erforderlich hielten.

LAF vs. konventionelle Belüftung

In einer retrospektiven, 1980 publizierten Studie von Ritter und Stringer wurden 176 Patienten nach Implantation einer Hüftgelenksendoprothese zwischen 1970 und 1971 für insgesamt 7 Jahre postoperativ verfolgt [641]. Von diesen Patienten waren 87 unter LAF-Bedingungen operiert worden, 89 in konventionell belüfteten Operationsräumen. Die Autoren wollten der Frage nachgehen, ob LAF-Systeme tatsächlich erforderlich seien, um die Häufigkeit von Wundinfektionen zu reduzieren, oder ob nicht die sorgfältige Beachtung der aseptischen Maßnahmen beim Operieren ausreichend sei, um die Patienten vor exogenen Wundinfektionen zu bewahren. Die Ergebnisse zeigten zwar beträchtliche, aber bei der geringen Fallzahl keine statistisch signifikanten Unterschiede zugunsten des LAF-Systems.

Schlussfolgerung. Die Autoren zogen den Schluss, dass mit einem LAF-System, das das Operationsfeld quasi vor den Einflüssen in der Umgebung abschirmt, die Tagesschwankungen der Luftkontamination (bedingt durch Anzahl und körperliche Aktivität des Personals, Anwesenheit von asymptomatischen Streuern etc.) auf ein Minimum reduziert werden können. Da dies eine retrospektive Untersuchung mit noch dazu sehr geringer Fallzahl war, ist die Aussagefähigkeit der Ergebnisse sehr begrenzt.

LAF, Körperabsaugung und Antibiotikaprophylaxe vs. konventionelle Belüftung und Baumwollkleidung

Ebenfalls retrospektiv werteten 1980 Nelson et al. eine konsekutive Serie von insgesamt 711 Hüftgelenksimplantationen aus, die von 4 Operateuren zwischen 1969 und 1975 durchgeführt wurden [564]. Bei 511 Erstoperationen kam es in 1,8 % zu einer Infektion und bei 200 Reoperationen in 3,5 % (Nachbeobachtung zwischen < 1 Jahr und 7 Jahren). Ein Operationssaal hatte eine konventionelle RLT-

Anlage, der andere einen horizontalen LAF. Das Personal trug im konventionell belüfteten Operationsraum nur Baumwollkleidung, im LAF-Saal entweder Baumwollkleidung oder Einmal-Operationskittel mit Körperabsaugung. Eine perioperative Antibiotikaprophylaxe wurde, wenn überhaupt, nur bei Operationen unter LAF-Bedingungen verabreicht. Am niedrigsten war die postoperative Infektionsrate mit 0,6 % bei den Eingriffen, die im LAF-Saal mit Körperabsaugung und perioperativer Antibiotikagabe vorgenommen wurden, am höchsten im konventionellen Operationsraum mit 7,6 %.

Schlussfolgerung. Die Ergebnisse der Studie sind wegen zahlreicher offener Fragen nicht als Beleg dafür anzusehen, dass die Reinraumsituation ein maßgeblicher Faktor für die niedrige Infektionsrate war, zumal eine perioperative Antibiotikaprophylaxe nur unter LAF-Bedingungen erfolgte. Die Autoren selbst bezeichneten ihre Ergebnisse nur als vorläufig.

LAF vs. konventionelle Belüftung bei Hüft- und Knie-TEP

Salvati et al. fanden in ihrer zwischen 1972 und 1978 durchgeführten und 1982 publizierten prospektiven Studie, bei der ein Matching-Verfahren zum Vergleich der Wundinfektionsraten angewendet wurde, statistisch signifikante Unterschiede zwischen Operationssälen mit horizontalem LAF-System und solchen mit konventioneller Belüftung [685]. Auffällig war in dieser Untersuchung, dass zwar die Zahl an postoperativen Wundinfektionen nach Hüftgelenksersatz, der in dem Operationssaal mit horizontalem LAF durchgeführt wurde, signifikant niedriger war (2,0 % von 765 OPs vs. 1,2 % von 1524 OPs). Jedoch traten nach Kniegelenksersatz signifikant häufiger Infektionen auf, wenn der Eingriff in dem Operationssaal mit horizontalem Flow durchgeführt worden war (3,9 % von 310 OPs vs. 1,9 % von 576 OPs). Dies wurde auf die Position des Operationsteams bezogen auf den Luftstrom beim Kniegelenksersatz zurückgeführt, wobei aus operationstechnischen Gründen im Gegensatz zum Hüftgelenksersatz das Operationsteam zeitweise mit Kopf und Oberkörper direkt im Luftstrom steht, sodass Bakterien von unsterilen Körperstellen des Personals mit dem Luftstrom in die Wunde gelangen können.

Schlussfolgerung. Die Autoren zogen den Schluss, dass ein horizontales LAF-System sowohl Vorteile (Hüftgelenksersatz), aber auch Nachteile (Kniegelenksersatz) haben kann, wenn nämlich die übliche Position des Operationsteams mit dem Luftstrom nicht in Einklang zu bringen ist.

Die Lidwell-Studie: (zu) häufig zitiert

Die erste, aber auch einzige prospektive, randomisierte, kontrollierte klinische Studie zu dem hier besprochenen Thema wurde von Lidwell et al. 1982 publiziert [470]. Es war eine Multicenterstudie, die an insgesamt 19 Kliniken in Großbritannien und Schweden durchgeführt wurde und 8055 Gelenkersatzoperationen an Hüft- und Kniegelenken einschloss. Die Eingriffe wurden entweder in Operationssälen mit LAF-Anlage oder als Kontrolle in Operationsräumen mit konventioneller Belüftung durchgeführt. Zusätzlich wurde in einzelnen Kliniken – aber nur in den LAF-Sälen – verglichen, ob die Körperabsaugung, wie bereits von Charnley eingesetzt [150, 152, 153], einen weiteren reduzierenden Effekt auf die Häufigkeit von Wundinfektionen haben würde. Die LAF-Situation war in den 19 Kliniken folgendermaßen konzipiert [485]:
- 5×: Charnley-Operationskammer + Körperabsaugung,
- 3×: Allander „air curtain" + Körperabsaugung,
- 3×: vertikaler LAF (mit Wänden),
- 2×: vertikaler LAF (ohne Wände),
- 3×: horizontaler LAF,
- 3×: Trexler-Isolator.

Es handelte sich somit um sehr unterschiedliche Ausführungen von LAF-Anlagen mit mehr oder weniger strikter Reinraumatmosphäre, deren Vergleichbarkeit mindestens diskussionswürdig ist. Der Trexler-Isolator stellt dabei eine extreme Situation dar, weil es sich um eine spezielle „Operationskammer" handelt, die nur den Patient einschließt: Das Operationsteam steht außerhalb und muss die Operation durch Öffnungen – wie z. B. bei einem Inkubator für Neugeborene – ausführen.

> **Merke**
>
> In der Lidwell-Studie wurde zwar das Operieren bei konventioneller Belüftung und bei LAF-Installation verglichen, aber es wurde nur beim Operieren mit LAF-System zusätzlich der Effekt der Körperabsaugung untersucht. Interessant wäre es aber gerade gewesen zu erfahren, ob die Körperabsaugung – und damit die Reduktion der Abgabe von Bakterien-tragenden Hautschuppen in die Luft des Operationssaales – bei konventioneller RLT-Anlage einen Einfluss auf die Zahl der postoperativen Wundinfektionen haben würde.

Die Ergebnisse dieser Studie sind hinreichend bekannt: In der Kontrollgruppe fand sich eine Wundinfektionsrate von 1,5 %, in der Gruppe mit LAF und Körperabsaugung mit 0,6 % eine signifikant geringere Rate.

> **Merke**
>
> Die Studienplanung sah nicht vor, eine Aussage über den Effekt der perioperativen Antibiotikaprophylaxe zu machen. Dennoch wurden die verfügbaren Daten ausgewertet und gaben einen deutlichen Hinweis darauf, dass die perioperative Gabe von Antibiotika einen größeren Einfluss auf die Wundinfektionsrate hat (0,6 % mit vs. 2,3 % ohne Gabe von Antibiotika) als LAF-Systeme.

Die Auswertung der bakteriologischen Ergebnisse der begleitend durchgeführten Untersuchungen von Luft und Wunden zeigte ebenfalls einen signifikanten Unterschied zugunsten der LAF-Systeme [471]. Danach stammte der größte Teil der Bakterien, die man in den Operationswunden nachweisen konnte, aus der Luft des Operationssaales. In 13 der 19 Zentren wurde ferner versucht, die Quelle von durch S. aureus verursachten Wundinfektionen zu eruieren [472]. Der Vergleich der Isolate aus der Luft, aus Nasen-Rachen- bzw. Perinealabstrichen von Personal und Patienten sowie aus den postoperativen Infektionsherden der betroffenen insgesamt 68 in diese Auswertung einbezogenen Patienten wurde mithilfe des Antibiogramms sowie mit Phagentypisierung vorgenommen. Aufgrund der geringen Anzahl postoperativer S. aureus-Infektionen (N = 14), die in dieser Studie auswertbar war, konnte jedoch lediglich geschlussfolgert werden, dass bei einem Teil der Patienten mit gewisser Wahrscheinlichkeit die Stämme aus der Umgebung des Operationssaales stammen konnten, dass aber nicht nur der LAF, sondern auch die perioperative Antibiotikaprophylaxe die Wundinfektionsrate reduzieren würden.

Die *Studie von Lidwell* et al. [470–472, 485] wird immer dann zitiert, wenn es um die Frage geht, welche Rolle die Luft bei der Entstehung postoperativer Wundinfektionen spielt. Dabei wird übersehen, dass es sich um eine Studie bei der Implantation künstlicher Gelenke handelte, aus der man wegen der Besonderheit im Zusammenspiel von Kunststoffmaterial und bestimmten potenziellen Infektionserregern keine Schlussfolgerungen für operative Eingriffe anderer Kontaminationsklassen und ohne Implantation von Gelenkendoprothesen ziehen kann. Dies stellten die Autoren der Studie selbst bereits in ihrer ersten Publikation fest [470].

Die Ergebnisse der Studie haben wesentlich dazu beigetragen, der Luft als Erregerreservoir für postoperative Wundinfektionen generell eine hohe Bedeutung zuzumessen: Wann immer nämlich die Luft als potenzielles Erregerreservoir für Wundinfektionen angesprochen wird, werden stets die Ergebnisse der Lidwell-Studie angeführt. Aus heutiger Sicht ist die Lidwell-Studie nur begrenzt aussagefähig: Beteiligt waren 19 Kliniken in zwei Ländern bei einer Laufzeit der Studie von 4,5 Jahren unter Einschluss von 8055 Operationen, d.h. pro Klinik ca. 420 TEP-Implantationen während des gesamten Untersuchungszeitraumes bzw. ca. 90 TEP-Eingriffe pro Jahr und Klinik. Schon daraus lassen sich zu viele mögliche Unterschiede in den beteiligten Kliniken ableiten, als dass man den Effekt der noch dazu sehr unterschiedlichen LAF-Systeme mit oder ohne Körperabsaugung auch nur mit annähernder Sicherheit feststellen könnte. Tatsächlich gab es – somit erwartungsgemäß – zwischen den Ergebnissen der beteiligten Kliniken beträchtliche Unterschiede.

Schlussfolgerung. Es kann heute keinesfalls als bewiesen angesehen werden, dass das Erregerreservoir für postoperative Infektionen nach TEP-Implantation vorwiegend in der Luft des Operationssaales zu vermuten ist. Im Übrigen ist die Konzeption der Studie mit der Beteiligung zahlreicher Zentren problematisch.

Auswirkungen der Studie. Weil man der Studie viel zu lange unkritisch gegenüberstand, gibt es bis heute die nicht substantiierte Verallgemeinerung, dass die Luft einen entscheidenden Anteil am postoperativen Infektionsrisiko haben würde, ob es sich nun um orthopädische Gelenkoperationen oder um Eingriffe in der Allgemeinchirurgie und anderen operativen Fachgebieten handelt.

Diese Vereinfachung der Zusammenhänge bzw. unzulässige Extrapolierung der Ergebnisse aus der Lidwell-Studie auf andere operative Eingriffe als die TEP-Implantation, die von den Autoren der Studie keineswegs unterstützt wurde, hat dazu geführt, dass in Deutschland die DIN 1946-4 [204] zum einen die sog. Raumklasse I in der gesamten Operationsabteilung (und keineswegs nur im Operationssaal) forderte und zum anderen eine so hohe Bedeutung erlangen konnte, dass Planer und Kliniken bzw. deren Träger meinten, die Gesundheit der Patienten zu gefährden, wenn die Forderungen der DIN 1946-4 nicht umgesetzt werden. Die Überzeugung, dass RLT-Anlagen für die Prävention postoperativer Infektionen im Operationsgebiet eine bedeutende Rolle spielen würden, ging insbesondere aufgrund der Lidwell-Studie in Deutschland seit den 1980er-Jahren so weit, dass die RLT-Anlage fast als conditio sine qua non der Wundinfektionsprävention betrachtet wurde: Die Frage nach Art und Ausstattung der RLT-Anlage in der Operationsabteilung gehörte zu den, so meinten lange Zeit viele Krankenhaushygieniker, wichtigsten Informationen, um das Wundinfektionsrisiko der Patienten beurteilen zu können. Auf dieser Grundlage wurde von Technikern, aber auch von Krankenhaushygienikern – und nicht zuletzt auch durch den jahrelangen Verweis darauf in der „RKI-Richtlinie" – die DIN 1946, Teil 4, unbegründet zu einer gesetzesähnlichen Vorschrift erhoben. Demzufolge ist bis heute unter Klinikern und Krankenhausbetriebsingenieuren die irrige Auffassung anzutreffen, dass selbst ein Eingriff wie die Implantation eines Herzschrittmachers eine 3-stufige RLT-Anlage mit endständigem Schwebstofffilter erfordern würde – weil dabei ein Fremdkörper implantiert wird.

Es hat jedoch nie einen Hinweis darauf gegeben, dass die normalerweise in der Luft vorkommenden Bakterien, wie KNS oder Corynebakterien, bei Eingriffen ohne Implantation von Hüft- und Knie-TEPs (d. h. bei der überwiegenden Zahl von Operationen aller Kontaminationsklassen von „aseptisch" bis „septisch") als Ursache für postoperative Wundinfektionen infrage kommen würden: Zum einen werden sie nur in Ausnahmefällen aus postoperativen Wunden isoliert und zum anderen in aller Regel nicht als relevante Erreger betrachtet. Vielmehr wird bereits seit den 1960er-Jahren die Auffassung vertreten, dass die Erreger der meisten postoperativen Wundinfektionen von den Patienten selbst aus ihrem endogenen Erregerreservoir stammen. Dennoch ist teilweise heute noch die irrationale Angst vorhanden, von der DIN 1946-4 abzuweichen, um nicht für postoperative Wundinfektionen haftbar gemacht werden zu können. Nicht zuletzt aus ökonomischer Sicht ist es höchste Zeit, rationale Lüftungskonzepte in Operationsabteilungen zu etablieren, die die Erkenntnisse der Fachliteratur über die Entstehung von postoperativen Wundinfektionen in adäquater Weise berücksichtigen.

5.2 Mikrobiologische Studien

Im Folgenden werden die mikrobiologischen Studien, mit denen direkt oder indirekt die Qualität und Quantität der Luftkontamination in Operationsabteilungen untersucht wurden, behandelt. Dabei muss betont werden, dass die Aussagefähigkeit mikrobiologischer Studien bezogen auf die Prävention postoperativer Wundinfektionen ohne jeden Zweifel äußerst begrenzt ist; somit können sie klinische Studien in keinem Fall ersetzen. Auffällig ist, dass dennoch die Zahl mikrobiologischer Untersuchungen in der Zeit nach der Lidwell-Studie [470–472, 485] und sogar noch bis Ende der 1990er-Jahre deutlich zugenommen hat (siehe Abb. 5.4).

Die Fragestellungen der hier vorgestellten mikrobiologischen Untersuchungen lassen sich in drei Themenbereiche einteilen:
- Welche Bakterien sind in der Luft von Operationssälen und welche intraoperativ ggf. in den Wunden nachweisbar?

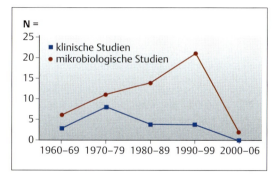

Abb. 5.4 Zahlenmäßiger Anteil klinischer vs. Anteil mikrobiologischer Studien.

- Welchen Einfluss hat die Kleidung des Operationspersonals auf die Luftkontamination?
- Welche Auswirkungen haben unterschiedliche RLT-Anlagen-Konzepte (einschließlich der variierenden Luftwechselraten) auf die Kontamination der Luft im Operationssaal?

Kontamination von Luft und Operationswunden

Im Folgenden werden Untersuchungen zusammengefasst, in denen unter experimentellen oder klinischen Bedingungen vor allem die Kontamination der Luft in Operationssälen unabhängig von der Art der (meist vorhandenen) RLT-Anlagen, teilweise auch die Kontamination der Operationswunden überprüft wurde.

Methoden der Luftkeimzahlbestimmung

- **Sedimentationsverfahren**
  Die durch die Schwerkraft sedimentierenden Bakterien in der Luft werden auf offenen Agarplatten (Sedimentationsplatten) aufgefangen (Expositionszeit möglichst nicht länger als 1 Stunde, um Austrocknung des Agars zu verhindern). Die Platten werden danach im mikrobiologischen Labor unter üblichen Bedingungen inkubiert.
- **Filtrationsverfahren**
  Mit einem speziellen Gerät wird Luft durch einen Membran- oder Gelatinefilter (Porengröße 3 μm) gesaugt. Dabei werden die in der Luft vorhandenen Bakterien auf der Filteroberfläche abgeschieden. Der Filter wird nach der Probennahme auf eine Agarplatte gelegt und diese anschließend inkubiert.
- **Trägheitsabscheidungsverfahren**
  Sie werden bei Luftkeimzahlbestimmungen am häufigsten angewendet. Die angesaugte Luft wird dabei entweder in eine Flüssigkeit (Impingementverfahren) oder auf Agarplatten (Impaktionsverfahren) geleitet. Da das Impingementverfahren aufwendig ist (wenn auch für hohen Luftdurchsatz und lange Messzeiten geeignet), wird meist das Impaktionsverfahren, für das mehrere Geräte zur Verfügung stehen, angewendet: Am häufigsten werden der Reuter-Centrifugal-Sammler und der Schlitzsammler verwendet (jeweils Förderung eines Luftvolumenstroms von 50 l/min).

S. aureus-Reservoir: Patient, Personal oder Luft?

Howe und Marston stellten 1962 eine Studie vor, mit der sie die Quellen postoperativer Staphylococcus aureus-Infektionen eruieren wollten [355].

Sie untersuchten die präoperative Kolonisierung von Patienten sowie von Stations- und Operationspersonal und ferner die Kontamination der unbelebten Umgebung auf der Station und in der Operationsabteilung. Luftproben im Operationssaal wurden bei 327 Operationen genommen; in 22 Fällen wurde S. aureus nachgewiesen. Bei 5 dieser 22 Patienten kam es zu einer Wundinfektion, aber nur bei 1 Patienten fand sich ein identischer Phagentyp in der Luft und als Erreger der Wundinfektion. Der Patient war bereits präoperativ Träger dieses Phagentyps und in der Luftprobe war nur 1 KBE (= Kolonie-bildende Einheit) nachweisbar. Bei den restlichen 4 Patienten stimmten die Phagentypen aus der Luft und aus den Wunden nicht überein. Die Autoren nahmen an, dass der Patient die Luft kontaminiert hat, aber nicht umgekehrt seine Wunde intraoperativ aus der Luft kontaminiert wurde. Insgesamt stellte sich in dieser Studie die Luft nicht als ein relevantes Erregerreservoir für postoperative Wundinfektionen heraus.

Methoden intraoperativer Wundkeimzahlbestimmung

Alle im Folgenden aufgeführten Methoden erlauben eine qualitative Bestimmung der Wundkontamination; eine quantitative Aussage ist jedoch generell nur eingeschränkt möglich.

- *Abstrich*
  Mit einem z. B. mit Kochsalzlösung befeuchteten Tupfer wird die Operationswunde abgestrichen und der Tupfer anschließend auf einer Agarplatte ausgestrichen oder zunächst in 1 ml z. B. Kochsalzlösung ausgespült, die danach auf einer Agarplatte ausgespatelt wird. Die Agarplatten werden nach üblichen mikrobiologischen Methoden weiter bearbeitet.
- *Abdruck*
  Eine kleine Kompresse (z. B. 5×6 cm) wird für einige Sekunden auf das feuchte Gewebe der Operationswunde gedrückt. Im mikrobiologischen Labor wird die Probe bearbeitet, indem die Kompresse unter aseptischen Bedingungen in einer definierten Menge geeigneter Flüssigkeit zerkleinert, danach auf Agarplatten ausgespatelt und inkubiert wird.
- *Wundspülung*
  In die Operationswunde werden nach Faszienverschluss abhängig von der Größe der Wunde bis zu 250 ml sterile Kochsalzlösung gegeben, die danach abgesaugt wird. Die zurückgewonnene Spüllösung wird filtriert und der Filter auf einer Agarplatte inkubiert.
- *Gewebeprobe*
  Aus der Operationswunde wird eine kleine Gewebeprobe entnommen, in ein Gefäß mit Nährlösung gegeben und über Nacht inkubiert. Danach wird die Lösung auf Agarplatten subkultiviert.

Burke berichtete 1963 über die Ergebnisse bei der Identifizierung der Quellen von postoperativen S. aureus-Infektionen bei 50 Operationen [109]:

Bei den Patienten wurden präoperativ Nasen-Rachen-Abstriche sowie Hautabstriche im Bereich des Operationfeldes und intraoperativ Wundspülungen nach Faszienverschluss durchgeführt. Beim Personal wurden am Ende der Operation Abstriche von den Innenseiten der Masken genommen. Außerdem wurden die Hände unmittelbar nach Ausziehen der Operationshandschuhe untersucht. Luftproben wurden intraoperativ in der Nähe des Operationssitus genommen (mit Sedimentationsplatten und zwei an unterschiedlichen Stellen positionierten Luftkeimsammlern). Am häufigsten fanden sich gegen Ende der Operation übereinstimmende Isolate in der Luft und in der Wunde. Allerdings war in der Hälfte der Fälle in der Wunde derselbe Phagentyp nachweisbar, der bei dem Patienten schon bei den präoperativen Untersuchungen vorhanden war. Unbeantwortet bleibt jedoch die entscheidende Frage, ob die in Luft und Wunde nachgewiesenen Staphylokokken primär aus der Luft stammten und dadurch die Wunde kontaminiert wurde oder umgekehrt.

Henderson untersuchte 1967 während 100 Operationen die Quellen von S. aureus, ebenfalls mit umfangreichen Patienten- und Personal- sowie mit intraoperativen Luftuntersuchungen mittels Sedimentationsplatten [335]: Bei 16 Operationen war S. aureus in der Luft nachweisbar und in 10 Fällen fand sich ein identischer Phagentyp bei einem Mitglied des Operationspersonals, aber nur 1× stimmten das Luftisolat und der Erreger der postoperativen Wundinfektion überein.

> **Merke**
>
> Aus den mikrobiologischen Studien über die Quellen von S. aureus in Operationswunden gibt es keine Hinweise auf eine relevante Rolle der Luft im Operationssaal; vielmehr weisen die Ergebnisse auf einen Ursprung beim Patienten selbst hin. Außerdem bleibt die klinische Bedeutung der intraoperativen S. aureus-Kontamination der Wunden unklar, da nicht untersucht wurde, ob die Patienten eine postoperative Wundinfektion durch S. aureus entwickelt haben.

Redispersion von S. aureus

Hambraeus et al. veröffentlichten 1978 eine Untersuchung, mit der das Ausmaß der Redispersion von Bakterien, die auf den Fußboden sedimentiert waren, geprüft werden sollte [314]. Dazu wurde ein moderner Operationssaal bei ausgeschalteter RLT-Anlage mit S. aureus kontaminiert, indem

Bettdecken von Verbrennungspatienten mit Nachweis von S. aureus in den Wunden ausgeschüttelt wurden. Danach ließ man den Operationssaal bis zu 12 Stunden ruhen, damit die Bakterien-tragenden Partikel sedimentieren konnten. Anschließend wurde mit verschiedenen Methoden versucht, eine Redispersion zu erreichen:
- 10 Minuten systematisches Blasen mit einem Föhn über den gesamten Fußboden,
- Reinigung des Fußbodens während 10 Minuten mit einem feuchten Mop,
- Herumlaufen von 4 Personen (in Operationskleidung) während 30 Minuten.

Aus dem Verhältnis der S. aureus-Konzentration in der Luft (KBE/m³) und auf dem Fußboden (KBE/m²) während der Redispersionsversuche wurde der Redispersionsfaktor berechnet. Die durchschnittliche Kontamination des Fußbodens lag zwischen $1{,}5 \times 10^3$ KBE/m² und $3{,}4 \times 10^4$ KBE/m². Der Redispersionsfaktor war dennoch bei allen Experimenten sehr gering, beim Herumgehen der Versuchspersonen am höchsten und beim Reinigen des Fußbodens am geringsten.

> **Merke**
> Eine Redispersion von auf den Fußboden sedimentierten Partikeln findet auch bei beträchtlicher mechanischer Aktivität kaum statt, weshalb es dadurch nicht zu einer Erhöhung des aerogenen Kontaminationsrisikos von Operationswunden kommen kann.

Luftkontamination abhängig von der Anzahl und Aktivität des Personals

Fitzgerald und Washington fassten 1975 ihre an der Mayo-Klinik ermittelten Ergebnisse zusammen [253]. Danach war der Grad der Luftkontamination nicht nur abhängig von der Zahl der anwesenden Personen und deren Bewegung innerhalb des Operationssaales, sondern auch von der körperlichen Aktivität des Operationsteams in den verschiedenen Phasen der Operation (siehe dazu auch Kap. 5.2). Außerdem ergaben ihre Untersuchungen, dass ein Helm, der Kopf und Hals einschließt, die Kontamination des sterilen Feldes durch direkte Sedimentation von Bakterien reduziert. Auch in der Untersuchung von Edmiston et al. [227] bei gefäßchirurgischen Eingriffen zeigte sich, dass der Nachweis von Bakterien in der Luft des Operationssaales direkt abhängig ist von der Anwesenheit des Personals, da in Phasen ohne Operationsbetrieb keine Luftkeime nachweisbar waren. Während ihrer Untersuchung wurde keine postoperative Wundinfektion beobachtet. Sie fassten zusammen, dass es aufgrund der multikausalen Genese von postoperativen Wundinfektionen extrem schwierig sei, die klinische Relevanz bakterieller Luftkontaminationen zu beurteilen, wenn man keine Ergebnisse aus einer großen prospektiven klinischen Untersuchung hat.

Wundkontamination durch Anaerobier aus der Luft?

Da neben koagulasenegativen Staphylokokken (KNS) gelegentlich auch anaerobe nicht-sporenbildende Bakterien (z. B. Propionibacterium spp., Peptostreptokokken, Peptokokken) bei tiefen Wundinfektionen nach Hüftgelenksimplantation isoliert werden können, führten Hambraeus und Benediktsdóttir 1980 eine Studie durch, in der untersucht werden sollte, ob diese anaeroben Bakterien überhaupt in der Luft nachweisbar sind [312]. In einer nachfolgenden klinisch-mikrobiologischen Untersuchung sollte dann geprüft werden, ob diese Bakterien intraoperativ bei Hüft-TEP-Implantation in der Luft bzw. in den Operationswunden gefunden werden können [57]. Im Gegensatz zu aeroben Bakterien hielt man nämlich schon damals bei anaeroben Erregern eine endogene Infektionsentstehung für den wahrscheinlichsten Weg. In der ersten Untersuchung [312] konnte gezeigt werden, dass anaerobe Bakterien ebenfalls in der Luft vorkommen und dass sich ihre Absterberate ebenso verhält, wie dies von aeroben Bakterien bekannt ist. In der Folgestudie wurden wie zuvor anaerobe Keime in der Luft nachgewiesen. Bei der Untersuchung von 52 Operationswunden wurden in ¾ der Fälle Anaerobier nachgewiesen, fast ausschließlich Propionibakterien, nur vereinzelt Peptokokken und Peptostreptokokken. Dieses Ergebnis hat die Autoren in ihrer Auffassung bestätigt, dass eine aerogene Übertragung anaerober Keime während operativer Eingriffe möglich sei und ihr Nachweis bei postoperativen Infektionen im Operationsgebiet deshalb nicht nur mit einer endogenen Infektionsentstehung erklärt werden könne.

> **Merke**
> Propionibakterien sind ebenso wie KNS natürliche Vertreter der Hautflora. Insofern können sie – ebenso wie KNS – sowohl vom Patienten selbst stammen als auch prinzipiell aus der Luft durch Freisetzung von der Körperflora des Personals im Operationssaal. Ihr Nachweis in der Luft während der Operation sagt somit ebenso wenig über ihr primäres Reservoir (endogen oder exogen) aus, wie dies auch für KNS und Staphylokokken allgemein gilt (siehe Kap. 5.1).

Wundkontamination durch Sedimentation von den Köpfen des Personals

Letts und Doermer berichteten 1983 in einer experimentellen (allerdings nicht mikrobiologischen) Untersuchung über den Einfluss von Gesprächen des Operationsteams auf die Luftkontamination [463]. Sie verwendeten ein Spray aus Mikropartikeln von Humanalbumin (Durchmesser 10–35 µm), die Bakterien-tragende Partikel simulieren sollten. Das Spray wurde dem „Operationsteam" auf die Haut des Gesichts und auf die Nasenschleimhaut aufgetragen. Die Autoren konnten zeigen, dass die Zahl von Partikeln, die in der simulierten Operationswunde nachweisbar waren, deutlich anstieg, wenn gesprochen wurde. Dies wurde als Ausdruck einer direkten Sedimentation aus dem Nasen-Rachen-Raum des Operationsteams verstanden. Es zeigte sich aber auch, dass die Freisetzung entscheidend reduziert werden konnte, wenn eine Kopfbedeckung getragen wurde, die die seitlichen Ränder und den unteren Rand der Maske überdeckte.

„Septische" vs. „aseptische" Operationssäle

Rüden et al. zeigten 1980 in einer Untersuchung, bei der die Luftkontamination bei sog. septischen (N = 6) und aseptischen (N = 53) Eingriffen verglichen wurden, dass es bei septischen Operationen nicht zu einer erhöhten Keimzahl potenziell pathogener Bakterien in der Luft des Operationssaales kommt [662]. Die Autoren zogen den Schluss, dass quantitative Luftuntersuchungen allein keinen Rückschluss auf das postoperative Infektionsrisiko zulassen würden, sondern dass neben der Bestimmung der Zahl an Luftkeimen auch untersucht werden müsse, um welche Bakterien es sich dabei handelt.

Von derselben Arbeitsgruppe wurde 1988 eine weitere, größer angelegte Untersuchung zu diesem Thema vorgelegt [797], in der die Ergebnisse der früheren Studie [662] nochmals bestätigt werden konnten. Es konnte wieder gezeigt werden, dass die Kontamination der Luft im Operationssaal mit potenziell pathogenen Bakterien eine untergeordnete Rolle spielt und dass außerdem die Gesamtkeimzahl im septischen Operationssaal sogar geringer war als im aseptischen, wie dies auch schon 1984 von Daschner et al. gezeigt werden konnte [199]. Die Autoren leiteten aus ihren Ergebnissen die Schlussfolgerung ab, dass die – vom damaligen Bundesgesundheitsamt (BGA) in Deutschland noch geforderte – strikte bauliche Trennung septischer und aseptischer Operationsabteilungen nicht gerechtfertigt sei.

> **Bauliche Trennung sog. aseptischer und septischer Operationsabteilungen**
> Bis in die 1990er-Jahre wurde vom BGA/RKI eine strikte bauliche Trennung sog. septischer und aseptischer Operationsabteilungen gefordert mit der Begründung, dass „diese Lösung den höchsten Grad von Sicherheit für Patienten und Personal" bieten würde (Anlage zu Ziffer 4.3.3, 1979; www.rki.de). Es gab deshalb also in den meisten Kliniken eine räumlich und technisch gut ausgestattete aseptische Operationsabteilung und in einem anderen Teil des Gebäudes eine räumlich und technisch einfach strukturierte Operationsabteilung, in der die sog. septischen Patienten operiert werden sollten. Dieses Prinzip wurde – sinnvollerweise – von den verantwortlichen Ärzten nicht immer verfolgt, wenn beispielsweise ein Patient operiert werden sollte, bei dem zwar eine bakterielle Infektion bekannt, aber eine schwierige Operation zu erwarten war, weshalb man die (sog. septische) Operation wegen der besseren Infrastruktur in der sog. aseptischen Operationsabteilung durchführte.

Die hinter dieser Forderung nach einer räumlichen Trennung infizierter und nicht infizierter Patienten stehenden Vorstellungen der Erregerübertragung beim Operieren wirft allerdings eine schwerwiegende Frage auf: Durch die bauliche Trennung sollte eine Erregerübertragung von den sog. septischen auf die (noch) nicht infizierten (sog. aseptischen) Patienten verhindert werden. Kann es angesichts dieses Risikos vertretbar sein, dass Patienten, die bereits eine Infektion haben (sog. septische Patienten), dem Risiko einer weiteren Infektion durch einen anderen Erreger ausgesetzt werden dürfen?

Diese Frage wurde vom BGA/RKI nie behandelt. Stattdessen wurde die Forderung nach baulicher Trennung der Operationsabteilungen 1990 aufgegeben und seither innerhalb einer gemeinsamen Operationsabteilung nur noch eine getrennte Patientenübergabezone (sog. Schleuse) sowie eine eigene Operationseinheit (= OP-Saal + Nebenräume) für die infizierten Patienten gefordert. Eine Erklärung für diese veränderten Empfehlungen erhielten die Kliniken nicht; neue wissenschaftliche Erkenntnisse waren jedenfalls nicht der Grund dafür. Hinzu kommt, dass auch diese Restforderung nicht durch entsprechende Daten in der Fachliteratur gedeckt ist.

Kontamination der Herz-Lungen-Maschine

Van Oeveren et al. berichteten 1986 von einer tierexperimentellen Studie, in der die Kontamination der Operationswunden und des extrakorporalen Kreislaufs der Herz-Lungen-Maschine (HLM) bei Herzoperationen nach experimenteller Kontamination der Luft im Operationssaal mit S. aureus und Serratia marcescens bei Einsatz unterschiedlicher Absaugsysteme für Blut und Spülflüssigkeit untersucht wurde [581]. Insbesondere sollte geklärt werden, ob die Kontaminationsrate des extrakorporalen Kreislaufs durch Einsatz von Saugern, die mit dem Blut gleichzeitig auch Luft ansaugen, und von anders konzipierten Saugern, bei denen eine Ansaugung von Luft nicht möglich war, beeinflusst werden konnte. Die im Vergleich zu anderen Operationen relativ hohen postoperativen Infektionsraten nach offenen Herzoperationen wurden damals nämlich auf das Ansaugen von Luft und damit auch der in der Luft vorhandenen Bakterien zurückgeführt. Es zeigte sich jedoch, dass unabhängig von der Art des verwendeten Saugers bakterielle Kontaminationen im Blut der HLM nachweisbar waren.

Aerogene Kontamination bei Gallenblasenoperationen?

Whyte et al. haben 1992 die relative Bedeutung der Luftkontamination für die Wundkontamination während Gallenblasenoperationen untersucht [808]. War die Gallenflüssigkeit keimfrei, stammten die im Operationsgebiet nachgewiesenen Keime jedoch hauptsächlich von der Haut des Patienten und nicht aus der Luft des Operationssaales. Der Anteil einer aerogen bedingten Wundkontamination, die sich postoperativ in der Entstehung einer Infektion im Operationsgebiet auswirken könnte, wurde demnach bei Gallenblasenoperationen als gering eingeschätzt.

Auswirkung von Wärmedecken

In einer 1993 publizierten Studie mit freiwilligen Versuchspersonen wurde von Zink und Iaizzo darüber berichtet, inwieweit Systeme zum intraoperativen Wärmen der Patienten, die mit Freisetzung warmer Luft geringer Strömungsgeschwindigkeit arbeiten, zu einer erhöhten Kontamination des „Operationsfeldes" führen [835]. Dazu wurden die Testpersonen auf einen Operationstisch gelegt und am Unterkörper mit den Wärmedecken zugedeckt, wobei der obere Rand der Decke in Nabelhöhe mit Pflaster an der Haut festgeklebt wurde. Über die Testperson wurde anschließend ein vom Hals bis zu den Füßen reichendes Abdecktuch gelegt, das auf Thoraxhöhe ein „Operationsfeld" freiließ. Dort wurden Sedimentationsplatten deponiert, die für 2 Stunden exponiert blieben. Während dieser Zeit sollte der Unterkörper möglichst nicht bewegt werden. Im Anschluss daran wurde dasselbe Szenario mit neuen Sedimentationsplatten für weitere 2 Stunden ohne die Wärmedecken aufrechterhalten. Die Auswertung der Agarplatten ergab keinen Unterschied zwischen beiden Phasen. Daraus wurde geschlossen, dass diese Form der Wärmetherapie das Risiko der intraoperativen Wundkontamination nicht erhöhen würde.

Einfluss der Fußbodenreinigung

Von Mackrodt wurde 1994 überprüft, ob das morgendliche feuchte Aufwischen der Böden vor Beginn des täglichen Operationsprogramms – wie nämlich bezweckt – tatsächlich dazu beiträgt, die Luftkeimzahl im Operationssaal zu reduzieren [493]. Die Ergebnisse wiesen jedoch darauf hin, dass es dadurch eher zu einer erhöhten Luftkeimzahl kam. Dies wurde darauf zurückgeführt, dass mit dem Wischen der Böden auch die Anwesenheit und Aktivität einer Person im Operationssaal verbunden ist, die ihrerseits aus der körpereigenen Flora Bakterien an die Umgebung abgibt und damit zu einer erhöhten Luftkeimzahl beiträgt (siehe Kap. 5.2 und 14).

> **Merke**
>
> In den hier zusammengefassten Untersuchungen [57, 109, 199, 227, 253, 312, 313, 333, 355, 463, 493, 581, 662, 797, 808, 835] wurden zwar häufig Bakterien in der Luft der Operationssäle nachgewiesen, jedoch konnte selbst in den wenigen Studien, die auch die Kontamination der Operationswunden im Verlauf der Operation oder sogar die Erreger postoperativer Wundinfektionen untersuchten, nur ausnahmsweise ein Zusammenhang mit den in der Luft nachgewiesenen Bakterien hergestellt werden. Dies gilt ausdrücklich auch für S. aureus, den häufigsten Erreger postoperativer Wundinfektionen, von dem unzutreffenderweise in der Sekundärliteratur eine aerogene Übertragbarkeit behauptet wird [395].
> Keine der Untersuchungen gibt einen Hinweis darauf, ob die Bakterien, die in der Luft nachgewiesen wurden, primär aus der Luft stammten oder primär vom Patienten freigesetzt worden waren.
> Des Weiteren widerlegen die Ergebnisse die verbreitete Auffassung, dass eine relevante Redispersion von Bakterien stattfindet, die auf den Fußboden sedimentiert sind, oder dass sog. septische Eingriffe mit einer Erhöhung der Luftkeimzahl einhergehen; dasselbe gilt für Warmluft freisetzende Wärmedecken gegen intraoperative Auskühlung der Patienten.
> Mehrfach konnte aber bestätigt werden, dass die Luftkeimzahl maßgeblich von der Anzahl und körperlichen Aktivität des Personals bestimmt wird.

Einfluss der Operationskleidung

Die Kontamination der Luft durch Abgabe von bakterientragenden Hautschuppen und deren Beeinflussung durch unterschiedliche Operationskleidung war ein häufiger Gegenstand mikrobiologischer Untersuchungen.

Körperliche Aktivität des Personals und Baumwollqualität

Duguid und Wallace zeigten 1948, dass bei starker körperlicher Aktivität ca. 10 000 Partikel pro Minute, bei geringer Aktivität dagegen nur ca. 1000 Partikel pro Minute (von denen ca. 10% länger als eine halbe Stunde in der Luft nachweisbar blieben) von der Körperhaut freigesetzt werden [218]. Weiterhin wiesen sie schon damals nach, dass die üblichen (relativ lose gewebten) Baumwollkittel die Freisetzung von Partikeln nur um etwa die Hälfte reduzierten. Bei Verwendung eines Overalls aus sehr dicht gewebter Baumwolle, bei dem elastische Bündchen an Armen, Beinen und Halsausschnitt für ein festes Anliegen am Körper sorgten, konnte im Vergleich zum Standardkittel die Partikelfreisetzung auf ca. 12% gesenkt werden (bei starker körperlicher Aktivität sogar auf 4%).

Charnley und Eftekhar zeigten 1969 bei Verwendung einer fest gewebten Baumwolle mit einer Porengröße von ca. 50 µm, dass mikrobiell beladene Hautpartikel den Stoff penetrieren können [150]. Sedimentationsplatten waren allerdings nur in 11% mit 1–2 KBE pro Stunde positiv. Die Bedeutung der Ergebnisse sahen die Autoren jedoch darin, dass bei orthopädischen Operationen ein häufiger enger Körperkontakt des Operateurs mit dem Bereich des Operationssitus stattfindet, sodass durch diesen direkten Kontakt während der Operation eine Kontamination der Operationswunde mit Bakterien von der Haut des Operateurs zustande kommen kann, auch wenn die Luft in der Operationskammer [150, 152, 153] nahezu steril gehalten werden kann.

Whyte und Bailey konnten in einer 1985 veröffentlichten Studie [807] die Ergebnisse von Duguid und Wallace [218] bestätigen und erweitern: Ein Material mit einer Porengröße von ca. 20 µm reduzierte die mikrobielle Streuung um 90% verglichen mit lockerer gewebten Stoffen. Die eng gewebten

Stoffe waren jedoch auch für Luft relativ undurchlässig. Ein ungestörter Luftaustausch ist aber eine wichtige Voraussetzung für die Akzeptanz durch das Personal. Ein anderer Nachteil der Materialien mit geringem Luftaustausch ist bei konventionellem Design der Operationskleidung (d. h. Wickelkittel, die über einer Bereichskleidung getragen werden), dass die körpernahe Luft unter der Kleidung durch die Bewegungen des Trägers an den Öffnungen des Kittels (insbesondere am Saum) herausgepresst wird, weil sie durch den Stoff nicht entweichen kann [391]. Dadurch kommt es sogar zu einer stärkeren Emission mikrobiell beladener Hautpartikel als bei Kitteln aus weniger dichten Stoffen, weil sich unter den konventionellen Stoffen wegen ihrer relativen Durchlässigkeit nicht ein so hoher Druck aufbaut. Operationskleidung aus höhergradig impermeablen Stoffen (mit einem Schutz gegen die Emission der körpernahen Luft) konnte zwar die mikrobielle Streuung auf 1 % im Vergleich zu konventioneller Operationskleidung reduzieren; aber auch mit einem Overall aus normalem Stoff, Haube und Stiefeln konnte die Freisetzung mikrobiell beladener Hautpartikel auf 4 % reduziert werden. Prinzipiell dieselben Resultate wurden in anderen Studien ermittelt [63, 80, 81, 474, 693, 772].

Baumwolle vs. Polyäthylen

Die Untersuchungen von Bernard et al. konnten ebenfalls zeigen, dass bei Verwendung einer Operationskleidung aus fest gewebter Baumwolle mit einem „Poren"-Durchmesser von ca. 10 µm die Partikelfreisetzung wesentlich reduziert werden konnte [69]; Operationskleidung aus undurchlässigem Polyäthylen war dagegen nahezu okklusiv, jedoch nicht längere Zeit tragbar und muss deshalb aus praktischen Gründen ausgeschlossen werden. Insofern kann der im 4 Jahre später publizierten Artikel von Beck und Collette geäußerten [52] Sicherheit, Operationskittel und Abdecktücher würden, solange sie trocken sind, eine effektive Barriere gegen einen Durchtritt von Bakterien darstellen, nur bedingt zugestimmt werden: Ein feuchter Stoff stellt zwar unbestritten keinerlei Schutz dar, ein trockener Stoff ist jedoch, wie diese [69] und die anderen Untersuchungen [63, 80, 81, 150, 218, 474, 693, 772, 807] gezeigt haben, ebenfalls kein absoluter Schutz.

Unterwäsche aus Kunstfaser

1974 stellten Hill et al. eine Studie vor, mit der sie zeigten, dass die Abgabe von S. aureus fast ausschließlich von der Perinealregion erfolgt und dass Unterwäsche aus einem bakteriendichten Stoff die Freisetzung verhinderte [343]. Da aber das Ausmaß der Abgabe bei perinealen Trägern auch mit normaler Unterwäsche nur sehr gering war, äußerten die Autoren ihre Skepsis darüber, ob die vollständige Eliminierung der Freisetzung von S. aureus die Sicherheit des Patienten überhaupt erhöhen könnte. Sie sprachen deshalb keine Empfehlung für das Operationspersonal aus, routinemäßig die undurchlässige Unterwäsche aus Kunstfaser zu tragen.

> **Dispersionskammer**
> Die Abbildung 5.5 zeigt eine Dispersionskammer, bei der zu Demonstrationszwecken die Tür entfernt wurde. Die Testperson – im Bild eingekleidet wie ein Operateur – trägt in Taillenhöhe eine horizontale Trennwand um den Körper, mit der die Kammer in einen oberen und einen unteren Teil aufgetrennt wird, und muss sich körperlich bewegen, um die Abgabe bakterientragender Hautschuppen während des Operationsbetriebs zu fördern. Durch einen neben der Kammer aufgestellten Apparat kann sowohl aus dem oberen als auch aus dem unteren Teil der Kammer Luft abgesaugt werden, die auf Agarplatten aufgefangen wird, die anschließend inkubiert werden können, um die in den getrennt entnommenen Luftproben vorhandenen Bakterien zu untersuchen. Damit kann qualitativ und quantitativ sowohl von der oberen als auch von der unteren Körperhälfte die Abgabe von Hautbakterien ermittelt werden.

Körper- bzw. Helmabsaugung

1996 wurde von Bohn et al. die Effektivität eines tragbaren Körperabsaugsystems wegen des positiven Effekts dieser Maßnahme in der Lidwell-Studie [470–472, 485] (dort allerdings fest installiert) untersucht [84]. Die Untersuchung zeigte keine Reduktion der (ohnehin sehr niedrigen) Luftkeimzahlen bei Einsatz des Systems. Möglicherweise lag der fehlende Effekt an einer weniger kräftigen Absaugung durch das batteriebetriebene System; nicht

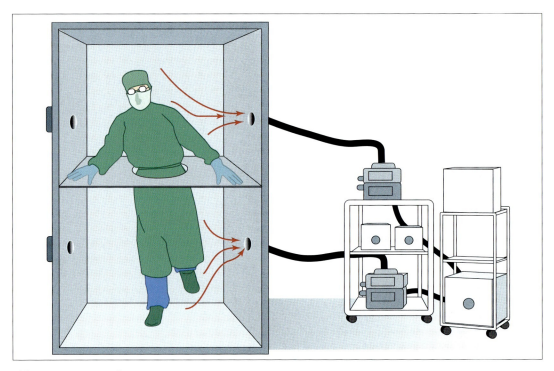

Abb. 5.5   Dispersionskammer.

ganz klar wird aus der Beschreibung des Systems, ob es sich bei der tragbaren Apparatur wirklich um eine vollständige Körper- oder nur um eine Helmabsaugung gehandelt hat. In einer anderen Studie wurde explizit eine Helmabsaugung im Vergleich zum normalerweise verwendeten Kopf- und Mundschutz untersucht [716]. Bei wundnah durchgeführten Luftkeimzahlbestimmungen zeigte sich jedoch kein größerer Schutz der Operationswunde durch die Helmabsaugung. Ritter berichtete 1999 über den Einfluss von Körperabsaugung und Kleidung auf die Luftkontamination [642] und stellte heraus, dass impermeable Operationskleidung oder Körperluftabsaugung nur einen Effekt hat, wenn jede Person im Operationssaal damit ausgestattet würde, also auch „Springer" und Anästhesiepersonal.

Einfluss der Kleidung abhängig von der Art der RLT-Anlage

Hubble et al. untersuchten in einer 1996 publizierten experimentellen Studie bei simuliertem Operationsbetrieb den Einfluss der Kleidung in Operationssälen mit vertikalem Laminar-Air-Flow-(LAF-)System bzw. mit konventioneller Belüftung [358]. Luftkeimzahlen wurden mittels Sedimentationsplatten – aufgestellt in Kopf- und Taillenhöhe – in der Umgebung des „Operationsteams" sowie 2 m von ihm entfernt mit einem Zentrifugal-Sammler bestimmt. Das „Operationsteam" trug eine Bereichskleidung (Kasak und Hose mit elastischen Bündchen) aus Mischgewebe (65 % Polyester und 35 % Baumwolle) und darüber Operationskittel aus 100 % Kunstfaser. In einer zusätzlichen Untersuchungsserie war das „Operationsteam" nur in eine Bereichskleidung aus normal gewebter reiner Baumwolle gekleidet. Außerdem wurden Kopfbedeckung und Maske oder nur eines von beiden getragen.

Die Luftkeimzahlen blieben bei konventioneller Belüftung des Operationssaales durchweg unbeeinflusst von der Art der Kleidung. Unter LAF-Bedingungen dagegen kam es (im Vergleich zur Kontrolle mit vollständiger Bekleidung) zu einer

Keimzahlerhöhung auf den Sedimentationsplatten in Taillenhöhe
- um das 22-Fache, wenn weder Kopf- noch Mundschutz,
- um das 15-Fache, wenn ein Kopf-, aber kein Mundschutz und
- um das 4-Fache, wenn ein Mund-, aber kein Kopfschutz getragen wurde.

Gleichzeitig aber blieben die mittels Zentrifugal-Sammler bestimmten Luftkeimzahlen im Raum entfernt vom „Operationsteam" von der Art der Kleidung unbeeinflusst. Bei Tragen der reinen Baumwollkleidung (mit Maske und Kopfschutz) waren die Luftkeimzahlen 6-fach höher als bei Verwendung der Kunstfasermaterialien.

Die Autoren ziehen aus diesen Ergebnissen den Schluss, dass in einem Operationssaal mit vertikalem LAF neben einer für die Körperflora möglichst undurchlässigen Kleidung sowohl Kopf- als auch Mundschutz wichtig sind, um das Operationsgebiet vor sedimentierenden Keimen zu schützen, wobei aufgrund ihrer Ergebnisse der Mundschutz die größere Bedeutung hat. In konventionell belüfteten Operationssälen hingegen gäbe es auch aufgrund ihrer Ergebnisse wenig gute Gründe, das Tragen von Kopf- und Mundschutz zu fordern.

> **Merke**
>
> Die Arbeiten zeigen deutlich, wie sehr die Abgabe von Hautpartikeln – und damit auch die Luftkeimzahl – von Art und Material der Operationskleidung abhängig ist [3, 69, 80, 81, 84, 150, 218, 342, 358, 474, 642, 693, 716, 772, 808]. Alle diese Arbeiten geben Belege dafür, dass es mit geeigneter Kleidung prinzipiell möglich wäre, die Luftkeimzahl in Operationssälen gering zu halten, ohne dass man dafür RLT-Anlagen mit hohen Anforderungen an die Luftreinheit im Sinne von LAF oder TAV (= turbulenzarme Verdrängungsströmung) benötigen würde. Dennoch bleibt unklar, wie viel Schutz vor abschilfernden Hautpartikeln zum Schutz des Patienten vor postoperativen Wundinfektionen überhaupt benötigt wird und inwieweit demzufolge das Operationspersonal sinnvollerweise mit spezieller Kleidung ausgestattet werden müsste, die einen entsprechenden Schutz bietet.

Konzeption von RLT-Anlagen

Der Einfluss unterschiedlicher RLT-Konzepte auf die Kontamination der Luft in Operationssälen und Operationsabteilungen wurde intensiv untersucht. Eine aktuelle Übersicht über die möglichen RLT-Systeme findet sich bei Külpmann und Meierhans [438].

Einfluss der Luftwechselraten

Cole et al. berichteten 1965 über experimentelle Untersuchungen in einem Modell-Operationssaal, mit denen sie zeigen konnten, dass die damals gültigen offiziellen Richtlinien mit 8 Luftwechseln pro Stunde für die Eliminierung von Luftkeimen ebenso ineffektiv seien wie gar kein Luftwechsel [173]. Luftwechselraten zwischen 20 und 40 pro Stunde waren wesentlich effektiver. Insgesamt folgerten die Autoren aus ihren Ergebnissen, dass Luftwechsel und Filtrierung bei der Reduktion der Luftkeime deutlich weniger wirksam seien als eine okklusiv wirkende Kleidung des Operationspersonals (siehe Kap. 5.2). Die meisten Keime in der Luft eines Operationssaales stammten von den dort anwesenden Personen und hauptsächlich von deren Körperoberfläche, wesentlich seltener aus dem Nasen-Rachen-Raum.

Kruppa und Rüden stellten 1993 eine (in zwei getrennten Mitteilungen publizierte) Untersuchung vor, bei der verglichen wurde, ob bei turbulenter Mischlüftung ebenso wie bei turbulenzarmer Verdrängungslüftung eine relevante Reduktion der Partikel- und Keimzahlen bei hohen Luftwechselraten zu beobachten ist [433, 434]. Dieselbe Untersuchung wurde 1993 (kürzer gefasst) an anderer Stelle [435] und zusätzlich 1996 in englischer Sprache nochmals publiziert [436]. Verglichen wurden Luftwechselraten von 7,5 pro Stunde sowie 10, 15 und 20 pro Stunde. Relevante Unterschiede fanden sich, wenn überhaupt, nur bei den Partikelkonzentrationen ohne Operationsbetrieb. Bei laufendem Operationsbetrieb jedoch hatten die verschiedenen Luftwechselzahlen weder auf die Partikelkonzentrationen noch auf die Keimzahlen einen Einfluss. Die Partikelzahlen wurden dagegen am deutlichsten von der Anzahl der anwesenden Personen bestimmt, während die

Operationsbetriebsphasen keinen wesentlichen Einfluss hatten. Die Keimzahlen wurden weder durch den einen noch den anderen Faktor beeinflusst. Nach Auffassung der Autoren können hohe Luftwechselzahlen bei diesen Belüftungssystemen nicht gefordert werden.

Operationssäle vs. Reinräume in der Elektronikindustrie

Scott et al. zeigten 1971 bei einem Vergleich der Luftqualität von Operationssälen mit der von Räumen in der Elektronikindustrie, dass die Operationssäle sowohl höhere Partikel- als auch Keimzahlen aufwiesen als die industriellen Herstellungsräume, in denen noch dazu mehr Personal und damit auch mehr körperliche Aktivität vorhanden waren, und dies während 24 Stunden pro Tag [703]. Dies galt auch für Räume mit vergleichbarer, nämlich turbulenter Belüftung. Da die etablierten Reinheitsrituale in Operationsabteilungen offenbar relativ ineffektiv seien, müsse man dringend überprüfen, ob das Prinzip aus der Reinraumindustrie auf Operationssäle anwendbar sei.

Turbulente Mischströmung vs. LAF

Clark und Amos verglichen 1973 den Effekt einer konventionellen Belüftung mit einem LAF-System auf die Luftkeimzahl im Operationssaal und konnten dabei erwartungsgemäß die Überlegenheit des LAF demonstrieren [166]. Sie konnten dabei auch zeigen, dass eine Luftwechselrate von 500 pro Stunde keine Vorteile gegenüber niedrigeren Luftwechselraten von 100 pro Stunde bietet. Vergleichbare Ergebnisse waren in anderen Untersuchungen erzielt worden [90, 417].

Instrumentenkontamination

Ritter et al. prüften 1976 abhängig von der Art der Belüftung des Operationssaales die Kontamination von Gegenständen, die auf dem Instrumententisch während der Operation exponiert waren [640]. Offene Herzoperationen wurden in einem Saal mit konventioneller Belüftung (Schwebstofffilter, 10–15 LuftwechseL pro Stunde), Hüftgelenksimplantationen in einem Saal mit horizontalem LAF durchgeführt. Kontaminationen waren signifikant häufiger bei konventioneller Belüftung und setzten sich aus Keimen der typischen Hautflora, vorrangig S. epidermidis, zusammen.

Chosky et al. zeigten 1996 bei Verwendung von Sedimentationsplatten, dass durch Abdeckung der Instrumente nach deren Vorbereitung in einem konventionell belüfteten Nebenraum die Kontamination durch Sedimentation aus der Luft um das 4-Fache (im Vergleich zu nicht abgedeckten Instrumenten) reduziert war [158]. Beim Richten der Instrumente in einem LAF-Operationssaal mit anschließender Abdeckung während der Operationsvorbereitungen (Hereinbringen und Lagern des Patienten) fand sich eine 28-fach geringere Kontamination (im Vergleich zur Vorbereitung bei konventioneller Belüftung). Eine messbare Sedimentation von Bakterien war nur in der Phase der Operationsvorbereitung vorhanden, nicht jedoch während der Operation.

Von Friberg et al. wurde 1999 eine experimentelle Studie veröffentlicht, in der die Abhängigkeit der Oberflächenkontamination im Bereich der Operationswunde und am Instrumententisch (Sedimentationsplatten) von der Luftkeimzahl in diesen Bereichen bei turbulenter Lüftung untersucht wurde [267]. Dabei fand sich unabhängig vom Typ des Belüftungssystems (konventionelle turbulente Mischströmung versus Quelllüftung) und von der Art der Operationskleidung eine lineare Korrelation: Die Keimzahl auf den Sedimentationsplatten war direkt abhängig von der Luftkeimzahl in der Umgebung der Platten.

> **Merke**
>
> Die Ergebnisse dieser Untersuchungen [158, 267, 640] zeigen, dass die Instrumentenkontamination durch die Art der Belüftung des Raumes beeinflusst wird; die klinische Bedeutung bleibt jedoch offen, weil zum einen Hautflora nur sehr selten Ursache postoperativer Wundinfektionen ist und zum anderen selbst bei Infektionen nach Implantation großer Gelenke andere Quellen für einen exogenen Kontakt der Operationswunden mit Hautflora wahrscheinlicher sind als die Luft [150].

Einfluss der Zuluftströmung

Hambraeus et al. berichteten 1977 über einen Vergleich der Luftkeimzahlen in einer neuen Operationsabteilung zwischen konventioneller turbulenter Belüftung des gesamten Operationssaales mit 17–20 Luftwechseln pro Stunde und Belüftung des zentralen Bereichs um den Operationstisch über eine Zuluftdecke mit ca. 80 Luftwechseln pro Stunde in dieser Zone [314]. Außerdem wurde untersucht, ob es zu einem Transfer von Luft (und damit potenziell von Bakterien) zwischen benachbarten Operationssälen kommt. Bei Verwendung inerter schwebefähiger Partikel in der Größenordnung von Bakterien konnte gezeigt werden, dass unabhängig von der Art der Belüftung ein Lufttransfer nur in einem so geringen Umfang stattfindet, dass selbst prinzipiell aerogen übertragbare Erreger via Luft nicht in die angrenzenden Operationssäle gelangen könnten. In ihren Experimenten konnten die Autoren demonstrieren, dass – im Vergleich zur Peripherie des Operationssaales – bei spezieller Zuluftführung über der Operationszone im Zentrum des Saales dort nur ca. die Hälfte der durch körperliche Aktivität vorhandenen Partikelkonzentration nachzuweisen war. Bei konventioneller Belüftung der Säle waren die Partikelkonzentrationen im gesamten Operationssaal gleich.

LAF mit/ohne Körperabsaugung vs. keine RLT-Anlage

Franco et al. stellten 1977 eine kontrollierte Studie – durchgeführt im klinisch-orthopädischen Operationsbetrieb – vor, mit der zum einen der Effekt eines (horizontalen) LAF [391] und der Körperabsaugung [391] auf die Wundkontamination (quantitativ und qualitativ) untersucht und zum anderen geklärt werden sollte, ob es eine positive Korrelation zwischen dem Kontaminationsgrad der Luft und der Wunde gibt, oder – mit anderen Worten – ob eine niedrigere Luftkeimzahl auch eine geringere Wundkontamination zur Folge haben würde [262]. Es gab drei Studien-Gruppen:
- Gruppe 1 (N = 37 Patienten) LAF + Körperabsaugung,
- Gruppe 2 (N = 41) nur LAF
- und als Kontrolle Gruppe 3 (N = 30) bei Nutzung desselben Operationssaales mit ausgeschalteter LAF-Anlage und ohne Körperabsaugung.

Die Verteilung auf die Gruppen war nicht randomisiert, weil man Gelenkimplantationen nicht ohne LAF durchführen wollte. Diese Operationen waren deshalb alle in Gruppe 1 oder Gruppe 2, während die allgemein-orthopädischen Eingriffe auf Gruppe 2 oder 3 verteilt waren. Es zeigte sich bei Benutzung des LAF-Systems eine Reduktion der Partikelzahl um das 5-Fache und der Luftkeimzahl in der Nähe der Wunde etwa um das 12-Fache. Durch die Körperabsaugung wurde zusätzlich die Partikelzahl um das 4-Fache und die Luftkeimzahl um das 2-Fache reduziert. Letzteres wurde experimentell in einer Reinraumkammer untersucht, wo die Abgabe von Bakterien bei Standardbekleidung des Personals sowie bei Tragen der speziellen Absauganzüge verglichen wurde.

Bei der quantitativen Wundkontamination gab es keinen Unterschied zwischen Gruppe 1 und 2, aber einen Unterschied zwischen diesen beiden und der Kontrollgruppe, vor allem bedingt durch die höhere Zahl von Wunden ohne Keimnachweis in den beiden LAF-Gruppen. Eine positive Korrelation zwischen Luft- und Wundkeimzahl fand sich jedoch nicht, unabhängig davon, welcher Zeitpunkt der Operation bei der Auswertung berücksichtigt wurde, und unabhängig vom Einsatz von LAF und Körperabsaugung. Dieses Ergebnis wurde noch gestützt durch die qualitative Auswertung der Luft- und Wundkontamination: Abgesehen von S. epidermidis und Corynebacterium spp. wurden selten dieselben Spezies aus der Luft und aus der Wunde isoliert. Typische potenziell pathogene Bakterien (z. B. S. aureus) wurden in der Luft selten, in Wunden dagegen häufiger nachgewiesen, woraus die Autoren schlossen, dass die Kontamination der Wunden auf anderem Wege als durch die Luft zustande gekommen sein müsse.

Die Autoren stellten fest, dass sie auf der Basis der Studienergebnisse keine definitive Aussage darüber machen können, ob LAF und Körperluftabsaugung für die Prävention postoperativer Infektionen geeignete Maßnahmen seien; dafür wäre eine große kontrollierte klinische Studie erforderlich. Die bis dahin publizierten wie auch die eigenen Daten würden stattdessen darauf hinweisen, dass die Luft für die Wundkontamination nur geringe Bedeutung hat und dass der Grad der Wundkontamination nicht notwendigerweise den Grad der Luftkontamination widerspiegelt. Sie kommen zu dem Schluss, dass aufgrund dessen weder LAF noch Körperabsaugung gerechtfertigt seien. Andererseits aber würden sowohl LAF als auch Körperabsaugung notwendigerweise ein sehr diszipliniertes Verhalten des Personals zur Folge haben und diese dadurch forcierte Disziplin könne in ihrer Studie durchaus die Reduktion der Zahl intraoperativ positiver Wundkulturen verursacht haben.

RLT-Systeme und Operationssaal mit Trennwand

Thomas und Meierhans bestimmten in einer 1979 publizierten umfangreichen Untersuchung die Luftkeimzahlen in Operationssälen mit unterschiedlichsten Lüftungssystemen (von der Fensterlüftung bis hin zum LAF-System) bei laufendem Operationsbetrieb [755]. Erwartungsgemäß fanden sich die höchsten Luftkeimzahlen (im Mittel $1,2 \times 10^3$ KBE/m³) in Operationssälen ohne mechanische Lüftungsanlage, die auf Fensterlüftung angewiesen waren. Bei turbulenzreicher Verdünnungslüftung nach DIN 1946/4 [204] lagen die mittleren Keimzahlen bei 200 KBE/m³ Luft. Bei derselben Lüftungsart, jedoch mit eingezogener Trennwand zwischen Operations- und Anästhesieteam, war die Luftkeimzahl auf maximal 50 KBE/m³ reduziert. Schließlich waren sowohl beim horizontalen und mehr noch beim vertikalen LAF-System mit Abstand die niedrigsten Luftkeimzahlen von bis zu weniger als 10 KBE/m³ beim vertikalen LAF nachweisbar. Unabhängig vom Belüftungssystem waren jedoch immer auch Keimzahlspitzen zu verzeichnen, die mit vermehrter körperlicher Aktivität des Personals während des Eingriffs oder bei dessen Vorbereitung zusammenfielen. Die Autoren stellten unter anderem auch die Personaldisziplin als wesentlichen Einflussfaktor heraus, der bei der Beurteilung der Ergebnisse nicht außer Betracht bleiben dürfe.

Wanner et al. stellten 1980 eine Untersuchung vor, in der 4 Operationssäle mit unterschiedlichem Lüftungsstandard hinsichtlich der Luftkeimzahlen bei normalem Betrieb verglichen wurden [785]. Es handelte sich um 1 LAF-Kabine und 3 Operationssäle mit turbulenter Mischströmung, die jeweils mit 2000 m³ pro Stunde belüftet wurden. In einem dieser 3 Operationssäle war das Operationsteam durch eine Wand vom Anästhesiebereich abgetrennt [755]. Die Luftwechselrate betrug in den beiden konventionellen Operationssälen 15–17 Luftwechsel pro Stunde; in dem Operationssaal mit Trennwand wurde innerhalb des abgegrenzten Bereichs eine Verdoppelung der Luftwechselrate erreicht. Während in der LAF-Kabine keine Bakterien nachweisbar waren, lag die Luftkeimzahl in dem Operationssaal mit Trennwand durchschnittlich bei 45 KBE/m³ und in den anderen beiden Operationssälen bei 270 KBE/m³ bzw. 230 KBE/m³. Allein durch die Trennwand konnte demnach – ohne Veränderung der Luftzufuhr oder der Filter – die Luftkeimzahl deutlich reduziert werden. Dieser Effekt der Trennwand wurde von derselben Arbeitsgruppe in einer 1981 publizierten Untersuchung von Thomas et al. bestätigt [755].

Soots et al. verglichen in ihrer 1982 publizierten Untersuchung die Luftkeimzahlen bei offener Herzoperation, die über einen Zeitraum von 4 Jahren in Operationssälen mit unterschiedlichem Lüftungsstandard durchgeführt wurden [730]. Es handelte sich um 2 Operationssäle A und B mit turbulenter Mischströmung ohne Filtrierung der Zuluft mit 10 bzw. 21 Luftwechseln pro Stunde, um 1 Operationssaal C mit horizontalem LAF ohne Abluft (330 Luftwechsel/h) sowie um 1 Operationssaal D mit regelrechtem horizontalem LAF (ca. 200 Luftwechsel/h). Die beiden LAF-Operationssäle waren mit Schwebstofffiltern ausgestattet. In den Operationssälen A–D wurden N=274, N=166, N=233 bzw. N=151 Patienten am Herzen operiert (insgesamt N=824 Operationen). Luftkeimzahlmessungen wurden in jeder Gruppe bei einem Teil der Operationen durchgeführt. Die höchsten Keimzahlen fanden sich in Saal A mit Spitzenkonzentrationen bis zu 1400 KBE/m³. Diese Lüftungsanlage stammte aus dem Jahre 1965 und war somit zum Zeitpunkt der Untersuchung bereits 10 Jahre alt. Saal B hatte eine 1976 erneuerte Lüftungsanlage, und die Keimzahlen lagen mit Spitzenkonzentrationen unter 200 KBE/m³ wesentlich niedriger. Die Keimzahlen in den Sälen C und D lagen gleichbleibend bei 50 KBE/m³ bzw. 15 KBE/m³. Unterschiede in den Wundinfektionsraten fanden sich nur zwischen den Patienten der Gruppe 1 (Saal A) und den Patienten der Gruppen 2–4 (Saal B – D). Die Wundinfektionsraten in den Gruppen 2–4 waren dagegen ungefähr gleich, obwohl durch die LAF-Systeme die Luftkeimzahlen deutlich niedriger lagen als in dem turbulent belüfteten Operationssaal B ohne jede Luftfilterung. Die Ergebnisse zeigen, dass über die Luftreinheit hinaus andere Faktoren bei der Entstehung von postoperativen Wundinfektionen eine wichtige Rolle spielen müssen.

Reduzierte Wundkontamination durch LAF

Whyte et al. untersuchten 1982, in welchem Maße eine aerogene Kontamination von Operationswunden stattfindet [809]. Dazu führten sie während orthopädischer Implantationen an Hüft- und Kniegelenken, die randomisiert entweder in einem Operationssaal mit konventioneller Belüftung oder mit vertikalem LAF durchgeführt wurden, Luftkeimzahlmessungen durch und bestimmten die Keimzahl auf der Haut im Operationsgebiet vor der Operation – und zwar noch vor der präoperativen Hautdesinfektion – sowie in den Operationswunden am Ende des Eingriffs kurz vor dem Wundverschluss. Die Luftkeimzahlmessungen ergaben eine mittlere Keimzahl von 4,3 KBE/m³ beim LAF-System bzw. 413 KBE/m³ bei der konventionellen Belüftung. Die Keimzahl in den Operationswunden war bei konventioneller Belüftung des Operationssaales 35× höher als bei Nutzung des LAF-Operationssaales.

Da die Operationssäle abgesehen von der Art der Belüftung und obwohl das Operationspersonal, die Ausstattung als auch die operativen Eingriffe identisch waren, schlossen die Autoren, dass dieser Unterschied in der Wundkontamination durch die unterschiedliche Raumluftkontamination verursacht wurde. Die Ergebnisse ihrer Berechnungen weisen darauf hin, dass ca. 98% der Bakterien, die in den Wunden nachgewiesen werden konnten, direkt oder indirekt aus der Luft stammten und davon wiederum ca. 30% durch direkte Sedimentation. Das bedeutet, dass der größere Teil der Wundkontamination auf indirektem Wege in die Wunde gelangt, vor allem durch ständige Berührung der Abdecktücher und der Instrumente durch die Operateure, d. h. von Flächen und Gegenständen, die während der Operation ebenso wie die Operationswunde für sedimentierende Partikel erreichbar sind. Eine Kontamination der Operationswunden durch die Flora der Hände des Operationsteams war eher unwahrscheinlich, weil routinemäßig doppelte Handschuhe getragen wurden. Dagegen scheint das Ausmaß der Besiedlung der Haut der Patienten – trotz Durchführung der präoperativen Desinfektion des Operationsfeldes – einen Einfluss auf die Wundkontamination zu haben: 2 Patienten der Studie hatten präoperativ ungewöhnlich hohe Keimzahlen auf der Haut und am Ende der Operation eine erhebliche Wundkontamination. Wurden diese beiden Patienten aber bei der Auswertung nicht berücksichtigt, hatte die Hautflora der Patienten keinen Einfluss auf die Wundkontamination. Die Autoren schlussfolgerten, dass LAF-Systeme prinzipiell in der Lage sind, die Wundkontamination zu reduzieren. Die Schutzzone müsse jedoch groß genug sein, sodass nicht nur die Wunde, sondern das gesamte sterile Feld eingeschlossen ist, weil nur der geringere Teil der Wundkontamination durch direkte Sedimentation aus der Luft zustande kommen würde. Auch diese Studie liefert jedoch keine Hinweise dafür, ob die erhöhten Wundkontaminationen eine klinische Bedeutung haben.

Von Chow und Yang wurde 2005 eine rechnerische Untersuchung vorgelegt, mit der die Autoren auf der Basis von Computersimulationen die Faktoren mit Einfluss auf die Abgabe von Hautpartikeln in die Luft eines LAF-Operationssaales klären wollten [159]. Sie bestätigten damit die bekannten Tatsachen, dass die Fließgeschwindigkeit der Luft bei Austritt aus der Zuluftdecke einen entscheidenden Einfluss auf die Sedimentation von Luftpartikeln hat, und ferner, dass die Aufrechterhaltung eines ungestörten Zuluftstroms von der Position des Personals, der Operationslampen und anderer Geräte abhängig ist.

Luftkontamination durch Probennehmer

Seipp und Barth zeigten 1992, dass nach experimenteller Kontamination der Raumluft in Operationssälen abhängig von der Art der RLT-Anlage nach entsprechend unterschiedlichen Eliminationszeiten keine Partikel bzw. Bakterien mehr nachweisbar sind [710]. Partikel und/oder Bakterien, die im Rahmen von Umgebungsuntersuchungen außerhalb des Operationsbetriebs gemessen werden, scheinen aber aufgrund der Ergebnisse dieser Untersuchung nur auf die Person des Untersuchers zurückgeführt werden zu können: Die Partikel- und Keimzahlen, die bei solchen Untersuchungen nachweisbar sind, werden vom Untersucher freigesetzt und lassen keine Aussage über die Effektivität der RLT-Anlage zu.

Einfluss luftgekühlter Großgeräte auf die Luftführung von RLT-Anlagen

Lüderitz et al. berichteten 1992 über den Einfluss von luftgekühlten Großgeräten auf die Funktion von RLT-Anlagen in Operationssälen [489]. Dabei zeigte sich, dass Großgeräte mit Kühlluftgebläse (z. B. für Laserchirurgie und intraoperative Sonografie), die bei Operationen zum Einsatz kommen können, bei einer RLT-Anlage mit turbulenter Mischströmung zu einer verstärkten Turbulenz im gesamten Operationssaal führten. Dadurch wurde Raumluft in den Zuluftstrom hineingezogen. Die Keimzahlen über dem Operationsfeld erreichten währenddessen das 2- bis 3-Fache der Ausgangswerte. Bei einer RLT-Anlage mit turbulenzarmer Verdrängungsströmung wurde durch die Kühlgebläse sowohl eine Einengung als auch eine Instabilität des vertikalen Luftstroms in der Schutzzone registriert. Gelegentlich wurden auch erhöhte Partikel- und Keimzahlen im Schutzbereich gemessen.

Anzahl und Aktivität des Personals

Bischoff et al. berichteten 1994 über den Einfluss der Kimaanlagenkonzeption einerseits und der Faktoren der Alltagssituation andererseits auf Partikel- und Keimzahlen in der Luft des Operationssaales [76]. Lieferten die modernen RLT-Anlagen mit turbulenzarmer Verdrängungsströmung erwartungsgemäß gute Ergebnisse, fanden sich jedoch unter den Bedingungen des Operationsbetriebs erhöhte Werte, die maßgeblich auf Aktivitäten des Personals zurückgeführt wurden.

Einfluss unterschiedlicher Zuluftdecken

In einer weiteren Studie aus dem Jahr 1995 untersuchten Bischoff et al. die wundnahen Partikel- und Keimzahlen unter Operationsbedingungen abhängig von der Art der Zuluftdecken [75]. Verglichen wurden mehrere Operationssäle mit Stützstrahl- und Gewebedecken sowie ein Saal mit Lochblechdecke, der zusätzlich mit einer Trennwand zwischen Operations- und Anästhesie-Bereich ausgestattet war und in dem das Operationsteam mit einer Helmabsaugung arbeitete. Die Schutzwirkung der Gewebedecken war trotz erhöhter Zahl von Personen und häufigerer Personalfluktuation deutlich besser als bei den Stützstrahldecken. Die geringsten Partikel- und Keimzahlwerte fanden sich in dem Operationssaal mit Trennwand. Ob zu dieser günstigen Wirkung auch die in diesem Operationssaal verwendete Helmabsaugung beigetragen hat, kann nicht beurteilt werden, weil beide Faktoren nicht getrennt untersucht wurden.

Operationssaal mit mehreren LAF-Kabinen

Babb et al. zeigten 1995, dass ein großer orthopädischer Operationssaal mit vier jeweils mit einem eigenen Lüftungssystem ausgestatteten LAF-Kabinen eine adäquate Option sein kann, um einerseits aus mikrobiologischer Sicht optimale Operationsbedingungen zu schaffen und andererseits trotz hohem lüftungstechnischem Standard die damit verbundenen Kosten vergleichsweise gering zu halten, weil der Flächenbedarf niedriger ist, da die räumliche Infrastruktur gemeinsam genutzt werden kann [38]. Die Autoren schließen nicht aus, bei einer derartigen räumlich-technischen Ausstattung gleichzeitig aseptische und kontaminierte Eingriffe durchzuführen, solange Kontaktübertragungen via Personal oder Gegenstände durch entsprechende organisatorische Maßnahmen ausgeschlossen werden können.

Konventionelle Belüftung vs. Quelllüftung

Friberg et al. stellten 1996 eine experimentelle Studie vor, in der eine konventionelle RLT-Anlage mit turbulenter Mischlüftung mit dem neuen Lüftungssystem der Quelllüftung verglichen wurde [266]. Dabei wird relativ kalte HEPA (= High-Efficiency Particulate Air)- gefilterte Luft mit sehr niedriger Strömungsgeschwindigkeit auf Fußbodenebene in den Raum geführt, wo sie aufgrund der von Personen, Geräten und Lampen abgegebenen Wärme durch Konvektion nach oben steigt und schließlich auf Deckenebene wieder abgeführt wird. Die Untersuchungen wurden unter streng standardisierten Bedingungen im Rahmen von simulierten Operationen durchgeführt. Die Messungen der Partikelzahlen zeigten, dass die Quelllüftung sehr feine Partikel – zu klein, um Bakterien zu tragen – effektiver eliminierte als die konventionelle Belüftung. Auf der anderen Seite jedoch waren die Luft- und Oberflächenkeimzahlen – und insbesondere die Zahl sedimentierender Partikel – in Bereichen, die für die chirurgische Asepsis von Bedeutung sind (Wunde, Instrumentiertisch) 2- bis 3-fach höher als beim konventionellen System. Die hauptsächliche Einschränkung des neuen Systems bestand demnach in der unzureichenden Elimination größerer, also potenziell Bakterien-tragender Partikel. Bei allen Tests hatte die Art der Kleidung (Bereichskleidung mit Bündchen und Operationskittel jeweils entweder aus Baumwolle oder Einwegmaterial) keinen Einfluss auf die gemessenen Werte.

Die Autoren kamen zu dem Schluss, dass die Quelllüftung zu erhöhten Luftkeimzahlen und damit einer größeren Zahl sedimentierender, potenziell Bakterien-tragender Partikel in der Raumluft führen würde, wodurch das postoperative Wundinfektionsrisiko im Vergleich zu einer turbulenten Mischlüftung prinzipiell erhöht sei, dies vermutlich deshalb, weil der Luftstrom zu schwach sei, um die größeren Partikel bis an die Luftauslässe an der Decke zu transportieren. Außerdem werde bei dieser Art der Belüftung der Luftstrom insbesondere durch das Operationsteam und den Operationstisch daran gehindert, bis zum aseptischen Bereich (Operationsfeld und Instrumentiertisch) vorzudringen und dort mit seiner aufwärtsgerichteten Strömung wirksam zu werden.

Mobile LAF-Einheiten

Im Jahr 2003 publizierten Friberg et al. eine andere Studie, in der sie bei Leistenhernienoperationen den Effekt einer mobilen LAF-Einheit als Ergänzung zu konventioneller Belüftung des Operationssaales untersuchten [268]. Gemessen wurde im Bereich des Brustkorbs der Patienten: Dabei konnte die Luftkeimzahl sowie die Zahl der auf den Brustkorb sedimentierenden Bakterien auf die in LAF-Kabinen erreichbaren Konzentrationen reduziert werden. Die Luftkeimzahlen in der Peripherie des Operationssaales blieben erwartungsgemäß unverändert.

> **Merke**
>
> Zusammenfassend zeigen die vorliegenden Arbeiten über den Einfluss von RLT-Anlagen [38, 75, 76, 90, 158, 159, 166, 173, 262, 266–268, 314, 417, 433–436, 489, 640, 703, 707, 730, 754, 755, 785, 809], dass teilweise auch mit einfachen mechanischen Barrieren die Luftkeimzahl im Bereich der Operationswunde eindrücklich reduziert werden konnte, jedoch bleibt offen, ob diese technischen Ansätze überhaupt Auswirkungen auf die Zahl postoperativer Wundinfektionen haben.

Aerogene Übertragung von Erregern im Operationssaal

Aufgrund der mikrobiologischen Untersuchungen scheint die Luft als Erregerreservoir für postoperative Wundinfektionen nicht von Bedeutung zu sein, wie dies auch die klinischen Untersuchungen bereits nahelegten [391, 392]. Jedoch gibt es einige wenige Berichte über Ausbrüche postoperativer Wundinfektionen, die auf eine aerogene Erregerübertragung ausgehend von besiedelten Personen des Operationspersonals zurückgeführt werden konnten. Zum Verständnis dieser allerdings extrem seltenen Ereignisse sollen die Zusammenhänge in den folgenden Ausführungen dargestellt werden.

Übertragungsmechanismus

Damit eine Erregerübertragung bei einer Operation auf aerogenem Wege zustande kommen kann, muss sich ein Erreger in Form schwebender Partikel (= Aerosol) mit dem Luftstrom vom Erregerreservoir entfernen können und Gelegenheit haben, bei erhaltener Virulenz im Bereich des Operationssitus bzw. auf die Instrumente zu sedimentieren. Im Operationssaal können bei regelmäßig gewarteter RLT-Anlage potenziell pathogene Bakterien nur auf zwei Wegen in die Luft gelangen: als Tröpfchenkerne aus dem Nasen-Rachen-Raum [219, 701, 799] und als Bakterien-tragende Hautschuppen von der Körperhaut des Personals [576]. Prinzipiell kommt auch der Patient selbst als Streuquelle in Betracht; jedoch ist dies weniger wahrscheinlich, weil er intraoperativ unbeweglich auf dem Operationstisch liegt und mit Tüchern nahezu vollständig abgedeckt ist. Eine Freisetzung von Hautschuppen in die Luft ist dadurch erheblich herabgesetzt. Erhält er eine Regionalanästhesie, wird er zwar einige Worte mit dem Anästhesieteam wechseln können, aber – im Gegensatz zum Operationsteam – entsteht dabei aus seinem respiratorischen Sekret mit sehr hoher Wahrscheinlichkeit nur eine minimale Zahl von Tröpfchenkernen, die wegen der geringen Anzahl den Operationssitus vermutlich nicht erreichen können. Zu dieser Thematik aber gibt es keine Untersuchungen, weshalb die Aussage notgedrungen vage ist.

Dagegen ist das Operationspersonal körperlich aktiv, spricht nicht selten viel, ist meist recht zahlreich vorhanden und steht noch dazu direkt neben bzw. über dem offen liegenden Operationssitus. Deshalb ist die Wahrscheinlichkeit, dass von einer dieser Personen Bakterien in die Luft abgegeben werden, unvergleichlich höher. Jeder Mensch setzt täglich eine Vielzahl von Hautschuppen frei [577]. Die meisten sind so klein und leicht, dass sie nicht sedimentieren, sondern in der Luft schweben (Durchmesser: ca. 14 µm). Da die Haut mikrobiell besiedelt ist, werden häufig, aber nicht durchweg mit den abgeschilferten Epithelien auch Mikroorganismen in die Luft freigesetzt [540].

Träger und Disperser

Neben der normalen Hautflora mit in aller Regel wenig virulenten Keimen kommen bei manchen Personen auch auf intakter Haut potenziell pathogene Keime, wie S. aureus und A-Streptokokken, vor. Bei chronischen Hautveränderungen, z. B. Ekzemen, ist eine pathologische Besiedlung häufiger [122]. Die mikrobielle Besiedlung der Haut ist jedoch nicht gleichmäßig, und man kann davon ausgehen, dass nur ca. 10 % der Hautschuppen überhaupt Bakterien tragen, wovon aller Wahrscheinlichkeit nach noch dazu der überwiegende Teil nicht pathogen bzw. wenig virulent ist [540].

Die potenziell pathogenen Bakterien aber, die manche Personen meist vorübergehend – nasopharyngeal, vaginal oder perineal – besiedeln können, sind dagegen aufgrund ihrer natürlichen Virulenz imstande, auch in normalen Operationswunden (ohne Vorhandensein von mehr als dem üblichen Fremdmaterial in Form von z. B. Nähten oder Drähten) Infektionen hervorzurufen [122]. Meist handelt es sich dabei um S. aureus, seltener um A-Streptokokken.

Werden diese Keime im selben Maße freigesetzt wie die normale Hautflora, stellen derart besiedelte Personen wahrscheinlich kein erhöhtes Risiko dar, wenn sie in der Operationsabteilung tätig sind. Manche Personen sind aber nicht nur Träger potenziell pathogener Bakterien, sondern sie setzen diese Keime darüber hinaus in vermehrtem Maße frei und streuen sie in ihre Umgebung. Die Tatsache der Kolonisierung dieser sog. Träger (engl. Carrier) mit potenziell pathogenen Keimen und der vermehrten Abgabe dieser Keime an die Umgebung (engl. Disperser) bleibt aber in aller Regel asymptomatisch [122].

Vor mehr als 60 Jahren zeigten Hamburger et al., dass Träger von A-Streptokokken, die nur im Rachen mit hohen Keimzahlen besiedelt waren, diese in wesentlich geringerer Zahl ($< 10^3$ KBE/24 h) in die Umgebung abgaben als Personen, die zusätzlich auch nasal hohe Keimzahlen aufwiesen; bei letzteren (engl. „Heavy Disperser") lag die Zahl bei 10^3–10^5 KBE/24 h [315, 316]. Sie konnten mit den damals verfügbaren mikrobiologischen Methoden zeigen, dass Personen mit ausgeprägter nasaler Besiedlung häufiger Ausgangspunkt von Übertragungen, die zu Infektionen bei Kontaktpersonen führten, waren als nur pharyngeal besiedelte Personen. Eine wesentliche Schwierigkeit ist jedoch nach wie vor zu unterscheiden, ob eine besiedelte Person ein normaler Träger oder ein „Heavy Disperser" ist.

Walter et al. führten 1963 eine Untersuchung durch, in der Daten über das Ausmaß der bakteriellen Exposition von Patienten während der Operation gesammelt werden sollten [783]. Unter den Mitarbeitern, die im Rahmen dieser Studie für die bakteriologischen Untersuchungen verantwortlich waren, war – wie sich im weiteren Verlauf herausstellte – zufällig eine Person, die Träger und Disperser eines bis dahin in dieser Klinik unbekannten S. aureus-Phagentyps war. Von 169 Patienten, bei deren Operation dieser Mitarbeiter als Untersucher im Operationssaal anwesend war, entwickelten 2 Patienten eine postoperative Wundinfektion mit diesem speziellen Stamm. Die weiteren Untersuchungen zeigten, dass dieser Mitarbeiter ein nasaler Träger war, der seinen Stamm aus dem Nasen-Rachen-Raum streute, der nur auf aerogenem Weg in die Operationswunden der beiden Patienten gelangt sein konnte, weil der Mitarbeiter immer nur in der Peripherie des Operationssaales stand. Zum damaligen Zeitpunkt war dies die erste Beschreibung einer aerogenen Übertragung während einer Operation gewesen [440, 783].

Bethune et al. berichteten 1965 nach Untersuchung von freiwilligen Testpersonen über das Ausmaß der Abgabe von S. aureus bei Männern und Frauen [73]. Sie konnten anhand von Luftkeimzahlmessungen in einer Dispersionskammer zeigen, dass die Abgabe von Bakterien
- bei Männern ausgeprägter ist als bei Frauen,
- bei beiden Geschlechtern unterhalb der Taille stärker ist als oberhalb,
- durch körperliche Aktivität und – in einigen Fällen – unmittelbar vorheriges Duschen gesteigert sowie
- durch Baumwoll-Operationskleidung bzw. -Abdeckmaterial nicht reduziert wird.

Auftreten von Infektionen: endemisch vs. epidemisch
Bei den meisten nosokomialen Infektionen handelt es sich um ein individuelles Geschehen, das in keinem epidemiologischen Zusammenhang mit anderen infizierten oder kolonisierten Patienten steht. Sie sind mehr oder weniger kontinuierlich immer vorhanden, ohne aber dabei in der Regel größere Beachtung zu erhalten. Diesen Anteil bezeichnet man als **endemische Infektionen**.

Im Gegensatz dazu spricht man von **epidemischen Infektionen** dann, wenn eine plötzliche und bei Weitem über dem normalerweise erwarteten (also: endemischen) Maß liegende Zahl von Infektionen vorliegt, die epidemiologisch assoziiert sind. Man spricht auch von einem **Ausbruch**.

Das zahlenmäßige Verhältnis zwischen endemischen und epidemischen Infektionen wird meist mit ca. 95 : 5 angegeben. Im Gegensatz zu endemischen Infektionen gelten epidemische aber in aller Regel als vermeidbar. Voraussetzung dafür ist die kontinuierliche Überwachung des Erregerspektrums, um so frühzeitig auf Infektionsprobleme aufmerksam zu werden, dass man eingreifen kann, bevor das Ausmaß eines (schweren) Ausbruchs erreicht wird.

Nach § 6 IfSG besteht eine Meldepflicht für Infektionen, bei denen ein epidemiologischer Zusammenhang (im Gesetzestext unglücklicherweise irrtümlich ‚epidemischer' Zusammenhang genannt) besteht; der Text spricht dabei von „zwei oder mehr gleichartigen Erkrankungen". Gemeint ist damit also das Auftreten eines sog. Ausbruchs. Die zahlenmäßige Festlegung „zwei oder mehr" muss aber mit der Bedingung des „epidemiologischen Zusammenhanges" verknüpft sein, und dieser muss zunächst hergestellt worden sein, bevor man z. B. bei gleichzeitigem Auftreten eines bestimmten Erregers, wie Methicillin-resistentem Staphylococcus aureus (MRSA), auf einer chirurgischen Station eines Krankenhauses von einem Ausbruch sprechen kann.

Ausbrüche

Es gibt mehrere Berichte über Ausbrüche postoperativer Infektionen im Operationsgebiet, die in epidemiologischem und mikrobiologischem Zusammenhang mit Trägern und Dispersern potenziell pathogener Bakterien standen und bei denen die Entstehung der Infektionen meist nur durch aerogene Übertragung während der Operation plausibel erklärt werden konnte [z. B. 67, 137, 207, 419, 509, 522, 692, 728]. Die meisten dieser Berichte behandeln A-Streptokokken-Infektionen [67, 137, 509, 522, 692]. Überwiegend handelte es sich interessanterweise um anal und/oder vaginal besiedelte Träger; sehr viel seltener wurden nasal bzw. pharyngeal oder an der Haut besiedelte

Personen als Quelle für die postoperativen Infektionen eruiert [Übersicht in 419]. Häufiger als Mitglieder des unmittelbaren Operationsteams waren andere Mitarbeiter im Operationssaal (Anästhesist, Springer) die Träger der Ausbruchsstämme; in einem Fall handelte es sich um eine Person, die nie während der Operation im Operationssaal anwesend, sondern nur bei den Vorbereitungen für die Operation tätig war [440, 509]. In den meisten Fällen waren die Träger lediglich asymptomatisch besiedelt. Erst der epidemiologische Zusammenhang zwischen den infizierten Patienten und bestimmten Mitgliedern des medizinischen Personals und/oder bakteriologische Untersuchungen durch Abstriche der typischen Körperzonen sowie durch Umgebungsuntersuchungen im Operationssaal, z. B. mit Hilfe von Sedimentationsplatten, brachten die entscheidenden Hinweise auf die Personen, die schließlich als Streuquelle identifiziert werden konnten.

> **Merke**
>
> Da Kontaktübertragungen als Ursache für die Ausbrüche in allen Berichten für unwahrscheinlich gehalten wurden bzw. sogar durch die involvierten Träger des Ausbruchsstammes ohne Kontakt zum Operationssitus ausgeschlossen werden konnten, wird in diesen Fällen die aerogene Erregerübertragung vor allem via abgeschilferte und Bakterientragende Hautschuppen wahrscheinlich. Bei konventioneller Belüftung der Operationssäle können infolge der turbulenten Mischströmung sogar die von Personen in der Peripherie des Operationssaales abgegebenen Bakterien in die Wunde gelangen, und dies um so eher, je länger die Operation dauert. Diese zwar insgesamt sehr seltenen Ereignisse konnten also offenbar weder durch die etablierten Maßnahmen der Asepsis, mit denen im Übrigen nur Kontaktübertragungen verhindert werden können, noch durch die – in den involvierten Kliniken meist vorhandenen – konventionellen RLT-Anlagen verhindert werden. Allerdings gibt es keine Hinweise dafür, dass mit LAF- oder TAV-Systemen im praktischen Betrieb eines Operationssaales eine Schutzzone im Bereich des Operationstisches aufrecht erhalten werden kann, mit der Erregerübertragungen ausgehend vom Operationsteam oder aus der Peripherie des Saales verhindert werden können.

Epilog

Bis Ende der 1990er-Jahre hat die „Kommission für Krankenhaushygiene und Infektionsprävention" (KRINKO) beim Robert-Koch-Institut (RKI) – wie schon zuvor zuzeiten des Bundesgesundheitsamtes (BGA) die „alte" „Kommission zur Erkennung, Verhütung und Bekämpfung von Krankenhausinfektionen" – für die Planung und Ausführung von RLT-Anlagen im Krankenhaus die Umsetzung der DIN 1946/4 gefordert (www.rki.de). Damit verbunden war die Einteilung von Krankenhäusern in zwei Raumklassen:
- **Raumklasse 1** sah aus Gründen der Infektionsprävention besondere Anforderungen an die Luftreinheit vor – das bedeutete eine 3-stufige Filterung der Zuluft mit endständigen Schwebstofffiltern – und galt für Operationsabteilungen, Intensivstationen und für Spezialstationen für immunsupprimierte Patienten.
- **Raumklasse 2** sah keine besonderen Anforderungen an die Luftreinheit vor – das bedeutete im Fall einer mechanischen Belüftung eine 2-stufige Filterung ohne endständige Schwebstofffilter – und galt für den Rest des Krankenhauses.

RLT-Anlagen sollten also auch nach Auffassung des RKI bzw. seiner Experten-Kommission für Krankenhaushygiene bis zum Jahr 2000 die Forderungen der DIN 1946-4 erfüllen, wonach bezogen auf Operationsabteilungen jeder Raum der Raumklasse 1 entsprechen, also mit endständigen Schwebstofffiltern ausgestattet sein musste, auch wenn es sich um Flure, Patientenübergaberaum (sog. Schleuse), Aufenthalts- oder Personalumkleideräume handelte.

Mit dieser Literaturübersicht kann gezeigt werden, dass es in der Fachliteratur keine Daten gibt, die diese Forderungen stützen. Wie die zitierten Arbeiten zeigen, war die Zahl der klinischen und der mikrobiologischen Untersuchungen in den 1960er- und 1970er-Jahren nicht wesentlich unterschiedlich; danach jedoch entwickelten sich die Zahlen gegenläufig: Während die klinischen Studien in den folgenden zwei Jahrzehnten rückläufig waren bzw. bis in die 1990er-Jahre auf niedrigem Niveau stagnierten, stieg demgegenüber die Zahl der mikrobiologischen Untersuchungen um ein Vielfaches an.

Zur Erinnerung. Lidwell et al. führten Anfang bis Mitte der 1970er-Jahre die **einzige** kontrollierte klinische Studie durch. Sie ließ – wissenschaftlich seriös beurteilt – nur Schlussfolgerungen für die Implantation großer Gelenke (Hüfte, Knie) zu [470–472, 485].

Die deutliche Zunahme der mikrobiologischen Untersuchungen nach Publikation der Lidwell-Studie [470–472, 485] kann möglicherweise als der Versuch interpretiert werden, die mühsamen und praktisch kaum realisierbaren klinischen Untersuchungen durch mikrobiologische Studien zu umgehen. Aus diesem Interesse an Untersuchungen zur Luft als Erregerreservoir für postoperative Infektionen kann man aber auch ableiten, dass die wissenschaftliche Gemeinschaft dieser Jahrzehnte – bis hinein in die vom Prinzip der „Evidence-based Medicine" bestimmte „Neuzeit" – vom Glauben an die Bedeutung der Luft bei der Entstehung postoperativer Wundinfektionen tief geprägt war. Worauf diese Überzeugung beruhte, lässt sich retrospektiv nicht rational nachvollziehen. Es wurden dennoch zahlreiche aufwendige Untersuchungen durchgeführt, und es wurden – bezogen auf die Kosten natürlich noch bedeutsamer – „post Lidwell" unzählige RLT-Anlagen unter der Vorgabe realisiert, dadurch das postoperative Infektionsrisiko senken zu können. Obwohl also eine Fülle von Arbeiten zu dieser Thematik publiziert wurde, gab es keine konkreten Anhaltspunkte für diesen Übertragungsweg beim Operieren. Deshalb scheint es sich um eine Art Dogma gehandelt zu haben, das nicht infrage gestellt zu werden brauchte.

> **Merke**
> Es gibt im Gegensatz zu einer auch heute noch weitverbreiteten Auffassung keine wissenschaftlichen Hinweise dafür, dass die Luft im Operationssaal ein relevantes Erregerreservoir für postoperative Wundinfektionen ist.

Vielleicht hat ja die Tatsache, dass die Luft konstant als potenzielles Erregerreservoir erwähnt wurde, dazu geführt, dass man es letztlich einfach deshalb geglaubt hat, weil man es immer wieder hörte. Möglicherweise handelt es sich dabei um ein Relikt aus früheren Jahrhunderten, einer Zeit also, in der man mangels medizinischer Erkenntnisse auf dem Gebiet der Bakteriologie der Verbreitung von Krankheiten durch die Luft eine hohe Bedeutung zugemessen hat [552]. Erst danach erkannte man, dass Infektionen bei der medizinischen Versorgung durch Kontakt übertragen werden, was Alexander Gordon bereits Ende des 18. Jahrhunderts und im 19. Jahrhundert zunächst Oliver Wendell Holmes, dann Ignaz Semmelweis für das Kindbettfieber feststellten (siehe Kap. 12). Diese Entwicklung hat jedoch offensichtlich nicht dazu geführt, dass die Theorie der „Luftinfektion" bei der Entstehung von nosokomialen Infektionen aufgegeben wurde.

Dabei ist es nicht so, dass es in den 1970er-Jahren keine anderslautenden Stimmen gab [549, 550]; sie wurden aber offenbar nicht zur Kenntnis genommen, vielleicht deshalb, weil ihre Auffassung zu sehr vom herrschenden Konzept der Mehrheit der Krankenhaushygieniker abwich. So haben auch die Fachleute von BGA/RKI bzw. die Expertenkommission für Krankenhaushygiene nichts dagegen gesetzt, sondern im Gegenteil durch den jahrzehntelangen Verweis auf die DIN 1946-4 ganz wesentlich dazu beigetragen, die diffusen Vorstellungen von Erregerübertragungen aus der Luft beim Operieren noch zu festigen.

Dabei wäre es auch schon zuzeiten des BGA für Mitarbeiter des RKI ebenso wie für die damalige Expertenkommission nicht nur möglich, sondern auch erforderlich gewesen, die wissenschaftliche Faktenlage zu prüfen, um den Hintergrund für die Forderungen der DIN 1946-4 zu überprüfen. Die an dieser DIN-Norm beteiligten Hygieniker haben ihre weitreichenden Forderungen nicht mit entsprechender Literatur begründet – eine Vorgehensweise, die auch bereits vor Einführung des Prinzips „Evidence-based Medicine" üblich war. Dies geschah darüber hinaus auch nicht durch das RKI – weder zuzeiten des BGA noch nach dessen Auflösung Anfang der 1990er-Jahre noch Ende der 1990er-Jahre angesichts der eigenen Verpflichtung der KRINKO auf die Regeln der „Evidence-based Medicine".

Das RKI (zuzeiten des BGA wie danach) ist somit daran beteiligt, dass in Deutschland jahrzehntelang nach den Vorgaben der DIN 1946-4 geplant und gebaut wurde, ohne dass die Sinnhaftigkeit dieser DIN-Norm je überprüft wurde. Zwar ließ die DIN 1946-4 in ihrem einleitenden Text „Abweichungen" zu; diese Möglichkeit wurde jedoch durch die Festlegung des BGA/RKI auf diese DIN-Norm konterkariert, weil dadurch der Anschein geweckt wurde, dass die Inhalte der DIN 1946-4 wissenschaftlich begründet seien, und weil vonseiten des BGA/RKI nichts unternommen wurde, diese Auffassung wenigstens zu relativieren.

Seit dem Jahr 2000 nun äußert sich die KRINKO anders zu RLT-Anlagen in Operationsabteilungen: Danach könne abweichend von der DIN 1946-4 die Raumklasse 1 nur noch in den Operationssälen vorgehalten werden, die übrigen Räume der Operationsabteilung aber bräuchten nur die Vorgaben der Raumklasse 2 zu erfüllen. Eine Erklärung für diese geänderte Auffassung gab das Amt nicht, obwohl all diejenigen, die die hohen Kosten für die nahezu 30 Jahre vom BGA/RKI vertretene Forderung nach Umsetzung der DIN 1946-4 tragen mussten, Anspruch auf eine schlüssige Erklärung hätten.

Um keine Missverständnisse aufkommen zu lassen, abschließend noch zwei Bemerkungen:

- Die – unbestreitbar – große Bedeutung von „Regeln der Technik" (z. B. DIN-Normen), wie z. B. für RLT-Anlagen, liegt in der Vorgabe technischer Voraussetzungen zu Planung, Bau und Betrieb solcher Anlagen. Das Problem bei der DIN 1946-4 lag jedoch darin, dass nicht nur technische Fragen behandelt wurden, sondern – weit darüber hinausgehend – RLT-Anlagen mit einer sehr aufwendigen Ausstattung für zahlreiche Bereiche von Krankenhäusern aus Gründen der Infektionsprävention für unentbehrlich erklärt wurden.
- Warum das RKI mit seiner Expertenkommission die Überhöhung dieser DIN-Norm zu einer „Vorschrift" de facto eigentlich erst ermöglichte, die von vielen Beteiligten – insbesondere von zahlreichen Klimaingenieuren – wie ein Gesetz betrachtet wurde, wird erfahrungsgemäß nie geklärt werden. Aus juristischer Sicht jedenfalls hatten DIN-Normen noch nie die Bedeutung einer gesetzlichen Vorschrift und darauf wurde auch schon früher hingewiesen [549].

Bedeutung von DIN-Normen aus juristischer Perspektive
(Auszug aus einem Urteil des Bundesverwaltungsgerichts: NJW 40, Heft 45, 1987: 2886, 2888)
Die Normenausschüsse des DIN sind so zusammengesetzt, dass ihnen der für ihre Aufgabe benötigte Sachverstand zu Gebote steht. Daneben gehören ihnen aber auch Vertreter bestimmter Branchen und Unternehmen an, die deren Interessenstandpunkte einbringen. Die Ergebnisse ihrer Beratungen dürfen deshalb im Streitfall nicht unkritisch als „geronnener Sachverstand" oder als reine Forschungsergebnisse verstanden werden. Zwar kann den DIN-Normen einerseits Sachverstand und Verantwortlichkeit für das allgemeine Wohl nicht abgesprochen werden. Andererseits darf aber auch nicht verkannt werden, dass es sich dabei zumindest auch um Vereinbarungen interessierter Kreise handelt, die eine bestimmte Einflussnahme auf das Marktgeschehen bezwecken. Den Anforderungen, die etwa an die Neutralität und Unvoreingenommenheit gerichtlicher Sachverständiger zu stellen sind, genügen sie deswegen nicht.

Die Bedeutung der DIN 1946-4 wurde sicher nicht zuletzt durch ein Ereignis gefördert, durch das die Verunsicherung der Verantwortlichen in den Krankenhäusern der damaligen Zeit noch verstärkt wurde: In einer Klinik wurden mehrere postoperative Infektionen nach gynäkologisch-abdominellen Eingriffen auf Kontaminationen durch eine – bereits nach damaligem Kenntnisstand schlecht gewartete – RLT-Anlage zurückgeführt. Liest man die klinische Beschreibung der Fälle, ist diese Kausalkette jedoch nicht nachvollziehbar, denn alle Parameter wiesen auf endogene Infektionen hin; die exogene Verursachung dieser postoperativen Wundinfektionen dagegen ist ein hypothetisches Konstrukt und in sich medizinisch wie mikrobiologisch unlogisch [757].

Operationssäle müssen mechanisch belüftet werden, um ein für Personal und Patienten akzeptables Raumklima zu schaffen und Narkosegase abzuführen, und die zugeführte Luft muss „sauber" sein, d. h. frei von relevanten potenziell pathogenen Bakterien. Diese Anforderungen sind mit den verfügbaren technischen Möglichkeiten leicht zu erfüllen. Besondere Anforderungen an die Luftreinheit im Sinne von Reinraumtechnik sind aber weder aus klinischer Sicht gerechtfertigt noch im praktischen Betrieb realisierbar. Wichtig dagegen ist es, dass das Personal weiß, wie postoperative Infektionen im Operationsgebiet entstehen, und dass die Disziplin des Operationspersonals bezogen auf die Praktizierung der klassischen Regeln der Asepsis gefördert wird [494].

Zusammenfassend kann festgestellt werden, dass man bereits vor 20 Jahren zu den gleichen Schlussfolgerungen hätte kommen können wie die vorliegende Literaturübersicht, wenn man die Prämisse, wonach die aerogene Erregerübertragung beim Operieren eine wesentliche Rolle spielt, anhand der verfügbaren Fachliteratur überprüft hätte.

6 Blutassoziierte Virusinfektionen

Bei parenteralem Kontakt mit Blut können verschiedene Erreger übertragen werden. Vor allem sind dabei die Erreger von Hepatitis B und C (HBV und HCV) sowie von AIDS (HIV) von Bedeutung [100, 142, 143, 334, 495, 525, 593, 653, 697, 829]. Virales hämorrhagisches Fieber (VHF) wird auf demselben Weg übertragen [100, 139, 141]. Weil aber aufgrund von Ergebnissen aus Tierversuchen nicht völlig auszuschließen ist, dass bei VHF nicht doch vielleicht auch eine aerogene Übertragung vorkommen kann, werden bei Verdacht auf VHF wesentlich aufwendigere Schutzmaßnahmen empfohlen [126, 139].

Auch bei bakteriellen Infektionen können Erreger im Blut vorkommen, wobei dann ein parenteraler Kontakt mit dem Blut eines solchen Patienten ebenfalls zu einer Infektion führen kann. Eine extreme Rarität stellt diesbezüglich der Fall eines Arztes dar, der sich nach einer Nadelstichverletzung eine Knochen-Tuberkulose im betreffenden Finger zugezogen hat [347]. Nicht ganz so selten sind dagegen bakterielle Kontaminationen von Blutprodukten (siehe Kap. 4).

Parenteraler Kontakt
Gelangt Blut eines „Spenders", z. B. durch eine perkutane Verletzung, in den Blutkreislauf einer anderen Person, handelt es sich um einen parenteralen Kontakt, der bei Vorhandensein eines Erregers im Blut des „Spenders" zu einer Infektion beim „Empfänger" führen kann. Dies kann im Extremfall bei einer Bluttransfusion geschehen (parenteraler Kontakt im engeren Sinn). Heute weiß man, dass HCV die Hauptursache der früher als Hepatitis Non-A Non-B bezeichneten Form, der sog. Posttransfusionshepatitis, gewesen ist. Aber auch ein Kontakt mit Blut an Stellen nicht intakter Haut (z. B. Ekzem) ist ein parenteraler Kontakt (im weiteren Sinn). Dasselbe gilt für Schleimhautkontakt mit Blut, z. B., wenn bei einer Operation Blut ins Auge spritzt. Nicht jeder parenterale Kontakt mit Blut einer infizierten Person – auch nicht bei tiefer perkutaner Verletzung – führt jedoch beim Empfänger zu einer Infektion.

6.1 Infektiöses Material

Bei HBV, HCV und HIV ist insbesondere das Blut infektiös; die Viren sind aber auch in einigen Körperflüssigkeiten enthalten [100, 142, 143, 334, 495, 525, 535, 593, 697, 829]. Deshalb muss ein Kontakt auch an der Haut immer vermieden werden, da es über kleine, oft nicht sichtbare Hautverletzungen auch zu einem parenteralen Kontakt kommen und da man eine Infektion der Patienten nie sicher ausschließen kann (sog. universal precautions) [143].

Folgende Körperflüssigkeiten – sowie jedes Gewebe – müssen deshalb immer als potenziell infektiös angesehen werden (unabhängig davon, ob ein Patient als infiziert bekannt ist oder nicht) [143, 829]:
- Blut und andere Körperflüssigkeiten mit sichtbarer Blutbeimengung,
- Liquor,
- Gelenkflüssigkeit,
- Pleuraflüssigkeit,
- Peritonealflüssigkeit,
- Perikardflüssigkeit,
- Amnionflüssigkeit,
- Samenflüssigkeit,
- Vaginalsekret.

Beim Umgang oder bei möglichem Kontakt mit diesen Patientenmaterialien sollen immer, d. h. ausnahmslos bei jedem Patienten unabhängig von der Kenntnis des Infektionsstatus, entsprechende Vorsichtsmaßnahmen eingehalten werden, um einen Kontakt zu vermeiden.

Nicht infektiöse Materialien. Folgende Patientenmaterialien sind, wenn sie kein sichtbares Blut enthalten, sehr wahrscheinlich nicht infektiös: Nasensekret, Sputum, Speichel, Schweiß, Tränenflüssigkeit, Urin, Erbrochenes, Faeces.

6.2 Risikogruppen im Krankenhaus

Übertragungen von blutassoziierten Erregern bei der Patientenversorgung sind in erster Linie vom Patienten auf das Personal zu erwarten, weil für das Personal das Expositionsrisiko größer ist. Sehr selten wurde eine Übertragung vom Personal auf Patienten beschrieben. Außerdem sind Übertragungen von Patient zu Patient berichtet worden.

Übertragung von Patienten auf Personal

Nadelstichverletzungen. Immer noch die häufigste Ursache für Übertragungen von Patienten auf Personal sind Nadelstichverletzungen. Das Übertragungsrisiko ist dabei grundsätzlich abhängig von der Viruskonzentration im Blut des „Spenders", die zum einen je nach Infektion (HBV, HCV oder HIV) variiert, zum anderen aber auch vom klinischen Zustand des Infizierten abhängt (beispielsweise sind die Virustiter im Blut von AIDS-Patienten im Endstadium der Erkrankung wesentlich höher als von HIV-Infizierten, die noch keine klinische Symptomatik zeigen) [30, 31, 100, 142, 143, 334, 495, 525, 593, 697, 829]:
- Das HBV-Risiko ist bei HBsAg-Trägern, die zusätzlich auch HBeAg-positiv sind, sehr hoch (bis zu 40%, sonst <10%).
- Das HCV-Risiko liegt zwischen 0% und 7% (–10%).
- Das HIV-Risiko ist mit 0,2–0,4% wesentlich geringer.

Ein weiterer entscheidender Faktor für das Übertragungsrisiko ist die Menge an Blut, die inokuliert wird. Dabei haben die Tiefe des Eindringens sowie die Art und Größe der Nadel einen wesentlichen Einfluss, weil mit einer großen Kanüle mehr Blut inokuliert werden kann als mit einer kleinen chirurgischen Nadel, die kein Lumen hat.

In einer experimentellen Untersuchung wurde gezeigt, dass die inokulierte Blutmenge um 46–86% reduziert werden kann, wenn die Kanüle vor Einstich in die Haut noch durch Latex- oder PVC-Handschuhmaterial dringen musste [508]. Dabei wird das an der Außenseite der Kanüle haftende Blut zumindest teilweise am Handschuhmaterial abgestreift und somit nicht inokuliert. Handschuhe reduzieren also auch bei einer Nadelstichverletzung das Übertragungsrisiko.

Blutkontakt während operativer Eingriffe ist ein relativ häufiges Ereignis, variiert aber abhängig vom chirurgischen Fachgebiet. So kommt es bei größeren Gefäß-Operationen, bei intraabdominalen, gynäkologischen und bei orthopädischen bzw. traumatologischen Operationen besonders häufig zu perkutanen Kontakten [260, 592, 593, 697, 829].

Das manuelle Tasten der Nadelspitze ist eine vermeidbare Ursache für perkutane Blutkontakte beim Operieren; dementsprechend muss die Operationstechnik angepasst werden. Durch entsprechende Schutzkleidung des Operationsteams (flüssigkeitsdichte Kleidung, ggf. Schutzbrille mit Seitenschutz oder Schutzschild) sowie durch umsichtiges Vorgehen während der Operation (z. B. spitze oder scharfe Instrumente nicht von Hand zu Hand reichen, sondern „Selbstbedienung" durch die Operateure; nicht zu zweit eine Wunde nähen, sondern dem Prinzip folgen: „Eine Wunde, ein Chirurg") kann ein Kontakt mit Blut bzw. eine Verletzung mit spitzen oder scharfen Gegenständen vermieden werden. Doppelte Handschuhe bieten zusätzlichen Schutz, obwohl der Qualitätsstandard moderner Operationshandschuhe sehr hoch ist, sie somit zuverlässig dicht sind.

Auch der Blutkontakt an Haut und Schleimhaut ist prinzipiell mit einem Infektionsrisiko verbunden, für das keine Größenordnung angegeben werden kann, das aber wahrscheinlich sehr viel niedriger ist als bei einer perkutanen Verletzung mit einem spitzen oder scharfen Gegenstand [143,

525, 593]. Entscheidend sind dennoch auch dabei die Blutmenge, aber auch die Dauer der Exposition und der Zustand der Haut während der Exposition (z. B. kleinere Verletzungen, Hautveränderungen bei Ekzem etc.) (s. Abb. 6.1).

Vorsichtiger Umgang mit Kanülen und allen anderen spitzen und scharfen Gegenständen sowie Schutz von Haut und Schleimhäuten durch Einmalhandschuhe bzw. Maske und Schutzbrille sind die essenziellen Maßnahmen zur Prävention Blutassoziierter Infektionen beim medizinischen Personal. Die sicherste Prävention vor einer Infektion mit HBV ist die Schutzimpfung gegen Hepatitis B, die deshalb alle in der Patientenversorgung tätigen Personen erhalten sollen.

Übertragung vom Personal auf Patienten

Das Risiko einer Erregerübertragung von infiziertem Personal auf Patienten bei der normalen Patientenversorgung wird – unabhängig von der Infektion (HBV, HCV, HIV) – übereinstimmend als extrem gering angesehen [334, 593]. Es gibt aber Berichte über intraoperative Übertragungen durch infizierte Operateure, deren Ursachen zwar nicht zweifelsfrei geklärt werden konnten, bei denen aber keine operationstechnischen Fehler zugrunde lagen, sodass Blut oder Gewebsflüssigkeit der Chirurgen in direkten Kontakt mit dem Blut des Patienten gekommen sein müssen [346, 593]. Insgesamt ist das Risiko OP-assoziierter Übertragungen allerdings sehr gering, dennoch wurden Empfehlungen gegeben, wie man dieses Risiko für die Patienten so weit wie möglich reduzieren kann [142]. Als „exposure prone invasive procedures" (Expositions-geneigte invasive Eingriffe; vgl. im Deutschen z. B. den Begriff „Gefahr-geneigte Arbeit") wurden danach Eingriffe bezeichnet, bei denen der Platz im eigentlichen Operationsgebiet so begrenzt ist, dass die chirurgische Nadel und die Finger des Operateurs wenig Spielraum haben, sodass Nadelstichverletzungen wahrscheinlich sind. Operateure müssen sich deshalb eine Technik aneignen, mit der Nadelstiche vermieden werden (z. B. kein manuelles Tasten der Nadel in tiefem, unzureichend einsehbarem Operationssitus).

Es wurde aber auch über Übertragungen von HBV- bzw. HCV-infizierten Operateuren berichtet, die alle Standard-Kontrollmaßnahmen eingehalten haben [240, 324]. In beiden veröffentlichten Fällen scheinen unbemerkte nichtblutende Verletzungen bzw. Hautschädigungen, die bei den Operateuren während der Operation entstanden, ursächlich gewesen zu sein. Hinzu kamen nicht sichtbare Handschuhbeschädigungen beim (festen) Fädenknüpfen. Als entscheidend wurde in diesen Fällen aber gesehen, dass bei beiden Operateuren sehr hohe Virustiter im Blut nachweisbar waren, wodurch die Infektiosität ihres Blutes wahrscheinlich sehr hoch war.

In einem Fall gibt es Hinweise dafür, dass sich ein Anästhesiepfleger, der eine Wunde an einer Hand hatte, der aber nie Schutzhandschuhe trug, im Rahmen der perioperativen Versorgung einer HCV-positiven Patientin infiziert hat [654]. Danach wurden fünf Patienten, bei deren Versorgung er prä- und postoperativ in allen Fällen assistierte, durch ihn infiziert. Der genaue Übertragungsweg konnte nicht eruiert werden. Bei der Versorgung der Patienten bestanden für ihn aber zumindest theoretisch vielfältige Übertragungsmöglichkeiten. Handschuhe wären sowohl im Fall seiner eigenen Infektion als auch der Infektionen der anderen Patienten mit hoher Wahrscheinlichkeit protektiv gewesen.

Übertragung von Patient zu Patient

In einem Bericht über HBV-Übertragungen bei pädiatrischen Patienten wurden Schleimhautkontakte mit Gegenständen, die mit Speichel infizier-

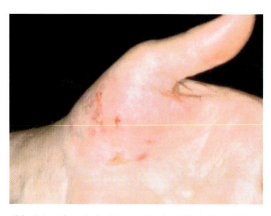

Abb. 6.1 Chronische Dermatitis der Hände (aus 636 a).

ter Kinder kontaminiert waren, verantwortlich gemacht [629]:
- HBV-Infektionen unter zytostatischer Chemotherapie führen in einem sehr hohen Prozentsatz zu einer persistierenden Virämie mit extrem hohen Virustitern.
- Hinzu kommt, dass die Infektion lange Zeit weder histologisch noch klinisch oder serologisch nachweisbar ist, da erst die Immunantwort, zu der diese Patienten aber nicht in der Lage sind, zur Leberzellschädigung führt.
- Unter Chemotherapie treten ferner häufig Schleimhautschädigungen mit Blutungen auf.
- Da (kleine) Kinder ihr Spielzeug oft in den Mund nehmen, besteht für nicht infizierte Kontaktkinder, die ebenfalls mit diesem Spielzeug spielen und darüber hinaus auch aufgrund der Chemotherapie eine geschädigte Mundschleimhaut haben, ein reales Infektionsrisiko.
- Die Frage, ob man Kinder auf pädiatrischen onkologischen Stationen, die z.B. HBV-infiziert sind, aufgrund dieser Übertragungsmöglichkeit nicht mit anderen nicht infizierten Kindern spielen lassen soll, wird in der Fachliteratur nicht behandelt.

Auch bei erwachsenen onkologischen Patienten gibt es Berichte über (HCV-)Übertragungen, für die zwar Bluttransfusionen ausgeschlossen, aber kein anderer schlüssiger Übertragungsweg postuliert werden konnte [6]. Möglicherweise sind jedoch Übertragungen bei schwer abwehrgeschwächten Patienten möglich, wenn es aufgrund nicht absolut konsequenter Asepsis, z.B. beim Richten von Injektionen und Infusionen, zu Kontaminationen durch die Hände des Personals kommt, wie es ähnlich auch die Erfahrungen mit der Übertragung von HBV bei Dialysepatienten gezeigt haben (siehe Kap. 9.3 und 12.3) [406].

Übertragungen durch kontaminierte Gegenstände

HVC-Übertragungen wurden auch im Zusammenhang mit nicht völlig korrekter Aufbereitung von Endoskopie-Zubehör im Rahmen von Koloskopien berichtet [101]. Bei Einhaltung der empfohlenen Aufbereitungsschritte sind jedoch Übertragungen mit blutassoziierten oder anderen Erregern sicher zu verhindern (siehe Kap. 12.4). HBV-Übertragungen wurden auch durch kontaminierte Mehrdosisbehältnisse sowie durch nicht korrekt aufbereitete Geräte zur Kapillarblutentnahme oder durch fehlende Sterilisation von Akupunkturnadeln verursacht (siehe Abb. 6.2 und Kap. 9.3) [406, 593].

6.3 Prävention

Das Prinzip der Standardhygiene bei der Versorgung aller Patienten, unabhängig davon, ob Infektionen bekannt sind oder nicht, beinhaltet auch den Schutz vor blutassoziierten Infektionen (siehe Kap. 7). Konkrete Angaben zu den erforderlichen Infektionspräventionsmaßnahmen bei Patienten mit blutassoziierten Infektionen finden sich in Kap. 15.2).

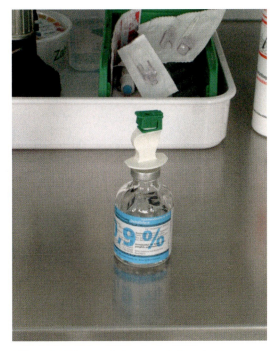

Abb. 6.2 Mehrdosisbehältnis mit Mehrfachentnahmekanüle (Foto: I. Kappstein).

III Prävention nosokomialer Infektionen

7 Standardhygiene

Die Maßnahmen, die einerseits erforderlich, andererseits aber auch ausreichend sind für eine gute hygienische Grundversorgung aller Patienten in jeder Situation bei Diagnostik, Therapie und Pflege und die gleichzeitig auch das Personal vor Erregerkontakten schützen, bezeichnet man zusammenfassend als Standardhygiene.

Das Hauptanliegen dieses Kapitels ist es, die generelle Notwendigkeit einer guten hygienischen Praxis im Umgang mit allen Patienten angepasst an die klinische Situation herauszustellen. Die dafür notwendigen Maßnahmen sind zum einen einfach und zum anderen bekannt, und dies nicht nur bei Krankenhaushygienikern, sondern bei allen Vertretern des medizinischen Personals und in eingeschränktem Umfang sogar in der Normalbevölkerung, also beim Patienten.

7.1 Bessere Qualität der Patientenversorgung

> **Merke**
>
> Unter dem Begriff Standardhygiene lassen sich alle Maßnahmen subsumieren, die bei der Versorgung jedes Patienten berücksichtigt werden müssen, um einerseits bei jedem Patienten exogene Kontaminationen zu vermeiden, andererseits aber auch das medizinische Personal bei den Patientenkontakten vor potenziell pathogenen Bakterien sowie vor blutassoziierten Viren zu schützen [46, 85, 284, 361, 525].

Man kann nie sicher wissen, ob ein Patient potenziell pathogene oder sogar multiresistente Bakterien mitbringt, wenn er in die Behandlung kommt, oder z. B. HCV-infiziert ist (siehe Kap. 6 und 16) [46].

Nicht „Isolierung" bei einzelnen Patienten, ...

Eine sorgfältige Beachtung der Standardhygienemaßnahmen würde Übertragungen relevanter potenziell pathogener Bakterien bei der Patientenversorgung erheblich einschränken und spezielle Isolierungsmaßnahmen würden sich damit häufig erübrigen [46]. Heute herrscht aber die Vorstellung vor, dass für die Kontrolle multiresistenter Bakterien „Isolierung" die Lösung sei, d. h. nach allgemeinem Verständnis: die Unterbringung des Patienten im Einzelzimmer und der ausgiebige Gebrauch von Schutzkleidung bei seiner Versorgung (siehe Kap. 15 und 16). Durch Fokussierung auf die Standardhygiene könnte in allen Kliniken eine bessere hygienische Praxis erreicht werden. Die Unterbringung von Patienten im Einzelzimmer kann nämlich auf vergleichsweise wenige Patienten beschränkt werden, die, wie z. B. Verbrennungspatienten, großflächig besiedelt sind und demzufolge eher eine Kontamination ihrer Umgebung verursachen.

> **Merke**
>
> Angesichts der Unmöglichkeit, bei einem Patienten die Besiedlung mit multiresistenten Erregern auszuschließen, muss sich langfristig die Auffassung durchsetzen, dass jeder Patient potenziell an irgendeiner Körperstelle mit resistenten Bakterien besiedelt sein kann – so wie jeder Patient potenziell eine mit Blut übertragbare Infektion haben kann.

... sondern Standardhygiene bei allen Patienten

Anstatt also immer wieder von Neuem zu überlegen, welche Isolierungsmaßnahmen wohl am besten geeignet sind, um mit dem Problem von z. B. MRSA fertig zu werden, sollte man mehr Gewicht darauf legen, bei der allgemeinen Patientenversorgung eine bessere hygienische Praxis zu erreichen (siehe Kapitel 16) [46]. Denn wenn man z. B. bei einem Ausbruch Patienten isolieren muss, reagiert man meist lediglich auf das Resultat einer unzureichenden hygienischen Versorgung der Patienten, d. h., man läuft der „guten" hygienischen Praxis hinterher. Solange man sich nur wirklich anstrengt, wenn bereits „etwas passiert" ist, wird man das Problem potenziell pathogener und damit ggf. auch (multi-)resistenter Erreger nie auch nur annähernd in den Griff bekommen. Auch deshalb ist die Empfehlung der KRINKO bei Auftreten von MRSA falsch (siehe Kap. 16.3).

Ebenso also wie man beim Umgang mit jedem Patienten den Kontakt mit Blut und/oder Körperflüssigkeiten vermeiden muss (vorwiegend zum eigenen Schutz), muss man lernen, bei der Versorgung jedes Patienten den Kontakt mit potenziell pathogenen, insbesondere multiresistenten Bakterien zu vermeiden (zum Schutz anderer Patienten und – eingeschränkt – auch zum eigenen Schutz). Dies erfordert aber nicht etwa Maßnahmen, die in der Praxis nicht realisierbar wären; vielmehr sind dies genau die Maßnahmen, die man ohnehin bei jedem Patienten beachten muss. Dieselben Maßnahmen helfen im Übrigen, den Kontakt mit Blut/Körperflüssigkeiten zu vermeiden und schützen vor dem Kontakt mit (multiresistenten) potenziell pathogenen Bakterien. Tabelle 7.1 zeigt die Maßnahmen der Standardhygiene in der Reihenfolge ihrer Bedeutung bzw. der Häufigkeit, in der sie generell bei der Patientenversorgung im Krankenhaus zum Einsatz kommen (sollten).

Tabelle 7.1 Standardhygienemaßnahmen nach Häufigkeit bei der Patientenversorgung.

Händedesinfektion	Schutz • vor relevanten Kontakten, z. B. an Wunden oder Schleimhäuten, bei denen nach Erregerkontakt eine Besiedlung möglich ist • nach möglicher Kontamination der Hände
Schutzhandschuhe	Schutz vor • Kontamination der Hände mit hohen Keimzahlen • Kontakt mit Blut/Körperflüssigkeiten
Haut-/Schleimhautdesinfektion	• Vor invasiven Maßnahmen (z. B. Injektionen, Anlage von Blasenkatheter) • Ggf. bei Verbandswechsel (z. B. postoperative Wunden, Venenkatheter)
Instrumentenaufbereitung	• Vollautomatisch thermisch • Nur ausnahmsweise manuell-chemisch
Flächenreinigung	• Ergebnis: „Sauberkeit" • Durchgeführt mit Reinigungsmittel oder als desinfizierende Reinigung mit Desinfektionsmittel
Schutzkleidung	• Wenn Verschmutzung der Arbeitskleidung möglich ist • Plastikschürze meist ausreichend
Chirurgischer Mund-Nasenschutz (OP-Maske)	• Wenn Kontakt mit potenziell infektiösen respiratorischen Tröpfchen möglich ist (z. B. bei Verdacht auf Meningokokken-Meningitis) • „Face-to-face"-Kontakt (d. h. < 1 m Abstand)
Patientenzimmer	• Einzelzimmer, wenn eine relevante Umgebungskontamination zu erwarten ist (z. B. bei Gastroenteritis) • Sonst Mehrbettzimmer möglich

7.2 Maßnahmen der Standardhygiene

Im Folgenden werden die Maßnahmen behandelt, die in den verschiedenen klinischen Situationen zur Standardhygiene gehören können. Das bedeutet auch, dass – mit Ausnahme der Händehygiene – nicht alle genannten Maßnahmen zu jeder Zeit unverzichtbarer Bestandteil der Patientenversorgung sind, sondern situationsgerecht angewendet werden müssen (siehe Tab. 7.2).

Händehygiene

Händedesinfektion/Händewaschen

Für die Prävention nosokomialer Infektionen hat die Händehygiene eine entscheidende Bedeutung [33, 46, 85, 95, 97, 284, 361, 525]. Die Desinfektion der Hände mit alkoholischen Händedesinfektionsmitteln ist schnell durchführbar, unabhängig von der Nähe eines Waschbeckens und auf lange Sicht für die Haut besser verträglich als häufiges Händewaschen.

Für den Erfolg der Händehygiene und deren Akzeptanz durch das medizinische Personal ist die Betonung einer sorgfältigen Technik (siehe Abb. 7.1) bedeutsamer, als nur eine bestimmte Mindestzeit, z. B. 30 Sekunden, zu fordern. Wichtig ist, dass effektive Maßnahmen zur Dekontamination der Hände durchgeführt werden. Ob dabei aber die Hände gewaschen oder desinfiziert werden, ist an sich von untergeordneter Bedeutung, da unklar ist, ob die Unterschiede in der Keimzahlreduktion praktisch überhaupt relevant sind. Einige Hersteller von Händedesinfektionsmitteln haben inzwischen ihre Produkte auch bei einer Einwirkungszeit von 15 Sekunden getestet: Es zeigte sich die gleiche Wirksamkeit wie bei 30 Sekunden.

Schmuck, Nagellack und künstliche Fingernägel. Schmuck an Händen und Handgelenken, Nagellack und künstliche Fingernägel sind für die Arbeit von medizinischem Personal mit Patientenkontakt nicht geeignet.

Diese Attribute sollen ein Blickfang für die Hände sein und deshalb dauerhaft gut aussehen, d. h., das Material von Ringen soll nicht leiden, Nagellack nicht absplittern und künstliche Fingernägel unbeschädigt bleiben. Diese naheliegenden Ziele

Tabelle 7.2 Beispiele für Maßnahmen der Standardhygiene gemäß klinischer Situation.

Klinische Situation	Maßnahmen der Standardhygiene
Sezernierende Wunde	• Händedesinfektion • Schutzhandschuhe • Keine Hand-Gesichts-Kontakte • Ggf. Schutzkleidung
Respiratorische Virusinfektion	• Händehygiene • Keine Hand-Gesichts-Kontakte • Ggf. Maske bei engem Kontakt
Gastrointestinale Infektion	• Händedesinfektion • Schutzhandschuhe • Keine Hand-Gesichts-Kontakte • Ggf. Schutzkleidung
Flächenkontamination mit Patientenmaterial	• Desinfizierende Reinigung • Sog. „gezielte" Desinfektion bei Kontamination mit potenziell infektiösem Material

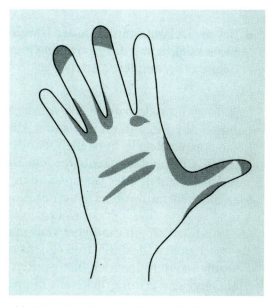

Abb. 7.1 Händehygiene: Stellen, die häufig nicht ausreichend einbezogen werden.

stehen im Widerspruch zur Notwendigkeit einer häufigen Händehygiene, sodass anzunehmen ist, dass Personen mit Schmuck etc. an den Händen sich eher nicht so häufig die Hände desinfizieren, wie es erforderlich wäre. Es kommt also bei der Forderung, keinen Schmuck an den Händen zu tragen, nicht darauf an, dass unter einem Ring die Zahl von Bakterien der Hautflora erhöht sein kann, und es geht auch nicht darum, dass sich ggf. in den Rissen im Nagellack Bakterien ansiedeln könnten (die Hände haben natürlicherweise viel mehr Falten und Nischen, als sich Risse im Nagellack bilden können). Es geht auch bei der Händedesinfektion im Rahmen der normalen Patientenversorgung nicht um eine Reduktion der Hautflora (siehe unten). Unter künstlichen Fingernägeln können sich allerdings potenziell pathogene Bakterien ansammeln, die bei der Händedesinfektion nicht erreicht werden und so das Übertragungsrisiko erhöhen. Sonstiger Schmuck, also kurze Halsketten, Ohrringe oder Piercings im Gesicht, stellen vergleichbar mit einer Brille kein Risiko für Erregerübertragungen dar.

> **Merke**
>
> Auf Schmuck an Händen und Unteramen (inkl. Nagellack und künstlicher Fingernägel) muss man bei der Arbeit im Krankenhaus verzichten, weil dadurch die Durchführung der Händedesinfektion beeinträchtigt werden kann, um diese Attribute zu schonen.

Typische Situationen, in denen nach allgemeiner Auffassung die Hände desinfiziert werden sollen, im Gegensatz zu Gelegenheiten, bei denen das Waschen der Hände adäquat ist, zeigt Tabelle 7.**3**.

> **Merke**
>
> Die Händedesinfektion ist einfacher, schneller und unabhängig von einem Waschbecken durchführbar und soll deshalb bevorzugt angewendet werden, es sei denn, die Hände sind sichtbar verschmutzt und müssen deshalb gewaschen werden.

Transiente und residente Flora. Ziel der Händehygiene bei der Patientenversorgung (sog. hygienische Händedesinfektion) ist die Elimination der

Tabelle 7.**3** Beispiele für Händewaschen vs. Händedesinfektion.

Händewaschen ausreichend effektiv	• Mit Flüssigseife aus Spender waschen und abtrocknen, Dauer: 15–30 sec • Vor und nach der Arbeit • Nach Benutzung der Toilette • Vor dem Essen bzw. vor dem Verteilen von Essen • Nach Kontakt mit nicht infiziertem Patienten (z.B. Bettenmachen, körperliche Untersuchung) • Nach Naseputzen (und nach Husten und Niesen mit Hand vor Mund und Nase) • Bei sichtbarer Verschmutzung
Händedesinfektion indiziert	• Ausreichend Händedesinfektionsmittel in die trockenen Hände geben, um die Hände ringsum zu benetzen, und einreiben, bis die Hände trocken sind, Dauer: 10–20 sec • Vor Tätigkeiten, die aseptisches Arbeiten erfordern, z.B. Bereitstellung von Infusionen, Herstellung von Mischinfusionen, Aufziehen von Medikamenten • Vor Tätigkeiten an Körperstellen, die vor Kontamination geschützt werden müssen, z.B. endotracheales Absaugen, Verbandswechsel, Manipulationen an Venen/Blasenkatheter, Tracheostoma, Infusionsbesteck • Vor invasiven Maßnahmen, auch wenn dabei Handschuhe, ob steril oder unsteril, getragen werden, z.B. Anlage von Venen- und Blasenkatheter, Punktionen, Endoskopie, Angiografie • Zwischen der Versorgung verschiedener Patienten, um Erregerübertragungen auf andere Patienten oder eine Kontamination der Umgebung zu verhüten • Auch zwischen verschiedenen Tätigkeiten beim selben Patienten, um Kreuzkontaminationen von verschiedenen Körperstellen zu verhindern • Vor Kontakt mit abwehrgeschwächten Patienten • Nach Kontakt mit infizierten/kolonisierten Patienten • Nach Kontakt mit potenziell kontaminierten Gegenständen, z.B. Entleeren von Wasserfalle, Absauggefäß, Urinbeutel • Nach Ausziehen von Schutzhandschuhen • Nach Kontakt mit Blut, Exkreten, Sekreten (zunächst Händewaschen: siehe Text)

transienten Flora, vor allem also der potenziell pathogenen Bakterien [616]:
- Transiente Flora: vorübergehend auf der Haut vorhanden
- Residente Flora: normale Hautflora

Wichtig ist, dass die gesamte Haut der Hände berücksichtigt wird, also insbesondere Fingerkuppen und Daumen, aber auch Fingerzwischenräume und Falten der Handinnenflächen (siehe Abb. 7.1).

> **Merke**
> Eine wichtige Voraussetzung dafür, bei der Patientenversorgung nicht selbst mit Infektionserregern in Kontakt zu kommen (z. B. MRSA, Gastroenteritiserreger), ist nicht nur die sorgfältige Händedesinfektion nach relevanten Patientenkontakten, sondern auch die Vermeidung eigener Hand-Gesichts-Kontakte, bevor die Hände desinfiziert und/oder Schutzhandschuhe ausgezogen wurden (siehe Kap. 4).

Verunreinigung der Hände mit Patientenmaterial. In der klinischen Praxis geschieht es trotz aller Vorsichtsmaßnahmen unvermeidbar immer wieder, dass es zu einer sichtbaren Kontamination der Hände mit z. B. Blut, Stuhl oder Eiter kommt. Um das Für und Wider der für diesen Fall erforderlichen Hygienemaßnahmen – mit der Frage: Erst desinfizieren oder erst waschen? – gab es jahrelang unter den Hygienikern in Deutschland Auseinandersetzungen, die jedoch wenig Klarheit für das medizinische Personal gebracht haben (siehe Infobox). Dabei geht es doch nur darum, dass die Mitarbeiter die (meist oder möglicherweise) hohen Keimzahlen möglichst vollständig eliminieren und ihr Umfeld damit so wenig wie möglich kontaminieren. Folgende Möglichkeiten bieten sich an:
- Die Hände werden, um Verspritzen zu vermeiden, vorsichtig mit Wasser und Seife gewaschen und abgetrocknet.
- Man kann auch zunächst die grobe Verunreinigung mit einem Papiertuch abwischen, das man mit Händedesinfektionsmittel befeuchtet hat, und erst danach die Hände waschen.
- In beiden Fällen sollen die Hände anschließend zusätzlich desinfiziert werden.
- Aus Hautschutzgründen sollen aber nur in solchen Fällen Händewaschen und Händedesinfektion miteinander kombiniert werden.
- Diese Empfehlung wird vom medizinischen Personal angenommen, weil hier das primär ästhetische Anliegen, die Kontamination möglichst schnell zu beseitigen, im Vordergrund steht.

Empfehlung der „alten" Hygienekommission beim BGA
Die Hygiene-Kommission beim früheren Bundesgesundheitsamt (BGA) hatte in den 1970er- und 1980er-Jahren empfohlen, auf den sichtbar (z. B. mit Stuhl) kontaminierten Händen zunächst – und zwar zweimal hintereinander – ein Händedesinfektionsmittel zu verreiben und erst danach die dann immer noch sichtbare Verunreinigung mit Wasser und Seife abzuwaschen. Dies fand beim medizinischen Personal wenig Akzeptanz. Dieses Vorgehen wurde mit der Begründung empfohlen, eine Kontamination des Waschbeckens und dessen Umgebung zu verhindern, denn durch die Händedesinfektion würden die z. B. im Stuhl vorhandenen potenziell pathogenen Bakterien abgetötet und dadurch sei ein Verspritzen beim Waschen nicht mehr relevant. Solche Empfehlungen sind jedoch in der Praxis nicht vermittelbar.
Die Empfehlung war aber auch sachlich nicht richtig, denn Desinfektionsmaßnahmen können nur auf sauberen Oberflächen (Haut, Instrumente, Arbeitsflächen) wirksam sein, nicht aber bei Vorhandensein organischer Verschmutzungen. Damals hatte sich diese Erkenntnis aber in Deutschland noch nicht durchgesetzt. Insofern ist es sogar erforderlich (und nicht nur ästhetisch befriedigender), Verschmutzungen der Hände durch Blut, Eiter etc. zunächst durch Waschen zu entfernen.

Hautpflege

Damit die Haut nicht durch häufiges Waschen und/oder Desinfizieren geschädigt wird, muss auf ausreichende Hautpflege geachtet werden. Dafür müssen Hautpflegemittel für den individuellen Hauttyp zur Verfügung stehen, also sog. Feuchtigkeitscremes (Öl-in-Wasser-Emulsion) für die normale Mischhaut und Fettcremes (Wasser-in-Öl-Emulsionen) für die empfindliche, trockene Haut [93, 450, 515]. Diese Cremes werden vorzugsweise vor Pausen und nach der Arbeit angewendet.

Schutzhandschuhe

Einmalhandschuhe haben heute bei der Patientenversorgung eine große Bedeutung. Der häufige Einsatz zum Personalschutz birgt jedoch die Gefahr, dass sie nicht nach jedem Patienten gewechselt werden und so zu einem Übertragungsrisiko für die Patienten werden können [85, 95, 210, 525, 583]. Deshalb muss das Personal immer wieder daran erinnert werden, dass ein solcher „Missbrauch" von Schutzhandschuhen mit einem erhöhten Risiko von Erregerübertragungen für die Patienten verbunden ist. Man muss also lernen, die verschiedenen Funktionen von Schutzhandschuhen bei der Patientenversorgung zu unterscheiden, d. h. Patientenschutz und Personalschutz zu differenzieren.

Patientenschutz: Schutz vor Erregerkontakt. Schutzhandschuhe verhindern den direkten Erregerkontakt mit hohen Keimzahlen (z. B. in eitrigem Sekret) an den Händen des Personals. Dadurch wird das Übertragungsrisiko reduziert, weil nämlich die Händedesinfektion nicht in der Lage ist, jede beliebig hohe Keimzahl vollständig zu eliminieren. Vielmehr kann Händedesinfektion definitionsgemäß nur eine Keimzahlreduktion um maximal $5\log_{10}$ bewirken (siehe Kap. 8).

Personalschutz: Schutz vor Kontakt mit Blut und Körperflüssigkeiten. Aus Gründen des Personalschutzes ist es erforderlich, jeden direkten Hautkontakt mit Blut und Körperflüssigkeiten zu vermeiden, um insbesondere vor dem Kontakt mit HBV/HCV und HIV geschützt zu sein.

Anwendung. Entscheidend ist demnach ein vernünftiger Umgang mit Handschuhen, damit sie einerseits den Personalschutz gewährleisten, aber andererseits nicht für die Patienten das Übertragungsrisiko erhöhen. Folgende Regeln können formuliert werden:
- Nach Kontamination sofort ausziehen, also z. B.:
  - zwischen der Versorgung verschiedener Patienten,
  - ggf. auch nach bestimmten Tätigkeiten beim selben Patienten (siehe Tab. 7.**3**),
  - vor anderen Tätigkeiten, z. B. Eintragungen ins Krankenblatt oder Telefonieren, zur Prävention einer Kontamination der Umgebung
- Händedesinfektion nach Ausziehen, da eine Kontamination der Hände trotzdem relativ häufig ist (ca. 20 %), was am ehesten beim Ausziehen passiert
- Handschuhe selbst aber nicht desinfizieren

Material. Heute werden (aus Gründen des Umweltschutzes) vor allem Latex-Handschuhe eingesetzt. Handschuhe aus PVC (Polyvinylchlorid) oder Nitril können alternativ bei Latexallergie verwendet werden. Für kurze Tätigkeiten ohne starke mechanische Beanspruchung sind auch Handschuhe aus PE (Polyäthylen) geeignet. Aus Personalschutzgründen muss darauf geachtet werden, für den Umgang mit Desinfektionsmitteln, generell aber für alle Reinigungsarbeiten chemikaliendichte Handschuhe zu verwenden.

Reinigung, Desinfektion und Sterilisation

Zu den Bausteinen der Standardhygiene gehört die an die jeweilige Situation angepasste Anwendung von Reinigungs- und Desinfektionsmaßnahmen bzw. ggf. auch Sterilisationsmaßnahmen bei Instrumenten (sog. Medizinprodukten). Für die Flächenreinigung sind in der Regel Desinfektionsmaßnahmen nicht nötig, weil ein erhöhter Infektionsschutz dadurch nicht belegt ist. Die erforderlichen Informationen für die Dekontamination von Gegenständen und Flächen finden sich im Kapitel 8.

Kleidung im Krankenhaus

Jegliche Kleidung von Krankenhauspersonal muss sauber sein (in bestimmten Situationen ist sterile Kleidung erforderlich). Darüber hinaus aber ist die Arbeitskleidung in allen Krankenhausbereichen für die Prävention nosokomialer Infektionen von untergeordneter Bedeutung [37, 56, 525, 661, 672].

Umgang mit der Kleidung

Wechsel. Die Arbeitskleidung muss optisch sauber sein und es muss eine ausreichende Anzahl zum Wechseln zur Verfügung stehen, z. B. für das

Pflegepersonal 1 × täglich auf Intensivstationen und 2–3 × pro Woche auf Allgemeinstationen. Grundsätzlich soll die Arbeitskleidung unabhängig von der Berufsgruppe nach Bedarf gewechselt werden, also nach Kontamination sofort. Dafür müssen die organisatorischen Voraussetzungen vorhanden sein, d. h., bei Kliniken mit zentraler Kleiderausgabe muss auf der Station ein gewisser Vorrat an allgemein verfügbaren Kasacks da sein, damit man nicht sofort die meist recht langen Wege z. B. zum Wäscheautomaten zurücklegen muss.

Arztkittel. Ärzte, die ihren Kittel z. B. über der Privatkleidung tragen, müssen ihn nicht notwendigerweise immer geschlossen halten. Maßgeblich sind Art und Umfang des Patientenkontakts. Saubere Privatkleidung ist mikrobiell nicht mehr belastet als ein Kittel, der einige Stunden getragen worden ist, und Erregerkontakte an der Kleidung haben für die Erregerübertragung von Patient zu Patient keine Bedeutung [661].

Arbeitskleidung vs. Schutzkleidung. Man kann prinzipiell drei verschiedene Arten von Kleidung für das medizinische Personal unterscheiden, die zum einen den Schutz des Personals vor Kontamination mit Patientenmaterial und zum anderen den Schutz des Patienten vor Kontamination durch das Personal gewährleisten sollen (siehe Tab. 7.4).

Haarschutz. Die Haare des medizinischen Personals sollen keinen Patientenkontakt haben. Das bedeutet, dass langes Haar zusammengehalten werden muss. Darüber hinaus aber gibt es keinen Grund, für die Frisuren des medizinischen Personals spezielle Forderungen aufzustellen (z. B. „eng am Kopf anliegend").

Tabelle 7.4 Kleidung für das medizinische Personal.

Arbeitskleidung	• Anstelle der Privatkleidung z. B. Kasack und Hose bei Pflegepersonal • Bunte (private) T-Shirts anstelle weißer Kleidung in Kinderabteilungen üblich • Normale Waschtemperaturen von Haushaltswaschmaschinen ausreichend (z. B. 60 °C) • Über der Privatkleidung z. B. Kittel von Ärzten und MTAs
Schutzkleidung	• Über der Arbeitskleidung zum Schutz vor Verunreinigung der Arbeitskleidung getragen • Schürze (z. B. Polyäthylen) • Kittel mit langen Ärmeln • Aufbewahrung nach Gebrauch im Patientenzimmer, bei Mehrbettzimmern in der Nähe des Patientenbettes • Ob Innenseite nach außen oder umgekehrt, ist unerheblich, da verschmutzte Schutzkleidung sofort entsorgt werden soll • Nicht auf dem Gang vor dem Zimmer, sondern immer nur im Zimmer aufhängen, also dort, wo der Patient mit den Erregern ist, die nicht verbreitet werden sollen
Bereichskleidung	• Farbige Arbeitskleidung, die nur in speziellen Krankenhausbereichen getragen wird • Typischerweise Bereichskleidung für die OP-Abteilung, die zur Abgrenzung des OP vom restlichen Krankenhaus bei Betreten des Bereichs angezogen und vor Verlassen abgelegt werden soll = organisatorische Maßnahme, um Personalbewegungen zwischen beiden Bereichen zu reduzieren, kein Beitrag zur Prävention von Erregerübertragungen • In anderen Krankenhausbereichen nicht sinnvoll (z. B. Intensivstationen, Endoskopie, Bronchoskopie, Zentralsterilisation), da Umziehen bei Betreten und vor Verlassen der Bereiche nicht realisierbar und kein Beitrag zur Infektionsprävention erkennbar ist
Schuhe	• *Bereichsschuhe* • Nur für Bereiche sinnvoll, in denen eine Kontamination der Schuhe mit Patientenmaterial möglich ist, wie z. B. in der Operationsabteilung • Aufbereitung im Schuhwaschprogramm von Reinigungs- und Desinfektionsgeräten • *Überschuhe* • Mikrobielle Kontamination des Fußbodens für die Infektionsprävention irrelevant • Kontamination der Hände beim Überziehen, aber meist anschließend keine Händedesinfektion • Unnötige Kosten und Umweltbelastung

Personalumkleiden. Dezentrale Umkleiden am oder in der Nähe des Arbeitsplatzes sind ökonomischer als zentrale Umkleiden, die mit z.T. erheblichen Wegezeiten verbunden sind. Dadurch wird z.B. auch das Umkleiden während der Arbeit nach Kontamination organisatorisch schwierig. Die getrennte Unterbringung von Arbeits- und Privatkleidung, wie von der Berufsgenossenschaft gefordert, ist aus Gründen des Infektionsschutzes nicht erforderlich. Da sichtbar verschmutzte Arbeitskleidung in die Wäsche gegeben werden soll und optisch saubere Arbeitskleidung kein Übertragungsrisiko darstellt, ist die Unterbringung von Privat- und Dienstkleidung an sich nur eine Frage der Ästhetik.

Besucherkittel

Privat- oder Straßenkleidung stellen kein Risiko für den Patienten dar. Deshalb sind weder auf Intensivstationen noch bei abwehrgeschwächten Patienten noch in der Neonatologie Kittel für Besucher erforderlich (siehe Kap. 12.9).

Mund-Nasen-Schutz (Maske)

Außerhalb von Operationsabteilungen sind Masken nur relativ selten wirklich erforderlich, sie werden aber vom medizinischen Personal – und natürlich in der Öffentlichkeit (siehe Fernsehserien), aber auch in Reklamen von Fachzeitschriften – sehr stark mit „Hygiene" assoziiert und deshalb viel häufiger als notwendig und noch dazu in vielen Fällen nicht richtig (z.B. zu locker oder um den Hals hängend) getragen. Tatsächlich aber sind andere Hygienemaßnahmen bedeutend wichtiger, weil es nur wenige Indikationen gibt, in denen Masken einen Schutz vor Erregerkontakten gewährleisten können. Man kann verschiedene Maskenarten unterscheiden, abhängig davon, welchen Zweck sie erfüllen sollen, d. h. vor welchen Partikelgrößen sie schützen sollen (siehe Kap. 4) [41, 55, 250]. Sie können sowohl für das Personal als auch für die Patienten erforderlich sein (siehe Tab. 7.**5**).

Zusammenfassend kann man zur Verwendung von Masken Folgendes feststellen:

- **OP-Maske**
  Wenn Masken für erforderlich gehalten werden und prinzipiell effektiv sein sollen, müssen sie gut sitzen, d. h. dicht am Gesicht anliegen. Im OP müssen Gespräche auf das erforderliche Minimum reduziert werden, da die Masken nur einen relativen Schutz vor Freisetzung von Keimen aus dem Nasen-Rachenraum bieten können. Bei Kontakt der Hände insbesondere mit der Innenseite der Maske kommt es zu einer Kontamination der Hände mit potenziell pathogenen Keimen aus dem Nasen-Rachen-Raum. Deshalb soll man die Maske nicht herunterhängen lassen, sondern anbehalten oder ganz ablegen und nach Kontakt die Hände desinfizieren.
- **Atemschutzmasken**
  Für den Gebrauch von Atemschutzmasken ist spezielles Training erforderlich. Wenn sie nicht überall an der Haut dicht anliegen, fungiert jedes Leck wie ein Trichter, durch den die Atemluft viel leichter angesaugt werden kann als durch das feinporige Filtermaterial. Dadurch wird die Maske ineffektiv.

Patientenzimmer

Einzelzimmer für Patienten mit Infektionen?

Einzelzimmer und Infektionsprävention. Bei der Wahl des Patientenzimmers stellt sich bei Patienten mit Infektionen die Frage, ob aus Gründen des Infektionsschutzes die Unterbringung in einem Einzelzimmer erforderlich ist [701, 721]. Die Entscheidung muss davon abhängig gemacht werden, ob durch die Infektion (oder Kolonisation) des Patienten eine relevante Umgebungskontamination zu erwarten ist, wie dies bei einer Gastroenteritis der Fall sein kann, wenn der Patient bei heftiger Symptomatik seine Ausscheidungen nicht kontrollieren kann. In derartigen Situationen ist die Versorgung in einem Einzelzimmer (bzw. die Zusammenfassung mehrerer Patienten mit der gleichen klinischen Symptomatik in einem Mehrbettzimmer als sog. Kohorte) eine sinnvolle Maßnahme des Infektionsschutzes, damit andere Patienten vor den kaum zu vermeidenden Erregerkontakten geschützt sind. Aber von Patienten mit infizierten oder kolonisierten Wunden, die mit einem gut sit-

Tabelle 7.5 Masken im Krankenhaus.

Maskentyp	Funktion und Anwendung
Chirurgische Maske (OP-Maske)	• Verhindert Freisetzung „großer" respiratorischer Tröpfchen („droplets") • Kann Aerosole nicht filtern, also Partikel < 5 µm („droplet nuclei") • Typischerweise bei Operationen verwendet, um den OP-Situs vor sedimentierenden kontaminierten respiratorischen Tröpfchen („droplets") des OP-Teams zu schützen *Verwendung durch das Personal* • Bei Operationen (nur im OP-Saal) • Bei anderen invasiven Maßnahmen (z. B. Anlage zentraler Venenkatheter) Beitrag zur Infektionsprävention unklar • Bei Verbandswechsel postoperativer (großflächiger) Wunden oder Versorgung von Patienten mit Verbrennungen; Notwendigkeit zum Schutz des Patienten ebenfalls ungeklärt • Bei Kontakt mit MRSA-Patienten häufig empfohlen, um die nasale Besiedlung zu verhindern, aber nur bei bestimmten Maßnahmen als normale Personalschutzmaßnahme sinnvoll, wenn Aerosolbildung möglich ist, wie beim endotrachealen Absaugen • Bei Erkältungskrankheiten für nahen Kontakt mit abwehrgeschwächten Patienten, alten Patienten und Säuglingen sinnvoll, aber Händehygiene und Vermeidung von Hand-Gesichts-Kontakten wichtiger • Für nahen Kontakt (< 1 m) mit Patienten, die eine mit großen respiratorischen Tröpfchen übertragbare Infektion haben (z. B. Meningokokken-Meningitis) *Verwendung durch die Patienten* • Bei offener Tuberkulose der Atemwege, wenn das Zimmer verlassen werden muss: Respiratorische Tröpfchen werden zurückgehalten und dadurch die Entstehung infektiöser Aerosole verhindert • Nicht erforderlich bei Operationen in Regionalanästhesie, da kein Beitrag zum Schutz vor postoperativen Infektionen im OP-Gebiet vorhanden
Atemschutzmaske (FFP-Maske)	• Schutz vor Inhalation von Aerosolen • Für industriellen Arbeitsschutz entwickelt (Staubschutzmasken) • Filterung kleinster Partikel (< 0,6 µm) mit Rückhaltegrad von 95 % bis > 99 % (FFP 2 bzw. FFP 3) *Personal* • Bei Kontakt mit Patienten mit offener Tuberkulose der Atemwege, wenn Aerosolbildung zu erwarten ist z. B. Bronchoskopie, hustenprovozierende Maßnahmen *Patienten* Schutz vor Inhalation von Schimmelpilzsporen bei schwerer Neutropenie Nur sinnvoll für Patienten, deren Zimmer mit einer RLT-Anlage mit Schwebstofffilter ausgestattet ist

zenden Verband versorgt sind, geht nicht durch die Wunde (oder etwa durch den möglicherweise resistenten Erreger) ein Risiko von Erregerübertragungen aus, sondern ausschließlich durch die Art und Weise des Umgangs mit dieser Körperstelle durch das Personal, also – für das Beispiel der Wundinfektion – beim Verbandswechsel.

Effektivität der räumlichen Distanzierung. Die räumliche Trennung von Patienten mit Infektionen in einem Einzelzimmer kann nur dann einen Beitrag zur Prävention von Erregerübertragungen leisten, wenn bei der Versorgung der Patienten die Regeln der Standardhygiene beachtet werden. Ansonsten ist die Trennung nur räumlich, aber nicht organisatorisch und damit in Hinsicht auf Erregerübertragung ineffektiv. Deshalb ist die pauschale Forderung nach „Isolierung" von Patienten mit Nachweis multiresistenter Erreger unabhängig vom Ausmaß der möglichen Umgebungskontamination weder plausibel noch den Patienten gegenüber zu rechtfertigen.

Isolierung erfordert Beweise, nicht umgekehrt. Die strikte Isolierung in einem Einzelzimmer, wie von der KRINKO für Patienten mit MRSA gefordert, ist eine einschneidende Maßnahme, für die es sachliche Gründe geben muss. Die alleinige Überzeugung einer Expertenkommission reicht dafür nicht aus. Eine Klinik, die diese Empfehlung nicht umsetzt, muss also nicht belegen, dass ihre Patienten kein höheres Risiko für eine Erregerexposition haben, sondern die KRINKO und das RKI, die seit Jahren von dieser (unbewiesenen) Empfehlung nicht abrücken möchten, müssen beweisen, worin dabei der Vorteil für die Patienten bestehen soll [700].

Mehrbettzimmer

Patienten mit Infektionen (oder Kolonisationen), die von ihrer klinischen Situation her eine relevante Umgebungskontamination nicht erwarten lassen, können zusammen mit nicht infizierten (bzw. kolonisierten) Patienten in Mehrbettzimmern versorgt werden. Durch Praktizierung der Maßnahmen der Standardhygiene werden Erregerübertragungen verhindert. Dies gilt auch für Patienten mit Gastroenteritis oder bei bekannter Ausscheidung von z. B. Enteritis-Salmonellen, wenn sie ihre Ausscheidungen kontrollieren und ihrerseits die Regeln der Händehygiene beachten können.

8 Reinigung – Desinfektion – Sterilisation

Reinigung, Desinfektion und Sterilisation sind verschiedene Methoden der Dekontamination, die abhängig davon, welchen Grad der mikrobiellen „Sauberkeit" man erreichen muss, angewendet werden. Alle Verfahren der chemischen und thermischen Desinfektion und ebenso sämtliche Sterilisationsverfahren erfordern eine gründliche Reinigung der Gegenstände an allen äußeren und ggf. inneren Oberflächen. „Sterilen Dreck", ein von Klinikern gelegentlich benutzter Ausdruck, gibt es nicht. Zumindest kann man sich bei sichtbaren Verunreinigungen am Sterilgut nicht darauf verlassen, da auch die Dampfsterilisation als wirksamstes und deshalb sicherstes Sterilisationsverfahren Rückstände nicht notwendigerweise durchdringt. Deshalb ist jedes Sterilisationsverfahren unsicher, wenn die Gegenstände nicht sorgfältig gereinigt worden sind bzw. sich nicht entsprechend reinigen lassen, z. B., weil sie nicht vollständig zerlegbar sind oder zu enge Lumina haben.

> **Merke**
> Die entscheidende Voraussetzung für eine erfolgreiche Desinfektion oder Sterilisation ist die rückstandsfreie Reinigung der Gegenstände.

Reduktion der chemischen Desinfektion. Die chemische Instrumenten- und Flächendesinfektion soll auf das absolute Minimum reduziert werden. Sofern thermische Verfahren in Reinigungs- und Desinfektionsgeräten (RDG) anwendbar sind, sollen sie immer den chemischen vorgezogen werden (siehe Abb. 8.1). Erstens ist der Reinigungs- und Desinfektionserfolg durch das standardisierte vollautomatische Verfahren sicherer, und zweitens sprechen Personalschutzgründe für das automatische Reinigen, Desinfizieren und Trocknen in RDG.

Es können erhebliche Mengen an Desinfektionsmitteln eingespart, und es kann die damit verbundene beträchtliche Personalexposition gegenüber Desinfektionsmitteln reduziert werden, wenn außerdem

- Instrumente vor thermischer Aufbereitung nicht mehr in Desinfektionslösung gelegt werden (auch nicht nach sog. septischen Eingriffen),
- auf das Einlegen („Tauchdesinfektion") bestimmter Gegenstände (z. B. Urinsammelgefäße) in Desinfektionsmittellösung verzichtet wird,
- Waschschüsseln und andere größere Gefäße nicht mehr mit Desinfektionsmittellösung gefüllt werden,
- routinemäßige Flächendesinfektionsmaßnahmen außerhalb von Operationssälen aufgegeben und stattdessen durch situationsbezogene gezielte Desinfektion ersetzt werden.

Es ist nicht nur ungeklärt, sondern auch sehr unwahrscheinlich, dass die Desinfektion von Flächen im Vergleich zu deren gründlicher Reinigung das Infektionsrisiko senken kann. Solange – insbesondere patientennahe – Flächen sauber und trocken sind, kann von ihnen kein Risiko für den Patienten ausgehen (wenn man nicht Gegenstände, die steril bleiben müssen, darauf ablegt). Viel wichtiger als routinemäßige Flächendesinfektion, die ein irreführendes falsches Gefühl von Sicherheit vermitteln kann, sind die patientennahen Präventionsmaßnahmen, wie insbesondere die ausreichend häufige und gründliche Händehygiene (siehe Kap. 7).

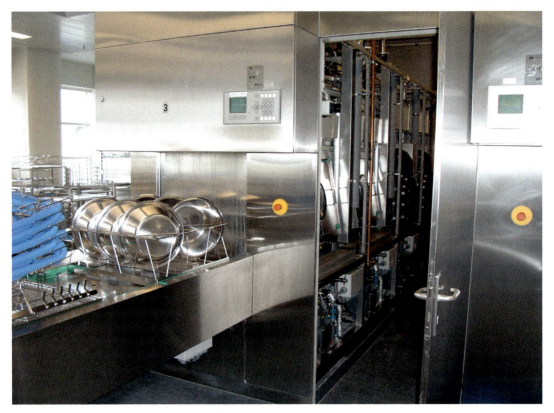

Abb. 8.1 Taktbandanlage (Reinigungs- und Desinfektionsmaschine) für die thermische Desinfektion hitzestabiler Gegenstände (Foto: I. Kappstein).

8.1 Dekontaminationsmethoden

Reinigung

Unter Reinigung versteht man die Beseitigung sichtbarer Verunreinigungen (z. B. Schmutz, Staub, organisches Material). Dabei wird gleichzeitig ein großer Anteil an Mikroorganismen, inkl. bakterieller Sporen, beseitigt [126, 169, 174, 196, 205, 421, 671].
- Der Reinigungseffekt kommt in der Regel durch Zusammenwirken von mechanischer Reinigungskomponente und schmutzlösender, also chemischer Wirkung von Reinigungsmitteln zustande.
- Die Anzahl der Mikroorganismen wird zusätzlich durch Trocknung reduziert, weil sie sich auf sauberen und trockenen Flächen nicht vermehren können und mehr oder weniger schnell absterben.
- In vielen Fällen sind Reinigungsmaßnahmen allein schon ausreichend, um einen Gegenstand oder eine Fläche adäquat zu dekontaminieren.

Eine gründliche Reinigung ist der erste und wichtigste Schritt bei der Dekontamination von Gegenständen und Flächen, weil eine evtl. anschließend erforderliche Desinfektion oder Sterilisation nur erfolgreich sein kann, wenn zuvor alle Rückstände entfernt worden sind.

Desinfektion

Als Desinfektion bezeichnet man die weitgehende oder vollständige Eliminierung potenziell pathogener Mikroorganismen; ausgenommen sind bakterielle Sporen [126, 519, 680].

- Für die Praxis kann man von einer Desinfektion sprechen, wenn man eine Keimzahlreduktion um 3–5 $\log_{10}$-Stufen erreicht.
- Das Ziel von Desinfektionsmaßnahmen im klinischen Alltag ist, die Zahl an Infektionserregern auf einer Fläche oder einem Gegenstand soweit zu reduzieren, dass eine Erregerübertragung nicht mehr möglich ist.

Für die Desinfektion stehen verschiedene Verfahren zur Verfügung [32, 126, 169, 519, 680, 676, 677]:
- Für hitzestabile Materialien werden am häufigsten physikalisch-thermische Verfahren in RDG eingesetzt (siehe Kap. 8.2). Früher wurde dafür die Dampfdesinfektion gereinigter und verpackter Gegenstände in speziellen Programmen von Autoklaven (siehe Kap. 8.3) durchgeführt; heute sind diese Programme angesichts der RDG überflüssig geworden.
- Für hitzelabile Gegenstände stehen maschinelle chemo-thermische Verfahren zur Verfügung, z. B. Endoskop-RDG (siehe Kap. 12.4).
- Bei der Flächendesinfektion und den manuellen Verfahren der Instrumentendesinfektion werden Desinfektionsmittellösungen angewendet (siehe Kap. 8.2).

Wegen der höheren Sicherheit (auch aus Gründen des Personalschutzes) sollen vollautomatische Verfahren immer bevorzugt werden, weil die ausgeprägte mechanische Komponente mit intensiver Spülung der Gegenstände zusätzlich einen wesentlichen Beitrag zur Reduktion der Erreger leistet.

Sterilisation

Die vollständige Elimination aller mikrobiellen Zustandsformen (inkl. bakterieller Sporen), also sowohl der potenziell pathogenen Mikroorganismen als auch apathogener Keime, wird für die Sterilisation gefordert. Abhängig von der Hitzeverträglichkeit des Materials kann eine Sterilisation mit verschiedenen Verfahren erreicht werden (siehe Kap. 8.3) [5, 32, 402, 668, 669, 671, 681].

Dekontamination und Risikokategorien

Welche Methode der Dekontamination eingesetzt werden muss, hängt davon ab, welches potenzielle Risiko für den Patienten bei der Anwendung eines Gegenstandes ausgeht; unabhängig von der Methode muss für vollständige Trocknung gesorgt sein. Bereits 1968 wurde in den USA eine Einteilung in Risikogruppen vorgenommen, um den Anwendern das Verständnis dafür zu erleichtern, wann ein Gegenstand nur gereinigt, wann zusätzlich auch desinfiziert und wann schließlich abschließend sterilisiert werden muss. Danach kann man drei Risiko-Kategorien unterscheiden (siehe Tab. 8.1) [126, 676, 677, 680, 681]. Vom Robert-Koch-Institut (RKI) wurde diese Einteilung Ende der 1990er-Jahre übernommen und erweitert, um Gegenstände einzuschließen, die wegen innerer und dadurch nicht einsehbarer Lumina besondere Anforderungen an die Aufbereitung, vor allem an die rückstandsfreie Reinigung, stellen [420].

Wirkungsbereich von Desinfektion und Sterilisation

Die einzelnen Mittel und Verfahren von Desinfektion bzw. Sterilisation haben verschiedene Wirkungsbereiche, die in die Gruppen A–D eingeteilt werden. Für einen Desinfektionseffekt ist der Wirkungsbereich A+B ausreichend; der Wirkungsbereich D wird nur von Sterilisationsverfahren erreicht (siehe Tab. 8.2). Besonders widerstandsfähig gegen die geläufigen Desinfektions- und Sterilisationsverfahren sind Prionen, die sich nicht in das bekannte Schema von Infektionserregern einreihen lassen und nach heutiger Auffassung als Erreger der Creutzfeldt-Jakob-Krankheit gelten (siehe Kap. 11.2).

8.2 Desinfektionsmethoden

Thermische Desinfektion

Reinigungs- und Desinfektionsgeräte (RDG). Heute werden am häufigsten thermische Desinfektionsverfahren (= Spülen mit heißem Wasser mit Reinigungs-, aber ohne Desinfektionsmittelzusatz)

Tabelle 8.1 Risikokategorien für Gegenstände.

Typ	Klinischer Einsatz	Abschließende Dekontamination
Kritische Gegenstände	• Kontakt mit dem Blutgefäßsystem und/oder sterilen Gewebe (z. B. Kanülen, chirurgische Instrumente, intravasale Katheter, Blasenkatheter, Implantate) • Hohes Infektionsrisiko bei Kontamination mit (irgendwelchen) Mikroorganismen (inkl. bakterieller Sporen)	• Sterilisation
Semikritische Gegenstände	• Kontakt mit Schleimhäuten oder nicht intakter Haut (z. B. Beatmungs-, Narkosezubehör, Endoskope) • Infektionsrisiko bei Kontamination mit potenziell pathogenen Mikroorganismen, ausgenommen bakterielle Sporen	• Desinfektion
Unkritische Gegenstände	• Kontakt mit intakter Haut, aber nicht mit Schleimhäuten (z. B. Blutdruckmanschette, Stethoskop, Bettgestell, Möbel, Waschbecken, Wände, Fußboden) • Infektionsrisiko nicht vorhanden oder vernachlässigbar gering	• Reinigung

Tabelle 8.2 Wirkungsbereich von Desinfektion und Sterilisation.

Gruppe	Inaktivierung von
A	• vegetativen Bakterien und Pilzen
B	• Viren
C	• Sporen von Bacillus anthracis
D	• Sporen von Clostridium perfringens

in vollautomatischen RDG eingesetzt. Der Temperaturbereich kann dabei zwischen 75 °C und 95 °C liegen, wobei die erforderliche Haltezeit – abhängig von der Höhe der Temperatur – von 5 min bei 90 °C (heute auf EU-Ebene empfohlenes und deshalb am häufigsten benutztes Programm) bis 10 min bei 75 °C betragen kann (siehe Tab. 8.3) [376].

Sog. „BGA-Programm". Dieses in der Liste der vom RKI (ehemals BGA) geprüften und anerkannten Desinfektionsmittel und -verfahren aufgeführte Programm sieht eine Temperatur von 93 °C bei 10 min Haltezeit vor, um auch Hepatitis-B-Viren sicher zu eliminieren, wobei jedoch sowohl die

Tabelle 8.3 Thermische Desinfektionsmethoden.

Methode	Dauer	Wirkungsbereich
Reinigungs- und Desinfektionsgerät (90 °C)	5 min	A – C
Auskochen	3 min	A + B
	15 min	A – C
Dampfdesinfektion Dampf-Strömungsverfahren (gesättigter Wasserdampf: 100 °C)	3 min 15 min	A + B A – C
Druckloses Dampfkreislaufverfahren (feuchte Heißluft als Dampf-Luft-Gemisch: 95–105 °C)	15 min	A – C
Fraktioniertes Dampf-Vakuumverfahren (nach Entfernung der Luft Wirkung des gesättigten Wasserdampfes) – Unterdruckverfahren: 75 °C 95 °C	20 min 10 min 1 min	A + B A + B A + B
– Überdruckverfahren: 105 °C	5 min	A – C

Temperatur als auch die Haltezeit auf der Extrapolierung von Daten beruht, die unter nicht vergleichbaren experimentellen Bedingungen in einer statischen Versuchsanordnung erhoben wurden [418]. Dass RDG in Deutschland auch heute noch mit diesem Programm ausgestattet werden müssen, weil das Programm trotz fehlender wissenschaftlicher Daten weiterhin in der RKI-Liste aufgeführt ist (und weil dieses Programm deshalb gemäß § 18 IfSG von Gesundheitsbehörden angeordnet werden könnte), gehört – angesichts des allgemein akzeptierten Prinzips der „Evidence-based Medicine" – zu den nicht nachvollziehbaren Empfehlungen aus dem RKI, auch wenn dies jahrzehntelang die Praxis des BGA/RKI gewesen ist. Für die klinische Praxis sind die Mittel und Verfahren der RKI-Liste jedoch ohnehin kaum jemals relevant, weil diese Verfahren gemäß § 18 IfSG nur bei „behördlich angeordneten Entseuchungen" angewendet werden müssen – eine Situation, die nur sehr selten gegeben ist.

Weitere thermische Desinfektionsmethoden, die heute jedoch in Krankenhäusern wegen der einfacheren Aufbereitung in RDG kaum noch Bedeutung haben, sind in der Tabelle 8.3 zusammengefasst.

Chemische Desinfektion

Desinfektionsmittelklassen. Je nach Umfang der antimikrobiellen Wirksamkeit chemischer Desinfektionsmittel wurden in den USA verschiedene Desinfektionsmittelklassen unterschieden (siehe Tab. 8.4) [126, 519, 676, 677, 680]. Gemäß der erforderlichen Dekontaminationsmethode für kritische, semi-kritische und nicht-kritische Gegenstände (siehe Kap. 8.1 und Tab. 8.1) kann man zwischen Mitteln mit „high-level"- und „intermediate level"-Wirksamkeit wählen, während „low-level"-Präparate nur in Ausnahmefällen (z. B. im Küchenbereich wegen der potenziellen Toxizität der anderen Desinfektionsmittel; siehe unten und Kap. 12.10) zum Einsatz kommen sollen.

Desinfektionsmittel von A–Z. Die wichtigsten Eigenschaften der verschiedenen chemischen Desinfektionsmittel sind in der Tabelle 8.5 zusammengefasst [519, 532, 572, 599, 665, 666, 668, 676, 677, 688].

Desinfektionsmittellisten

RKI-Liste. Als einzige offizielle Desinfektionsmittelliste gibt es in Deutschland die Desinfektionsmittelliste des RKI (früher: BGA-Liste), deren Mittel und Verfahren gemäß § 18 Infektionsschutzgesetz (IfSG) nur dann eingesetzt werden müssen, wenn es in einem speziellen Fall eine ausdrückliche Anordnung vom zuständigen Gesundheitsamt gibt; sie wird also nicht schon dann wirksam, wie es manchmal missverstanden wird, wenn gemäß

Tabelle 8.4 Desinfektionsmittelklassen.

Klasse	Desinfektionsmittel	Wirkungsbereich
High level	• Aldehyde • Peressigsäure	Gruppe A – C • Bakterielle Sporen durch Aldehyde erst bei längerer Einwirkungszeit, durch Peressigsäure in 5 min
Intermediate level	• Alkohole • Glucoprotamin • Natrium-Hypochlorit	Gruppe A + B • Nicht alle unbehüllten Viren durch Alkohol
Low level	• Quaternäre Ammoniumverbindungen (sog. Quats)	Gruppe A • Gramnegative Stäbchen häufig resistent • Nicht Mykobakterien • Pilze häufig resistent Gruppe B • Nur behüllte Viren • Nicht wirksam gegen unbehüllte Viren

Tabelle 8.5 Charakterisierung wichtiger Desinfektionsmittel.

Wirkstoff	Eigenschaften
Aldehyde	• Breites Wirkungsspektrum (inkl. unbehüllter Viren) • Abhängig von Konzentration, Einwirkungszeit und Substanz auch sporizide Wirkung • Geringer sog. Eiweißfehler (kaum Koagulation von Eiweiß) • Gute Umweltverträglichkeit • Einsatz bei Flächen- und Instrumentendesinfektion
Formaldehyd	• Einsatz in den letzten Jahren wegen kanzerogener Wirkung im Tierversuch stark eingeschränkt • Früher auch durch Verdampfen („Vernebeln") zur Raumdesinfektion eingesetzt (siehe Kap. 11.5) • Stark schleimhautreizend und allergisierend • Geruchsschwelle bei 0,05 ppm, MAK-Wert 0,5 ppm
Glutaraldehyd	• Optimales Wirkungsspektrum als 2%ige Lösung bei pH 7,5–8,5 (= „aktivierte" Lösung, Standzeit 2–4 Wochen) • Saure Lösungen sind stabil, haben aber einen langsameren Wirkungseintritt • Häufiger Einsatz bei Endoskopdesinfektion (maschinell bei 60 °C als chemo-thermische Desinfektion in E-RDG) • In den meisten Zubereitungen keine korrosive Wirkung auf Metalle und andere Materialien • Stark schleimhautreizend und allergisierend
Orthophthalaldehyd (OPA)	• MAK-Wert 0,2 ppm • Breites Wirkungsspektrum vergleichbar mit Glutaraldehyd, auch gegen Glutaraldehyd-resistente Stämme • Sehr gute Materialverträglichkeit • Standzeit der Lösung bei pH 3–9 bis zu 2 Wochen • Graufärbung von Proteinen (Textilien, Haut) • Bisher wenig Informationen aus klinischem Einsatz zu langfristiger Exposition und Umweltverträglichkeit
Glyoxal	• Nur teilweise mit Formaldehyd und Glutaraldehyd vergleichbares Wirkungsspektrum (z. B. nicht umfassend viruzid) • Deshalb Anwendung nur in Kombination mit Formaldehyd oder Glutaraldehyd
Alkohole	• Äthanol, n-Propanol, iso-Propanol • Sehr gute (häufig unterschätzte) mikrobizide Eigenschaften • Bakterizid, tuberkulozid, fungizid, viruzid • Gegen einige unbehüllte Viren (z. B. Polio) nicht ausreichend wirksam, Rotaviren und Hepatitis-B-Virus werden aber inaktiviert • Nicht sporizid, deshalb Sterilfiltration erforderlich, wenn Sporenfreiheit errreicht werden soll • Sehr schneller Wirkungseintritt • Gebrauchsverdünnung je nach Alkohol 50–90 % (reiner Alkohol eher nur konservierende Wirkung, daher nicht zur Desinfektion geeignet) • Hoher Eiweißfehler durch Koagulation von Eiweiß (darin evtl. eingeschlossene Mikroorganismen vor der Alkoholwirkung geschützt; deshalb nur zur Desinfektion bereits gereinigter Gegenstände verwenden) • Schleimhautreizend • Gute Umweltverträglichkeit • Vor allem zur Hautdesinfektion verwendet (auch in Kombination mit anderen Desinfektionsmitteln, wie z. B. PVP-Jod und Chlorhexidin; siehe dort) • Auch zur Desinfektion kleinerer Flächen geeignet (wegen Brandgefahr aber nicht für großflächige Anwendung) • Bei Kunststoffen zuvor Materialverträglichkeit prüfen („blinde" Stellen) • Rasche Verdunstung, deshalb keine längeren Kontaktzeiten möglich, außer bei Einlegen
Biguanide	• Erhebliche Wirkungslücken (unwirksam gegen Mykobakterien, unbehüllte Viren und Sporen), deshalb nur in Kombination mit anderen Desinfektionsmitteln, vor allem Alkoholen, angewendet

Tabelle 8.5 (Fortsetzung)

Wirkstoff	Eigenschaften
	• Hoher Eiweißfehler durch Koagulation von Eiweiß (darin evtl. eingeschlossene Mikroorganismen vor der Biguanidwirkung geschützt; deshalb nur zur Desinfektion bereits gereinigter Gegenstände verwenden) • Schlechte Umweltverträglichkeit
Chlorhexidin	• Wichtigster Vertreter der Gruppe • Begrenztes Wirkungsspektrum (nur vegetative, vor allem gram-positive Bakterien und behüllte Viren, aber nicht Mykobakterien, unbehüllte Viren und Sporen) • Inaktivierung durch Seife, Eiweiß und anionische Reinigungsmittel • Relativ untoxisch • Ausschließlich als Haut- und Schleimhautdesinfektionsmittel eingesetzt • In Kombination mit Alkohol für Hautdesinfektion (0,5 % Chlorhexidin in 70 %igem iso-Propanol) • In Kombination mit Reinigungsmittel in antimikrobieller Flüssigseife
Chlorabspaltende Verbindungen	• In flüssiger Form z. B. als Natrium-Hypochlorit, in fester Form z. B. als Kalzium-Hypochlorit • Breites Wirkungsspektrum (Gruppe A + B) • Schneller Wirkungseintritt • Gebrauchsfertige Lösungen instabil • Unverträglichkeit mit kationischen Reinigungsmitteln • Entstehung von Chlorgas bei Mischung mit Säuren • Bleichwirkung bei verschiedenen Materialien (deshalb vor allem früher breit eingesetzt zur Wäschedesinfektion) • Korrosiv für Metalle, Kunststoffe, Gummi und andere Materialien bei längerem Kontakt oder zu hoher Konzentration • Hoher Eiweißfehler durch Koagulation von Eiweiß (darin evtl. eingeschlossene Mikroorganismen vor der Chlorwirkung geschützt; deshalb nur zur Desinfektion bereits gereinigter Gegenstände verwenden) • Schleimhautreizend • Sehr schlechte Umweltverträglichkeit • Anwendung bei der Trink- und Badewasserdesinfektion (früher auch zur Desinfektion von Babyflaschen und -saugern)
Farbstoffe	• Gentianaviolett, Eosin, Methylorange, Brillantgrün u. a. • Uneinheitliches Wirkungsspektrum (deshalb bakterielle Verunreinigungen der Lösungen möglich) • Häufig eingesetzt bei Hautläsionen wegen guter austrocknender Wirkung • Teilweise ausgeprägt wundheilungshemmende Wirkung (Gentianaviolett, Brillantgrün)
Glucoprotamin	• Relativ neuer und bisher Hauptvertreter aus der Gruppe der Aminderivate • Breites Wirkungsspektrum (Gruppe A + B) vergleichbar mit dem von Formaldehyd und Glutaraldehyd gegen vegetative Bakterien und Viren • Keine Geruchsbelästigung • Gute Umweltverträglichkeit • Einsatz für Flächen- und Instrumentendesinfektion
Iodophore	• Polyvidon-(PVP)-Jodpräparate • Breites Wirkungsspektrum (Gruppe A + B) • Inaktivierung durch Eiweiß • Vor allem zur Haut- und Schleimhautdesinfektion verwendet • Alkoholische Zubereitungen bei präoperativer Hautdesinfektion eingesetzt • PVP-jodhaltige Flüssigseifen zur präoperativen Händedesinfektion geeignet • Wegen wundheilungshemmender Wirkung zurückhaltender Einsatz bei der Wundversorgung empfehlenswert (z. B. keine längeren Bäder infizierter Finger) • Besser verträglich als Jodtinktur und wässrige Jodlösungen • Schlechte Umweltverträglichkeit

Tabelle 8.5 (Fortsetzung)

Wirkstoff	Eigenschaften
Octenidin	• Relativ neuer Wirkstoff • Kationenaktive Verbindung • Gutes Wirkungsspektrum (Gruppe A + B, aber nicht unbehüllte Viren), auch gegen Trichomonaden wirksam (Vaginalantisepsis) • Keine Toxizität, keine allergisierende Wirkung bekannt • Keine wundheilungshemmende Wirkung • Gute Umweltverträglichkeit • Einsatz bei Haut- und Schleimhautdesinfektion
Peroxid-verbindungen	• Peressigsäure, Wasserstoffperoxid u. a. • Breites Wirkungsspektrum (bei Peressigsäure inkl. Sporen) • Korrosiv für Metalle • Lösungen instabil • Einsatz als Haut-, Instrumenten-, (Dialyse-)Geräte- und Flächendesinfektionsmittel • Einsatz bei der Wäschedesinfektion (auch Bleichwirkung) • Sehr gute Umweltverträglichkeit
Phenole	• Medizinhistorisch von Bedeutung (von Lister als Karbolsäure verwendet) • In anglo-amerikanischen Ländern relativ häufig, in Deutschland nicht mehr verwendet • Heute Phenolderivate (ortho-Phenylphenol und ortho-Benzyl-para-Chlorophenol) im Einsatz • Wirkungsbereich A + B, aber nicht gegen unbehüllte Viren, z. T. auch Hepatitis-B-Wirksamkeit unzuverlässig • Geringer Eiweißfehler • Unverträglichkeit mit kationischen Reinigungsmitteln • Absorption durch poröse Stoffe • Einsatz in der Neonatologie wegen Auftretens von Hyperbilirubinämie kontraindiziert • Kontakt mit Haut und Schleimhäuten muss wegen toxischer Wirkungen durch Absorption vermieden werden • Schlechte Umweltverträglichkeit (gilt vor allem für die Chlor-substituierten Derivate)
Quaternäre Ammonium-verbindungen	• Sog. „Quats" (z. B. Benzalkoniumchlorid, Cetrimid, Cetylpyridiniumchlorid) • Eingeschränktes Wirkungsspektrum (unwirksam gegen Mycobacterium tuberculosis, verschiedene gramnegative Bakterien, vor allem Pseudomonas spp. und unbehüllte Viren), deshalb meist nur in Kombination mit anderen Substanzen, z. B. Alkoholen im Handel • Zahlreiche Ausbrüche nosokomialer Infektionen wegen Kontamination von Gebrauchslösungen beschrieben, deshalb sollen zumindest reine Quats heute nach Möglichkeit nicht mehr verwendet werden • Desinfektionsmittel mit guten Reinigungseigenschaften (oberflächenaktive Verbindungen) • Absorption durch poröse Stoffe (Baumwolle, Mull), dadurch antimikrobielle Wirksamkeit reduziert • Nahezu vollständige Inaktivierung durch Seifen, anionische Reinigungsmittel und Eiweiß • Geringe Toxizität (deshalb in der Küche zur Flächendesinfektion eingesetzt) • Schlechte Umweltverträglichkeit
Schwermetalle	• Quecksilber, Silbernitrat, Zinn • Unsichere Wirksamkeit • Sichere Toxizität • Quecksilberverbindungen, wie vor allem Merbromin, häufig wegen der guten austrocknenden Wirkung verwendet, die aber auch mit Farbstoffen erreicht werden kann (siehe dort) • Sehr schlechte Umweltverträglichkeit

§§ 6, 7 IfSG meldepflichtige übertragbare Krankheiten oder Erreger auftreten. Die RKI-Liste spielt somit im klinischen Alltag kaum eine Rolle.

VAH-Liste. Daneben existiert eine andere Desinfektionsmittelliste, die für die routinemäßige Infektionsprävention bei der Patientenversorgung gedacht ist. Diese Liste wurde früher von der Desinfektionsmittel-Kommission der Deutschen Gesellschaft für Hygiene und Mikrobiologie e. V. (DGHM) herausgegeben und hieß deshalb DGHM-Liste. Vor wenigen Jahren hat sich diese Arbeitsgruppe aus der DGHM herausgelöst und den Verbund für angewandte Hygiene e. V. (VAH), gegründet. Seither heißt sie VAH-Liste [275a]. Ihr Inhalt, ihre Zielrichtung und Zielgruppen sind aber identisch geblieben. Die dort gelisteten Desinfektionsmittel sind gemäß DGHM-/VAH-Methode gegen Bakterien (incl. Mykobakterien) und Pilze getestet [275]. Die Viruswirksamkeit wird gemäß der Europäischen Norm (EN) oder der gemeinsamen Leitlinie der Deutschen Gesellschaft für die Bekämpfung von Virusinfektionen e. V. (DVV) und des Robert-Koch-Instituts (RKI) untersucht [275a]. Die Prüfmethodik von DGHM/VAH und DVV/RKI ist weitgehend mit den auf europäischer Ebene erarbeiteten Prüfmethoden harmonisiert [275a]. Jedes Produkt, das ein Hersteller in Deutschland auf den Markt bringen möchte, muss nach diesen Kriterien geprüft sein, wenn es in die VAH-Liste aufgenommen werden soll. Da Produkte, die dort nicht gelistet sind, einen Wettbewerbsnachteil haben, legt jeder Hersteller großen Wert darauf, dass seine Produkte „gelistet" sind.

IHO-Viruzidie-Liste. Um die Lücke der Informationen über die Viruswirksamkeit von Desinfektionsmitteln für den Anwender in der täglichen Praxis zu schließen, hat der Industrieverband Hygiene und Oberflächenschutz e. V., ein Zusammenschluss der Desinfektionsmittel-herstellenden Industrie, kürzlich eine weitere Desinfektionsmittelliste, die IHO-Viruzidie-Liste, herausgegeben, die sich ausschließlich auf die Viruswirksamkeit bezieht (www.IHO-Viruzidie-Liste.de). Die Aussagen zur Wirksamkeit gegen Viren in der IHO-Liste basieren auf den europäischen Prüfmethoden gemäß EN 14476, soweit diese bereits vorhanden sind, und/oder auf den Prüfmethoden der DVV.

Bedeutung der VAH-Liste. Die frühere DGHM-Liste hatte unter dem Aspekt eine nachvollziehbare Bedeutung, dass ein Hersteller dem Anwender gegenüber auch die Wirksamkeit seines Mittels belegen können muss, weil es in den 1970er und 1980er Jahren noch keine entsprechenden europäischen Normen gab. Im Zuge der europäischen Harmonisierung ist dieser Anlass heute nicht mehr gegeben. Für die nach VAH-Kriterien durchgeführten Gutachten (die nur für die Aufnahme in die VAH-Liste anerkannt werden, wenn sie von Gutachtern durchgeführt wurden, die vom VAH nach den dort vorgegebenen Kriterien ausgesucht wurden), tragen die Hersteller die Kosten, ebenso für die anschließende Aufnahme in die VAH-Liste und weiter für die Fortführung der Listung.

Nutzen der VAH-Liste. In Deutschland wird seit Bestehen der DGHM-/VAH-Liste konstant darauf hingewiesen, nur „gelistete" Desinfektionsmittel zu verwenden. Dies wurde nicht zuletzt durch Empfehlungen KRINKO mit ausdrücklichem Verweis auf die DGHM-/VAH-Liste unterstützt. Der Anwender meint(e) infolgedessen, dass er die DGHM-/VAH-Liste verwenden muss, wenn er nicht Gefahr laufen will, ein unzureichend wirksames Mittel zu verwenden. Ein Vorteil der VAH-Liste könnte für den Anwender darin bestehen, dass er sich einen Überblick darüber verschaffen kann, welches Produkt z. B. für die Desinfektion von Instrumenten oder für die desinfizierende Reinigung von Flächen geeignet ist. Da aber jede auf dem Gebiet der Desinfektion gut organisierte Klinik mit einer kleinen Zahl von Desinfektionsmitteln auskommt, ist die VAH-Liste (schon von ihrem Umfang her) aus solchen praktischen Erwägungen eigentlich nicht (mehr) notwendig, zumal jeder Anwender jederzeit von den Herstellern Gutachten zur Wirksamkeit der Mittel erhält.

VAH vs. IHO. In einer gemeinsamen Stellungnahme von DVV, RKI und VAH wurde kürzlich festgestellt, „dass die vom IHO gewählte Bezeichnung ‚Liste' irreführend ist und in ihrer Wertigkeit fälschlicherweise mit den Listen von VAH und RKI gleichgesetzt werden könnte" [275b]. Deshalb entspreche „die vom IHO herausgegebene Übersicht der Herstellerangaben nicht den hohen Anforderungen eines Listungsverfahrens". Gemäß Duden ist eine Liste eine schriftliche Zusammenstellung von Personen oder Dingen, also z. B. auch von Produkten der Industrie (Arzneimittel, Desinfektionsmittel etc.), und kann somit über solche Produkte eine Übersicht (z. B. in alphabetischer Reihenfolge oder unter Anwendungsgesichtspunkten) geben. „Liste" ist jedoch kein juristischer oder geschützter Begriff, und ein „Listungsverfahren" ist darüber hinaus kein Vorgang, der in irgendeiner Weise definiert ist. Deshalb kann man auch nicht behaupten, wie es der VAH zumindest implizit tut, dass an die Erstellung einer „Liste" bestimmte, jedoch nicht näher bezeichnete „hohe" Anforderungen gestellt werden können. Die VAH-Liste kann demnach nicht der RKI-Liste gleichgestellt werden, also der einzigen offiziellen, weil gesetzlich legitimierten Liste für Desinfektionsmittel, die es in Deutschland gibt.

Bedeutung von VAH- und IHO-Liste im Vergleich. Der VAH ist ein eingetragener Verein (e.V.) und als solcher eine sog. juristische Person des Privatrechts. Äußerungen eines e.V. sind lediglich Verlautbarungen seiner Mitglieder, auch wenn diese Hygieniker sind, die nach dem Stand der Technik Desinfektionsmitteltestungen durchführen. Ebenso macht die Tatsache, dass die VAH-Liste (früher als DGHM-Liste) seit etwa 30 Jahren existiert und in Empfehlungen der KRINKO (und der alten Kommission) zitiert wurde, sie nicht zu einer offiziellen Liste, die der Anwender in Klinik und Praxis berücksichtigen muss. Wenn der VAH an die Erstellung seiner Liste hohe Anforderungen stellt, ist das gut und richtig; dies bedeutet jedoch nicht, dass die Liste eines Industrieverbandes weniger zuverlässig ist, zumal die Hersteller heute gemäß Arzneimittelgesetz und Medizinproduktegesetz begutachtete Qualitätssicherungssysteme eingeführt haben müssen. In der gemeinsamen Stellungnahme von DVV, RKI und VAH wird nämlich ausdrücklich betont, dass die IHO-Liste „*ausschließlich auf Ergebnissen aus quantitativen Suspensionsversuchen (…) beruhen, die von den Firmen selbst in Eigenverantwortung bereitgestellt werden*" [275 b]. Erstens gibt es aber heute zur Testung der Viruswirksamkeit von Desinfektionsmitteln nur die Möglichkeit, quantitative Suspensionsversuche durchzuführen [275a] und zweitens werden die der IHO-Liste zugrundeliegenden Testungen teilweise von denselben Gutachtern durchgeführt, die auch Desinfektionsmitteltestungen für die VAH-Liste durchführen. Für mangelnde Qualität der Ergebnisse gibt es deshalb bei der IHO-Liste keinen konkreten Anhalt.

Keine Einwirkungszeit bei der Flächendesinfektion. Die Testbedingungen der/des DGHM/VAH sind auch der Grund dafür, warum in der VAH-Liste für Flächendesinfektionsmittel nicht nur eine Konzentration, sondern auch eine Einwirkungszeit angegeben ist, die jedoch – auch nach Auffassung der im VAH zusammengeschlossenen Hygieniker – in der Praxis nicht berücksichtigt zu werden braucht: Sobald eine desinfizierte Fläche abgetrocknet ist, kann sie nach allgemeiner Auffassung wieder benutzt werden (z. B. ein Operationssaal, wenn die Aufräum- sowie Reinigungs- und Desinfektionsarbeiten im Anschluss an eine Operation abgeschlossen sind). Außerdem sind die in den Versuchen angewendeten Keimzahlen so hoch, wie sie in der Praxis nur selten, also gerade eben nicht normalerweise vorkommen.

Hinweise für den Umgang mit Desinfektionsmitteln
- Hautkontakt immer vermeiden und deshalb immer Handschuhe tragen, sonst Allergisierungsrisiko hoch.
- Zur Vermeidung schleimhautreizender Dämpfe Lösungen mit kaltem Wasser ansetzen.
- Genaue Dosierung einhalten, dafür bei manueller Dosierung Messbecher (keine „Schuss"-Methode), sonst automatische Dosiergeräte verwenden, die aber regelmäßig benutzt und gewartet werden müssen, um Fehldosierungen zu vermeiden.
- Angesetzte Flächendesinfektionsmittellösung nicht in offenen Eimern mit schwimmenden Läppchen aufbewahren, sondern stattdessen entweder in verschließbaren Flaschen, z. B. mit Spritz- (nicht Sprüh-) Öffnung, aus denen im Bedarfsfall die Lösung auf einen Lappen gegeben wird, oder vorzugsweise in Spendereimern mit Vliestuchrolle füllen (in beiden Fällen bleibt die Desinfektionslösung kontaminationsfrei und kann vollständig aufgebraucht werden) (siehe Abb. 8.**2**).
- Gefäße mit angesetzter Instrumentendesinfektionslösung mit Deckel verschließen (gilt auch für geruchsfreie Desinfektionsmittel).

- Bei der manuellen Instrumentendesinfektion die empfohlenen Einwirkungszeiten einhalten.
- Nach Flächendesinfektionsmaßnahmen Raum gut lüften.
- Instrumentendesinfektionsmittel mit Zusatz von Reinigern täglich erneuern (auf Kompatibilität von Desinfektions- und Reinigungsmittel achten).
- Mittel und Verfahren der RKI-Liste nur nach ausdrücklicher Anordnung durch das zuständige Gesundheitsamt im Einzelfall anwenden, nicht allein bei Auftreten von gemäß §§ 6, 7 IfSG meldepflichtigen Infektionen bzw. Erregern.

Anwendungsbereiche chemischer Desinfektionsverfahren

Menschen vs. Umgebung. Einerseits gibt es chemische Desinfektionsverfahren, wie Haut- und Schleimhautdesinfektion beim Patienten oder Händedesinfektion beim Personal, bei denen die verwendeten Mittel wegen ihrer direkten Anwendung am Menschen untoxisch sein müssen. Andererseits wird chemische Desinfektion an Gegenständen und Flächen in der Umgebung von Patienten und Personal angewendet. Dort können auch Mittel verwendet werden, die wegen Toxizität nicht direkt am Menschen benutzt werden können, die jedoch auch nicht indirekt durch Rückstände, z. B. in der Luft bei flüchtigen Desinfektionsmitteln, zu einem gesundheitlichen Risiko für die Patienten und Personal werden dürfen. In Tabelle 8.6 sind die Anwendungsgebiete für Desinfektionsmittel nach diesen Kriterien getrennt zusammengefasst.

Flächendesinfektion. In Deutschland gab es lange Zeit die Diskussion über die Frage, ob es zum Schutz der Patienten vor nosokomialen Infektionen erforderlich sei, die Flächen im Krankenhaus routinemäßig desinfizierend zu reinigen. Mit anderen Worten: Es ging dabei um die Frage, ob dem für die tägliche Wischreinigung verwendeten Wasser ein Desinfektionsmittel oder ein Reinigungsmittel zugesetzt werden solle, denn die Methode der mechanischen Reinigung durch Wischen – mit Lappen bei Oberflächen und mit Mops bei Fußböden – ist in jedem Fall die gleiche. Insofern gibt es auch aus ökonomischer Sicht keine relevanten Unterschiede, denn der Hauptkostenfaktor bei der Reinigung von Krankenhäusern sind die Personalkosten und nicht die zum Reinigen verwendeten Mittel. Seit 2004 gibt es eine Empfehlung der KRINKO, worin der unbelebten Umgebung im Krankenhaus nur eine marginale Bedeutung bei der Entstehung von Infektionen zugesprochen wird [421]. In dem Papier wird eine Unterscheidung getroffen zwischen Arealen in der näheren und ferneren Patientenumgebung bzw. zwischen Flächen, die eher häufig bzw. selten mit den Händen des Personals in Kontakt kommen als andere, und vor allem daran orientieren sich die Empfehlungen für routinemäßige desinfizierende Reinigungsmaßnahmen.

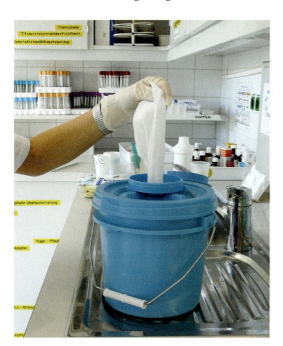

Abb. 8.2 Spendereimer mit Vliestuchrolle für die Desinfektion kleiner Flächen (Foto: I. Kappstein).

> **Merke**
>
> Wichtig ist, dass die Flächen in einem Krankenhaus immer optisch sauber sind. Ob sie dabei jedoch mit einem Desinfektionsmittel oder mit einem Reinigungsmittel gewischt werden, ist für den Schutz der Patienten vor Infektionen schon deshalb nachrangig, weil diese Reinigungsmaßnahmen in der Regel nur einmal täglich durchgeführt werden. Die Notwendigkeit der Händehygiene vor und nach den relevanten Patientenkontakten bleibt in jedem Fall vom verwendeten Mittel für die Flächenreinigung unberührt.

Tabelle 8.6 Anwendungsbereiche chemischer Desinfektionsmittel.

Hände-desinfektion	• Sog. hygienische Händedesinfektion (siehe Kap. 7) • Chirurgische Händedesinfektion (siehe Kap. 12.11)
Haut-/Schleim-haut-Desinfektion	• Hautdesinfektion vor Punktionen, Injektionen und Operationen (siehe Kap. 9.3) • Schleimhautdesinfektion oder -antisepsis (auf Schleimhäuten ist keine eigentliche Desinfektion zu erreichen, sondern immer nur eine mehr oder minder ausgeprägte Reduktion der Keimzahl)
Flächen-desinfektion	• Immer als Wischdesinfektion (früher: „Scheuer"-Wischdesinfektion, aber nicht Scheuern mit Bürsten etc. gemeint, sondern der mechanische Wischeffekt, z. B. mit einem Lappen) • Keine Desinfektionsmittel versprühen (deshalb keine Desinfektionsmittel mit Sprühkopf einkaufen), da ein großer Teil des Sprühnebels unvermeidbar inhaliert wird und da der Wischeffekt wichtiger ist als die bloße Desinfektionsmittelwirkung. • Keine Raumsprühdesinfektionen oder Raumdesinfektionen durch Verdampfen von Formaldehyd mehr durchführen, da der Wischeffekt entscheidend ist (siehe Kap. 11.5). • Außer in Operationssälen und Räumen, in denen es häufig zu einer Kontamination des Bodens mit Blut und Körperflüssigkeiten kommt (z. B. Kreißsaal), keine routinemäßige Fußbodendesinfektion durchführen, auch nicht auf Intensivstationen. • Auch sonstige Flächen nicht routinemäßig desinfizieren. • Für kleinere Flächen und Geräteoberflächen sowie deren Bedienungsknöpfe kann Alkohol verwendet werden, ggf. zuvor Materialverträglichkeit prüfen.
Gezielte Desinfektion	• Nach Kontamination mit potenziell infektiösem Material (z. B. Blut, Eiter, Stuhl) wird sofort eine Reinigung und Desinfektion der kontaminierten Fläche durchgeführt.
Laufende Desinfektion	• Routinemäßige einmal oder mehrmals tägliche Desinfektion der patientennahen Flächen (d. h. Bettgestell, Nachttisch, Geräte, meist ohne Fußboden), z. B. bei Patienten mit Brechdurchfall
Schlussdesinfektion	• Maßnahmen und Ausdehnung wie bei der laufenden Desinfektion oder gründliche Wischdesinfektion aller erreichbaren Gegenstände und Flächen im Patientenzimmer, durchgeführt nach Entlassung bzw. Verlegung des Patienten oder nach Aufhebung der Isolierungsmaßnahmen (je nachdem, was früher ist) (siehe auch Kap. 15.1)
Bettendesinfektion	• Normalerweise Patientenbetten reinigen • Desinfizierende Reinigung als gezielte Desinfektion (siehe oben) sinnvoll oder wenn aus organisatorischen Gründen leichter (keine Einteilung in sog. infektiöse und nicht infektiöse Betten erforderlich) • Für die desinfizierende Reinigung von Bettgestellen keine automatischen Anlagen erforderlich, in denen die Betten mit hohem Kosten-, Wasser- und Energieaufwand desinfiziert werden • Stattdessen manuelle desinfizierende Reinigung in der Nähe der Station auch aus Personalgründen empfehlenswert, damit nicht unnötige Wegezeiten für den Transport benutzter und sauberer Betten anfallen
Waschschüsseln	• Reichen die RDG-Kapazitäten nicht aus, Auswischen z. B. mit umweltfreundlichem Sanitärreiniger ausreichend • Wenn desinfizierende Reinigung gewünscht (z. B. nach Benutzung durch einen Patienten mit Hautinfektion), Auswischen mit einem Desinfektionsmittel adäquat (nicht in Lösung einlegen), z. B. getränktes Vliestuch aus Spendereimer
Instrumenten-desinfektion	• Möglichst maschinell-thermische Verfahren einsetzen (z. B. chirurgische Instrumente, Beatmungsschläuche) • Bei thermolabilen Gegenständen, z. B. Endoskopen, maschinelle chemo-thermische Verfahren in E-RDG anwenden (siehe Kap. 12.4) • Rein chemische Desinfektion fehleranfällig und heute in den meisten Fällen vermeidbar
Wäsche-desinfektion	• Thermische Verfahren bei 75–95 °C • Chemo-thermische Verfahren bei 60–70 °C, vorzugsweise mit Oxidanzien für die Desinfektions- und Bleichwirkung (siehe Kap. 12.15)

8.3 Sterilisationsmethoden

Dampfsterilisation

Die Dampfsterilisation (Autoklavieren) ist das sicherste und heutzutage in Krankenhäusern einzige praktizierte Sterilisationsverfahren für thermostabiles Material [402]. Voraussetzung für ihre Wirksamkeit ist eine gleichmäßige Verteilung des Dampfes in der Sterilisierkammer, was die möglichst vollständige Entfernung der Luft (Restluftgehalt maximal 10%) erforderlich macht, damit der Wasserdampf alle Stellen erreichen kann. Vegetative Bakterien und bakterielle Sporen unterscheiden sich beträchtlich in ihrer Empfindlichkeit gegen feuchte Hitze (siehe Tab. 8.7).

Einfluss von Temperatur und Druck auf die Abtötungszeit

Gesättigter, gespannter Wasserdampf von 121 °C oder 134 °C (Strömungs-, Vakuumverfahren) wirkt im Autoklaven durch Freisetzung von Energie bei der Kondensation zu Wasser:
- 121 °C-Programm: 2,05 bar   15–20 min
- 134 °C-Programm: 3,05 bar   5 min.

Die Sterilisierzeit setzt sich jedoch aus mehreren Phasen zusammen, sodass die Programmdauer insgesamt wesentlich länger ist als die reine für die Inaktivierung der Mikroorganismen erforderliche Zeit (siehe Tab. 8.8).

Häufigste Fehler bei der Dampfsterilisation
- Ungenügende Vorreinigung
- Verwendung von zu porösem Material (Bildung von Wasser, Sterilisiertemperatur wird nicht erreicht), z. B. Wäsche, die sehr häufig sterilisiert worden ist
- Bildung von Kondenswasser (zu dichtes Beladen, z. B. der Instrumentensiebe)
- Ungeeignetes Verpackungsmaterial (Luft muss entweichen, Dampf muss eindringen können)
- Zu dichte Beschickung der Container (Dampf erreicht nicht alle Stellen, z. B. in zu fest gepackten Wäschecontainern)
- Verwendung von Behältern, die Dampf nicht oder nur schwer eindringen lassen (Deckel oder Boden müssen perforiert sein, Filter müssen regelmäßig gewechselt werden, damit sie nicht verfilzen)
- Innenwände der Kammer werden von der Verpackung des Sterilisiergutes berührt (Verpackung klebt fest und wird beim Herausnehmen beschädigt)

Heißluftsterilisation

Die Heißluftsterilisation wird heute bei der Patientenversorgung in Krankenhäusern nicht mehr, sondern nur noch für Labormaterial verwendet. Das Verfahren ist verglichen mit dem Autoklavieren weniger sicher und materialschonend. Darüber hinaus ist es nur bei hitzestabilen Materialien, wie z. B. Glas, Porzellan und Metallen, sowie wasserfreien Substanzen, wie z. B. Ölen, Fetten und Pulver, anwendbar (aber wegen Brandgefahr nicht bei Tüchern und Papier). Trockene Luft hat eine

Tabelle 8.**7** Mikrobielle Resistenz gegen feuchte Hitze.

Stufe	Mikroorganismen	Temperatur	Einwirkungszeit
I	• Vegetative Bakterien • Pilze • Viren	• 100 °C	• sec–min
II	• Bakterielle Sporen niederer Resistenz (z. B. B. anthracis)	• 105 °C	• 5 min
III	• Bakterielle Sporen höherer Resistenz (z. B. C. perfringens, C. tetani)	• 100 °C • 121 °C • 134 °C	• 5–10 h • 15 min • 3 min
IV	• Bakterielle Sporen hoher Resistenz (apathogen)	• 134 °C	• bis zu 6 h

Tabelle 8.8 Betriebszeit von Dampfsterilisatoren.

Betriebsphasen	Ziel
Anheizzeit	• Erreichen der erforderlichen Betriebstemperatur im Druckbehälter
Ausgleichszeit	• Erforderliche Zeit, um die Betriebstemperatur an allen Stellen der Beladung zu erreichen
Abtötungszeit + Sicherheitszuschlag	• Einwirkungszeit
Abkühlungszeit	• Erforderliche Zeit, um die Temperatur der Beladung auf ein für das Personal bei der Entnahme sicheres Maß zu reduzieren

wesentlich geringere Wärmekapazität als gesättigter Wasserdampf, weshalb die erforderlichen Temperaturen höher und die Einwirkungszeiten länger sind als bei der Dampfsterilisation (160 °C: 200 min, 180 °C: 30 min, 200 °C: 10 min).

Niedertemperaturverfahren

Für thermolabile Gegenstände, die steril zum Einsatz kommen müssen, werden Sterilisierverfahren benötigt, die in einem niedrigeren Temperaturbereich arbeiten. Früher musste dafür eines der potenziell toxischen Gassterilisationsverfahren – entweder mit Formaldehyd (FO) oder mit Äthylenoxid (EO) eingesetzt werden. Seit Anfang der 1990er-Jahre steht mit der Plasmasterilisation (Plasma = vierter Aggregatzustand) ein für Patienten und Personal untoxisches und darüber hinaus kurzes Verfahren zur Verfügung. Heute verzichten viele Kliniken aber auch auf ein Sterilisationsverfahren für thermolabile Materialien, weil stattdessen autoklavierbare Gegenstände eingesetzt oder, wenn solche nicht verfügbar sind, nur noch Einwegmaterialien verwendet werden.

Plasmasterilisation. Das Verfahren der Plasmasterilisation arbeitet bei 45 °C und trockener Wärme. Die mikrobizide Wirkung entsteht durch Bildung hochreaktiver freier Radikale in einem Plasma aus Wasserstoffperoxid. Als Reaktionsprodukte entstehen Sauerstoff und Wasserdampf. Die Sterilisation von absorbierenden Materialien (z. B. Papier, Baumwolle) ist nicht möglich; deshalb ist auch eine spezielle papierfreie Verpackung erforderlich. Die Sterilisationsdauer ist mit ca. 1 h kurz, und die Gegenstände sind noch dazu anschließend sofort verfügbar, weil keine toxischen Reaktionsprodukte anfallen. Die Materialverträglichkeit ist gut und wegen geringer Restfeuchte ist das Verfahren nicht korrosiv, sodass ggf. thermolabile und thermostabile Instrumente gemeinsam sterilisiert werden können, wenn dies für bestimmte chirurgische Sets sinnvoll ist.

Gassterilisation mit Formaldehyd (FO). Für die Gassterilisation wird FO zusammen mit Wasserdampf als stabilisierte FO-Lösung mit 2 % oder 3 % FO verdampft. Die Sterilisation erfolgt bei einer Temperatur von 60–75 °C im Unterdruck (0,2 bar). Die Sterilisierzeit beträgt unter diesen Bedingungen 90 Minuten. Die Desorption des Gases findet noch im Gerät mittels mehrmaliger Vakuum- bzw. Dampfspülung statt. Da FO (im Gegensatz zu Äthylenoxid; siehe unten) nicht in Kunststoffmaterial eindringt, ist eine zusätzliche Desorption (sog. Auslüften) nicht erforderlich.

Nachteile der FO-Sterilisation
- Stechend riechendes Gas (nicht explosiv, nicht brennbar)
- Unterhalb der Geruchsschwelle (0,05 ppm) nicht toxisch
- Stark schleimhautreizend
- Aufgrund tierexperimenteller Untersuchungen begründeter Verdacht auf kanzerogenes Potenzial
- MAK-Wert von 0,5 ppm (0,6 µg/cm^3) sollte deutlich unterschritten werden (Richtwert für die Innenraum-Luft 0,1 ppm)
- Stark allergisierend
- Schlechtes Penetrationsvermögen, deshalb Sterilisation englumiger, langer Gegenstände problematisch (im Gegensatz zu EO, aber deshalb auch keine verlängerten Desorptionszeiten erforderlich)

Gassterilisation mit Äthylenoxid (EO). Die Gassterilisation mit EO ist heute im Krankenhaus weitgehend durch FO oder die Plasmasterilisation ersetzt worden

- wegen erheblicher Toxizität nicht nur für das Personal in der ZSVA, sondern insbesondere auch für die Patienten, die mit Restgas in Kontakt kommen können, wenn die Materialien wegen des sehr guten Penetrationsvermögens von EO nicht lange genug Gelegenheit zur Desorption hatten, und
- wegen seiner umweltschädlichen Eigenschaften.

Maßgebend für den Sterilisationserfolg mit EO ist die Kombination aus ausreichender EO-Konzentration (1000–1200 mg/l), Temperatur 50–60 °C (meist 55 °C), relativer Feuchte von 55–85 %, Druck bzw. Vakuum und der Einwirkungszeit. Aus Gründen des Arbeitsschutzes sollen Unterdruckverfahren bevorzugt werden. EO ist ein sehr reaktionsfähiges, brennbares Gas, bildet mit Luft ein explosives Gemisch und wird deshalb mit inerten Gasen, vor allem CO_2, in Gasflaschen geliefert. Es ist atemwegsreizend, ein starkes Protoplasmagift und im Tierversuch kanzerogen. Die Desorptionszeiten bei verschiedenen Materialien sind sehr unterschiedlich (z. B. länger bei PVC als bei Latex) und noch dazu für einen Gegenstand, der häufig aus verschiedenen Materialien besteht, nicht vorhersagbar. So kann die Desorptionszeit bei Metall z. B. 12 h und bei Kunststoff bis zu 4 Wochen betragen, auch wenn im Gerät eine stundenlange „Spülung" mit Wasserdampf erfolgt, um Restgas aus dem Material herauszulösen. Nicht zuletzt dadurch ist das Verfahren im Hinblick auf eine sichere Patientenversorgung im normalen Klinikalltag untragbar geworden.

Kalt-Sterilisation

Bei Einsatz bestimmter chemischer Desinfektionsmittel (Aldehyde, Peressigsäure) unter strikt kontrollierten Bedingungen ist ebenfalls eine Sterilisation, also Eliminierung aller vorhandenen Mikroorganismen bis hin zu bakteriellen Sporen, erreichbar (siehe Tab. 8.4). Eine Rekontamination ist jedoch schon deshalb leicht möglich, weil die Gegenstände nicht verpackt sind. Wegen erhöhter Störanfälligkeit und damit unsicherer Ergebnisse soll auf diese Form der chemischen Sterilisation nur in Ausnahmefällen zurückgegriffen werden, wenn die sicheren vollautomatischen Sterilisationsverfahren nicht anwendbar sind.

Sterilfiltration

Eine Abtrennung von Mikroorganismen aus Flüssigkeiten oder Gasen ist mit Filtration möglich (Druck- oder Vakuumfiltration), wobei das Rückhaltevermögen der Filter von der Porengröße (z. B. 0,1 µm-, 0,2 µm- oder 0,45 µm-Filter) abhängig ist. Anwendung findet dieses Sterilisationsverfahren z. B. in Apotheken (Herstellung von sporenfreiem Alkohol oder Sterilisation von Lösungen, die nicht autoklaviert werden können).

9 Invasive Maßnahmen

9.1 Beatmung

Weil beatmete Patienten ein hohes Risiko haben, eine Pneumonie zu entwickeln, kommt den im Folgenden genannten Maßnahmen im Zusammenhang mit der Beatmung und dem Umgang mit dem Beatmungssystem, inkl. der Befeuchtung der Atemwege, große Bedeutung zu, um exogene Erregerkontakte zu verhindern [131, 187, 209, 255, 401]. Im Vordergrund stehen insgesamt die Maßnahmen der Standardhygiene mit Händehygiene als führender Maßnahme zum Schutz vor Erregerübertragungen, da sonst das Risiko hoch ist, dass es zu Erregerübertragungen von Patient zu Patient kommt (siehe Tab. 9.1 und Kap. 7).

Vorbereitung der Beatmung

Intubation

Bei nasotrachealer Intubation kann es zur Verlegung der Ausführungsgänge der Nasennebenhöhlen und damit zu einer Abflussbehinderung des Nebenhöhlensekrets mit der Folge einer Sinusitis kommen, weshalb der orotracheale Weg bevorzugt werden soll [209].

Anlage eines Tracheostomas

Die konventionelle Tracheotomie ist eine chirurgische Maßnahme, die mit einem mehrere Zentimeter langen Schnitt verbunden ist. Diese Wunden zeigen häufig deutliche Entzündungszeichen und erfordern eine z. T. relativ aufwendige Pflege.

- Der Eingriff selbst muss unter aseptischen Bedingungen durchgeführt werden (bei entsprechender Vorbereitung auf der Station möglich).
- Verbandswechsel ebenfalls unter aseptischen Bedingungen
- Wundränder sauber und trocken halten.
- Händedesinfektion und Einmalhandschuhe bei Manipulationen am Tracheostoma, da Wunde schnell mit potenziell pathogenen Keimen kolonisiert ist.

Ob eine frühe Tracheotomie das Pneumonierisiko senken kann, ist unsicher, weshalb eine Empfehlung dazu derzeit nicht gegeben werden kann [209]. Neuerdings werden, insbesondere in der Anästhesie, häufiger minimalinvasive Verfahren für die Anlage eines Tracheostomas angewendet, sodass die konventionelle Tracheotomie mancherorts in den Hintergrund tritt. Die Befürworter der neuen Methoden heben hervor, dass die Tracheostomapflege wesentlich leichter ist, weil die vergleichsweise kleinen Öffnungen für die Trachealkanüle nur geringe Entzündungszeichen aufweisen.

Maßnahmen bei der Beatmung

Wechsel des Schlauchsystems

Ein Wechsel des Beatmungsschlauchsystems (inkl. Kaskadentopf bei aktiver Befeuchtung) wird heute, solange es nicht sichtbar verschmutzt und funktionsfähig ist, nicht mehr empfohlen [131, 209]. Dabei sind weder patientennahe Filter noch beheizbare Schläuche noch geschlossene Sterilwassersysteme erforderlich (siehe Abb. 9.1 und 9.2).

Tabelle 9.1 Umgang mit Beatmungszubehör.

Kontaminationsfreie Handhabung	• Sorgfältige Händedesinfektion vor und nach Kontakt mit dem Beatmungssystem
	• Sorgfältiger Umgang mit Schutzhandschuhen (siehe Kap. 7):
	  – anziehen, wenn Kontamination möglich, d. h. bei Kontakt mit respiratorischem Sekret, Tracheostomapflege, Entfernen von Kondenswasser
	  – gleich nach Ende der Tätigkeit wieder ausziehen
	• Danach Händedesinfektion

Sichere Aufbereitungsmaßnahmen	• Thermische Reinigungs- und Desinfektionsautomaten • Spezielle Einsatzkörbe für Faltenschläuche, um Spülung des Innenlumens sicherzustellen • Restfeuchte muss beseitigt werden, z. B. im Trockenschrank • Anschließend staubfrei und trocken aufbewahren, z. B. Staubschutzbeutel • Beatmungsbeutel ebenso aufbereiten

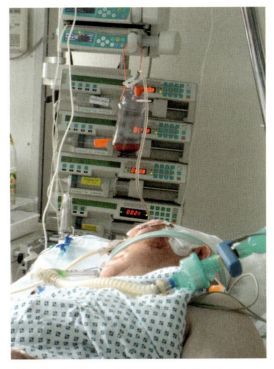

Abb. 9.1 Beatmeter Patient (Foto: I. Kappstein).

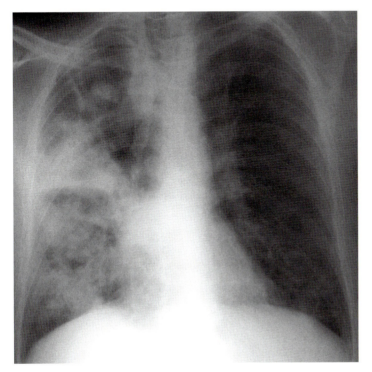

Abb. 9.2 Röntgenbild mit Infiltrat bei beatmetem Patienten (aus 432 b).

Das Kondenswasser soll nicht retrograd in Richtung des Patienten fließen können und muss aus diesem Grund regelmäßig entfernt werden. Da im Kondenswasser rasch relativ hohe Keimzahlen der Erreger, die beim Patienten im Trachealsekret nachweisbar sind, vorhanden sind, müssen beim Entleeren der Wasserfalle Schutzhandschuhe getragen werden, damit die Hände nicht kontaminiert werden. Es gibt keine ausreichenden Hinweise dafür, dass ein Filter am distalen Ende des Schlauchsystems zum Auffangen von Kondensat erforderlich ist; dies kann deshalb individuell entschieden werden.

Befeuchtung der Atemgase

Die Befeuchtung der Atemgase kann aktiv durch Kaskaden oder, wie heute meist, passiv durch HME-Filter (Heat-and-moisture-exchanger, sog. künstliche Nasen) erfolgen (siehe Tab. 9.2) [131, 187, 209, 255, 401, 702a]. Bei aktiver Befeuchtung muss steriles Wasser zum Füllen der Kaskadentöpfe verwendet werden, und es muss dabei in erster Linie durch Händehygiene dafür Sorge getragen werden, dass es beim Befüllen nicht zu einer Kontamination der Reservoire kommt. HMEs brauchen aus Gründen der Infektionsprävention nicht häufiger als einmal pro Woche gewechselt zu werden [209]. Der Vorteil von HMEs aus der Sicht der Infektionsprävention liegt in der fehlenden Kondenswasserbildung und damit in dem geringeren Risiko einer retrograden Kontamination der Atemwege z. B. beim Umlagern des Patienten.

Endotracheales Absaugen

Es können konventionelle offene Absaugsysteme und geschlossene Systeme verwendet werden, ohne dass es derzeit Hinweise auf ein geringeres Pneumonierisiko bei Verwendung der geschlossenen Systeme gibt (siehe Abb. 9.3).

Geschlossene Systeme können jedoch eher die Umgebungskontamination von Erregern aus dem Trachealsekret verringern. Insbesondere beim offenen endotrachealen Absaugen sollen die folgenden Hinweise beachtet werden [78, 131, 187, 209, 255, 401, 574]:
- Vorsichtiges Vorgehen, um Kontaminationen und Schleimhautverletzungen zu vermeiden,
- Nicht routinemäßig in festen Intervallen absaugen, sondern nur bei einer die Atmung behindernden Sekretansammlung.
- Da beim offenen Absaugen Verspritzen von respiratorischem Sekret häufig vorkommt, soll (als generell erforderliche Personalschutzmaßnahme bei möglichem Kontakt mit Patientenmaterial) eine Maske getragen werden.

Tabelle 9.2 Befeuchtung der Atemgase.

Befeuchtung	Wichtige Maßnahmen
Aktiv	• Kaskadentöpfe mit sterilem Wasser befüllen (angebrochene Aqua-dest.-Flaschen nach 24 h verwerfen) • Keine Aerosolbildung bei Kaskadenbefeuchtung im Gegensatz zu Verneblern • Kondenswasserbildung unvermeidlich wegen Temperaturunterschied von befeuchtetem angewärmtem Atemgas und Umgebungsluft (außer bei Verwendung beheizbarer Beatmungsschläuche) • Kondenswasser immer als kontaminierte Flüssigkeit betrachten (>10^5 KBE/ml nach 24–48 h aus dem Nasen-Rachen-Raum des Patienten) • Wasserfalle regelmäßig entleeren, dabei Kontamination der Hände vermeiden (z. B. Einmalhandschuhe verwenden), anschließend Händedesinfektion • Rückfluss von Kondenswasser zum Patienten muss vermieden werden
Passiv	• Heat-and-moisture-exchanger (HME), sog. künstliche Nasen oder Klimatisierungsfilter • Keine (bzw. geringe) Kondenswasserbildung • Wechsel 1× pro Woche möglich • Zusätzliche Ausstattung von HMEs mit bakteriendichten Filtern nicht erforderlich, da Filter keine Auswirkung auf die Häufigkeit von Pneumonien haben

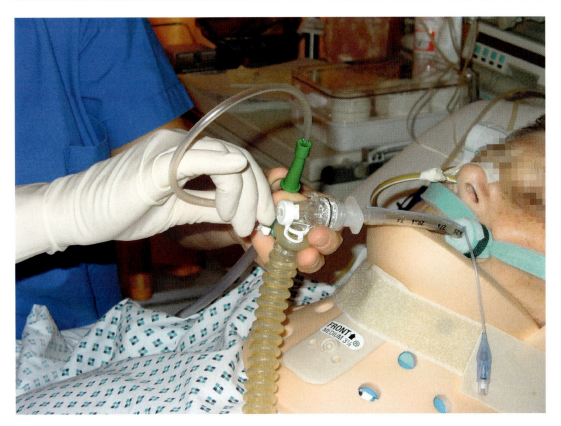

Abb. 9.3 Endotracheales Absaugen (Foto: O. Burger).

- Bei zähem Sekret nur sterile Lösungen zum Anspülen verwenden,
- Normalerweise können entweder offene Absaugkatheter oder geschlossene Systeme verwendet werden. Hat der Patient aber multiresistente Erreger im Trachealsekret, ist zum Schutz der Umgebung vor einer Kontamination der Einsatz eines geschlossenen Systems zu empfehlen. Geschlossene Absaugsysteme können für die Dauer der Beatmung eines Patienten belassen werden, ohne dass das Pneumonierisiko dadurch erhöht würde, sodass man die Entscheidung zum Wechsel des Systems allein nach klinischen Kriterien ausrichten kann.
- Sterile Handschuhe sind beim offenen Absaugen nicht erforderlich (bei Verwendung von einzeln verpackten nicht sterilen, aber keimarmen Handschuhen, z. B. aus Polyäthylen, kann das Papier der Verpackung ebenfalls als Unterlage zum Ablegen des Schlauchsystems verwendet werden).
- Der Absaugkatheter kann während eines Absaugvorganges wiederholt eingeführt und anschließend zum Absaugen des Nasen-Rachen-Raumes verwendet werden.
- Den Absaugkatheter nicht über die obere Gesichtshälfte führen, um eine Kontamination des Auges und daraus resultierende Augeninfektionen zu verhüten,
- Verbindungsschlauch zum Sekretauffangbehälter mit Leitungswasser durchspülen und bis zum nächsten Absaugen sicher befestigen,
- Sekretauffangbehälter einmal täglich aufbereiten (Reinigungs- und Desinfektionsapparat oder auch Steckbeckenspülautomat); Einmalsysteme sind aus der Sicht der Infektionsprävention ohne Vorteil.

Die subglottische Absaugung scheint nach bisherigem, aber noch unvollständigem Kenntnisstand das Pneumonierisiko zu senken und sollte deshalb als routinemäßige Maßnahme eingeführt werden [209].

Umgang mit Verneblern

Für den Umgang mit Verneblern (siehe Tab. 9.3) sind folgende Faktoren von Bedeutung [131, 187, 209, 255, 401]:
- Beim Vernebeln von Flüssigkeiten entstehen Aerosole (<5 µm), die bis in die tiefen Atemwege gelangen können (siehe Kap. 4)
- Deshalb muss immer sterile Flüssigkeit verwendet werden, und die Vernebler müssen vollständig zerlegbar und thermisch desinfizierbar sein (siehe Kap. 13).

Für die Medikamentenverneblung sollen möglichst nur Einzeldosisbehältnisse verwendet werden; bei Mehrdosisampullen müssen wie bei der intravenösen Gabe die Regeln der Standardhygiene und alle Hinweise des Herstellers beachtet werden, damit es nicht zu einer Kontamination kommt.

Tabelle 9.3 Vernebler.

Typ	Eigenschaften
Ultraschall	• Großes Flüssigkeitsvolumen (>500 ml) • Produzierte Aerosolmenge groß • Pneumonierisiko hoch, wenn Flüssigkeit kontaminiert ist
In-line	• Patientennah im Inspirationsschenkel des Beatmungsschlauchsystems angebracht • Kleines Flüssigkeitsvolumen (ca. 30 ml) • Produzierte Aerosolmenge gering • Kontamination des Reservoirs muss verhindert werden • Nach jeder Anwendung Behälter am besten thermisch aufbereiten (Anschaffung einer genügenden Anzahl erforderlich) oder wenigstens mit Leitungswasser ausspülen, gut trocknen und bis zur nächsten Verwendung beim Patienten liegen lassen (z. B. in ein Tuch eingeschlagen)

Beatmungsbeutel

Bei Benutzung sollen die Beatmungsbeutel täglich in einem RDG aufbereitet werden, wobei darauf geachtet werden muss, dass sie auch im Inneren trocken werden [131, 187, 209, 255, 401].

Lagerung des Patienten

Wenn möglich, soll der Patient mit um 30–45° angehobenem Oberkörper gelagert werden, um einer Aspiration von Oropharyngealsekret sowie einem Reflux von Magensaft vorzubeugen [131, 187, 209, 212, 255, 401].

Beatmungsgerät

Innere Teile des Beatmungsgerätes müssen nach Beendigung der Beatmung nicht aufbereitet werden, weil eine mikrobielle Kontamination im Innern der Geräte nicht stattfindet [131, 187, 209].

Nicht invasive Verfahren der Beatmung

Bei der nicht invasiven Beatmung handelt es sich um ein alternatives Verfahren, bei dem die Beatmung über Masken ohne endotrachealen Tubus durchgeführt wird. Inzwischen beschäftigt sich eine Vielzahl von Publikationen mit dieser Thematik, und in verschiedenen Untersuchungen konnte gezeigt werden, dass das Pneumonierisiko im Vergleich zur konventionellen mechanischen Beatmung wesentlich reduziert war [18, 19, 131, 187, 209, 255, 401]. Wenn möglich soll deshalb die Beatmung nicht invasiv erfolgen.

9.2 Blasenkatheter

Harnwegsinfektionen im Zusammenhang mit der Katheterisierung der Harnblase gehören zu den häufigsten nosokomialen Infektionen (siehe Kap. 4.2). Blasenkatheter sollen deshalb nur bei klarer medizinischer Indikation angewendet und immer so bald wie möglich entfernt werden, z. B. spätestens 5 Tage nach der Anlage, wenn keine dringende Indikation für die Fortführung einer Urindrainage besteht (siehe Abb. 9.4) [110, 157, 248, 570].

Die Anlage von Blasenkathetern erfordert aseptische Vorsichtsmaßnahmen. Manipulationen am System erfordern die gleiche aseptische Handhabung wie an einem Venenkathetersystem und sollen, um das Kontaminationsrisiko so gering wie möglich zu halten, auf das notwendige Minimum reduziert werden.

> **Merke**
>
> Die Vermeidung unnötiger Blasenkatheterisierung und die frühzeitige Entfernung von Blasenkathetern (transurethral und suprapubisch) sind die wichtigsten Maßnahmen zur Prävention von nosokomialen Harnwegsinfektionen, die in der überwiegenden Zahl der Fälle im Zusammenhang mit Blasenkathetern auftreten. Die Indikation für die Urindrainage muss deshalb jeden Tag überprüft werden.

Maßnahmen bei transurethralem Blasenkatheter

Katheteranlage

Bereits bei der Anlage von Blasenkathetern können potenziell pathogene Keime in die Blase gelangen; dieses Risiko kann durch konsequent aseptische Technik reduziert werden [110, 157, 242, 248, 570]. Das aseptische Arbeiten wird erleichtert, wenn man zu zweit ist:

- Sorgfältige Vorbereitung aller benötigten Materialien,
- Händedesinfektion,
- An der führenden Hand zwei sterile Handschuhe übereinander anziehen,
- Schleimhautdesinfektion mit sterilen Tupfern und z. B. PVP-Jodlösung,
- Steriles Schlitztuch auflegen,
- Anschließend oberen Handschuh ausziehen,

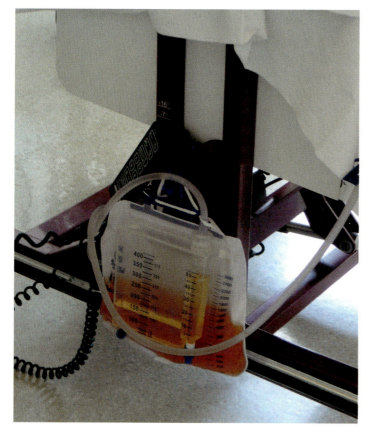

Abb. 9.4 Urindrainagesystem am Patienten (Foto: I. Kappstein).

- Gleitmittel instillieren,
- Vorsichtiges Einführen des Blasenkatheters,
- Blocken des Ballons mit sterilem Aqua dest., nicht NaCl verwenden (kann auskristallisieren und den Kanal verlegen, sodass Entblockung u. U. nicht möglich), auch nicht Leitungswasser verwenden, da nicht keimfrei (siehe Kap. 13),
- Anschluss des Drainagesystems und sichere Fixierung des Katheters.

Art des Katheters

Das Risiko von Harnwegsinfektionen im Zusammenhang mit der Katheterisierung der Harnblase wird auch durch die Art des Kathetermaterials bestimmt [110, 157, 248, 638, 694, 753]:
- Bei längerer Liegezeit (> 3–5 Tage) bevorzugt Silikon anstelle von Latex verwenden, wenn dann nicht sowieso ein suprapubischer Katheter gelegt wird (lokale Verträglichkeit von Silikon besser, aber kein Einfluss auf das Ausmaß von Inkrustierungen oder die Häufigkeit von Bakteriurien),
- Hydrogelbeschichtete Katheter mit sterilem Wasser „einweichen", nicht mit Leitungswasser (nicht keimfrei, siehe Kap. 13),
- Widersprüchliche Ergebnisse bei Verwendung von Silber-beschichteten Kathetern, sodass ihr Einsatz derzeit noch nicht empfohlen werden kann

Drainagesystem

Für Drainagesysteme gelten nach wie vor die seit Langem empfohlenen Vorgaben [110, 157, 242, 248, 570]:
- Nur geschlossene Systeme mit Rückflussventil verwenden,
- Schlauch und Beutel immer unterhalb des Blasenniveaus halten, um einen kontinuierlichen Urinfluss aufgrund der Schwerkraft zu gewährleisten,
- Kein intermittierendes Abklemmen des Katheters (sog. Blasentraining), um den Urinfluss nicht zu unterbrechen (die Blase gewöhnt sich nach Entfernung von Dauerkathetern bei anfänglich häufiger notwendigen Entleerungen von selbst wieder an den veränderten Füllungszustand),
- Verbindungsstelle zum Katheter möglichst immer geschlossen halten (prinzipielle Vorteile von zusammenhängenden Katheter-Drainagesystemen),
- Nach versehentlicher Diskonnektion jedoch kein Wechsel von Katheter oder Drainagesystem erforderlich,
- Stattdessen Ansatzstücke mit Alkohol desinfizieren und wieder zusammenschließen.

Entleeren des Auffangbeutels

Beim Entleeren des Auffangbeutels besteht zum einen das Risiko der Kontamination der Hände des Personals, zum anderen kann aber bei unsachgemäßer Technik auch der Beutelinhalt kontaminiert werden [248]:
- Nur entleeren, wenn ausreichend gefüllt, um unnötige Manipulationen zu vermeiden,
- Einmalhandschuhe tragen,
- Auffanggefäß thermisch desinfizieren (z. B. im Steckbeckenspülautomaten),
- Einmalhandschuhe ausziehen und Händedesinfektion,
- Immer als kontaminierte Flüssigkeit betrachten, deshalb entsprechende Vorsichtsmaßnahmen erforderlich, um Erreger-Übertragungen zu vermeiden, da Katheterurin schon nach wenigen Tagen mikrobiell kolonisiert.

Entnahme von Urin für die Diagnostik

Bei der Urinentnahme für diagnostische Zwecke muss Folgendes berücksichtigt werden [110, 157, 248]:
- Kleine Mengen, z. B. für mikrobiologische Untersuchungen, an der Punktionsstelle am Drainageschlauch nach Desinfektion mit Alkohol entnehmen (siehe Kap. 20),
- Größere Mengen aus dem Auffangbeutel ablassen (Beutelurin für mikrobiologische Untersuchungen ungeeignet: Keimzahlen höher und Keimspektrum nicht notwendigerweise mit dem aktuell in der Blase vorhandenen identisch).

Blasenspülungen

Für Blasenspülungen gibt es nur wenige Indikationen [110, 157, 248]:
- Nur zur Prävention von Obstruktionen, z. B. nach Blasenoperation,
- Dabei geschlossene Systeme für kontinuierliche Spülungen verwenden,
- Keine Spülungen mit Antiseptika oder Antibiotika durchführen,
    - Kontaminationsgefahr durch die erforderlichen Manipulationen an Katheter und Drainagesystem,
    - Reizung der Schleimhaut bis hin zu entzündlichen Veränderungen,
    - Dadurch erhöhtes Risiko für systemische Infektion,
    - In den meisten Fällen ohnehin ineffektiv, d. h. keine Erregerelimination,
    - Selektion resistenter Erreger möglich.

Katheterpflege

Entgegen früheren Annahmen müssen bei der Katheterpflege keine antimikrobiellen Substanzen eingesetzt werden; es gibt stattdessen Hinweise, dass die Anwendung von Antiseptika sogar mit einem höheren Risiko assoziiert sein könnte [110, 157, 167, 248]:
- Bei der täglichen Körperpflege Ablagerungen auf dem Katheter am Übergang in den Meatus urethrae mit Wasser und Seife entfernen, damit sich keine Verkrustungen bilden können,
- Antiseptische Lösungen ohne Einfluss auf die Häufigkeit von Bakteriurie oder Harnwegsinfektion.

Wechsel von Katheter und Drainagesystem

Für einen Wechsel von Katheter und Drainagesystem gibt es folgende Empfehlungen [110, 157, 248]:
- Routinemäßiger Wechsel nicht erforderlich (abhängig von der individuellen Situation entscheiden),
- Ebenfalls kein Wechsel bei Diagnose einer Harnwegsinfektion erforderlich, d. h., der Katheter bleibt liegen, und man beginnt mit einer Antibiotikatherapie,
- Katheter und/oder Drainagesystem nur wechseln, wenn verstopft bzw. starke Ablagerungen im Drainagesystem oder unangenehmer Geruch vorhanden (ästhetisch unbefriedigend),
- Latex-Katheter nicht länger als fünf Tage belassen.

In der Tabelle 9.4 sind die wichtigsten Maßnahmen zur Prävention von Harnwegsinfektionen

Tabelle 9.4 Abgestufte Dringlichkeit von Maßnahmen zur Infektionsprävention bei Blasenkathetern.

Empfehlung	Maßnahmen
Dringend	- Fortbildung des Personals in korrekter Technik der Anlage und Versorgung von Blasenkathetern, - Blasenkatheter nur, wenn medizinisch erforderlich, - Frühzeitige Katheterentfernung anstreben, - Händedesinfektion vor allen Manipulationen am System, - Aseptische Maßnahmen bei der Katheteranlage, - Sichere Fixierung des Katheters, - Geschlossenes Drainagesystem aufrechterhalten, - Blasenspülungen nur zur Prävention von Obstruktionen, - Urinproben für diagnostische Zwecke nur an der vorgesehenen Punktionsstelle nach vorheriger Desinfektion entnehmen (Verbindung zwischen Katheter und Drainagesystem dafür nicht öffnen), - Ungehinderten Urinfluss aufrechterhalten (Urinauffangbeutel dafür möglichst immer unterhalb des Blasenniveaus halten),
Mäßig	- Katheter mit dem geringstmöglichen Durchmesser wählen, - Tägliche Meatuspflege mit Antiseptika nicht erforderlich, - Kein routinemäßiger Katheterwechsel,
Schwach	- Alternative Methoden der Urindrainage erwägen, - Neuanlage von Katheter und Drainagesystem, wenn das geschlossene System versehentlich geöffnet wurde, - Räumliche Distanzierung von infizierten und nicht infizierten Patienten mit Blasenkatheter, - Keine routinemäßigen mikrobiologischen Urinuntersuchungen.

im Zusammenhang mit der Katheterisierung der Harnblase zusammengefasst.

Alternativen zum transurethralen Katheter

Suprapubische Katheterisierung

Suprapubische Katheter werden besonders in der Gynäkologie und Urologie kurzzeitig postoperativ angewendet. Generell kann ein suprapubischer Katheter empfohlen werden, wenn absehbar ist, dass die Katheterisierung der Harnblase länger als fünf Tage erforderlich sein wird (siehe Tab. 9.5). Die Bakteriurierate ist in den ersten Tagen signifikant niedriger als beim transurethralen Katheter, bei längerer Liegedauer besteht jedoch kein Unterschied mehr. Es gibt keine Hinweise dafür, dass Harnwegsinfektionen seltener auftreten als bei Verwendung transurethraler Katheter, da randomisierte klinische Studien mit Harnwegsinfektion als Endpunkt nicht vorhanden sind [110, 157, 248].

Tabelle 9.5 Suprapubische Blasenkatheter.

Vorteile	• Geringere Kolonisierung der Bauchhaut im Vergleich zum Meatus urethrae, • Einfache Pflege der Eintrittsstelle, • Vermeidung von Urethrastrikturen, • Bessere Akzeptanz durch die Patienten, • Spontanmiktion und Restharnbestimmung möglich,
Pflege	• Tägliche Palpation der Einstichstelle durch den liegenden Verband; bei Schmerzreaktion Verband entfernen, um die Einstichstelle zu kontrollieren, • Verbandswechsel frühestens alle 72 h, dabei Einstichstelle inspizieren und z. B. alkoholisches Hautdesinfektionsmittel auftragen, • Insbesondere bei Verwendung von transparenten Folienverbänden Verbandswechsel nur alle 7 Tage erforderlich, • Wechsel alle 4–8 Wochen

Kondomkatheter

Als Alternative können in bestimmten Situationen Kondomkatheter eingesetzt werden [110, 157, 248]:
- Insbesondere bei Langzeit-Katheterisierung (> 30 Tage) eingesetzt und sinnvoll, wenn die Blase wegen Inkontinenz katheterisiert werden soll, weil dies die am meisten umstrittene Indikation für einen Blasenkatheter ist,
- Relativ aufwendige tägliche Pflege erforderlich, um lokale Komplikationen (vor allem Hautmazeration) zu vermeiden.

Intermittierende Katheterisierung

Insbesondere bei der Langzeitversorgung von Patienten mit neurologischen Störungen hat sich die intermittierende Katheterisierung bewährt, um infektiöse Komplikationen, die sonst zwangsläufig auftreten würden, zu reduzieren [110, 157, 248]:
- Beispielsweise bei postoperativen Patienten ein- oder mehrmalig als Alternative zum transurethralen Katheter angebracht,
- Üblich bei neurologischen Patienten anstelle einer Dauerkatheterisierung (auch bei nicht aseptischer Technik keine vermehrten Infektionen).

9.3 Injektionen und Punktionen

Die häufigsten invasiven Maßnahmen bei der stationären und ambulanten Patientenversorgung sind Injektionen und Punktionen. An sich ist das damit verbundene Infektionsrisiko sehr gering. Es können aber trotz optimaler Vorbereitung Infektionen mit z. T. schweren Folgen auftreten. Deshalb ist es wichtig, dass der behandelnde Arzt ggf. Infektionszeichen rechtzeitig erkennt, um durch geeignete diagnostische und therapeutische Maßnahmen darauf so schnell reagieren zu können, dass es nicht zu einer vermeidbaren Ausdehnung der Infektion kommt (siehe Kap. 19). Um exogene Infektionen zu verhindern, sind lediglich einfache Hygienemaßnahmen erforderlich, die ohne Schwierigkeiten in jeder Praxis und in jedem Krankenhaus eingehalten werden können.

Generelle Maßnahmen vor Injektionen und Punktionen

Im Folgenden werden die notwendigen Maßnahmen zur Prävention von Infektionen bei Injektionen und Punktionen an verschiedenen Körperstellen zusammengefasst, wobei es zum einen darum geht, exogene Kontaminationen durch die Hände des Personals oder durch kontaminierte Gegenstände, wie Spritzen, Kanülen oder Medikamentenlösungen, zu verhindern; zum anderen müssen von der Hautflora des Patienten ausgehende endogene Infektionen durch entsprechende Vorbereitung der Punktionsstelle so sicher wie möglich ausgeschlossen werden.

Händedesinfektion

Händedesinfektion ist vor jeder Injektion oder Punktion und vor dem Umgang mit Spritzen und Kanülen sowie mit Medikamentenlösungen erforderlich, unabhängig davon, ob Einmalhandschuhe oder sterile Handschuhe getragen werden (siehe Kap. 7).

Richten von Injektionslösungen

Die Vorbereitung von Injektionen muss unter aseptischen Bedingungen geschehen. Trotzdem kann eine Kontamination nie vollständig ausgeschlossen werden. Je länger eine vorgerichtete Spritze bei Zimmertemperatur aufbewahrt wird, umso größer ist die Wahrscheinlichkeit, dass es zu einer relevanten Keimzahlvermehrung in der Lösung kommt, wenn z. B. Spritze oder Kanüle kontaminiert wurde. Deshalb sollen Injektionen möglichst immer erst unmittelbar vor Gebrauch gerichtet und nicht für mehrere Stunden oder sogar einen Arbeitstag vorbereitet werden.

> **Merke**
> Notfallmedikamente sollen nicht vorgerichtet werden. Sie müssen bei vitaler Indikation sofort verfügbar sein, brauchen dafür aber nicht bereits in Spritzen aufgezogen zu sein, sondern müssen mit dem benötigten Zubehör griffbereit liegen.

Umgang mit Mehrdosisbehältnissen

Medikamentenlösungen in Mehrdosisampullen sind insbesondere dann kontaminationsgefährdet, wenn sie nicht mit einem wirksamen Konservierungsstoff versetzt sind. Aber auch konservierte Medikamentenlösungen können verunreinigt werden. Konservierungsmittel stellen immer nur einen relativen Schutz dar, weil sie ebenso wie Desinfektionsmittel und Antibiotika nur ein begrenztes Wirkungsspektrum haben. Man muss also bei der Entnahme von Medikamentenlösung aus einer Mehrdosisampulle unbedingt auf aseptische Handhabung achten. Dazu gehören (nach der immer erforderlichen Händedesinfektion) folgende Maßnahmen:

- Den Gummistopfen, der herstellungsbedingt nicht immer steril ist, mit in Alkohol getränktem Zellstofftupfer abwischen.
- Für jede Entnahme eine frische Kanüle verwenden, d. h., nach jeder Entnahme die Kanüle entfernen, weil es sonst über das Lumen der (steckenden) Kanüle zu einer Kontamination des Flascheninhalts kommen kann. Alternativ stehen Mehrfachentnahmekanülen mit Luftfilter und Schutzhülle zur Verfügung.
- Wenn unmittelbar hintereinander eine Reihe von Spritzen gerichtet werden soll, z. B. Heparin-Injektionen für mehrere Patienten, kann man die Kanüle jedoch steckenlassen und für die weiteren Entnahmen jeweils nur die neue Spritze ansetzen.
- Hat man für einen Patienten eine zu geringe Menge entnommen und benötigt deshalb weitere Lösung, muss für die zweite Entnahme nicht nur eine neue Kanüle, sondern auch eine neue Spritze verwendet werden. Es besteht nämlich die Gefahr, dass die erste Spritze bei der Applikation der Lösung mit Blut des Patienten in Kontakt gekommen ist, das aber nicht sichtbar sein muss. Wenn man diese Spritze ein zweites Mal für die Entnahme von Lösung verwendet, kann es dadurch zu einer Kontamination des Flascheninhalts mit Blutspuren des Patienten kommen. Mit diesem Übertragungsweg wurden Ausbrüche von HBV-Infektionen, insbesondere auf Dialyse-Stationen, und sogar Malaria-Übertragungen erklärt (siehe Kap. 6 und 12.3) [8, 406].

Hautdesinfektion

Die Haut des Menschen ist natürlicherweise mikrobiell besiedelt und somit auch ein potenzielles endogenes Erregerreservoir. Vor Injektionen und Punktionen jeder Art (Ausnahme ist die subkutane Insulininjektion durch den Patienten selbst; siehe unten) ist deshalb eine Reduktion der Hautflora in Form einer Hautdesinfektion notwendig. Deshalb gibt es einerseits nur die Angaben der Hersteller, die wiederum von den Prüfbedingungen abgeleitet sind, und andererseits Empfehlungen auf klinischer Basis, jedoch keine evidenzbasierten Empfehlungen. Ergebnisse aus vergleichenden Studien über die Dauer der Desinfektion gibt es nicht (noch nicht einmal für die präoperative Hautdesinfektion). Die für die einzelnen Indikationen (siehe unten) empfohlenen Zeiten erscheinen jedoch vernünftig und werden in der Regel so angegeben, wenn überhaupt eine konkrete Zeitdauer genannt wird und nicht nur auf die Angaben des Herstellers verwiesen wird.

Talgdrüsenreiche Haut. Nach den Prüfkriterien des VAH (ehemals Desinfektionsmittelkommission der DGHM) ist auf talgdrüsenreichen Hautarealen eine Einwirkungszeit von 10 min erforderlich (siehe Kap. 8) [275]. Die Mittel werden dabei einerseits auf der Haut des Oberarms als Beispiel für talgdrüsenarme Haut und andererseits auf der Stirn getestet, einer besonders talgdrüsenreichen Zone. Um die gleiche Keimzahlreduktion zu erreichen wie auf dem Oberarm, ist danach auf der Stirn eine Einwirkungszeit von mindestens 10 min erforderlich.

Allerdings ist nicht bekannt, welche Keimzahlreduktion für die Prävention von Infektionen bei Punktionen, Injektionen, Anlage von Kathetern aller Art oder vor operativen Eingriffen überhaupt erforderlich ist. Auf der anderen Seite aber weiß man, dass die Fettsäuren der Haut antimikrobielle Aktivität besitzen – und somit einen natürlichen Schutz gewähren [451, 534, 708]. Eine besonders lange Einwirkungszeit von Hautdesinfektionsmitteln auf talgdrüsenreichen Hautarealen, wie vom VAH empfohlen [275], ist deshalb möglicherweise nicht nur unnötig, sondern vielleicht sogar kontraproduktiv, weil sie die residente Hautflora und außerdem die natürliche Lipidzusammensetzung der Haut beeinträchtigt. Jedenfalls gibt es keine Daten in der Fachliteratur, die eine längere Einwirkungszeit vor Eingriffen in talgdrüsenreicheren Hautbereichen, wie insbesondere Wirbelsäule oder Sternum, erforderlich erscheinen lassen würden.

So stellt sich also beispielsweise die Frage, ob es notwendig ist, z. B. vor Anlage von Periduralkathetern längere Einwirkungszeiten einzuhalten als bei der präoperativen Hautdesinfektion vor allgemeinchirurgischen oder orthopädischen Eingriffen: Ist es also gerechtfertigt, das Zählen von Hautkeimen auf Agarplatten (wobei methodenbedingt auch nur ein kleiner Anteil der tatsächlich vorhandenen Mikroflora der Haut erfasst wird) an die Stelle von klinischen Beobachtungen zu setzen? Rechtfertigt also ein solch fraglicher Analogieschluss die Forderung nach einer wesentlich längeren Dauer der Hautdesinfektion mit den damit zusammenhängenden organisatorischen, aber auch ökonomischen Folgen für den Ablauf z. B. in einer OP-Abteilung? Eine längere Einwirkungszeit auf talgdrüsenreicher Haut wird jedenfalls nicht allein dadurch notwendig, weil dies vom VAH so gesehen wird. Die heute etablierten Anforderungen im Sinne einer „evidence-based medicine" erfüllen die Kriterien des VAH nicht [275].

Desinfektionsmittel. Zur Desinfektion der Haut werden meist Alkohol oder Lösungen mit Zusatz von Alkohol (z. B. PVP-Jod-Alkohollösung oder Chlorhexidin in Alkohol) verwendet (siehe Kap. 8).

Dauer. Abhängig davon, um welche Art von Injektion bzw. Punktion es sich handelt, wird für die Hautdesinfektion meist eine Dauer von 15 sec bis mindestens 1 min empfohlen (siehe oben: Talgdrüsenreiche Haut).

Technik. Da beim Reinigen der mechanische Effekt immer einen wesentlichen Einfluss auf das Ergebnis hat, wird meist empfohlen, auch bei der Hautdesinfektion das Mittel durch Wischen zu verteilen bzw. einzureiben und nicht nur auf die Haut zu sprühen. Eine sorgfältige Hautdesinfektion soll deshalb immer aus abwechselndem Sprühen und Wischen für die Dauer der empfohlenen Einwirkungszeit bestehen. Es gibt allerdings Ergebnisse aus vergleichenden Untersuchungen, die zeigen, dass – entgegen der überwiegend vertretenen Meinung – das Abreiben der Haut nicht mit einer höheren Keimzahlreduktion verbunden ist [70].

Tupfer. Normalerweise werden für die Hautdesinfektion vor Injektionen und Punktionen Zellstofftupfer (von einer Rolle) verwendet. Sterile Tupfer werden immer dann eingesetzt, wenn sterile Körperhöhlen, wie Gelenke, punktiert werden. Ob sie dafür absolut notwendig sind, kann durchaus infrage gestellt werden. Denn auch Zellstofftupfer sind keimarm, und das eigentliche mikrobiologische Problem bei diesen invasiven Maßnahmen ist die Hautflora des Patienten. Man sollte also die Bedeutung von sterilen Tupfern nicht überbewerten.

Tabelle **9.6** Infektionspräventionsmaßnahmen vor Injektionen und Punktionen.[1)]

Injektion/Punktion	Maßnahmen
Intrakutan Subkutan Intramuskulär Intravasal	• Händedesinfektion • Hautdesinfektion: 15 sec • Zellstofftupfer (Rolle)
Portsystem	• Händedesinfektion • Hautdesinfektion: 1 min • Sterile Tupfer • Sterile Handschuhe
Regionalanästhesie Gelenke Wirbelsäule Körperhöhlen/Organe	• Händedesinfektion • Hautdesinfektion: 1 min • Sterile Tupfer • Ggf. sterile Tuchabdeckung • Sterile Handschuhe

[1)] siehe Text für spezielle Hinweise

Sterilisierte vs. sterile Tupfer
In den meisten Fällen wird für die Hautdesinfektion vor z. B. i. v. Injektionen Zellstoff von einer Rolle verwendet, die im Rahmen des Herstellungsprozesses bereits sterilisiert worden ist.
Nachdem die Umverpackung geöffnet wurde und die Rolle in die Spenderbox gelegt wurde, sind die Tupfer nicht (mehr) „steril" (solche müssten bis kurz vor dem Gebrauch steril verpackt sein). Es sind vielmehr nur noch „sterilisierte" Tupfer (da sie bei der Herstellung als verpackte Rolle sterilisiert worden sind). Diese sprachliche Spitzfindigkeit der „sterilisierten" Tupfer aus der ursprünglichen „Richtlinie zur Erkennung, Verhütung und Bekämpfung von Krankenhausinfektionen" des ehemaligen BGA, die sich dem Anwender in Klinik und Praxis nicht von selbst erschließt, hat in der Vergangenheit zu beträchtlichen Verwirrungen geführt.

Maßnahmen bei speziellen Injektionen und Punktionen

Im Folgenden werden die häufigsten Injektionen und Punktionen besprochen und Hinweise und Erläuterungen für besondere Situationen gegeben. Die wichtigsten Infektionspräventionsmaßnahmen sind in der Tabelle 9.**6** zusammengefasst.

Intrakutane und subkutane Injektionen

Anwendung. Intrakutane Injektionen werden z. B. beim Tuberkulin-Test oder beim sog. „Quaddeln" mit Lokalanästhetika und subkutane Injektionen bei der Gabe von Insulin oder Heparin vorgenommen.

Hinweise. Bei Insulininjektionen kann es Diskrepanzen geben zwischen dem im Krankenhaus üblichen Vorgehen mit Hautdesinfektion vor jeder, also auch der Insulininjektion und der Anleitung der Patienten für die selbstständige Injektion ohne Hautdesinfektion. Es erscheint dabei angebracht, bei Patienten im Krankenhaus, die sich in dieser Zeit das Insulin nicht selbst spritzen können, vor der Injektion eine Hautdesinfektion durchzuführen, auch wenn die Patienten es für ihre eigene Versorgung anders lernen. Dieses Vorgehen gibt weniger Anlass zu Verwirrungen beim Personal, und den Patienten kann man erklären, dass man im Krankenhaus generell die Haut vor einer Injektion desinfiziert. Da sich meist eine komplizierte und fruchtlose Diskussion über die juristischen Implikationen im (allerdings unwahrscheinlichen) Fall einer Infektion bei Injektion durch das Personal und nicht durchgeführter Hautdesinfektion entwickelt, erscheint es sinnvoll, die Frage eher pragmatisch als rational zu lösen.

Intramuskuläre Injektion

Anwendung. Intramuskuläre Injektionen können intraglutäal, aber auch in den Oberarm- oder Oberschenkelmuskel verabreicht werden.

Hinweis. Intraglutäale Injektionen sind in vielen Fällen eigentlich subkutane Injektionen, da die üblicherweise verwendeten Kanülen zu kurz sind bzw. die Subkutanschicht für die (normalerweise eingesetzten) Kanülen meist zu dick ist. Wegen der schlechteren Durchblutungsverhältnisse können Abszesse an der Injektionsstelle leichter entstehen, weshalb wiederum die sorgfältige Hautdesinfektion vor der Injektion große Bedeutung hat.

Gefäßpunktion oder -injektion

Anwendung. Intravenöse und intraarterielle Injektionen und Punktionen werden meist an den Armen, seltener in der Leiste, können aber auch an den Beinen vorgenommen werden.

Hinweis. In der Leiste ist zum einen die Keimzahl auf der Haut höher, zum anderen ist die Hautflora dort anders zusammengesetzt als z.B. am Unterarm, weil Keime aus der Darmflora vorhanden sein können. Bei Punktionen der Leistengefäße erscheint deshalb eine längere Desinfektionszeit als die sonst üblichen 15 sec sinnvoll (siehe Kap. 9.4 und 12.3).

Injektion und Punktion bei Port-Systemen

Hinweis. Sterile Handschuhe sind nicht erforderlich, weil die Punktionsstelle selbst nicht palpiert werden muss, sondern nur die Haut über dem Port straff gezogen wird. Die Dauer der Hautdesinfektion ist vom Vorgehen bei der Anlage von zentralen Venenkathetern (ZVK) abgeleitet (siehe Kap. 12.7).

Regionalanästhesien

Anwendung. Es werden Leitungsanästhesien an Händen und Füßen oder Plexusblockaden z.B. am Arm durchgeführt.

Hinweise. Eine Maske ist nicht erforderlich, aber während der Punktion bzw. Injektion soll möglichst wenig gesprochen werden (bei Erkältung mit Schnupfen und Husten ist eine Maske jedoch sinnvoll). Ein Kopfschutz ist nicht nötig. Eine Rasur ist aus Gründen des Infektionsschutzes nicht indiziert. Eine sterile Tuchabdeckung ist immer dann erforderlich, wenn es bei den notwendigen Manipulationen zu einer Kontamination der für die Injektion benötigten Gegenstände oder im Bereich der Injektionsstelle kommen könnte (rückenmarksnahe Regionalanästhesien siehe unten).

Gelenkinjektion und -punktion

Anwendung. Es werden z.B. periartikuläre „Infiltrationen" mit Lokalanästhetika und/oder Kortison sowie intraartikuläre Injektionen von Medikamenten bzw. Gelenkpunktionen bei Erguss für Diagnostik und/oder zur Entlastung durchgeführt.

Hinweise. Eine Maske ist nicht erforderlich, aber während der Punktion bzw. Injektion soll möglichst wenig gesprochen werden (bei Erkältung mit Schnupfen und Husten ist eine Maske jedoch sinnvoll). Ein Kopfschutz ist nicht nötig. Eine Rasur ist aus Gründen des Infektionsschutzes nicht indiziert. Eine sterile Tuchabdeckung ist immer dann erforderlich, wenn es bei den notwendigen Manipulationen zu einer Kontamination der für die Injektion benötigten Gegenstände kommen könnte. Folgende Besonderheiten müssen bei Gelenkpunktionen oder gelenknahen Injektionen und Punktionen beachtet werden:
- Bei infizierten Wunden in der Nähe des Gelenks eine Injektion oder Punktion nur durchführen, wenn dies zur Entlastung des Gelenks oder aus diagnostischen Gründen (z.B. bei Verdacht auf Gelenkinfektion) erforderlich ist.
- D.h., intraartikuläre Injektionen entzündungshemmender Medikamente, wie insbesondere kortisonhaltiger Lösungen, oder von schmerzlindernden Mitteln sind unter diesen Bedingungen mit einem erhöhten Infektionsrisiko assoziiert und deshalb nicht zu vertreten (das Gleiche gilt für elektive operative, auch arthroskopische, Eingriffe).

- Medikamente für Gelenkinjektionen erst unmittelbar vor Gebrauch richten: Es gibt keinen medizinisch vertretbaren Grund, Kortisonlösungen und/oder Lokalanästhetika im Voraus für mehrere Patienten zu richten, da es sich dabei nie um eine Notfall-Intervention handelt. Nicht selten wird dies jedoch von Orthopäden im niedergelassenen Bereich so gehandhabt.
- Bei Injektion kortisonhaltiger Medikamente muss immer berücksichtigt werden, dass das Infektionsrisiko schon allein durch das Medikament erhöht ist und dass deshalb (u. U. sonst möglicherweise sogar folgenlose) Kontaminationen mit sehr geringen Keimzahlen zu einer Infektion führen können [26]. Wenn also die Gabe von Kortison tatsächlich indiziert ist, dann muss ganz besonders sorgfältig auf die erforderlichen Hygienemaßnahmen geachtet werden.

Punktionen und Injektionen im Bereich der Wirbelsäule

Anwendung. Lumbalpunktionen werden zur Liquordiagnostik durchgeführt, Myelografien zu bildgebender Diagnostik und Peridural-, Spinalanästhesien zur intra- und postoperativen Schmerztherapie bei chronischen Krankheiten.

Hinweise. Ein Kopfschutz ist nicht nötig. Eine Rasur ist aus Gründen des Infektionsschutzes nicht indiziert. Eine sterile Tuchabdeckung ist immer dann erforderlich, wenn es bei den notwendigen Manipulationen zu einer Kontamination der für die Injektion benötigten Gegenstände oder im Bereich der Injektionsstelle kommen könnte. Ob zusätzlich sterile Kittel getragen werden, muss (analog zum Vorgehen bei der Anlage von ZVK) davon abhängig gemacht werden, ob es z. B. bei der Anlage eines Peridural-Katheters zu einer Kontamination durch die Arbeitskleidung kommen kann. Eine Maske ist nicht generell erforderlich (bei Erkältung mit Schnupfen und Husten ist eine Maske jedoch sinnvoll). Das Sprechen soll auf das notwendige Minimum reduziert werden, da wiederholt über aufsteigende Infektionen mit vergrünenden Streptokokken berichtet worden ist (siehe Kap. 12.1 und 12.14) [40, 77, 828]. Darüber darf aber nicht in den Hintergrund treten, dass eine konsequente aseptische Technik im Umgang mit allen für die jeweilige Maßnahme benötigten Gegenständen und Medikamenten das entscheidende Kriterium beim Schutz vor Infektionen ist.

Punktionen und Injektionen von Körperhöhlen und Organen

Anwendung. Sterile Höhlen werden z. B. zur Gewinnung von Pleura- und Aszitesflüssigkeit und Organe, z. B. bei Leberpunktion, zur Gewinnung von Gewebe für histopathologische Untersuchungen punktiert.

Hinweise. Eine Maske ist nicht erforderlich, aber während der Punktion bzw. Injektion soll möglichst wenig gesprochen werden (bei Erkältung mit Schnupfen und Husten ist eine Maske jedoch sinnvoll). Ein Kopfschutz ist nicht nötig. Eine Rasur ist aus Gründen des Infektionsschutzes nicht indiziert. Eine sterile Tuchabdeckung ist immer dann erforderlich, wenn es bei den notwendigen Manipulationen zu einer Kontamination der für die Injektion benötigten Gegenstände oder im Bereich der Injektionsstelle kommen könnte. Ob zusätzlich sterile Kittel getragen werden, muss (analog zum Vorgehen bei der Anlage von ZVK) davon abhängig gemacht werden, ob es während der Maßnahme zu einer Kontamination durch die Arbeitskleidung kommen kann.

Ozon-Therapie

Eine wegen fehlender Wirksamkeitsbelege von der Schulmedizin nicht anerkannte therapeutische Maßnahme ist die Ozon-Therapie. Sie wird dennoch durchgeführt und bei den verschiedensten Beschwerdebildern angewendet. Im Rahmen dieser Maßnahme ist es in einzelnen Arztpraxen zu Ausbrüchen von z. B. HCV-Infektionen gekommen, aber auch zumindest eine HIV-Infektion (bei während desselben Behandlungszyklus erworbener HCV-Infektion) war mit hoher Wahrscheinlichkeit die Folge einer Ozon-Therapie.

Bei der Ozon-Therapie wird dem Patienten eine gewisse Menge Blut entnommen und nach Mischung mit einem Ozon-Luft-Gemisch entweder intramuskulär oder intravenös wieder zurückgegeben. Teilweise wird von den Ozon-Therapeuten für die Entnahme des Ozon-Luft-Gemisches aus einem speziellen Apparat für mehrere Patienten dieselbe Spritze verwendet. Diese Spritze kann aber bei der Überführung des Ozon-Luft-Gemisches in die Infusionsflasche durch Hochschäumen des Blutes kontaminiert werden und kann deshalb bei weiteren Ozonisierungsvorgängen das Blut der nachfolgenden Patienten kontaminieren. Es handelt sich hier um ein eklatantes Beispiel einer vitalen Gefährdung von Patienten durch einen absolut vermeidbaren Hygienefehler im Rahmen einer unbewiesenen Therapie.

9.4 Intravasale Katheter

Sehr viele stationäre Patienten erhalten – meist für die Durchführung einer Infusionstherapie – intravasale Katheter, die – z. B. ausgehend von einer zunächst umschriebenen lokalen Infektion an der Einstichstelle – zu schweren septischen Komplikationen führen können (siehe Kap. 10.1). Die Indikation muss deshalb gut gesichert sein und täglich von Neuem überprüft werden. Erreger dieser Infektionen sind meist Staphylokokken, aber auch gramnegative Stäbchen können selten einmal die Ursache sein [140, 246, 497] (www.rki.de).

Die meisten intravasalen Katheter werden für eine begrenzte Dauer benötigt (Kurzzeit-Katheter); bestimmte chronisch kranke Patienten benötigen aber einen Langzeitzugang (z. B. Karzinompatienten, Patienten mit Kurzdarmsyndrom). Für die Langzeitanwendung können nicht getunnelte Katheter (z. B. Subklavia-Silikonkatheter oder peripher-zentrale Katheter aus Silikon oder Polyurethan) von getunnelten (operativ implantierten) Kathetern unterschieden werden [317].

Für die meisten Infektionen im Zusammenhang mit intravasalen Kathetern werden Bakterien der Hautflora verantwortlich gemacht; deshalb zielen alle Präventionsmaßnahmen – angefangen bei der Anlage bis hin zur Versorgung der Katheter – darauf ab, eine Kontamination durch die Hautflora des Patienten bzw. durch exogene Keime vonseiten des Personals zu verhindern (siehe auch Kap. 7 und 9.3). In einer kürzlich erschienenen Übersichtsarbeit wurde jedoch gezeigt, dass Koagulase-negative Staphylokokken (KNS), die bei Patienten mit intravasalen Kathetern als Erreger einer Sepsis isoliert wurden, nicht von der Haut in der Gegend der Eintrittsstelle des Katheters stammten, sondern von Schleimhäuten der Patienten [185]. Wenn diese Ergebnisse in weiteren Untersuchungen bestätigt werden könnten, würde dies ein grundlegendes Umdenken bezogen auf die für sicher gehaltenen Erregerreservoire katheterassoziierter Infektionen erforderlich machen.

> **Merke**
>
> Die wichtigste Maßnahme zur Prävention der katheterassoziierten Sepsis ist die frühzeitige Entfernung intravasaler Katheter bei täglicher Überprüfung ihrer Indikation.

Maßnahmen bei konventionellen intravasalen Kathetern

Bei der Anlage jedes intravasalen Katheters, unabhängig davon, ob es sich um einen zentralen oder einen peripheren Katheter handelt, ist konsequent aseptisches Arbeiten entscheidend [140, 246, 497]. Mikroorganismen haften an Kathetern aus PVC und PE stärker als an Teflon- oder Polyurethan-Kathetern, weshalb PVC- und PE-Katheter vermieden werden sollen [140, 497]. Bei der Anlage von Kathetern soll möglichst zu zweit gearbeitet werden, weil dadurch das aseptische Arbeiten erleichtert wird (siehe Tab. 9.7).

Besonderheiten bei zentralen Kathetern

Ob bei der Anlage zentraler Katheter das Lochtuch zum Abdecken des Patienten tatsächlich dessen gesamten Körper bedecken und der Arzt auch noch Kopfschutz und Maske tragen muss, ist an sich nicht geklärt. Denn es gibt nur Untersuchungen, die den jahrzehntelang üblichen (Minimal-)Standard (kleines Lochtuch, sterile Handschuhe) mit dem seit Mitte der 1990er-Jahre empfohlenen Maximal-Standard (großes Lochtuch, steriler Kittel, sterile Handschuhe, Kopfschutz, Maske) verglichen haben [140, 246, 357, 497].

Tabelle 9.7 Maßnahmen bei konventionellen Venenkathetern.

Zentrale Katheter

Insertionsstelle
- Jugularis-Katheter höheres Infektionsrisiko als Subklavia-Katheter (insbesondere bei intubierten Patienten Zugang über V. subclavia vorteilhaft, weil Einstichstelle leichter zu pflegen ist)
- Bei Zugang über die V. femoralis höheres Kolonisierungsrisiko
- Keine aussagefähigen Ergebnisse aus randomisierten Studien vorhanden, deshalb Abwägung des Risikos infektiöser und mechanischer Komplikationen erforderlich

Vorsichtsmaßnahmen bei der Anlage
- Händedesinfektion
- Sorgfältige Hautdesinfektion mit sterilen Tupfern und (alkoholischem) Hautdesinfektionsmittel, z. B. 1 min Einwirkzeit
- Zuvor keine organischen Lösungsmittel (z. B. Aceton, Äther) zum Entfetten der Haut anwenden
- Dabei mehrmals Tupfer wechseln („sprühen – wischen – sprühen – wischen")
- Haarentfernung aus Gründen der Infektionsprävention nicht erforderlich
- Konsequent aseptische Technik mit sterilen Handschuhen, sterilem Kittel, ausreichend großem sterilem Abdecktuch für die Schaffung eines sterilen Arbeitsfeldes sowie Kopfschutz und Maske für die Neuanlage von Kathetern sowie für deren Wechsel über Führungsdraht
- Aseptische Punktion und Anlage des Katheters (neuen Katheter verwenden, wenn die erste Punktion nicht erfolgreich war)
- Sichere Fixierung des Katheters, trockener Verband mit Mullkompresse und Spezialpflaster oder mit wasserdampfdurchlässiger transparenter Folie
- Datum für Verbandswechsel notieren

Periphere Katheter

Insertionsstelle
- Erwachsene: Handrücken oder Unterarm
- Säuglinge und Kleinkinder: Kopfhaut, Hand oder Fuß
- Darauf achten, dass keine Entzündungszeichen in der Umgebung vorhanden sind
- Stellen mit chronischen Hautkrankheiten, z. B. Psoriasis, nach Möglichkeit vermeiden

Vorsichtsmaßnahmen bei der Anlage
- Händedesinfektion
- Handschuhe (nicht steril)
- Sorgfältige Hautdesinfektion mit (alkoholischem) Hautdesinfektionsmittel und Zellstofftupfer z. B. 30 sec Einwirkzeit
- Mehrmals Tupfer wechseln („sprühen – wischen – sprühen ...")
- Zuvor keine organischen Lösungsmittel (z. B. Aceton, Äther) zum Entfetten der Haut anwenden
- Aseptische Punktion und Anlage des Katheters (neuen Katheter verwenden, wenn die erste Punktion nicht erfolgreich war)
- Sichere Fixierung des Katheters, trockener Verband mit Mullkompresse und Spezialpflaster oder mit transparenter wasserdampfdurchlässiger Folie
- Datum für Verbandswechsel notieren

Peripher-zentrale Katheter. Als Alternative zu implantierten Kathetern werden auch peripherzentrale Katheter eingesetzt [317]. Ihre Komplikationsrate ist ebenso gering, die Kosten jedoch sind beträchtlich niedriger.

Versorgung der Katheter

Die wichtigsten Hinweise für den Umgang mit intravasalen Kathetern sind in der Tabelle 9.8 zusammengefasst [140, 246, 497].

> **Merke**
> Von großer Bedeutung ist eine kontinuierliche Beobachtung der Einstichstelle von Kathetern, um eine beginnende lokale Infektion nicht zu übersehen.

Hautdesinfektion. Es gibt keinerlei wissenschaftliche Daten über die erforderliche Dauer der Hautdesinfektion vor der Anlage von intravasalen Kathetern aller Art. Die Angaben von z. B. 30 sec bei peripheren Kathetern oder 1 min bei zentralen Ka-

Tabelle 9.8 Maßnahmen bei der Versorgung intravasaler Katheter.

Kontrolle der Einstichstelle	• Alle 72 h beim Verbandswechsel • Zwischendurch täglich Palpation durch den liegenden Verband • Bei Folienverbänden jederzeit
Verbandswechsel	• *No-touch-Technik anwenden* • Händedesinfektion • Verband entfernen • Einstichstelle z. B. mit 0,9 %iger NaCl-Lösung und sterilem Tupfer reinigen • Desinfektion der Einstichstelle mit Alkohol • Keine antimikrobiellen Salben verwenden, um die Selektion von Pilzen und resistenten Bakterien nicht zu fördern • Neuen Verband (sterile Kompresse oder transparente Folie) anlegen und Datum notieren • Verband immer sofort erneuern, wenn lose, verschmutzt oder durchfeuchtet
Entfernung des Katheters	• Thrombophlebitis • Entzündliche Reaktion an der Einstichstelle (z. B. Rötung, Schwellung) • Sekretaustritt aus der Einstichstelle (Abstrich zur mikrobiologischen Untersuchung schicken) • Fieber und dringender Verdacht auf Katheterinfektion • Blutkulturen anlegen und evtl. Katheterspitze mikrobiologisch untersuchen lassen
Manipulationen am Infusionssystem	• Bei jeder Manipulation am Infusionssystem aseptische Handhabung erforderlich, z. B. Wechsel der Infusionsflasche, Verbandswechsel • Zuvor immer Händedesinfektion • Gummistopfen vor Anschluss des Infusionssystems oder Injektion von Medikamenten immer mit Alkohol desinfizieren (häufig – jedoch herstellungsbedingt nicht immer – steril) • Insgesamt Manipulationen am System so weit wie möglich reduzieren
Wechsel des Infusionssystems	• Systeme routinemäßig frühestens alle 72 h erneuern • Systeme von leer gelaufenen Infusionsflaschen oder Perfusorspritzen sofort weiterverwenden • Systeme von Lipidemulsionen innerhalb von 24 h nach Beginn der Infusion wechseln • Systeme von Blut und Blutprodukten nicht länger als 6 Stunden verwenden • Systeme für die Gabe von Propofol alle 6–12 h erneuern • Bei Kurzinfusionen (z. B. 3× täglich Antibiotika) oder häufiger Diskonnektion (z. B. wegen Transport des Patienten zu Untersuchungen) das Infusionssystem mit steriler Kappe verschließen und bis zur nächsten Gabe bzw. bis zum Wiederanschließen am Infusionsständer hängen lassen; in diesen Fällen kann empfohlen werden, das Infusionssystem alle 24 h zu wechseln, da das Kontaminationsrisiko höher ist. Alternativ können die Systeme nach der Kurzinfusion für die Verabreichung kontinuierlich laufender Lösungen verwendet werden.
Zuspritzstellen im Infusionssystem	• Händedesinfektion • Zuspritzstelle mit Alkohol desinfizieren und einwirken lassen (Überschuss mit Tupfer abwischen) • Nach Medikamentengabe etc. Zuspritzstelle von evtl. vorhandenen Blut- bzw. Medikamentenresten frei spülen • Zum Schluss Dreiwegehähne mit neuer steriler Kappe verschließen

thetern sind deshalb als Annäherung an eine vermutlich adäquate Vorbereitung der Haut an der Einstichstelle aufzufassen. Außerdem gibt es keine Grundlage dafür, für die Anlage von Subklavia-Kathetern eine verlängerte Hautdesinfektion von 10 min zu fordern, weil das Areal zu einer Zone mit eher talgdrüsenreicher Haut gehört. Die Empfehlung einer verlängerten Hautdesinfektion in diesen Körperzonen beruht auf experimentellen Daten, die an der Stirnhaut gewonnen wurden [394]. Ein Beleg dafür, dass dadurch das Infektionsrisiko gesenkt werden könnte, fehlt völlig. Es gibt Untersuchungen, die bei Verwendung von alkoholischer Chlorhexidin-Lösung gefolgt von wässriger PVP-Jodlösung eine geringere Kolonisierung von Katheterspitzen festgestellt haben [447]. Es fehlt jedoch der Nachweis, dass sich dieses Ergebnis auch auf die Reduktion der katheterassoziierten Sepsis auswirkt.

Verbandswechsel. Wie alle Manipulationen am Kathetersystem sollen auch die Verbandswechsel auf das erforderliche Minimum reduziert werden (siehe Tab. 9.8) [140, 246, 497]. Ein routinemäßiger Verbandswechsel wird heute alle 7 Tage empfohlen, gelockerte oder verschmutzte Verbände ganz gleich welcher Art sollen jedoch sofort gewechselt werden (siehe Abb. 9.5). Bei komatösen Patienten sind bei Verwendung von konventionellen Verbänden mit Mullkompressen wegen fehlender Reaktion auf Schmerzreize bei Palpation häufigere Wechsel erforderlich (mindestens alle 48 h), um die Einstichstelle kontrollieren zu können, wenn nicht Folienverbände verwendet werden. Bei der Körperwäsche muss darauf geachtet werden, dass die Verbände nicht nass werden (z. B. wasserdichte Abdeckung zum Duschen).

> **Merke**
> Bei lokalen Infektionszeichen an der Einstichstelle (z. B. Sekretion) muss der Katheter sofort entfernt werden. Bei Fieber als einzigem Hinweis auf eine Infektion kann nach Anlage von Blutkulturen aufmerksam abgewartet werden, um die unnötige Entfernung von Kathetern zu vermeiden.

„Ruhen" von peripheren Kathetern. Bei diskontinuierlicher intravenöser Applikation von Medikamenten können die Verweilkanülen zwischenzeitlich mit einem sterilen Stopfen (zuvor mit 0,9%iger NaCl-Lösung durchspülen, Heparinlösung ohne Vorteile) verschlossen werden [140, 246, 497]. Bei längerer Nichtbenutzung des Katheters muss dennoch täglich die Einstichstelle durch Palpation kontrolliert werden.

Wechsel des Infusionssystems. Das Infusionssystem setzt sich aus verschiedenen Teilen zusammen, die insbesondere bei Intensivpatienten zahlreich vorhanden sind. Es gehören dazu: Drei-

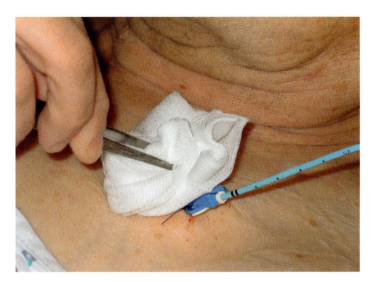

Abb. 9.5 Verbandswechsel bei Subclavia-Katheter mit No-Touch-Technik (Foto: O. Burger).

wegehähne, Hahnbänke, arterielle Druckmesssysteme sowie geschlossene Systeme für die Messung des zentralen Venendrucks (ZVD). Für den Wechsel der Systeme werden derzeit die in der Tabelle 9.**8** aufgeführten Empfehlungen gegeben [140, 246, 497].

Zuspritzstellen im Infusionssystem. Beim Zuspritzen von Medikamenten oder bei Blutabnahme an Dreiwegehähnen, konventionellen Zuspritzstellen für Kanüle und Spritze sowie im Umgang mit Zuspritzstellen für Spritzen ohne Kanülen und Konnektionshilfen (Konnektoren mit Ventilmembran), die am Katheterkonus oder Dreiwegehahn fest angeschraubt werden, gelten die in der Tabelle 9.**8** zusammengefassten Vorsichtsmaßnahmen [140, 246, 497].

Inlinefilter. Bisher gibt es keine überzeugenden Hinweise, dass Inlinefilter das Infektionsrisiko bei Infusionstherapie senken können. Der regelmäßig erforderliche Wechsel erhöht die Zahl der Manipulationen am Infusionssystem und damit das Kontaminationsrisiko [140, 246, 497].

Liegedauer von Kathetern

Periphere Katheter. Heute wird ein routinemäßiger Wechsel peripherer Katheter alle 72–96 h zwar noch von den CDC in den USA [140], aber nicht mehr allgemein empfohlen. Periphere Katheter können also liegen bleiben, bis die Infusionstherapie beendet ist bzw. bis zum Auftreten einer Komplikation [300].

Zentrale Katheter. Die folgenden Angaben gelten sowohl für zentrale als auch für peripher-zentrale Katheter [140, 248, 497, 637]:
- Ein routinemäßiger Wechsel ist nicht erforderlich, auch nicht bei Intensivpatienten.
- Bei klinischem Verdacht auf eine Katheterbedingte Bakteriämie den Katheter nicht über Führungsdraht wechseln, sondern an anderer Stelle neu legen; Katheter aber nicht allein aufgrund von Fieber entfernen, ferner auch nicht bei Patienten mit Bakteriämie oder Fungämie, wenn der Katheter vermutlich nicht als Ursache infrage kommt.
- Die sog. Antibiotika-Lock-Technik (= Füllen des Katheterlumens mit hochkonzentrierter Antibiotikalösung) soll nicht routinemäßig als eine Maßnahme für die Prävention von Bakteriämien angewendet, sondern ggf. nur bei Patienten mit rezidivierenden Bakteriämien trotz optimaler aseptischer Technik im Umgang mit den Kathetern.
- Pulmonalarterienkatheter sollen nicht häufiger als alle 7 Tage gewechselt werden, da häufigere Wechsel ohne Einfluss auf das Infektionsrisiko sind.

Notfallkatheteranlage. Unter Notfallbedingungen gelegte Katheter sollen so schnell wie möglich innerhalb von 48 h erneuert werden, da in solchen Situationen die erforderlichen aseptischen Vorsichtsmaßnahmen meist nur eingeschränkt berücksichtigt werden können [140, 246, 497].

Implantierte Katheter

Man kann teilweise implantierte (Hickman-/Broviac-/Groshong-Typ) und vollständig implantierte (Portsysteme) Kathetersysteme unterscheiden [317]. Die Häufigkeit von Infektionen im Zusammenhang mit implantierten Kathetern ist im Vergleich zu konventionellen intravasalen Kathetern gering [140, 246, 317, 497]. Je nach Ausdehnung der Infektion werden verschiedene Manifestationen unterschieden (siehe Tab. 9.**9**).

In der Tabelle 9.**10** sind die erforderlichen Maßnahmen bei der Versorgung implantierter Katheter zusammengefasst.

Antimikrobiell beschichtete Katheter

Seit längerer Zeit wird der Einfluss antimikrobiell beschichteter Katheter auf die Häufigkeit von Katheterinfektionen untersucht [140, 246, 497]. Es fehlen aber bislang immer noch überzeugende Hinweise dafür, dass dadurch das Infektionsrisiko tatsächlich reduziert wird [514]. Ein positiver Effekt könnte aber auch nur dann Bestand haben, wenn dennoch die anerkannten Vorsichtsmaßnahmen im Umgang mit intravasalen Kathetern konsequent beachtet werden.

Tabelle 9.9 Infektionen bei implantierten Kathetern.

Lokalisation	Symptome	Maßnahmen
Austrittsstelle	• Ausdehnung ≤2 cm von der Austrittsstelle entfernt • Erythem • Druckschmerzhaftigkeit • Induration • Ggf. Eiterproduktion	• Antibiotikatherapie • Entfernung des Katheters primär nicht erforderlich
Tunnel	• Ausdehnung >2 cm von der Austrittsstelle entfernt • Erythem • Druckschmerzhaftigkeit • Induration • Ggf. Eiterproduktion	• Antibiotikatherapie • Entfernung des Katheters meist erforderlich

Tabelle 9.10 Versorgung implantierter Katheter.

Vollständig implantiert	*Punktion der Injektionsstelle* • Aseptisches Vorgehen (sterile Handschuhe nicht erforderlich) • Keine Daten zur erforderlichen Dauer der Hautdesinfektion vor der Punktion vorhanden • Einwirkzeit von 1 min wie bei vergleichbaren invasiven Maßnahmen (z. B. Anlage von zentralen Venenkathetern) sinnvoll *Verbandswechsel* • Bei kontinuierlicher Infusion die Punktionsstelle mit einem Verband abdecken • Wechsel routinemäßig frühestens alle 3 Tage (wie bei konventionellen Kathetern) *Nadelwechsel* • Keine präzisen Angaben zur Notwendigkeit eines Kanülenwechsels in einem bestimmten Intervall vorhanden • Kanüle deshalb solange belassen, wie für die intravenöse Therapie benötigt • Nach Entfernen der Kanüle ggf. vorübergehend Verband erforderlich *Antikoagulanzien* • Spülung bzw. Füllen des Katheters mit z. B. Heparinlösung nach Infusionstherapie bzw. bei ruhendem Katheter nicht sicher einer z. B. Spülung mit NaCl überlegen
Teilweise implantiert	• Vor Diskonnektion von Katheteransatzstück und Infusionssystem sterile Kompresse unterlegen • Danach Desinfektion des Katheteransatzstücks (Einwirkzeit z. B. 1 min; siehe oben) • Zum Abwischen überschüssigen Desinfektionsmittels sterile Tupfer verwenden • Alle weiteren Maßnahmen wie bei Portsystemen oder konventionellen Kathetern
Entfernung des Katheters	• Dokumentierte Fungämie • Eitrige Tunnelinfektion • Erneute Bakteriämie nach 3 Tagen adäquater Antibiotikatherapie wegen Bakteriämie

> **Merke**
>
> Die Anwendung antimikrobiell beschichteter Katheter darf nicht zu einem falschen Gefühl von Sicherheit führen, d. h., die im Umgang mit intravasalen Kathetern etablierten Infektionspräventionsmaßnahmen müssen bei Verwendung beschichteter Katheter mit gleicher Sorgfalt beachtet werden.

Infusionstherapie

Richten von Infusionen

Die Vorbereitung von Infusionen (und anderen intravenös verabreichten Medikamenten) muss unter konsequent aseptischen Bedingungen erfolgen, denn schon äußerst geringe Kontaminationen können bei entsprechend empfänglichen Patienten zu schweren infektiösen Komplikationen führen, zumal eine Kontamination mit sehr geringen Keimzahlen bei der Zubereitung während der Dauer der oft vielstündigen, manchmal sogar mehrtägigen Applikation bei Zimmertemperatur sukzessive zu einer Kontamination mit sehr viel höheren Keimzahlen führen kann (siehe Tab. 9.11) [140, 246, 497, 590].

Hängezeit von Infusionslösungen

Für die maximale Hängezeit von Infusionslösungen gibt es nur wenige Daten (siehe Tab. 9.11) [140, 246, 497]. Die empfohlene 12-h-Grenze für reine Lipidlösungen beispielsweise beruht auf In-vitro-Studien, die nach künstlicher Kontamination einen Beginn des Keimwachstums nach 6–12 Stunden zeigten [140]. Bei korrektem Umgang mit Infusionen und Infusionssystemen ist eine Kontamination der Lösungen während der Gabe unwahrscheinlich.

Totale parenterale Ernährung

Patienten, die eine totale parenterale Ernährung (TPE) benötigen, haben einerseits durch ihre meist schweren Grundkrankheiten, andererseits aber auch durch die Art der Ernährung ein höheres Infektionsrisiko (siehe Tab. 9.12) [140, 246, 497].

Andere Verwendung von Kathetern

Intravasale Druckmessung. Intravasale Katheter werden auch für die arterielle oder venöse Druckmessung benötigt (siehe Tab. 9.13) [140].

Hämofiltration. Bei der kontinuierlichen (venovenösen oder arterio-venösen) Hämofiltration werden für die Katheterisierung der Gefäße und den Umgang mit dem Kathetersystem die gleichen Vorsichtsmaßnahmen empfohlen wie bei zentralen Venenkathetern (siehe Kap. 9.4 und 12.3) [764].

Tabelle 9.11 Umgang mit Infusionslösungen.

Richten von Infusionen	• Unmittelbar zuvor Arbeitsfläche desinfizieren (z. B. mit Alkohol) • Händedesinfektion • Gummistopfen vor Zuspritzen von Medikamenten bzw. Einstechen des Infusionssystems mit alkoholischem Hautdesinfektionsmittel desinfizieren • Infusionen möglichst kurz vor Gebrauch richten • Perfusorspritzen nur einmal verwenden, da eine Kontamination des Spritzenkolbens beim Aufziehen unvermeidlich ist • Herstellung von Mischinfusionen (z. B. TPE, Zytostatika) möglichst nur zentral in der Apotheke an steriler Werkbank durch spezialisiertes Personal • Medikamente oder andere parenterale Zusätze zu Infusionslösungen möglichst immer aus Einzeldosisampullen entnehmen • Einzeldosisampullen nicht für Mehrfachentnahmen verwenden (es sind keine Konservierungsstoffe enthalten) • Bei Mehrdosisbehältnissen nach der Entnahme ggf. Lagerung im Kühlschrank (Herstellerangaben beachten) • Vor jeder Entnahme den Gummistopfen mit Alkohol desinfizieren • Für jede Entnahme neue Kanüle und neue Spritze verwenden • Nach möglicher Kontamination das Mehrdosisbehältnis sofort verwerfen • Notfallmedikamente nicht vorrichten, sondern griffbereit zurechtlegen
Hängezeit	• Reine Lipidlösungen 12–24 h, lipidhaltige Lösungen maximal 24 h • Gabe von Bluttransfusionen innerhalb von 4 h beenden • Zeitangaben für andere parenterale Lösungen nicht möglich

Tabelle 9.12 Totale parenterale Ernährung.

Besonderheiten	• Meist relativ lange Liegezeit der Katheter • Zusammensetzung der Infusionslösungen günstig für Wachstum von Mikroorganismen, insbesondere für gramnegative Stäbchen und Candida spp. • Sorgfältige Beachtung aseptischer Maßnahmen bei allen Manipulationen entscheidend
Häufige Erreger	• Koagulasenegative Staphylokokken • S. aureus • Candida spp. • Serratia spp. • Enterobacter spp. • Bei sehr kleinen Kindern: Malassezia furfur

Subkutane Flüssigkeitszufuhr. Insbesondere bei älteren Patienten und in der palliativen Patientenversorgung ist die subkutane anstelle der intravenösen Flüssigkeitszufuhr eine nützliche und einfach durchzuführende Alternative zur intravenösen Therapie [371]. Sie ist weniger belastend für den Patienten, und das Infektionsrisiko ist darüber hinaus sehr gering.

Diagnostik katheterassoziierter Infektionen

Zur Diagnostik von katheterassoziierten Infektionen wird meist neben der immer erforderlichen Anlage von Blutkulturen die semiquantitative Kultur der Katheterspitze verwendet, die jedoch, solange kein Hinweis auf eine Infektion vorhanden ist, wegen fehlender Aussagefähigkeit nicht zur routinemäßigen Diagnostik bei der Entfernung von Kathetern gehört. Verschiedene aufwendigere Methoden, die z.T. ohne Entfernung des Katheters angewendet werden können, sind beschrieben, haben sich jedoch in der Praxis nicht durchgesetzt (siehe Kap. 10.1 und 20) [140, 246, 386, 497].

Tabelle 9.13 Intravasale Druckmessung.

Geschlossene Systeme	• Nur Einwegsysteme verwenden • Arterielle Katheter nicht routinemäßig wechseln • Transducer alle 4 Tage zusammen mit dem gesamten Druckmesssystem wechseln • Aseptische Handhabung beachten und Manipulationen auf das notwendige Minimum beschränken
Halbgeschlossene Systeme	• Für Messung des zentralen Venendruckes bestehend aus Infusionsflasche und Druckinfusionsgerät mit Manometer und flüssigkeitsgefülltem, oben offenem Messschlauch • Am distalen Ende des Messschlauches Belüftungsöffnung mit bakteriendichtem Filter (Kontamination an dieser Stelle unwahrscheinlich) • System wie Infusionssysteme alle 72 h wechseln

10 Die vier häufigsten Infektionen im Zusammenhang mit invasiven Maßnahmen

10.1 Bakteriämie

Bakteriämien stehen insgesamt in der Reihenfolge der Häufigkeit nosokomialer Infektionen an vierter Stelle (große Unterschiede abhängig von der Fachabteilung) [140, 246, 497]. Bei ca. zwei Dritteln handelt es sich um primäre Formen, die wiederum in einem Drittel der Fälle im Zusammenhang mit (meist zentralen) intravasalen Kathetern stehen [140, 246, 497]. Für die sekundären Bakteriämien, die ca. ein Drittel der nosokomialen Bakteriämien ausmachen, sind vor allem Infektionen im Bereich der Harnwege und der Lunge sowie intraabdominale Infektionen verantwortlich. Eine Streuung von Erregern ins Blut kann ein lebensbedrohliches Krankheitsbild hervorrufen. Eine wichtige Komplikation ist die Absiedlung der Erreger an verschiedenen Körperstellen. Beispielsweise sind die Prädilektionsorte bei einer hämatogenen Aussaat von S. aureus vor allem die Wirbelsäule, aber auch Herzklappen mit der Folge langwieriger Morbidität und erhöhter Letalität [140].

Bakteriämie und Sepsis

Primäre und sekundäre Formen

In der Tabelle 10.1 finden sich Definitionen für Bakteriämie und Sepsis nach mikrobiologischen und klinischen Kriterien [140].

Aus epidemiologischer Sicht entscheidend ist die Unterscheidung von primärer und sekundärer Bakteriämie bzw. Sepsis (siehe Tab. 10.2) [140].

Tabelle 10.1 Definition: Bakteriämie vs. Sepsis.

Bakteriämie	• Beschreibung eines mikrobiologischen Befundes (Fungämie bei Nachweis von Pilzen allgemein oder Candidämie bei Nachweis von Candida spp.) • Entweder asymptomatisch oder assoziiert mit den klinischen Symptomen einer Sepsis
Sepsis	• Beschreibung eines klinischen Bildes (z. B. Fieber, Blutdruckabfall, Oligurie) • Nicht notwendigerweise Blutkultur mit positivem mikrobiologischem Befund

Tabelle 10.2 Primäre und sekundäre Bakteriämie/Sepsis.

Primäre Form	• Erregernachweis in der Blutkultur ohne Assoziation zu einer Infektion mit demselben Erreger an irgendeiner Körperstelle
Sekundäre Form	• Erregernachweis in der Blutkultur bei gleichzeitig vorhandener Infektion mit demselben Erreger an irgendeiner Körperstelle (z. B. Urosepsis)

Mit intravasalen Kathetern assoziierte Bakteriämien gehören definitionsgemäß zu den primären Formen. Nach Definition der Centers for Disease Control and Prevention (CDC) gilt dies auch dann, wenn zugleich eine eitrige Infektion an der Einstichstelle (oder sogar eine eitrige Thrombophlebitis) besteht und derselbe Erreger aus dem Eiter und der Blutkultur isoliert wird [140].

Pseudobakteriämie

Kontaminationen von Blutkulturen, also der Nachweis von Erregern, die zum Zeitpunkt der Blutkulturabnahme nicht im Blut des Patienten vorhanden waren – sei es von der Haut des Patienten, sei es aus einem exogenen Erregerreservoir – werden unter dem Begriff der „Pseudobakteriämie" zusammengefasst [140]. Die exogene Kontamination kann bei der Abnahme der Blutkultur stattfinden, aber auch bei jedem weiteren Schritt der Bearbeitung im mikrobiologischen Labor. Meist ist eine Kontamination von Blutkulturen das Ergebnis einer unzureichenden Abnahmetechnik, insbesondere bezogen auf die Hautdesinfektion, und deshalb prinzipiell vermeidbar. Die Möglichkeit einer Kontamination muss deshalb bei der Beurteilung mikrobiologischer Untersuchungsergebnisse immer präsent sein. Bei Nachweis typischer Bakterien der Hautflora, insbesondere wenn diese nur in einer von mehreren Blutkulturflaschen nachweisbar sind, ist dies auch in aller Regel der Fall.

Bei weniger typischen „Kontaminationskeimen" aber ist einige Wachsamkeit erforderlich, um die Patienten nicht unnötig mit Antibiotika zu behandeln. Andererseits aber kann die Entscheidung, ob es sich um eine Pseudobakteriämie oder um einen echten Erregernachweis aus der Blutkultur handelt, den verantwortlichen Arzt vor große Probleme stellen, da er die Folgen einer möglicherweise überflüssigen Therapie gegen das Risiko abwägen muss, dem Patienten eine möglicherweise doch erforderliche Therapie vorzuenthalten.

Risikofaktoren

Man kann endogene und exogene Risikofaktoren unterscheiden, wobei man aber berücksichtigen muss, dass Art und Umfang der exogenen Risikofaktoren zu einem wesentlichen Teil durch das Ausmaß derjenigen endogenen Risikofaktoren bedingt sind, die invasive Maßnahmen erst erforderlich machen (siehe Tab. 10.3) [140, 246].

Tabelle 10.3 Risikofaktoren für katheterassoziierte Bakteriämie/Sepsis.

Endogen	• Niedriges (< 1 Jahr) bzw. hohes (> 65 Jahre) Lebensalter • Schwere Grundkrankheiten • Immunsuppression • Nicht intakte Haut (chronische Hautkrankheiten, Verbrennungen)
Exogen	• Intravasale Katheter und andere invasive Maßnahmen • Nicht ausreichende Beachtung der erforderlichen aseptischen Vorkehrungen bei invasiven Maßnahmen • Sekundäre Bakteriämien durch unzureichende Behandlung oder zu späte Erkennung primärer Infektionsherde (z. B. von Abszessen)

Erregerspektrum

Eine Vielzahl von Erregern kommt als Erreger in Betracht, meist handelt es sich um Bakterien [140, 246, 285, 630, 664, 818, 827]:

Grampositive Bakterien
- **Staphylokokken.** S. aureus ist nach wie vor ein häufiger Erreger von Bakteriämien, aber koagulasenegative Staphylokokken (KNS) sind inzwischen wesentlich häufiger geworden, besonders bei primären Bakteriämien. Dafür gibt es zwei Gründe:
  – Zunahme komplizierter invasiver Maßnahmen und damit verbunden häufigerer Einsatz von Kunststoffmaterialien, die Adhäsion und Kolonisation von KNS erleichtern,
  – Selektion der resistenteren KNS bei breitem Antibiotikaeinsatz (ca. zwei Drittel sind Oxacillin-resistent und damit auch resistent gegen die sonst typischerweise gegen Staphylokokken wirksamen Antibiotika, wie Basis-Cephalosporine oder Clindamycin).

Die Zunahme von KNS ist aber auch teilweise ein Artefakt wegen stärkerer Beachtung als potenziell pathogene Erreger und häufigerer Blutkulturdiagnostik, wobei bei der Interpretation solcher Blutkulturbefunde sicher häufig zu wenig zwischen Kontamination und Infektion differenziert wird. Nicht zuletzt deshalb kommt es zu einem zu häufigen Einsatz von Vancomycin.

Aus Untersuchungen mit molekularbiologischer Typisierung ergeben sich Hinweise darauf, dass ein Teil der KNS-Isolate, die im Zusammenhang mit Bakteriämien von verschiedenen Patienten isoliert werden, klonalen Ursprungs oder zumindest nahe verwandt sind. Das bedeutet, dass es sich bei KNS-Isolaten möglicherweise nicht nur um Vertreter der patienteneigenen, schon bei der stationären Aufnahme vorhandenen Hautflora handelt. Vielmehr weisen diese Ergebnisse zumindest daraufhin, dass Patienten im Krankenhaus mit anderen KNS-Stämmen ebenso wie auch mit typischen nosokomialen Erregern besiedelt werden können. Aus dieser dann im Krankenhaus erworbenen endogenen Flora können im weiteren Verlauf Infektionen entstehen. Übertragungen von KNS müssen demzufolge auch in Betracht gezogen werden. Denkbar ist außerdem eine epidemische Ausbreitung bestimmter KNS-Stämme, z. B. bedingt durch unterschiedliche Adhäsionseigenschaften (siehe Kap. 12.9).

- **Enterokokken.** Auch Enterokokken sind relativ häufige Erreger bei katheterassoziierter Bakteriämie. Vermutlich handelt es sich dabei vor allem um ein Selektionsphänomen bedingt durch den häufigen Einsatz von Breitspektrum-Antibiotika ohne (insbesondere alle Cephalosporine und Chinolone Gruppe 2) oder ohne ausreichende (Chinolone Gruppe 4 und Carbapeneme) Wirkung gegen Enterokokken bei Prophylaxe und Therapie.

Gramnegative Bakterien. Insgesamt treten heute gramnegative Bakterien seltener als vor 20 Jahren auf, sind aber wegen zunehmender Resistenz gegen Antibiotika teilweise sehr problematisch. Es handelt sich um Enterobakteriazeen (Escherichia coli, Enterobacter spp., Proteus spp., Klebsiella pneumoniae und andere Klebsiellen, Serratia spp. etc.), Pseudomonas aeruginosa (und andere Pseudomonas spp.) und Acinetobacter baumannii (und andere sog. Nonfermenter).

Pilze. Candida-Arten, vor allem C. albicans, treten auch bei katheterassoziierter Bakteriämie auf, besonders bei Patienten mit schweren Grundkrankheiten und unter lang dauernder (Breitspektrum-) Antibiotikatherapie. Eine zusätzliche Problematik ist gegeben, wenn es sich um resistente Candida-Arten (C. krusei, C. glabrata) handelt.

Polymikrobielle Bakteriämien. Bei schwerkranken Patienten (Neonatologie, Onkologie), aber auch, wenn der Gastrointestinaltrakt die Quelle der Bakteriämie ist (mit möglicher Beteiligung von Anaerobiern), kann es zu Bakteriämien mit mehreren Erregern kommen. Naturgemäß ist schon angesichts der Grundkrankheiten die Letalität (> 50 %) höher als bei monomikrobiellen Formen.

Rezidivierende Bakteriämie

Bei manchen (nicht selten onkologischen) Patienten kann es wiederholt zu einer Aussaat von Erregern ins Blut kommen, wofür die folgenden Ursachen in Betracht kommen:
- Patienten mit nicht ausreichend therapierter Primärinfektion (häufig im Bereich der Harnwege),
- Konservativ nicht therapierbare Infektionsherde (z. B. Abszesse, infizierte Implantate und andere Infektionsherde mit schlechter Penetration von Antibiotika, z. B. aufgrund von Hämatom- oder Nekrosebildung).

Katheterassoziierte Bakteriämien

Infektionen im Zusammenhang mit intravasalen Kathetern können sich klinisch sehr unterschiedlich manifestieren. Es kann sich um lokale infektiöse Komplikationen an der Einstichstelle bis hin zu schweren Septikämien mit Absiedlung der gestreuten Erreger an einzelnen bis mehreren Körperstellen handeln. Die rechtzeitige Erkennung einer septischen Streuung ist deshalb hinsichtlich der Prävention sekundärer infektiöser Komplikationen von größter Bedeutung (siehe Kap. 20).

In der Tabelle 10.4 sind die wichtigsten Faktoren bei der Entstehung katheterassoziierter Bakteriämien zusammengefasst.

Die Abbildung 10.1 zeigt die Erregerreservoire für eine Besiedlung intravasaler Katheter [140, 246, 285, 497, 735].

Tabelle 10.4 Entstehung katheterassoziierter Bakteriämie/Sepsis.

Pathogenese	• Kolonisierung des Katheters durch Adhäsion potenziell pathogener Keime am Kathetermaterial • Vermehrung der Keime am Katheter und Biofilmproduktion, dadurch Schutz vor – Körpereigenen Abwehrmechanismen – Antibiotika – Ablösung der Keime und Streuung ins Blut mit der Folge einer Bakteriämie bzw. Sepsis
Kolonisierung des Katheters	*Extraluminale Kolonisierung* • Einstichstelle – Hautflora des Patienten – Hände des Personals – Kontaminierte Hautdesinfektionsmittel • Hämatogene Erregerstreuung – Bakteriämie – Infektionsherd an einer anderen Körperstelle *Intraluminale Kolonisierung* • Katheteransatzstück („Hub") – Hautflora des Patienten – Hände des Personals • Kontamination der Infusionslösung – z. B. bei der Zubereitung von Mischinfusionen

Mikrobiologische Diagnostik

Die wichtigste Diagnostik bei Verdacht auf eine systemische Infektion im Zusammenhang mit intravasalen Kathetern besteht in der Anlage von Blutkulturen, und sehr häufig wird zusätzlich die Untersuchung der Katheterspitze angewendet (siehe Kap. 20) [83, 386]. In der Tabelle 10.5 sind die verschiedenen prinzipiell möglichen Methoden teils mit, teils ohne Entfernung des Katheters aufgeführt.

Prävention

Für die Prävention katheterassoziierter Infektionen ist die konsequente Beachtung der etablierten aseptischen Maßnahmen im Umgang mit dem Katheter und dem gesamten Infusionssystem sowie den intravasal verabreichten Medikamenten von entscheidender Bedeutung (siehe Kap. 9.4), wie eine umfangreiche Studie bei Intensivpatienten zeigen konnte [229].

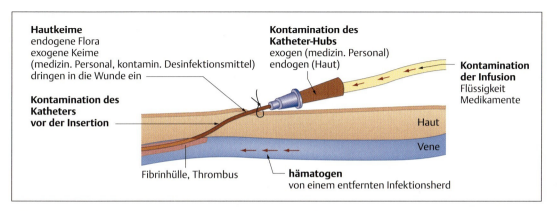

Abb. 10.1 Ursachen für die Kolonisierung von intravasalen Kathetern.

Tabelle 10.5 Diagnostische Möglichkeiten bei Verdacht auf katheterassoziierte Infektion.

Mit Entfernung des Katheters	• Semiquantitative Kultur der Katheterspitze (Grenzwert: >15 KBE) • Quantitative Kultur der inneren und äußeren Oberfläche der Katheterspitze nach Ultraschallbehandlung (Grenzwert: >10^3 KBE)
Ohne Entfernung des Katheters	• Gleichzeitig Blutkulturen aus Katheter und einer Vene, anschließend Bebrütung in Blutkulturautomaten (Grenzwert: >2 h schneller positiv gemeldete Blutkultur aus Katheter als aus der Vene) • Quantitative Blutkulturen aus Katheter und Vene (Grenzwert: KBE 5:1)

10.2 Harnwegsinfektionen bei Blasenkatheter

Harnwegsinfektionen haben einen Anteil von ca. einem Drittel an allen nosokomialen Infektionen, treten meist im Zusammenhang mit der Katheterisierung der Harnblase auf und sind die häufigsten krankenhauserworbenen Infektionen (siehe Kap. 9.2) [110, 157, 298, 570, 571]. In der Regel handelt es sich um eher harmlose Erkrankungen, die den Krankenhausaufenthalt nicht wesentlich verlängern. Wichtige Komplikationen sind Pyelonephritis und Bakteriämie. Das Bakteriämierisiko bei Patienten mit gramnegativer Bakteriurie ist relativ niedrig; dennoch ist die Bakteriurie die häufigste Ursache gramnegativer Bakteriämien, weil eine große Zahl stationärer Patienten katheterisiert wird [110, 157].

Katheterassoziierte Harnwegsinfektionen

Asymptomatische Bakteriurie vs. Harnwegsinfektion

Bei Patienten mit Blasenkathetern kommt es relativ schnell im Verlauf zu einer Bakteriurie, die jedoch für sich allein nicht die Diagnose einer Harnwegsinfektion rechtfertigt (siehe Tab. 10.6). Ein hoher Prozentsatz der Patienten mit Blasenkathetern hat aber keine typischen klinischen Symptome. Die Entscheidung für oder gegen eine antimikrobielle Therapie kann für den Kliniker deshalb schwierig sein. Bakteriurie und Leukozyturie sollen jedoch nicht allein als Grundlage für eine Antibiotikatherapie dienen [248]. Entscheidend muss der klinische Kontext sein: Alte Menschen beispielsweise entwickeln erst spät im Verlauf von Infektionen Fieber und Leukozytose (siehe Kap. 19).

Wenn es bei solchen Patienten oder bei Patienten, mit denen man nicht kommunizieren kann, zu Delir, Urinretention bzw. -inkontinenz, zu metabolischer Azidose oder respiratorischer Alkalose kommt, dann können diese Zeichen ein Hinweis auf eine Harnwegsinfektion sein, wenn eine Bakteriurie mit oder ohne Leukozyturie vorhanden ist [248]. Die mikrobiologische Diagnostik von Urin (abhängig von der klinischen Symptomatik ggf. auch Blut) ist jedoch zwingend, wenn bei einem katheterisierten Patienten der Verdacht auf eine Harnwegsinfektion besteht, weil empirisch weder auf den Erreger noch seine Antibiotikaempfindlichkeit geschlossen werden kann [386].

Tabelle 10.6 Differenzierung von Bakteriurie und Harnwegsinfektion.

Bakteriurie	• Asymptomatisch, d. h. Kolonisierung des Urins ohne Invasion der Erreger in das Gewebe • Keine systemischen Zeichen einer Infektion • Leukozyturie häufig
Harnwegsinfektion	• Symptomatisch, d. h. Nachweis von potenziellen Harnwegsinfektionserregern im Urin und Zeichen der Invasion in das Gewebe • Klinische Zeichen einer Infektion, wie z. B. Fieber, suprapubische Druckschmerzhaftigkeit und/oder Leukozyturie

Risikofaktoren

Endogene wie exogene Risikofaktoren können für die Entwicklung von Harnwegsinfektionen verantwortlich sein, und die endogenen Risiken stellen teilweise die Grundlage für Art und Umfang der invasiven Maßnahmen dar, die wiederum das exogene Risiko für Infektionen im Bereich der ableitenden Harnwege erhöhen (siehe Tab. 10.7) [110, 157, 298, 570, 571]. Harnwegsinfektionen bei Risikopatienten werden als „kompliziert" eingestuft; dies spiegelt sich auch in den Therapieempfehlungen wider, die generell längere Behandlungszyklen (mindestens 7–10 Tage bzw. bis 3–5 Tage nach Entfieberung) als bei unkomplizierten Fällen vorsehen [110, 157, 298].

Dauer der Katheterisierung

In den meisten Fällen ist bei der Notwendigkeit der Katheterisierung der Harnwege absehbar, dass diese invasive Maßnahme nur von kurzer Dauer sein wird.

Definitionsgemäß spricht man zur Abgrenzung von Situationen, in denen eine dauerhafte Harnableitung auf die eine oder andere Weise erforderlich ist, bis zu einer Dauer von 30 Tagen von Kurzzeit-Katheterisierung; die meisten Katheter haben aber eine Liegezeit von nur wenigen Tagen [110, 157, 298, 570, 571].

Das Ziel muss sein, die Entwicklung einer Bakteriurie zu verhüten oder wenigstens hinauszuzögern. Die wichtigste Präventionsmaßnahme ist demzufolge die frühzeitige Entfernung des Katheters, sobald er nicht mehr benötigt wird, denn ca. 50 % der Patienten, die länger als 7–10 Tage katheterisiert sind, entwickeln eine Bakteriurie, die wiederum die Vorbedingung für eine Harnwegsinfektion darstellt.

Bei länger als 30 Tage erforderlicher Urindrainage spricht man von Langzeit-Katheterisierung [110, 157].

Kurzzeit-Katheterisierung. Komplikationen: Abhängig von der Liegedauer kommt es bei 10–50 %, nach 30 Tagen bereits bei 80–95 % der Patienten zur Bakteriurie; aus einer primären Besiedlung können sich bei bis zu 30 % der Patienten Harnwegsinfektionen mit Fieber, eine akute Pyelonephritis sowie Bakteriämie bzw. klinische Sepsis (< 5 % der Patienten) entwickeln. Häufig treten die Bakteriämien bereits innerhalb von 24 h nach Entstehung der Bakteriurien auf. Trotz der an sich insgesamt geringen Bakteriämiehäufigkeit sind Harnwegsinfektionen in bis zu 15 % die Ursache nosokomialer Bakteriämien, weil eine große Zahl von Patienten katheterisiert wird. Für gramnegative Bakteriämien können katheterassoziierte Bakteriurien bzw. Harnwegsinfektionen in 30–40 % verantwortlich sein. Eine Antibiotikaprophylaxe bei Patienten mit Blasenkathetern wird jedoch nicht empfohlen.

Langzeit-Katheterisierung. Das Auftreten einer Bakteriurie ist bei Langzeit-Katheterisierung nicht zu verhindern. Ziel kann deshalb nur die Prävention der möglichen Komplikationen sein (siehe unten); aber auch die Prävention von Erregerübertragungen aus dem Reservoir des kolonisierten Urins muss beachtet werden. Bei der Übernahme von Patienten mit Dauerkathetern muss man immer berücksichtigen, dass der Urin dieser Patienten vermutlich mit einer Vielzahl möglicherweise auch (multi-)resistenter Erreger in jeweils hoher Keimzahl (> 10^5 KBE/ml) besiedelt ist. Dauerkatheterisiert sind in erster Linie zwei Patientengruppen:
- Alte Patienten mit Harninkontinenz oder nicht operablen Blasenausgangsobstruktionen, wenn Inkontinenzunterlagen und Windeln nicht ausreichen, um Mazerationen der Haut mit der möglichen Folge der Entwicklung eines Dekubitus zu verhindern,
- Ggf. neurologische Patienten (meist jedoch mit intermittierender Katheterisierung).

Tabelle 10.7 Risikofaktoren für katheterassoziierte Harnwegsinfektionen.

Endogen	• Höheres Lebensalter (> 65 Jahre) • Schwere Grundkrankheiten • Weibliches Geschlecht • Periurethrale Kolonisierung mit potenziell pathogenen Erregern von Harnwegsinfektionen (insbesondere gramnegative Stäbchen und Enterokokken)
Exogen	• Katheterisierung der Harnwege: je länger die Liegedauer, umso höher das Risiko • Instrumentierung der Harnwege

Komplikationen: Zusätzlich zu den bei der Katheterisierung der Harnwege typischen Komplikationen kommen relativ häufig Katheterobstruktionen mit der Notwendigkeit des Katheterwechsels vor, ferner Harnsteine, chronische interstitielle Nephritis, Urethrafistel, eitrige Epididymitis, Skrotumabszeß, Prostatitis und Prostataabszess.

Rot-violette Färbung des Urins. Eine selten auftretende rot-violette Verfärbung des Urins ist ohne pathologische Bedeutung und das Ergebnis einer enzymatischen Reaktion verursacht von speziellen Bakterien im Urin [248]. Zugrunde liegt ein Vorgang, der bereits im Darm beginnt, wo Vertreter der Darmflora die Aminosäure Tryptophan zu Indol abbauen, das anschließend in den Pfortaderkreislauf aufgenommen wird, wo daraus Indoxylsulfat wird. Nach Sekretion in den Urin kann es dort zu Indoxal abgebaut werden, wenn das Milieu alkalisch genug ist und außerdem die bakteriellen Enzyme Indoxylsulfatase und Indoxylphosphatase vorhanden sind. Die Abbauprodukte, Indigo und Indirubin, verursachen eine blaue bzw. rote Farbe. Bakterien, die diese Enzyme produzieren können, sind Providencia, Klebsiella- und Proteus-Spezies. Diese Verfärbung des Urins kann ein Hinweis auf eine Harnwegsinfektion sein, weil sie eine Bakteriurie sichtbar macht, hat aber darüber hinaus keine Bedeutung.

Eintrittspforten für Bakterien

Die Eintrittspforten für potenziell pathogene Keime bei transurethralen Blasenkathetern sind in der Abbildung 10.2 dargestellt [157]. Ein kleiner Teil der Bakteriurien entsteht bereits bei der Anlage der Katheter durch direkte Inokulation potenziell pathogener Keime in die Harnblase, die meisten jedoch entwickeln sich erst während der Liegezeit des Katheters. Dabei spielt offenbar bei Frauen die periurethrale Besiedlung (und damit der extraluminale Weg) eine größere Rolle als bei Männern. Untersuchungen über die Eintrittspforten von Erregern haben gezeigt, dass bei 15–20 % der Patienten die Erreger zunächst im Drainagesystem nachweisbar waren und erst sekundär in geringer Keimzahl intraluminal während der folgenden 24–48 h in die Harnblase gewandert sind,

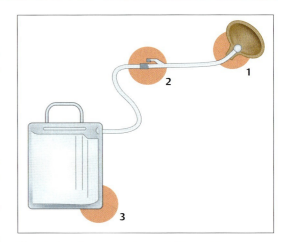

Abb. 10.2   Eintrittspforten für Bakterien bei transurethralen Blasenkathetern.
1: Meatus urethrae (extraluminal)
2: Verbindungsstelle zwischen Katheter und Drainagesystem (intraluminal)
3: Auslassventil (intraluminal)

wo sie sich in weniger als 24 h auf Keimzahlen von >10^5 KBE/ml vermehren können.

Harnwegsinfektion nach der Entfernung des Katheters

Gelegentlich tritt eine Harnwegsinfektion erst einige Tage nach der Entfernung eines Blasenkatheters auf, und einige Studien bei Frauen nach Kurzzeit-Katheterisierung haben gezeigt, dass eine Antibiotikatherapie in knapp einem Fünftel der Fälle die Entwicklung einer Harnwegsinfektion verhindern kann [248]. Deshalb wurde empfohlen, 48 h nach der Entfernung des Katheters den Urin auf das Vorliegen einer Bakteriurie zu screenen und bei entsprechendem Nachweis mit einer Antibiotikatherapie zu beginnen.

Erreger von Harnwegsinfektionen bei Blasenkatherisierung

Erregerreservoir

Es sind hauptsächlich Bakterien aus dem großen Reservoir der Darmflora, die für Harnwegsinfektionen verantwortlich sind [110, 157, 248, 570, 718]:

- Escherichia coli, Enterokokkken, Pseudomonas aeruginosa, Klebsiella pneumoniae, Proteus mirabilis, S. marcescens (E. coli am häufigsten endemisch, P. aeruginosa und S. marcescens am häufigsten epidemisch auftretend),
- Bei Langzeit-Katheterisierung auch seltenere und antibiotikaresistente gramnegative Bakterien, wie z. B. Morganella morganii, Providencia stuartii und andere Proteus spp. (häufig auch gleichzeitig mehrere Erreger nachweisbar, jeweils in hoher Keimzahl, d. h. $> 10^5$ KBE/ml),
- Bei katheterisierten Patienten sind polymikrobielle Infektionen relativ häufig. Der Nachweis mehrerer Erreger in einer Urinprobe kann deshalb nicht, wie bei Mittelstrahlurin, im Sinne einer Kontamination interpretiert werden.
- Staphylokokken kommen relativ selten vor, und der Nachweis von S. aureus im Urin muss immer auch als Hinweis auf eine Bakteriämie betrachtet werden. Zeigen Blutkulturen aber kein Wachstum von S. aureus, kann die Suche nach einem primären Fokus von der klinischen Symptomatik abhängig gemacht werden, denn die meisten Patienten mit einer S. aureus-Bakteriurie ohne begleitende Bakteriämie haben keinen okkulten S. aureus-Fokus.
- Der Nachweis von Candida spp. ist in vielen Fällen Ausdruck einer Kolonisierung und nicht einer Infektion und bedarf deshalb in aller Regel keiner Therapie; eine Candidurie kann aber auch – wie eine Bakteriurie mit S. aureus – Folge einer hämatogenen Streuung von Candida spp. sein.

Wachstumsverhalten der Erreger im Urin

Planktonisch vs. Biofilm-produzierend. Die Erreger von Harnwegsinfektionen bei katheterisierten Patienten unterscheiden sich nicht nur in der Häufigkeit ihres Auftretens, sondern auch in ihren Wachstumseigenschaften im Urin und im Zusammenhang mit dem Blasenkatheter. Es gibt Erreger, die sich im Urin selbst vermehren (freischwimmend wie Plankton), und solche, die auf der Oberfläche des Katheters in einem Biofilm wachsen [110, 157]. Diese biofilmproduzierenden Erreger (insbesondere Pseudomonas spp. und Proteus spp.) adhärieren zunächst an der Katheteroberfläche und sezernieren extrazelluläre Substanzen, worin im weiteren Verlauf Urinproteine (Tamm-Horsfall) und auskristallisierte Urinsalze (besonders ausgeprägt bei P. mirabilis infolge der alkalisierenden Wirkung seiner starken Urease) eingelagert werden, und in dieser Matrix betten sich die Bakterien quasi ein. Es bilden sich Beläge im Katheterlumen, die letztlich zur Obstruktion des Katheters führen können. Neben bakteriellen Faktoren gibt es aber offenbar auch – bisher allerdings noch relativ ungeklärte – Patientenfaktoren, die mit einer Katheterobstruktion assoziiert sind.

Diagnostik

Der Nachweis von Leukozyten im Urin ist ein wichtiger, wenn auch nicht entscheidender Hinweis auf das Vorliegen einer Harnwegsinfektion bei Bakteriurie [110, 157, 248]. Ohne mikrobiologische Diagnostik jedoch lässt sich eine Harnwegsinfektion bei Patienten mit Blasenkathetern nicht diagnostizieren. Deshalb müssen bei Patienten mit trübem Urin, Fieber oder anderen unspezifischen Infektionszeichen bzw. bei Patienten mit anderweitig nicht erklärbaren Veränderungen, wie z. B. Bewusstseinsveränderungen oder Blutdruckabfall, sowohl Urin- als auch Blutkulturen angelegt werden [386].

Die Urinentnahme soll an der vorgesehenen Punktionsstelle am Drainagesystem nach Desinfektion mit Alkohol erfolgen. Urin aus dem Auffangbeutel ist für eine aussagefähige mikrobiologische Diagnostik unbrauchbar, weil die Keimzahl dort durch die längere Standzeit viel höher ist als im frisch drainierten Blasenurin. Dennoch kann auch dieser Urin eine hohe Keimzahl von mehreren potenziellen Harnwegsinfektionserregern enthalten, sodass die Entscheidung, welches der nachgewiesenen Bakterien als Erreger der Infektion betrachtet werden soll, durchaus schwierig sein kann. Im Zweifelsfall orientiert man sich an allen Erregern, die erfahrungsgemäß als Erreger von Harnwegsinfektionen im Zusammenhang mit Blasenkathetern auftreten; Candida spp. und koagulasenegative Staphylokokken (inkl. S. saprophyticus) kommen dafür nicht in Betracht.

Prävention katheterassoziierter Harnwegsinfektionen

Die erforderlichen Maßnahmen zur Prävention von Infektionen im Zusammenhang mit Blasenkathetern sind in Kapitel 9.2 zusammengefasst.

10.3 Pneumonie

Die Pneumonie ist nach der Harnwegsinfektion die zweithäufigste nosokomiale Infektion [255]. Bei beatmeten Patienten stellt sie eine schwere, oft sogar lebensbedrohliche Infektion dar und kann zu einer wesentlichen Verlängerung des stationären Aufenthaltes führen [64, 131, 187, 209, 255]. Andere ebenfalls meist lebensbedrohliche Pneumonien treten hauptsächlich bei meist schwer abwehrgeschwächten Patienten auf (siehe Kap. 11.1 und 11.4). Die wichtigsten Präventionsmaßnahmen bei beatmeten Patienten sind in Kapitel 9.1 zusammengefasst. Im vorliegenden Kapitel sollen vor allem die Faktoren der Entstehung behandelt werden.

Pathogenese

Um eine Pneumonie zu verursachen, müssen potenziell pathogene Keime Voraussetzungen vorfinden, die es ihnen erleichtern, an den Schleimhäuten der Atemwege zu adhärieren. Daraus kann sich eine Kolonisation entwickeln und im weiteren Verlauf eine Infektion entstehen, wenn die Erreger aus dem besiedelten Oropharynx in die tieferen Atemwege gelangen können und die natürlichen Abwehrfunktionen überwunden werden. Bei schwer kranken beatmeten Patienten können Erreger aus den tieferen Atemwegen nicht nur nicht mehr effektiv eliminiert werden, sondern sie können sich darüber hinaus auch an Stellen lokaler Gewebsschädigung unbeeinflusst von den normalerweise aktiven lokalen Abwehrfunktionen der Lunge schützen [64, 131, 187, 209, 255].

Meist kommen die Erreger von Pneumonien bei beatmeten Patienten aus dem endogenen Reservoir des Patienten, das sich jedoch während des stationären Aufenthalts durch verschiedene Einflussfaktoren verändert, sodass im Nasen-Rachen-Raum bald gramnegative Stäbchen und S. aureus nachweisbar sind, die die physiologische Flora der oberen Atemwege sukzessive verdrängen [64, 131, 187, 209, 255].

Als exogene Erregerreservoire kommen prinzipiell kontaminiertes Beatmungszubehör, kontaminierte Medikamentenlösungen bei Anwendung von Verneblern und von Leitungswasser bei der Befeuchtung der Atemwege, immer aber auch die Hände des Personals infrage (siehe Kap. 9.1). Pneumonieerreger können die Lunge prinzipiell auf folgenden Wegen erreichen [64, 131, 187]:
- Aspiration von Oropharyngealsekret und/oder Magensaft,
- Inhalation bakterienhaltiger Aerosole,
- Hämatogene Aussaat von Erregern aus einem entfernten Infektionsherd oder nach Translokation durch Schleimhäute, z. B. aus dem Darm.

Aspiration

Für die Pathogenese der beatmungsassoziierten Pneumonie hat die (Mikro-)Aspiration von Oropharyngealsekret und Magensaft große Bedeutung. Der Oropharynx mit seiner veränderten Flora und der Magensaft, insbesondere bei hohem pH-Wert, können sehr hohe Keimzahlen gramnegativer Stäbchen aufweisen. Eine Quelle für Pneumonien bei beatmeten Patienten können ferner die Nasennebenhöhlen sein, die wahrscheinlich aus dem Nasen-Rachen-Raum besiedelt werden [88]. Auch die Tubusmanschette stellt keinen vollständigen Schutz dar, sodass das bakterienreiche Sekret, das sich regelmäßig oberhalb der Manschette ansammelt, eine ständige Quelle für Aspirationen relativ hoher Keimzahlen in die unteren Atemwege darstellt.

Inhalation von Aerosolen

Bakterienhaltige Aerosole stellen ein besonderes Risiko für die Entstehung von Pneumonien, nicht nur bei beatmeten Patienten, dar, weil sie aufgrund ihrer geringen Größe ungehindert bis in die tiefen Atemwege gelangen können und auch nicht durch die normalen Abwehrfunktionen des oberen Respirationstraktes aufgehalten werden können (siehe Kap. 4) [64, 131, 187, 401]. Bei intubierten und beatmeten Patienten werden diese natürlichen Abwehrfunktionen zusätzlich noch durch den Tubus umgangen. Insofern muss im Rahmen der respiratorischen Therapie bei allen Maßnahmen, die mit einer Aerosolproduktion verbunden sein können, auf die Verwendung steriler Lösungen (inkl. sterilen Aqua dest. zum Befüllen wasserführender Geräte) und auf eine kontaminationsfreie Handhabung geachtet werden.

Hämatogene Entstehung

Bei Vorliegen einer Primärinfektion an irgendeiner Körperstelle kann es nach hämatogener Aussaat der Erreger zu einer Absiedlung in der Lunge und damit zu einer sekundären Pneumonie kommen. Dieser Übertragungsweg spielt – ebenso wie die Translokation von Erregern aus dem großen Erregerreservoir des Darmes – bei der Entstehung nosokomialer Pneumonien wahrscheinlich nur eine untergeordnete Rolle, dennoch aber gilt eine frühe enterale Ernährung, die u. a. das Risiko der Translokation reduziert, auch hinsichtlich der Pneumonieprävention als wichtige Maßnahme [4, 64, 131, 187].

Risikofaktoren und Erregerspektrum

Risikofaktoren

Einerseits patienteneigene, andererseits exogene durch die Behandlung und Versorgung der Patienten bedingte Faktoren bestimmen das Risiko eines Patienten, eine Pneumonie, insbesondere unter Beatmung, zu erwerben. Auf die endogenen Faktoren kann man naturgemäß nur bedingt Einfluss nehmen, weshalb sich die Aktivitäten der Infektionsprävention maßgeblich auf Präventionsmaßnahmen im Umgang mit der Beatmungstherapie konzentrieren. Einen Überblick über endogene und exogene Risikofaktoren gibt die Tabelle 10.8 [64, 131, 187, 255].

Erregerspektrum

Häufigste Erreger. Die häufigsten bakteriellen Erreger nosokomialer Pneumonien sind S. aureus und gramnegative Stäbchen, wie Enterobakterien und P. aeruginosa [64, 131, 187, 255]. Häufig werden mehrere Erreger aus dem Untersuchungsmaterial isoliert, und es ist schwierig zu entscheiden, welches der Isolate für das klinische Infektionsgeschehen verantwortlich ist. In der Regel müssen dann alle prinzipiell klinisch relevanten Erreger ursächlich in Betracht gezogen und bei der Therapie berücksichtigt werden.

Tabelle 10.8   Risikofaktoren für Pneumonie bei Beatmung.

Endogen	• Hohes Lebensalter • Schwere Grundkrankheit • Chronisch-obstruktive Lungenerkrankung • Rauchen • Trauma • Koma bzw. Bewusstseinstrübung • Neuromuskuläre Erkrankungen • Begleitkrankheiten, wie z. B. Diabetes mellitus, Alkoholabusus
Exogen	• Intensivmedizinische Behandlung mit Intubation und Beatmung • Kopf-, Hals-, Thorax-, Abdominal-Operationen • Kontamination von Beatmungszubehör, Wasser (bei Verwendung von Leitungswasser, z. B. zum Durchspülen der Magensonde) und Händen des Personals • Bronchoskopie mit Loslösung von Bakterien in Biofilm aus dem Tubus, bronchoalveoläre Lavage (BAL) mit größerem Restvolumen von Spülflüssigkeit und dadurch bedingter Beeinträchtigung der natürlichen lokalen Abwehrvorgänge • Medikamente, wie z. B. Sedativa, Kortikoide, Immunsuppressiva und Antibiotika

Kolonisierung. Beim Nachweis bestimmter Keime kann man aber immer eine Kolonisierung der Atemwege bzw. eine Kontamination von tiefem respiratorischem Sekret durch Keime aus dem oberen Respirationstrakt annehmen. Folgende Keime sollen deshalb nicht in die therapeutischen Überlegungen einbezogen werden:
- Koagulasenegative Staphylokokken (KNS),
- Enterokokken (außer bei Nachweis in Reinkultur in Kombination mit hoher Keimzahl, d.h. reichlich bis massenhaft),
- Candida-Spezies, meist C. albicans.

Mischkulturen. Diese Keime sind insbesondere bei beatmeten Patienten und bei Patienten unter Breitspektrum-Antibiotikatherapie sehr häufig in Mischkultur nachweisbar, haben aber nur extrem selten klinische Bedeutung. Beispielsweise finden sich in der Weltliteratur nur wenige Einzelfälle dokumentierter Enterokokken-Pneumonien [66]. Candida-Pneumonien kommen zwar vor, sind aber sehr selten (<1%) [187]. Bei der Pneumonie unter Beatmung unterscheidet man eine Früh- und eine Spätform, die sich durch ein unterschiedliches Erregerspektrum auszeichnen, wenn es sich bei der Frühform um Patienten handelt, die nicht davor bereits einen stationären Aufenthalt und/oder eine Therapie mit Antibiotika hatten (siehe Tab. 10.9) [64, 131, 187, 255].

Tabelle 10.**9**   Erregerspektrum von Früh- und Spätpneumonien bei Beatmung.

Frühpneumonie	• Auftreten innerhalb der ersten 4 Tage nach stationärer Aufnahme • Das Erregerspektrum umfasst Keime, die bei gesunden Normalpersonen im Nasen-Rachen-Raum vorkommen können, wie z.B. Pneumokokken und Haemophilus influenzae.
Spätpneumonie	• Auftreten > 4 Tage nach Beginn der Beatmung • Das Erregerspektrum setzt sich vorwiegend aus typischen nosokomialen Erregern zusammen, wie vor allem S. aureus (20–40%), P. aeruginosa, Acinetobacter spp., Enterobacter spp. und anderen gramnegativen Stäbchen (ca. 60%)

Nicht bakterielle Erreger. Neben den genannten typischen bakteriellen Erregern nosokomialer Pneumonien kommen Viren (z.B. Influenza, RSV) und vor allem bei abwehrgeschwächten Patienten auch Aspergillen und Legionellen vor (siehe Kap. 11.1 und 11.4).

Diagnostik

Einen sog. Goldstandard für die Diagnose einer Pneumonie gibt es nicht. In der Regel sind es klinische Symptome (z.B. Fieber, Krankheitsgefühl, Dyspnoe, produktiver Husten, Tachypnoe, Tachykardie, Unruhe, Koma, Hypotonie, Schock), radiologische Zeichen (lokalisierte oder diffuse Verschattung, Pleuritis, Pleuraexsudat, Abszessformation) (siehe Abb. 10.2), Laborparameter (Leukozytenzahl im Blut, Differenzialblutbild, Blutgase) sowie mikrobiologische Kriterien, auf denen in der Praxis die Diagnose einer Pneumonie basiert [64, 131, 187, 255].

Respiratorisches Sekret. Eine adäquate Sputum- bzw. Trachealsekretprobe kann nützliche diagnostische Informationen liefern (siehe Kap. 20). Die mikrobiologische Diagnostik wird beeinträchtigt durch vorherige Antibiotikagaben. Findet sich lediglich Wachstum von normaler Flora der oberen Atemwege bei Mischflora im Gram-Präparat, müssen auch Anaerobier in Betracht gezogen und bei der Antibiotikaauswahl berücksichtigt werden (siehe Kap. V).

Invasive Diagnostik. Quantitative Ergebnisse mit bronchoskopisch oder durch BAL gewonnenem Untersuchungsmaterial haben eine höhere Spezifität als Sputum bzw. Trachealsekret; aussagefähig sind sie aber nur bei optimaler Technik und sowohl falsch-negative als auch falsch-positive Befunde sind möglich. Neben den invasiven bronchoskopischen Verfahren werden alternativ auch nicht invasive („blinde") Techniken angewendet. Bei ebenfalls quantitativer Auswertung sind sie einfacher und kostengünstiger durchzuführen und liefern ähnlich gute Ergebnisse wie die invasiven Verfahren.

Prävention

Bei der Prävention von Pneumonien unter Beatmung müssen Maßnahmen im Vordergrund stehen, die sich an den relevanten Erregerreservoiren orientieren und darauf abzielen, die Zugangswege für Erreger zur Lunge zu unterbrechen [64, 131, 187, 209, 255] (siehe auch Kap. 9.1).

Nicht invasive Beatmung

Nicht invasive Methoden der Beatmung haben offensichtliche Vorteile gegenüber der Beatmung über eine endotracheale Intubation. Verschiedene Untersuchungen konnten zeigen, dass sich damit das Pneumonierisiko reduzieren lässt [18, 19].

Einfluss auf die Kolonisierung von Oropharynx und Magen

Um die Kolonisierung von Oropharynx und Magen mit potenziell pathogenen Erregern zu verhindern, wurde längere Zeit die Anwendung der selektiven Dekontamination mit topischen Antibiotika (SDD) bei beatmeten Intensivpatienten in den Vordergrund gestellt. Systematische Auswertungen der großen Plazebo-kontrollierten Studien zeigten zwar Vorteile von SDD für bestimmte Patientengruppen (z.B. Traumapatienten), bei denen die Pneumonieraten reduziert werden konnten; die Mortalität blieb jedoch unbeeinflusst [88]. Ihr wesentlicher Nachteil ist das Risiko der Resistenzentwicklung und/oder der Selektion primär resistenter oder nur mäßig empfindlicher Erreger. Ebenso wie SDD stand auch die Stressulkusprophylaxe eine Zeitlang im Zentrum der Diskussion [87, 187, 791]. Es gibt aber keine sicheren Hinweise darauf, dass Sucralfat im Gegensatz zu H_2-Blockern das Pneumonierisiko senkt.

Verhinderung der Aspiration

Die Patienten sollen möglichst mit leicht angehobenem Oberkörper (30–40°) gelagert werden, um die Aspiration von Oropharyngealsekret und regurgitiertem Magensaft zu verhindern [64, 131, 187, 209, 212]. Bei enteraler Ernährung ist unklar, ob eine kontinuierliche oder eine intermittierende Nahrungsgabe bevorzugt werden soll [4].

Geräte für Diagnostik und Therapie im Bereich der Atemwege

Es gibt nur wenige Untersuchungen, die die Kontamination von Spirometern untersucht haben. Sie kommen zu unterschiedlichen Ergebnissen. Eine Kontamination im Innern des Gerätes findet nicht (oder nur äußerst selten) statt [401]. Unsicherheit entsteht immer dann, wenn ein Patient mit einer Tuberkulose der Atemwege untersucht worden ist. Gewöhnlich ist zwar bei der Untersuchung nur Ausatmen erforderlich. Um ein versehentliches Einatmen am Gerät zu verhindern, kann ein Ventil zwischengeschaltet werden, welches das Einatmen unmöglich macht. In der Tabelle 10.**10** sind Maßnahmen für eine adäquate Aufbereitung des Lungenfunktionsgerätes zusammengestellt, und in der Tabelle 10.**11** finden sich Hinweise für die Aufbereitung von Geräten für die Atemtherapie.

Weitere Maßnahmen

Förderung der Lungenfunktion. Wichtig sind präoperatives Atemtraining, postoperative Physiotherapie und eine wirkungsvolle postoperative Schmerzbekämpfung, um einer schmerzbedingten Behinderung der Atmung vorzubeugen.

Lagewechsel. Betten, die einen regelmäßigen langsamen Lagewechsel des Patienten um seine Längsachse erzeugen (sog. kinetische Betten), sind in ihrer Effektivität nicht belegt.

Pneumokokken-Impfung. Gefährdete Patientengruppen gegen Pneumokokken zu impfen hat nur indirekt mit der Prävention nosokomialer Infektionen zu tun. In folgenden Situationen kann ein Krankenhausaufenthalt für eine Pneumokokken-Impfung genutzt werden [131, 650]:

- Alter ≥ 65 Jahre,
- Chronische kardiovaskuläre oder pulmonale Erkrankungen,
- Diabetes mellitus,

Tabelle 10.10 Aufbereitung von Lungenfunktionsgeräten.

Geräteteil	Aufbereitungsmaßnahmen
Sieb	• Täglich in RDG reinigen und thermisch desinfizieren
Plastikplatte	• 1× pro Tag mit alkoholischem Desinfektionsmittel abwischen
Gummimuffe	• 1× pro Tag mit alkoholischem Desinfektionsmittel abwischen
Krümmer	• Nach jedem Patienten wechseln und in RDG thermisch desinfizieren
Mundstück	• Nach jedem Patienten wechseln und in RDG thermisch desinfizieren
Nasenklemme	• Nach jedem Patienten wechseln und in RDG thermisch desinfizieren oder mit alkoholischem Desinfektionsmittel abwischen oder Einmal-Material

Tabelle 10.11 Wichtigste Hinweise für die Aufbereitung von Geräten zur Atemtherapie.

Gerät	Aufbereitungsmaßnahmen
Therapievernebler	• Gerät nach jedem Gebrauch aufbereiten • Mundstück vom Vernebleroberteil abziehen • Maske und Oberteil abschrauben • Mundstück, Maske und Oberteil unter fließendem Wasser abspülen • Düsen durch Vernebeln von Wasser (mehrmals Intervallhebel betätigen) reinigen • Verbindungsschlauch mit Wasser durchspülen • Bei Verwendung öliger Medikamente Reinigung mit Zusatz von Spülmittel oder Instrumentenreiniger, anschließend alle Teile gründlich mit Wasser abspülen • Alle Teile in RDG thermisch desinfizieren, anschließend trocknen, zusammensetzen und staubfrei aufbewahren • Einmal jährlich Filterwechsel erforderlich
Ultraschallvernebler	• Verneblerkammer, Nebelschlauch und Gebläseschlauch: Täglich in RDG thermisch desinfizieren • Wasserflasche mit Schläuchen: Bei Bedarf bzw. mindestens 1× pro Tag wechseln • Außenflächen 1× pro Tag mit Reinigungsmittel abwischen
O_2-Befeuchter	• Geschlossene Einmal-Systeme verwenden oder • Steriles Aqua dest. in den Behälter füllen • Wasserbehälter und Gasverteiler bei Anwendung mit Wasser alle 48 h, ohne Wasser 1× pro Woche wechseln: In RDG thermisch desinfizieren, Einzelteile anschließend staubfrei und trocken lagern • Flowmeter mit alkoholischem Desinfektionsmittel abwischen • Schläuche im Aufwachraum nach jedem Patienten, sonst alle 48 h wechseln und thermisch desinfizieren
Inhalationsgeräte	• Nicht immunsupprimierte Patienten • Mundstücke und Vernebleroberteil mit Medikamentenbecher 1× pro Tag wechseln, wenn nur bei einem Patienten in Gebrauch, und in RDG thermisch desinfizieren • Mukoviszidose- und immunsupprimierte Patienten • Mundstücke nach jeder Anwendung wechseln und in RDG thermisch desinfizieren • Vernebleroberteil und Medikamentenbecher 1× pro Tag wechseln und in RDG thermisch desinfizieren

- Alkoholismus,
- Leberzirrhose,
- Liquorfistel,
- Immunsuppression,
- Funktionelle oder anatomische Asplenie,
- HIV-Infektionen.

Für diese Patienten kann eine Pneumokokken-Infektion lebensbedrohlich sein, und sie führt in aller Regel zu einer stationären Aufnahme, häufig auf einer Intensivstation mit dem damit verbundenen erhöhten Risiko, zusätzlich nosokomiale Infektionen zu erwerben.

10.4 Postoperative Wundinfektionen

Postoperative Infektionen im Operationsgebiet („Wundinfektionen") gehören zu den häufigsten nosokomialen Infektionen und sind nicht selten mit einer relevanten Morbidität und dadurch einem erheblich verlängerten Krankenhausaufenthalt verbunden [501, 823]. Die Infektionsraten sind aber in den verschiedenen operativen Fachgebieten sehr unterschiedlich, z.B. sehr niedrig in der Ophthalmologie und Zahnmedizin und wesentlich höher in der Abdominal- und Herzchirurgie. Entsprechend ihrer anatomischen Lokalisation werden sie eingeteilt in (siehe Abb. 10.3) [352]

- oberflächliche Infektionen im Bereich der Inzision,
- tiefe Infektionen im Bereich der Inzision und
- Infektionen im eigentlichen Operationsgebiet (z.B. Organ/Körperhöhle).

Pathogenese und Risikofaktoren

Zustand des OP-Gebietes. Notwendige Voraussetzung für die Entstehung postoperativer Infektionen im Operationsgebiet ist eine bakterielle Kontamination des Operationsgebietes; darüber hinaus aber ist entscheidend, inwieweit es zu einem Missverhältnis zwischen den natürlichen lokalen und systemischen Abwehrfunktionen auf der einen Seite und dem Erreger und seiner, sei es durch Keimzahl oder Virulenz gegebenen, Pathogenität zuungunsten des Patienten kommt [427, 501, 823]. Dieses normalerweise gültige Prinzip der Pathogenese wird bei Vorhandensein von Fremdkörpern in der Weise modifiziert, dass zum einen wesentlich geringere Keimzahlen üblicher Infektionserreger ausreichen, um eine Infektion zu erzeugen [234], zum anderen aber insbesondere im Zusammenhang mit großen Fremdkörpern, wie Gelenkimplantaten, auch Bakterien zu Infektionen führen können, deren natürliche Virulenz eher gering ist und die deshalb früher als apathogen eingestuft wurden [465].

Hauptsächlich endogene Flora. Die meisten postoperativen Infektionen im Operationsgebiet bei primärem Wundverschluss werden während des

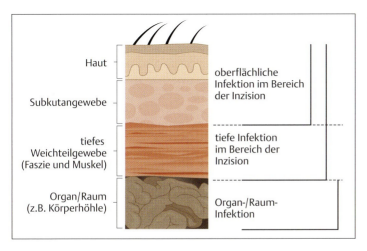

Abb. 10.3 Anatomische Lokalisation postoperativer Infektionen im OP-Gebiet.

Eingriffs erworben, weil in dieser Phase das Kontaminationsrisiko der Wunde – ob aus endogenem oder exogenem Reservoir – am größten ist, denn eine primär verschlossene Wunde ohne Drainage gilt nach 24 Stunden als verschlossen und nicht mehr kontaminationsgefährdet [427, 501, 823]. Die endogene Patientenflora spielt bei Weitem die größte Rolle, z.B. ist es bei Darmoperationen die typische Mischflora aus gramnegativen Enterobakteriazeen, Enterokokken und gramnegativen Anaerobiern [427, 501, 823]. An diesem Erregerspektrum orientiert sich die fachspezifische perioperative Antibiotikaprophylaxe, deren Ziel die Keimzahlreduktion und die Wachstumshemmung potenziell pathogener Bakterien und damit die Prävention oberflächlicher und tiefer Infektionen im Operationsgebiet ist (siehe Kap. V) [98].

> **Merke**
> Die endogene Patientenflora ist das wichtigste Erregerreservoir postoperativer Wundinfektionen.

Wie häufig eine (intra- oder postoperative) hämatogene oder lymphogene Streuung eines potenziell pathogenen Erregers und dessen Absiedlung im Operationsgebiet als einem locus minoris resistentiae von Bedeutung ist, ist weitgehend unbekannt, wird aber als relativ gering eingeschätzt [501, 823]. Da aber zum Zeitpunkt der Operation an einer anderen Körperstelle vorhandene Infektionen das postoperative Infektionsrisiko erhöhen, muss dieser Weg der Infektionsentstehung bei den Überlegungen über die möglichen Ursachen auch in Betracht gezogen werden [769].

Nasale Besiedlung mit S. aureus. Die nasale Besiedlung mit S. aureus erhöht ebenfalls das postoperative Risiko, eine S. aureus-Infektion zu erwerben [122, 123, 388, 416]. Dabei kann eine hämatogene Streuung in Betracht gezogen werden, und eine Hypothese ist, dass es im Rahmen von Intubationsnarkosen bei Patienten, die auch pharyngeal besiedelt sind, durch die erforderlichen Manipulationen an der Schleimhaut bei In- und Extubation zu einer Einschwemmung von S. aureus in die Blutbahn kommen und anschließend intra- oder postoperativ eine Absiedlung im Operationsgebiet stattfinden kann [416]. Ferner gilt die Nase als das hauptsächliche Reservoir des Menschen für S. aureus, und von dort, so ist die Auffassung, wird der restliche Körper besiedelt [122, 123, 388, 395, 416]. Darüber hinaus kommt auch die Haut als Erregerreservoir für postoperative S. aureus-Infektionen infrage, die man zwar präoperativ gründlich desinfiziert, womit man aber nicht notwendigerweise alle dort insbesondere in tieferen Schichten vorhandenen Hautkeime erreichen kann.

Exogene intraoperative Erregerreservoire. Als exogenes Erregerreservoir kommen das Operationspersonal und insbesondere das unmittelbar am Operationssitus stehende Operationsteam in Betracht. Von diesen Personen freigesetzte Keime können evtl. das OP-Gebiet erreichen, sei es in Form von Hautschuppen aus dem Kopf-Hals-Bereich, sei es durch Tröpfchen aus dem Nasen-Rachen-Raum, die trotz Masken in die Umgebung gelangen können [391]. Letzterem misst man aber heute bei der Entstehung endemischer Infektionen keine große Bedeutung mehr zu. Bei Ausbrüchen, also epidemisch auftretenden postoperativen Infektionen, muss man dagegen dieses Reservoir in Betracht ziehen, wenngleich in diesen sehr seltenen Fällen andere Körperstellen des Operationspersonals wahrscheinlich von größerer Bedeutung sind als der Nasen-Rachen-Raum [419].

Exogene postoperative Erregerreservoire. Postoperative Erregerübertragungen aus exogenen Reservoiren gelten als vergleichsweise seltene Ursache postoperativer Wundinfektionen; eine Voraussetzung dafür ist ein Zugangsweg für die Erreger zum OP-Gebiet. Dieser kann z.B. durch kleine Dehiszenzen einer sonst primär heilenden Wunde oder durch Drainagen gegeben sein. Operationswunden, die bis zu einem sekundären Wundverschluss offen bleiben, sowie Drainagen für postoperative Spülungen des Operationsgebietes stellen dagegen eine wahrscheinliche Eintrittspforte für Erreger dar, weshalb besondere Vorsichtsmaßnahmen im Umgang mit diesen Wunden erforderlich sind, um eine Kontamination, z.B. mit Leitungswasser, zu verhindern [427, 501, 823].

Luft. Die Luft spielt bei den meisten operativen Eingriffen als Erregerreservoir keine wesentliche

Rolle, und dies gilt selbst für orthopädische Implantationsoperationen [391, 392].

Kontaminationsklassen operativer Eingriffe. In der anglo-amerikanischen Literatur werden seit Anfang der 1960er-Jahre je nach Art des Eingriffs verschiedene Kontaminationsklassen operativer Eingriffe unterschieden, die lange Zeit ausschließlich zur Stratifizierung der Patienten in Gruppen mit unterschiedlichem postoperativem Infektionsrisiko verwendet wurden (siehe Tab. 10.**12**) [501, 823]. Heute wird meist eine differenziertere Stratifizierung unter Einbeziehung weiterer Faktoren mithilfe eines Risiko-Scores angewendet [189], in den neben den klassischen Kontaminationsklassen weitere Parameter einfließen.

CDC-Risiko-Score. Die Anwendung der Kontaminationsklassen für die Einordnung operativer Eingriffe in Risikogruppen ist zu ungenau, weil auch andere Faktoren als das Ausmaß der Kontamination, insbesondere das endogene Risiko des Patienten, wesentlichen Einfluss auf das postoperative Infektionsrisiko haben. Der Risiko-Index der CDC berücksichtigt sowohl endogene als auch exogene Risikofaktoren und ist einfach anzuwenden [189].

Tabelle 10.**12** Kontaminationsklassen operativer Eingriffe.

Art der Operation	Definition und Beispiele
Saubere Eingriffe (aseptisch)	• Keine physiologische mikrobielle Besiedlung und keine Entzündung oder Infektion im OP-Gebiet, weder Respirations-, noch Gastrointestinal- oder Urogenitaltrakt eröffnet • Primärer Wundverschluss und ggf. geschlossene Drainagen *Beispiele* • Operation an Schilddrüse, Herz, Gelenken • Eingriffe nach stumpfem Trauma
Sauber-kontaminierte Eingriffe (= bedingt aseptisch)	• OP-Gebiet mit physiologischer mikrobieller Besiedlung (wenig virulent) • Eröffnung des Respirations-, Gastrointestinal- oder Urogenitaltraktes unter kontrollierten Bedingungen ohne ungewöhnliche Kontamination *Beispiele* • Operation an Oropharynx, Gallen- und Harnwegen • Vaginale Eingriffe
Kontaminierte Eingriffe	• Größerer Bruch in der aseptischen Technik • Deutlicher Austritt von Darminhalt • Vorliegen einer akuten, aber nicht eitrigen Entzündung im OP-Gebiet • Offene, frische Verletzungswunde • Erhebliche Kontamination des OP-Gebietes durch endogene Standortflora oder exogene Erreger *Beispiele* • Dickdarm-OP • OP bei frischer Unfallwunde • Eingriffe mit Eröffnung des Urogenitaltraktes bei kolonisiertem Urin oder mit Eröffnung der Gallenwege bei kolonisierter Gallenflüssigkeit
Schmutzige oder infizierte Eingriffe (= septisch)	• Eitrige Infektion im OP-Gebiet • Perforation im Gastrointestinaltrakt • Ältere Verletzungswunde mit devitalisiertem Gewebe • Massive Kontamination des Operationsgebietes durch endogene Standortflora oder exogene Erreger *Beispiele* • OP nach Darmperforation oder bei eitriger Cholezystitis • OP bei älterer Verletzungswunde

CDC-Risiko-Score
Der Score kann 0 bis maximal 3 Punkte haben und gibt die Anzahl an Risikofaktoren wieder. Er wird ermittelt aus
- dem ASA-Score (3, 4 oder 5 = 1 Punkt),
- den klassischen Kontaminationsklassen (kontaminiert bzw. septisch = 1 Punkt) und
- der Operationsdauer (länger als „T" Stunden, wobei „T" von der Art des Eingriffs abhängt und die Zeit ist, nach der 75 % dieser Eingriffe beendet sind; z. B. Hysterektomie 2 Stunden, Kolon-Operation 3 Stunden, koronare Bypass-Operation 5 Stunden = 1 Punkt).

Dieser Risiko-Index lässt eine Aussage über das zu erwartende postoperative Infektionsrisiko zu und ermöglicht durch die Stratifikation in vier verschiedene Risikogruppen den Vergleich der Daten zwischen den Operateuren einer Klinik sowie mit anderen Abteilungen und Krankenhäusern.

Weitere Faktoren, deren Einfluss auf das postoperative Infektionsrisiko belegt ist und die auch entsprechend berücksichtigt werden können, sind
- die Körpertemperatur des Patienten während der Operation (erhöhtes Risiko bei Hypothermie) [441],
- die Sauerstoffzufuhr (reduziertes Risiko bei zusätzlicher Gabe von Sauerstoff) [294] sowie
- die Gabe von allogenen Bluttransfusionen (erhöhtes Risiko, wenn Leukozyten nicht weitgehend durch Filtration entfernt sind) [377].

Das postoperative Infektionsrisiko ist ebenfalls erhöht bei Vorliegen einer Infektion an einer anderen Körperstelle, weshalb bei elektiven Eingriffen ggf. vorhandene Infektionen zunächst therapiert werden sollen [769].

Generell kann man die potenziellen Risikofaktoren unterteilen in endogene und exogene Faktoren, wobei man definitive, wahrscheinliche, mögliche und unwahrscheinliche Faktoren unterscheiden kann.

Endogene Riskofaktoren
- *Definitiv*
  - Höheres Lebensalter, reduzierte Abwehrfunktionen
  - Krankhaftes Übergewicht, Infektionen im Bereich der Inzision durch reduzierte Durchblutung, größeres Wundgebiet, größere operationstechnische Schwierigkeiten im Umgang mit dem adipösen Gewebe
  - Begleitkrankheiten, mehrere schwere Krankheiten
  - ASA-Score, Einschätzung des präoperativen Zustandes des Patienten (siehe oben)
  - Nasale Besiedlung mit S. aureus, siehe oben „Pathogenese" und unten „Erregerreservoire: Patient"
  - Infektionen an einer anderen Körperstelle, siehe unten „Erregerreservoire: Patient"
  - Dauer des präoperativen Aufenthalts; je länger, umso schwerer die Erkrankungen und umso größer die Möglichkeit der Besiedlung mit potenziell pathogenen, auch multiresistenten Erregern (via Selektion oder Übertragung)
- *Wahrscheinlich*
  - Unterernährung und niedriges Serum-Albumin, Ursache möglicherweise die Beeinträchtigung von Abwehrfunktionen
  - Diabetes mellitus, Hinweise insbesondere bei Insulin-abhängigem Diabetes mellitus, Beeinträchtigung der Abwehrfunktionen und erhöhtes generelles Infektionsrisiko bei Diabetikern bekannt, insbesondere erhöhtes Risiko für S. aureus-Infektionen
- *Möglich*
  - Maligne Erkrankung, nicht gut belegt, aber plausibel, weil nicht selten dadurch Beeinträchtigung immunologischer Funktionen
  - Immunsuppressive Therapie, wenig Daten, widersprüchliche Ergebnisse, theoretisch ebenfalls plausibel
- *Unwahrscheinlich*
  - Geschlecht, in den meisten Untersuchungen keine Korrelation mit dem Geschlecht des Patienten

Exogene Risikofaktoren
- *Definitiv*
  - Präoperative Haarentfernung, insbesondere bei Haarentfernung durch konventionelles Rasieren und am Abend vor der Operation, geringstes Risiko bei Verwendung von Haarentfernungscreme oder vollkommenem Verzicht auf Haarentfernung

- Art des Eingriffs, Kontaminationsklassen (siehe oben), spezielle Operationstechniken bei einzelnen Eingriffen (z. B. erhöhtes Sternuminfektionsrisiko bei koronarer Bypass-Operation unter Verwendung der A. mammaria interna, möglicherweise wegen daraus resultierender schlechterer Sternumdurchblutung)
- Antibiotika-Prophylaxe, Verzicht auf perioperative Antibiotikagabe bei Hoch-Risiko-Eingriffen (nicht nur kontaminierte und septische Eingriffe, sondern auch aseptische mit hohen Infektionsraten)
- Dauer der Operation, einer der drei Faktoren des CDC-Risiko-Index (siehe dort); Expositionsrisiko höher, Möglichkeit der Gewebetraumatisierung größer wegen der länger notwendigen Manipulationen am Gewebe

- *Wahrscheinlich*
  - Gleichzeitig mehrere Eingriffe, z. B. Cholezystektomie und Appendektomie; Einfluss auf das Infektionsrisiko unklar, möglicherweise erhöht wegen längerer Operationsdauer und/oder mehrerer Erkrankungen
  - Traumatisierung des Gewebes, mangelnde Durchblutung, Toträume, nekrotisches Gewebe, Blutungen schaffen Bedingungen, die Erregern günstige Voraussetzungen für Adhäsion und Vermehrung bieten. Eine schonende Operationstechnik gehört deshalb zu den unverzichtbaren Konzepten guter chirurgischer Praxis.
  - Fremdkörper, in Anwesenheit von Fremdmaterial können auch geringe Keimzahlen zu einer Infektion führen.
  - Bluttransfusion, insbesondere bei mehreren Konserven; reduzierte zelluläre Abwehrfunktionen

- *Möglich*
  - Notfall-Operationen, plausibel wegen notwendigerweise geringerer Beachtung der Regeln der Asepsis unter Notfallbedingungen, auch wegen möglicherweise schwererer Erkrankungen der Patienten, aber keine sicheren Hinweise auf höheres Infektionsrisiko aus den spärlich vorhandenen Daten
  - Drainagen, potenziell erhöhtes Kontaminationsrisiko des Operationsgebietes, wenn auch zweifellos positiver Effekt bei der Reduktion von Toträumen und der Ableitung von Blut und Gewebsflüssigkeit; in klinischen Studien widersprüchliche Ergebnisse, aber nie geringeres Infektionsrisiko bei Verwendung von Drainagen, deshalb restriktiver Einsatz gerechtfertigt
  - Tageszeit bei der Operation, keine ausreichenden Daten vorhanden

- *Unwahrscheinlich*
  - Präoperatives Duschen, Ganzkörperwaschungen mit antiseptischer Seife bewirken zwar eine Reduktion der Hautkeimzahl, aber in keiner Studie konnte dadurch eine Reduktion der postoperativen Infektionen im Operationsgebiet beobachtet werden. Ein erhöhtes Infektionsrisiko bei präoperativem Waschen des Patienten mit normaler Seife ist deshalb nicht wahrscheinlich.
  - Gebrauch von nur einem Messer, der Gebrauch von einem Messer für die Hautinzision und einem weiteren Messer für das tiefer liegende Gewebe ist nicht mit einer geringeren Infektionsrate assoziiert. Es ist deshalb unwahrscheinlich, dass der Gebrauch von nur einem Messer einen Risikofaktor darstellen würde.

Reservoire von Erregern postoperativer Wundinfektionen

In den meisten Fällen werden postoperative Infektionen im Operationsgebiet von bakteriellen Erregern verursacht, aber auch Pilze, vor allem C. albicans kommen vor [427, 501, 823]. Insgesamt am häufigsten sind in allen operativen Fachgebieten Staphylokokken, in erster Linie handelt es sich um S. aureus, aber auch koagulasenegative Staphylokokken können postoperative Infektionen verursachen (z. B. Sternuminfektionen nach Herz-Operation, TEP-Infektionen). Abhängig vom Operationsgebiet spielen auch Enterobakterien, wie E. coli, ferner Enterokokken und gramnegative Anaerobier, vor allem Bacteroides spp., eine Rolle.

Patienten

Die körpereigene Flora des Patienten stellt das Haupterregerreservoir dar [427, 501, 823]. Exogene Reservoire, wie die Körperflora des Operationspersonals oder Keime aus der unbelebten Umgebung im Operationssaal, sind sehr viel seltener die Ursache endemischer postoperativer Infektionen. Bei Ausbrüchen jedoch haben diese exogenen Reservoire eine große Bedeutung. Im Folgenden sind die in Frage kommenden Erregerreservoire aufseiten des Patienten, des Personals und der Umgebung in der Operationsabteilung zusammengestellt [427, 501, 823].

Körperflora. Auch postoperative Infektionen, die nach aseptischen Eingriffen entstehen, werden meist durch Keime aus der Körperflora des Patienten verursacht. So lässt sich die Hautflora auch bei sorgfältiger präoperativer Desinfektion des Operationsfeldes nicht vollständig eliminieren. Dies gilt besonders für die tieferen Hautschichten. Wird die Hautdesinfektion nicht gründlich genug durchgeführt, oder hat der Patient z. B. eine chronische Hautkrankheit, wobei die Effektivität der Hautdesinfektion eingeschränkt sein kann, besteht ein erhöhtes Risiko für Infektionen verursacht durch Hautkeime.

Infektion an anderer Körperstelle: Die Erreger können aber auch von einer zum Zeitpunkt der Operation bestehenden Infektion an einer vom Ort des operativen Eingriffs entfernt liegenden Körperstelle stammen [769] und von dort wahrscheinlich auf hämatogenem Weg in die Wunde gelangen, wo sie intra- oder postoperativ als locus minoris resistentiae günstige Bedingungen für Absiedlung und Wachstum finden.

Nasale Besiedlung mit S. aureus. Außerdem gibt es einen klaren Zusammenhang zwischen nasopharyngealer Besiedlung mit S. aureus und erhöhtem Risiko für postoperative S. aureus-Infektionen [122, 123, 388, 416].

Personal

Haut. Durch die ständige Abgabe von abgeschilferten Epithelien, insbesondere bei körperlicher Bewegung oder durch Reibung der Kleidung an der Haut, stellt die Haut des Personals in der Operationsabteilung ein potenzielles Erregerreservoir dar [391, 577].

Körperhaut
- Hautschuppen sind sehr klein (Durchmesser ca. <20 µm) und deshalb so leicht, dass sie zu den schwebenden Partikeln gehören. Da die Haut mikrobiell besiedelt ist, werden häufig mit den Epithelien auch Mikroorganismen in die Luft freigesetzt.
- Insofern stammen die meisten Keime in der Luft eines Operationssaales von den anwesenden Personen, und die Luftkeimzahl ist maßgeblich von der Anzahl und der körperlichen Aktivität dieser Personen abhängig. Der Patient kommt diesbezüglich weniger in Betracht, weil er von Tüchern (fast vollständig) bedeckt ruhig auf dem Operationstisch liegt.
- Das Ausmaß der natürlichen Streuung von Epithelien hängt u. a. vom Geschlecht ab (Männer > Frauen). Außerdem wird beim Duschen die Lipidschicht der Haut vorübergehend beeinträchtigt, was zwischenzeitlich zu vermehrter Abgabe von Hautschuppen führt. Daher ist präoperatives Duschen des Operationsteams, durchgeführt als „Hygienemaßnahme" z. B. vor Implantation großer Fremdkörper, nicht zu empfehlen.

Schleimhaut des Nasopharynx. Die Abgabe potenziell kontaminierter Tröpfchen aus dem Nasen-Rachen-Raum wird durch die chirurgische Maske zwar reduziert, aber nicht vollständig aufgehoben. So ist aus verschiedenen Untersuchungen bekannt, dass die Freisetzung von Nasopharyngealflora des Operationsteams davon abhängig ist, wieviel gesprochen wird (siehe Kap. 4). Dabei kommt es aber vorwiegend zur Freisetzung großer respiratorischer Tröpfchen, nicht aber zu einer Aerosolbildung, und das bedeutet, dass die Erregerübertragung aus dem Nasen-Rachen-Raum, wenn sie überhaupt stattfindet, nicht aerogen, d. h. durch frei in der Luft schwebende Bakterienzellen, erfolgt, sondern durch Sedimentation von (größeren) Tröpfchen aus dem Nasen-Rachen-Raum des Operationsteams in den Operationssitus.

Hände. Transiente und residente Flora der Hände sind wegen der unmittelbaren Nähe der Hände zum Operationssitus als Erregerreservoir zweifellos von großer Bedeutung. Die präoperative Händedesinfektion hat deshalb das Ziel, die transiente Flora zu eliminieren und die residente Flora weitgehend zu reduzieren. Durch die sterilen Handschuhe wird das Kontaminationsrisiko des Operationssitus weiter reduziert.

Haare. Haare haben nicht wie die Haut eine residente Flora, sondern sind, wenn überhaupt, nur transient kolonisiert [353, 817]. Das Haar spielt bei der Streuung von Mikroorganismen in die Luft wahrscheinlich keine Rolle. Kopf- (und evtl. Bart-) schutz haben den Zweck, das Operationsfeld vor herabfallenden Haaren zu schützen, die Luftkeimzahl wird dadurch jedoch nicht beeinflusst.

Umgebung

Flächen und Gegenstände. Die sog. unbelebte Umgebung im Operationssaal kommt als Erregerreservoir für postoperative Infektionen nur in Betracht, wenn Gegenstände, die nicht regelrecht sterilisiert oder die anschließend rekontaminiert wurden, in direkten oder indirekten Kontakt mit dem Operationssitus kommen (siehe Kap. 13). Flächen in größerer Distanz (z. B. Wände, Fußboden, Geräte) spielen bei der Entstehung postoperativer Infektionen keine Rolle, weil eine Aufwirbelung bereits sedimentierter Mikroorganismen unter normalen Bedingungen einer Operation nicht zustande kommt [36]. Früher wurden nicht selten postoperative Clostridium perfringens-Infektionen in Zusammenhang mit einer Kontamination aus der unbelebten Umgebung des Operationssaales interpretiert [392]; inzwischen ist aber aus epidemiologischen Untersuchungen hinreichend bekannt, dass derartige Infektionen nahezu immer aus dem endogenen Erregerreservoir der Patienten stammen.

Luft bei sporadischen Infektionen. Als Erregerreservoir ist die Luft im Operationssaal nach heutiger Auffassung auch bei streng aseptischen Eingriffen mit Implantation großer Fremdkörper nicht von Bedeutung [36, 391, 392, 501, 823]. Bei gut gewarteter RLT-Anlage stammen die Keime in der Luft eines Operationssaales überwiegend von den dort anwesenden Personen, die mikrobiell beladene Hautschuppen (meist mit normaler Hautflora) an die Umgebung abgeben.

Luft bei Ausbrüchen. In sehr seltenen Fällen konnten Ausbrüche postoperativer Infektionen auf eine aerogene Übertragung der ursächlichen Erreger zurückgeführt werden; dabei finden sich unter dem Operationspersonal Personen, die unbemerkt und trotz Beachtung der Regeln der Asepsis potenziell pathogene Keime streuen [419] (siehe Kap. 17). Einige dieser Personen hatten den Berichten zufolge keinen Patientenkontakt während der Operation, und man konnte z. B. durch Aufstellen von Sedimentationsplatten zeigen, dass diese Personen die Erreger in die Luft abgaben. Es gibt jedoch keine Möglichkeit, solche in den meisten Fällen asymptomatischen Streuer, die oft keine chronische Hautkrankheit haben, rechtzeitig, d. h. präventiv, zu ermitteln (z. B. durch routinemäßige Personaluntersuchungen). Solche Ereignisse sind sehr selten. Die wichtigste Schutzmaßnahme ist, das Erregerspektrum postoperativer Infektion wachsam zu beobachten und bei Auftreten gehäufter Infektionen, insbesondere aber auch schon bei Auftreten von Einzelfällen von A-Streptokokken-Infektionen, sofort aktiv eine Ursachenklärung anzustreben, um die Entwicklung eines Ausbruchs möglichst früh zu erkennen.

Baulich-technische Maßnahmen

Bauliche Konzeption von Operationsabteilungen

Operationsabteilungen werden vom übrigen Krankenhausbereich durch Vorräume (sog. Schleusen) abgetrennt, um Personal-, Material- und Gerätewechsel unter Kontrolle zu haben und auf das Notwendige zu reduzieren. Sie sollen eine Abschottung der Operationsabteilung bewirken (siehe Kap. 13).

Eine direkte Bedeutung bei der Infektionsprävention haben Schleusen jedoch nicht. Eine Funktion als Luft-Schleusen – also zum Schutz vor einem Austausch der Luft der Operationsabteilung mit der der angrenzenden Krankenhausbereiche – ist nicht von Bedeutung, weil postoperative Infektionen zum einen nur selten durch eine aerogene Erregerübertragung entstehen und zum anderen dann nur die Luft im Operationssaal selbst eine

Rolle spielen würde, aber nicht die Luft in der Peripherie der Operationsabteilung. Denn von dort kann die Luft schon aufgrund der üblichen Schutzdruckhaltung durch die RLT-Anlage nicht bis in den Operationssaal strömen. Außerdem konnte in experimentellen Untersuchungen gezeigt werden, dass selbst zwischen zwei aneinandergrenzenden Operationssälen kein relevanter Luftaustausch stattfindet [392].

Operationsabteilungen müssen baulich so konzipiert sein, dass die verschiedenen Organisationsabläufe störungsfrei möglich sind [36, 238, 424]. Man kann jedoch mit einer bestimmten baulichen Konzeption nicht ein entsprechendes Personalverhalten erzwingen. Bekanntermaßen findet das Personal immer Möglichkeiten, die Wegeführung so zu ändern, wie sie in der täglichen Routine praktischer ist.

RLT-Anlagen

Moderne RLT-Anlagen in Operationsabteilungen sind so konzipiert, dass keimarme bis nahezu keimfreie Luft in die Räume geführt wird (siehe Kap. 14). Dieser hohe lufttechnische Aufwand – mit meist dreistufiger Filterung bei endständigen Schwebstofffiltern (= 3. Filterstufe) – ist, wenn überhaupt, nur in den Operationssälen gerechtfertigt, sodass alle anderen Räume der Operationsabteilung mit zweistufig gefilterter Luft versorgt werden können [391, 392]. Aus den verfügbaren klinischen Studien lässt sich keine wissenschaftliche Evidenz ableiten, wonach die Luft als Erregerreservoir für postoperative Wundinfektionen eine relevante Rolle spielen würde [391]. Dies gilt ausdrücklich auch für die orthopädisch-unfallchirurgische Implantationschirurgie.

RLT-Anlagen haben allein die Aufgabe, Operationssäle mit frischer, sauberer Luft zu versorgen. Der Aufbau der Anlagen muss die dafür erforderlichen Voraussetzungen schaffen. Für Laminar-Air-Flow- (LAF-)Anlagen gibt es auch im Bereich der Knochenchirurgie keine Indikation; aber auch die heute stattdessen in der Regel realisierte turbulenzarme Verdrängungsströmung (TAV) ist in ihrer Effektivität nicht belegt (siehe Kap. 5).

Überwachung postoperativer Wundinfektionen

Gemäß § 23 IfSG muss eine Surveillance nosokomialer Infektionen durchgeführt werden [396] (siehe Kap. 2). Für die Überwachung der postoperativen Infektionen im Operationsgebiet wird ein typischer operativer Eingriff ausgewählt, der zum einen häufig genug durchgeführt wird, um Zahlen zu ermitteln, mit denen man sinnvoll rechnen kann, und zum anderen mit einem relevanten postoperativen Infektionsrisiko assoziiert ist, sodass innerhalb einer realistischen Beobachtungszeit Infektionen überhaupt auftreten können [189]. Die Auswahl dieser sog. Indikator-Operation kann jede chirurgische Abteilung individuell treffen. Es werden dann nur die Patienten beobachtet, bei denen dieser Eingriff vorgenommen wurde. Zum Vergleich der in der eigenen Abteilung ermittelten Ergebnisse mit externen Daten stehen für einige häufige OP-Arten Referenzdaten zur Verfügung (www.nrz-hygiene.de).

Verbandswechsel

Verband nicht immer erforderlich. Bei primär heilenden Operationswunden sind Verbandswechsel nicht mehr erforderlich, wenn der am Ende der Operation gelegte Verband 48 Stunden danach entfernt wird [160]. Manche Patienten möchten jedoch keine offene Wundbehandlung; ihnen kann man einen Streifen Pflaster über die Naht kleben.

Immer Verband bei sekundär heilenden Wunden. Jede Wunde jedoch, die, obwohl primär verschlossen, nicht an jeder Stelle primär verheilt, und alle Wunden, die bis zu einem sekundären Verschluss offen gelassen werden, benötigen einen Verband, um das Wundsekret aufzufangen. Weil bei solchen Wunden eine exogene Kontamination möglich ist, müssen die Verbandswechsel unter den üblichen aseptischen Vorsichtsmaßnahmen durchgeführt werden. Auch jede Spülflüssigkeit muss steril sein, weil Leitungswasser nicht keimfrei ist, und sog. Wasserbakterien, z.B. Pseudomonas spp., enthalten kann.

Das in der Chirurgie vielerorts praktizierte Duschen infizierter Wunden mit Leitungswasser ist mit dem Risiko der sekundären Kontamination der Wunde verbunden, wenngleich der damit erzielte mechanische Spüleffekt prinzipiell positiv ist, weil Sekretreste und nekrotisches Gewebe auf schonende Art entfernt werden. Eine engmaschige Beobachtung der Wunden ist deshalb erforderlich.

Zu zweit. Nach Möglichkeit soll beim Verbandswechsel zu zweit gearbeitet werden, weil dadurch das aseptische Arbeiten erleichtert wird. Unabhängig davon, ob die Wunden infiziert sind oder nicht, soll der Verbandswagen zum Patienten mitgenommen werden, denn man hat im Zimmer des Patienten praktisch nie eine geeignete Ablagefläche zur Verfügung, auf der man z. B. ein Tablett mit den notwendigen Materialien abstellen kann.

Verbandswagen. Es ist nicht sinnvoll, zwei verschiedene Verbandswagen für aseptische und septische Wunden vorzuhalten (siehe Abb. 10.4). Wenn die Verbände infizierter Wunden und die bei der Versorgung dieser Wunden verwendeten Instrumente, Handschuhe etc. sofort in entsprechende Behälter entsorgt werden, besteht kein Risiko, dass der Verbandswagen und das darauf gelagerte Material kontaminiert werden. Sonst könnte man auch nicht denselben (septischen) Verbandswagen bei verschiedenen Patienten mit infizierten Wunden verwenden.

Vorgehen bei Verbandswechsel (siehe Abb. 10.5)
- Wenn die Wundflächen groß sind und damit das Risiko der Kontamination der Arbeitskleidung besteht, soll der Arzt, der den Verbandswechsel durchführt, seinen Kittel vorher ablegen und sich z. B. eine Einmalschürze umbinden.
- Händedesinfektion und Einmalhandschuhe anziehen
- Verband bis auf die wundabdeckenden Kompressen entfernen und vorsichtig in einen gut erreichbaren Abfalleimer entsorgen
- Danach die wundabdeckende Kompresse mit steriler Pinzette abnehmen und ebenfalls ohne Kontamination der Umgebung sofort entsorgen
- Handschuhe ausziehen und Händedesinfektion, anschließend mit No-Touch-Technik weiterarbeiten
- Reinigung der Wunde wie im individuellen Fall erforderlich (z. B. Kompressen mit Kochsalzlösung tränken und die Umgebung der Wunde sauber wischen)
- Ob eine antiseptische Wundbehandlung durchgeführt wird und welche Wundauflagen verwendet werden, liegt in der Entscheidung des Arztes.
- Frische Wundauflagen mit sterilen Instrumenten auflegen und geeignet fixieren
- Abschließend nochmals Händedesinfektion und Dokumentation des Zustands der Wunde im Krankenblatt

Verbandswechsel und chirurgische Ausbildung. Da nicht jede Wunde primär heilt oder nicht primär verschlossen werden kann, müssen Ärzte in der chirurgischen Ausbildung frühzeitig lernen, wann ein Wundverband sinnvoll ist und wie Wundverbände bei offenen und infizierten Wunden sowie in den unterschiedlichen Heilungsphasen sinnvollerweise durchgeführt werden. Erfahrungsgemäß wird darauf nicht immer ausreichender Wert gelegt, und man kann in der klinischen Praxis wiederholt beobachten, dass die jüngsten ärztlichen

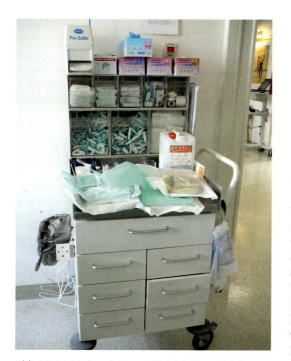

Abb. 10.4 Verbandswagen (Foto: I. Kappstein).

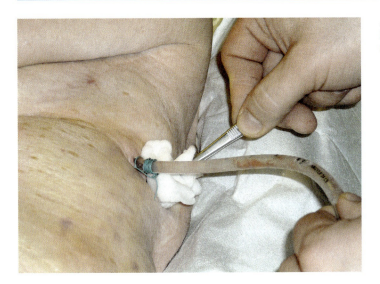

Abb. 10.5 Verbandswechsel mit No-Touch-Technik (Foto: O. Burger).

Mitarbeiter die Verbandsvisite allein durchführen müssen. Eine Wunde ist aber nur dann eine einfache Sache, für die man keine Ausbildung benötigt, wenn sie primär heilt. Dann braucht sie aber auch keinen Verband. Die Versorgung aller anderen Wunden muss von einem erfahrenen Arzt begleitet werden.

Verbandswechsel und Patientenkontakt. Außerdem eignet sich der Vorgang des Verbandswechsels sehr gut, um auch postoperativ mit den Patienten in Kontakt zu bleiben, indem über den Zustand der Wunde und den Fortgang der Heilung gesprochen wird. Diese Kommunikation hilft den Patienten sehr, über eine unerwartet lange Phase der postoperativen Wundheilung hinwegzukommen. Da der Zustand einer Operationswunde ein nicht unwesentliches Ergebnis einer Operation ist, gibt die Beschäftigung mit der Operationswunde dem Operateur darüber hinaus Gelegenheit, sich mit der eigenen Operationstechnik zu beschäftigen und ggf. über Verbesserungen nachzudenken, wenn auch nicht jede Wundheilungsstörung durch eine bessere OP-Technik verhindert werden kann. Im Sinne einer ganzheitlichen chirurgischen Behandlung gehört die Operationswunde zweifellos mit zu den therapeutischen Aspekten, die ein Chirurg in der Regel nicht an Mitarbeiter delegieren sollte.

11 Spezielle Infektionen

11.1 Aspergillose

Aspergillen gehören zu den Fadenpilzen und sind typische opportunistische Erreger (siehe Kap. 3). Sie können vorwiegend bei abwehrgeschwächten Patienten invasive Aspergillosen verursachen, die immer lebensbedrohlich sind (siehe Kap. 12.7) [125, 131, 148, 586]. Die meisten Fälle treten außerhalb von Ausbrüchen, also sporadisch auf. Über die Inkubationszeit ist nichts bekannt; deshalb kann man annehmen, dass der Erregerkontakt bei Infektionen, die während eines Klinikaufenthaltes diagnostiziert werden, auch bereits vor der stationären Aufnahme erfolgt sein kann. Dies wird im Einzelfall nicht zu klären sein. Bei gehäuftem Auftreten muss dagegen immer eine Quelle im Krankenhaus in Betracht gezogen und intensiv gesucht werden [125, 131, 148, 586].

Epidemiologie

Vorkommen von Aspergillen

Umwelt und Pflanzen. Aspergillen kommen weltweit überall in der Umwelt vor, haben geringe Anforderungen an die Umgebungsbedingungen und tolerieren einen breiten Temperaturbereich [350]. Es gibt ca. 200 verschiedene Spezies dieser Schimmelpilze, und sie sind in der Natur ubiquitär vorhanden, vor allem in Erde, Wasser, Pflanzenresten, also insbesondere überall dort, wo organisches Material reichlich vorhanden ist, d.h. auch in Schmutz und Staub [350]. Unter günstigen Bedingungen können sich Aspergillen stark vermehren, sodass Tausende von Sporen (= Konidien) freigesetzt werden können und die Konzentration in der Luft sehr hohe Werte annehmen kann.

Bio-Aerosol. Aspergillus-Sporen haben einen Durchmesser von 2,5–3,5 µm und sind damit so klein und leicht, dass sie als Bio-Aerosol immer frei schwebend in der Luft vorhanden sind (siehe Kap. 4). Zeitlebens inhaliert der Mensch Pilzsporen (auch andere als Aspergillus spp., z.B. Mucor, Fusarium, Penicillium spp.), pro Tag durchschnittlich 40 Aspergillus-Sporen, von denen ca. sieben bis in die Alveolen gelangen [695]. Eine Besiedlung der Nasennebenhöhlen ist möglich.

Humanpathogene Arten. Nur ein kleiner Teil der Aspergillen kann beim Menschen Infektionen verursachen, und zwar nur die Spezies, die in der Lage sind, im Temperaturbereich des menschlichen Organismus vermehrungsfähig zu bleiben. A. fumigatus und A. flavus werden meist bei Infektionen isoliert, während A. niger, A. terreus und andere Spezies häufiger bei Luftuntersuchungen innerhalb und außerhalb von Gebäuden und sehr viel seltener als Infektionserreger gefunden werden (siehe Abb. 11.1).

Risikofaktoren für invasive Aspergillosen

Aspergillus-Infektionen sind eine der häufigsten Ursachen für Pneumonien bei Patienten nach hämatopoetischer Stammzelltransplantation (HSCT) [125, 131, 148, 586]. Die individuelle Abwehrlage hat den größten Einfluss auf das Aspergillose-Risiko, wobei die langdauernde (>2 Wochen) Granulozytopenie der wichtigste Risikofaktor ist.

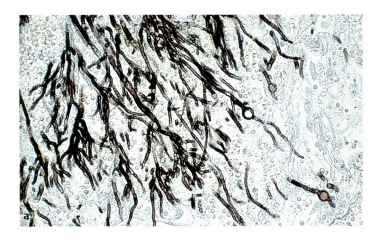

Abb. 11.1 **a** Histologisches Bild einer invasiven pulmonalen Aspergillose, **b** Typische Morphologie von Aspergillus fumigatus.

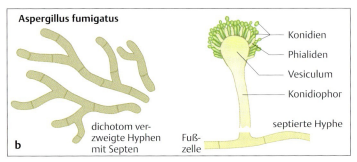

Gefährdet sind jedoch alle Patienten, die immunsuppressiv behandelt werden oder infolge ihrer Erkrankung immunsupprimiert sind, also auch Patienten nach Organtransplantation und unter Dauersteroidtherapie sowie AIDS-Patienten [125, 131, 148, 252, 502]. Abhängig vom Ausmaß der Exposition kann es aber auch bei weniger ausgeprägter Immunsuppression zu einer Aspergillose kommen [354, 502, 631]. Es können darüber hinaus auch bei nicht neutropenischen schwerkranken Patienten, die meist nicht bei den Risikogruppen genannt werden, z.B. bei Patienten mit dekompensierter Leberzirrhose oder Diabetes mellitus, invasive Aspergillosen auftreten [183, 526].

Übertragung

Exogene Erregerreservoire. Es gibt keine sichere Assoziation zwischen dem Sporengehalt der Luft und dem Risiko für Aspergillosen, denn auch bei niedriger Anzahl von Pilzsporen in der Luft kommen Infektionen vor [286, 502]. Bei Ausbrüchen nosokomialer Aspergillus-Infektionen ist eine exogene Quelle wahrscheinlich. Ausbrüche sind jedoch sehr selten und wurden meist im Zusammenhang mit Bautätigkeit (Abriss alter Bauteile, Erdaushubarbeiten, Arbeiten im Bereich abgehängter Decken und im Umgang mit Isolierungs- und Feuerschutzmaterial) in der Nähe der erkrankten Patienten beschrieben [113, 125, 131, 148, 448, 478, 502, 631, 780, 819]. Wie bei bakteriellen Erregern werden die modernen molekularbiologischen Typisierungsmethoden auch bei Aspergillus-Ausbrüchen eingesetzt, um die epidemiologischen Hinweise auf einen exogenen Zusammenhang zu überprüfen (siehe Kap. 17) [113, 453, 529, 746].

Endogene Erregerreservoire. Nosokomiale Aspergillosen können ihre Ursache aber auch in einer endogenen Besiedlung haben, die schon bei Krankenhausaufnahme vorhanden war, z.B. im Bereich der Nasennebenhöhlen [663]. Eine Besiedlung kann ferner durch Kontakt mit natürlicherweise kontaminierten Nahrungsmitteln, wie z.B. Früchten und Gewürzen, entstehen.

Luftkeimzahl

In Gebäuden mit natürlicher Belüftung ist die Zahl von Aspergillus-Sporen ebenso hoch wie in der Außenluft [502]. Mit dreistufigen RLT-Anlagen (d. h. Anlagen mit endständigem Schwebstofffilter) kann der Sporengehalt wesentlich reduziert werden (siehe Kap. 14).

Luftkeimzahlmessungen. Die Interpretation von Aspergillus-Luftkeimzahlen ist schwierig, um daraus für die Praxis die geeigneten Konsequenzen zu ziehen [544]:
- Die Sporenzahl in der Luft zeigt Tagesschwankungen bedingt durch Veränderungen von Temperatur, Feuchtigkeit, Luftbewegung und Lichteinfluss. Es müssen deshalb immer mehrere Messungen durchgeführt werden, da einzelne Messungen nicht aussagefähig sein können.
- Empfehlungen für definitive Keimzahlgrenzen von Pilzsporen, die nicht überschritten werden sollen, gibt es nicht. Die folgenden Zahlen können als Anhalt verwendet werden:
  – 10^3–10^5 KBE/m³ in der Außenluft, davon 0,2–3,5 Aspergillus-Sporen/m³ (jahreszeitliche Schwankungen müssen berücksichtigt werden),
  – RLT-Anlagen mit Schwebstofffilter (95 % Filtereffektivität und >10 Luftwechsel pro Stunde) Aspergillus-Sporenzahl <0,1 KBE/m³,
- Untersuchungen über die Ursache von Aspergillus-Kontaminationen sind in folgenden Situationen erforderlich:
  – Keimzahlen innerhalb des Gebäudes höher als außerhalb,
  – Innerhalb vorkommende Spezies außerhalb nicht gefunden,
  – Häufigste Spezies innerhalb eine andere als außerhalb,
  – In einem Bereich des Krankenhauses Monokultur einer Spezies, die in anderen Bereichen nicht nachweisbar ist,
  – Innerhalb dauerhaft hohe Keimzahlen.

Bei dauerhaft hohen Keimzahlen innerhalb des Gebäudes oder bei Verdacht auf nosokomiale Aspergillosen ist die Untersuchung von z. B. Staub, Lüftungsgittern, Lüftungsschächten, Deckenhohlräumen, Küchenbereichen, Vogelkot in der Nähe von Fenstern sinnvoll, um die Quelle der Kontamination zu finden.

Bautätigkeit. Im Zusammenhang mit Bautätigkeit wurden häufig höhere Luftkeimzahlen und erhöhte Zahlen (bis hin zu Ausbrüchen) von Aspergillosen beschrieben. Es gibt aber auch Untersuchungen, die zeigen, dass Baumaßnahmen mit Mauerabbruch nicht zu einer erhöhten Zahl von Aspergillus-Sporen in der Luft führen [252, 544].

Kolonisierung von Patienten. A. flavus und A. fumigatus werden wesentlich seltener in der Luft gefunden als A. niger, sie werden aber wesentlich häufiger von Schleimhäuten isoliert [695]. Nicht die relative Häufigkeit einzelner Aspergillus spp. in der Luft oder deren absolute Luftkeimzahl scheint deshalb entscheidend zu sein, sondern vielmehr die spezielle Fähigkeit einzelner Spezies zur Adhäsion an Epithelien und damit zur Besiedlung von Schleimhäuten [695].

Nachweis von Aspergillosen

Die Labor-Diagnostik invasiver Aspergillosen ist unsicher, und die Entscheidung zur Therapie muss deshalb häufig auf der Basis bildgebender Diagnostik getroffen werden. Für die Behandlung von Patienten mit Aspergillose-Verdacht gibt es umfangreiche, detaillierte Empfehlungen, die dem Kliniker die Entscheidungsfindung für das weitere Vorgehen im individuellen Fall erleichtern [740].

Kultur und Serologie. Der mikrobiologische Nachweis in Patientenmaterial gelingt selten. Die Entnahme von Gewebeproben ist mit zusätzlichen Risiken verbunden und wird selten versucht. Der Antigen-Nachweis (Galaktomannan = Zellwandbaustein) im Serum und in verschiedenen Körperflüssigkeiten (z. B. Urin, BAL) ist trotz positiver Berichte häufig nicht erfolgreich (siehe Kap. 21) [684, 740].

Prävention

Allgemeine Präventionsmaßnahmen

Folgende Maßnahmen dienen dem Schutz von Patienten in Hochrisiko-Bereichen (hämatologisch-

onkologische Stationen, Transplantationsstationen) vor Kontakt mit Aspergillus-Sporen über das in der Luft normalerweise vorhandene Bio-Aerosol hinaus [125, 131, 148, 586]:
- Verzicht auf sämtliche Maßnahmen in der täglichen Routine, die mit Staubentwicklung einhergehen (z. B. Staubsaugen, Fegen),
- Keine Topfpflanzen (einschließlich Hydrokulturen) auf den Stationen (also auch nicht in Flurbereichen als Verschönerung von Sitzecken oder in Aufenthaltsräumen für die Patienten) und Trockenblumensträuße, aber auch kein Weihnachtsschmuck mit Tannenzweigen,
- Keine frischen, nicht schälbaren Früchte und keine unbehandelten Gewürze.

Baumaßnahmen

Im Zusammenhang mit Baumaßnahmen kommt es immer zu erheblicher Verschmutzung der angrenzenden Bereiche, wenn nicht entsprechende Vorkehrungen getroffen werden, die Baustelle von den Patientenbereichen effektiv abzugrenzen. Die Tabelle 11.1 gibt Hinweise für die Prävention der Staubentwicklung bei kleinen und großen Baumaßnahmen.

Termin mit den Stationen absprechen. Trotz Absprachen bei der Bauplanung und schriftlicher Hinweise für das Baupersonal kommt es immer wieder vor, dass lang- oder kurzfristig geplante Baumaßnahmen zu einem nicht näher angekündigten Zeitpunkt begonnen werden, ohne dass zuvor der betroffene Klinikbereich oder der zuständige Krankenhaushygieniker benachrichtigt wurde und ohne dass die vereinbarten Schutzmaßnahmen im ganzen Umfang beachtet werden. Dies führt regelmäßig zu Verunsicherung und Verärgerung beim medizinischen Personal und letztlich dann auch zu Verzögerungen der Bautätigkeiten, bis die Staubschutzmaßnahmen schließlich absprachegemäß nachträglich realisiert sind.

Staubschutz immer gewährleisten. Hinzu kommt, dass auch kleinere Umbaumaßnahmen (z. B. Ersatz vorhandener Türen am Zugang der Station durch Feuerschutztüren) mit beträchtlicher Schmutz- und Staubentwicklung verbunden sein können. Auch bei diesen Maßnahmen müssen deshalb wirkungsvolle Vorkehrungen getroffen werden, um die Verschmutzung in Grenzen zu halten, und dies umso mehr, wenn es sich um Bereiche mit abwehrgeschwächten Patienten handelt.

Risikopatienten auch in allgemeinen Bereichen. Aber auch weit entfernt von Abteilungen mit Risikopatienten sind Staubschutzmaßnahmen nicht nur aus ästhetischen Gründen wichtig; wenn nämlich Baumaßnahmen z. B. in der Röntgenabteilung durchgeführt werden, dann sind davon alle Patienten betroffen, die während dieser Zeit dorthin zu einer Untersuchung müssen, also auch der immunsupprimierte Patient, bei dem z. B. die Lage des neu gelegten ZVK kontrolliert werden muss (eine nahezu alltägliche Situation). Insofern muss bei allen Baumaßnahmen in Krankenhäusern das

Tabelle 11.1 Prävention der Staubentwicklung bei Baumaßnahmen.

Kleine Baumaßnahmen	• Staubschutzplanen • Ggf. sofortiges Absaugen von Baustaub beim Bohren • Häufige feuchte Reinigung • Ggf. Terminabsprache mit der Station lange genug vor Beginn der Baumaßnahme, um zu verhindern, dass gleichzeitig Patienten unter Hoch-Dosis-Chemotherapie stationär sind
Große Baumaßnahmen	• Fest installierte Staubschutzwände • Ggf. Abdichtung der Fenster bei Außenarbeiten (z. B. umfangreicher Erdaushub) • Zugang zur Baustelle von außen über Gerüst und Außenaufzug • Alternativ getrennte Wegeführung (Treppen, Aufzüge) für Personal bzw. Patienten und Bauarbeiter • Häufige feuchte Reinigung der angrenzenden Klinikbereiche • Nach Möglichkeit Auslagerung von Stationen mit Hochrisiko-Patienten in einen anderen Klinikbereich für die Dauer der Baumaßnahme

prinzipielle Risiko gefährdeter Patienten berücksichtigt werden. Es ist deshalb wichtig, dass sich die Mitarbeiter in den betroffenen Krankenhausbereichen möglichst rasch an den zuständigen Krankenhaushygieniker und die Bauleitung wenden, wenn die generell vereinbarten Schutzmaßnahmen nicht praktiziert werden.

Patientenzimmer mit Schwebstofffilterung

HSCT-Patienten. Ob Patienten in der Phase der schweren Granulozytopenie in einem Zimmer mit einer RLT-Anlage mit dreistufiger Luftfilterung versorgt werden sollen, ist nicht eindeutig geklärt [58, 125, 131, 148, 586]. Wenn dies aber der Fall ist, sollen sie während dieser Zeit die geschützte Umgebung möglichst nicht verlassen [113, 125, 502, 631, 819]. Müssen aber z. B. wichtige diagnostische Maßnahmen außerhalb des Zimmers durchgeführt werden, ist es sinnvoll, dass die Patienten zum Schutz vor der Inhalation von Aspergillus-Sporen eine Atemschutzmaske (FFP 2 mit Ausatmungsventil) anlegen (siehe Kap. 7). Auch bei gut gewarteten dreistufigen RLT-Anlagen ist die Luft im Patientenzimmer jedoch nicht immer sporenfrei, z. B. weil die Zimmertüren immer wieder geöffnet werden müssen (siehe Kap. 14).

> **Merke**
> Aspergillosen lassen sich aber auch mit der technisch aufwendigen Maßnahme einer dreistufigen Luftfilterung nicht immer verhüten. Ihr Auftreten ist eher ein Anzeichen für die Schwere der Erkrankung als ein Hinweis auf mangelnde Infektionskontrollmaßnahmen.

Patienten mit Langzeit-Immunsuppression. Nach Organtransplantation ist eine lebenslange Immunsuppression erforderlich, um Abstoßungsreaktionen zu verhindern. Auch diese Patienten sind prinzipiell gefährdet, eine Aspergillose zu entwickeln [125, 131, 148, 252, 586]. Das Risiko ist aber im Vergleich zu HSCT-Patienten eher gering, steigt jedoch, wenn aufgrund von Abstoßungsreaktionen die Dosis der immunsuppressiven Therapie erhöht werden muss.

Andere potenziell gefährdete Patienten. Unklar ist, welche anderen Patienten unter vorübergehender oder dauerhafter Immunsuppression, z. B. Intensivpatienten oder Patienten unter Langzeit-Steroidtherapie, ebenfalls durch Unterbringung in dreistufig gefilterten Räumen vor invasiven Aspergillosen geschützt werden können [354]. Da man sowieso nicht alle potenziell gefährdeten Patienten in solchen Räumen unterbringen kann, muss man sich auf die bekanntermaßen hoch gefährdeten Patientengruppen beschränken.

Wie lange Schutz? Es gibt jedoch für keine dieser Patientengruppen Angaben darüber, wann sie die geschützte Umgebung wieder verlassen können. Insbesondere gilt dies für organtransplantierte Patienten, bei deren immunsuppressiver Behandlung es nicht zur Granulozytopenie kommt. In der Praxis kann deshalb beobachtet werden, dass Patienten nach Organtransplantation z. T. nur wenige Tage in einem solchen Zimmer gepflegt werden, weil sie verlegt werden, sobald ein frisch transplantierter Patient kommt.

Chemoprophylaxe

Die Wirksamkeit einer antimykotischen Prophylaxe, ob oral z. B. mit Itraconazol oder parenteral mit niedrig dosiertem Amphotericin B oder via Verneblung von Amphotericin B, ist unbewiesen [131].

11.2 Creutzfeldt-Jakob-Krankheit

Die Creutzfeldt-Jakob-Krankheit (CJK) gehört zu den übertragbaren (transmissible) spongiformen Enzephalopathien (TSE) [54, 107, 175, 749, 750, 766]. Als spongiform werden sie wegen des schwammartigen Erscheinungsbildes der histologischen Schnitte des Gehirns bezeichnet. Es handelt sich um neurodegenerative Erkrankungen, die auch bei einigen Tieren (z. B. BSE bei Rindern, Scrapie bei Schafen) bekannt sind. Für eine Übertragung von Mensch zu Mensch gibt es keine Hinweise. Die Erkrankung verläuft immer tödlich.

Epidemiologie

Häufigkeit

CJK tritt weltweit mit einer Inzidenz von 0,5–1,5 Fällen pro eine Million Einwohner pro Jahr auf. Neben den sog. sporadischen (ca. 90%) gibt es familiäre Formen von CJK (ca. 10%). Nach dem BSE-Ausbruch in Großbritannien, der Ende der 1980er- bis Anfang der 1990er-Jahre seinen Höhepunkt hatte, wurde die Aufmerksamkeit verstärkt auf die Epidemiologie der TSE allgemein und insbesondere der CJK gelenkt und dabei speziell auf die Frage, ob BSE vom Rind auf den Menschen übertragbar sei. Inzwischen wird aufgrund epidemiologischer, tierexperimenteller und molekularbiologischer Daten angenommen, dass die seit Mitte der 1990er-Jahre beobachteten Fälle einer neuen Variante der CJK (vCJK) ihren Ursprung in der Rinderkrankheit BSE haben [16, 54, 452, 749, 750, 766]. In Deutschland existiert seit 1994 ein nationales Surveillance-System für CJK. Die Inzidenz ist seither unverändert; Fälle von vCJK sind hierzulande noch nicht aufgetreten [107].

Zusammenhang mit medizinischer Behandlung

Humane Hormone und Gewebe. Neben den sporadischen und familiären CJK-Formen sind iatrogene Fälle bekannt, die auf die Behandlung mit humanem Wachstumshormon oder Gonadotropin, auf die Transplantation von humaner Dura mater oder Cornea sowie auf operative Eingriffe am ZNS mit nicht ausreichend aufbereiteten neurochirurgischen Instrumenten zurückgeführt werden konnten [107, 175, 749, 750, 766]. Da Hormone seither gentechnologisch hergestellt werden und Dura mater mit 1N Natriumhydroxid (NaOH) vorbehandelt wird, existiert dieses Risiko heute nicht mehr.

Bluttransfusionen. Im Jahr 2004 wurde in Großbritannien über drei Fälle berichtet, aus denen die grundsätzliche Übertragbarkeit des vCJK-Agens durch Blut abgeleitet wurde [206, 477]. Die drei Empfänger hatten Bluttransfusionen von Spendern erhalten, die später an vCJK erkrankten; zwei der Empfänger erkrankten selbst an vCJK. Die im Auftrag des Bundesministeriums für Gesundheit tätige Arbeitsgruppe „Gesamtstrategie Blutversorgung angesichts vCJK" hat jedoch einen Ausschluss von Personen, die ihrerseits bereits einmal eine Bluttransfusion erhalten haben, als Blutspender abgelehnt [107].

Chirurgische Instrumente. Während bei den chirurgischen Instrumenten lange Zeit nur diejenigen, die bei Patienten mit dringendem CJK-Verdacht oder hohem CJK-Risiko für Eingriffe am ZNS verwendet wurden, mit speziellen Dekontaminationsmethoden (siehe unten) behandelt wurden, hatte das Auftreten von vCJK zur Folge, dass nun prinzipiell alle chirurgischen Instrumente (also auch solche, die nicht bei ZNS-Operationen verwendet werden) und andere Gegenstände, wie insbesondere Endoskope, die ebenfalls bei verschiedenen Patienten zum Einsatz kommen, als ein neues Risikopotenzial angesehen werden, auch wenn bei den Patienten kein vCJK-Verdacht besteht. Hintergrund dabei ist, dass bei der klassischen Form von CJK der Nachweis des Erregers nur in ZNS und Auge geführt werden konnte. Bei der retrospektiven Untersuchung von Gewebe jedoch, das anlässlich einer Operation zu einem Zeitpunkt vor der Diagnosestellung entnommen und asserviert worden war, konnte der Erreger von vCJK vereinzelt bereits vor Auftreten klinischer Symptome auch in lymphatischem Gewebe nachgewiesen werden. Und er kann offenbar auch im Blut vorkommen [54, 206, 477]. Aus dieser Möglichkeit ergibt sich die Notwendigkeit, alle wiederverwendbaren chirurgischen Instrumente so gründlich wie möglich zu reinigen, bevor sie abschließend sterilisiert werden (siehe unten) [72, 251, 518, 673].

Risiko für medizinisches Personal. Eine Übertragung von CJK auf medizinisches Personal ist noch nie gesichert worden; dies gilt auch für Personal in der Pathologie, das wegen seiner beruflichen Exposition das größte Risiko hat [61, 106, 280].

Erreger

Charakteristika

Bisher unbekanntes Agens. Bisher gibt es nur begrenzte Informationen über den Erreger [54,

172, 175, 749, 750, 766]. Danach handelt es sich um proteinhaltige, infektiöse Partikel in Form eines sich selbst replizierenden Proteins, d.h. um Protein als wesentlichen Bestandteil des infektiösen Agens (Prionentheorie). Ein Nukleinsäure enthaltendes virusartiges Agens (frühere Virustheorie) konnte nicht gefunden werden.

Ungewöhnliche Eigenschaften. Es besteht offenbar eine sehr hohe Resistenz gegen physikalische (z.B. Autoklavieren) und chemische Inaktivierungsverfahren. Ferner gibt es keine Reaktion des Immunsystems auf den Erreger, weshalb eine Diagnose der Infektion vor Auftreten der klinischen Symptomatik nicht möglich ist. Ein Erregernachweis ist nur indirekt im Tierversuch (vorwiegend durch intrazerebrale Injektion von infektiösem Material) möglich.

Übertragung

Prinzipiell keine Speziesgrenzen. TSE können prinzipiell mit infiziertem Gewebe oral und parenteral auch über Speziesgrenzen hinweg übertragen werden; im Tierexperiment gelingt die Übertragung am leichtesten mit intrazerebraler Injektion [452, 749, 750, 766]. Für manche Tiere ist dies der einzige Infektionsweg.

Medizinische Maßnahmen. Die Übertragbarkeit des CJK-Erregers bei medizinischen Maßnahmen durch kontaminierte Instrumente oder Gewebe (siehe oben) ist seit Anfang der 1970er-Jahre bekannt. Unklar ist, ob ein und, wenn ja, welches Übertragungsrisiko mit Instrumenten verbunden ist, die bei unerkannt infizierten Patienten mit vCJK eingesetzt worden sind und dabei insbesondere mit lymphatischem Gewebe, aber auch mit Blut in Kontakt gekommen sind. Wegen des theoretischen Risikos einer TSE-Übertragung durch Verwendung von chirurgischem Nahtmaterial bovinen Ursprungs wurde der Einsatz Catgut-haltiger Nahtmaterialien seit Anfang 2001 untersagt. Eine Übertragung mit Blut (z.B. Transfusion) oder eine vergleichbare Übertragung des Erregers wie bei dem Hepatitis-B-Virus (HBV) gilt für CJK als unwahrscheinlich bzw. ausgeschlossen, für vCJK inzwischen als belegt, jedoch nicht via Plasmaderivate (siehe Kap. 6) [106, 107, 206, 477].

Risikopatienten

Hinsichtlich des Übertragungsrisikos unterscheidet man aufgrund der klinischen Symptomatik zwei klassische CJK-Risikogruppen: Patienten mit hoher bzw. erhöhter CJK-Wahrscheinlichkeit (siehe Tab. 11.2). Heutzutage kommen noch die Patienten mit Verdacht auf vCJK bzw. mit klinisch wahrscheinlicher vCJK hinzu [16, 54, 175, 206, 477, 673, 749, 750, 766]. Bei allen übrigen Personen wird kein CJK-Risiko angenommen.

Risikogewebe/-körperflüssigkeiten

Der Einteilung verschiedener Körpergewebe in Risikogruppen liegen für die klassische CJK vorwiegend Daten aus tierexperimentellen Studien zugrunde (siehe Tab. 11.3) [673, 749]. Unklar ist weiterhin, in welchem Maße diese Risikoeinteilung für vCJK modifiziert werden muss. Nach neuen Erkenntnissen ist bei vCJK auch Blut (aber nicht Plasmaderivate) infektiös (siehe unten) [206, 477].

Tabelle 11.2   CJK-Risiko abhängig von der anamnestisch-klinischen Situation.

CJK-Risiko	Klinik/Anamnese
Hoch	• Patienten mit nachgewiesener (v)CJK • Patienten mit klinischem Verdacht auf (v)CJK • Träger pathogener Mutationen im Prionprotein-Gen • Mitglieder einer Familie mit CJK oder ähnlichen Krankheiten
Erhöht	• Patienten mit ungeklärter, progressiver Erkrankung des ZNS (mit und ohne Demenz) • Mitglieder von Familien, in denen derartige Erkrankungen gehäuft aufgetreten sind • Empfänger von humanen Hypophysenhormonen (Wachstumshormon oder Gonadotropine) • Empfänger von Dura-mater-Transplantaten in den Jahren 1972 bis 1987

Tabelle 11.3 Potenzielle TSE-Infektiosität von tierischen Organen und Körperflüssigkeiten.

Infektiosität	Gewebe/Körperflüssigkeit
Hoch	Auge Dura mater Gehirn Hypophyse Lunge Paravertebralganglien Rückenmark Wirbelsäule
Mäßig	Darm (Duodenum bis Rektum) Fetales Gewebe Liquor Lymphknoten Milz Nebenniere Plazenta Tonsillen Uterus
Gering	Knochenmark Leber Nasenschleimhaut Pankreas Periphere Nerven Röhrenknochen Thymus
Nicht nachgewiesen	Bindegewebe Blut Brustdrüse Euter Fäzes Fettgewebe Fibrin Galle Haare Haut Herz Hoden/Nebenhoden Knorpel Kolostrum Milch Niere Ovarien Samen Schilddrüse Sehnen Serum Skelettmuskulatur Speicheldrüse/Speichel Tränenflüssigkeit Urin

Die vier Formen der CJK
- *Sporadisch*: Etwa 85 % der CJK-Erkrankungen weltweit gehören zu den sporadischen Fällen und haben ihren Ursprung wahrscheinlich in einer spontanen Mutation des für das Prionprotein verantwortlichen Gens.
- *Iatrogen*: Weniger als 1 % der CJK-Fälle sind iatrogen bedingt. Es handelt sich um Infektionen, die in der Regel durch prionenkontaminiertes Gewebe oder Instrumente übertragen wurden (z. B. Hornhauttransplantate, humanes Wachstumshormon, Dura mater, kontaminierte neurochirurgische Instrumente oder stereotaktische Elektroden).
- *Familiär*: Bei etwa 10 % der CJK-Erkrankungen liegt eine familiäre Häufung mit einer autosomal dominant vererbten Prionmutation vor, die jedoch nicht bei allen Familienmitgliedern exprimiert wird.
- *Neue Variante (vCJK)*: Diese CJK-Form wurde erst Mitte der 1990er-Jahre bekannt und wurde möglicherweise durch Aufnahme kontaminierten Fleisches von Rindern mit BSE übertragen.

Prävention

Bei der normalen Krankenversorgung besteht weder für medizinisches Personal noch für andere Kontaktpersonen ein erhöhtes Übertragungsrisiko [749]. Bei bestimmten operativen Eingriffen (insbesondere ZNS- und Augen-Operationen) ist das Operationsteam jedoch bei Verletzungen mit Inokulation von infektiösem Material prinzipiell gefährdet. Die Tabelle 11.4 zeigt eine Übersicht der vom RKI empfohlenen Maßnahmen bei Patienten mit CJK (bzw. erkennbarem Risiko) bei invasiven Eingriffen, bei der normalen Patientenversorgung und beim Umgang mit Untersuchungsmaterial sowie das Vorgehen bei akzidentellem Kontakt mit potenziell infektiösem Material [749].

Nicht fixierende Reinigung

Kontakt mit Aldehyden oder Alkohol erschwert die Inaktivierung des CJK-Erregers durch Protein-Fixierung erheblich; dasselbe gilt für trockene

Tabelle 11.4 Maßnahmen bei Patienten mit (v)CJK bzw. erkennbarem Risiko.

Operationen	• ZNS- und Augen-Operationen
	  – Operationsteam: erfahrene Personen
	  – OP-Kleidung: neben den üblichen OP-Kitteln doppelte Handschuhe und Schutzbrille
	  – Instrumente: wegen der unklaren Dekontaminationssicherheit, soweit möglich, Einmal-Instrumente verwenden
	  – Abfall: kontaminierte Materialien, d. h. Kontamination mit infektiösem Gewebe (siehe Tab. 11.3), als sog. infektiösen Abfall entsorgen.
	• Alle übrigen Operationen
	  – Übliche Vorsichtsmaßnahmen, insbesondere ggf. persönliche Schutzausrüstung (doppelte Handschuhe, Schutzbrille) zum Schutz vor Blutkontakt

Endoskopie	• Elektive Untersuchungen
	  – Zentraler Gerätepool am Institut für Neuropathologie der Universität Göttingen (Robert-Koch-Straße 40, 37075 Göttingen, Tel.: 05 51/39 27 00, Fax: 05 51/39 84 72)
	  – Anforderung von Geräten bzw. Einsendung zur Aufbereitung
	• Nach Einsatz bei bis dahin unbekannter Diagnose
	  – Keine weiteren Maßnahmen (weder mit den Endoskopen noch mit dem E-RDG) bei routinemäßiger Aufbereitung nach Empfehlung der KRINKO (siehe Kap. 8)

Aufbereitung von Medizinprodukten (inkl. flexibler Endoskope)	• Einsatz bei Patienten mit CJK oder erkennbarem CJK-Risiko (Procedere I)
	  – Einweg-Produkte zur Verbrennung geben
	  – Wiederverwendbare Gegenstände unter den üblichen Personalschutzmaßnahmen zur Vermeidung von Verletzungen vorsichtig abwischen, um Rückstände von Gewebe und Körperflüssigkeiten zu entfernen
	  – Instrumente danach mit geöffneten Gelenken bzw. Scharnieren in ihre Siebe und dann in Container legen und diese sicher verschließen (z. B. beidseitig verplomben)
	  – Übergabe an die ZSVA bzw. den externen Aufbereiter mit Begleitschein zum Aufbewahren, bis Ergebnis der Diagnostik vorliegt
	  – Wenn Diagnose bestätigt oder abschließend nicht geklärt werden konnte, alle asservierten Instrumente verbrennen
	  – Wenn sicherer Ausschluss der Verdachtsdiagnose möglich, dann Aufbereitung der asservierten Instrumente nach den üblichen Regeln
	• Einsatz bei Patienten ohne ausdrücklichen Verdacht auf CJK (Procedere II)
	1. Thermostabile (d. h. autoklavierbare) Gegenstände
	  – Nicht fixierende Vorreinigung (ggf. im Ultraschallbad), d. h. kein Einsatz von Alkohol oder Aldehyden
	  – Maschinelle, vorzugsweise alkalische Reinigung und thermische Desinfektion
	  – Abschließend Dampfsterilisation bei 134 °C für 5 min (ggf. für 18 min, insbesondere in der HNO, Augenheilkunde und Neurochirurgie, vor allem wenn keine zuverlässige maschinelle alkalische Reinigung möglich ist)
	2. Thermolabile (d. h. nicht autoklavierbare) Gegenstände
	  – Nicht fixierende Vorreinigung (ggf. im Ultraschallbad), d. h. kein Einsatz von Alkohol oder Aldehyden
	  – Optimierte maschinelle, vorzugsweise alkalische Reinigung (z. B. flexible Endoskope)
	  – Optimierte manuelle Reinigung (auch pH-neutral) bei Gegenständen, die nicht maschinell aufbereitet werden können
	  – Ggf. abschließende Sterilisation mit geeignetem Niedertemperaturverfahren

Umgang mit Untersuchungsmaterial	• Bei Punktionen, Probeexzisionen, Blutabnahmen etc. Vorgehen entsprechend den bekannten universellen Vorsichtsmaßnahmen zum Schutz vor HBV etc. (siehe Kap. 6) • Kontaminierte Einmal-Gegenstände und Reste von Untersuchungsmaterial zur Verbrennung geben • Hirngewebeproben nach Fixierung mit Formalin für 1 h mit 95–100 %iger Ameisensäure behandeln und anschließend mit frischem Formalin nachfixieren (dadurch weitgehende Inaktivierung des Erregers) • Schutz des Sektionspersonals wie bei OP-Personal (siehe oben)

Tabelle 11.4 (Fortsetzung)

Krankenversorgung	• Kein Übertragungsrisiko bei normalem Patientenkontakt • Kein Risiko bei Kontakt mit Blut und Körperflüssigkeiten an der intakten Haut • Unterbringung der Patienten in einem Einzelzimmer nicht erforderlich • Keine weiteren Maßnahmen über die Anwendung der Standardhygienemaßnahmen hinaus erforderlich (siehe Kap. 7) • Spezielle Flächendekontamination (z. B. 2,5 % NaOCl) nur nach Kontamination mit Liquor • Geschirr, Besteck, Wäsche wie üblich aufbereiten • Abfall zum Hausmüll geben
Verletzungen (bzw. Kontamination) mit potenziell infektiösem Material	• Nach Stichverletzungen im Anschluss an Injektionen (i. v., i. m., s. c.) übliche Maßnahmen (Betriebsarzt: HBV-Diagnostik etc.) • Nach Stich- oder Schnittverletzungen bei Eingriffen am ZNS oder Auge zunächst ausgiebig mit Wasser spülen • Hautwunden anschließend für 5–10 min mit 1N NaOH oder mit 0,5 % NaOCl desinfizieren und danach nochmals gründlich mit Wasser spülen (Hautverträglichkeit von NaOH besser als von NaOCl), evtl. chirurgische Exzision der Verletzungswunde • Schleimhäute und intakte Haut nach Verspritzen von potenziell infektiösem Material gründlich mit Wasser spülen

Hitze. Deshalb soll eine Behandlung potenziell kontaminierter Gegenstände mit Alkohol oder Aldehyden, wenn überhaupt, immer erst nach einer gründlichen nicht fixierenden (Vor-)Reinigung erfolgen [251, 749, 750, 766].

Endoskopie

Entsorgung flexibler Endoskope unmöglich. Wegen der hohen Kosten eines Endoskops ist eine Entsorgung nach Gebrauch absolut ausgeschlossen. Eine sichere Aufbereitung potenziell kontaminierter Endoskope steht für Krankenhäuser (und niedergelassene Ärzte) nicht zur Verfügung. Deshalb wurde für Patienten mit CJK (oder bei begründetem Verdacht) ein zentraler Gerätepool eingerichtet, aus dessen Sortiment Gastroskope und Koloskope für elektive Untersuchungen gemietet werden können (s. Tab. 11.4). Anschließend werden die gebrauchten Endoskope nach manueller Vorreinigung mit alkalischem Reiniger (ohne Aldehydzusatz) wieder dorthin zurückgeschickt und dort mit speziellen Verfahren aufbereitet. Ebenso können eigene notfallmäßig eingesetzte Endoskope zur Dekontamination an dieses Zentrum geschickt werden.

Magenfistel. Die häufigste Indikation für eine Gastroskopie bei Patienten mit CJK-Verdacht ist die Anlage einer perkutanen endoskopischen Gastrostomie (PEG). Eine Möglichkeit, die problematische Endoskop-Aufbereitung nach diesem Eingriff zu umgehen, ohne im Rahmen einer konventionellen Operation eine Witzel-Fistel anlegen zu müssen, ist die CT-gesteuerte Anlage einer Magenfistel.

CJK erst später bekannt. Selbst wenn sich erst im Anschluss an eine endoskopische Untersuchung bei einem Patienten eine CJK-Erkrankung herausstellen sollte und somit das Endoskop in Unkenntnis dieser Diagnose bereits nach den üblichen Regeln aufbereitet wurde, muss man kein Risiko für die anschließend mit diesem Gerät untersuchten Patienten befürchten. Ebenso wenig gibt es Anlass anzunehmen, dass das E-RDG kontaminiert sei und dadurch möglicherweise die in der Zwischenzeit darin aufbereiteten Endoskope kontaminiert wurden. Wenn die Aufbereitung von Endoskopen routinemäßig nach den Empfehlungen der KRINKO durchgeführt wird (siehe Kap.12.4), kann man nach Auffassung des RKI (persönliche Mitteilung) davon ausgehen, dass durch die empfohlenen primären manuellen Reinigungsmaßnahmen zusammen mit der anschließenden maschinellen Reinigung alle organischen Rückstände ausreichend beseitigt wurden, sodass ein Übertragungsrisiko mit hoher Wahrscheinlichkeit nicht mehr bestehen kann. Nachträgliche Aufbereitungsmaßnahmen (des ursprünglich verwendeten Endoskops sowie aller anderen anschließend in demselben E-RDG aufbereiteten Endoskope) sind demnach weder erforderlich noch sinnvoll.

Risiko nach Fachgebieten

Einzelne medizinische Fachgebiete sind potenziell häufiger als andere mit CJK-Patienten konfrontiert. Die Tabelle 11.5 gibt eine Übersicht über die speziellen Vorsichtsmaßnahmen.

Tabelle 11.5 Besondere Vorsichtsmaßnahmen bei (v)CJK-Risikopatienten.

Fachgebiet	Prävention
Neurologie	Einsatz von Einmal-Material (z. B. Elektroden für EMG)
Augenheilkunde	Berührungsfreie Tonometer bei Risikopatienten (Tränenflüssigkeit *nicht* infektiös)
Transplantation	Keine Organ- oder Gewebespenden bei Personen • aus CJK-Risikogruppen (siehe Tab. 11.2) • mit unklaren ZNS-Erkrankungen • die in psychiatrischen Kliniken verstorben sind • die mit humanen Hypophysenhormonen behandelt worden sind

11.3 Gastrointestinale Infektionen

Ursachen nosokomialer gastrointestinaler Infektionen

Nosokomial vs. nicht nosokomial

Zuordnung nicht eindeutig. Über die Inzidenz gastrointestinaler Infektionen bei stationären Patienten ist relativ wenig bekannt. Eine Vielzahl von Erregern kommt prinzipiell ursächlich in Betracht (z. B. Enteritis-Salmonellen, Shigellen, Campylobacter jejuni, Noroviren, Rotaviren); für nosokomiale Infektionen ist in den meisten Fällen Clostridium difficile verantwortlich [245, 381, 745]. Rotaviren spielen bei kleinen Kindern eine größere Rolle (siehe Kap. 12.9). Inkubationszeiten können für gastrointestinale Infektionen meist nur in einem relativ weiten Bereich angegeben werden (s. Tab. 11.6). Deshalb ist es bei Einzelfällen manchmal schwierig zu entscheiden, ob eine Infektion nosokomial oder bereits vor der stationären Aufnahme erworben wurde.

Diagnostik bei stationären Patienten. Da bei mehrere Tage hospitalisierten Patienten typische darmpathogene Keime, wie Salmonellen, nur sehr selten die Ursache von gastrointestinalen Infektionen sind, wurde verschiedentlich empfohlen, diese Erreger bei der Stuhldiagnostik aus Kostengründen nicht zu berücksichtigen [49, 301, 510, 824]. Stattdessen soll nach der sog. Drei-Tage-Regel bei

Tabelle 11.6 Erreger gastrointestinaler Infektionen: Inkubationszeit und Infektionsdosis.

Erreger	Inkubationszeit	Infektionsdosis
Enteritis-Salmonellen Yersinia enterocolitica	6 h bis 10 d 3–5 d	meist hoch (>10^5 KBE)
Shigellen EHEC andere darmpathogene E. coli Campylobacter jejuni/coli Vibrio cholerae Noroviren Rotaviren Cryptosporidium parvum Salmonella typhi/paratyphi[1]	12 h–8 d 1–3 d Stunden bis 1–3 d 2–7 d 2–5 d 12–48 h 1–4 d 3–12 d 7–12 d	meist gering (10 bis 100 KBE bzw. Viruspartikel)
Clostridium difficile	keine Angabe möglich	nicht bekannt

[1] Erreger systemischer Infektionen, die mit dem Stuhl ausgeschieden werden

Patienten, die länger als 72 h stationär sind, nur nach C. difficile und bei Kindern nach Rotaviren gesucht werden; liegt jedoch eine blutige Diarrhö vor oder besteht Verdacht auf einen Ausbruch, sollen auch die typischen darmpathogenen Erreger in die Diagnostik eingeschlossen werden (siehe Kap. IV) [301].

Die übliche umfassende bakteriologische Stuhldiagnostik soll nach einer anderen Empfehlung nur dann vorgenommen werden, wenn eines der folgenden drei Kriterien gegeben ist [49]:
- Auftreten einer Diarrhö innerhalb von 72 h nach stationärer Aufnahme,
- Auftreten einer Diarrhö mehr als 72 h nach stationärer Aufnahme und
- Alter über 65 Jahre bei Grundkrankheit mit dauerhaft veränderter Organfunktion

oder
- HIV-Infektion,

oder
- schwere Neutropenie < 500 Neutrophile/mm³,

oder
- Verdacht auf Ausbruch,

oder
- Verdacht auf Manifestation einer enteralen Infektion ohne Diarrhö (z. B. Polyarthritis).

Nosokomiale Ursache überprüfen. Es muss auch berücksichtigt werden, dass manche Patienten, die längere Zeit hospitalisiert sind, entweder von ihren Angehörigen zusätzlich mit Essen versorgt werden oder, wenn sie mobil sind, gelegentlich auch außerhalb des Krankenhauses zum Essen gehen. Bei Auftreten von Durchfällen sollte man die Patienten auch nach derartigen Gewohnheiten fragen, um zum einen eine sinnvolle Diagnostik nicht zu unterlassen und zum anderen beispielsweise einen evtl. positiven Salmonellen-Befund richtig einordnen zu können, nämlich definitionsgemäß zwar als nosokomial, aber eben doch nicht im strengen Sinne im Krankenhaus erworben.

Nosokomiale Ausbrüche

Ausbrüche nosokomialer gastrointestinaler Infektionen gehen meist von kontaminierter Nahrung aus (siehe Kap. 17). Diese kann primär kontaminiert sein (z. B. Eier mit S. enteritidis) oder sekundär bei der Zubereitung kontaminiert werden (z. B. Küchenpersonal, das Salmonellen ausscheidet und nicht ausreichend auf die Händehygiene achtet). Wegen der leichten Übertragbarkeit sind häufig Noroviren (siehe Kap. 13.1) für nosokomiale Ausbrüche verantwortlich. Die Mehrzahl der endemischen Fälle nosokomialer gastrointestinaler Infektionen wird auf fäkal-oralem Weg durch direkten oder indirekten Kontakt übertragen.

Clostridium-difficile-assoziierte Diarrhö

Infektionen durch C. difficile (CDAD = C. difficile-assoziierte Diarrhö) nehmen unter den nosokomialen gastrointestinalen Infektionen den bedeutendsten Platz ein. Seit ca. 30 Jahren ist C. difficile als Ursache der pseudomembranösen Kolitis in fast allen Fällen (siehe Abb. 11.2) sowie der antibiotikaassoziierten Diarrhö in 15–25 % der Fälle bekannt, aber neuerdings wurden aus den USA und Schweden außerhalb des Krankenhauses erworbene CDAD-Fälle berichtet, wobei bei einigen von ihnen keine Antibiotikatherapie vorausgegangen war [47, 48, 82, 409].

Läsion der Darmschleimhaut

Erstmals beschrieben wurde das Krankheitsbild der pseudomembranösen Kolitis lange vor der an-

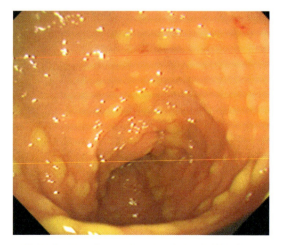

Abb. 11.2 Pseudomembranöse Enterokolitis (Foto: U. Stenger).

tibiotischen Ära (1893) bei einer jungen schwerkranken Frau mit einem Magentumor [48]. Einige Wochen postoperativ traten schwere Durchfälle auf, und bei der Autopsie wurden „diphtherische Membranen" beschrieben. In den 50er-Jahren war die pseudomembranöse Kolitis eine relativ häufige Komplikation. Bei Stuhluntersuchungen wurde oft S. aureus nachgewiesen, der lange Zeit für den Erreger gehalten wurde. Als 1959 Vancomycin auf den Markt kam, wurden die Patienten deshalb mit Vancomycin per os behandelt, und es war wirksam. 1974 wurde erstmals eine systematische endoskopische Untersuchung bei Patienten mit antibiotikaassoziierter Diarrhö und pseudomembranöser Kolitis durchgeführt. Man fand überraschenderweise eine pseudomembranöse Kolitis bei 10% der Patienten, die mit Clindamycin therapiert wurden; S. aureus war jedoch nicht nachweisbar. Allerdings scheint damit S. aureus als Ursache für bestimmte pseudomembranöse Darmerkrankungen nicht ausgeschlossen zu sein, denn es gab kürzlich einen Bericht über einen Patienten mit Pseudomembranen im Dünndarm, bei dem S. aureus (als MRSA) isoliert werden konnte; dieser Patient hatte gleichzeitig Pseudomembranen im Kolon mit Nachweis von C. difficile [270].

Toxinproduktion und Diagnostik

C. difficile wurde 1935 das erste Mal beschrieben und, weil schwer anzuzüchten, wurde es zunächst „Bacterium difficile" genannt [48, 82]. Man fand es auch im Stuhl von asymptomatischen Neugeborenen und interpretierte den Befund deshalb als Besiedlung. Erst 1974 wurden die weite Verbreitung von C. difficile in der Umwelt und im Darm von Tieren sowie die Toxinproduktion nachgewiesen.

Toxine. Eine Toxinproduktion wurde auch schon 1943 in Tierversuchen beobachtet, ohne dass man aber damals die Verbindung zwischen der Besiedlung im Darm und der verabreichten Antibiotikatherapie ziehen konnte [777]. 1974 beobachtete man zytotoxische Veränderungen in Gewebekulturen, die mit Darminhalt von Meerschweinchen inokuliert worden waren, und hielt dies für einen Viruseffekt. 1977 wurde dann erstmals das zytopathische Toxin im Stuhl von Patienten mit pseudomembranöser Kolitis nachgewiesen. Erst Ende der 70er-Jahre erkannte man die Assoziation zwischen der Läsion der Darmschleimhaut (und damit der klinischen Symptomatik), dem Erreger und seinen Toxinen (siehe Tab. 11.7).

Seit einigen Jahren wird das sog. binäre Toxin als möglicher weiterer Virulenzfaktor angesehen. Es wurde bei ca. 10% der Isolate nachgewiesen, seine Rolle aber als Ursache für besonders schwere klinische Verläufe ist noch nicht belegt [409, 410, 780]. Diese Stämme besitzen die kompletten Toxingene TcdA und TcdB sowie das Gen für das binäre Toxin CDT [82, 409, 777]. Charakteristisch für diese Stämme ist

- eine Überproduktion von TcdA (16-fach) und TcdB (23-fach) vermutlich aufgrund einer Veränderung im negativen Regulatorgen TcdC (die gleichen Gene konnte man in „historischen" ca. 25 Jahre alten Stämmen nachweisen) [82, 777] sowie
- die Resistenz gegen Erythromycin und insbesondere Chinolone, aber Empfindlichkeit gegen Metronidazol, Vancomycin und Clindamycin. In Deutschland ist ein solcher Stamm bisher nur in wenigen Regionen in Einzelfällen beobachtet worden (www.rki.de > Epi Bull 2007, Nr. 46). Im Vergleich zu diesen „historischen" Stämmen zeichnen sich die neuen epidemischen Stämme durch die Resistenz gegen Chinolone aus, wodurch sie möglicherweise einen selektiven Vorteil gegenüber anderen heutigen Stämmen bekommen haben.

Diagnostik. Bei der C. difficile-Diagnostik werden routinemäßig Tests verwendet, mit denen die Toxine A und B nachgewiesen werden; eine Kultur wird nicht regelmäßig mitgeführt, obwohl dies aus epidemiologischer Sicht erforderlich wäre, weil nur

Tabelle 11.7 Toxine von C. difficile.

Bezeichnung		Toxintyp
Toxin A	TcdA	Enterotoxin
Toxin B	TcdB	Zytotoxin
Binäres Toxin	CDT[*]	Aktinspezifische ADP-Ribosyltransferase

[*] C. difficile-Transferase

dann ein genotypischer Vergleich möglich wäre [47, 409]. Die Tabelle 11.8 zeigt die Nachweishäufigkeit von C. difficile in der Kultur bzw. der Toxine bei unterschiedlichen Personen- bzw. Patientengruppen. Bei Pflegepersonal gibt es die verbreitete Auffassung, dass man die Diagnose der CDAD am Geruch des Stuhls stellen kann. Dass dies relativ gut begründet ist, zeigt eine kleine Studie, die in immerhin 79% eine mit der Labor-Diagnostik übereinstimmende „olfaktorische" Diagnose – im positiven wie im negativen Sinne – bestätigen konnte, wenn dies auch mit knapp 80% eine Diagnostik mit geringer Sensitivität darstellt [108].

Pathophysiologie

Antibiotika und C. difficile. Voraussetzungen für das Auftreten einer CDAD sind (meist) eine Antibiotikaexposition und das Vorhandensein von C. difficile im Darm. Es gibt einen direkten Zusammenhang zwischen der Schwere der Erkrankung und dem Nachweis von C. difficile. Bei unkomplizierter antibiotikaassoziierter Diarrhö sind meist weder C. difficile noch seine Toxine nachweisbar, und man spricht dann auch von „Dysbiose" der Darmflora; die Antibiotika-Exposition führt zu einer Störung des ökologischen Gleichgewichts der Darmflora (auch Zytostatika können diese Wirkung haben).

Toxinempfindlichkeit. Wenn C. difficile im Darm vorhanden ist, kann der Erreger sich unter diesen veränderten Bedingungen vermehren und mit der Produktion der Toxine beginnen. Die Toxinproduktion findet jedoch nicht immer statt. Dass die Empfindlichkeit der Schleimhaut gegenüber den Toxinen altersabhängig unterschiedlich ist, zeigt die häufige asymptomatische Besiedlung von Neugeborenen, bei denen im Gegensatz zu asymptomatisch besiedelten Erwachsenen etwa gleich häufig auch die Toxine nachweisbar sind (s. Tab. 11.8).

Schutz vor Infektion durch Besiedlung? Eine primäre symptomlose Kolonisation mit C. difficile (aber nicht die verbleibende Kolonisation nach Therapie einer CDAD) scheint unabhängig davon, ob die Stämme Toxin bilden oder nicht, eher vor einer CDAD zu „schützen", wobei der Mechanismus noch unklar ist [589]. Möglicherweise verhindern diese Stämme eine Besiedlung des Darmes mit virulenteren Stämmen. Kürzlich wurde darüber berichtet, dass die Produktion von Antikörpern gegen Toxin A als Immunantwort während einer primären Episode einer CDAD vor einem Rezidiv schützt [442]. Sicher scheint jedenfalls zu sein, dass Patienten, die erstmals bei einem stationären Aufenthalt besiedelt werden, ein höheres Risiko haben, eine CDAD zu entwickeln, als Patienten, die bereits von einem früheren Aufenthalt her besiedelt sind [82].

Risikofaktoren

Antibiotikaexposition. Als Hauptrisikofaktor gilt prinzipiell jegliche Therapie mit Antibiotika. Dabei ist neben der Anwendung von Clindamycin und Ampicillin die häufige Anwendung von Cephalosporinen der Gruppe 3 von großer Bedeutung, und in den letzten Jahren zeigte sich, dass die neuen Chinolone (z. B. Ciprofloxacin, Moxifloxacin) offenbar die Selektion toxinproduzierender Stämme fördern [48, 82, 217, 245, 278, 321, 381, 382, 409, 589, 633, 745]. Nach bisherigen Beobachtungen scheint vermehrtes endemisches Auftreten von CDAD in Deutschland auch mit der häufigeren Anwendung von Chinolonen verbunden zu sein [408].

Potenzielle weitere Risikofaktoren. Außerdem werden folgende Faktoren genannt: Malignom,

Tabelle 11.8 Nachweishäufigkeit von C. difficile bei verschiedenen Personen- bzw. Patientengruppen.

Personen- bzw. Patientengruppen	Nachweis (%)	
	Kultur	Toxin
Gesunde Erwachsene	2–3	0
Gesunde Neugeborene	5–70	5–63
Stationäre Patienten mit		
• Diarrhö ohne Antibiotika-Exposition	2–3	0,5
• antibiotikaassoziierter Diarrhö	15–25	10–25
• Pseudomembranöser Kolitis	95–100	95–100

Chemotherapie, Bestrahlung, Immunsuppression, HIV-Infektion, höheres Lebensalter, längerer oder wiederholter Krankenhausaufenthalt, abdominale Operationen, Darmmotilitätshemmer und Protonenpumpeninhibitoren [48, 82, 149, 217, 245, 381, 398, 520, 745]. Ob diese Faktoren jedoch spezifisch für CDAD sind, ist nicht geklärt, da die Vergleichsgruppen in fast allen Untersuchungen aus Patienten ohne Diarrhö gebildet wurden. Interessanterweise fanden sich nämlich in anderen Untersuchungen keine CDAD-spezifischen Risikofaktoren, wenn die Vergleichsgruppe aus Patienten mit Diarrhö ohne C. difficile-Nachweis bestand [409].

Klinische Symptomatik

Man kann typische Symptome und schwere Komplikationen unterscheiden [48, 245, 381, 745]. Typische Symptome sind krampfartige Bauchschmerzen, subfebrile Temperaturen, Leukozytose im Blutbild, Leukozyten im Stuhl und wässrige Durchfälle. Zu den schweren Komplikationen gehören die pseudomembranöse Kolitis, hohes Fieber (>40 °C), Hypalbuminämie mit Ödembildung, toxisches Megakolon sowie chronische Diarrhö (Wochen bis Monate) nach Absetzen der ursächlichen Antibiotikatherapie.

Therapie

Spezifische Therapie nicht immer erforderlich. Heute wird nahezu jeder auffällige Stuhl bei stationären Patienten auch auf C. difficile-Toxin untersucht. Nicht selten ist ein positiver Befund automatisch auch Anlass für eine spezifische Antibiotikatherapie. In der Literatur wird jedoch die Auffassung vertreten, dass mindestens zwei Drittel dieser Patienten keine Antibiotikatherapie benötigen, weil die Symptomatik mit Absetzen der auslösenden Antibiotikatherapie schnell verschwindet [48, 245, 278, 381, 745]. Für die Entscheidung zur Gabe von Antibiotika bei positivem Toxin-Nachweis wurden deshalb die folgenden Empfehlungen gegeben [48, 301]:
- Fortbestehen der Diarrhö trotz Absetzen der induzierenden Antibiotikatherapie,
- Primär schwere Symptomatik, z. B. ansonsten nicht erklärbares Fieber, Leukozytose, floride Diarrhö, Ileus, toxisches Megakolon oder Zeichen der Kolitis bei Endoskopie oder im CT,
- Notwendigkeit der Fortführung der auslösenden Antibiotikatherapie (z. B. Endokarditis, Osteomyelitis).

Mittel der Wahl. Metronidazol wird zumindest für die leichteren Verlaufsformen weiterhin international als Mittel der Wahl empfohlen; bei schweren Verläufen scheint nach aktuellen Untersuchungen aber doch Vancomycin die bessere Effektivität zu haben (siehe Tab. 11.9) [48, 82, 278, 301, 832]. Wegen der seit Ende der 1980er-Jahre beobachteten Entwicklung vancomycinresistenter Enterokokken (VRE) wurde Anfang der 1990er-Jahre empfohlen, Vancomycin grundsätzlich restriktiv einzusetzen (siehe Kap. 16.1). Inzwischen gibt es aber Hinweise dafür, dass eher Cephalosporine der Gruppe 3 und andere Breitspektrum-Antibiotika, die die sensible Darmflora – inkl. der für das ökologische Gleichgewicht der Darmflora so bedeutsamen Anaerobier – wesentlich beeinträchtigen, für die Selektion von VRE verantwortlich zu sein scheinen [321].

Die Frage, ob Metronidazol oder Vancomycin gleichermaßen – oder Vancomycin sogar besser – für die Therapie der schweren Verlaufsformen der CDAD geeignet seien oder ob die Kombination von z. B. Metronidazol mit Rifampicin die Zahl der Rezidive reduzieren könnte, ist ungeklärt [82, 604]. Ein aktueller systematischer Review, in dem

Tabelle 11.9 Antibiotikatherapie bei CDAD.

	Antibiotikum	Dosis	Verabreichung	Dauer
Mittel der Wahl	Metronidazol	4×250 bis 3×500 mg	per os	10 Tage
Alternative	Vancomycin	4×125 bis 4×250 mg	per os	10 Tage

acht Antibiotika auf ihre Effektivität untersucht wurden, hat keine eindeutige Überlegenheit einer Substanz zeigen können; allenfalls fand sich bei Teicoplanin in einigen Studien ein gewisser Vorteil gegenüber den anderen Antibiotika [565]. Wichtig ist in jedem Fall jedoch zu berücksichtigen, dass Vancomycin immer per os verabreicht werden muss, da die Substanz bei parenteraler Gabe nicht ins Darmlumen gelangt.

Mehr wirksame Substanzen als diese beiden Antibiotika stehen jedoch derzeit auch nach 30 Jahren Erfahrung mit CDAD nicht zur Verfügung. Möglicherweise wird mit Tolevamer, einem C. difficile-Toxin-bindenden Polymer, eine neue therapeutische Option kommen [82, 278].

Rezidive

Häufig auch Neuinfektionen. Rezidive treten in bis zu 20% der Fälle nach primär erfolgreicher Therapie auf und sind oft nur schwer zu beherrschen, manche Patienten haben sogar über lange Zeit wiederholt Rezidive [48, 278]. Allerdings weiß man inzwischen aufgrund molekularbiologischer Typisierung, dass etwa 50% der „Rezidive" eigentlich Neuinfektionen mit anderen Stämmen von C. difficile sind. Risikofaktoren für Rezidive sind hohes Lebensalter, ausgeprägte Leukozytose bei der Erstmanifestation und Antibiotikatherapie nach der ersten CDAD-Episode. Das größte Risiko für Rezidive ist allerdings das Rezidiv selbst, denn nach dem ersten Rezidiv besteht mit 50–65% eine hohe Wahrscheinlichkeit für weitere Rezidive [82].

Therapie. Ziel der Therapie beim Rezidiv ist die Wiederherstellung eines normalen Gleichgewichts der Darmflora. Man beginnt zunächst wieder mit Metronidazol (Dosis und Dauer wie bei primärer Infektion; siehe Tab. 11.9). Anschließend wird empfohlen, für mindestens drei Wochen (einzeln oder kombiniert) Colestyramin oder eine Biotherapie mit Saccharomyces boulardii bzw. Laktobazillen zu verabreichen, um wieder eine physiologische Darmflora aufzubauen. Dieser Therapieansatz wird jedoch nach wie vor kontrovers beurteilt [48, 278].

CDAD-Prävention durch rationalen Umgang mit Antibiotika

Antibiotikagabe möglichst schmal und kurz. Ein vernünftiger Umgang mit Antibiotika bei Therapie und perioperativer Prophylaxe ist neben der Beachtung einfacher Infektionskontrollmaßnahmen die wichtigste Voraussetzung, um das Auftreten von CDAD zu verhüten (siehe Kapitel V). Grundsätzlich kann jedes Antibiotikum zur Selektion von C. difficile führen [48, 277, 589, 633]. Selbstverständlich müssen Antibiotika bei gesicherten oder vermuteten bakteriellen Infektionen eingesetzt werden. Häufig wird aber nicht ausreichend berücksichtigt, dass die Antibiotikatherapie im individuellen Fall so „schmal" wie möglich sein und so kurz wie möglich verabreicht werden soll. Insbesondere bei CDAD-Risikopatienten, z.B. Malignompatienten, müssen diese beiden Prinzipien der Antibiotikatherapie beachtet werden.

Antibiotikatherapie objektiv vertretbar. Aber auch nicht durch schwere Erkrankungen beeinträchtigte Patienten können von CDAD betroffen sein, wenn sie lange mit Antibiotika behandelt werden. Eine Antibiotikatherapie muss hinsichtlich Substanzwahl und Dauer immer rational nachvollziehbar sein. Nicht selten kann man bei Patienten mit CDAD sehen, dass eine unsystematische und viel zu lange Antibiotikatherapie vorausging. Die CDAD ist keineswegs immer zu verhüten, aber die auslösende Antibiotikatherapie (oder ggf. perioperative Prophylaxe) muss – auch aus haftungsrechtlichen Gründen – objektiv vertretbar sein.

Ursache perioperative Antibiotikaprophylaxe. Auch die perioperative Antibiotikagabe kann zur Selektion von C. difficile führen. Dies ist ein weiterer Grund dafür, eine Ein-Dosis-Prophylaxe mit einem Basis-Antibiotikum (= schmales Wirkungsspektrum unter Einschluss von Staphylokokken, z.B. ältere Cephalosporine) zu bevorzugen und keine Breitspektrum-Antibiotika zu verwenden, weil sie ohnehin wegen unzulänglicher Wirksamkeit gegen S. aureus nicht für diese Indikation geeignet sind (siehe Kap. V).

Andere Erreger

Enteritis-Salmonellen

Meist lebensmittelassoziiert. Salmonellen gehören außerhalb des Krankenhauses zu den häufigen Erregern einer – meist lebensmittelbedingten – Gastroenteritis [13, 763]. Nosokomiale Infektionen durch Salmonellen sind dagegen sehr selten [510]. Gelegentlich wird aber über gehäufte Infektionen berichtet, wie kürzlich über einen Ausbruch mit einer Chinolon-resistenten Salmonella enterica, Serovar Schwarzengrund [584]. Es gibt eine Fülle verschiedener Enteritis-Salmonellen (= Serovare); am häufigsten ist in Deutschland mit 45% aller Salmonellen-Isolate S. enteritidis [763].

Im Gegensatz zu den Enteritis-Salmonellen ist S. typhi heute in Deutschland nicht mehr endemisch.

Häufig hohe Infektionsdosis. Normalerweise sind relativ hohe Keimzahlen (bis 10^6 KBE) für eine Infektion erforderlich (siehe Tab. 11.6), bei Patienten mit eingeschränkter Immunfunktion (z. B. Früh-/Neugeborene, alte Patienten, immunsupprimierte Patienten) können aber auch wesentlich geringere Keimzahlen ausreichend sein ($\geq 10^2$ KBE) [763]. Das Übertragungsrisiko für gesunde Kontaktpersonen (medizinisches Personal, Besucher) und für immunkompetente Mitpatienten ist bei normaler persönlicher Hygiene (d. h. zuverlässigem Händewaschen nach dem Stuhlgang) sehr gering.

Shigellen

Shigellen kommen in Deutschland seit einigen Jahren nicht mehr endemisch vor, sondern werden vorwiegend von Auslandsaufenthalten mitgebracht [763]. Im Vergleich zu Salmonellen sind allerdings auch bei immunkompetenten Personen wesentlich geringere Keimzahlen für eine Infektion ausreichend (10 KBE) (siehe Tab. 11.6) [245, 745, 763]. Trotzdem sind nosokomiale Übertragungen selten. Bei der Versorgung von hospitalisierten Patienten mit Shigellen-Infektion ist deshalb die Händehygiene absolut vorrangig.

Campylobacter jejuni/coli

Weltweit verbreitet und eine der häufigsten Ursachen außerhalb des Krankenhauses erworbener Diarrhöen sowie von Reisediarrhö ist C. jejuni/coli [245, 745, 763]. Bei Tieren ist Campylobacter spp. weit verbreitet, auch bei Haustieren, die asymptomatisch besiedelt sind. Besonders betroffen sind Schweinefleisch und Geflügel, aber auch Rohmilch kann kontaminiert sein [759, 763]. Nur sehr selten ist Campylobacter spp. die Ursache nosokomialer Infektionen, obwohl die erforderliche Infektionsdosis niedrig ist (siehe Tab. 11.6) [763].

Darmpathogene Escherichia coli

Außerhalb des Krankenhauses ist E. coli als häufiger Erreger der Reisediarrhö bekannt. Man un-

Tabelle 11.**10** Charakteristika darmpathogener Escherichia coli.

Enterotoxische E. coli (ETEC)	• Hitzelabile und hitzestabile Enterotoxine • Ursache der sog. Reisediarrhö
Enteropathogene E. coli (EPEC)	• Sog. Dyspepsie-Coli • Früher in der Neonatologie von Bedeutung • Heute epidemiologische Rolle unklar
Entroinvasive E. coli (EIEC)	• Klinisches Bild der Dysenterie • Ursache der sog. Reisediarrhö
Enteroaggregative E. coli (EAEC)	• Ursache chronischer Diarrhö (v. a. bei HIV-Infektion) • Ursache der sog. Reisediarrhö
Enterohämorrhagische E. coli (EHEC)	• Sog. Vero- oder Shiga-Toxine verantwortlich • Assoziation mit hämolytisch-urämischem Syndrom (HUS)

terscheidet verschiedene darmpathogene E. coli (siehe Tab. 11.**10**) [281, 398, 763]. Eine besondere Rolle spielen die enterohämorrhagischen E. coli (EHEC, auch VTEC genannt = Vero-Toxin produzierende E. coli) [245, 524, 557, 597, 745, 763], vor allem Serotyp O157:H7, aber auch andere Serotypen, wie O111, O103 und O26, kommen zunehmend häufiger vor.

Hämolytisch-urämisches Syndrom. Die besondere medizinische Bedeutung von EHEC liegt in der Assoziation mit dem postinfektiös auftretenden hämolytisch-urämischen Syndrom (HUS), das möglicherweise die häufigste Ursache von akutem Nierenversagen im Kindesalter darstellt (und auch nach Shigellen-Infektion auftreten kann) [245, 341, 524, 557, 597, 745, 763]. Eine Antibiotikatherapie bei EHEC-Infektion gilt heute als wichtiger Risikofaktor für die Entwicklung eines HUS, weshalb Antibiotika, ganz gleich welche Substanz, nicht verabreicht werden sollen [822].

Möglicherweise wird durch den Einfluss der Antibiotika die Produktion oder die Freisetzung von Shiga-Toxin aus den EHEC-Zellen gefördert. Das HUS kann aber auch bei Patienten auftreten, die nicht antibiotisch behandelt wurden. Deshalb muss die Prävention von EHEC-Infektionen im Vordergrund stehen, und das bedeutet, dass insbesondere Kleinkinder keine potenziell kontaminierten Nahrungsmittel (siehe unten) zu sich nehmen dürfen.

EHEC. Klinisch manifestiert sich die Infektion als hämorrhagische Kolitis. Dabei können manchmal sogar nur rektale Blutungen vorhanden sein, wodurch der klinische Verdacht nicht auf das Vorliegen einer Darminfektion gelenkt wird [341, 793]. Dies ist bei EHEC deshalb von besonderer epidemiologischer Bedeutung, weil sehr geringe Keimzahlen (10 KBE) ausreichend sind, um eine Infektion auszulösen (siehe Tab. 11.**6**) [245, 745, 763]. Sog. Vero- (benannt nach der Vero-Zellkultur) bzw. Shiga-Toxine sind die Ursache der Krankheitssymptome.

Außerhalb des Krankenhauses ist EHEC als Ursache von schweren Ausbrüchen durch *kontaminierte Nahrungsmittel* (vor allem Rindfleisch und Milchprodukte, aber auch unpasteurisierte Fruchtsäfte) mit HUS-bedingten Todesfällen bekannt [245, 341, 745, 763]. Nosokomiale Infektionen sind im Rahmen von Ausbrüchen vorwiegend aus psychiatrischen Kliniken und Altenpflegeheimen berichtet worden; auch Übertragungen auf medizinisches Personal wurden beschrieben [171]. In seltenen Fällen kann EHEC offenbar auch für eine pseudomembranöse Kolitis verantwortlich sein [404].

Andere Bakterien

Selten einmal kann Pseudomonas aeruginosa die Ursache einer nosokomialen Diarrhö sein; dies wird jedoch nur bei abwehrgeschwächten Patienten beobachtet [1]. Gelegentlich wird auch über enterotoxinproduzierende Stämme von Klebsiella pneumoniae berichtet [245, 745].

Manchmal wird Clostridium perfringens als Erreger von Darminfektionen ohne Bezug zu Nahrungsmitteln genannt; die Bildung von Enterotoxin wird bei diesen Stämmen für die klinische Symptomatik verantwortlich gemacht, die stärker ausgeprägt ist als bei nahrungsmittelbedingten Infektionen mit C. perfringens [48].

Über die Bedeutung aller dieser Erreger als Ursache für die klinischen Symptome der Gastroenteritis herrscht jedoch relative Unklarheit. Bei AIDS-Patienten sind die Vertreter des Mycobacterium avium-Komplexes häufige Erreger von Infektionen und können auch Ursache wässriger Diarrhöen mit ausgeprägter klinischer Symptomatik sein [398].

Cryptosporidium parvum

Cryptosporidium parvum gehört zu den Protozoen und ist bei HIV-infizierten Personen ein häufiger Erreger von Darminfektionen; der besondere Immundefekt prädestiniert diese Personen zu schweren chronischen Infektionen mit Cryptosporidien [398]. Nicht selten aber wird C. parvum auch bei alten Menschen und gelegentlich bei immunkompetenten jüngeren Personen nachgewiesen, bei denen sie jedoch meist unproblematische, selbstlimitierende Infektionen hervorrufen [561]. Bis Mitte der 1970er-Jahre waren Cryptosporidien nur als Erreger bei Tieren bekannt. Um Übertragungen bei der Patientenversorgung zu verhindern, ist die Beachtung der üblichen Standardhygiene-Maßnahmen wichtig.

Viren

Zu den Viren, die mit Gastroenteritis assoziiert sind, gehören vor allem Rota-, Astro-, Adeno- und von den Caliciviren insbesondere Noroviren (früher: Norwalk- und Norwalk-ähnliche Viren oder „small round structured viruses" [225, 245, 348, 745]. Weltweit haben alle diese Viren als Erreger von Durchfallerkrankungen große Bedeutung.

Noroviren.

- *Besonderheiten*: Noroviren wurden erst Anfang der 1970er-Jahre beschrieben [225, 348]. Norovirusinfektionen sind häufig mit einer Kontamination von Wasser und Nahrungsmitteln assoziiert. Die Infektionsdosis ist sehr gering: 10–100 Viruspartikel sind ausreichend, um eine Infektion zu verursachen (siehe Tab. 11.**11**) [225, 348]. Sie verursachen typischerweise heftige gastrointestinale Infektionen mit profusem Erbrechen und schweren Durchfällen, wobei die Viren nicht nur in hoher Zahl im Stuhl ($>10^6$ Viruspartikel), sondern auch im Erbrochenen nachweisbar sind. Wegen der nicht selten ohne Prodromi einsetzenden klinischen Symptomatik kann es zu einer nicht kontrollierbaren erheblichen Umgebungskontamination kommen, die wiederum – neben der geringen Infektionsdosis – für die zahlreichen Sekundärfälle bis hin zu Ausbrüchen verantwortlich gemacht wird. Es muss zusätzlich berücksichtigt werden, dass Noroviren bereits 12 h vor Auftreten der klinischen Symptomatik und außerdem in der Regel noch 7–14 Tage nach Sistieren der Durchfälle ausgeschieden werden; bei immunsupprimierten Patienten kann die Dauer der Ausscheidung extrem verlängert sein (bis zu 80 Tage) [225].
- *Ausbrüche:* Außerhalb des Krankenhauses werden wiederholt Ausbrüche auf Kreuzfahrtschiffen, aber auch im Bereich von Restaurants und aus dem Sport berichtet [53]. Nosokomiale Ausbrüche kommen relativ häufig vor, wobei meist auch das medizinische Personal, vor allem das Pflegepersonal betroffen ist, weil für diese Personen die Exposition und damit das Risiko, mit den Erregern in Kontakt zu kommen, am höchsten ist [667, 690].
Wegen der hohen Übertragungsfrequenz innerhalb und außerhalb des Krankenhauses wurde wiederholt die Frage diskutiert, ob neben der Kontaktübertragung auch eine aerogene Übertragung von Bedeutung sein könnte [690]. Bei kritischer Prüfung gibt es dafür jedoch keine Belege (siehe Kap. 4). Wesentlich überzeugender ist es (angesichts dessen, dass wenige Viruspartikel ausreichend sind, um eine Infektion auszulösen), die Häufigkeit von Sekundärfällen auf unzureichende Händehygiene, unkontrollierte Hand-Gesichts-Kontakte und die infolge der heftigen klinischen Symptomatik häufig hohe Personalexposition sowie ausgeprägte Umgebungskontamination zurückzuführen.
- *Organisatorische Maßnahmen*: Alle in der Tabelle 11.11 zusammengefassten Maßnahmen für Personal und Patienten sind auch im Fall von Norovirusinfektionen geeignet, Erregerübertragungen zu vermeiden und damit Ausbrüche zu verhindern.
Wegen der geringen Infektionsdosis sollen Patienten mit Gastroenteritis durch Noroviren möglichst in einem Einzelzimmer versorgt werden. Bei stationärer Aufnahme von Patienten mit Gastroenteritis ist jedoch in aller Regel der Erreger nicht bekannt. Deshalb soll jeder Patient mit Verdacht auf eine Norovirusinfektion (entsprechend der klinischen Symptomatik) von Anfang an in ein Einzelzimmer kommen (siehe Kap. 15). Stellt sich jedoch – wie in zahlreichen Fällen – erst im Verlauf des Aufenthalts durch die mikrobiologische Diagnostik heraus, dass Noroviren für das Krankheitsbild verantwortlich sind, dann können ggf. vorhandene Mitpatienten auch im Zimmer bleiben; jedenfalls sollte man nach evtl. Verlegung des Index-Patienten in ein Einzelzimmer zu diesen (noch asymptomatischen) Patienten keine neuen Patienten ins Zimmer legen, bis nach Ablauf von 2 Tagen klar ist, ob sie eine Infektion akquiriert haben oder nicht.
- *Händedesinfektion*: Noroviren gehören zu den unbehüllten Viren und sind aufgrund dessen relativ resistent gegen die normalen alkoholischen Händedesinfektionsmittel [225]. Es gibt jedoch keinen epidemiologischen Anhalt dafür, dass mit der Verwendung der normalen Händedesinfektionsmittel – hinsichtlich Mittel und Einwirkungszeit – bei der Versorgung von Patienten mit Norovirusinfektionen ein erhöhtes Übertragungsrisiko verbunden ist. Dennoch

werden bei Nachweis von Noroviren häufig spezielle Händedesinfektionsmittel eingesetzt, die in vitro eine bessere Wirkung gegen Noroviren haben, deren klinischer Effekt jedoch nicht belegt ist. Entsprechend einer Kategorisierung des Robert-Koch-Instituts handelt es sich dabei um sog. „viruzide" Desinfektionsmittel (im Gegensatz zu den sog. „begrenzt viruziden" Mitteln, die in vitro nur behüllte Viren innerhalb kurzer Zeit inaktivieren) (siehe Kap. 8) [225]. Die viruziden Mittel sollen jedoch aufgrund der In-vitro-Ergebnisse mindestens 1 min angewendet werden. Überdies sind sie wegen des meist hohen Äthanolanteils oder Zusatz von Phosphorsäure eher schlecht hautverträglich.

> **Merke**
>
> Für die Händedesinfektion bei der Versorgung von Patienten mit Nachweis von Noroviren können die üblichen Händedesinfektionsmittel verwendet werden, ohne dass dadurch das Risiko der Erregerübertragung erhöht wäre. Ein höherer protektiver Effekt sog. viruzider Händedesinfektionsmittel ist unbewiesen.

Ob eine längere Einwirkungszeit in der klinischen Praxis auch tatsächlich einen höheren Schutz bietet, ist nicht bekannt. Wichtiger erscheint aus allgemeinklinischer Erfahrung auch im Fall von Norovirusinfektionen, dass die Hände überhaupt desinfiziert werden (am besten zweimal hintereinander, damit es möglichst gründlich gemacht wird), dass Schutzhandschuhe sofort nach Beendigung der Tätigkeit, für die sie gebraucht wurden, abgelegt werden und dass das Personal Hand-Gesichts-Kontakte vermeidet, solange Schutzhandschuhe nicht ausgezogen und die Hände nicht desinfiziert wurden.

Rotaviren. Im Krankenhaus sind vor allem Rotaviren bei Säuglingen und Kleinkindern – auch im Zusammenhang mit Ausbrüchen – von Bedeutung (siehe Tab. 11.6) (siehe Kap. 12.9).

Infektionspräventionsmaßnahmen

Allgemeine Maßnahmen

Für die Prävention der Übertragung gastrointestinaler Infektionen ist die Beachtung der Standardhygienemaßnahmen, in erster Linie der Händehygiene, entscheidend (siehe Kap. 7). Man muss sich dessen bewusst sein, dass verschiedene Erreger auch bei immunkompetenten Patienten bereits mit niedrigen Keimzahlen eine Infektion auslösen können, andere dagegen in der Regel in hohen Keimzahlen aufgenommen werden müssen, damit es überhaupt mit einiger Wahrscheinlichkeit zu einer Infektion kommt (siehe Tab. 11.6). Unabhängig davon sind die Maßnahmen zur Prävention der Erregerübertragung aber immer gleich. Dazu gehört prinzipiell auch die Frage, ob ein Patient in einem Einzelzimmer mit eigenen sanitären Anlagen untergebracht werden soll oder ob er in ein Mehrbettzimmer gelegt werden kann (siehe Kap. 15). Jedoch wird man sich bemühen, Patienten mit einer Infektion, deren Erreger in geringer Keimzahl eine Infektion verursachen können, immer allein zu legen. Die Tabelle 11.11 fasst die wichtigsten Maßnahmen zum Schutz vor Erregerübertragungen zusammen und in der Tabelle 11.12 sind praktisch wichtige organisatorische Maßnahmen zusammengefasst, die zum Schutz vor Sekundärfällen bis hin zu Ausbrüchen sofort beim ersten Fall einer Gastroenteritis (d.h. vor Kenntnis des Erregers) realisiert werden sollen.

> **Merke**
>
> Jeder Patient mit ausgeprägter klinischer Symptomatik (Durchfall mit oder ohne Erbrechen) soll in einem Einzelzimmer untergebracht werden, ganz unabhängig davon, ob man bereits weiß, welcher Erreger für das Krankheitsbild verantwortlich ist. So ist gewährleistet, dass in der Phase der eher starken Umgebungskontamination kein potenziell empfänglicher anderer Patient in der Nähe ist. Bei gehäuften Fällen würde man die Patienten in gemeinsame Zimmer legen, auch wenn dann noch nicht klar ist, ob alle Betroffenen den gleichen Erreger haben.

Je nach Vorgaben des Gesundheitsamtes (abhängig von Länderregelungen) müssen nach Beendigung der klinischen Symptomatik bei bakteriellen Infektionen mehrere Stuhlproben untersucht werden, um eine verlängerte Ausscheidung nicht zu übersehen. In der Regel sollen drei negative Proben vorliegen, die im Abstand von 48 h entnommen werden sollen. Die erste Kontrolluntersuchung soll frühestens 72 h nach Absetzen einer (aus welchem Grund auch immer verabreichten) Antibiotikatherapie durchgeführt werden, um die

Tabelle 11.11 Infektionspräventionsmaßnahmen bei gastrointestinalen Infektionen.

Maßnahmen beim Personal	• Händedesinfektion nach allen Tätigkeiten mit Kontaminationsrisiko • Schutzhandschuhe, wenn Kontakt mit infektiösem Material möglich (nach Ausziehen Händedesinfektion) • Schutzkittel, wenn Verschmutzung der Arbeitskleidung möglich
Maßnahmen beim Patienten	• Händehygiene • eigene Toilette (abhängig von der Stärke der Durchfallsymptomatik) • Einzelzimmer bei schwerer Symptomatik oder bei Inkontinenz • Wäsche nur bei Kontamination mit Stuhl zur sog. infektiösen Wäsche, sonst in normalen Wäschesack • Geschirr und Besteck ohne spezielle Schutzmaßnahmen und ohne Kennzeichnung in die Küche transportieren und aufbereiten. • normaler Abfall • täglich routinemäßige (und zusätzlich nach Umgebungskontamination) desinfizierende Reinigung der patientennahen Flächen (inkl. Waschschüsseln) und desinfizierende Schlussreinigung aller erreichbaren Flächen
Maßnahmen bei Besuchern	• Besuch bei schwerer Symptomatik nur für enge Bezugspersonen • Bedeutung von Händehygiene und Vermeidung eigener Hand-Gesichts-Kontakte müssen erklärt werden.

Weitere Maßnahmen	*Bakteriologische Diagnostik bei Kontaktpersonen*
	• in der Regel nur bei Personen mit klinischer Symptomatik (Namensliste des Personals zum Betriebsarzt)
	• ggf. bei Erregern, bei denen eine geringe Infektionsdosis ausreichend ist (z. B. Shigellen), bei allen direkten Kontaktpersonen unabhängig von klinischer Symptomatik
	
	Bakteriologische Diagnostik bei Kontaktpersonen von Typhus- bzw. Paratyphus-Patienten
	• Blutkulturen abnehmen, wenn 7–12 d nach Exposition (= Inkubationszeit) Fieber auftritt
	• Stuhluntersuchung von allen Kontaktpersonen (auch ohne Symptomatik) 4½ Wochen nach Exposition (= Auftreten der Erreger im Stuhl)
	
	Ausscheider
	• Arbeit wieder möglich, wenn keine Symptome mehr, aber ohne Nahrungszubereitung (z. B. Sondenkost)
	• In der Regel möglichst keine Tätigkeit in folgenden Bereichen:
	  – Intensivstationen
	  – Hämatologisch-onkologische Stationen
	  – Transplantationsstationen
	  – AIDS-Stationen
	  – Früh- und Neugeborenenstationen
	  – Küche (keine Tätigkeit)

Tabelle 11.12 Organisatorische Maßnahmen bei Gastroenteritis.

Patient bettlägerig und pflegebedürftig	• Patient im Zimmer lassen **Personal:** • Intensive Händehygiene: Händedesinfektion immer 2-mal durchführen, • Handschuhe nach spezieller Tätigkeit sofort ausziehen und anschließend Händedesinfektion **Bettlägerige Mitpatienten:** • Durch sorgfältige Händehygiene vor Erregerübertragung schützen **Mobile Mitpatienten:** • Im Zimmer lassen, auf häufige Händehygiene hinweisen (Händewaschen, aber zusätzlich auch Händedesinfektion zur Betonung der Wichtigkeit), auch vor Verlassen des Zimmers • Patienten auf Hinweise für Gastroenteritis beobachten

Tabelle 11.12 (Fortsetzung)

Patient mobil und selbstständig	• Patienten möglichst rasch in ein **Einzelzimmer** verlegen, wenn die Mitpatienten auch mobil sind • 2 Tage nach klinischer Besserung kann der Patient wieder mit anderen Patienten zusammen in einem Zimmer versorgt werden (Erregerausscheidung danach deutlich rückläufig) • Wenn Einzelzimmer nicht möglich, alle Patienten informieren, dass – der infizierte Patient das Zimmer möglichst nur zu wichtigen Untersuchungen verlassen soll – Händehygiene am wichtigsten ist, um eine Erregerübertragung zu verhindern, also Händewaschen nach jeder Benutzung der Toilette – zusätzlich ein Händedesinfektionsmittel verwendet werden soll (Anwendung erklären) – Händedesinfektion immer auch vor Verlassen des Zimmers nötig ist – Hand-Gesichts-Kontakte vermieden werden sollen – der Toilettensitz nach jeder Benutzung mit Desinfektionsmittel abgewischt werden soll – mobile, nicht erkrankte Mitpatienten ggf. das Stations-WC benutzen können **Personal:** • Intensive Händehygiene: Händedesinfektion immer 2-mal durchführen, • Handschuhe nach spezieller Tätigkeit sofort ausziehen und anschließend Händedesinfektion **Bettlägerige Mitpatienten:** • Patient kann im Zimmer bleiben. • Patient soll die Mitpatienten nicht mit Hilfeleistungen versorgen.
Alle Patienten eines Zimmers infiziert	• Alle Patienten müssen im Zimmer bleiben. • Wenn sich 2 Zimmer ein WC teilen müssen, für die infizierten Patienten **Nachtstühle** bereitstellen. • Die Patienten sollen **nicht das Stations-WC benutzen**.
Patient muss Zimmer verlassen (z. B. Untersuchung)	• Alle Patienten nur dann zur Untersuchung bringen, wenn medizinisch dringend indiziert **Zielabteilung:** • Zielabteilungen informieren, dass Untersuchung wichtig ist und bei Beachtung der Standardhygiene kein erhöhtes Risiko für Erregerübertragung besteht (z. B. Patient hat Windel oder kann Stuhlgang wieder kontrollieren) **Nicht mobile Patienten:** • Auf Trage oder Rollstuhl fahren, vor Verlassen des Zimmers die Hände des Patienten desinfizieren (ggf. Windel anlegen) **Selbständige Patienten:** • Vor Verlassen des Zimmers Hände desinfizieren lassen
Infizierte Patienten in mehreren Zimmern	• Station in **Bereiche** mit infizierten und nicht infizierten Patienten **aufteilen** • **Zimmer** nach Verlegung von infizierten Patienten in anderen Bereich der Station **gründlich reinigen** lassen • Saubere Zimmer nur mit nicht infizierten Patienten und Neuaufnahmen belegen • **Personaltrennung** zwischen infizierten und nicht infizierten Patienten • Bei zu großer Zahl betroffener Patienten die **Station** für 2–3 Tage **für Neuaufnahmen sperren**
Einsatz von Schwangeren	• Keine Betreuung von symptomatischen Patienten • Wenn sehr viele Patienten betroffen sind, u. U. für 2–3 Tage nach Hause schicken • Einsatz im Bereich mit nicht infizierten Patienten auch auf der Station möglich, nicht nur z. B. Tagesklinik • Ansonsten keine weiteren Maßnahmen erforderlich
Infektionen bei Mitarbeitern	• So rasch wie möglich nach Hause schicken • Können wieder arbeiten, wenn sie nicht mehr symptomatisch sind • Müssen besonders gut auf gründliche Händehygiene nach jeder Toilettenbenutzung achten • Sollen keine Versorgung von Patienten beim Essen übernehmen (z. B. Brot klein schneiden), können aber selbstständigen Patienten das Essentablett bringen

Anzüchtung der Erreger durch antimikrobielle Restaktivität im Stuhl nicht zu beeinträchtigen.

Maßnahmen bei CDAD

Umgebungskontamination. Übertragungen von C. difficile im Rahmen von Ausbrüchen wurden vielfach beschrieben, und kürzlich wurde eine Untersuchung vorgelegt, in der gezeigt werden konnte, dass die räumliche Nähe zu einem Patienten mit CDAD ein unabhängiger Risikofaktor für eine Infektion mit C. difficile ist [149]. Bei Verwendung sporeninaktivierender Mittel zur Flächendesinfektion konnte bei einzelnen Patientengruppen ein protektiver Effekt beobachtet werden, bei anderen jedoch blieb die Rate von C. difficile-Infektionen unbeeinflusst [278].

Präventionsmaßnahmen. Die in der Tabelle 11.12 zusammengefassten Maßnahmen für das Personal, die Patienten und Besucher sind prinzipiell auch im Falle von C. difficile-Infektion adäquat. Da jedoch bakterielle Sporen durch alkoholische Händedesinfektionsmittel nicht erreicht werden, wird meist empfohlen, die Hände mit Wasser und Seife zu waschen und damit den Abschwemmeffekt zu nutzen. Jedoch muss berücksichtigt werden, dass C. difficile bei Patienten mit CDAD immer auch in der vegetativen Bakterienform und nicht nur in der Sporenform vorliegt, sodass die übliche alkoholische Händedesinfektion keineswegs als unwirksam betrachtet werden kann. Dass das Risiko, C. difficile zu übertragen, durch die vermehrte Verwendung alkoholischer Händedesinfektionsmittel nicht erhöht wurde, konnte in einer US-amerikanischen Untersuchung gezeigt werden [94]. Es gibt also derzeit, abgesehen von der theoretisch besseren Elimination der Sporen von C. difficile durch Händewaschen, keinen konkreten Anhalt dafür, dass bei der Versorgung von CDAD-Patienten zur Prävention von Erregerübertragungen das Händewaschen effektiver ist als die Händedesinfektion. Insofern sollte das medizinische Personal das Händewaschen als eine Option verstehen. Deshalb sollte – nicht zuletzt aus Hautschutzgründen – auch nicht empfohlen werden, beide Verfahren – in welcher Reihenfolge auch immer – miteinander zu kombinieren.

> **Merke**
> Bei CDAD werden Stuhlkontrollen weder von den Gesundheitsbehörden gefordert, noch sind sie medizinisch-epidemiologisch gerechtfertigt, da eine asymptomatische Ausscheidung häufig und unterschiedlich lang ist.

Patientenzimmer. Bei mäßiger Symptomatik können CDAD-Patienten mit anderen Patienten ein Zimmer teilen. Sie sollen jedoch nicht mit stark abwehrgeschwächten Patienten oder Patienten unter Antibiotikatherapie (inkl. Patienten nach perioperativer Antibiotikaprophylaxe) zusammengelegt werden.

Endoskop-Aufbereitung. Bei der Aufbereitung von Endoskopen ist das heute noch vorwiegend bei der maschinellen Aufbereitung verwendete Glutaraldehyd in der Lage, auch die Sporen von C. difficile zu eliminieren, da sie weniger desinfektionsmittelresistent sind als die Sporen anderer Bakterien (siehe Kap. 12.4) [670].

> **Merke**
> Zusammenfassend kann man aus den Berichten über die Kontrolle von C. difficile den Schluss ziehen, dass Infektionspräventionsmaßnahmen ohne jeden Zweifel sehr wichtig sind, der entscheidende Faktor jedoch ein besonnener Einsatz von Antibiotika ist.

11.4 Legionellose

Legionellen sind typische opportunistische Erreger; sie wurden erst Mitte der 1970er-Jahre nach einem Ausbruch von Pneumonien bei Teilnehmern eines Treffens von Legionären in Philadelphia (daher auch ihr Name) entdeckt [116, 126, 131, 374, 636, 743, 762]. Bekannt sind inzwischen über 40 verschiedene Legionellen-Spezies, von denen vor allem die Serogruppe 1 von Legionella pneumophila humanpathogene Bedeutung hat. Weitere Serogruppen, die aber sehr viel seltener aus klinischem Untersuchungsmaterial isoliert werden, sind die Gruppen 3, 4 und 6 [743]. Gelegentlich werden auch andere Legionellen-Spezies isoliert, z. B. L. micdadei oder L. longbeachae [134, 743].

Die Legionellose kann in zwei klinischen Formen auftreten [226, 743]:
- als Pontiac-Fieber, einer akuten, selbstlimitierten Erkrankung, typischerweise mit Fieber, Kopfschmerzen und Myalgien, aber ohne Pneumonie und
- als Pneumonie (= Legionärskrankheit) mit der gesamten Breite von leichten bis lebensbedrohlichen Erscheinungsbildern.

Epidemiologie

Häufigkeit

Nach den Auswertungen der European Working Group for Legionella Infections (EWGLI) waren Legionellosen im Zeitraum von 2005 bis 2006 am häufigsten (58,8%) außerhalb des Krankenhauses erworben [636]. Nach den Ergebnissen der CAPNETZ-Studie sind in Deutschland Legionellen in 3,8% für außerhalb des Krankenhauses erworbene Pneumonien verantwortlich [50]. Insbesondere bei Karzinompatienten, bei starken Rauchern und bei Patienten mit chronisch-obstruktiven Lungenerkrankungen, die mit Pneumonie stationär aufgenommen werden, muss man immer an die Möglichkeit einer Legionelleninfektion denken [743, 762]. Für Deutschland gibt das Robert-Koch-Institut (RKI) für das Jahr 2004 eine Inzidenz von 6 Fällen pro 1 Million Einwohner an; davon standen 17,2% im Zusammenhang mit einem Krankenhausaufenthalt [644]. Selbst wenn man annimmt, dass wegen unzureichender Diagnostik nur ein Teil der tatsächlich auftretenden Legionelleninfektionen erfasst wird, bleibt die Legionellose – insbesondere die nosokomiale – eine sehr seltene Infektion. Für Europa wurde von der EWGLI der Anteil nosokomialer Fälle an allen Legionellosen für den Zeitraum 2005 bis 2006 mit 5,3% angegeben [636].

Abhängig von der Empfänglichkeit der Patienten und der Exposition können die Angaben über die Häufigkeit nosokomialer Legionellosen naturgemäß erheblich schwanken. Am stärksten gefährdet sind Patienten nach Organtransplantation und unter Dauersteroidtherapie, während das Risiko neutropenischer Patienten mit Leukämien dem der Normalbevölkerung entspricht (ausgenommen Haarzell-Leukämie) [743]. Auch in der Pädiatrie wurden nosokomiale Legionellosen bei der am stärksten gefährdeten Patientengruppe der Organtransplantierten berichtet [121].

Vorkommen von Legionellen

Legionellen sind typische Vertreter von Bakterien, die in der Umwelt weit verbreitet sind, gemessen daran aber nur sehr selten als Erreger von Infektionen in Erscheinung treten; dies hängt damit zusammen, dass Legionellen in natürlichen Gewässern nur in sehr geringer Keimzahl vorhanden sind und erst durch technische Einrichtungen einen ökologischen Vorteil gegenüber anderen Wasserbakterien erhalten. Folgende Eigenschaften zeichnen Legionellen aus [99, 126, 131, 226, 651, 743, 831]:
- Vorkommen in natürlichen Gewässern,
- Förderung des Wachstums durch künstliche Wasseranlagen, vor allem Leitungswassersysteme (siehe Kap.13),
- Legionellen sind fakultativ intrazellulär und können deshalb in den normalerweise in Wasser vorhandenen apathogenen Amöben sowie in Makrophagen überleben und sich vermehren.
- Ihr Temperaturoptimum liegt zwischen 32 °C und 35 °C, Wachstum ist aber bis 45 °C möglich. Über 55 °C findet keine Vermehrung mehr statt und Temperaturen über 60 °C wirken bakterizid. Temperaturen zwischen 45 °C und 55 °C sind zwar nicht optimal, bieten aber den Legionellen einen selektiven Wachstumsvorteil gegenüber anderen Wasserbakterien, sodass relativ hohe Keimzahlen erreicht werden können.
- Eingebettet in Biofilm oder eingeschlossen in Amöben bleiben Legionellen vor störenden Umwelteinflüssen, z. B. der normalen Chlorierung des Trinkwassers, geschützt.

Übertragungswege von Legionellen

Wasser ist das einzige Reservoir für Legionellen [126, 131, 134, 226, 651, 743, 831]. Eine Übertragung von Mensch zu Mensch gilt als ausgeschlossen [743]. Legionellen können durch (Mikro-)Aspiration und durch Inhalation erworben werden, wobei die Aspiration heute als der bedeutendste Übertragungsweg angesehen wird.

(Mikro-)Aspiration. Bei direktem Kontakt mit Leitungswasser im Bereich der oberen Atemwege kann es zur Aspiration winziger Wassermengen kommen. Wird die Mund- und Gesichtspflege vom Patienten selbstständig am Waschbecken vorgenommen, findet dabei je nach persönlicher Gewohnheit u.U. ein beträchtlicher Wasserkontakt statt. Dasselbe gilt für das Duschen, insbesondere wenn man das Wasser ausgiebig über den Kopf laufen lässt oder das Gesicht direkt in den Duschstrahl hält. Ähnlich ist es bei pflegebedürftigen Patienten, wenn z.B. Leitungswasser zum Spülen von Magensonden oder zum Reinigen des Tracheostomas verwendet wird. Für eine Übertragung von Legionellen kommen dabei folgende Möglichkeiten in Betracht [131, 374, 431, 743, 831]:

- Einzelne Legionellen werden aus dem Biofilm in den Wasserleitungen freigespült und gelangen durch Aspiration direkt bis in die Alveolen. Dort erfolgen die Aufnahme in ortsständige Makrophagen, intrazelluläre Vermehrung, Freisetzung der neu entstandenen Legionellen nach Platzen der Makrophagen, erneute Aufnahme in Makrophagen usw.
- Biofilmpartikel werden aspiriert, können jedoch wegen ihrer Größe primär nicht direkt bis in die Alveolen inhaliert werden. Der Biofilm schützt die darin eingebetteten Legionellen vor dem Zugriff der körpereigenen Abwehr, und die Legionellen können sich darin vermehren. Einzelne Bakterienzellen werden aus dem Biofilm freigesetzt und gelangen sekundär via Inhalation bis in die Alveolen.
- Es kommt zur Aspiration von Wasseramöben mit intrazellulären Legionellen. Auch die Amöben gelangen primär nicht bis in die Alveolen. Freigesetzte Legionellen können aber sekundär die Alveolen erreichen (siehe oben).
- Durch den Kontakt mit Leitungswasser kommt es zu einer Kontamination des respiratorischen Sekrets, das im weiteren Verlauf aspiriert werden kann.

Inhalation von Aerosolen. Jede kontinuierliche oder über längere Zeit vorhandene Aerosolbildung, ausgehend von nahen bis zu relativ fernen Wasserreservoiren, kann zur Inhalation kontaminierter Aerosole und zum Auftreten von Legionellosen führen [374, 743, 831]. So wurde z.B. über Legionelleninfektionen im Zusammenhang mit Whirlpools und Springbrunnen berichtet.

- *Duschen:* Bei Umgebungsuntersuchungen wurden Legionellen auch an Duschköpfen gefunden; beim Duschen kommt es jedoch nur zu geringer Aerosolbildung [743, 831]. In prospektiven Untersuchungen wurde Duschen bisher nicht als Risikofaktor für eine Legionellose ermittelt [743, 831]. Duschen ist also – entgegen einer nach wie vor verbreiteten Auffassung – nicht mit einem höheren Risiko verbunden als der Kontakt mit Leitungswasser aus einem Wasserhahn.
- *Beatmungstherapie*: Bei Maßnahmen im Rahmen der respiratorischen Therapie können – abhängig von der Art des Befeuchtungssystems – Aerosole entstehen, die direkt bis in die tiefen Atemwege inhaliert werden können (siehe Kap. 4). Leitungswasser darf deshalb für respiratorische Therapien nicht verwendet werden, weil es nicht keimfrei ist (siehe Kap. 10.3 und 13). Dies gilt also auch für patientennahe Befeuchter oder Raumluftbefeuchter, insbesondere, wenn sie nach dem Verneblerprinzip arbeiten [743].
- *Aerosolkontakt über größere Entfernungen:* Eine echte aerogene Übertragung von Legionellen, d.h. ein Transport frei schwebender legionellenhaltiger Aerosole über weite Distanzen in der Luft (im Gegensatz zu den kurzen Strecken von kontaminierten Verneblern zum Patienten), wird bei der Entstehung von Legionellosen als ein möglicher Infektionsweg betrachtet. Als Ursache für endemische Fälle von Legionellose hat die aerogene Übertragung aber (im Gegensatz zum direkten Wasserkontakt mit nachfolgender Aspiration) keine Bedeutung. Es wurden jedoch Ausbrüche von Legionellosen außerhalb von Krankenhäusern beschrieben, bei denen eine Aerosolbildung, ausgehend von relativ weit entfernten Kühltürmen bzw. Rückkühlwerken, ursächlich war [374, 743, 831].

Nosokomiale Legionellosen

- *Häufigkeit*: Über im Krankenhaus erworbene Legionellosen wurde nur als Pneumonien berichtet, wobei sie vorwiegend bei abwehrgeschwächten Patienten auftreten [121, 374, 743]. Über die Prävalenz ist jedoch relativ wenig bekannt, weil spezielle Methoden angewendet werden müssen, um Legionellosen diagnostizieren zu können. Nicht in allen Krankenhäusern wird bei Patienten mit Pneumonien systematisch Legionellendiagnostik durchgeführt.
- *Inkubationszeit*: Nach den Erfahrungen mit dem Ausbruch Mitte der 1970er-Jahre wird die Inkubationszeit mit 2–10 Tagen angegeben [226, 743]. Danach wird eine Infektion
  - als eindeutig nosokomial betrachtet, wenn die ersten klinischen Zeichen der Infektion nach mehr als 10 Tagen stationären Aufenthaltes auftreten und
  - als möglicherweise nosokomial eingestuft, wenn bereits zwischen dem 2. und dem 10. Tag des stationären Aufenthaltes Hinweise auf eine beginnende Pneumonie vorhanden sind.

Nosokomiale Legionellose?
Da schon ein einzelner Fall von nosokomialer Legionellose erhebliche Unruhe auslösen kann, muss die zeitliche Zuordnung auf einer soliden Grundlage stehen. Folgende Hinweise müssen dabei beachtet werden:
- Inkubationszeiten sind nie absolut sichere Zeitangaben. Deshalb muss bei einer Diagnosestellung nach einer Aufenthaltsdauer von >10 Tagen der gesamte epidemiologische Kontext, also auch eine außerhalb des Krankenhauses vorhandene potenzielle Exposition, betrachtet werden, um herauszufinden, ob die Infektion tatsächlich am ehesten als im Krankenhaus erworben anzusehen ist. So gab es auch bei dem „historischen" Ausbruch in Philadelphia Fälle mit einem Erkrankungsbeginn mehr als 10 Tage nach dem vermuteten Expositionszeitpunkt.
- Außerdem muss man bei der zeitlichen Festlegung berücksichtigen, dass der Diagnosestellung in aller Regel einige Tage vorausgehen, in denen der Patient schon eine beginnende Infektion mit uncharakteristischen klinischen Zeichen hatte. Bei der zeitlichen Zuordnung darf man sich demnach nicht am Abnahmedatum des letztlich positiven Untersuchungsmaterials, sondern muss sich vielmehr am Datum des Auftretens der ersten Infektionszeichen orientieren, da es sonst zu einer unzutreffenden Einordnung als nosokomiale Legionellose kommen kann.

- *Ausbrüche*: Legionellenausbrüche in Krankenhäusern können nahezu immer auf eine Kontamination des Warmwassernetzes zurückgeführt werden [374, 743, 831]. Mit molekularbiologischen Typisierungsmethoden ist es möglich, einen epidemiologischen Zusammenhang zwischen den bei infizierten Patienten und den aus kontaminierten wasserführenden Gegenständen, wie z. B. Strahlreglern (siehe Kap. 13), isolierten Stämmen herzustellen. Dies gelingt aber auch nur dann, wenn eine kulturelle Diagnostik durchgeführt wurde und erfolgreich war [271, 623].

Diagnostik

Eine wichtige Voraussetzung für die Wahrnehmung von (außerhalb und innerhalb des Krankenhauses erworbenen) Legionellosen ist die Nutzung der diagnostischen Möglichkeiten. Für den Nachweis von Legionellen stehen mehrere Methoden zur Verfügung, von denen als sensitivste und hochspezifische Methoden die Kultur und der Antigen-Nachweis aus dem Urin immer durchgeführt werden sollten [743].

Kultur. Der Nachweis von Legionellen aus respiratorischem Sekret (Sputum, Tracheal-/Bronchialsekret) ist nach wie vor der „Goldstandard". Die kulturelle Anzucht ist sehr sensitiv, erfordert aber spezielle Nährböden und ist langwierig (erste Kolonien in der Regel erst nach 3–5 Tagen). Damit stehen dann aber auch die Isolate für molekularbiologische Untersuchungen und den Vergleich mit Isolaten aus dem Leitungswasser zur Verfügung.

Antigen-Nachweis im Urin. Einfacher und schneller ist der Nachweis von Legionellen-Antigen im Urin. Von wesentlichem Vorteil ist, dass Urin leicht gewonnen werden kann, wobei mehrere Proben im Abstand von ein bis zwei Tagen untersucht werden sollen, weil das Antigen nicht immer sofort zu Beginn der Erkrankung nachweisbar ist. Der Test bleibt auch nach Beginn einer spezifischen Antibiotikatherapie für einige Tage positiv, sodass er auch bei bereits empirisch behandelten Patienten durchgeführt werden kann. Jedoch ist mit dem Test nur L. pneumophila der Serogruppe 1 sicher nachzuweisen, obwohl es seit einiger Zeit einen polyvalenten Test gibt, der auch die Antigene anderer Serogruppen von L. pneumophila und darüber hinaus auch weitere Legionellen-Spezies nachweisen können soll.

Direkter Immunfluoreszenz-Test (DFT). Mit respiratorischem Sekret, vor allem broncho-alveolärer Lavageflüssigkeit (BAL), kann ein direkter Nachweis mit Immunfluoreszenz erfolgen. Dieser Test ist zwar hochspezifisch, aber nicht zuverlässig sensitiv.

Molekularbiologische Methoden. Insbesondere mittels PCR ist ein direkter Erregernachweis aus dem respiratorischen Sekret möglich. Die PCR ist jedoch erstaunlicherweise nicht sensitiver als die Kultur.

Indirekter Immunfluoreszenz-Test (IFT). Der Antikörpernachweis im Serum kann bei Vorliegen von Infektionen mit anderen Bakterien zu falsch-positiven Resultaten führen. So kann es bei Patienten mit Tuberkulose, Pneumokokken-Pneumonie oder Campylobacter-Enteritis zu Kreuzreaktionen kommen.

Prävention

Wegen der Bedeutung der Mikroaspiration und der Inhalation für die Übertragung von Legionellen [89, 126, 271, 551, 651, 743] kommt es bei der Prävention nosokomialer und außerhalb des Krankenhauses erworbener Legionellosen darauf an, den entscheidenden Wasserkontakt bei gefährdeten Patienten zu vermeiden, also zum einen die Inhalation kontaminierter alveolargängiger Aerosole (< 5 µm) und zum anderen die Mikroaspiration kontaminierten Wassers zu verhindern.

Nutzungseinschränkung von Leitungswasser

Für die Prävention von Mikroaspirationen ist eine konsequente Nutzungseinschränkung von Leitungswasser geeignet, wie seit Langem schon in der internationalen Fachliteratur empfohlen [397, 683]. Damit lernen Risikopatienten während eines Krankenhausaufenthaltes, wie sie sich auch außerhalb des Krankenhauses, wo auch in Deutschland die meisten Legionelleninfektionen erworben werden [644], vor dem Kontakt mit Legionellen aus dem Leitungswasser schützen können. Das bedeutet für die Praxis:
- Steriles Wasser für die Herstellung von Sondenkost,
- Natürliches Mineralwasser (zu Hause auch abgekochtes Wasser) für die Mundpflege (inkl. Zahnprothesenversorgung) sowie zum Trinken bzw. für die Flüssigkeitszufuhr bei Patienten mit Magensonde oder perkutanem Gastrostoma (PEG),
- Keine Einschränkungen für Getränke, die mit heißem Wasser zubereitet werden (z. B. > 80 °C in Kaffee- und Teemaschinen),
- Duschen ist möglich, jedoch sollte dabei das Gesicht nicht direkt in den Duschstrahl gehalten werden, damit es nicht zu einer Wasseraspiration kommen kann.
- Strahlregler sollen regelmäßig, z. B. 1 × pro Monat) abgenommen und unter fließendem Wasser von Konkrementen gereinigt werden (siehe Kap. 13).

Aerosol-produzierende Maßnahmen

Wenn es im Rahmen der Beatmungs- oder Inhalationstherapie zur Produktion von Aerosolen kommen kann, darf in wasserführenden Geräten zum Schutz der Atemwege vor Kontakt mit Wasserbakterien ausschließlich steriles Wasser verwendet werden [131].

Wundversorgung

Extrapulmonale nosokomiale Legionelleninfektionen sind eher untypisch, wurden aber als exogene Infektionen im Bereich postoperativer Wunden beschrieben [374, 486, 743]. Die Prävention besteht folgerichtig darin, den Kontakt von Operationswunden mit Leitungswasser, z. B. beim Waschen, Baden oder Duschen, zu vermeiden.

Wasseruntersuchungen

Routinemäßig oder gezielt? Es gab längere Zeit teilweise heftige Kontroversen zu der Frage, ob routinemäßige Wasseruntersuchungen für die Prävention von Legionellosen geeignet sind [374, 743, 831]. Die Gegner führten an, dass Legionellen in wasserführenden Systemen häufig nachzuweisen seien, aber nicht notwendigerweise zu Infektionen führen. Die Befürworter argumentierten, dass Leitungswassersysteme zwar nicht gleichmäßig kontaminiert seien, dass aber Legionellen im Leitungswasser der wichtigste Risikofaktor für die Entstehung von Legionellosen seien.

Inzwischen scheinen sich die beiden Standpunkte einander angenähert zu haben, da in den neuesten CDC-Empfehlungen nun auch die Ansicht vertreten wird, dass in Hochrisikobereichen die routinemäßige Untersuchung von Leitungswasser mit dem Ziel, das Wasser durch geeignete Maßnahmen legionellenfrei zu halten, als Präventionsmaßnahme in Betracht gezogen werden solle [126]. In allen anderen Krankenhausbereichen (z. B. Behandlungseinheiten in der Zahnmedizin oder HNO) werden jedoch routinemäßige Wasseruntersuchungen nicht empfohlen. Generell gilt jedoch, dass Wasserproben genommen werden müssen, wenn nosokomiale Legionellosen vermutet werden oder gesichert sind.

> **Merke**
>
> Sinnvoller, als wiederholte Wasseruntersuchungen durchzuführen, ist es, das Vorkommen von Legionellen prinzipiell für möglich zu halten. Daraus ergibt sich zwangsläufig, dass Risikopatienten, die nicht nur auf onkologischen Stationen versorgt werden, vor Wasserkontakt im Bereich der oberen Atemwege geschützt werden müssen. Dies kann am einfachsten mit einer Nutzungseinschränkung von Leitungswasser und Ersatz durch Mineralwasser erreicht werden. Die Verwendung von sterilem Wasser bei der Beatmungs- und Inhalationstherapie ist ohnehin obligat.

Wasserproben. Zum Nachweis von Legionellen im Leitungswassersystem ist es sinnvoll, in die Wasserproben auch das sog. Schwallwasser (= erste Portion nach Aufdrehen des Wasserhahnes) sowie (nach Entfernung der Strahlregler) Abstriche von den Innenwänden der Wasserhähne oder von den Strahlreglern zu untersuchen [743, 831]. Mit den Abstrichen kann eine Mobilisierung des Biofilms erreicht werden, in dem sich Legionellen festsetzen und vermehren können.

Keimzahl im Leitungswasser. Eine klinisch relevante Keimzahl kann nicht angegeben werden, weil eine minimale Keimzahl, die für eine Infektion ausreichend ist (sog. Infektionsdosis), nicht bekannt ist. Außerdem kommen Legionellen im Leitungswasser sowohl als einzelne Bakterienzellen als auch in Form von Bakterienzell-Aggregaten in Biofilm und Amöben vor; Legionellen sind also, wie andere Wasserbakterien auch, nicht gleichmäßig im Wasser verteilt [126, 429, 431, 743, 831]. Wasserproben stellen demnach immer nur eine Momentaufnahme dar. Es gibt somit keine seriöse Grundlage für die Festsetzung von Grenzwerten, die auf ein erhöhtes Legionelloserisiko hinweisen und deshalb Präventionsmaßnahmen erforderlich machen würden. Dennoch wurde gerade dies von der Trinkwasserkommission (TWK) des Bundesministeriums für Gesundheit beim Umweltbundesamt getan (www.bund.de > Umweltbundesamt > Trinkwasser).

Keine Meldepflicht. Zusätzlich hat die TWK einen Grenzwert festgelegt, bei dessen Überschreitung eine sofortige Meldung an das zuständige Gesundheitsamt erforderlich sei, obwohl es in der Trinkwasserverordnung (TrinkwV) keine Grenzwerte für Legionellen gibt. Diese Empfehlungen der TWK sind irreführend, zumal die Publikationen des Umweltbundesamtes nach Anhörung der TWK sowie von Mitgliedern der TWK eine deutliche Tendenz haben, die Verlautbarungen der TWK, bei denen es sich lediglich um Empfehlungen handelt, unzutreffenderweise als rechtlich verbindlich darzustellen. Da sich manche Mitarbeiter des Öffentlichen Gesundheitsdienstes (ÖGD) strikt an die Verlautbarungen der TWK halten, kommt es immer wieder zu vermeidbaren – teilweise über die Medien auch öffentlichen – Auseinandersetzungen zwischen

Krankenhäusern und ÖGD. Festgehalten werden muss ausdrücklich, dass die Verlautbarungen der TWK Empfehlungen ohne rechtliche Verbindlichkeit sind.

Sanierung des Leitungswassernetzes

Es gibt prinzipiell verschiedene Möglichkeiten zur Desinfektion des Leitungswassernetzes, wobei man lokale und systemische Maßnahmen unterscheiden kann [89, 551, 651, 742, 743, 831]. Allerdings ist nach aller Erfahrung keine Methode in der Lage, das Leitungswassernetz von Legionellen zu befreien und die Entstehung nosokomialer Legionellosen vollständig zu verhüten. Das liegt hauptsächlich daran, dass es
- sehr schwierig ist, in einem ausgedehnten Wasserleitungsnetz jede Stelle des Systems zu erreichen, und dass
- möglicherweise auch sehr niedrige Keimzahlen bei der Exposition von Hochrisikopatienten zu einer Legionelleninfektion führen können.

Mit Einzelfällen von Legionellose muss also prinzipiell immer gerechnet werden. Man kann das Risiko eines Legionellenkontaktes aber durch einfache Nutzungseinschränkung von Leitungswasser (siehe oben) im Bereich der oberen Atemwege effektiv reduzieren, wodurch sich aufwendige Sanierungsmaßnahmen erübrigen (siehe Kap. 7) [397, 683].

Lokale Maßnahmen. Sie werden nur an einem Abschnitt des Leitungswassernetzes durchgeführt. Je weiter entfernt von den Wasserzapfstellen aber eine solche Maßnahme durchgeführt wird, umso unsicherer ist ihr Erfolg, weil der nachfolgende Abschnitt der Wasserleitung nicht in die desinfizierende Maßnahme eingeschlossen ist.
- *Wasserboiler:* Beispielsweise könnte mit dezentralen Wasserboilern eine sichere thermische Desinfektion erreicht werden. Um jedoch Verbrühungen zu verhindern, müsste eine anschließende rasche Abkühlung des Wassers gewährleistet sein, die aber zur Vermeidung einer Rekontamination nicht durch Zumischung von kaltem Wasser erfolgen sollte, sodass Wasserboiler letztlich ungeeignet sind.

- *Wasserfilter:* Insbesondere von der einschlägigen Industrie wird die Installation endständiger bakteriendichter Filter an den Wasserhähnen als eine effektive Präventionsmaßnahme dargestellt. Es gibt jedoch weder Industrie-unabhängige Untersuchungen noch Ergebnisse aus (randomisierten) kontrollierten klinischen Studien, andererseits aber Hinweise für Legionelleninfektionen aus dem jeweiligen lokalen Leitungsnetz trotz Wasserfilter [393, 397]. Wasserfilter sind kostenintensiv und vermitteln ein falsches Gefühl von Sicherheit. Jedoch werden von interessierten Kreisen, die der Filter-herstellenden Industrie nahe stehen und/oder ein ökonomisches Interesse an wiederholten Wasseruntersuchungen haben, endständige Wasserfilter als die einzig sichere Lösung dargestellt, um Patienten vor Legionellosen zu schützen.

Systemische Maßnahmen. Die etablierten Regeln der Technik (www.dvgw.de) sehen die diskontinuierliche Aufheizung der zentralen Wassertanks auf Temperaturen >60 °C vor. Damit kann erreicht werden, dass das Heißwasser mit einer Temperatur von ca. 60 °C in die Zirkulation abgegeben wird und mit einer Temperatur von mindestens 55 °C wieder zurückströmt. Dennoch kann man dadurch nicht erreichen, dass das Wasser an den Wasserzapfstellen legionellenfrei ist (siehe Kap. 13). Deshalb bieten verschiedene Firmen für die dauerhafte Anwendung verschiedene Systeme zum Einbau in den Trinkwasserzentralen an (z. B. anodische Oxidation, UV-Licht), die jedoch sämtlich nicht in der Lage sind, ein Leitungsnetz zu sanieren, sondern nach aller Erfahrung, wenn überhaupt, nur eine gewisse Reduktion erreichen können [743].

Akutmaßnahme bei Ausbrüchen. Ausschließlich als Akutmaßnahme für die Kontrolle von Ausbrüchen – und nicht bei alleinigem Nachweis von Legionellen im Leitungswasser, ganz gleich in welcher Konzentration, und auch nicht bei Einzelfällen von Infektionen – werden die Aufheizung des Leitungswassers auf >60 °C mit anschließender Spülung der Leitungen bis an die Wasserauslässe und die Hyperchlorierung empfohlen [743]. Diese Maßnahmen sind äußerst aufwendig sowie potenziell gefährlich, weil das Spülen der Leitungen mit heißem Wasser zu Verbrühungen führen kann, und schließlich ist der Effekt nur von kurzer Dauer.

11.5 Tuberkulose

Die Tuberkulose (Tb) ist weltweit immer noch eine bedeutende Infektionskrankheit (ca. 1/3 der Weltbevölkerung ist infiziert) [133, 375, 646, 649, 710]. Sie trägt insbesondere in den armen Ländern wesentlich zur Morbidität und Mortalität bei: Weltweit kommt es pro Jahr bei 8–9 Millionen Menschen zu einer aktiven Tuberkulose (davon etwa die Hälfte als offene Tuberkulose der Atemwege), und ca. 2 Millionen Menschen sterben daran. Damit gehört die Tuberkulose zu den häufigsten zum Tode führenden Infektionskrankheiten, obwohl sie an sich gut behandelbar ist [133, 375, 646, 649, 710].

In den USA kam es in den 1980er-Jahren zu einer starken Zunahme der Tuberkulose-Fälle. Vor 1980 war die Tuberkulose in den USA eine Krankheit der gesamten Bevölkerung, danach wurde sie wieder vorwiegend eine Krankheit der sozial benachteiligten Schichten, die meist in großen Städten leben. Besonders betroffen sind HIV-Infizierte, Obdachlose und neue Immigranten [132, 133]. Inzwischen ist dort aber durch ein effektives Kontrollprogramm die Tb wieder rückläufig [133]. Die jährliche Inzidenz lag landesweit im Jahr 2004 bei 4,9 Fällen pro 100 000 Einwohner, somit höher als das 2000 formulierte Ziel von 3,5. Das für 2010 angestrebte Ziel liegt bei < 1 pro 1 000 000 Einwohner [133]. In Deutschland ist die Tuberkulose-Inzidenz mit 6,6 Neuerkrankungen pro 100 000 Einwohner für das Jahr 2006 weiterhin rückläufig [646, 649]. Erregerreservoir ist heute in Mitteleuropa fast ausschließlich der Mensch.

Besonderheiten der Tuberkulose-Infektion

Primärinfektion vs. aktive Tuberkulose

Im Gegensatz zu vielen anderen Infektionen gelten für die Infektion mit Mycobacterium tuberculosis-Komplex (M. tuberculosis, M. bovis, M. africanum) besondere Regeln, denn zwischen Infektion und Auftreten der klinischen Erkrankung kann eine extrem unterschiedliche Zeitspanne von wenigen Wochen bis Jahrzehnten liegen, wenn die Erkrankung überhaupt ausbricht [133, 375, 710]:

- Tuberkulose-Infektion (= Primärinfektion) bedeutet nicht notwendigerweise, dass es zu einer manifesten Tuberkulose (= postprimäre Erkrankung) kommt.
- Eine manifeste Erkrankung, d. h. eine sog. aktive Tuberkulose, tritt bei 5–10 % aller infizierten Personen im Laufe ihres Lebens auf, d. h., ca. 90 % der Infizierten bleiben lebenslang lediglich latent infiziert, entwickeln keine aktive Tuberkulose und sind nicht infektiös.
- Das Auftreten einer aktiven Tuberkulose ist in den ersten zwei Jahren nach der Primärinfektion am höchsten und kommt in dieser Phase bei 3–5 % der immunkompetenten Personen vor.
- Eine aktive Tuberkulose ist typischerweise das Ergebnis einer endogenen Reaktivierung des seit der Primärinfektion ruhenden Erregers.
- Eine aktive Tuberkulose der Lunge ist nur dann eine offene Lungentuberkulose, wenn der Infektionsherd Anschluss an das Bronchialsystem gefunden hat.

Reinfektion vs. Superinfektion

Exogene Reinfektionen, d. h. Neuinfektionen bei Personen mit normaler Abwehrlage nach Verschwinden einer ursprünglich positiven Tuberkulinreaktion, oder Superinfektionen, d. h. zusätzliche Infektionen mit einem weiteren Stamm von M. tuberculosis bei bestehender positiver Tuberkulin-Hautreaktion, sind selten. Eine Primärinfektion wurde lange Zeit als weitgehender Schutz vor einer Re- bzw. Superinfektion betrachtet; heute ist dagegen akzeptiert, dass dieser Schutz nicht zuverlässig ist [133]. Das Risiko hängt jedoch stark von der Expositionswahrscheinlichkeit ab. So bestehen nur in einer Umgebung mit hoher Tuberkulose-Prävalenz für primär infizierte Personen überhaupt die reale Chance einer erneuten Exposition und damit prinzipiell auch die Möglichkeit einer Reinfektion bzw. Superinfektion [133].

Tuberkulose bei HIV-Infektion

Bei HIV-infizierten Personen kommt es nach einer Infektion mit M. tuberculosis zu einem entscheidend anderen Verlauf [133, 375, 709]:
- Wird die Primärinfektion erst *nach* erfolgter HIV-Infektion erworben, entwickeln 37 % der Infizierten bereits innerhalb von sechs Monaten eine manifeste Tuberkulose.
- Wurde die Primärinfektion bereits *vor* der HIV-Infektion erworben, liegt das Risiko der endogenen Reaktivierung pro Jahr zwischen 7 und 10 %.

Personen mit hohem Tuberkulose-Risiko

Die Wahrscheinlichkeit für eine Infektion nach Tuberkuloseexposition hängt hauptsächlich von der Konzentration infektiöser sog. Tröpfchenkerne in der Luft (siehe Kap. 4) und der Dauer der Exposition ab [133, 710].

> **Merke**
>
> Je größer die räumliche Nähe (enger Kontakt) und je länger der Kontakt mit einer infektiösen Person sind, umso höher ist das Risiko, eine Infektion zu erwerben.
> Enge Kontakte bedeuten: Personen teilen sich für längere Zeit (Tage oder Wochen, nicht Minuten oder Stunden) denselben Luftraum mit einer Person mit offener Tuberkulose der Atemwege (z. B. in einem Haushalt, bei der Arbeit in einem Büro).

Übertragung

Nahezu immer sind die Atemwege die Eintrittspforte für M. tuberculosis (siehe Kap. 4) [133, 375, 710]:
- Der Erreger wird via Inhalation infektiöser Tröpfchenkerne (= Aerosol < 5 µm), die ungehindert bis in die Alveolen gelangen können, übertragen. Nur dort im Bereich der Atemwege kann eine Tuberkulose-Infektion entstehen. Das bedeutet andererseits auch, dass ein Kontakt mit M. tuberculosis lediglich an den Schleimhäuten der oberen Atemwege (z. B. durch Anhusten) nicht zu einer Infektion führen kann.
- Natürlicherweise kommt es zu einer Freisetzung des Erregers in die Luft nur bei Patienten mit sog. offener Tuberkulose der Atemwege (Lunge, Kehlkopf), vor allem beim Husten, und zwar in Form von kleinen (potenziell infektiösen) Tröpfchen respiratorischen Sekrets, die aufgrund ihres geringen Gewichts langsam sedimentieren, deshalb bis auf ihren (potenziell vorhandenen) Kern, nämlich die einzelne Zelle von M. tuberculosis, eintrocknen und dadurch zu schwebefähigen infektiösen Partikeln werden, die inhaliert werden können.
- Werden extrapulmonale Infektionsherde offen gespült, kann es ebenfalls – wenn auch nicht zu einer physiologischerweise vorhandenen – Aerosolisierung des Wundsekrets kommen [366].
- Nach Sedimentation auf Oberflächen gelten Aerosole als nicht mehr infektiös, weil es nicht zu einer Resuspension in die Luft kommt. Eine Übertragung durch Kontakt mit derartigen potenziell kontaminierten Oberflächen ist nicht möglich [132, 133].

Eine Infektion kann in seltenen Fällen durch Inokulation des Erregers auf parenteralem Wege erfolgen, wenn eine Verletzung mit einem kontaminierten Gegenstand stattgefunden hat (z. B. mit erregerhaltigem Blut von Patienten in der mykobakteriämischen Phase oder Wundsekret bei Lymphknoten-Tuberkulose) [347].

Infektiosität

Die aerogene Übertragung ist prinzipiell abhängig von der Zahl der freigesetzten Erreger, der Dauer der Exposition und der Enge des Kontakts mit der infizierten Person [133, 375]. Wahrscheinlich ist die Infektiosität relativ niedrig, wenn das mikroskopische Präparat negativ und nur die Kultur positiv ist. Ein mikroskopischer Nachweis ist ab ca. 10^4 KBE/ml Sputum möglich (siehe Abb. 11.**3**) [646].

Übertragungen sind jedoch auch bei negativer Mikroskopie nach intensivem Aerosol-Kontakt, z. B. während einer Bronchoskopie, beschrieben worden [133, 710]. Ein Patient gilt aus prinzipiellen Erwägungen auch dann als infektiös, wenn nur die PCR-Diagnostik, nicht aber die Mikroskopie

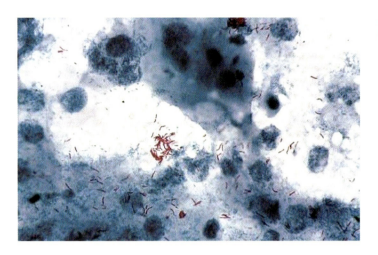

Abb. 11.3 Säurefeste Stäbchen (567 a).

positiv ist. Der Grad der Infektiosität ist von verschiedenen Faktoren abhängig (siehe Tab. 11.13) [133, 710].

Nosokomiales Risiko

Zu der Zeit, als es in den USA zu einem Wiederanstieg der Tuberkulose-Inzidenz einerseits und zu Ausbrüchen auch in Krankenhäusern mit multiresistenten Stämmen andererseits kam, trat das nosokomiale Infektionsrisiko in den Vordergrund, und die CDC-Empfehlungen von 1994 waren die Antwort auf diese Situation [132, 133]. Übertragungen von Patienten auf Personal, von Personal auf Patienten und sogar von Besuchern auf andere Besucher wurden berichtet [192, 195, 511, 533, 737, 779, 794]. Ob aber die sporadisch außerhalb von Ausbruchssituationen auftretenden Einzelfälle von Tuberkulose bei medizinischem Personal während der Arbeit mit Patienten oder im Privatleben erworben wurden, kann in der Regel nicht geklärt werden. Die aktuellen CDC-Empfehlungen von 2005 entsprechen prinzipiell

Tabelle 11.13 Tb-Infektionsrisiko von Kontaktpersonen.

Patientenfaktoren	• Bei positivem mikroskopischem Präparat kommt es bei 30 % der dauerhaften Kontaktpersonen zu einer Infektion. • Ist die Mikroskopie negativ, kommt es bei < 10 % der dauerhaften Kontaktpersonen zu einer Infektion. • Je mehr ein Patient hustet und je weniger er dabei den Mund mit einem Taschentuch verdeckt, umso höher ist für dauerhafte Kontaktpersonen das Infektionsrisiko, weil um so mehr potenziell erregerhaltige Tröpfchen freigesetzt werden, die anschließend zu Tröpfchenkernen eintrocknen und dann prinzipiell unbegrenzte Zeit als Aerosol in der Luft schweben können. • Bei empfindlichen Stämmen ist ein Patient ca. 2–3 Wochen nach Therapiebeginn wahrscheinlich nicht mehr infektiös (siehe Tab. 11.**19**). • Über die Dauer der Infektiosität bei resistenten Stämmen können keine Angaben gemacht werden (siehe Tab. 11.**19**).
Umgebungsfaktoren	• Dauer und Intensität des Kontaktes • Größe und Belüftung des Raumes
Empfänglichkeit der exponierten Person	• Reduzierte Abwehrfunktionen (z. B. HIV-Infektion, Dauersteroidtherapie, Immunsuppression bei Z. n. Organtransplantation) • Kleinkind

den vorangegangenen, sollen aber die veränderte Epidemiologie verdeutlichen, die Aufmerksamkeit für die Notwendigkeit der Prävention der Tuberkulose wach halten und berücksichtigen schließlich nicht nur den Bereich der stationären Versorgung, sondern des gesamten medizinischen Versorgungssystems (inkl. z.B. des ambulanten Bereiches und der häuslichen Pflege), genannt „Health-care-Settings" [133]. Bekannterweise haben bestimmte Berufsgruppen wegen ungewöhnlicher Exposition ein hohes Tuberkulose-Risiko: Im Krankenhaus sind dies insbesondere Mitarbeiter der Pathologie, der Pulmologie, Thoraxchirurgie und Atemphysiotherapie und außerhalb des Krankenhauses z.B. Mitarbeiter der Rechtsmedizin oder das Bestattungspersonal [279, 347, 380, 523, 738, 751].

Multiresistente Stämme

Gleichzeitig mit der Zunahme der Tuberkulose-Fälle in den 1980er-Jahren sind in den US-amerikanischen Metropolen multiresistente Stämme aufgetreten [132, 133]. Mehrere Ausbrüche mit schneller Verbreitung resistenter Stämme (Resistenz gegen die übliche Therapie, entsprechend längere Ausscheidung der Erreger, dadurch höhere Übertragungswahrscheinlichkeit möglich) sind beschrieben [133, 375]. Für eine höhere relative Infektiosität von Patienten mit Infektionen durch multiresistente Stämme im Vergleich zu empfindlichen Stämmen gibt es aber keine Hinweise. Als Hauptursache für die Resistenzentwicklung gilt die unzuverlässige Medikamenteneinnahme.

In Deutschland lag der Anteil multiresistenter Stämme im Jahr 2006 bei 2,2% [649]. In Osteuropa und insbesondere in den Ländern der ehemaligen UdSSR ist dagegen die Prävalenz multiresistenter Stämme nach dem Zusammenbruch der dortigen Gesundheitsversorgung sprunghaft gestiegen und wird für 2006 mit 9,9%, in einzelnen Regionen (Baku/Aserbaidschan) sogar mit bis zu 25% der Neuerkrankungen angegeben [649].

Extrem resistente Tuberkulosestämme. Seit 2006 berichten die Weltgesundheitsorganisation (WHO) und die CDC über das Auftreten extrem resistenter Stämme von M. tuberculosis (genannt XDR = extremely drug-resistant) [133, 649]. Bei ihnen liegt nicht nur eine Multiresistenz gegen die Erstrangmedikamente (Rifampicin und Isoniazid) vor, sondern es besteht auch Resistenz gegen Zweitrangmedikamente, d.h. gegen Fluorchinolone sowie gegen mindestens eines aus der Gruppe der injizierbaren Substanzen (Capreomycin, Kanamycin, Amikacin). Weltweit sind ca. 10% der multiresistenten Stämme auch XDR-Stämme [649]. Für Deutschland gibt es keine Angaben zur Häufigkeit dieser Stämme [649]. Naturgemäß sind Infektionen durch XDR-Stämme medikamentös kaum behandelbar und führen deshalb insbesondere bei den durch Tuberkulose besonders gefährdeten HIV-Infizierten rasch zum Tode.

Latente Infektion mit resistenten Stämmen, Jahrzehnte später aktive Infektion. Wegen der generellen Charakteristika einer Infektion mit M. tuberculosis (zunächst Primärinfektion, z.B. im jungen Erwachsenenalter, und bei ca. 5% der infizierten Personen endogene Reaktivierung in höherem Lebensalter; siehe oben) hat eine Infektion mit multiresistenten Stämmen zum jetzigen Zeitpunkt auch große Bedeutung für die Zukunft: Da das Risiko der endogenen Reaktivierung der latenten Infektion mit zunehmendem Alter (physiologischer Aktivitätsrückgang der zellulären Immunfunktionen) steigt, können in den nächsten Jahrzehnten aktive Erkrankungen mit den resistenten Stämmen auftreten, die zur jetzigen Zeit erworben wurden und zu Primärinfektionen geführt haben.

Prävention der Übertragung von M. tuberculosis

Bei der Bewertung der CDC-Empfehlungen muss beachtet werden, dass eine Hierarchie der Empfehlungen mit absteigender Dringlichkeit aufgestellt wurde (s. Tab. 11.**14**).

Von den CDC werden verschiedene theoretisch effektive Maßnahmen der respiratorischen Isolierung empfohlen, deren Wirksamkeit aber durch klinische Studien nicht belegt ist (siehe Tab. 11.**15**) [133, 643].

Tabelle 11.14 Hierarchieebenen der CDC-Empfehlungen zur Prävention der Tuberkulose[1).]

Organisatorische Maßnahmen	*Patienten* • Rasche Diagnosestellung • Räumliche Isolierung • Beginn mit empirischer antituberkulöser Therapie abhängig von der lokalen Resistenzsituation *Personal* • Tuberkulintestung • Information über die Notwendigkeit der Maßnahmen zur Prävention einer Erregerübertragung auf andere Personen
Umgebung	• Patientenzimmer mit RLT-Anlage • Einsatz von UV-Licht
Atemschutzmasken	• Personalschutz

[1)] mit absteigender Dringlichkeit

Tabelle 11.15 Maßnahmen der respiratorischen Isolierung nach CDC.

UV-Licht	• Z. B. für Ambulanz-Warteräume, wo Patienten mit unerkannter Tuberkulose sein können
RLT-Anlagen	• Besonders in Räumen für Bronchoskopie, Sputuminduktion, Pentamidin-Aerosol-Anwendung • 6–12 Luftwechsel pro Stunde
Masken	• Bisher keine Objektivierung ihrer Wirksamkeit • Auch Ausbrüche mit multiresistenten Erregern ohne Masken beendet

Merke

Absolut im Vordergrund der Tuberkuloseprävention stehen die organisatorischen Maßnahmen mit zügiger Diagnosestellung, räumlicher Isolierung und raschem Beginn einer (möglichst direkt überwachten) empirischen antituberkulösen Therapie in allen Fällen dringenden klinischen Verdachts.

Die Hauptprobleme bei der Tuberkuloseprävention sind die langwierige kulturelle Diagnostik (2–8 Wochen) sowie die außerordentlich lange Therapiedauer (6–12 Monate) selbst bei empfindlichen Stämmen [133].

Räumliche und respiratorische Isolierung

Die folgenden Maßnahmen können zusammenfassend für die Versorgung von Patienten mit Tuberkulose empfohlen werden (siehe Tab. 11.16). Da in Mitteleuropa wegen des gemäßigten Klimas nur selten Klimaanlagen in den Patientenbereichen von Krankenhäusern eingebaut werden, sind RLT-Anlagen nicht genannt. In den USA wird eine künstliche Belüftung der Patientenzimmer für Tuberkulose-Patienten mit negativem Druck im Patientenzimmer im Vergleich zu den angrenzenden Räumen (bei täglicher Kontrolle der Druckverhältnisse) empfohlen [133, 710]. Es ist jedoch nicht bekannt, welche Rolle RLT-Anlagen bei der Prävention der Tuberkulose tatsächlich spielen.

Masken. Man kann chirurgische Masken und partikelfiltrierende Atemschutzmasken (auch Feinstaubmasken genannt) unterscheiden (siehe Kap. 7). Zum Schutz des Personals vor Inhalation von Aerosolen ist theoretisch nur die Atemschutzmaske geeignet [133]. Zum Schutz der Umgebung vor der Freisetzung respiratorischer Tröpfchen durch den Patienten wäre an sich die chirurgische Maske sinnvoll (und wird dafür auch von den CDC empfohlen). Da aber meist Verwirrung entsteht, wenn bei der Tuberkulose-Prävention von unterschiedlichen Masken für Personal und Patienten gesprochen wird, wird in vielen Fällen die Atemschutzmaske generell sowohl vom

Tabelle 11.16   Maßnahmen zur Prävention der Tuberkuloseübertragung.

Einzelzimmer	• Bei gesicherter Infektion und bei dringendem Verdacht so schnell wie möglich räumliche Isolierung in einem Einzelzimmer • Stehen nicht genügend Einzelzimmer zur Verfügung, können mehrere Patienten in einem Zimmer zusammengelegt werden, wenn die Erreger die gleiche Empfindlichkeit haben und bei allen Patienten die Therapie begonnen hat. • Patienten, bei denen auch die Tuberkulose in die Differenzial-Diagnose einbezogen werden muss, der Tuberkulose-Verdacht jedoch nicht im Vordergrund steht, können bei Mangel an Einzelzimmern mit tuberkulinpositiven Patienten in einem Zimmer untergebracht werden, wenn es sich nicht um konkret abwehrgeschwächte Mitpatienten handelt. • Bei Verdacht auf Tuberkulose, verursacht durch einen multiresistenten Stamm, z. B. bei Patienten aus Osteuropa, immer Unterbringung in einem Einzelzimmer • Die Patienten auffordern, beim Husten den Mund mit einem (Papier-)Taschentuch zu bedecken, um die Freisetzung respiratorischer Tröpfchen zu reduzieren • Die Patienten sollen möglichst in ihrem Zimmern bleiben, solange eine räumliche Isolierung erforderlich ist. Die Türen sollen nicht offen stehen. Die Patienten können aber zu Spaziergängen im Klinikgelände ins Freie gehen und müssen draußen keine Maske tragen. • Die Patientenzimmer sollen häufig gelüftet werden (Zimmertür dabei geschlossen halten).
Schutzkleidung	• Bei möglicher Verschmutzung der Arbeitskleidung mit infektiösem Material (z. B. respiratorischem Sekret bei Bronchoskopie oder beim offenen endotrachealen Absaugen) als generelle und infektionsunabhängige Maßnahme des Personalschutzes immer eine Schürze tragen, auch wenn die Tuberkulose über derartige Kontaminationen nicht übertragen wird.
Geschirr	• Benutztes Geschirr ohne vorherige Desinfektion auf der Station und ohne eine Kennzeichnung wie das Geschirr aller anderen Patienten zur Aufbereitung transportieren • Dort zusammen mit dem anderen Geschirr mit den üblichen Verfahren maschinell reinigen und thermisch desinfizieren • Kein Risiko für andere Patienten ausgehend von Geschirr, das Patienten mit Tuberkulose benutzt haben • Deshalb kein rationaler Grund für die Verwendung von Einmalgeschirr bei Tuberkulose
Wäsche	• Wäsche nur, wenn sie mit infektiösem Material kontaminiert ist, als sog. „infektiöse" Wäsche getrennt sammeln und zur Wäscherei transportieren (TRBA 250)
Abfallentsorgung	• Nur den mit infektiösem Material kontaminierten Anteil des Abfalls eines Tuberkulose-Patienten, also z. B. Papiertaschentücher zum Auffangen des respiratorischen Sekrets beim Husten und sonstige kontaminierte Materialien (z. B. Endotrachealtuben, Sputum-Becher, Verbandsmaterial), getrennt sammeln und als infektiösen Abfall entsorgen
Umgang mit Sekreten und Exkreten	• Stuhl und Urin, wie bei allen Patienten üblich, in thermischen Steckbeckenspülautomaten entsorgen • Absauggefäße ebenfalls in diesen Apparaten reinigen und desinfizieren • Dadurch Kontakt des Personals mit potenziell infektiösem Material auf den Transport der Gefäße zu diesen Geräten reduziert • Da die Gefäße in den Maschinen automatisch entleert werden, sind durch Wegfall des manuellen Ausschüttens das Kontaminationsrisiko für das Personal und damit auch der mögliche Aerosolkontakt auf ein Minimum reduziert.
Transport in Krankenwagen/ Taxi	• Patienten, die noch in der Klinik behandelt werden, für den Transport eine Maske (z. B. OP-Maske) aufsetzen, insbesondere, wenn sie noch husten • Keine Maske bei ambulanten Patienten erforderlich • Atemschutzmaske für Fahrer bzw. Sanitäter bei Durchführung von Maßnahmen, die mit einer Freisetzung von Aerosolen verbunden sind (z. B. Intubation, endotracheales Absaugen) • Bei sonstigen Kontakten Atemschutzmaske für das Begleitpersonal nur erforderlich, wenn der Patient erst kurze Zeit behandelt wird und/oder hustet

Tabelle 11.16 (Fortsetzung)

- Über der normalen Arbeitskleidung getragene Schutzkleidung nur erforderlich, wenn eine Kontamination mit infektiösem Material zu erwarten ist, wie z. B. beim endotrachealen Absaugen
- Bei komplikationslosem Transport eines Tuberkulose-Patienten, unabhängig davon, wie lange er bereits behandelt ist, keine Notwendigkeit für Fahrer und Sanitäter, eine spezielle Schutzkleidung überzuziehen
- Auch bei Transport von beatmeten Patienten mit Tuberkulose keine Schutzkleidung erforderlich, aber Atemschutzmasken für die Begleiter wegen der dabei in der Regel offenen Beatmung
- Wenn es während des Transports nicht zu einer Kontamination von Flächen mit (potenziell) infektiösem Material gekommen ist, nach Beendigung der Fahrt keine über die üblicherweise nach Transport eines Patienten hinausgehenden Maßnahmen, wie z. B. eine besondere Flächen-Desinfektion, erforderlich
- Nach Taxi-Transport den Wagen gut durchlüften, weitere Maßnahmen nicht erforderlich
- Nach einem Transport im Krankenwagen zusätzlich zum Lüften des Wagens, wie nach Transport anderer Patienten auch, das Tuch auf der Transportliege wechseln und eine Flächenreinigung bzw. –desinfektion durchführen
- Entsorgung von Wäsche und Abfall nach denselben Regeln wie bei stationärer Versorgung (siehe oben)

Personal als auch von den Patienten verwendet. Insgesamt ist die Maske für den Patienten bei der Tuberkulose-Prävention von untergeordneter Bedeutung. Bekannterweise wird den Patienten, die aus Krankenhäusern in Lungen-Fachkliniken verlegt werden, dort gewöhnlich als eine der ersten Handlungen die Maske abgenommen.

> **Merke**
> Wenn dem medizinischen Personal das Ausatmen erleichtert werden soll und deshalb Atemschutzmasken mit Ausatmungsventil zur Verfügung gestellt werden, dürfen diese Masken jedoch nicht auch den Patienten gegeben werden. In diesen Fällen müssen also Atemschutzmasken unterschiedlicher Ausstattung verwendet werden.

Eine höhere Effektivität beim Schutz vor einer Infektion mit M. tuberculosis ist für Atemschutzmasken im Vergleich zur (theoretisch für die Filtrierung von Aerosolen nicht geeigneten) chirurgischen Maske bei üblichen Patientenkontakten (z. B. Betreten des Patientenzimmers) nicht belegt [133, 332]. Dennoch werden heute Atemschutzmasken generell empfohlen. Nach den Empfehlungen der CDC sollen es mindestens sog. N95-Masken sein, in Deutschland werden sog. FFP2-Masken empfohlen (TRBA 250) [133].

- *N95-Masken*: Bei der Testung dieser Masken wird ein sehr feines (nicht-biologisches) Test-Aerosol (in den USA Partikelgröße ca. 0,3 μm) verwendet. Je nach deklarierter Filterleistung muss das Material in der Lage sein, mehr als 99,97%, 99% bzw. 95% (= N95) der Partikel zurückzuhalten, sodass – umgekehrt ausgedrückt – weniger als 0,03%, 1% bzw. 5% (= N95) der Test-Partikel das Maskenmaterial penetrieren können. Der Buchstabe „N" bei den in den USA empfohlenen Masken steht für „Nicht resistent gegen Öl", weil es bei der Anwendung im medizinischen Bereich nicht um ölige Partikel geht, wie in manchen industriellen Bereichen. In Europa wird der Buchstabe „S" verwendet (S = solid = feste und wasserlösliche Partikel).
- *FFP-Masken*: In Deutschland werden zur Tuberkulose-Prävention gemäß der europäischen Norm EN 149 (nicht biologisches Prüfaerosol bestehend aus NaCl-Kristallen mit einer Größenverteilung von 0,02–2 μm mit einem durchschnittlichen Durchmesser von 0,6 μm) Masken der Schutzstufe FFP2 S (Rückhaltegrad mindestens 94%), bei multiresistenten Stämmen auch Masken der Schutzstufe FFP3 S (Rückhaltegrad mindestens 97%) verwendet (FFP = filtering face piece; Klasse P1 bis P3).

Auch Atemschutzmasken können nur dann effektiv sein, wenn sie dicht am Gesicht anliegend getragen werden, was häufig nicht der Fall ist. Jedes Leck, z. B. an der Wange, fungiert wie ein Trichter, über den die Luft wesentlich leichter als durch das dichte Maskenmaterial eingeatmet werden kann [133]. Deshalb muss das Personal darin trainiert werden, Atemschutzmasken richtig zu tragen [332]. In der Tabelle 11.17 wird zusammengefasst, in welchen Situationen von Personal, Besuchern und Patienten Masken getragen werden sollen.

Die Masken können von einer Person über einen langen Zeitraum vielfach benutzt werden (dies natürlich auch bei der Versorgung verschiedener Tuberkulose-Patienten). Die Tatsache, dass sie von der Industrie als Einwegprodukt deklariert werden, spielt bei der Verwendung durch das Personal weder in Hinsicht auf ihre Funktion noch aus Gründen der Infektionsprävention eine Rolle. Im Übrigen konnte experimentell gezeigt werden, dass Masken nicht als Reservoir fungieren, in dem sich M. tuberculosis vermehren und von dem der Erreger wieder in die Luft freigesetzt werden kann [628]. Bei wirtschaftlichen Erwägungen, Kosten dadurch zu sparen, dass preiswertere Masken eingekauft werden, muss deshalb berücksichtigt werden, dass stabilere Masken zwar bei der Beschaffung teurer sind, aber länger (z. B. über Wochen) von derselben Person immer wieder benutzt werden können, weil sie haltbarer sind [643].

Weitere Maßnahmen der Patientenversorgung. Generell müssen bei der Versorgung von Tuberkulose-Patienten die Regeln der Händehygiene beachtet werden (siehe Kap. 7), auch wenn M. tuberculosis nicht über die Hände übertragen wird. Der Tuberkulose-Patient muss aber einerseits wie jeder andere Patient vor vermeidbaren Erreger-Kontakten geschützt werden und das Personal muss sich andererseits auch vor Kontakt mit Blut und Körperflüssigkeiten schützen, wenn es sich um einen Patienten mit Tuberkulose handelt. Für die verschiedenen Krankenhausbereiche, in denen Tuberkulose-Patienten versorgt werden können, sind außerdem die in der Tabelle 11.18 zusammengefassten Maßnahmen empfehlenswert [133].

Tabelle 11.17 Indikationen für Atemschutzmasken zur Prävention der Tuberkulose.

Personal	• Bei hustenprovozierenden Maßnahmen, wie
	  – Bronchoskopie
	  – Sputum-Induktion
	  – Pentamidin-Inhalation,
	weil dabei zahlreiche Tröpfchenkerne entstehen können, die vom Personal inhaliert werden könnten.
	• Insbesondere bei Betreten des Zimmers von Patienten, die
	  – stark husten
	  – dabei nicht zuverlässig den Mund mit einem Taschentuch bedecken
	  – sich klinisch nicht überzeugend bessern
	  – kavernöse Veränderungen aufweisen
	und/oder
	  – mit einem multiresistenten Stamm infiziert sind.

Besucher	• Prinzipiell gleiche Regeln wie beim Personal • Potenzieller protektiver Effekt, aber weniger überzeugend, weil meist Angehörige oder enge Bezugspersonen, die mit dem Patienten schon vor der Diagnose und damit vor Therapiebeginn langdauernden Kontakt hatten
Patient	• Der Patient braucht, solange er sich in seinem Zimmer aufhält, keine Maske zu tragen. • Muss er sein Zimmer z. B. wegen einer diagnostischen Maßnahme verlassen, soll er, wenn er viel hustet oder mit einem multiresistenten Stamm infiziert ist, eine Maske aufsetzen. • Dafür wäre eine chirurgische Maske adäquat, weil durch sie die Freisetzung respiratorischer Tröpfchen, die zu Tröpfchenkernen eintrocknen können, verhindert wird. • Weil die Differenzierung zwischen chirurgischer Maske bzw. Atemschutzmaske für Patienten bzw. Personal in der Praxis zu Unklarheiten führt, wird der Patient, weil es leichter vermittelbar ist, meist ebenfalls mit einer Atemschutzmaske versorgt. • Möchte ein Patient zu einem Spaziergang die Klinik verlassen, soll er sein Zimmer mit Maske verlassen, diese aber draußen abnehmen (und erst wieder bei Rückkehr in die Klinik für den Weg zu seinem Zimmer anlegen).

Tabelle 11.**18** Maßnahmen bei Tuberkuloseverdacht in verschiedenen Klinikbereichen.

Intensivstation	• Versorgung in Einzelbox (Türen soweit wie möglich geschlossen halten) • Atemschutzmaske bei Betreten des Raumes anlegen, wenn der Patient nicht beatmet ist • Bei Beatmung geschlossenes Absaugsystem verwenden • Bei zwischenzeitlich erforderlichen aerosolproduzierenden Maßnahmen (z. B. Bronchoskopie) darauf achten, dass so wenig Personal wie möglich im Raum ist, dass alle Personen Atemschutzmasken anlegen und dass währenddessen die Türen geschlossen bleiben
OP-Abteilung	• Elektive Eingriffe solange verschieben, bis der Patient (vermutlich) nicht mehr infektiös ist • Notwendige Eingriffe so planen, dass möglichst wenige Personen im OP anwesend sind, und ans Ende eines Tagesprogramms legen, um bis zum nächsten normalen Arbeitstag möglichst viel Zeit für den Luftaustausch durch die RLT-Anlage zu haben • Atemschutzmasken für alle beteiligten Personen • Nach der Narkose den Patienten in einem Raum getrennt von den anderen überwachen
Notfallambulanz	• Patienten möglichst rasch aus der Notaufnahme in ein Einzelzimmer auf einer Station bringen • Patienten eine OP-Maske aufsetzen, solange er in der Ambulanz bzw. auf dem Weg zu seinem Zimmer ist • Wenn das Anlegen einer Maske nicht möglich ist, den Patienten auffordern oder dabei helfen, beim Husten ein Papiertaschentuch vor den Mund zu halten • Solange der Patient in der Ambulanz ist, die Tür des Raumes möglichst geschlossen halten • Atemschutzmaske für alle im Raum anwesenden Mitarbeiter
Bronchoskopieräume	• Als hustenprovozierende Maßnahmen kann es bei Bronchoskopie zur Freisetzung relevanter Mengen respiratorischer Tröpfchen kommen, die zu Tröpfchenkernen eintrocknen können • Die Zahl der anwesenden Mitarbeiter deshalb möglichst gering halten • Türen des Untersuchungsraumes geschlossen halten • Atemschutzmaske für alle anwesenden Personen • Patienten anschließend, solange er noch hustet, in dem Raum lassen • Raum danach gründlich und lange genug lüften bzw. bei RLT-Anlage bei geschlossenen Türen „ruhen" lassen, damit ein ausreichender Luftaustausch stattfinden kann
Dialyse	• Patienten in Einzelzimmer dialysieren, wenn dies nicht möglich ist, in Krankenhaus zur stationären Dialyse einweisen • Atemschutzmaske für jeden Mitarbeiter im Raum • Raum anschließend für effektiven Luftaustausch ausreichend lange lüften
Zahnmedizin	• Produktion infektiöser Aerosole bei zahnmedizinischer Versorgung nicht vorhanden, aber bei Manipulationen an den Zähnen Hustenprovokation möglich • Trotzdem bei (Verdacht auf) Tuberkulose den Patienten in einem abgeschlossenen Raum bei geschlossenen Türen behandeln • Atemschutzmaske für alle anwesenden Personen sinnvoll • Zahl der anwesenden Mitarbeiter auf das nötige Minimum begrenzen
Räume für Sputuminduktion bzw. Inhalation	• Bei Patienten mit Tuberkulose-Verdacht die Türen des Raumes während der Maßnahme geschlossen halten • Atemschutzmaske für das Personal (FFP2) • Rücktransport des Patienten auf die Station erst nach Sistieren des Hustens • Nach Abschluss der Maßnahme den Raum, wenn er nicht künstlich belüftet ist, gründlich lüften, dabei die Türen geschlossen lassen und keine anderen Patienten in den Raum lassen
Pathologie	• Hohes Risiko für die Mitarbeiter bei Aerosol-produzierenden Maßnahmen (z. B. Sternotomie, Kraniotomie) • Atemschutzmasken für alle anwesenden Mitarbeiter erforderlich • Türen des Raumes für die Dauer der Untersuchung geschlossen halten • Anschließend den Raum bei geschlossenen Türen ausreichend lange lüften, um einen effektiven Luftaustausch zu erreichen • Wenn dies aus zeitlichen Gründen nicht möglich ist, auch bei den folgenden Autopsien Atemschutzmasken tragen, die Türen geschlossen halten und nur die erforderlichen Mitarbeiter zulassen

Desinfektionsmaßnahmen

Flächendesinfektion. In der Regel wird eine desinfizierende Reinigung (Wischdesinfektion) von Oberflächen mit üblichen Desinfektionsmitteln in normaler Konzentration durchgeführt (siehe Kap. 8). Dabei macht man eine sog. laufende Desinfektion der patientennahen Flächen und nach Entlassung des Patienten eine Schlussdesinfektion, die alle erreichbaren horizontalen Flächen im Patientenzimmer einbezieht. Von den CDC wird jedoch hervorgehoben, dass die Tuberkulose nicht über kontaminierte Flächen übertragen wird, weshalb eine Flächendesinfektion keinen Einfluss auf die Prävention der Tuberkulose hat [133].

Desinfektion von Gegenständen und Instrumenten (Medizinprodukten). Alle wieder verwendbaren thermostabilen Gegenstände werden zusammen mit den Gegenständen anderer Patienten in Reinigungs- und Desinfektionsgeräten (RDG) thermisch aufbereitet. Für thermolabile Gegenstände, wie Endoskope, soll vorzugsweise ebenfalls eine maschinelle Aufbereitung in E-RDG erfolgen, die als chemo-thermische Desinfektion durchgeführt wird (siehe Kap. 12.4). Die manuelle Aufbereitung ist anfälliger für Fehler, und Tuberkulose-Übertragungen durch manuell aufbereitete Bronchoskope sind in der Literatur mehrfach berichtet [2, 533].

Raumdesinfektion.
- *Heute obsolet*: Eine Raumdesinfektion, bei der Flächen-Desinfektionsmittel in die Raumluft versprüht oder eine regelrechte Formalin-Verdampfung vorgenommen wird, ist heute obsolet. Inzwischen ist akzeptiert, dass es sich dabei um eine ineffektive Desinfektionsmethode handelt.
- *Nur Wischdesinfektion effektiv*: Schon seit Langem hat sich das Prinzip durchgesetzt, dass eine Desinfektion von Oberflächen ohne die mechanische Komponente des Wischens nicht wirksam ist.
- Eine Raumdesinfektion ist an sich nichts anderes als eine Art Sprühdesinfektion: Auf die (möglicherweise) vorhandenen Kontaminationen wird ein Nebel aus Desinfektionsmittel gelegt, gereinigt wird jedoch nicht. Das bedeutet im Fall der Tuberkulose, dass der Erreger, der ja nicht als einzelne Bakterienzelle offen auf den Oberflächen liegt, in organischem Material, also respiratorischem Sekret, geschützt mit dem Desinfektionsmittel nicht notwendigerweise in Kontakt kommt und somit nicht inaktiviert wird. In der internationalen Fachliteratur wird die Raumdesinfektion nicht empfohlen.
- *Keine gesetzliche Vorgabe*: Es gab auch nie eine gesetzliche Regelung, die in bestimmten Fällen, wie z. B. nach Entlassung eines Patienten mit offener Tuberkulose der Atemwege, eine Raumdesinfektion vorgeschrieben hätte. Eine solche Maßnahme ist auch nicht etwa deshalb erforderlich, weil die Tuberkulose gemäß §§ 6, 7 IfSG eine meldepflichtige übertragbare Krankheit ist. Denn bei meldepflichtigen Infektionen müssen keine über das normale Maß hinausgehenden Desinfektionsmaßnahmen durchgeführt werden, wenn nicht das zuständige Gesundheitsamt im jeweiligen individuellen Fall gemäß § 18 IfSG ein besonderes Desinfektionsverfahren anordnet.
- *Toxikologisches Risiko*: Schließlich muss berücksichtigt werden, dass Raumdesinfektionen wegen unvermeidbarer Desinfektionsmittel-Exposition während der Maßnahme und unkontrollierbarer Desinfektionsmittel-Rückstände nach der Durchführung toxikologisch problematisch sind. Dies gilt sowohl für die Person, die das Mittel versprüht, als auch für die Personen, die sich später in dem Raum aufhalten müssen, also Patienten und Personal, selbst wenn der Raum gelüftet wurde.

Dauer der Isolierungsmaßnahmen

Die Dauer der Maßnahmen ist abhängig vom klinischen Ansprechen auf die antituberkulöse Therapie. In den USA wird gefordert, dass vor Aufhebung der Isolierungsmaßnahmen drei im Abstand von 8–24 Stunden abgenommene Sputumproben (davon mindestens ein Morgensputum) mikroskopisch negativ sind [133]. In der Tabelle 11.**19** sind die Voraussetzungen für Aufhebung bzw. Fortführung der Isolierungsmaßnahmen zusammengefasst, und die Tabelle 11.**20** gibt Hinweise für die Maßnahmen bei Kindern mit Tuberkulose und bei extrapulmonaler Tuberkulose [133, 192, 195, 375, 523].

Tabelle 11.**19** Dauer der Isolierung abhängig von der Dauer der antituberkulösen Therapie.

Bis zu 3 Wochen	*Kein Hinweis auf Infektion mit resistentem Stamm und* • Adäquate Therapie mit klinischer Besserung • Kein Husten mehr oder mindestens 2× mikroskopisch negatives Sputum • Überwachte Weiterführung der Therapie gesichert • Bei Entlassung Rückkehr in ein Umfeld ohne gefährdete Personen, wie insbesondere Kleinkinder oder Personen mit zellulärem Immundefekt
Länger als 3 Wochen	• Verdacht auf resistenten Stamm, z. B. bei Patient aus Osteuropa • Mikroskopischer Nachweis säurefester Stäbchen in Sputum oder Magensaft länger als 3 Wochen nach Therapie-Beginn • Keine durchgreifende klinische Besserung • Unzuverlässige Medikamenteneinnahme bei nicht kooperativem Patienten (deshalb nach Möglichkeit immer die Medikamente unter Beobachtung einnehmen lassen = directly observed therapy = DOT)

Tabelle 11.**20** Maßnahmen zur Prävention der Tuberkuloseübertragung in besonderen Fällen.

Säuglinge und (Klein-)Kinder	In der Regel kein Einzelzimmer erforderlich, da • selten Husten bei (kleinen) Kindern mit Tuberkulose, • Keimzahlen im Bronchialsekret gering Einzelzimmer nur bei • Kavernen, • Kehlkopftuberkulose, weil vermutlich dann ebenso infektiös wie erwachsene Patienten
Extrapulmonale Tuberkulose	Einzelzimmer nicht erforderlich, weil • keine Freisetzung der Erreger in die Luft, • keine Aerosolbildung Standardhygienemaßnahmen bei möglicher Kontamination (z. B. bei abszedierender Lymphknoten-Tuberkulose), wie z. B. • Händedesinfektion • Einmal-Handschuhe • Schürze Keine offene Spülung der Infektionsherde, da • künstliche Aerosolbildung möglich

BCG-Impfung

Die Tuberkulose-Impfung wird derzeit wegen schlechter Verträglichkeit des einzigen verfügbaren Impfstoffs bei gleichzeitig fraglicher Effektivität nicht empfohlen (www.rki.de > Infektionsschutz > Impfungen > Empfehlungen der STIKO).

Vorgehen nach Tuberkulose-Exposition

Infektiosität. Stellt sich bei einem Patienten heraus, dass er eine Tuberkulose hat, und war diese Diagnose zuvor nicht bekannt oder vermutet worden, muss zunächst geklärt werden, ob der Patient infektiös ist bzw. war, also eine offene Tuberkulose der Atemwege hat. Bei extrapulmonaler Tuberkulose kommt es unter normalen Umständen nicht zu einer Freisetzung des Erregers in die Luft, sodass bei der Versorgung dieser Patienten für Kontaktpersonen nicht die Gefahr der Inhalation infektiöser Aerosole besteht.

Personaluntersuchung. Muss ein Patient retrospektiv als infektiös eingestuft werden, müssen Personaluntersuchungen eingeleitet werden, um zu eruieren, ob der Kontakt mit dem bis dahin noch unerkannten Tuberkulose-Patienten zu einer Erregerübertragung geführt hat.

- *Tuberkulinpositive Kontaktpersonen*: Bei Personen, die bereits als tuberkulinpositiv bekannt sind, muss ca. 8–12 Wochen nach der Exposition neben der üblichen klinischen Untersuchung eine Röntgenaufnahme der Lunge durchgeführt werden. Bei manifester Tuberkulose-Erkrankung wird eine entsprechende Therapie eingeleitet.
- *Tuberkulinnegative Kontaktpersonen*: Bei Personen, die bis dahin tuberkulinnegativ waren, wird zur Feststellung der Ausgangssituation sofort nach Bekanntwerden der Exposition ein Tuberkulin-Hauttest durchgeführt. Der Test wird 8 Wochen später wiederholt. Wird dann eine Konversion festgestellt, muss 8–12 Wochen nach der Exposition eine Röntgenaufnahme des Thorax durchgeführt werden, um zu klären, ob eine manifeste Erkrankung vorliegt; ggf. wird eine Therapie begonnen. Bei fehlenden Krankheitssymptomen soll gemäß CDC eine sog. Postexpositionsprophylaxe mit Isoniazid für 6–12 Monate erwogen werden [133].

Mitpatienten. Analog zu den Personaluntersuchungen wird bei den Mitpatienten vorgegangen. Bei Patienten, die schon entlassen oder verlegt sind, wird der Hausarzt oder die nachsorgende Einrichtung benachrichtigt, die dann nach dem gleichen Schema klären müssen, ob die Exposition zu einer Infektion geführt hat.

Abschließende Hinweise

Größte Bedeutung: organisatorische Maßnahmen

Bei der Tuberkulose-Prävention im Bereich der medizinischen Versorgung der Bevölkerung haben organisatorische Maßnahmen den höchsten Stellenwert [133, 375]. Das bedeutet insbesondere, dass die Tuberkulose immer in die differenzialdiagnostischen Überlegungen einbezogen werden muss. Bei entsprechender klinischer Symptomatik müssen die Verdachtsdiagnose gestellt, die Patienten bis zur Sicherung der Diagnose isoliert und schnell mit einer antituberkulösen Therapie versorgt werden. Schutzmaßnahmen für das Personal sind bei hohem Expositionsrisiko wichtig.

> **Merke**
>
> Das größte Risiko für Kontaktpersonen ist nicht der identifizierte Tuberkulose-Patient oder eine (theoretisch) suboptimale Maske, sondern der unerkannte Patient mit offener Tuberkulose der Atemwege.

Berücksichtigung regionaler Unterschiede

Die Tuberkulose-Prävalenz ist regional unterschiedlich, sodass nicht für jedes Krankenhaus die gleichen Empfehlungen gelten können [133, 375]. Umfangreiche Informationen über die Bedeutung der Tuberkulose weltweit können ständig aktualisiert über das Internet abgerufen werden [399].

Kein Null-Risiko für medizinisches Personal

Das Tuberkulose-Risiko für Beschäftigte im Gesundheitsdienst kann nicht vollständig beseitigt, sondern maximal auf das Risiko der Allgemeinbevölkerung reduziert werden.

12 Hinweise für verschiedene Fachbereiche

12.1 Anästhesiologie

In der Anästhesie werden vielfältige invasive Techniken angewendet, die prinzipiell alle mit einem teilweise beträchtlichen Infektionsrisiko assoziiert sind. Beachtung der Standardhygienemaßnahmen (siehe Kap. 7) und aseptisches Arbeiten bei Injektionen und Punktionen (siehe Kap. 9) sind deshalb entscheidende Voraussetzungen für die Prävention von Infektionen. Als Mitarbeiter der Operationsabteilung ist das Anästhesiepersonal darüber hinaus an die dort üblichen Verhaltensregeln gebunden (siehe Kap. 10.4 und 12.11).

Intubationsnarkosen

Der Umgang mit Narkosezubehör für Inhalationsnarkosen ist heute durch die Qualität des Materials sowie durch einfache und sichere maschinelle Aufbereitungsmöglichkeiten relativ unkompliziert (siehe unten). Aus Gründen der Infektionsprävention gibt es deshalb für die Verwendung von Einmalmaterial keine Veranlassung.

Wechsel des Narkoseschlauchsystems.

Sowohl der Wechsel des Schlauchsystems nach jedem Patienten als auch der alternative Einsatz von HME (= heat-and-moisture exchanger) sind adäquate Maßnahmen, um eine Übertragung potenziell pathogener Erreger zu verhindern. Für den Einsatz bakteriendichter Filter gibt es jedoch keine Grundlage, da aufgrund der in der Fachliteratur verfügbaren Daten weder Narkosegase noch das Narkosegerät als Erregerreservoir für postoperative Pneumonien in Frage kommen [221, 247, 272, 327, 340, 573] (siehe Tab. 12.1).

Narkoseausleitung

Die Ausleitung der Narkose kann sowohl im Ein-/Ausleitungsraum als auch im Operationssaal stattfinden; entscheidend sind allein organisatorische Gesichtspunkte. Moderne bauliche Konzepte für Operationsabteilungen sehen z.T. ohnehin keine Ein-/Ausleitungsräume mehr vor, weil die dafür

Tabelle 12.1 Umgang mit Narkosezubehör.

Schlauchsystem	• Schlauchwechsel nach jedem Patienten oder • Verwendung von HME (heat-and-moisture exchanger, sog. künstliche Nasen) und Wechsel des HME nach jedem Patienten, während das Schlauchsystem für die folgenden Narkosen weiterverwendet wird (dann Aufbereitung bzw. Entsorgung z.B. nur einmal wöchentlich) • Wechsel von HME und Schlauchsystem nach Narkose bei Patienten mit Infektionen der Atemwege, wie insbesondere auch Tuberkulose, nicht erforderlich
Kreissystem	• Wechsel nach der vom Hersteller angegebenen Zahl von Betriebsstunden • Kein Wechsel nach Einsatz bei Patienten mit Tuberkulose erforderlich

notwendigen Flächen besser genutzt und damit die Investitionen für die teuren technischen Vorrichtungen eingespart werden können. Man hätte dann z. B. zwei nebeneinanderliegende Operationssäle, wobei im einen Saal die Ausleitung stattfindet, während im Nachbarsaal der nächste Patient bereits eingeleitet wird. Damit wären Räume und Technik optimal genutzt.

Regionalanästhesien

Die Allgemeinnarkose durch Inhalation ist in zahlreichen Fällen durch die verschiedenen Möglichkeiten der heute durchführbaren Regionalanästhesien ersetzt worden, die auch postoperativ oder bei chronischen Schmerzen für die Schmerztherapie genutzt werden können. Gemeinsam haben alle diese Formen (von der rückenmarksnahen Regionalanästhesie über die Anästhesie der Extremitäten mittels Plexusblockade bis hin zu den Leitungsanästhesien im Bereich der Hände und Füße), dass sie bedingt durch die Notwendigkeit der Punktion und Injektion in sterile Körperareale mit lokalen und systemischen Infektionsrisiken verbunden sind.

Intraspinale Abszessbildung und durch vergrünende Streptokokken (vermutlich aus dem Respirationstrakt des Personals) verursachte Meningitis nach Spinalanästhesien sind berichtet worden [117, 200, 340, 568, 607, 687]. Aber auch Weichteilinfektionen, z. B. nach Fußblockade, können schwerwiegende Folgen für den Patienten haben. Deshalb müssen auch bei einfachen Regionalanästhesien die Standardhygienemaßnahmen sorgfältig beachtet werden.

Im Einzelnen sind folgende Maßnahmen erforderlich:
- Sorgfältige Händedesinfektion,
- Gründliche und großflächige Hautdesinfektion im Bereich der Punktionsstelle,
- Aseptische Handhabung von Spritzen, Kanülen und Medikamenten,
- Sterile Handschuhe und Abdecktücher bei Spinalanästhesien und tiefen Infiltrationen im Bereich der Extremitäten-Plexus,
- Bei Spinalanästhesien soll während der Vorbereitung der Medikamente, während Punktion, ggf. Legen von Spinal-Kathetern und bei den Injektionen so wenig wie möglich gesprochen werden; dies ist wahrscheinlich wichtiger als eine Maske zu tragen, obwohl diese zweifellos einen partiellen Schutz gewährleisten kann [607].

Intravenöse Anästhesien

Die Beachtung der Standardhygienemaßnahmen ist eine wichtige Voraussetzung für die Infektionsprävention bei Gabe intravenöser Medikamente [340]. Hinzu kommt die Notwendigkeit, mit Mehrdosis-Behältnissen so sorgfältig umzugehen, dass eine exogene Kontamination des Inhalts nicht stattfinden kann [340]. Wenn es zu Infektionen im Zusammenhang mit intravenösen Anästhesieverfahren kommt, sind nahezu immer Fehler in der aseptischen Technik dafür verantwortlich. Deshalb:
- Intravenöse Anästhetika nicht vorrichten,
- Für jeden Patienten neues Injektionszubehör verwenden,
- Reste von Narkoselösungen nicht bei anderen Patienten weiterverwenden.

Propofol. Besondere Bedeutung unter den intravenös angewendeten Anästhetika hat Propofol, mit dessen Applikation mehrfach Ausbrüche verbunden waren [24, 340, 706]. Die meisten Anästhetika liegen einerseits in schwach saurer Lösung vor, wodurch schon allein das mikrobielle Wachstum gehemmt wird, und enthalten andererseits Konservierungsstoffe. Bei Propofol dagegen ist die Lösung lipidhaltig und nicht mit Konservierungsstoffen versetzt (siehe Abb. 12.1). Dadurch ist Propofol für eine exogene Kontamination sehr anfällig [24, 340]. Wenn also bei der Entnahme von Propofol aus der Ampulle keine durchgehend aseptische Technik angewendet wird, kann es zu einer Kontamination der Lösung kommen, die eine Infektion verursachen kann [340, 706].

Aus diesem Grund macht auch der Hersteller ausdrückliche Angaben zum Umgang mit der Substanz:
- Nach dem Öffnen der Ampulle gleich in eine sterile Spritze aufziehen,
- Anschließend sofort mit der Verabreichung beginnen,
- Jede Ampulle nur bei einem einzigen Patienten einsetzen,

- Die verwendete Spritze sowie etwaige Reste in der Ampulle am Ende der Operation entsorgen.

Maßnahmen nach der Operation

Aufwachraum

Für die Prävention postoperativer Infektionen ist es unerheblich, ob der Aufwachraum in die Operationsabteilung integriert ist (erkennbar daran, dass das Personal ebenfalls die in der Operationsabteilung übliche Bereichskleidung trägt) oder als angrenzender, aber außerhalb liegender Bereich geführt wird (siehe Abb. 12.2). Das Anästhesie-Personal kann in jedem Fall die Patienten in den Aufwachraum bringen.

Reinigung und Desinfektion

Für die Reinigung und Desinfektion werden – abhängig von der Verträglichkeit der Materialien – vorzugsweise thermische Verfahren eingesetzt (siehe Kap. 8). Der überwiegende Teil des Anästhesiezubehörs kann in Reinigungs- und Desinfektionsmaschinen aufbereitet und braucht anschließend, wie z. B. Narkoseschläuche, nicht zusätzlich sterilisiert zu werden.

Narkosegeräte werden außen mit einer Desinfektionslösung abgewischt und für den nächsten Patienten neu bestückt. Maßnahmen zur Desinfektion des Innern der Geräte, wie sie früher mit der Formaldehydkammer versucht wurden, sind ineffektiv und darüber hinaus überflüssig, da es zu keiner Kontamination im Innern kommt, die desinfizierende Maßnahmen erforderlich machen würde.

12.2 Augenheilkunde

Nosokomiale Augeninfektionen sind sehr selten, können aber in Neugeborenen-Abteilungen einen relevanten Anteil an den nosokomialen Infektionen haben. Wenn es sich nicht um schwere Infektionen am Auge, wie z. B. Endophthalmitis, handelt, werden Augeninfektionen außer bei Neugeborenen aber auch häufig nicht wahrgenommen [223].

Ursachen nosokomialer Augeninfektionen

Postoperative Augeninfektionen

Im Zusammenhang mit Operationen können exogene und endogene Erregerreservoire für Infektionen verantwortlich sein [223, 235, 328, 539, 720].

Exogene Erregerreservoire. Kontaminationen von intraoperativ angewendeten Lösungen, Instrumenten oder Geräten inkl. Zubehör können Ursache von postoperativen Augeninfektionen sein, z. B.
- Spüllösungen,
- Haut- und Schleimhautdesinfektionsmittel,

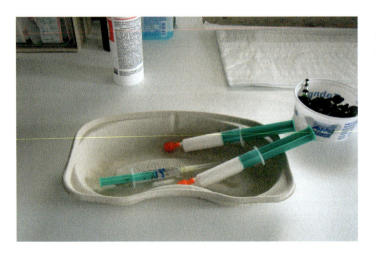

Abb. 12.**1** Propofol-Spritze unmittelbar vor dem Eingriff gerichtet (Foto: I. Kappstein).

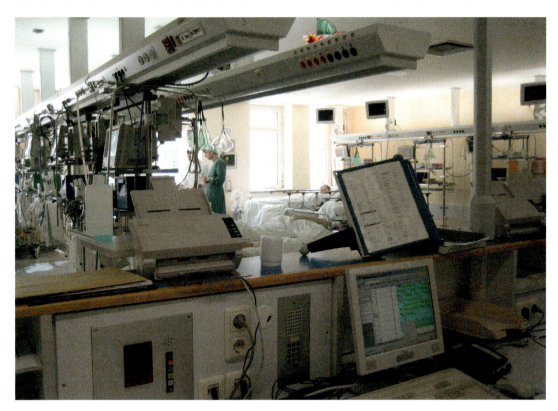

Abb. 12.2   Aufwachraum (Foto: I. Kappstein).

- Implantate (Kunststofflinsen),
- Transplantate (Hornhaut),
- Chirurgische Instrumente,
- Operationsmikroskop,
- Silikonschläuche für Phakoemulsifikations- und Vitrektomiegerät.

Die häufigsten Erreger sind dabei:
- Enterobakteriazeen,
- Pseudomonas spp.,
- Sprosspilze,
- Koagulase-negative Staphylokokken,
- Pneumokokken.

Endogenes Erregerreservoir. Eine bei Weitem größere Rolle als Keime aus der Umgebung spielt die körpereigene Flora des Patienten. Durch die physiologische Besiedlung des äußeren Auges und der Tränenflüssigkeit ist natürlicherweise ein potenzielles Erregerreservoir für postoperative Infektionen vorhanden [223].

Operationsunabhängige Augeninfektionen

Sowohl exogene als auch endogene Erregerreservoire können bei Infektionen am Auge, die unabhängig von Operationen auftreten, verantwortlich sein [156, 223, 343]:

Exogene Erregerreservoire.
- *Kontaktübertragung:* Kontaminationen des Auges über direkten oder indirekten Kontakt können für Augeninfektionen verantwortlich sein. Dabei spielen die Hände des Personals die bedeutendste Rolle, z.B. unzureichende Händehygiene bei Versorgung von Neugeborenen mit Konjunktivitis oder bei Patienten mit Keratoconjunctivitis epidemica (siehe unten).
Bei Erregerübertragungen durch indirekten Kontakt kann es sich z.B. um kontaminierte Augentropfen oder Augensalbe handeln. Deshalb ist die vorsichtige Handhabung bei der Applikation von Medikamenten aus Mehrdosisbehäl-

tern, die bei verschiedenen Patienten zum Einsatz kommen, von großer Bedeutung. Jegliche Berührung mit dem Patienten, z. B. der Augenpipette auch nur mit den Wimpern, muss vermieden werden. Ansonsten müssen die Behältnisse verworfen werden. Bei Verwendung einer Salbentube für mehrere Patienten soll deshalb die Applikation der Salbe mit einem Glasstäbchen erfolgen (siehe Tab. 12.**3**).
Für Patienten mit Infektionen am Auge sollen immer eigene Medikamente verwendet werden, wobei auch dann Berührungen vermieden werden müssen, damit es nicht zu einer Re-Kontamination des Auges kommen kann.

- *Intensivpatienten bei Beatmung*: Bei beatmeten Intensivpatienten ist ein Infektionsrisiko dann gegeben, wenn beim endotrachealen Absaugen das Auge mit respiratorischem Sekret kontaminiert wird (unvollständiger Lidschluss bei komatösen Patienten). Deshalb soll der Katheter nach dem Absaugen nicht über die obere Gesichtshälfte des Patienten geführt werden [343].

Endogenes Erregerreservoir. Unter begünstigenden Bedingungen, wie z. B. Austrocknung oder Verletzung, kann auch die ortsständige Flora des Auges zu Infektionen führen. Sehr selten kann es über eine hämatogene Aussaat von Erregern aus einer Infektion an einer anderen Körperstelle oder via Translokation von Erregern aus dem Darm (siehe Kap. 10.1) zu einer Absiedlung im Auge und einer Endophthalmitis kommen. Beim Nachweis bestimmter Erreger im Blut, wie insbesondere Candida spp. und Bacillus spp., für deren Absiedlung das Auge eine Prädilektionsstelle darstellt, muss man auch ohne klinische Symptomatik immer eine Beteiligung des Auges ausschließen und ein augenärztliches Konsil einholen [256, 720].

Keratoconjunctivitis epidemica

Kontaktübertragung. Die durch Adenoviren (vor allem Typ 8) verursachte Keratoconjunctivitis epidemica (sog. „Epidemica") ist in der Regel sehr kontagiös und nimmt deshalb unter den Augeninfektionen einen besonderen Platz ein [100, 336, 428, 541, 788]. Die Infektion wird über direkten und indirekten Kontakt, jedoch nicht, wie gelegentlich angenommen, aerogen übertragen (siehe Kap. 4). Bis ca. zwei Wochen nach Auftreten der ersten klinischen Symptome müssen die Patienten als infektiös betrachtet werden.

Umgebungskontamination unvermeidlich. Nicht selten macht die Versorgung infizierter Patienten unter stationären Bedingungen Probleme, und zwar insbesondere, wenn es sich um die typischen Patienten ophthalmologischer Stationen handelt. Dies sind alte Menschen, die häufig schlecht sehen, weshalb sie auch ins Krankenhaus kommen. Diese Patienten in ihren Zimmern zu isolieren bzw. zu erreichen, dass sie sich möglichst nicht in die Augen fassen und insgesamt auf eine sorgfältige persönliche Händehygiene achten, ist kaum realisierbar. Man muss also unter solchen Bedingungen von einer beträchtlichen Umgebungskontamination ausgehen, wodurch andere Personen (Mitpatienten und Personal) prinzipiell gefährdet sind, wenn sie nicht ihrerseits auf eine konsequente Händehygiene achten, um indirekte Übertragungen zu vermeiden.

Organisatorische Probleme. In sporadischen Fällen wird man deshalb immer versuchen, den betroffenen Patienten nach Hause zu entlassen. Hat man mehrere infizierte Patienten, sei es im Rahmen eines Ausbruchs innerhalb des Krankenhauses oder aufgrund jahreszeitlicher Häufungen in der Bevölkerung, ergeben sich daraus erhebliche organisatorische Probleme, weil man meist nicht alle Patienten nach Hause entlassen bzw. ins Pflegeheim zurückverlegen kann (dann würde das Problem nur verschoben). Man muss unter diesen Umständen versuchen, die Umgebungskontamination so gering wie möglich zu halten. Jeder Patient muss entsprechend informiert und immer wieder daran erinnert werden, dass bei Kontakt mit dem Gesicht eine Kontamination der Hände und nachfolgend die Kontamination der Umgebung mit den Erregern möglich ist. An möglichst vielen Stellen der Station innerhalb und außerhalb der Patientenzimmer, also auch auf den Fluren, sollen gut sichtbar Flaschen mit Händedesinfektionsmittel stehen, weil damit das Bewusstsein für die Notwendigkeit der Händehygiene wach gehalten werden kann.

Häufige Reinigung. Eine erhöhte Reinigungsfrequenz der Stellen, die häufig mit den Händen berührt werden, ist in solchen Situationen zumindest hilfreich. Der Zusatz von Desinfektionsmitteln erscheint hier nicht erforderlich, weil einerseits Adenoviren als hüllenlose Viren ohnehin relativ resistent gegen Desinfektionsmittel sind, weil aber andererseits allein schon die mechanische Reinigung durch Wischen einen wesentlichen Teil der mikrobiellen Kontamination, also auch der viralen, beseitigt. Wichtig ist vor allem Sauberkeit.

- Händehygiene
  - *Patient:* Die Übertragung von Mensch zu Mensch via direkten oder indirekten Kontakt kann nur durch sorgfältige Händehygiene verhütet werden. Dem Patienten muss die Notwendigkeit der Händereinigung erklärt und eine effektive Methode gezeigt werden (siehe dazu Kap. 7). Um den Stellenwert dieser Maßnahmen für den Patienten noch zu unterstreichen, kann man ihm ein Händedesinfektionsmittel geben und ihn bitten, dies zusätzlich anzuwenden. Von großer Bedeutung ist aber schon allein der mechanische Spüleffekt, den man am besten mit warmem Wasser und Seife erreicht.
  - *Personal:* Auch für das Personal ist Händehygiene die wichtigste Maßnahme, um Übertragungen bzw. Selbstinokulation zu vermeiden. Bei jedem Kontakt mit dem Gesicht eines Patienten mit „rotem Auge", also insbesondere bei jeder augenärztlichen Untersuchung, müssen darüber hinaus Handschuhe getragen werden, um die Kontamination der Hände so gering wie möglich zu halten. Anschließend ist es besonders wichtig, die Handschuhe sofort wieder auszuziehen, um nicht die Umgebung damit zu kontaminieren.
- Dekontamination von Gegenständen mit Patientenkontakt
  Die Übertragung durch indirekten Kontakt mit Instrumenten oder Geräten, die bei der Untersuchung der Patienten verwendet werden, kann nur durch gründliche Reinigung und ggf. Desinfektion verhindert werden (siehe unten). Diese Maßnahmen müssen im Übrigen immer, also ungeachtet der epidemiologischen Situation, eingehalten werden, weil auch ohne klinische Symptomatik, d.h. „rotes Auge", ein Patient bereits infiziert sein und deshalb ein Erregerreservoir darstellen kann. Bei Entlassung bzw. Verlegung eines Patienten werden die Pflegeutensilien mitgegeben oder verworfen und das Zimmer gründlich gereinigt.
- Patienteninformation
  Damit die Patienten wissen, wie sie sich in ihrem privaten Leben mit ihrer Augeninfektion zu verhalten haben, ist es empfehlenswert, ihnen ein Merkblatt auszuhändigen, auf dem sie die wichtigsten Informationen zusammengefasst nachlesen können. Dies kann beispielsweise folgendermaßen aussehen:

Patienteninformation zur Keratoconjunctivitis epidemica

Die Keratoconjunctivitis epidemica (sog. „Epidemica" oder „Augengrippe") ist eine Augeninfektion, die von Viren verursacht wird und eine schmerzhafte Entzündung des Auges (gerötetes Auge) hervorrufen kann. In aller Regel verschwinden die Symptome innerhalb kurzer Zeit ähnlich einer „Grippe" wieder von selbst. Die Infektion ist aber sehr ansteckend und kann deshalb leicht auf andere Personen der Familie oder des Bekanntenkreises übertragen werden. Die folgenden Hinweise sollen Ihnen helfen, eine Übertragung der Erreger zu vermeiden:

- Achten Sie darauf, Ihre Augen so wenig wie möglich zu berühren. Wenn Sie aber Kontakt mit den Augen hatten, dann waschen Sie gleich danach Ihre Hände gründlich mit warmem Wasser und Seife.
- Verwenden Sie keine Gegenstände gemeinsam mit anderen Personen, die Kontakt mit Ihren Augen oder Händen hatten, wie insbesondere Waschlappen, Handtücher, Kopfkissen und (Sonnen-)Brillen.
- Wenn Sie zu einem Arzt müssen oder zur Kontrolle in die Augenklinik kommen, sagen Sie schon bei der Anmeldung, dass Sie eine Keratoconjunctivitis epidemica haben.
- Während der Erkrankung sind Sie nicht arbeitsfähig, Sie sollten den Kontakt mit anderen Personen möglichst meiden.

Reinigung und Desinfektion

Im Folgenden werden Hinweise gegeben, wie die verschiedenen für die Augenheilkunde spezifischen Gegenstände und Geräte gereinigt und ggf. desinfiziert bzw. sterilisiert werden müssen, um Erregerübertragungen und sonstige Schädigungen der Patienten zu verhüten (siehe Kap. 8). Abhängig davon, wie eng der Kontakt von Instrumenten bzw. Geräten mit dem Auge des Patienten ist, unterscheidet man Gegenstände mit hohem und mit niedrigem Übertragungsrisiko (siehe Tab. 12.2 und 12.3) [156, 223, 390].

Druckhütchen. Für die Aufbereitung von Druckhütchen ist der Hinweis wichtig, dass das alleinige Abwischen mit Alkohol keine regelrechte Desinfektion ist. Der Erfolg dieser Maßnahme hängt entscheidend von der Sorgfalt der Durchführung ab. Obwohl in experimentellen Untersuchungen als wirksam beschrieben [758], dürfte damit in der täglichen Praxis ein relevantes Übertragungsrisiko verbunden sein. Deshalb muss eine genügende Anzahl von Druckhütchen etc. angeschafft werden, um sie nach dem Einsatz am Patienten (wie oben beschrieben) effektiv reinigen und desinfizieren zu können.

Tabelle 12.2 Hohes Übertragungsrisiko bei Keratoconjunctivitis epidemica.

Druckhütchen, Kontaktgläser	• Sofort nach der Anwendung mit einem Zellstofftupfer gründlich abwischen • Anschließend z. B. für 5 Min in z. B. 80 %igen Alkohol einlegen (alternativ 10 min in 2,5 %ige alkalische Glutaraldehydlösung) • Kontaktfläche vollständig und luftblasenfrei eintauchen (ggf. mit Metallsieb beschweren) • Anschließend Alkohol verdunsten lassen bzw. Desinfektionsmittelreste unter fließendem Wasser sorgfältig abspülen und abtrocknen
Schioetz-Geräte	• Nach Gebrauch Gewicht vom Gewinde des Stiftes abdrehen • Stift entnehmen und mit z. B. 80 %igem Alkohol abwischen • Hohlraum zunächst mit Aqua dest. durchspülen und anschließend mit einer Spezialbürste (z. B. Pfeifenreiniger) trocknen • Gerät wieder zusammensetzen und sterilisieren • In geschlossenem Gehäuse aufbewahren
Ultraschallsonde	• Sofort nach Gebrauch gründlich mit z. B. 80 %igem Alkohol abwischen • Anschließend Alkohol verdunsten lassen
Endoskop für Tränengangsoperationen	• Spülen mit Aqua dest., trocknen und anschließend in Sterilisierfolie verpacken, vorzugsweise Plasmasterilisation, ggf. auch Formaldehydgassterilisation • Alternativ, wenn nicht genügend Endoskope zur Verfügung stehen, nach Gebrauch mit Aqua dest. spülen und anschließend für 20 min luftblasenfrei in 2,5 %ige alkalische Glutaraldehydlösung einlegen • Danach mit sterilen Handschuhen aus der Lösung nehmen und mit sterilem Aqua dest. die Desinfektionsmittelreste gründlich abspülen, mit sterilen Kompressen trocknen und bis zum nächsten Gebrauch z. B. in Sterilisierfolie einschweißen (als „desinfiziert" beschriften)
Vitrektomiegerät etc. und Silikonschlauchsystem	• Silikonschläuche nach der Operation vom Gerät abnehmen und mit Aqua dest. gründlich durchspülen, anschließend mit Druckluft innen trocken blasen und außen mit Kompressen trocknen • Zusammen mit dem anderen Zubehör (Handstück etc.) z. B. in speziellem Metallcontainer autoklavieren • Wichtig ist, die Schläuche nicht in Desinfektions- (oder Reinigungs-) Lösung einzulegen, weil auch nach gründlichem Spülen Reste der Mittel im bzw. am Silikon zurückbleiben können, die zu toxischen Schädigungen am Auge der nachfolgend operierten Patienten führen können. • Da, wenn auch sehr selten, Kontaminationen im Innern der Geräte vorkommen können, muss das Verbindungsstück zum Druckaufnehmer nach jeder Operation mit Alkohol abgewischt werden; sicherer ist die Verwendung eines bakteriendichten Filters an dieser Stelle, der einmal täglich gewechselt werden kann.

Tabelle 12.3 Geringes Übertragungsrisiko bei Keratoconjunctivitis epidemica.

Spaltlampe	• Teile mit Patientenkontakt (z. B. mit Stirn oder Händen) mit z. B. 80 %igem Alkohol abwischen • Teile ohne Patientenkontakt mit Reinigungsmittel abwischen • An der Kinnstütze nach jedem Patienten die Papierauflage wechseln
Gesichtsfeld-Prüfgerät	• Kinnstütze und Stirnband wie bei der Spaltlampe behandeln • Restliche Teile ohne Patientenkontakt mit Reinigungsmittel abwischen
Verschiedene Gegenstände	Glasstäbchen zur Salbenapplikation • entweder manuell reinigen und sterilisieren oder in Reinigungs- und Desinfektionsmaschine (RDM) vollautomatisch reinigen und thermisch desinfizieren Augenklappen, Gitterbrillen, Augenspreizer • in Reinigungs- und Desinfektionsgerät reinigen und desinfizieren Nach der Aufbereitung • vor Staub geschützt aufbewahren

12.3 Dialyse

Dialyse-Patienten sind – abhängig vom Dialyse-Verfahren (Hämo- oder Peritonealdialyse) – unterschiedlichen Infektionsrisiken ausgesetzt [10, 25, 43, 128, 194, 558]. Insgesamt spielen Infektionen im Rahmen der Dialyse neben den durch die Grundkrankheiten gegebenen Gesundheitsrisiken die größte Rolle. Im Folgenden werden die Ursachen für Infektionen bei Hämodialyse und Peritonealdialyse behandelt sowie Empfehlungen für deren Prävention gegeben. Für die Verfahren der Hämofiltration gelten die gleichen Hygienemaßnahmen wie im Umgang mit anderen intravasalen Kathetern (siehe Kap. 9.4 und 10.1).

Hämodialyse

Häufigste Infektionen

Die häufigsten Infektionen im Zusammenhang mit der Hämodialyse sind [10, 25, 43, 128, 194, 437, 558, 764]:
- Lokale Infektionen im Bereich von zentralen Venenkathetern (ZVK) bzw. des Shunts,
- Systemische Komplikationen infolge Bakteriämie bzw. Endotoxin-bedingter pyrogener Reaktionen durch Kontamination von Dialysat, Dialysator oder Dialyse-Schlauchsystem,
- blutassoziierte Virusinfektionen (vor allem Hepatitis B und C).

Ein korrekter Umgang mit dem Dialyse-Gerät inkl. Wasseraufbereitung und mit Dialyse-Kathetern bzw. Shunt sowie die Maßnahmen der Standardhygiene, insbesondere sorgfältige Händehygiene, stehen deshalb bei der Infektionsprävention im Mittelpunkt.

Dialyse-Gerät

Bei der Hämodialyse werden Blut und Dialysat gleichzeitig auf gegenüberliegenden Seiten einer semipermeablen Membran, dem Dialysator, entlang geführt (siehe Abb. 12.3).

Durch die Membran diffundieren die harnpflichtigen Substanzen aus dem Blut in das isotonische und isoionische Dialysat. Das Konzentrationsgefälle wird durch große Mengen Dialysat aufrechterhalten. Theoretisch können Bakterien, Viren und Proteine etc. eine intakte Dialysemembran nicht passieren. Minimale Läsionen der Membran können aber den Übertritt von Erregern oder Toxinen in beide Richtungen zulassen. Deshalb muss durch geeignete Maßnahmen
- bei der Aufbereitung des für die Herstellung des Dialysats notwendigen Wassers,
- bei der Zumischung des Dialysekonzentrats,
- bei der Führung von Wasser und Dialysat zum Dialyse-Gerät,
- im Umgang mit dem Dialyse-Schlauchsystem bei der Aufrüstung des Dialysegeräts und
- bei der Desinfektion des Dialysegeräts

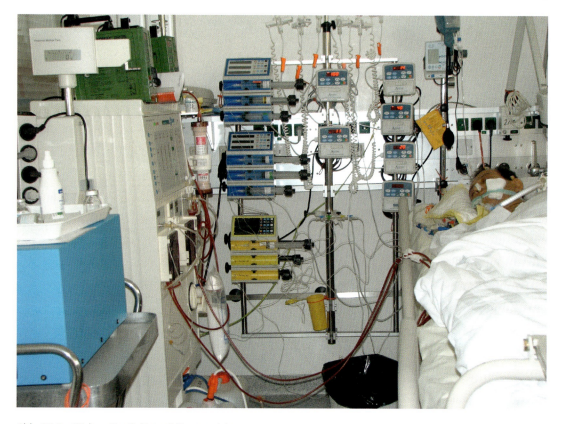

Abb. 12.3 Dialyse-Gerät (Foto: I. Kappstein).

dafür gesorgt werden, dass eine Kontamination des Systems nicht zustande kommen oder eliminiert werden kann.

Wasseraufbereitung. Leitungswasser muss für die Dialyse aufbereitet werden, um Mikroorganismen und Fremdstoffe, wie Chlor, gelöste Salze, Metallionen etc., zu entfernen [10, 25, 29, 126, 543]:
- Das optimale Verfahren ist die **Umkehrosmose**, womit man durch eine nur für Wassermoleküle passierbare Membran mikrobiologisch und chemisch nahezu reines Wasser erhält. Mikroläsionen der Membran können jedoch vorkommen und die Passage von Bakterien oder Endotoxin ermöglichen.
- Die **UV-Licht**-Behandlung ist ungeeignet, weil nicht alle Bakterien gleich empfindlich gegen UV-Licht sind und weil der Endotoxin-Gehalt des Wassers dadurch nicht beeinflusst wird.
- Alle anderen Methoden mit verschiedenen Filtern und Ionenaustauscher bzw. Deionisator führen meist allein zu keiner ausreichenden Wasserqualität, weil die Systeme ein geeignetes Reservoir für Bakterien und damit auch Endotoxin darstellen. Die mikrobiologische Wasserqualität kann durch diese Behandlungen sogar schlechter werden.
- Die Kombination der verschiedenen Methoden zur Vorbehandlung des Wassers mit nachfolgender Umkehrosmose und einer abschließenden Ultrafiltration ist für die Bereitstellung von chemisch und mikrobiologisch adäquatem Wasser sehr gut geeignet.

Im aufbereiteten Wasser soll gemäß der Europäischen Pharmakopoe (PhEur = Europäisches Arzneibuch) die Gesamtkeimzahl ≤100 KBE (= Kolonie-bildende Einheit) /ml liegen, und in den USA wird eine Keimzahl ≤200 KBE/ml empfohlen [126]. Laut PhEur soll der Endotoxingehalt ≤0,25 IE/ml sein.

Dialysat. Das Dialyse- (Acetat- oder Bikarbonat-) Konzentrat bietet Mikroorganismen durch seinen hohen Salz- und ggf. auch Glukose-Gehalt keine guten Wachstumsbedingungen. Bei Bikarbonat gilt dies wegen des für das Wachstum von Bakterien ungünstig niedrigen pH-Wertes insbesondere für saures Bikarbonat, während in alkalischem Bikarbonat, wenn es aus zentralen Tankanlagen über ein Rohrleitungssystem zu den Dialyse-Plätzen geführt wird, nicht selten gramnegative Wasserkeime nachgewiesen werden können.

Das Dialysat entsteht durch z.B. 1:34-Mischung des Konzentrats mit dem aufbereiteten Wasser. Aufgrund seiner Zusammensetzung ist es dann im Gegensatz zum Dialyse-Konzentrat ein geeignetes Medium für die Vermehrung von Wasserkeimen. In den USA wird eine Keimzahl ≤2000 KBE/ml als Grenze gesetzt [10, 25, 126]. Laut PhEur soll der Endotoxingehalt im Dialysat <0,5 IE/ml betragen.

Tanks und Leitungen für Wasser, Dialyse-Konzentrat und Dialysat. Durch Stagnation von Wasser und Dialyse-Konzentrat in zentralen Tankanlagen und Leitungssystemen mit blinden Enden bzw. Stichleitungen wird die bakterielle Besiedlung der Anlagen gefördert, weshalb eine regelmäßige Desinfektion des gesamten Systems inkl. der Tanks (mit mechanischer Entfernung des Biofilms) gewährleistet sein muss, um die Konzentration von Bakterien und Endotoxin so niedrig wie möglich zu halten [10, 25]. Die Leitungsquerschnitte sollen, um die Strömungsgeschwindigkeit zu erhöhen und damit die Absiedlung von Bakterien an den Innenoberflächen der Leitungen zu behindern, so gering wie möglich sein [10, 25].

Da es in Leitungen für alkalisches Bikarbonat schnell zu einer Kontamination mit Wasserbakterien kommt, soll es stattdessen am Dialyseplatz aus Kanistern oder als Trockensubstanz aus Kartuschen entnommen werden. Um die bakterielle Konzentration im Dialysat vor der Dialyse möglichst gering zu halten, soll das Dialysat außerdem erst kurz vor dem Einsatz auf Körpertemperatur angewärmt werden.

Dialyse-Schlauchsystem. Das Schlauchsystem, das Dialysat und Patientenblut durch den Dialysator leitet, kann bei der Vorbereitung der Dialyse beim Aufrüsten des Gerätes und beim Füllen mit NaCl-Lösung kontaminiert und Ursache für septische Komplikationen bei den behandelten Patienten werden [28]. Deshalb muss auf sorgfältige Händehygiene geachtet und jede direkte Berührung mit den Anschlussstücken beim Zusammensetzen vermieden werden.

Aufbereitung des Dialysegeräts. Nach jeder Dialyse müssen die Geräte, d. h. die Dialysat-führenden Teile im Innern der Maschine, dekontaminiert werden [10, 25, 126]. Es stehen dafür thermische und chemische Methoden zur Verfügung:
- Dampfsterilisation bei 121 °C (bei autoklavierbaren Geräten mit Edelstahlwanne),
- Desinfektion mit heißem Wasser bei einer Soll-Temperatur von ca. 84 °C für 20 min (Zugabe von Zitronensäure zur Verhinderung von Kalkablagerungen und Biofilmbildung),
- Chemische Desinfektion mit Peressigsäure, Formaldehyd, Glutaraldehyd oder Natriumhypochlorit bei 37 °C.

Eine Dampfsterilisation ist zwar aus mikrobiologisch-hygienischer Sicht optimal, autoklavierbare Geräte stehen aber meist nicht zur Verfügung. Die thermische und chemische Desinfektion sind jedoch ebenfalls effektiv. Es gibt deshalb keinen Grund, beide Desinfektionsmethoden nacheinander anzuwenden. Dies wird in manchen Dialyseabteilungen so gehandhabt, um blutassoziierte Viren sicher zu inaktivieren, ist jedoch nicht sinnvoll, weil jede Methode für sich bereits eine Inaktivierung von HBV und anderen relevanten Viren erreicht.

Mikrobiologische Untersuchungen. In regelmäßigen Abständen sind stichprobenartige mikrobiologische Kontrollen von Dialysewasser und Dialysat sinnvoll [10, 25]. Dafür gibt es verschiedene Richtwerte (siehe oben), die aber nicht als absolute Grenzen, die nicht überschritten werden dürfen,

verstanden werden sollen. Sie basieren auf mikrobiologischen Untersuchungen im Rahmen von epidemiologischen Studien und können deshalb lediglich als Orientierung dienen: Septische und pyrogene Reaktionen sind bei diesen Werten unwahrscheinlich [10, 25, 128]. Untersucht werden sollen
- Wasser für die Herstellung des Dialysats (Abnahme direkt am Dialyseplatz aus der Ringleitung),
- basisches Bikarbonat, wenn aus Ringleitungen verwendet (Abnahme direkt am Dialyseplatz aus der Leitung),
- Dialysat vor der Dialyse.

Die Häufigkeit der Untersuchungen muss sich an den mikrobiologischen Ergebnissen orientieren. Zunächst sind monatliche Intervalle sinnvoll. Bei guten Ergebnissen können die Intervalle auf 3–6 Monate ausgedehnt werden. Bei mikrobiologischen oder infektiologischen Problemen müssen sie verkürzt werden und bei einer Änderung in der Wasserbehandlung müssen Kontrollen außer der Reihe durchgeführt werden.

Dialyse-Flüssigkeiten für mikrobiololgische Untersuchungen
- **Permeat:** Es handelt sich um deionisiertes Wasser zum Verdünnen konzentrierter Hämodialyselösungen. Es wird aus Trinkwasser durch Umkehrosmose gewonnen. Die Entnahme erfolgt aus der Ringleitung.
- **Hämodialyse-Konzentrat:** In Hämodialysekonzentraten sind Puffersubstanzen in fester oder gelöster Form enthalten. Sie können aus einer zentralen Konzentratversorgung stammen oder dem Permeat z. B. aus Kartuschen zugemischt werden.
- **Dialysierflüssigkeit:** Durch Zumischung der Hämodialysekonzentrate zum Permeat ensteht die Dialysierflüssigkeit – Elektrolytlösung mit einer Konzentration, die etwa der Elektrolytkonzentration der normalen extrazellulären Körperflüssigkeit entspricht. Sie kann auch Glukose enthalten.
- **Dialysat:** Die im Anschluss an die Dialyse nach dem Hämofilter gewonnene Flüssigkeit wird als Dialysat bezeichnet.

Wichtigste Infektionen und Präventionsmaßnahmen

ZVK- bzw. Shunt-Infektionen. Lokale Infektionen im Bereich des ZVK oder der internen AV-Fistel am Shuntarm können zu schweren septischen Komplikationen führen [10, 25, 128, 194, 558, 601]. Der häufigste Erreger eitriger Infektionen ist S. aureus; aber auch Koagulase-negative Staphylokokken (KNS) sind nicht selten Ursache von Infektionen, insbesondere bei Patienten mit einer Kunststoff-AV-Fistel. Dialyse-Patienten gehören zu den Patientengruppen, die zu einem hohen Prozentsatz mit S. aureus besiedelt sind (in manchen Untersuchungen zu 50–60%) (siehe Kap. 16.3), weshalb die sorgfältige Hautdesinfektion vor Injektionen und Punktionen einen sehr hohen Stellenwert bei der Prävention von Infektionen hat [10, 25, 558].

Bei Dialyse über ZVK oder einen temporären externen AV-Shunt müssen die gleichen Regeln wie im Umgang mit normalen ZVK beachtet werden (siehe Kap. 9.4 und 10.1). Der interne Shunt muss für jede Dialyse punktiert werden, und es besteht dadurch die Gefahr der Kontamination mit Keimen von der Haut des Patienten oder den Händen des Personals. Folgende Maßnahmen sind deshalb für die Infektionsprävention erforderlich [10, 25, 558]:
- Shuntarm gründlich mit warmem Wasser und Flüssigseife waschen und anschließend mit frischem Stoffhandtuch abtrocknen,
- Sorgfältige und großflächige Hautdesinfektion der Punktionsstelle mit einer Einwirkungszeit von mindestens 1 Min (siehe Kap. 7 und 9.3),
- Vor der Punktion Einmalhandschuhe anziehen, danach keine Flächen in der Umgebung des Patientenbettes mehr berühren und den Shunt punktieren (sichere Fixierung der Punktionskanüle, Punktionsstelle mit sterilem Pflaster bedecken).

Maske und Kopfschutz sind für den Infektionsschutz in ihrer Effektivität nicht bewiesen und werden auch in den meisten Dialyse-Abteilungen nicht eingesetzt. Ebenfalls keinen Anhalt gibt es dafür, dass für die Punktion eines Kunststoff-Shunts sterile Handschuhe und steriler Kittel erforderlich sind. Auch ein steriles Lochtuch ist für die Infektionsprävention nicht entscheidend, sondern die gründliche Vorbereitung der Punktionsstelle mit Reinigung und Desinfektion.

Ungeklärt ist ferner, ob die Shunt-Punktionsstelle zwischen den Dialysebehandlungen verbunden werden soll oder offen bleiben kann. Bei lokalen Infektionszeichen, insbesondere bei einer Sekretion aus der Punktionsstelle, muss ein Abstrich zur mikrobiologischen Untersuchung geschickt werden, und bei jedem unklaren Fieber muss eine Shuntinfektion in Betracht gezogen und eine Blutkulturdiagnostik durchgeführt werden.

Komplikationen durch Kontamination des Dialysesystems.
- *Pyrogene Reaktionen:* Bedingt durch die Passage von Endotoxinen (Lipopolysaccharide: Bestandteil der Zellmembran gramnegativer Bakterien) durch die semipermeable Dialysator-Membran oder aufgrund transmembranöser Stimulation der Zytokin-Produktion durch Endotoxine in der Dialyseflüssigkeit (Zytokin-Antwort bei Langzeit-Dialyse-Patienten im Vergleich zu Patienten, die nicht dialysiert werden, verstärkt) können pyrogene Reaktionen auftreten.
- *Bakteriämie:* Durch die Passage von intakten Bakterienzellen durch die Dialyse-Membran, die prinzipiell nicht für Bakterien durchlässig ist, aber auch ohne Beschädigung vereinzelt minimale für Bakterien passierbare Membranläsionen aufweisen kann, können Bakteriämien verursacht werden.

> **Merke**
> Sowohl für Bakteriämien als auch für pyrogene Reaktionen gilt: Je höher die Keimzahl gramnegativer Bakterien oder die Endotoxin-Konzentration im Dialysat, umso größer ist die Wahrscheinlichkeit der Passage von Bakterien oder Endotoxin durch die Membran.

Neben den mikrobiologischen Kontrollen von Wasser und Dialysat, die immer nur sporadisch durchgeführt werden können, hat deshalb die systematische Beobachtung pyrogener und septischer Episoden eine wesentliche Bedeutung, um Problembereiche rechtzeitig zu erkennen.

Blutassoziierte Virusinfektionen

Sowohl für Patienten als auch für das Personal ist das Risiko, eine HBV-Infektion zu akquirieren, im Vergleich zu einer Infektion mit HVC oder HIV am größten (siehe Kap. 6) [10, 25, 128]. Da HDV als defektes RNA-Virus nur zusammen mit HBV eine Infektion verursachen kann, ist das HDV-Risiko abhängig von einer gleichzeitigen oder aufeinanderfolgenden Exposition gegenüber HBV und HDV.

HBV-Infektion. Für die HBV-Infektion gelten folgende Besonderheiten:
- Umgebungskontamination mit HBV auch ohne sichtbares Blut möglich,
- Außerordentlich hohe Viruskonzentrationen im Blut von Patienten, die nicht nur HBsAg-, sondern auch HBeAg-positiv sind,
- Außerhalb des Organismus relativ stabil und deshalb längere Zeit infektionstüchtig,
- Blutexposition bei Hämodialyse hoch, deshalb HBV-Risiko für Personal und Patienten hoch.

Die Übertragung von HBV bei der Hämodialyse kann auf folgenden Wegen (mit abnehmender Wahrscheinlichkeit) stattfinden [10, 25, 128]:
- Perkutane Inokulation durch Nadelstichverletzung,
- Perkutane Übertragung durch Kontakt von Blut mit Hautläsionen,
- Schleimhautkontakt mit Blut,
- Schleimhautkontakt mit anderen potenziell infektiösen Körperflüssigkeiten außer Blut,
- Indirekter Kontakt mit Blut (nicht notwendigerweise sichtbar) durch kontaminierte Oberflächen.

Hinweise auf eine aerogene Übertragung von HBV gibt es nicht, ebenso wenig auf einen gastrointestinalen Infektionsweg.
- *Infektionen beim Personal:* Hauptsächliche Ursachen für Infektionen beim Personal sind Nadelstichverletzungen. Wegen der prinzipiell kontinuierlichen Blutexposition spielen beim Personal auch Hautläsionen als Eintrittspforte eine Rolle.
- *Infektionen bei den Patienten:* Im Zusammenhang mit Injektionen kann es zu Erregerüber-

tragungen bei Patienten kommen, wenn die Injektionsstelle, z.B. nach Kontakt der Hände oder Handschuhe des Personals mit Oberflächen, kontaminiert wurde oder wenn ein Kontakt mit kontaminierten Gegenständen an Stellen mit nicht intakter Haut zustande kommt. Sie können auch durch unsachgemäßen Umgang mit Mehrdosisbehältern hervorgerufen werden [364, 406]. Es gibt keine Berichte über Infektionsübertragungen von infizierten Mitgliedern des Personals auf Patienten [10, 25, 128].
- *Umgebungskontamination*: Eine Umgebungskontamination mit HBV auf Dialyse-Stationen scheint einen bedeutenden Einfluss auf die HBV-Übertragungswahrscheinlichkeit zu haben [10, 25, 128]. Deshalb sollen sich die Präventionsmaßnahmen darauf konzentrieren, dieses Risiko zu reduzieren. Eine Kontamination im Innern der Dialysegeräte wird demgegenüber als wenig relevant betrachtet [10, 25, 128].

HCV-Infektion. Im Vergleich zur HBV-Infektion gibt es bei der HCV-Infektion einige Unterschiede:
- In der Regel niedrige Viruskonzentrationen im Blut,
- Stabilität von HCV außerhalb des Organismus offenbar wesentlich geringer,
- Übertragungsrisiko deshalb niedriger,
- Multiple HCV-Genotypen aufgrund der Ergebnisse von Nukleotid-Sequenzierungen von HCV-Isolaten,
- HCV besteht bei einem infizierten Individuum aus mehreren genetisch verwandten, aber unterschiedlichen Subpopulationen.
- Abgesehen von der geringeren Umgebungskontamination ist eine räumliche Trennung HCV-infizierter Patienten von den übrigen Dialyse-Patienten nicht sinnvoll, weil es aufgrund der genetischen Heterogenität der HCV-Populationen in der Gruppe der HCV-infizierten Patienten ebenfalls zu Übertragungen mit anderen HCV-Stämmen kommen kann.

HDV-Infektion. Im Gegensatz zu HBV und HCV ist HDV ein defektes Virus, das alleine keine Infektion verursachen kann:
- Virus mit defekter RNA, das für seine Replizierung die gleichzeitige Anwesenheit von HBV benötigt und deshalb nur zusammen mit HBV eine Infektion verursachen kann (als simultan erworbene Koinfektion oder als im Anschluss an eine primäre HBV-Infektion erworbene Superinfektion),
- HBV-Prävention bedeutet deshalb gleichzeitig Schutz vor einer Infektion mit HDV.
- Außerordentlich hohe Viruskonzentrationen im Blut (bis zu dreifach höher als die HBV-Titer bei Hepatitis B),
- Für das Übertragungsrisiko gelten deshalb dieselben Hinweise wie bei HBV.

Maßnahmen zur Prävention von HBV-Infektionen

Die sorgfältige Beachtung der Standardhygienemaßnahmen (siehe Kap. 7) schützt sowohl Patienten als auch Personal vor der Übertragung blutassoziierter Viren. Im Überblick lassen sich die erforderlichen Maßnahmen folgendermaßen zusammenfassen (siehe Tab. 12.**4**) [10, 25, 128, 364, 406, 558].

In der Tabelle 12.**5** sind die wichtigsten organisatorischen Maßnahmen zur Prävention der HBV-Infektion dargestellt.

Personelle Trennung. Personal, das HBV-infizierte Patienten versorgt, soll idealerweise nicht gleichzeitig für nicht infizierte Patienten sorgen, um eine Übertragung über kontaminierte Hände bzw. Handschuhe auszuschließen (kann aber anti-HBs-positive Patienten versorgen) [128]. Wegen des grundsätzlich hohen Übertragungsrisikos soll auch für HBV/HDV-positive Patienten eigenes Personal zur Verfügung stehen, das HBV-positive, aber HDV-negative Patienten nicht gleichzeitig versorgen muss. Die Trennung des Personals ist für den Schutz vor Übertragungen wichtiger als eine räumlich-apparative Trennung [10, 25, 128].

Räumlich-apparative Trennung.
- Wegen des hohen Risikos der Umgebungskontamination aufgrund der hohen Virustiter im Blut von HBV- und auch HDV-infizierten Patienten wird in den USA für diese Patienten eine räumlich getrennte Dialyse-Versorgung mit speziellen, nur bei diesen Patienten ver-

Tabelle 12.4 Prävention blutassoziierter Virusinfektionen.

Generelle Maßnahmen	• Häufige Händedesinfektion • Schutz vor Haut- und Schleimhautkontakt mit Blut durch Handschuhe und ggf. Gesichtsschutz • Schutzkittel, wenn Kontamination der Arbeitskleidung mit Blut möglich ist
Einmalhandschuhe	• Vor Kontakt mit potenziell kontaminierten Patienten- oder Dialyse-Materialien (Personalschutz) anziehen • Vor der Versorgung jedes Patienten frische Handschuhe anziehen • Vor der Palpation bei der Vorbereitung von Injektionen bzw. Punktionen nach Anziehen der Handschuhe keine Flächen (z. B. Dialyse-Gerät) mehr berühren, um eine Kontamination der Handschuhe auch bei optisch sauberen Flächen und damit eine mögliche Übertragung infolge nicht sichtbarer FlächenKontamination zu verhindern
Gegenstände für die Patientenversorgung	Kein Austausch von • Scheren • Klemmen • Blutdruckmanschetten • Thermometern • Instrumenten • Medikamenten zwischen den Patienten, unabhängig davon, ob bei ihnen eine mit Blut übertragbare Infektion bekannt ist oder nicht
i. v. Medikamente	• An zentralem Ort der Station abseits der Dialyseplätze vorbereiten
Instrumentenaufbereitung	• Sichere, vorzugsweise thermische Aufbereitungsmethoden in Reinigungs- und Desinfektionsgeräten für wieder verwendbare Gegenstände
Kanülenentsorgung	• Kanülen sofort nach Gebrauch in durchstichsichere Behälter abwerfen • Gesonderte Kanülenabwurfbehälter für Kanülen, die bei Patienten mit chronischer Hepatitis im Einsatz waren, haben keinen Einfluss auf den Infektionsschutz von Patienten und Personal.
Geschirr und Besteck	• Wie bei allen anderen Patienten
Kinderspielzeug	• Maschinell-thermisch reinigen (z. B. Geschirrspülmaschine) oder mit Alkohol abwischen
Wäsche	• Bei Blut-Kontamination durch HBV- bzw. HCV-infizierten Patienten als sog. infektiöse Wäsche entsorgen
Abfall	• Sämtliche Abfälle als Hausmüll entsorgen
Flächenreinigung	• Sorgfältige Reinigung bzw. Desinfektion der Flächen in der ferneren und näheren Patientenumgebung • Sofortige Desinfektion nach Kontamination von Flächen mit Blut

Tabelle 12.5 Wichtige Maßnahmen zu Prävention der HBV- bzw. HBV-/HDV-Infektion.

HBV-Screening	• Routinemäßig bei allen Patienten bei Aufnahme und beim Personal bei der Einstellung HBsAg und anti-HBs bestimmen • Keine Einwände gegen die Beschäftigung von HBsAg-positivem Personal auf Dialyse-Stationen • Untersuchungen in Abständen wiederholen (Intervalle nach Absprache mit Betriebsarzt abhängig von der Zahl infizierter Patienten und vom Impfstatus von Patienten und Personal) • Patienten und Personal, die länger als 6 Monate HBsAg-positiv sind, sollen einmal jährlich nachuntersucht werden, da manchmal erst verspätet wieder negativ.
HBV-Impfung	• Patienten und Personal, die nicht immun sind (anti-HBs < 10 mIE/ml), aktiv impfen • Wenn anti-HBs-Titer nach Impfung > 10 mIE/ml, einmal jährlich Kontrolle durchführen • Auffrischimpfungen bei Patienten erforderlich, wenn anti-HBs-Titer < 10 mIE/ml • Bei Personal, das auf die Impfung adäquat reagiert hat, sind Kontrollen nicht erforderlich.

wendeten Dialysegeräten (bei denen es ebenfalls um die potenzielle Kontamination der Geräteoberfläche und nicht um eine durch die Geräteaufbereitung nicht sicher zu eliminierende Kontamination im Innern der Geräte geht) empfohlen [10, 25, 128]. Dabei müssen aber auch die HDV-infizierten Patienten von den nur HBV-infizierten Patienten räumlich und apparativ (sowie personell, siehe oben) getrennt versorgt werden.

- *HBV-Ausbrüche:* Auch bei Einhaltung der räumlichen Trennung sind HBV-Ausbrüche vorgekommen und wurden darauf zurückgeführt werden, dass die empfohlenen Maßnahmen, wie serologisches Screening der Patienten (und damit Erkennung der infektiösen Patienten), Trennung des Personals für die Versorgung von HBV-infizierten und nicht infizierten Patienten oder Benutzung von Mehrdosisbehältern nur für einen Patienten, nicht ausreichend beachtet wurden [364, 406].
- *Räumliche Trennung nicht möglich:* Ist eine räumliche Trennung nicht zu verwirklichen, sollen die infizierten Patienten so weit wie möglich von den nicht infizierten getrennt und von eigenem Personal versorgt werden. Wenn eine apparative Trennung nicht möglich ist, können die Geräte nach üblicher Aufbereitung (siehe oben) und gründlicher Reinigung bzw. Desinfektion der Oberfläche auch bei nicht infizierten Patienten eingesetzt werden [10, 25, 128].
- *„Gelbe" und „weiße" Dialyse:* Die traditionelle Unterteilung in „gelbe" und „weiße" Dialyse ist zu undifferenziert, was das Übertragungsrisiko von blutassoziierten Viren angeht, und sollte deshalb verlassen werden. Patienten mit den verschiedenen Infektionen jeweils getrennt zu dialysieren, ist undurchführbar.

Maßnahmen zur Prävention von HCV- und HIV-Infektionen

HCV-Infektion. Es gibt noch kein Screeningverfahren, um anti-HCV-positive infektiöse und nicht infektiöse Patienten voneinander zu unterscheiden. Innerhalb einer HCV-Kohorte wären also Reinfektionen mit demselben Stamm und (wegen der genetischen Vielfalt von HCV) darüber hinaus auch Superinfektionen mit anderen Stämmen möglich. Aus diesen Gründen wird in den USA empfohlen, HCV-positive Patienten zusammen mit nicht infizierten Patienten unter den gleichen Bedingungen zu dialysieren [10, 25, 128].

Keine räumlich-apparative Trennung. Die Tatsache, dass HCV und HIV in der Regel in wesentlich geringeren Konzentrationen im Blut infizierter Personen vorhanden sind als HBV, bedeutet, dass die Übertragungswahrscheinlichkeit wesentlich geringer ist als bei HBV, und sie rechtfertigt deshalb nicht die Forderung nach einem generellen Screening der Patienten oder nach einer getrennten personellen, räumlichen und apparativen Versorgung HCV- und HIV-infizierter Patienten. Wie bei allen mit Blut übertragbaren Infektionen müssen zum Schutz des Personals vorrangig Nadelstichverletzungen vermieden werden.

Maßnahmen bei Patienten mit multiresistenten Erregern

MRSA. Ein Patient, der z. B. mit MRSA oder mit polyresistenten gramnegativen Bakterien, besiedelt oder infiziert ist, kann in der Dialyse-Abteilung dialysiert werden, auch wenn dort kein Einzelzimmer zur Verfügung steht. Bei Einhaltung der Standardhygienemaßnahmen, vor allem häufige Händedesinfektion und vernünftiger Umgang mit Einmalhandschuhen (siehe Kap. 7, 15 und 16), besteht keine Gefahr, dass z. B. allein durch die Anwesenheit eines MRSA-Patienten die anderen Dialyse-Patienten mit MRSA besiedelt werden [10, 25, 128].

Behandlung in der Dialyseabteilung. Ein solcher Patient muss deshalb nicht außerhalb der Dialyseabteilung behandelt werden, weil dies ohnehin meist zu medizinischen oder erheblichen organisatorischen Problemen führt.

Verbandswechsel. Auch am Dialyseplatz in der Dialyseabteilung können Verbandswechsel durchgeführt werden. Wichtig ist, wie bei jedem Verbandswechsel infizierter oder kolonisierter Wunden, dass umsichtig gearbeitet wird, um eine Kontamination der Umgebung zu vermeiden.

Verbandswechsel am Dialyseplatz
- Verbandswagen zum Dialyseplatz mitnehmen.
- Verband vorsichtig mit Einmalhandschuhen entfernen und beides sofort danach in einen Abfallbehälter ablegen.
- Anschließend Händedesinfektion, danach wieder Handschuhe anziehen und Wundversorgung mit No-Touch-Technik fortführen.
- Gebrauchte Instrumente sofort nach ihrem Einsatz in einen Transport-Behälter auf dem Verbandswagen legen.
- Alle benutzten Materialien sofort aufräumen, wodurch eine Kontamination der Umgebung effektiv vermieden werden kann.
- Zum Abschluss nochmals Händedesinfektion (auch wenn Handschuhe getragen wurden).

Peritoneal-Dialyse

Die Peritoneal-Dialyse wird heute meist nicht mehr intermittierend mit automatischen Peritoneal-Dialysegeräten, sondern als kontinuierliche ambulante Peritonealdialyse (CAPD) durchgeführt, bei der die Patienten lernen, sich selbst zu versorgen. Sie müssen deshalb im aseptischen Umgang mit Peritonealkatheter und Spülflüssigkeit gut geschult werden.

CAPD. Die wesentlichen Infektionsrisiken bei CAPD sind die lokale Infektion an der Eintrittsstelle des getunnelt laufenden und in der Peritonealhöhle endenden Katheters (sog. Exit-site-Infektion), die Tunnel-Infektion und die Peritonitis (siehe Tab. 12.6) [25, 43]. Die häufigsten Erreger sind Staphylokokken, und wiederum sind nasopharyngeal mit S. aureus besiedelte Patienten am meisten infektionsgefährdet.

Anlage des Peritonealkatheters

Die Anlage des Katheters erfolgt in der Regel unter den bei einer Operation üblichen aseptischen Bedingungen. Im Folgenden sind die wichtigsten Maßnahmen bei der Vorbereitung des Patienten aufgeführt [25, 43]:

Tabelle 12.6 Infektionslokalisation bei CAPD.

Exit-site-Infektion	• Rötung, Schwellung und/oder Schmerzen an der Austrittsstelle des Peritonealkatheters mit oder ohne Exsudation • Ausdehnung der Entzündungszeichen auf die Katheteraustrittsstelle begrenzt
Tunnel-Infektion	• Entzündungszeichen im Verlauf des subkutanen Tunnels • Mit oder ohne Infektionszeichen an der Kathetereintrittsstelle
Peritonitis	• Schmerzen im Abdomen • Ablaufendes Dialysat trüb

- Händedesinfektion,
- Steriler Kittel,
- Sterile Handschuhe,
- Großzügige Abdeckung des Patienten mit sterilen Tüchern,
- Sorgfältige Hautdesinfektion: Mindestens 1 min wie vor Anlage von ZVK.

Verbandswechsel

Der Verband wird meist alle 2 Tage gewechselt. Bei jedem Verbandswechsel wird die Haut um die Eintrittsstelle des Katheters sorgfältig mit einem alkoholischen Hautdesinfektionsmittel desinfiziert (z. B. 30 sec) und auf Entzündungszeichen hin inspiziert. Entweder werden konventionelle Verbände mit Mull und Pflaster oder transparente Folienverbände verwendet. In jedem Fall muss die Katheteraustrittsstelle sorgfältig überwacht werden, z. B. bei konventionellen Verbänden durch tägliche Palpation (siehe Kap. 9.4).

Anschluss des Spülsystems

Die Patienten müssen intensiv in der aseptischen Handhabung von Katheteranschlussstück und Dialysatüberleitungssystem geschult werden. Auf folgende Maßnahmen muss dabei großer Wert gelegt werden (Maske und Kopfschutz nicht erforderlich):
- Desinfektion der Arbeitsfläche mit Alkohol,
- Gründliche Händedesinfektion (Ringe und Armbänder zuvor ablegen),

- Einmalhandschuhe anziehen,
- Desinfektion des Anschlussstücks durch Einsprühen mit Hautdesinfektionsmittel (Einwirkungszeit mindestens 30 sec),
- Überleitungssystem ohne Berührung der Ansatzstücke an den Katheter anschließen.

Reinigung und Desinfektion

Kontaminationen mit Blut kommen in Dialyseabteilungen naturgemäß wesentlich häufiger vor als in anderen Krankenhausabteilungen (außer Operationsabteilungen). Wegen des prinzipiellen Risikos der Übertragung von Viren, wie HBV etc., muss deshalb großer Wert auf Ordnung und Sauberkeit gelegt werden [10, 25, 128]. Dies wird durch übersichtliche Anordnung von Geräten, Zubehör und anderem Material der Patientenversorgung ermöglicht. Deshalb muss bei der Planung von Dialyseabteilungen darauf geachtet werden, dass für jeden Dialyseplatz eine ausreichend große Fläche zur Verfügung steht.

Flächenreinigung. Weil der Flächenkontamination in Dialyse-Abteilungen bei der Übertragung blutassoziierter Viren eine beträchtliche Bedeutung zugeschrieben wird, müssen insbesondere die Flächen, die vom Personal häufig mit den Händen berührt werden müssen, sauber gehalten werden. Praktisch immer wird die Dekontamination der Flächen in Dialyseabteilungen als routinemäßige Desinfektion durchgeführt (siehe Kap. 8). Dies darf aber nicht zu einem falschen Gefühl von Sicherheit führen und darüber hinwegtäuschen, dass die Flächen dennoch durch zwischenzeitlichen Kontakt mit Händen oder Handschuhen kontaminiert worden sein können. Neben der optischen Sauberkeit der Flächen ist es demnach für den Schutz der Patienten am wichtigsten, vor der Shuntpunktion (und ähnlichen invasiven Maßnahmen) nach Anziehen der Handschuhe keine Flächen mehr zu berühren, um eine Kontamination der Handschuhe mit z. B. HBV und damit eine Übertragung des Virus auf den Patienten bei der Palpation der Punktionsstelle zu verhindern.

Gezielte Desinfektion. Neben den üblichen täglichen Reinigungsmaßnahmen muss die gezielte Desinfektion nach einer Kontamination mit Blut so schnell und gründlich wie möglich durchgeführt werden. Dies trägt wesentlich dazu bei, eine (unsichtbare) Kontamination der Umgebung mit Viren, wie HBV, zu verhindern [10, 25, 128].

12.4 Endoskopie

Endoskopische Techniken sind seit Langem ein unverzichtbarer Bestandteil der Medizin. Sie werden sowohl in der Diagnostik als auch in der Therapie eingesetzt, und ihre Weiterentwicklung hat dazu geführt, dass endoskopische Verfahren teilweise konventionelle chirurgische Eingriffe ersetzen können. In der minimalinvasiven Chirurgie werden Endoskopie und chirurgisches Vorgehen miteinander kombiniert, um das operative Vorgehen so begrenzt wie möglich zu halten. Gemeinsam ist allen endoskopischen Verfahren, dass relativ kompliziert aufgebaute Geräte mit einem oder mehreren langen und teilweise sehr engen Lumina verwendet werden, deren Reinigung hohe Anforderungen an das Personal bei manueller bzw. an Reinigungs- und Desinfektionsgeräte (RDG) bei automatischer Aufbereitung stellt.

Bei gastrointestinaler Endoskopie und bei Bronchoskopie kommt hinzu, dass flexible Endoskope nicht thermostabil sind, sodass man sich bei der Dekontamination auf Reinigung und Desinfektion beschränken muss. Wegen ihrer Thermolabilität ist eine rein thermische Desinfektion, die als sicherstes Verfahren gilt, nicht möglich, sondern man muss eine chemo-thermische Desinfektion anwenden (siehe Kap. 8). Das wieder verwendbare Zubehör (z. B. Biopsiezangen, Schlingen, Papillotome) ist autoklavierbar, muss jedoch zuverlässig gereinigt werden, d. h. nach Vorreinigung im Ultraschallbad und anschließender maschineller Reinigung (z. B. zusammen mit den Endoskopen im E-RDG), damit die anschließende Sterilisation effektiv sein kann.

Infektionsrisiken

Über Erregerübertragungen bei endoskopischen Verfahren gibt es in der Fachliteratur nur wenige Berichte [11, 101, 179, 186, 349, 425, 426, 562,

563, 621, 731, 826]. Herausgestellt wird jedoch, dass vorwiegend mangelnde Beachtung der anerkannten Reinigungs- und Desinfektionsverfahren neben der Verwendung ungeeigneter Desinfektionsmittel, unvollständiger Trocknung der Geräte, fehlerhafter Aufbereitung von Zusatzinstrumenten oder Gerätedefekten die Ursache von Erregerübertragungen waren [563, 621, 804]. Insbesondere die Übertragung blutassoziierter Viren (Hepatitis-B-/C-Virus) konnte überwiegend auf fehlerhaften Umgang mit i. v. Medikamenten (insbesondere in Mehrdosisbehältern) zurückgeführt werden, sehr viel seltener auf kontaminierte Endoskope [563, 621]. Für die USA wurde eine Häufigkeit von 1 Erregerübertragung bei 1,8 Millionen gastrointestinalen Endoskopien und Bronchoskopien geschätzt [804].

> **Merke**
> Als Ursache von Erregerübertragungen bei endoskopischen Maßnahmen wurden vorwiegend die mangelnde Beachtung der in der Fachliteratur empfohlenen Aufbereitungsschritte für die Endoskope selbst oder das Zusatzinstrumentarium oder ein fehlerhafter Umgang mit i. v. Medikamenten beschrieben.

Endogene Erregerreservoire

Ein Transfer potenziell pathogener Keime aus einem physiologischerweise besiedelten Körperareal im Bereich der verwendeten Körperöffnung in tiefer liegende keimarme bis keimfreie Regionen des Körpers (z. B. ERCP, Bronchoskopie) ist möglich. Ferner kann es bedingt durch die Schleimhautmanipulation zu transienten, meist asymptomatischen Bakteriämien kommen. Dass dadurch jedoch angesichts der häufigen im normalen Leben auftretenden Bakteriämien bei Patienten mit Herzklappenschaden das Risiko einer Absiedlung an den Herzklappen und nachfolgender Endokarditis erhöht wird, sodass eine Antibiotikaprophylaxe vor Eingriffen im Gastrointestinaltrakt notwendig erscheint, wird heute nicht mehr als relevant angesehen und deshalb z. B. in den USA nicht mehr empfohlen [12].

Exogene Erregerreservoire

Übertragung von Patient zu Patient. Erregerübertragungen von Patient zu Patient wurden verschiedentlich beschrieben (z. B. Salmonellen, Pseudomonas aeruginosa, atypische Mykobakterien, Mycobacterium tuberculosis, Helicobacter pylori, Hepatitis-B- und Hepatitis-C-Virus) und auf unzureichende Aufbereitungsmaßnahmen – mangelnde Reinigung, zu kurze Einwirkungszeiten des Desinfektionsmittels oder ineffektive Desinfektionsmittel – zurückgeführt.

Übertragung aus der Umgebung. Sehr häufig sind für Kontaminationen von Endoskopen nach der Aufbereitung Wasserbakterien aus dem Leitungswasser verantwortlich (siehe Kap. 13). Bei der heute meist praktizierten maschinellen Aufbereitung in Endoskop-Reinigungs- und -Desinfektionsgeräten (E-RDG) gilt die thermische Desinfektion des letzten Spülwassers als sicherste Methode, um eine Rekontamination der Endoskope auszuschließen.

Personalschutz

Die üblichen Schutzmaßnahmen vor Kontakt mit Patientenmaterial (z. B. Handschuhe, Kittel, Maske) haben auch in der Endoskopie große Bedeutung. Beim Umgang mit den kontaminierten Endoskopen im Rahmen der Aufbereitungsmaßnahmen besteht jedoch kein besonderes Übertragungsrisiko, wenn die Regeln der Standardhygiene beachtet werden (siehe Kap. 7). Bei Bronchoskopien von Patienten mit offener Tuberkulose der Atemwege besteht die Möglichkeit der Übertragung der Erreger via Aerosol, weshalb das Personal bei diesen Patienten (und bei entsprechenden Verdachtsfällen) während der Untersuchung Atemschutzmasken tragen soll, um sich vor der Inhalation infektiöser Aerosole zu schützen (siehe Kap. 11.5). Die Tabelle 12.7 zeigt die wichtigsten Erreger bzw. Infektionen mit dem jeweiligen infektiösen Material und dem relevanten Übertragungsweg.

Tabelle 12.7 Potenzielle Erregerkontakte für das Personal bei Endoskopie.

Erreger bzw. Infektion	Relevantes Patientenmaterial	Übertragungsweg
Hepatitis-B-/C-Virus, HIV	Blut/Körperflüssigkeiten	Nadelstich, Wundkontakt, evtl. Schleimhautkontakt
Enteritiserreger (z. B. Salmonellen)	Stuhl	per os
Clostridium difficile	Stuhl	per os
Multiresistente Erreger (z. B. MRSA, VRE, ESBL)	je nach Lokalisation	direkter bzw. indirekter Kontakt
Tuberkulose (offene Tb der Atemwege)	Aerosol aus respiratorischem Sekret	Inhalation

Reinigung und Desinfektion

Die Sicherheit von Endoskopen bezogen auf die Prävention von Erregerübertragungen hängt entscheidend davon ab, dass bei der Aufbereitung die in der internationalen Fachliteratur empfohlenen Maßnahmen berücksichtigt werden [11, 101, 425, 426, 503, 562, 563, 621, 675, 826]. Die maschinelle Aufbereitung in E-RDG hat inzwischen die früher übliche manuelle Aufbereitung von Endoskopen weitgehend ersetzt. Obwohl eine sorgfältig durchgeführte manuelle Reinigung und Desinfektion gute Ergebnisse liefert, ist damit jedoch eine standardisierte Aufbereitung, wie durch Medizinproduktegesetz (MPG) und Medizinproduktebetreiberverordnung (MPBetreibV) gefordert, nicht möglich. Dies ist durch die vollautomatische maschinelle Aufbereitung gewährleistet, bietet daneben aber auch den Vorteil, dass personelle Kapazitäten frei werden und der Personalschutz durch Wegfall des Kontaminationsrisikos und der Desinfektionsmittelexposition verbessert wird. Da aufgrund von MPG und MPBetreibV jede Aufbereitung auch ein nachvollziehbares Ergebnis aufweisen muss, ist es erforderlich, dass die Endoskopaufbereitung in Validierungsmaßnahmen einbezogen wird (siehe Kap. 8).

> **Merke**
>
> Es gibt keinen Anhalt dafür, dass eine nochmalige Aufbereitung unmittelbar vor dem nächsten Einsatz nach regelrechter Aufbereitung, Trocknung und Lagerung von Endoskopen von Vorteil ist.

Vorreinigung

Sofort nach Beendigung der Untersuchung werden der Außenmantel des Endoskops mit einer feuchten Kompresse abgewischt und alle Kanäle mit einer Reinigungslösung durchgesaugt, um eine Antrocknung von organischem Material zu verhindern. Im Aufbereitungsraum sollen außerdem auch bei maschineller Aufbereitung im E-RDG alle Kanäle mit Reinigungslösung manuell durchgebürstet werden.

Maschinelle chemo-thermische Endoskop-Aufbereitung

Da es sich bei Endoskopen um Geräte mit zumeist relativ engen (und bei flexiblen Endoskopen noch dazu mit sehr langen) Lumina handelt, werden an die Reinigungsleistung der Geräte sehr hohe Anforderungen gestellt. Die Aufbereitung in vollautomatisch arbeitenden E-RDG hat wesentliche Vorteile (siehe Abb. 12.4):
* Standardisiertes Verfahren,
* Wesentlich geringerer Personalaufwand,
* Geringeres Kontaminationsrisiko für Personal und Umgebung,
* Dokumentation der verschiedenen Schritte des Aufbreitungsprozesses.

Die Hersteller von E-RDG haben unterschiedliche Lösungen für die Dekontamination des zum abschließenden Spülen verwendeten Wassers gefunden. Entweder wird das Wasser durch Aufheizen

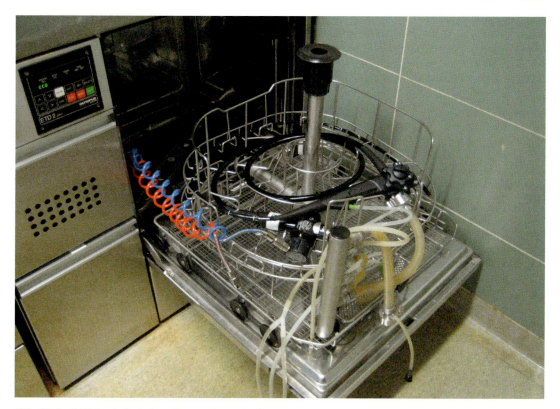

Abb. 12.4   E-RDG mit Endoskop (Foto: I. Kappstein).

auf ca. 90 °C thermisch desinfiziert oder mit UV-Strahlen behandelt oder schließlich durch einen autoklavierbaren Sterilfilter geleitet. Es handelt sich dabei sämtlich um Methoden, die theoretisch wirksam sind, in der Praxis aber – durch die Methode selbst oder durch den Aufbau der Maschine bedingt – auch ihre Grenzen haben:

- So muss z. B. das thermisch desinfizierte Wasser aus dem Wassertank in den Spülraum geleitet werden, sodass das Überleitungsstück in den Desinfektionsprozess eingeschlossen werden muss.
- Die Wirksamkeit einer UV-Lampe lässt nach einer gewissen Zahl von Betriebsstunden nach, sodass sie rechtzeitig ersetzt werden muss. Außerdem darf das UV-Licht nicht durch Biofilm-Bildung in seiner Intensität geschwächt werden.
- Sterilfilter müssen regelmäßig physikalisch auf Defekte überprüft werden, damit sie nicht für Mikroorganismen durchlässig werden, und sie müssen regelmäßig autoklaviert werden, weil sie von Mikroorganismen bewachsen und sogar „durchwachsen" werden können.

In der Tabelle 12.8 sind die wichtigsten Schritte bei der vollautomatischen maschinellen Aufbereitung zusammengefasst.

Manuelle chemische Endoskop-Aufbereitung

Auch wenn die manuelle Aufbereitung weitgehend an Bedeutung verloren hat, muss dennoch die Möglichkeit bestehen, auf das manuelle Verfahren zurückzugreifen. Die Tabelle 12.9 zeigt eine Arbeitsanweisung für die manuelle Aufbereitung. Die Sicherheit der manuellen Aufbereitung hängt ganz entscheidend von der Sorgfalt des Personals ab.

Tabelle 12.8 Maschinelle Aufbereitung flexibler Endoskope

Vorreinigung	*Im Untersuchungsraum* • Sofort nach der Untersuchung den Außenmantel mit einer Kompresse abwischen • Distalende in eine Instrumentenreinigungslösung tauchen und den Arbeitskanal damit durchsaugen, ggf. Reinigungsventil in den Luft-Wasser-Kanal einsetzen und durchspülen *Im Aufbereitungsraum* • Endoskop in ein Becken mit Instrumentenreinigungslösung legen und alle Reinigungsschritte unter der Wasseroberfläche durchführen • Alle zugänglichen Kanäle mit flexiblen Bürsten in jeweils passender Größe bei angeschlossenem Dichtigkeitstester durchbürsten • Distalende mit weicher Bürste reinigen
Vollautomatische maschinelle Reinigung und chemothermische Desinfektion	• Die vorgereinigten Endoskope nach Herstellerangaben in das E-RDG einlegen • Ventile, Distalklappen und Reinigungsbürsten in den Zubehörkorb legen und Programm starten
Nachbereitung	• Nach Programmende das Endoskop mit desinfizierten Händen aus dem E-RDG entnehmen • Bei Aufbewahrung bis zum nächsten Einsatz ggf. mit z. B. 70%igem Isopropylalkohol durchspülen und mit Druckluft nachtrocknen, wenn die Trocknung im E-RDG nicht ausreichend ist • Restfeuchte bei sofortiger Weiterverwendung möglich
Zusatzinstrumentarium	• Lichtleiterkabel mit Flächendesinfektionsmittel abwischen • Biopsiezangen im Ultraschallbad mit Instrumentenreinigungsmittel vorreinigen, anschließend im E-RDG reinigen und desinfizieren, danach in Sterilisierfolie verpacken und autoklavieren • Reinigungsbürsten, Ansätze von Druckluft- und Wasserpistole sowie Optikspülflasche und Anschlussschlauch im E-RDG reinigen und desinfizieren
Aufbewahrung	• Endoskope trocken und staubfrei, vorzugsweise hängend im Schrank bis zum nächsten Einsatz lagern • Ventile nicht einsetzen und geschützt lagern • Sterilisierte Zusatzinstrumente in der Sterilverpackung vor Staub- und Feuchtigkeit geschützt in Schrank lagern

Trocknung

Unabhängig von der Methode der Aufbereitung muss besonderer Wert darauf gelegt werden, dass die Endoskope vor der Aufbewahrung, z. B. über Nacht, gut getrocknet werden. Feuchtigkeitsreste in den Kanälen können dazu führen, dass während der Lagerung die Keimzahl von evtl. vorhandenen Wasserbakterien (z. B. Acinetobacter spp., Pseudomonas spp.) zunimmt.

Deshalb müssen bei manueller Aufbereitung alle Kanäle sorgfältig mit Druckluft durchgeblasen werden. Zusätzlich können die Kanäle nach der ersten Trocknung mit Alkohol gespült und danach nochmals mit Luft durchgeblasen werden, weil dadurch eine zusätzliche Desinfektionswirkung erzielt und das Trocknungsergebnis verbessert werden kann. Aber auch bei maschineller Aufbereitung ist die Trocknungsphase im Gerät häufig nicht ausreichend, sodass vor längerer Lagerung ggf. mit Alkohol gespült und anschließend mit Druckluft nachgetrocknet werden muss.

Zwischen den einzelnen Untersuchungen eines Tages jedoch kann bei Gastroskopen und Koloskopen Restfeuchte verbleiben, weil keine Zeit für die Vermehrung der Keime bleibt und deshalb ein Infektionsrisiko nicht besteht. Bronchoskope aber müssen beim Einsatz am Patienten vollständig trocken sein, weil die Atemwege ein wesentlich sensibleres Körperareal sind, wo eine Kontamina-

Tabelle 12.9 Manuelle Aufbereitung flexibler Endoskope.

Vorreinigung	• Noch im Untersuchungsraum sofort nach der Untersuchung den Außenmantel mit einer Kompresse abwischen • Distalende in eine Instrumentenreinigungslösung tauchen und alle zugänglichen Kanäle damit durchsaugen
Reinigung	• Endoskop in ein Becken mit Instrumentenreinigungslösung legen und alle Reinigungsschritte unter der Wasseroberfläche durchführen • Alle zugänglichen Kanäle mit flexiblen Bürsten in jeweils passender Größe bei angeschlossenem Dichtigkeitstester durchbürsten • Distalende mit weicher Bürste reinigen • Abschließend Endoskop und Zubehör in ein Becken mit frischem Leitungswasser legen, um Reste der Reinigungslösung zu entfernen, Kanäle mit Leitungswasser durchspülen und abschließend alle Kanäle mit Luft durchblasen
Chemische Desinfektion	• Endoskope vollständig in eine nach Herstellerangabe gerichtete Instrumentendesinfektionslösung einlegen und alle Kanäle mit der Lösung füllen (Spritze angeschlossen lassen, damit der Flüssigkeitsspiegel in den Kanälen nicht absinkt) • Ventile und Verschlusskappen ebenfalls in die Lösung legen • Einwirkzeit abwarten (abhängig von Mittel und Konzentration nach Herstellerangabe)
Nachbereitung	• Nach Ablauf der Einwirkzeit Außenmantel, alle Kanäle und das Zubehör gründlich mit Leitungswasser spülen, um das Desinfektionsmittel zu entfernen • Außenmantel mit Kompressen trocknen • Kanäle mit Druckluft trocknen • Bei Aufbewahrung bis zum nächsten Einsatz ggf. mit z. B. 70 %igem Isopropylalkohol durchspülen und nochmals mit Druckluft nachtrocknen
Zusatzinstrumentarium	• Lichtleiterkabel mit Flächendesinfektionsmittel abwischen • Biopsiezangen im Ultraschallbad mit Instrumentenreinigungsmittel vorreinigen, anschließend in die ZSVA zur thermischen Desinfektion im RDG und zum Autoklavieren geben • Reinigungsbürsten, Ansätze von Druckluft- und Wasserpistole sowie Optikspülflasche und Anschlussschlauch in der ZSVA im RDG reinigen und thermisch desinfizieren
Aufbewahrung	• Endoskope trocken und staubfrei, vorzugsweise hängend im Schrank bis zum nächsten Einsatz lagern • Ventile nicht einsetzen und geschützt lagern • Sterilisierte Zusatzinstrumente in der Sterilverpackung vor Staub- und Feuchtigkeit geschützt in Schrank lagern

tion auch bei einer geringen Keimzahl von Wasserbakterien u. U. ein reales Infektionsrisiko darstellen kann.

Aufbereitung des Zusatzinstrumentariums

Besondere Sorgfalt muss auch auf das endoskopische Zubehör verwendet werden, weil insbesondere die Reinigungsergebnisse nicht immer ausreichend sind [11, 101, 349, 425, 655, 826]. Folgende Maßnahmen sollen berücksichtigt werden:
- Biopsiezangen nach Vorreinigung im Ultraschallbad zusammen mit den Endoskopen im E-RDG reinigen und desinfizieren, anschließend verpacken und autoklavieren,
- Lichtleitkabel mit Flächendesinfektionsmittel abwischen,
- Bürsten in E-RDG reinigen und desinfizieren,
- Ansätze von Druckluft- und Wasserpistole ebenfalls im E-RDG aufbereiten,
- Spritzen zum Füllen der Kanäle zerlegen, danach im E-RDG reinigen und desinfizieren,
- Optikspülflasche und Anschlussschlauch täglich maschinell im E-RDG desinfizieren; ggf. bei rein chemischer Desinfektion darauf achten, dass auch der Anschlussschlauch gründlich von Desinfektionsmittelresten freigespült wird.

Desinfektionsmittel-Empfindlichkeit potenziell pathogener Erreger

Für die Desinfektion von Endoskopen wird bei maschineller Aufbereitung in vollautomatischen E-RDG bisher meist Glutaraldehyd verwendet, inzwischen gibt es aber auch Geräte, die auf der Basis von Peressigsäure arbeiten [349, 425, 562, 563, 674]. Die relevanten potenziell pathogenen Erreger sind gegen diese Desinfektionsmittel gut empfindlich. Eine Überlegenheit eines dieser Desinfektionsmittel bezogen auf die Fixierung organischer Rückstände konnte bisher nicht gezeigt werden [563].

Relativ resistente Erreger. Obwohl bakterielle Sporen in der Regel gegen Desinfektionsmittel sehr resistent sind, werden die Sporen von Clostridium difficile rasch in einer 2%igen Glutaraldehyd-Lösung inaktiviert; dasselbe gilt für Viren, wie Rotaviren und Hepatitis-A-Virus [318].

Cryptosporidien und andere Parasiten dagegen sind bei üblicher Desinfektionszeit gegen Glutaraldehyd nicht empfindlich, weshalb für deren Eliminierung eine effektive Reinigung der Endoskope sehr wichtig ist [425].

Mykobakterien sind relativ resistent gegen Desinfektionmittel, auch gegen Glutaraldehyd. Dies betrifft jedoch weniger M. tuberculosis, sondern mehr die atypischen Mykobakterien und darunter insbesondere M. avium-intracellulare.

Wasserbakterien. Bei gehäuftem Nachweis, z. B. aus bronchoalveolärer Lavage (BAL), von typischen Wasserbakterien, wie z. B. Aeromonas hydrophila, oder atypischen Mykobakterien, wie M. chelonae, muss primär eine Kontamination durch die bei der Untersuchung verwendeten Endoskope ausgeschlossen werden (Pseudo-Ausbruch), um unnötige Antibiotikagaben zu vermeiden [186, 239, 349, 425, 503, 621]. Eine Überprüfung der Aufbereitungsschritte inkl. mikrobiologischer Kontrollen ist in solchen Situationen immer erforderlich. Außerdem ist der Einsatz molekularbiologischer Typisierungsmethoden sinnvoll, um die Übereinstimmung der Stämme bestätigen bzw. ausschließen zu können.

Prionen. Was die Eliminierung von Prionen angeht, kann bisher keines der möglichen Aufbereitungsverfahren mit hinreichender Sicherheit gewährleisten, dass das infektiöse Agens eliminiert wird (siehe Kap. 11.3). Auch für diese Fälle ist eine gründliche Reinigung der Endoskope entscheidend [425].

Toxizität von Desinfektionsmitteln

Um toxische Reaktionen durch in den Endoskopkanälen verbliebene Reste von Desinfektionsmitteln auszuschließen, muss bei manueller Aufbereitung sehr viel Wert auf gründliches Nachspülen gelegt werden. Über eine sog. Glutaraldehyd-Kolitis ist berichtet worden, für die zum einen Reste des Desinfektionsmittels in den Endoskopkanälen, zum anderen aber auch im Anschlussschlauch zur Optikspülflasche als Ursache betrachtet wurden [243, 804].

Allergische Reaktionen beim Personal vonseiten des Respirationstraktes und der Haut können durch entsprechende Vorkehrungen vermieden werden. Erforderlich sind der Gebrauch von Schutzkleidung (Handschuhe, Plastikschürzen und ggf. auch Augenschutz) sowie die effiziente Abführung der bei Verwendung von E-RDG frei werdenden Desinfektionsmitteldämpfe nach außen.

Mikrobiologische Überprüfung der Endoskop-Aufbereitung

Eine Überprüfung des Aufbereitungsergebnisses in Intervallen von z. B. 3–6 Monaten durch stichprobenartige mikrobiologische Überprüfung von Endoskopen ist sinnvoll, um ggf. Fehler rechtzeitig zu erkennen [425, 563]. Eine Überprüfung der Endoskope (= Produktkontrolle) ist auch bei der maschinellen Aufbereitung sinnvoll. Folgendes Überprüfungsschema kann beispielsweise angewendet werden [425]:
- Abstriche mit sterilen Watteträgern, befeuchtet z. B. mit NaCl, von Distalende, Gewinde der Distalschutzkappe, allen Kanaleingängen sowie dazugehörigen Verschlusskappen bzw. Ventilen (jeweils an der Innenseite),
- Durchspülen aller Kanäle mit NaCl und Auffangen der Spüllösung in sterilen Gefäßen,
- Probe aus der Optikspülflasche entnehmen.

Eine Überprüfung des letzten Spülwassers vor dem Abpumpen ist schwierig zu realisieren, erscheint aber auch nicht erforderlich, da die Endoskope ohnehin getrocknet werden müssen. Alternativ kann aber eine Probe des Restwassers (entspricht dem letzten Spülwasser) unmittelbar nach Programmende untersucht werden. Die Proben müssen innerhalb von 4 h zur weiteren Bearbeitung in das mikrobiologische Labor gebracht werden.

12.5 Geburtshilfe und Gynäkologie

Die Infektionskontrolle hat historisch besonders in der Geburtshilfe eine Rolle gespielt. Bedingt durch das Kindbettfieber gab es lange Zeit eine hohe Müttersterblichkeit, die erst 1935 stetig zu sinken begann (siehe Abb. 12.5) [482, 484]. Verantwortlich dafür war nicht zuletzt eine krasse Ignoranz der geburtshilflich tätigen Ärzte gegenüber den Erkenntnissen über die Entstehung und Prävention von Infektionen.

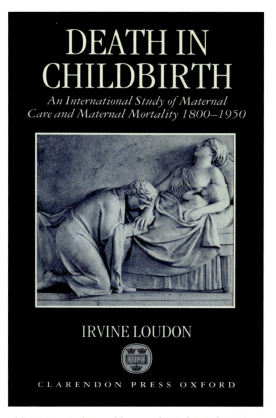

Abb. 12.5 Buchumschlag von [484a] (mit freundlicher Genehmigung von Oxford University Press).

Arzt vs. Hebamme
Lange Zeit war es für eine werdende Mutter sogar sicherer, die Geburt von einer Hebamme anstelle eines Arztes begleiten zu lassen [483]. Dies lag vorwiegend daran, dass die Hebammen den natürlichen Verlauf der Geburt geduldig abwarteten, während die Ärzte intervenierten und z. B. mit dem Einsatz der Zange im ersten Drittel des 19. Jahrhunderts begannen, die Geburten zu beschleunigen. Diese Manipulationen setzten die Gebärende u. a. einem erhöhten Infektionsrisiko aus, zumal die mikrobielle Ursache von Infektionen und damit die Möglichkeit der Erregerübertragung erst langsam bekannt wurde. Auch noch im ersten Drittel des 20. Jahrhunderts waren Frauen, die sich aufgrund ihrer sozialen Situation keinen Arzt leisten konnten, sondern sich auf die Betreuung durch eine Hebamme beschränken mussten, weniger gefährdet, am Kindbettfieber zu erkranken [483].

Kindbettfieber übertragbar. Wesentlichen Einfluss auf die Entwicklung der Infektionskontrolle in der Geburtshilfe hatten die Erkenntnisse von Ignaz Semmelweis (1818–1865), der den Zusammenhang zwischen der ärztlichen Tätigkeit im Sektionssaal und dem Auftreten von Kindbettfieber erkannte und daraufhin die Desinfektion der Hände vor vaginaler Untersuchung Schwangerer einführte. Er war aber nicht der Erste, der durch systematische Beobachtung zu der Erkenntnis kam, dass es sich dabei um Erkrankungen handelte, die durch Kontakt übertragen werden.

Lange vor ihm hat Ende des 18. Jahrhunderts Alexander Gordon (1752–1799) die Kontagiosität dieser häufig tödlich ausgehenden Erkrankung mit Ärzten oder Hebammen als Überträger beschrieben, weit vor der Zeit also, als man Bakterien als Ursache von Infektionen entdeckte [400, 741, 796]. Gegen die damals dominante Miasmentheorie konnte er sich jedoch mit seiner Auffassung nicht durchsetzen. 1843 – also auch noch vor Semmelweis – beschrieb Oliver Wendell Holmes (1809–1894) das Kindbettfieber als Krankheit, die häufig durch Ärzte und Schwestern von Patientin zu Patientin übertragen und, wie man erst später erfahren sollte, vorwiegend durch A-Streptokokken verursacht wird [400, 741, 796].

Trotz dieser historischen Gegebenheiten hat die Infektiologie aber heute in der Geburtshilfe und Gynäkologie keine vergleichbar große Bedeutung mehr. Die Maßnahmen der Infektionsprävention in der Gynäkologie entsprechen generell denen in anderen Fachgebieten (siehe Kap. 7), in der Geburtshilfe gibt es jedoch einige Besonderheiten, die hier erörtert werden sollen.

Geburtshilfe

Nosokomiale Infektionen in der Geburtshilfe können sowohl Mutter als auch Kind betreffen. Typische postpartale Infektionen sind das Amnioninfektionssyndrom, die Endomyometritis und die Mastitis puerperalis. Typische Infektionen des Neugeborenen sind die Konjunktivitis, Sepsis oder Meningitis durch B-Streptokokken und andere potenziell pathogene Keime der mütterlichen Darm- oder Vaginalflora sowie Herpes-simplex-Infektionen des ZNS [223, 432a, 814].

Postpartale Infektionen

A-Streptokokken. Auch heute noch gibt es postpartale Infektionen, die durch A-Streptokokken verursacht werden und gelegentlich sogar im Rahmen von Ausbrüchen auftreten [287, 521, 528]. Dabei sind meist kolonisierte oder infizierte Patientinnen als Erregerreservoir vorhanden. Übertragungen von A-Streptokokken kommen danach auf Wochenstationen mehr durch indirekten als durch direkten Kontakt zustande.

> **Merke**
>
> Jeder Einzelfall einer postpartalen A-Streptokokken-Infektion muss als Notfall betrachtet werden (obwohl A-Streptokokken weltweit noch immer Penicillin-sensibel sind), weil bestimmte Stämme therapeutisch nur schwer zu beeinflussende lebensbedrohliche Infektionen verursachen können.

Deshalb müssen beim ersten Fall sofortige Infektionskontrollmaßnahmen eingeleitet werden. Bei Verdacht auf einen sog. Ausbruch, d.h. bei A-Streptokokken bereits nach Auftreten von > 1 Infektion innerhalb kurzer Zeit (z. B. zwei Wochen), sind systematische epidemiologische Untersuchungen mit gezielten Patienten- sowie ggf. Personal- und Umgebungsuntersuchungen erforderlich [14].

> **Merke**
>
> Die wichtigste Maßnahme zur Prävention postpartaler Infektionen ist eine sorgfältige Händehygiene vor jeder vaginalen Untersuchung (Händedesinfektion und Einmalhandschuhe).

- *Amnioninfektionssyndrom:*
  - Manipulationen reduzieren.
  - Bei vaginaler Untersuchung nach Blasensprung werden in der Regel sterile Handschuhe verwendet, obwohl die Handschuhe beim Vaginalkontakt sofort kontaminiert werden. Vaginale Untersuchungen und transvaginale Manipulationen (z. B. Sonografie, Amnioskopie), insbesondere nach Blasensprung, müssen auf das notwendige Minimum reduziert werden.
  - Invasives fetales Monitoring (z. B. Kopfschwartenelektroden, Fetalblutanalyse) und interne Tokografie müssen mit aseptischen Vorsichtsmaßnahmen durchgeführt werden.
  - Bei Notfall-Kaiserschnitt soll eine Antibiotika-Prophylaxe (z. B. Basis-Cephalosporin als Einmal-Dosis) verabreicht werden, aber erst nach Abklemmen der Nabelschnur, um eine evtl. später beim Neugeborenen erforderliche mikrobiologische Diagnostik nicht durch den dann auch bei ihm vorhandenen Antibiotikaspiegel zu beeinflussen.
- *Endomyometritis puerperalis:* Diese Infektion kann nach Sectio caesarea (insbesondere, wenn bereits Wehen bestanden haben oder die Blase gesprungen war) wie auch nach vaginaler Entbindung auftreten. Der wichtigste Risikofaktor ist der vorzeitige Blasensprung, aber auch protrahierte Geburt und Retention von Plazentaresten spielen eine Rolle. Die Häufigkeit nach vaginaler Entbindung liegt zwischen 1 % und 4 %, nach elektivem Kaiserschnitt (= keine Wehen, kein Blasensprung) bei ca. 2 %, bei Notfall-Sectio aber bei bis zu 85 %.

- *Mastitis puerperalis*: In vielen Fällen wird diese Infektion erst nach der Entlassung klinisch manifest. Dennoch handelt es sich meist um eine nosokomiale Infektion. Der häufigste Erreger ist Staphylococcus aureus. Potenziell pathogene Keime dringen vor allem durch Rhagaden in der Umgebung der Brustwarzen ein. Die wichtigsten Maßnahmen zur Prävention sind:
  – Sorgfältige Pflege der Brustwarzen zur Vermeidung von Rhagaden,
  – Gründliche Händehygiene von Personal und Patientin (bei den Müttern Händewaschen ausreichend),
  – Kontakt der Brustwarzen mit dem Lochialsekret ausschließen, weil der Wochenfluss immer mit Vaginalflora besiedelt ist, wozu auch potenziell pathogene Keime aus der Darmflora und S. aureus, manchmal auch A-Streptokokken gehören können, die bei Kontakt mit Rhagaden der Brustwarzen zu Infektionen der Brust führen können.

Infektionen des Neugeborenen

- *Konjunktivitis (Ophthalmia neonatorum)*: Die klassische Prophylaxe bestand in der Applikation von 1%iger wässriger Silbernitrat-Lösung nach vollständiger Reinigung beider Augen (= Credè-Prophylaxe; in ca. 10% chemische Konjunktivitis). Wegen der Wirksamkeit gegen Chlamydien wird auch 0,5%ige Erythromycin-Salbe oder 1%ige Tetracyclin-Salbe empfohlen [223]. Eine 2,5%ige PVP-Jod-Lösung ist ebenfalls wirksam (geringe Nebenwirkungen) [370]. Die Prophylaxe ist prinzipiell unabhängig davon, ob die Geburt vaginal oder durch Kaiserschnitt erfolgte. Heute wird aber eine generelle Prophylaxe nicht mehr empfohlen.
- *B-Streptokokken-Infektionen*: Nach Kolonisierung des Neugeborenen mit B-Streptokokken aus dem mütterlichen Genitaltrakt (sog. early- und late-onset-Infektionen) kann es zu einer Sepsis oder Meningitis kommen. In der pädiatrischen und geburtshilflichen Fachliteratur gibt es deshalb umfangreiche Empfehlungen für den Nachweis von B-Streptokokken in der Schwangerschaft und die perinatale Antibiotika-Prophylaxe [62, 696, 699].
- *Herpes-simplex-Infektionen:* Neonatale Herpes-simplex-Infektionen können mit schweren neurologischen Langzeitschäden assoziiert sein. Die Prävention ist prinzipiell durch eine Schnittentbindung möglich. Die Sectio-Indikation wird heute nur noch abhängig vom klinischen Zustand der werdenden Mutter gestellt, und zwar bei sichtbaren genitalen Läsionen oder typischen Prodromalsymptomen eines genitalen Herpes simplex unabhängig davon, ob es sich um eine Primärinfektion oder um ein Rezidiv handelt (denn auch bei Rezidiven ist der Schutz durch mütterliche Antikörper nicht immer vollständig) [619, 704].

Infektionsrisiken bei Wassergeburt

Natürliche Geburt? Ob eine Geburt im Wasser tatsächlich eine „natürliche" Geburt ist, wird kontrovers beurteilt [782]. Abgesehen davon, dass das Liegen in warmem Wasser die Phase der Eröffnungswehen erleichtern kann, ist es in den letzten Jahren relativ populär geworden, die eigentliche Entbindung unter Wasser durchzuführen.

Dabei gibt es prinzipiell für alle Beteiligten, also für die Mutter, das Kind und das Personal, Infektionsrisiken [180, 407, 624, 652, 776, 834]:
- *Mutter:* Hautinfektionen mit Pseudomonas aeruginosa und anderen Wasserbakterien, weil sie am längsten Wasserkontakt hat (reduzierte Widerstandskraft der Haut),
- *Neugeborenes:* Invasive Infektionen mit Wasserbakterien oder Erregern aus der Stuhlflora der Mutter (während der Geburt relativ unkontrollierbarer Stuhlabgang),
- *Personal:* Kontakt mit (blutigem) Wasser auch bei Verwendung von flüssigkeitsdichter Schutzkleidung (inkl. langer bis zum Oberarm reichender Schutzhandschuhe) meist unvermeidlich (möglicherweise Übertragung blutassoziierter Erreger, obwohl aufgrund des Verdünnungseffektes eher unwahrscheinlich).

Vorsichtsmaßnahmen. Es gibt einzelne Berichte über kindliche Infektionen nach der Geburt im Wasser, darunter auch Legionelleninfektionen [264, 556]. Um die – möglicherweise nur geringen – Gefahren durch Keime, die schon im Lei-

tungswasser vorhanden sein können, zu minimieren, sind die folgenden Vorsichtsmaßnahmen sinnvoll, wobei die Verwendung von Wasserfiltern zusätzlich in Betracht gezogen werden kann:
- Vor Einlassen der Badewanne das Wasser einige Minuten laufen lassen, um Stagnationswasser mit höheren Keimzahlen ablaufen zu lassen,
- Badewanne nach jeder Geburt desinfizierend reinigen, anschließend ausspülen und trocknen.

Infektionskontrollmaßnahmen bei perinatalen Infektionen

Wenn eine Schwangere um den Zeitpunkt der Geburt eine Infektion erwirbt, sollen die in den Tabellen 12.10 und 12.11 genannten Maßnahmen – die Frau, das Neugeborene und das Personal betreffend – beachtet werden [507, 625, 739].

Tabelle 12.10   Infektionsprävention bei bakteriellen perinatalen Infektionen.

Infektion/ Erreger	Mutter	Kind	Personal
Borreliose	- Bei Erythema migrans Amoxicillin oral für 14 d - Bei systemischer Infektion für 14 d Penicillin oder Cephalosporin intravenös	- Infektion sehr unwahrscheinlich, ggf. sofort Antibiotikatherapie beginnen - Kann gestillt werden	- Kein Risiko - Standardhygiene[1)]
Chlamydien	- Screening in der Frühschwangerschaft und zu Beginn des 3. Trimenons - Bei Nachweis Antibiotikatherapie einleiten, Sexualpartner auch untersuchen und ggf. therapieren - Kontrolle nach Therapie	- Augenprophylaxe oder tägliche Beobachtung - Bei Konjunktivitis durch Chlamydien Therapie mit Makroliden für 14 d per os, ebenso bei Verdacht auf Pneumonie (kann bis zum 4. Lebensmonat auftreten)	- Standardhygiene
Gastrointestinale Infektionen	- Bei akuter Infektion bzw. asymptomatischer Ausscheidung von z. B. Enteritis-Salmonellen oder Campylobacter spp. Isolierung bei der Entbindung - Auf der Wochenstation Einzelzimmer (mit Kind) - Sorgfältige Händehygiene (Erklärung durch das Personal)	- Antibiotikatherapie, wenn Mutter an Typhus erkrankt, sonst Antibiotika nur bei symptomatischen Kindern oder bei positiven Stuhlkulturen - Kann gestillt werden	- Sorgfältige Händehygiene - Kein Kontakt mit Neugeborenen, wenn selbst Ausscheider
Listeriose	- Bei schwerer Symptomatik Ampicillin intravenös für vier Wochen, sonst oral für 2–3 Wo - Evtl. Antibiotikaprophylaxe bei Listeriennachweis im Vaginalsekret (Ampicillin oral) - Isolierung bei der Entbindung (auch bei Kolonisierung) - Auf der Wochenstation Einzelzimmer (mit Kind) - Sorgfältige Händehygiene	- Engmaschige Beobachtung (early- bzw. late-onset-Infektionen) - Bei Verdacht auf Infektion frühzeitig Antibiotika für 2–3 Wo einsetzen (zuvor Blut, Liquor, Urin, Stuhl, Nasopharyngealsekret mikrobiologisch untersuchen) - Kann gestillt werden	- Sorgfältige Händehygiene, da Übertragung nach Kontakt mit Stuhl oder Vaginalsekret möglich (late-onset-Infektionen durch nosokomiale Übertragung beschrieben)

Tabelle 12.**10** (Fortsetzung)

Infektion/ Erreger	Mutter	Kind	Personal
Pertussis (Keuchhusten)	• 10 d Erythromycin, auch wenn Geburtstermin erst in >7 Wo • Wenn Geburt innerhalb 7 Wo nach Beginn der klinischen Symptomatik, nochmals Erythromycin bei Aufnahme • Isolierung bei der Entbindung • Auf der Wochenstation Einzelzimmer (mit Kind)	• Mindestens 5 d Erythromycin • Kann gestillt werden • Vor der Entlassung allen Personen im selben Haushalt mit Verdacht auf Pertussis mindestens 5 d Erythromycin geben	• Übertragung möglich, wenn nicht immun, aber Risiko gering • Standardhygiene
S. aureus (incl. MRSA)	• Ggf. chirurgische und/oder antibiotische Therapie • Evtl. Isolierung bei der Geburt (abhängig von Art und Ausdehnung der Infektion) • Auf der Wochenstation Einzelzimmer (mit Kind) • Sorgfältige Händehygiene (Erklärung durch das Personal)	• Bei Erkrankung Blutkulturen sowie Abstriche von Konjunktiva, Nase, Nabel, ggf. Hautläsionen und Antibiotikatherapie beginnen • Kann gestillt werden (auch bei Mastitis) • Nabelpflege mit Octenidin 0,1 %	• Sorgfältige Händehygiene • Bei gehäuften Infektionen systematische epidemiologische Untersuchung • Wenn selbst eitrige Hautinfektion, keinen Kontakt mit Neugeborenen
Streptokokken Gruppe A	• Mikrobiologische Diagnostik bei Verdacht und ggf. Antibiotikatherapie • Isolierung bei der Entbindung • Auf der Wochenstation Einzelzimmer (mit Kind) • Sorgfältige Händehygiene (Erklärung durch das Personal)	• Keine Antibiotikaprophylaxe • Sorgfältige Beobachtung • Nabelabstrich, wenn positiv und Zeichen der Omphalitis, Gabe von Antibiotika, wenn nur besiedelt, evtl. für 5 d Penicillin	• Sorgfältige Händehygiene • Jeden Einzelfall abklären und schon beim zweiten Fall innerhalb kurzer Zeit (z. B. 2 Wo) systematische epidemiologische Untersuchung einleiten • Auf gründliche Reinigungsmaßnahmen bei gemeinsam genutzten sanitären Anlagen achten und die Patientinnen darüber informieren, wie sie Duschen und Bidets korrekt benutzen, damit es nicht zu einem direkten Körperkontakt kommt
Streptokokken Gruppe B	• Antibiotikaprophylaxe nach den Empfehlungen der pädiatrischen und geburtshilflichen Fachliteratur • Antibiotikatherapie bei Infektion der Mutter (dann Einzelzimmer mit Kind)	• Antibiotikatherapie bei Verdacht auf Infektion	• Standardhygiene • Late-onset-Infektionen sind als nosokomiale Übertragungen beschrieben, deshalb Händehygiene sehr wichtig

[1] Standardhygiene = Hygienemaßnahmen, die bei jedem Patienten – angepasst an den klinischen Zustand, ggf. auch an eine Verdachtsdiagnose – beachtet werden müssen, vor allem Händehygiene und ggf. Schutzkleidung, wenn die Arbeitskleidung verschmutzen kann (siehe Kap. 7)

Tabelle 12.11 Infektionsprävention bei viralen perinatalen Infektionen.

Infektion/Erreger	Mutter	Kind	Personal
Cytomegalie-Virus	• Bei CMV-Nachweis in Zervixsekret oder Urin Isolierung bei der Entbindung • Auf der Wochenstation Einzelzimmer (mit Kind) • Sorgfältige Händehygiene (Erklärung durch das Personal)	• Bei Verdacht auf CMV-Infektion Bestimmung von anti-CMV-IgM und Nachweis von CMV im Urin versuchen (selten Symptome bei der Geburt) • CMV-Ausscheidung in Speichel und Urin für 1–2 Jahre möglich • Kann gestillt werden	• Übertragung möglich (z. B. Kontakt mit Urin) • Schwangere bei anderen Patientinnen einsetzen • Sorgfältige Händehygiene
Enteroviren (ECHO, Coxsackie)	• Wenn innerhalb von 6 Wo vor der Geburt Fieber, Muskelschmerzen, Nackensteife, Kopfschmerzen, Hautausschlag etc. bestanden haben oder innerhalb von 14 d vor der Geburt Kontakt mit einer infizierten Person stattfand, besteht potenziell Kontagiosität. • Isolierung bei der Entbindung • Auf der Wochenstation Einzelzimmer (mit Kind) • Sorgfältige Händehygiene (Erklärung durch das Personal)	• Engmaschige Beobachtung auf Symptome einer Meningitis • Kann gestillt werden	• Sorgfältige Händehygiene
Gastrointestinale Infektionen	• Bei akuter Infektion bzw. asymptomatischer Ausscheidung von z. B. Noroviren Isolierung bei der Entbindung • Auf der Wochenstation Einzelzimmer (mit Kind) • Sorgfältige Händehygiene (Erklärung durch das Personal)	• Therapeutisch Flüssigkeits- und Elektrolytersatz • Kann gestillt werden	• Sorgfältige Händehygiene • Kein Kontakt mit Neugeborenen, wenn selbst (vermutlich noch) Ausscheider
Hepatitis A, E	• Nach z. B. HAV-Kontakt Standard-Immunglobulin, wenn nicht immun • Bei akuter Hepatitis Isolierung bei der Entbindung • Auf der Wochenstation Einzelzimmer (mit Kind) • Sorgfältige Händehygiene (Erklärung durch das Personal)	• Bei z. B. HAV-Kontakt der Mutter innerhalb der letzten 2 Wo vor der Geburt evtl. Standard-Immunglobulin sofort nach der Geburt • Kann gestillt werden	• Bei Verdacht auf Exposition Gabe von Standard-Immunglobulin • Sorgfältige Händehygiene
Hepatitis B, C, D bzw. HIV-Infektion	• Keine speziellen Isolierungsmaßnahmen vor und während der Entbindung • Effektive Prävention der Übertragung durch elektive Schnittentbindung bei HIV-infizierten Frauen ohne antivirale Therapie	• Bei HBV-Infektion der Mutter sofort nach der Geburt aktive Hepatitis-B-Impfung beginnen (2. Gabe nach 1 Monat, 3. Gabe nach 6 Monaten)	• Hepatitis-B-Impfschutz wichtig • Nach Nadelstich bei Personen ohne HBV-Immunität aktiv-passive Simultan-Impfung gegen Hepatitis B

Tabelle 12.11 (Fortsetzung)

Infektion/Erreger	Mutter	Kind	Personal
	• Übertragungsrisiko aber unklar bei HIV-infizierten Frauen mit niedrigen Virustitern • Auf der Wochenstation evtl. Einzelzimmer (mit Kind), insbesondere, wenn HBeAg-positiv • Sorgfältige Händehygiene (Erklärung durch das Personal)	• Gleichzeitig mit der ersten Impfung Gabe von Hepatitis B-Immunglobulin • Bei HBV-Infektion der Mutter kann das Kind gestillt werden • Auch bei HCV-Infektion ist Stillen nicht kontraindiziert • Bei HIV-Infektion in Industrieländern wird das Stillen nicht empfohlen, da das Infektionsrisiko unklar ist und Flaschennahrung kontaminationsfrei zubereitet werden kann	
Herpes-simplex-Virus	• Bei primärem Herpes genitalis und bei sekundärem im Bläschenstadium Schnittentbindung • Bei Herpes labialis Maske bei Versorgung des Kindes (Kind nicht küssen) • Auf der Wochenstation Einzelzimmer (mit Kind), bis alle Läsionen verkrustet sind • Sorgfältige Händehygiene (Erklärung durch das Personal)	• HSV-Diagnostik 24–48 h nach der Geburt sowie am 5. und 12. Lebenstag (Konjunktiva, Urin, Stuhl, Nasopharynx und Liquor) • Genaue Beobachtung (z. B. auf Hautefloreszenzen achten) • Evtl. Acyclovir-Therapie beginnen (Manifestation einer HSV-Infektion bis sechs Wochen nach Geburt möglich) • Kein Kontakt mit anderen Neugeborenen • Kann gestillt werden	• Sorgfältige Händehygiene • Bei Herpes-Infektion (Lippe, Haut) kein Kontakt mit Neugeborenen • Bei aktivem Herpes genitalis Standardhygiene
Masern	• Wenn nicht immun, besteht Kontagiosität ab 5–6 d nach Exposition bis 5 d nach Auftreten des Exanthems • Wenn nicht immun, Standard-Immunglobulin innerhalb von 3 d nach Exposition • In diesem Fall Isolierung bei der Entbindung • Auf der Wochenstation Einzelzimmer (mit Kind) • Sorgfältige Händehygiene (Erklärung durch das Personal)	• Standard-Immunglobulin bei Erkrankung der Mutter (nicht mehr, wenn schon Symptome beim Kind vorhanden) • Kein Kontakt mit anderen Neugeborenen • Kann gestillt werden	• Personal in der Geburtshilfe soll immun sein, sonst Impfung empfehlen • Bei fehlender oder unsicherer Immunität vom 6.–15. Tag nach Exposition (= Inkubationszeit) nach Hause, alternativ Antikörper-Status überprüfen • Sorgfältige Händehygiene
Mumps	• Bei Erkrankung innerhalb von 10 d (auch bei Verdacht) oder Kontakt innerhalb der letzten 3 Wo vor der Geburt bei fehlender bzw. unsicherer Immunität besteht potenziell Kontagiosität	• Kein Kontakt mit anderen Neugeborenen, da 50 % asymptomatisch infiziert sind, wenn die Mutter manifest erkrankt ist • Kann gestillt werden	• Personal in der Geburtshilfe soll immun sein, sonst Impfung empfehlen • Bei fehlender bzw. unsicherer Immunität vom 10.–21. Tag nach Exposition (= Inkubationszeit) kein Kontakt mit nicht immunen Patientinnen

Tabelle 12.11 (Fortsetzung)

Infektion/Erreger	Mutter	Kind	Personal
	• In diesen Fällen Isolierung bei der Entbindung • Auf der Wochenstation Einzelzimmer (mit Kind) • Sorgfältige Händehygiene (Erklärung durch das Personal)		• 10 d nach Beginn einer Erkrankung Aufnahme der Arbeit prinzipiell wieder möglich • Sorgfältige Händehygiene
Parvovirus B19 (Ringelröteln)	• Bei gesicherter Infektion oder Verdacht Isolierung bei der Entbindung • Auf der Wochenstation Einzelzimmer (mit Kind) • Sorgfältige Händehygiene (Erklärung durch das Personal)	• Kein Kontakt mit anderen Neugeborenen • Kann gestillt werden	• Schwangere bei anderen Patientinnen einsetzen • Sorgfältige Händehygiene
Respiratorische Infektionen	• Kontakt mit Mit-Patientinnen und deren Kindern vermeiden • Bei Bronchitis nach Pertussis-Exposition fragen (siehe oben) • Auf der Wochenstation Einzelzimmer (mit Kind) • Sorgfältige Händehygiene (Erklärung durch das Personal)	• Bei Schnupfen RSV-Infektion abklären • Kein Kontakt mit anderen Neugeborenen • Kann gestillt werden	• Wenn selbst erkrankt, nach Möglichkeit kein Kontakt mit Neugeborenen oder Schwangeren bzw. Maske tragen • Sorgfältige Händehygiene
Röteln	• Bei Erkrankung innerhalb der letzten 2 Wo vor der Geburt besteht Kontagiosität. • In diesem Fall Isolierung bei der Entbindung • Auf der Wochenstation Einzelzimmer (mit Kind) • Sorgfältige Händehygiene (Erklärung durch das Personal) • Kein Kontakt mit Schwangeren ohne Immunität	• Bei Erkrankung der Mutter in den ersten 20 Wo oder in den letzten 3 Wo der Schwangerschaft ist das Kind potenziell infektiös • Kein Kontakt mit nicht immunen Personen (für 6 Mon. bei kongenitaler Infektion) • Kann gestillt werden	• Personal in der Geburtshilfe soll immun sein, sonst Impfung (*dringend*) empfehlen • Nicht immune Schwangere an anderem Arbeitsplatz einsetzen • Sorgfältige Händehygiene
Windpocken	• Bei florider Erkrankung oder, wenn nicht immun, nach Varizella-Zoster-Virus-(VZV-)-Kontakt innerhalb von 3 Wo vor der Geburt Isolierung bei der Entbindung • Auf der Wochenstation Einzelzimmer (mit Kind) • Sorgfältige Händehygiene (Erklärung durch das Personal)	• Sofort nach der Geburt Varizella-Zoster-Immunglobulin (VZIG), wenn die Mutter innerhalb von 5–7 d vor der Geburt erkrankt ist oder 2–4 d danach erkrankt • Möglichst vor dem 10. Tag nach Exposition nach Hause entlassen • Kann gestillt werden	• Personal in der Geburtshilfe soll immun sein • Wenn keine Immunität vorhanden (oder unsicher), vom 9.–21 Tag nach Exposition (= Inkubationszeit) zu Hause bleiben, alternativ Antikörper-Status überprüfen • Sorgfältige Händehygiene

Tabelle 12.**11** (Fortsetzung)

Infektion/ Erreger	Mutter	Kind	Personal
Zoster (Herpes zoster)	• Bei Auftreten von Haut-effloreszenzen innerhalb von 7 d vor der Geburt die gleichen Maßnahmen wie bei Windpocken durchführen • Bei Auftreten von Hauteffloreszenzen >7 d vor der Geburt und verkrusteten Effloreszenzen keine Isolierung mehr erforderlich	• Keine VZIG-Prophylaxe erforderlich, da durch mütterliche Antikörper geschützt	• Personal in der Geburtshilfe soll gegen VZV immun sein • Wenn keine Immunität vorhanden (oder unsicher), vom 9.–21. Tag nach Exposition (= Inkubationszeit) zu Hause bleiben, alternativ Antikörper-Status überprüfen • Sorgfältige Händehygiene

[1] Standardhygiene = Hygienemaßnahmen, die bei jedem Patienten – angepasst an den klinischen Zustand, ggf. auch an eine Verdachtsdiagnose – beachtet werden müssen, vor allem Händehygiene und ggf. Schutzkleidung, wenn die Arbeitskleidung verschmutzen kann (siehe Kap. 7).

Allgemeine Hygienemaßnahmen in der Geburtshilfe

Kreißsaal.
- *Mütter*: Vor der Geburt wird das Genitale der Patientin meist mit einem Schleimhautantiseptikum (z. B. 0,2 %ige PVP-Jodlösung) gereinigt. Für die vaginale Untersuchung werden in der Regel auch bei intakter Fruchtblase sterile Handschuhe verwendet, bei vaginaler Nachtastung und manueller Plazentalösung sind sie obligat. Bei invasiven Maßnahmen im Rahmen des pränatalen Monitorings muss auf aseptisches Vorgehen geachtet werden.
- *Väter*: Schon seit Langem ist akzeptiert, dass die Anwesenheit der Väter kein Infektionsrisiko darstellt. Schutzkleidung, wie Maske, Kopfschutz und Schutzkittel, ist nicht erforderlich, die Hände sollen jedoch gewaschen werden.
- *Räumlichkeiten*: Einrichtung und Ausstattung des Raumes sollen Behaglichkeit vermitteln, wobei aber darauf geachtet werden muss, dass die Materialien auch für Reinigungs- und Desinfektionsmaßnahmen geeignet sind. Bequeme Sitzgelegenheiten, waschbare Gardinen oder Vorhänge und Topfpflanzen stellen kein Infektionsrisiko dar.

Wochenstation.
- Da es sich bei Wöchnerinnen in der Regel um gesunde Frauen handelt, ist ihre Versorgung meist unproblematisch. Besondere Maßnahmen sind nur bei Infektionen von Mutter und/oder Kind erforderlich (siehe Tab. 12.**10** und 12.**11**).
- Die Unterbringung von Mutter und Kind im selben Zimmer (sog. Rooming-in) ist aus der Geburtshilfe nicht mehr wegzudenken. Das Infektionsrisiko für das Neugeborene ist bei dessen Versorgung im Neugeborenenzimmer sogar höher, und deshalb ist Rooming-in prinzipiell – neben den psychologischen Vorteilen für Mutter und Kind – auch die beste Infektionsprävention für das Kind.

> **Merke**
>
> Bei peripartalen mütterlichen Infektionen ist die Unterbringung des Kindes bei der Mutter im Zimmer sogar eine wichtige Infektionspräventionsmaßnahme, um Erregerübertragungen auf andere Personen und insbesondere andere Neugeborene zu verhindern, weil das Kind durch die Mutter besiedelt sein kann und somit ein potenzielles Erregerreservoir ist.

- Es gibt einzelne Berichte über gehäufte postpartale Infektionen, die auf eine Kontamination sanitärer Anlagen (z. B. Bidets) zurückgeführt werden konnten [287]. Die Benutzung der sanitären Anlagen muss den Patientinnen gut erklärt werden, wobei darauf hingewiesen werden muss, dass es nicht zu einem direkten Körperkontakt kommen darf. Vorlagen müssen nicht steril sein, aber vor Kontamination geschützt gelagert und für alle Wöchnerinnen leicht zugänglich sein. Sitzbäder bei Patientinnen nach Episiotomie können mit und ohne Badezusätze durchgeführt werden, sind aber für die Infektionsprävention nicht notwendig (Abduschen erfüllt den gleichen Zweck).

Wochenfluss
Das Lochialsekret ist immer mikrobiell besiedelt, jedoch nicht „infektiös" oder sogar „hochkontagiös". Potenziell pathogene Keime können aber vorkommen, weshalb direkter und indirekter Kontakt (z. B. bei Bidets oder Duschköpfen) vermieden werden muss. Die Gesamtkeimzahl im Wochenfluss liegt wenige Tage post partum zwischen 10^5 und 10^8 KBE/ml. Somit ist das Sekret als potenziell infektiöses Material zu betrachten, wenn hohe Keimzahlen eines Infektionserregers enthalten sind, wie z. B. bei einer Endometritis verursacht durch A-Streptokokken.

- *Reinigung:* Normalerweise werden sanitäre Anlagen, wie Badewannen, Duschen, Bidets und Toiletten, wenn sie von Patienten ohne Infektion benutzt wurden, nur gereinigt und nicht desinfiziert. Auch die Wöchnerin ist in den meisten Fällen nicht infiziert, aber der Wochenfluss kann potenziell pathogene Keime enthalten, zu denen bei asymptomatischen Patientinnen z. B. auch A-Streptokokken und S. aureus gehören können.

> **Merke**
> Gegenstände, die mit der Genitalregion Kontakt haben können – auch wenn bei sachgemäßem Gebrauch kein Körperkontakt stattfindet, wie z. B. bei Duschköpfen – sollen wischdesinfiziert und nicht nur gereinigt werden.

- *Mütter informieren:* Dies gilt ebenso für Sitzbadewannen, die mit (blutigem) Wochenfluss und ggf. mit Sekret der Episiotomiewunde kontaminiert werden. Wenn die Patientinnen die Reinigung der von ihnen genutzten sanitären Anlagen selbst durchführen sollen, muss man sie genau einweisen, auf die Bedeutung einer sorgfältigen Reinigung hinweisen und das Ergebnis regelmäßig überprüfen.
- *Besucher:* Für Besucher gibt es keine Einschränkungen, da Mutter und Kind in der Regel gesund sind. Besucher mit Erkältungen sollen aber direkten Kontakt mit dem Kind vermeiden und einen gewissen Mindestabstand (ca. 2 m) zum Kind halten, damit das Kind nicht in Kontakt mit dem respiratorischen Sekret kommt. Nach dem Naseputzen sollen sie sich die Hände waschen. Geschwister können ebenfalls zu Besuch kommen, sollen aber, wenn sie einen Schnupfen haben, möglichst Abstand halten. Für Besucher mit Magen-Darm-Infektionen gilt ebenfalls, dass sie sich gründlich die Hände waschen müssen, bevor sie zu Mutter und Kind ins Zimmer kommen, aber auch dann keinen Kontakt mit dem Kind haben sollen.
- *Herpes labialis:* Besucher mit floridem Herpes labialis dürfen mit dem Kind keinen direkten Kontakt haben, also unter keinen Umständen mit ihm schmusen. Hat der Vater akuten Herpes labialis, kann er Kontakt mit seinem Kind haben, muss sich aber zuvor gründlich die Hände waschen und eine Maske aufsetzen, bevor er das Kind auf den Arm nimmt (siehe Maßnahmen für die Mutter in Tab. 12.**11**).

> **Merke**
> Bei floridem Herpes labialis besteht das Risiko der Übertragung der Viren nur bei direktem Kontakt. Deshalb dürfen betroffene Besucher mit dem Kind unter keinen Umständen schmusen, sollen aber auch keinen sonstigen Körperkontakt, z. B. über die Hände, haben, sodass sie das Kind nur anschauen sollen.

Neugeborenenzimmer. Weil auch bei einem gesunden reifen Neugeborenen das Immunsystem noch nicht voll entwickelt ist, muss verhindert werden, dass das Neugeborene mit potenziell pathogenen Erregern in Kontakt kommt, die über eine primäre Besiedlung zu einer Infektion führen können. Deshalb ist sorgfältige Händehygiene von größter Bedeutung, insbesondere, wenn ein infiziertes Kind da ist (z. B. mit einer Konjunktivitis oder einer Hautinfektion verursacht durch S. aureus).

> **Merke**
> Personal mit Hautinfektionen an den Händen, mit Darminfektionen oder einem floriden Herpes labialis soll für die Dauer der Erkrankung keinen Kontakt mit Neugeborenen haben.

Das Gleiche gilt für Personal, das asymptomatisch darmpathogene Erreger ausscheidet. Bei oberen Atemwegsinfektionen sollen Masken bei der Versorgung der Neugeborenen getragen werden, wenn die erkrankten Personen für die Dauer der Erkrankung nicht außerhalb der Neugeborenen-Abteilung eingesetzt werden können.

Gynäkologie

Die häufigsten nosokomialen Infektionen gynäkologischer Patientinnen sind Harnwegsinfektionen, und eine wichtige Rolle spielen postoperative Infektionen im Operationsgebiet [147, 530]. Bei gynäkologisch-onkologischen Patientinnen bestehen abhängig vom Ausmaß der Immunsuppres-

Tabelle 12.12 Instrumenten- und Flächendesinfektion in der Gynäkologie.

Spekula	• Thermische Desinfektion in Reinigungs- und Desinfektionsgeräten • Bei manueller Aufbereitung zunächst Einlegen in Reinigungslösung (nicht: Desinfektionslösung), reinigen, abspülen, trocknen, verpacken und autoklavieren oder dampfdesinfizieren

Ultraschallsonden für die transvaginale und endorektale Sonografie	• z.B. Wischtuch-Spendereimer und Rolle mit Wischtüchern, viruzides Instrumentendesinfektionsmittel (z.B. Glutaraldehyd, ggf. nach Herstellerangabe auch Alkohol)
	• Standzeit der Desinfektionslösung bei zuverlässigem Verschließen des Deckels nach jeder Entnahme eines Tuches mindestens 4 Wochen
	• Bei der Aufbereitung immer Einmalhandschuhe tragen:
	   – Schutzhülle von der Sonde nehmen und verwerfen
	   – Gel mit einem weichen Einmaltuch vom Sondenkopf entfernen
	   – Wischtuch aus dem Spendereimer entnehmen und den Sondenkopf mit dem in Desinfektionsmittel getränkten Tuch ringsum gründlich abwischen, **1 min. einwirken** lassen
	• Anschließend (außer bei Verwendung von Alkohol) die Sonde mit Leitungswasser abspülen oder mit einer feuchten Kompresse sorgfältig abwischen, um das Desinfektionsmittel zu entfernen, und zum Schluss die Sonde trocknen

Ultraschallköpfe mit Hautkontakt	• Nach jeder Untersuchung Gel mit weichem Einmaltuch entfernen • Nach Anwendung auf nicht intakter Haut (z.B. Ekzem) mit in Desinfektionsmittel getränkten Tüchern aus Spenderbox abwischen (nach Herstellerangabe, z.B. Alkohol)
Scheidendiaphragma-Anpassungsringe	• Nach Benutzung mit Instrumentenreiniger säubern und trocknen • Anschließend für **10 min.** in z.B. 80%igen Alkohol einlegen, herausnehmen und Alkohol verdunsten lassen (oder abspülen)
Kreißbett etc.	• Nach der Entbindung Kreißbett, Gebärstuhl und andere Gegenstände, die bei der Geburt mit Blut oder Körperflüssigkeit kontaminiert wurden, desinfizierend reinigen • Fußboden und sonstige Flächen im Kreißsaal desinfizieren, wenn es zu einer Kontamination mit Blut oder Körperflüssigkeiten gekommen ist
Badewannen etc. im Kreißsaal	• Bei Benutzung von Warmwasserbecken während der Eröffnungswehen die in Schwimmbädern üblichen Maßnahmen einhalten • Bei Verwendung von Badewannen in der Regel Reinigung ausreichend, nach Kontamination des Badewassers mit Blut die Wanne desinfizierend reinigen
Katheterdrucksensoren für urodynamische Messungen	• Verwendung von Einmalmaterial oder Aufbereitung nach Herstellerangabe mit Reinigung, Desinfektion und anschließender Sterilisation

sion die gleichen allgemeinen Infektionsrisiken wie bei onkologischen Patienten anderer Fachgebiete.

Lasertherapie

Virus-DNA im Rauch. Bei der Lasertherapie von Papillomavirus-Infektionen konnte im Rauch intakte Virus-DNA nachgewiesen werden [729]. Unklar ist, ob damit ein Risiko für das beteiligte Personal verbunden ist, wobei die Entstehung von Kehlkopfpapillomen in Betracht gezogen wird.

Ähnliche Überlegungen gibt es für die Lasertherapie von Patienten mit blutassoziierten Virus-Infektionen, obwohl nicht bekannt ist, ob auch die Nukleinsäuren anderer Viren im Laserrauch nachweisbar sind.

Rauchabsaugung. Ob das Personal deshalb anstelle normaler chirurgischer Masken sog. Atemschutzmasken tragen müsste, um dadurch möglicherweise die Inhalation DNA- oder RNA-haltigen Rauches zu reduzieren, ist unbekannt. Klar ist jedoch, dass eine Kontamination des Personals mit potenziell infektiösem Virusmaterial so effektiv wie möglich verhindert werden muss. Eine notwendige Voraussetzung dafür ist eine gut funktionierende Absauganlage möglichst mit Abführung an die Außenluft. Außerdem muss die Absaugung so nah wie möglich an der Stelle sein, an der die Rauchentwicklung stattfindet, denn schon bei einer Entfernung von 2 cm werden bis zu 50 % des Rauches nicht mehr abgesaugt.

Reinigung und Desinfektion

Die in anderen operativen und nicht operativen Abteilungen üblichen Maßnahmen bei Reinigung und Desinfektion gelten ebenso in der Geburtshilfe und Gynäkologie (siehe Kap. 8). Die Maßnahmen bei den fachspezifischen Gegenständen und Flächen sind in der Tabelle 12.12 zusammengestellt.

12.6 Hals-, Nasen-, Ohren-(HNO-)heilkunde

Operationsunabhängige nosokomiale Infektionen im HNO-Bereich sind selten. Es gibt aber einige potenzielle Infektionsrisiken bei der konventionellen Versorgung von HNO-Patienten, die im Folgenden behandelt werden sollen. Für die Fragen im Zusammenhang mit operativen Eingriffen kann auf die Kapitel 10.4 und 12.1 verwiesen werden.

Tracheotomie

Die Besonderheit im Vergleich zu anderen Fächern ist in der HNO naturgemäß die Häufigkeit tracheotomierter Patienten, die außerhalb von HNO-Abteilungen fast nur auf Intensivstationen angetroffen werden. Der Umgang mit Tracheostoma und Trachealkanüle hat deshalb große Bedeutung.

Tracheostomapflege

Bei der Versorgung eines Tracheostomas muss man zwischen frischen und alten Tracheotomien unterscheiden. Bei frisch tracheotomierten Patienten stellt die Pflege des Tracheostomas dieselben Anforderungen wie eine frische Operationswunde an einer anderen Körperstelle. Nach Abheilung der Tracheotomiewunde kann die Pflege vereinfacht werden, sodass das aseptische durch sauberes Arbeiten, z. B. zu Hause durch den Patienten selbst, ersetzt werden kann (siehe Abb. 12.**6** und Tab. 12.**13**) [713, 723].

Wechsel der Trachealkanüle

Frisches Tracheostoma. Wenn erforderlich, soll der Patient zunächst abhusten (alternativ wird das respiratorische Sekret abgesaugt). Da die Trachealkanüle unter aseptischen Vorkehrungen gewechselt werden muss, ist folgendes Vorgehen sinnvoll:

- Trachealkanüle mit Einmalhandschuhen entfernen und in Nierenschale ablegen, Handschuhe ausziehen,

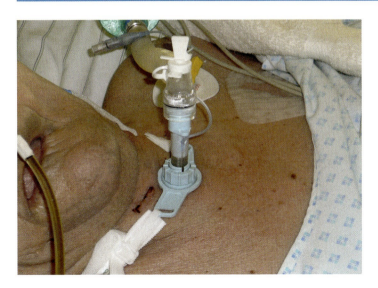

Abb. 12.6 Tracheostoma mit Kanüle (Foto: O. Burger).

Tabelle 12.13 Tracheostomapflege.

Frisches Tracheostoma	• Alle Manipulationen unter aseptischen Bedingungen durchführen • Einmalhandschuhe zum Schutz vor Kontamination der Hände, sterile Handschuhe oder sterile Pinzette • Tracheostomarand mit steriler Kompresse oder sterilem Stieltupfer und Hautdesinfektionsmittel von Belägen reinigen (ggf. Borken mit Pinzette entfernen) • Anschließend mit frischem Tupfer nochmals Desinfektionsmittel auftragen und antrocknen lassen • Kompresse unterlegen (verschmutzte Kanülenbändchen auswechseln) • Verbandswechsel in der Regel einmal täglich, bei Bedarf (z. B. nässende Wunde) häufiger • Wundränder möglichst immer sauber und trocken halten
Langzeit-Tracheostoma	• Säuberung des Tracheostomas bei der normalen Körperpflege • Medizinisches Personal trägt dabei Einmalhandschuhe (für den Patienten, der sich selbst versorgt, ist Händewaschen ausreichend) • Für die Reinigung werden ein frischer Waschlappen oder Watteträger, Mullkompressen bzw. kommerzielle Reinigungstücher verwendet (ggf. Borken mit Pinzette entfernen) • Um eine Schädigung der Haut zu vermeiden, das Stoma mit hautfreundlichen Kompressen sicher vor Feuchtigkeit und Schleim schützen • Haut mit Fettcreme oder Hautöl pflegen

- Händedesinfektion und sterile Handschuhe anziehen,
- Sterile Kanüle vorsichtig einsetzen, Kompresse unterlegen und fixieren.

Langzeit-Tracheostoma. Prinzipiell ist das Vorgehen das Gleiche wie beim frischen Tracheostoma. Anstelle der sterilen Materialien ist jedoch sauberes Arbeiten ausreichend [713, 723]. Das bedeutet aber selbstverständlich, dass durch vorsichtige Handhabung eine Kontamination z. B. der gesäuberten Kanüle durch unbeabsichtigten Kontakt mit potenziell kontaminierten Flächen oder Gegenständen vermieden werden muss. Händewaschen bzw. Händedesinfektion bzw. Einmalhandschuhe bei der Versorgung der Patienten durch medizinisches Personal sind dafür wichtige Voraussetzungen.

Absaugen

Das Absaugen erfolgt bei frisch tracheotomierten Patienten unter den üblichen aseptischen Bedingungen. Bei Langzeit-Tracheotomie saugen sich die Patienten zu Hause selbst ab; sie müssen also darüber informiert werden, wie sie sauber und kontaminationsfrei arbeiten. Verwendet werden auch dabei meist einzeln verpackte sterile Absaugkatheter. Es wurde aber für die häusliche Versorgung auch empfohlen, die Katheter mit heißem Wasser und Geschirrspülmittel zu reinigen und mehrfach zu verwenden.

Behandlungseinheit

Ohrspülungen

Wegen der normalen mikrobiellen Kontamination von Leitungswasser soll das Wasser am HNO-Behandlungsplatz täglich vor der ersten Benutzung des Gerätes einige Minuten laufen, um Stagnationswasser zu entfernen und durch den Spüleffekt die Keimzahl zu reduzieren. Bei perforiertem Trommelfell kann Leitungswasser nicht für Ohrspülungen verwendet werden. Für diese Fälle eignen sich deshalb Wasserfilter, oder man hat ein separates Spülaggregat zur Verfügung und kann dann mit sterilem Wasser spülen.

Medikamentenzerstäuber

Zerstäuberfläschchen sollen vorzugsweise ein Steigrohr aus Edelstahl haben, da sie dann autoklaviert werden können. Da die Medikamentenlösungen nur begrenzt haltbar sind, muss das Verfallsdatum auf dem Fläschchen vermerkt werden.

Umgang mit Nasen- und Ohrentropfen

Bei der Applikation der Tropfen muss eine Berührung der Gefäße mit dem Patienten vermieden werden, weil sonst der Inhalt der Fläschchen als kontaminiert betrachtet werden muss und nicht mehr weiterverwendet werden kann. Denn die Konservierungsstoffe in den Lösungen können das Wachstum potenziell pathogener Keime nicht sicher verhüten.

Reinigung und Desinfektion

Im Folgenden werden nur die für die HNO speziellen Reinigungs- und Desinfektionsmaßnahmen aufgeführt (siehe Kap. 8). Die Tabelle 12.14 zeigt die Aufbereitung von Trachealkanülen.

Absauggefäße

Im Krankenhaus werden die Sekretauffangflaschen in der Regel einmal täglich geleert und mit den Überleitungsschläuchen in Reinigungs- und Desinfektionsautomaten (RDG) aufbereitet. Zu Hause kann für die maschinelle Reinigung der Flaschen

Tabelle 12.14 Aufbereitung von Trachealkanülen.

Frisches Tracheostoma	• Grobe Verunreinigungen vorsichtig unter fließendem Wasser abspülen • Kanüle in ihre Einzelteile zerlegen • In Instrumentenreinigungslösung einlegen und mit einer jeweils frischen (thermisch desinfizierten oder sterilisierten) Bürste äußere und innere Oberflächen gründlich reinigen • Gründlich mit Wasser abspülen und mit frischer Kompresse trocknen • Thermostabile Kanülen in Metallbehälter oder in Sterilisierfolie verpackt autoklavieren • Bei thermolabilen Kanülen vorzugsweise Plasmasterilisation anwenden (alternativ Gassterilisation mit Formaldehyd))
Langzeit-Tracheostoma	• Nach Abheilung der Tracheotomiewunde Sterilisation der Kanülen nicht mehr erforderlich • Kanülen in Einzelteile zerlegen, äußere und innere Oberflächen gründlich unter fließendem Wasser mit sauberer Bürste reinigen und danach trocknen (Bürste in der häuslichen Geschirrspülmaschine reinigen oder mit Geschirrspülmittel waschen und anschließend 3 min auskochen) • Abschließend die Kanüle für 10 min in z. B. 80 %igen Alkohol einlegen, danach lufttrocknen lassen • Thermostabile Kanülen (z. B. Silberkanülen) können auch 15 min. ausgekocht werden.

die Geschirrspülmaschine verwendet werden (der Überleitungsschlauch muss manuell gereinigt werden). Alternativ können die Flaschen nach dem Entleeren in eine Reinigungslösung eingelegt, gründlich gesäubert und anschließend zusammen mit dem Überleitungsschlauch für 15 min (in einem ausreichend großen Kochtopf mit leicht geöffnetem Deckel) ausgekocht werden.

Instrumentarium

Für die normale HNO-ärztliche Untersuchung müssen die Instrumente nicht steril sein. Ihre Aufbereitung in einem RDG mit thermischer Desinfektion ist daher adäquat. Tatsächlich wird das Instrumentarium nach der Reinigung häufig unverpackt sterilisiert und bis zum Gebrauch in den Schubladen der Behandlungseinheit gelagert. Diese Methode der Aufbereitung beruht auf der (korrekten) Auffassung, dass das HNO-Gebiet physiologischerweise besiedelt ist, weshalb man keine sterilen Instrumente verwenden muss, solange man die Schleimhäute nicht durchdringt. Sie stammt aber aus einer Zeit, als man noch keine RDG zur Verfügung hatte. Heute ist dieses Vorgehen deshalb nicht mehr zeitgemäß.

12.7 Immunsupprimierte Patienten

Infektionen tragen bei abwehrgeschwächten Patienten erheblich zur Erhöhung von Morbidität und Mortalität bei. Das Erregerspektrum umfasst einerseits die üblichen nosokomialen Infektionserreger, darüber hinaus aber auch eine Reihe von Mikroorganismen von geringer Virulenz, die fast ausschließlich nur bei abwehrgeschwächten Patienten Infektionen verursachen [125, 252, 288, 432, 448, 579, 594, 714].

Auch bei Patienten mit schwerster Abwehrschwäche ist aber in erster Linie die konsequente Beachtung der Standardhygiene wichtig (siehe Kap. 7); bei besonders gefährdeten Patienten können darüber hinaus spezielle Schutzmaßnahmen erforderlich sein (siehe Kap. 11.1 und 11.4) [125, 184, 224, 273 a, 553, 559, 639, 657, 726].

> **Merke**
> Infektionen bei abwehrgeschwächten Patienten können nicht vollständig verhindert werden, weil ein großer Teil dieser Infektionen durch potenziell pathogene Erreger aus der körpereigenen Flora verursacht wird, auf die man mit Maßnahmen, die auf eine Reduktion der exogenen Kontamination abzielen, nur bedingt Einfluss hat.

Im Folgenden soll ein Überblick über die verschiedenen Maßnahmen bei Personal und Patienten gegeben werden, die diese – in sich nicht homogene (siehe Tab. 12.**15**) – Patientengruppe vor nosokomialen Infektionen schützen sollen [125, 184, 224, 252, 273 a, 491, 553, 559, 639, 657, 726]. Bei Weitem nicht alles ist durch Ergebnisse aus klinischen Untersuchungen in seiner Effektivität gesichert. Ein ausgewogenes Gleichgewicht zwischen dem tatsächlich Erforderlichen und dem möglicherweise noch Sinnvollen zu finden, ist eine wesentliche Aufgabe des medizinischen Personals bei der Versorgung dieser Patienten. Durch ihre Erkrankung und die daraus resultierenden therapeutischen Maßnahmen sind sie physisch wie psychisch erheblichen Belastungen ausgesetzt. Jede vermeidbare weitere Belastung, wozu auch unbewiesene Hygienemaßnahmen gehören können, muss deshalb vermieden werden. Insofern müssen alle Maßnahmen daraufhin überprüft werden, ob sie bei vernünftiger Betrachtung zur Prävention von Infektionen bei dieser prinzipiell gefährdeten Patientengruppe beitragen können.

> **Merke**
> Bei der Versorgung abwehrgeschwächter Patienten geht es auch darum, soviel „normales Leben" wie möglich zu erhalten, um ihnen das Leben nicht zusätzlich und unnötig zu erschweren, und für sie Bedingungen zu schaffen, durch die die Entstehung zusätzlicher Ängste nicht noch gefördert wird.

Bei schwerer Immunsuppression werden lokal und systemisch applizierte Antibiotika und Antimykotika angewendet, um Infektionen aus der körpereigenen Flora zu reduzieren [360, 481]. Nicht selten sind damit aber auch Probleme – bedingt durch Resistenzentwicklung oder Selektion – verbunden, z. B. bei der Prophylaxe mit älteren Chinolo-

Tabelle 12.15 Bedingungen mit (möglicher) Beeinträchtigung der Abwehrfunktionen.

Änderung von Zahl und Funktion der Granulozyten	• Akute Leukämie • Aplastische Anämie • Chemotherapie bei malignen Erkrankungen • Angeborene Granulozytenfunktionsstörungen • Chronischer Alkoholismus
Störungen der zellulären Immunität	• M. Hodgkin • Steroidtherapie • Cyclosporintherapie • 3. Trimenon der Schwangerschaft • Chronischer Alkoholismus
Störungen der humoralen Immunität	• Chronische lymphatische Leukämie • Multiples Myelom • Makroglobulinämie • Erworbene Hypogammaglobulinämie
Hautschäden	• Ausgedehnte Operationen • Verbrennungen • Verletzungen • Schwere Hautkrankheiten • Chronische Ulzera
Schleimhautschäden	• Mukositis (Chemotherapie, Bestrahlung) • Verletzungen im Kopf-Hals-Bereich • Inhalationstraumen • Endotracheale Intubation
Obstruktion natürlicher Körperpassagen	• Große Tumoren • Mukoviszidose
Verschiedenes	• Extreme Altersstufen • Schwere Verletzungen • Unterernährung • Adipositas • Immunmodulierende Infektionen (z. B. HIV, CMV, EBV) • Leberinsuffizienz

nen Auftreten resistenter gramnegativer Stäbchen bzw. Selektion vergrünender Streptokokken.

Für das Personal ist es entscheidend, die Maßnahmen der Standardhygiene, die sämtlich auch im Umgang mit schwerst abwehrgeschwächten Patienten vorrangig sind, sehr sorgfältig zu beachten (siehe Kap. 7). Im Folgenden wird deshalb hauptsächlich auf einige besondere Aspekte hingewiesen, die vor allem für Patienten mit schwerer Neutropenie (Leukozytenzahl < 1000/mm³) gelten.

Standardhygiene

Händehygiene

Häufige und sorgfältige Händedesinfektion sowie ein vernünftiger Umgang mit Einmalhandschuhen sind auch im Umgang mit abwehrgeschwächten Patienten die effektivsten Maßnahmen zur Prävention exogener Infektionen.

Arbeitskleidung

In Bereichen, in denen granulozytopenische Patienten versorgt werden, soll für das Pflegepersonal genügend Arbeitskleidung zur Verfügung gestellt werden, damit die Kleidung täglich, wie auf Intensivstationen üblich, gewechselt werden kann, weil diese Patienten meist sehr viel pflegerische Betreuung benötigen. Die Ärzte können unter ihrem Kittel private Kleidung tragen (haushaltsübliche Waschverfahren sind ausreichend und können entsprechend der Zusammensetzung der Stoffe beliebig gewählt werden). Diensthabende Ärzte, die z. B. zur Anlage eines peripheren Venenkatheters gerufen werden, brauchen den Kittel nicht zu wechseln, wenn sie das Patientenzimmer betreten, sollen aber generell saubere Arbeitskleidung tragen.

Maske

Besteht eine obere Atemwegsinfektion oder ein florider Herpes labialis, soll das Personal vor Betreten der Patientenzimmer eine (chirurgische) Maske aufsetzen (die Regeln der Händehygiene müssen in diesen Situationen besonders sorgfältig beachtet werden; siehe Kap. 4). Wünschenswert wäre es allerdings, dass diese Personen für die Dauer der Erkrankung keinen direkten Patientenkontakt haben, was jedoch meist nicht realisiert werden kann.

Kopfschutz und Bereichsschuhe

Weder Kopfschutz noch Bereichsschuhe leisten einen Beitrag zur Infektionsprävention, weshalb ihr Gebrauch nicht sinnvoll ist.

Patientenzimmer

Einzelzimmer vs. Mehrbettzimmer

Die Unterbringung eines Patienten in einem Einzelzimmer kann aus protektiven Gründen (früher als Umkehrisolierung bezeichnet) sinnvoll werden, wenn der Patient stark granulozytopenisch ($<500/mm^3$) ist. Das Personal muss sich jedoch vor Betreten des Zimmers nicht umziehen, sondern kann in der normalen Arbeitskleidung zum Patienten gehen. Patienten mit Infektionen sollen nach Möglichkeit ebenfalls allein untergebracht werden, um das Übertragungsrisiko einzuschränken (siehe Kap. 15). Alle anderen Patienten mit weniger ausgeprägter Immunsuppression oder ohne Infektion können in Mehrbettzimmern gepflegt werden.

Einrichtung der Patientenzimmer

Die Einrichtung der Zimmer soll praktisch sein, sodass alle Reinigungsmaßnahmen leicht und schnell durchführbar sind. Für die Mitnahme persönlicher Gegenstände (z.B. Radio/CD-Player, Bücher, Laptop) gibt es keine Einschränkung. Auf Pflanzen und Trockenblumen muss wegen der Besiedlung mit Aspergillen verzichtet werden.

Sanitäre Anlagen

Die Patientenzimmer sollen integrierte Badezimmer mit Toilette haben, die insbesondere bei Mehrbettzimmern oder gemeinsamer Nutzung von zwei nebeneinanderliegenden Patientenzimmern so oft gereinigt werden müssen, dass sie immer sauber sind. Gerade Patienten unter Chemotherapie haben Haarausfall sowie Durchfall und Erbrechen und müssen deshalb das Bad sehr oft benutzen. Um den Patienten in Mehrbettzimmern die gemeinsame Benutzung einer Toilette zu erleichtern, kann mit ihnen vereinbart werden, den Toilettensitz generell nach jeder Benutzung mit alkoholischem Flächendesinfektionsmittel abzuwischen.

RLT-Anlage

Vor allem bei granulozytopenischen Patienten besteht die Gefahr, dass sie in der Phase der schweren Immunsuppression eine invasive Aspergillose entwickeln (siehe Kap. 11.1) [3]. Diese Patienten werden in manchen Kliniken in Zimmern mit spezieller raumlufttechnischer (RLT-)Anlage (mit endständigen Schwebstofffiltern) untergebracht, wodurch nahezu keimfreie Luft in die Räume geleitet wird (siehe Kap. 14). In diesen Räumen herrscht ein Überdruck im Vergleich zu den angrenzenden Räumen, sodass beim Öffnen der Türen, sofern sie nicht unnötig lange offen stehen, die Luft nur aus den Zimmern heraus-, aber nicht von außen hereinströmen kann. Müssen die Patienten ein solches Zimmer z.B. zu diagnostischen Maßnahmen verlassen, ist es sinnvoll, ihnen eine Atemschutzmaske anzulegen (siehe Kap. 4).

Körperpflege

Händehygiene

Auch für die Patienten ist häufiges Händewaschen erforderlich (z.B. nach Aufenthalt außerhalb des Zimmers, nach WC-Benutzung). Sie können auch ein Händedesinfektionsmittel verwenden, sollen aber die Methode der Händehygiene anwenden, die ihre Haut am besten verträgt. Eine ständige Kombination von Händewaschen mit anschließender Händedesinfektion ist nicht erforderlich und beeinträchtigt nur den Zustand der Haut.

Mund- und Gesichtspflege

Eine sorgfältige und häufige Mundpflege ist ein wichtiger Faktor für die Reduktion der Mundflora, wobei die mechanische Reinigung wichtiger ist als die Anwendung antiseptischer Spüllösungen. Zum Zähneputzen eignen sich weiche

Zahnbürsten. Es ist nicht nötig, die Zahnbürsten in sehr kurzen Intervallen, z. B. wöchentlich, zu wechseln; wenn sie zum Trocknen luftig, also mit dem Bürstenteil nach oben, in einen Becher gestellt werden, ist mit ihrer weiteren Verwendung kein Infektionsrisiko verbunden. Zum Spülen der Mundhöhle sollen schwer abwehrgeschwächte Patienten nach Möglichkeit kein Leitungswasser verwenden, sondern entweder steriles Aqua dest. oder mit kochendem Wasser aufgebrühte Tees (siehe Kap. 11.4). Angebrochene Aqua-dest.-Flaschen sollen nach 24 Stunden verworfen und Tee soll mehrmals täglich frisch zubereitet werden. Bei der Mundpflege muss sorgfältig darauf geachtet werden, die Spüllösung nicht zu kontaminieren. Das Mundpflegeset von bettlägerigen Patienten, die sich nicht selbst versorgen können, soll einmal täglich in einem Reinigungs- und Desinfektionsgerät (RDG) aufbereitet werden. Dazwischen sollen Klemmen, Gläser und Becher nach jeder Anwendung mit z. B. 80 %igem Alkohol ab- bzw. ausgewischt werden.

Körperwäsche

Für die Körperwäsche kann ohne Einschränkung Leitungswasser verwendet werden, ebenso normale (milde) Seifen. Antimikrobielle Seifen stören eher das ökologische Gleichgewicht der Haut, und ihr Einfluss auf die Prävention von Infektionen ist unbewiesen. Die Patienten können auch ohne Einschränkung duschen, sollen dabei aber, wie bei der Mund- und Gesichtspflege, einen intensiven Wasserkontakt mit Mund und Nase vermeiden, damit es nicht zu einer Aspiration von Wasser in die tieferen Atemwege kommen kann (siehe Kap. 11.4). Nach dem Waschen (ein- oder mehrmals täglich, wie es für den Patienten angenehm ist) soll die Haut mit einer Körperlotion eingerieben werden, um Austrocknung zu vermeiden und sie geschmeidig zu halten. Um während der Phase der schweren Immunsuppression keine vermeidbaren Hautverletzungen zu erleiden, sollen die Patienten Finger- und Fußnägel noch vor Beginn der stationären Behandlung schneiden. Aus demselben Grund soll auch auf eine Nassrasur verzichtet werden.

Kleidung und Bettwäsche

Ein häufiger Wechsel von Nachthemden, Schlafanzügen und Unterwäsche ist meist erforderlich. Die persönliche Wäsche kann von den Angehörigen zu Hause wie üblich in der Waschmaschine (z. B. je nach Material bei 40 °C oder 60 °C) gewaschen werden. Die Bettwäsche kann alle 2–3 Tage und bei Bedarf (z. B. starkes Schwitzen) früher erneuert werden. Handtücher sollen ausreichend zur Verfügung stehen, damit sie ausgetauscht werden können, wenn sie feucht sind. Waschlappen für den Körper sollen nur einmal verwendet werden und dann in die Wäsche kommen; für das Gesicht können sie mehrfach benutzt und täglich erneuert werden.

> **Merke**
>
> Beim Umgang mit Wäsche kann man sich an den für das normale Leben üblichen Grundsätzen orientieren. Wichtig ist, dass der Patient sich wohlfühlt. Daran haben Wäsche und Kleidung einen wesentlichen Anteil. Für die Prävention von Infektionen ist die Wäsche aber nicht von Bedeutung, solange sie sauber ist und den allgemeinen ästhetischen Ansprüchen genügt.

Ernährung

Keimreduzierte Diät

Weil alle Nahrungsmittel mikrobiell kontaminiert sind, soll bei der Ernährung von Patienten in Phasen starker Immunsuppression darauf geachtet werden, dass sie keine rohen Nahrungsmittel (z. B. frische Salate, nicht schälbares Obst) zu sich nehmen. Ebenso problematisch sind alle Speisen, die rohe Eier enthalten (z. B. Bouillon mit Ei, verschiedene Süßspeisen), oder Eierspeisen mit nicht durchgegarten Eiern (z. B. Rührei, Spiegelei). Produkte aus unpasteurisierter Milch oder Schimmelkäse sind ebenfalls ungeeignet. Auf Garnierungen mit frischen Kräutern muss verzichtet werden, auch wenn sie an sich nur für das Auge da sind. Die Tabelle 12.**16** zeigt eine Gegenüberstellung von Nahrungsmitteln und Getränken, die für abwehrgeschwächte Patienten geeignet bzw. nicht

Tabelle 12.16 Ernährung bei Granulozytopenie.

Nahrungs-mittel	Geeignet	Nicht geeignet
Getränke	• Kaffee und Tee (lose oder Beuteltee), jeweils frisch mit kochendem Wasser aufgebrüht • Alle kohlensäurehaltigen Getränke, wie Cola, Limonade oder Mineralwasser (nicht aus Trinkbrunnen) • „Stilles" Wasser (in Flaschen, nicht aus Trinkbrunnen) • Frucht- und Gemüsesäfte in wiederverschließbarer Abfüllung • Selbst und frisch gepresste Obstsäfte (z. B. Orangen, Grapefruit) • Alkoholfreies Bier, Nährbier	• Bereits vor längerer Zeit (> 24 h) angebrochene Getränke (Mineralwasser, Limonade, Cola, Frucht- oder Gemüsesäfte) • Biosäfte • Instant-Kaltgetränke • Getränke mit Eiswürfeln, die aus (nicht abgekochtem) Leitungswasser hergestellt wurden • Leitungswasser
Milch und Milchprodukte	• Pasteurisierte, sterilisierte oder ultrahoch erhitzte Milch • Kakaogetränk im Tetrapack • Frisch zubereiteter Milchbrei, Milchreis oder Pudding • Abgepackte (saure) Sahne, Crème fraiche, Quark, Joghurt, Buttermilch, Dickmilch • Sojamilch, -pudding, -joghurt (abgepackt)	• Rohmilch, Kefir, probiotische Milchprodukte • Offene Quark- und Joghurtzubereitungen • Instant-Pudding, -Cremes
Käse	• Hart-, Schnitt- und Streichkäse • Frischkäse in Portionen • Körniger Frischkäse	• Rohmilchkäse, Ziegen- und Schafskäse • Edelpilzkäse (Roquefort und Gorgonzola) • Camembert, Brie • Mozarella • Romadur • Käse mit Zusätzen (Pfeffer, Nüsse, Kräuter)
Eier	• Hart gekocht oder durchgebraten • Gebacken in Kuchen und Aufläufen • Pasteurisierte Eiprodukte (Vollei, Eiklar, Eidotter im Tetrapack) • Eierstich aus pasteurisiertem Ei oder industriell hergestellt • Frisch zubereitete Pfannkuchen	• Roh oder weich gekocht • Spiegelei, Rührei und Omeletts aus frischen Eiern • Mit frischen Eiern zubereitete Mayonnaise und damit hergestellte Saucen (Remoulade), Salate und Dippsaucen • Speisen, Suppen oder Cremes, denen rohe Eier zugesetzt wurden (Eierflockensuppe, legierte Suppen, Tiramisu, Mousse au Chocolat usw.)
Brot und Brötchen	• Alle frischen Brotsorten (ohne Sesam, Leinsamen, Mohn, Kerne und Nüsse) • Semmeln, Brezeln, Zwieback • Abgepacktes Vollkornbrot • Knäckebrot • Frisches Brot und Brötchen	• Brot älter als 1 Tag • Brotsorten mit Zusätzen (z. B. Sesam, Leinsamen, Mohn, Nüsse, Kerne)
Getreideprodukte	• Reis • Grieß • Nudeln • Semmelknödel • Cornflakes und Honig-Snacks (abgepackt)	• Getreidekörner • Getreidekeime • Kleie • Schrot • Müsli und Müslimischungen

Tabelle 12.16 (Fortsetzung)

Nahrungsmittel	Geeignet	Nicht geeignet
Kartoffeln	• Salz-, Pell-, Bratkartoffeln • Kartoffelpüree, -knödel, -puffer, -kroketten • Frisch zubereiteter Kartoffelsalat (ohne frische Kräuter)	• Petersilienkartoffeln • Kartoffelsalat mit aus frischen Eiern zubereiteter Mayonnaise • Kartoffelchips mit Kräutern und Gewürzen
Gemüse	• Alle Sorten gekocht • Gemüsekonserven • Salate aus gekochten Gemüsen ohne frische Zusätze • Frisch vor dem Verzehr geschältes Gemüse, z. B. Karotten, Gurken, Kohlrabi, gebrühte und enthäutete Tomaten • Hülsenfrüchte und Kohl	• Frische Salate (alle Blattsalate) • Rohkost • Sprossen • Salate aus gekochtem Gemüse mit frischen Kräutern • Gemüsesalate mit Mayonnaise
Fleisch und Geflügel	• Alle Sorten (gut durchgegart) • Fleischdauerkonserven	• Rohes oder halbrohes Fleisch, z. B. Mett, Tartar, Roastbeef, Hamburger
Fisch	• Alle Sorten (gut durchgegart) • Fischdauerkonserven	• Roher Fisch (Matjes) • Marinierte offene Heringe und Bratheringe, Hering in Gelee • Geräucherter Fisch (Bückling, Makrele, Forelle), auch vakuumverpackt • Fischsalate (in jeder Form) • Krusten- und Schalentiere
Wurst und Schinken	*Vakuumverpackt oder frisch aufgeschnitten:* • Alle Brüh- und Kochwurstsorten • Gekochter Schinken • Durchgegarter kalter Braten • Bratwürste und Würstchen • Wurstkonserven • Wurst- und vegetarischer Aufstrich in Portionspackungen • Heiße Würstchen	• (Roh-)Wurstsorten, wie Salami, Cervelatwurst, Mettwurst, Teewurst, roher Schinken • Wurstsorten mit Nüssen, Pistazien oder Kräuterzusätzen • Sülzen (enthalten rohes Gemüse) • Alle Arten von Schnitt- und Brühwurst, Schinken, Sülze, die nicht eingeschweißt sind
Kräuter und Gewürze	• Alle frischen oder getrockneten Kräuter und Gewürze, sofern sie erhitzt wurden • Zwiebeln und Knoblauch (frisch geschält) • Röstzwiebeln • Salz in Portionstütchen • Ketchup und Senf in Portionspackungen • Normaler Essig	• Alle frischen oder getrockneten Kräuter und Gewürze unerhitzt • Getrocknete Orangenschalen • Grillsaucen • Sojasauce • Essig mit Kräuterzusätzen • Balsamico-Essig
Obst und Nüsse	• Alle Obstsorten in gekochter Form • Jedes gut schälbare Obst (z. B. Bananen, Orangen, Mandarinen, Kiwis, Melonen, Papaya) • Schlecht schälbares Obst (z. B. Pfirsiche, Nektarinen) nach Überbrühen enthäutet • Äpfel und Birnen nicht nur schälen, sondern auch Kerngehäuse herausschneiden • Obstkonserven (frisch geöffnet)	• Jedes schlecht schälbare rohe Obst (z. B. Pfirsiche, Nektarinen, außer überbrüht und enthäutet) • Trockenobst • Nüsse, Mandeln, Kokos, Sesam, Leinsamen, Studentenfutter, Sonnenblumen- und Kürbiskerne
Kuchen und Gebäck	• Alle Kuchen und Kekse ohne rohes Obst, Trockenobst oder Nüsse • Obstkuchen (gebacken oder mit gekochtem Obst belegt) • Löffelbiskuits, Butterkekse, Kekse mit Marmeladenfüllung	• Creme- und Sahnetorten • Kuchen und Gebäck mit Nüssen, Trockenobst oder rohem Obst • Hefezopf mit Mandeln und Rosinen

Tabelle 12.**16** (Fortsetzung)

Nahrungs-mittel	Geeignet	Nicht geeignet
Süßigkeiten und Knabbereien	• Haushaltszucker, Traubenzucker • Marmelade, Honig, Sirup • Nussnougatcreme in Portionspackungen • Schokolade ohne Nüsse und ohne Rosinen (auch als Schokoriegel) • Industriell hergestelltes Eis ohne Nüsse • Bonbons, Kaugummi, Geleefrüchte, Gummibärchen • Salzgebäck, Cracker, gesalzene Kartoffelchips	• Schokolade mit Nüssen oder Trauben • Pralinen • Marzipan und Marzipanrohmasse • Eis (lose), Sorbet und Parfait • Kartoffelchips, Erdnussflips

geeignet sind. Die Lebensmittelauswahl richtet sich nach der individuellen Verträglichkeit. Welche Bedeutung eine solche Diät als Maßnahme der Infektionsprävention tatsächlich hat, ist jedoch nicht bekannt.

Nahezu alle Nahrungsmittel enthalten Mikroorganismen verschiedener Art (z. B. Bakterien, Pilze). Normalerweise stellt diese Kontamination aber für den Menschen kein Risiko dar, da sowohl der saure Magensaft als auch ein intaktes Immunsystem imstande sind, die mit der Nahrung aufgenommenen Mikroorganismen zu reduzieren und auf den Magen-Darm-Trakt beschränkt zu halten. Grundsätzlich sind alle rohen Nahrungsmittel stärker kontaminiert als gekochte, weil durch das Erhitzen auf mehr oder weniger hohe Temperaturen eine deutliche Reduktion der Keimzahlen erreicht wird. Beim Kochen lassen sich aber nur dann die Keimzahlen nachdrücklich beeinflussen, wenn ein für die Inaktivierung von Mikroorganismen ausreichender Temperaturbereich erreicht wird und die Speisen gut durchgegart werden.

Getränke

Alle mit gekochtem Wasser zubereiteten Getränke (z. B. Kaffee, Tee) sind uneingeschränkt möglich (siehe Tab. 12.**16**). Bei industriell hergestellten Säften muss darauf geachtet werden, dass sie bei der Herstellung pasteurisiert worden sind [177]. Ansonsten können frisch gepresste Säfte aus schälbarem Obst getrunken werden.

> **Merke**
> Ob die in Mineralwasser nachweisbaren Mikroorganismen überhaupt eine Gefährdung für stark abwehrgeschwächte Patienten darstellen können, ist unklar. Epidemiologische Hinweise dafür gibt es nicht. Darüber hinaus gibt es keinen Grund, in Mineralwasser ein größeres infektiöses Potenzial zu sehen als in anderen industriell hergestellten Getränken (z. B. Obstsäfte).

Vorsichtsmaßnahmen bei der Zubereitung

Folgende allgemeine Hinweise sollen bei der Zubereitung von Speisen für neutropenische Patienten beachtet werden:
- Keine Holzbretter verwenden,
- Nach der Verarbeitung von Fleisch, Geflügel und Fisch verwendetes Geschirr/Besteck und Arbeitsfläche gründlich reinigen,
- Separate Gefäße für die verschiedenen Lebensmittel benutzen,
- Messer, Brett und Kochbesteck nach jedem Gebrauch wechseln und spülen,
- Spüllappen und Spülbürsten häufig reinigen (Lappen täglich wechseln und bei 60 °C in der Waschmaschine waschen, Spülbürsten bei jedem Maschinengang in die Geschirrspülmaschine geben),
- Gemüse und Kräuter unter fließendem Wasser gründlich waschen,
- Schälobst unter sehr warmem Wasser gründlich abwaschen,
- Geeignete Zubereitungsarten sind: kochen, dünsten, dämpfen, schmoren, braten, grillen,

frittieren, backen, garen im Römertopf, in der Alu- oder Bratfolie,
- Gekochte Speisen sollen so schnell wie möglich gegessen werden.
- Warme Speisen sollen bis zum Essen bei >65 °C gehalten werden, kalte Speisen bei <10 °C (die Speisen bis dahin mit Deckel oder Folie vor Kontamination schützen).
- Speisen, die nicht sofort verzehrt werden, im Kühlschrank bei <7 °C lagern,
- Sämtliche Lebensmittel und Getränke innerhalb von 24 h aufbrauchen,
- Kräuter und Gewürze den Speisen nur während des Garprozesses zusetzen (gut durchkochen),
- Tee und Kaffee portionsweise frisch mit kochendem Wasser zubereiten, aber nicht über viele Stunden warm halten,
- Kaffeemaschine und Wasserkocher regelmäßig entkalken,
- Angebrochene Lebensmittel innerhalb von 24 h aufbrauchen,
- Mineralwasser und Säfte nach dem Anbruch verschließen und innerhalb von 24 h aufbrauchen.

Lebensmittelreste

Die Patienten sollen keine Lebensmittelreste im Zimmer aufbewahren, weil sich Mikroorganismen bei Raumtemperatur rasch vermehren können, auch wenn sie ursprünglich nur in geringer Keimzahl in einem Nahrungsmittel vorhanden waren.

Geschirr und Besteck

Für die Reinigung von Geschirr und Besteck gibt es keine anderen Vorgaben als bei allen anderen Patienten, d. h., sie werden in der Krankenhausküche in den dort üblichen Geschirrspülmaschinen gereinigt und getrocknet.

Besucher

Enge Bezugspersonen

Je ausgeprägter die Immunsuppression, um so eher ist es vertretbar, die Zahl der Besucher auf die nächsten Angehörigen und engsten Freunde zu beschränken. Jedem Besucher sollen die erforderlichen Hygienemaßnahmen erklärt werden, wobei es vorrangig wieder auf die Händehygiene ankommt. Man muss erklären, dass immunsupprimierte Patienten keine üblichen Lebensmittel und keine Blumen oder Pflanzen bekommen sollen. Die Besucher können aber in ihrer Straßenkleidung zum Patienten gehen und müssen keine Überkittel anziehen.

Leichte Erkrankungen

Sie müssen darauf hingewiesen werden, dass nach Niesen oder Naseputzen die Hände gewaschen oder desinfiziert werden müssen. Personen mit z. B. starkem Schnupfen und Husten bei Infektionen der Atemwege sollen in dieser Zeit möglichst keinen Kontakt mit dem Patienten haben. Handelt es sich um wichtige Bezugspersonen, können sie den Patienten besuchen, sollen aber vor Betreten des Zimmers einen Mundschutz aufsetzen und einen Mindestabstand von zwei Metern zum Patienten halten. Dasselbe gilt für Personen mit einem floriden Herpes labialis. Auch Personen mit Symptomen einer Diarrhö sollen keinen Patientenkontakt haben, weil insbesondere bei manchen viralen Durchfallerkrankungen geringe Keimzahlen ausreichen, um auch bei immunkompetenten Personen zu einer klinisch manifesten Infektion zu führen (siehe Kap. 11.2).

Kinder

Gesunde Kinder können unter den gleichen Vorsichtsmaßnahmen zu Besuch kommen. Dies gilt für Säuglinge und Kleinkinder ebenso wie für ältere Kinder. Ist ein Kind aber beispielsweise stark erkältet, sollte es in dieser Zeit keinen Kontakt zum Patienten haben. Es ist darüber hinaus wichtig, nach Kontakt mit Erkrankungen wie Varizellen, Masern, Röteln, Mumps, Hepatitis A, A-Streptokokken-Pharyngitis oder Keuchhusten zu fragen, weil bei Kindern derartige Expositionen viel häufiger sind als bei Erwachsenen.

> **Merke**
> Einheitliche Regeln für Besucher können nicht festgelegt werden. Es besteht ein großer Spielraum, der von Ärzten und Pflegepersonal genutzt werden sollte, um individuelle Lösungen zu finden, die alle Beteiligten, so gut es eben möglich ist, zufriedenstellen.

Vorgehen bei invasiven Maßnahmen

Prinzipielle Unterschiede im Umgang mit invasiven Maßnahmen bei immunkompetenten und immunsupprimierten Patienten gibt es nicht. Insofern gelten alle in Kapitel 9 aufgeführten Empfehlungen gleichermaßen bei abwehrgeschwächten Patienten. Dort sind auch die Besonderheiten im Umgang mit implantierten Kathetern behandelt (Kap. 9.4).

Patienten vor und nach Organtransplantation

Präoperative Maßnahmen

Die präoperative Vorbereitung für eine Organtransplantation unterscheidet sich nicht von den Maßnahmen bei normalen operativen Eingriffen (siehe Kap. 10.4 und 12.1). In manchen Kliniken werden für die Einleitung und Durchführung der Narkose sterile Utensilien verwendet. Diese Maßnahme kann jedoch keinen Einfluss auf die Inzidenz postoperativer Pneumonien (oder sonstiger Infektionen) haben, weil die sterilen Gegenstände einerseits sofort bei Kontakt mit den Schleimhäuten des Patienten durch die ortsständige Flora kontaminiert werden und andererseits die sonst übliche Verwendung desinfizierter Gegenstände zu keiner Kontamination der Atemwege führt. Denn die nach regelrechter thermischer Desinfektion evtl. noch in geringer Zahl vorhandenen Mikroorganismen kommen als Infektionserreger auch bei diesen Patienten nicht in Betracht (siehe Kap. 8).

Postoperative Versorgung

Ebenso wenig wie bei granulozytopenischen Patienten ist es bei organtransplantierten Patienten sinnvoll, ihre postoperative Versorgung mit umfangreicher Schutzkleidung (steriler Kittel, sterile Handschuhe, Maske, Kopfschutz) durchzuführen.

RLT-Anlage

Nutzen unbewiesen. Ob überhaupt und, wenn ja, wie lange diese Patienten postoperativ in Zimmern mit spezieller RLT-Anlage gepflegt werden sollen, ist eine völlig ungeklärte Frage. Im Gegensatz zu Patienten, die vorübergehend extrem granulozytopenisch sind, ist bei Patienten nach Organtransplantation die Phase der Empfänglichkeit für Aspergillusinfektionen viel schwieriger zu definieren (siehe auch Kap. 14).

Zimmer mit RLT-Anlage selten. Bekannt ist, dass diese Patienten in den ersten vier Wochen nach der Transplantation in der Regel durch typische nosokomiale Infektionen gefährdet sind und erst ab dem zweiten Monat ein erhöhtes Aspergilloserisiko haben [252, 594]. Deshalb ist es zumindest fragwürdig, die Patienten unmittelbar postoperativ für einige Tage in einem Zimmer mit 3-stufiger RLT-Anlage unterzubringen (siehe Kap. 5), das sie dann meist schon bald für den nächsten frisch transplantierten Patienten wieder räumen müssen. Denn in Kliniken, in denen viele Transplantationen durchgeführt werden, stehen, wenn überhaupt, nie so viele Patientenzimmer dieser Art zur Verfügung, um alle Patienten für eine längere postoperative Phase dort unterzubringen.

Atemschutzmasken nicht sinnvoll. Ebenso wie die RLT-Anlage muss man bei diesen Patienten auch das Tragen von Atemschutzmasken außerhalb des Zimmers skeptisch beurteilen, dies insbesondere, wenn sie gar nicht (mehr) in einem klimatisierten Zimmer, sondern in einem Zimmer mit Fensterlüftung untergebracht sind, wo die Zahl an Aspergillussporen ebenso hoch ist wie in der Außenluft (siehe Kap. 11.1).

Reinigung und Desinfektion

Unterschiede in den Verfahren der Reinigung und Desinfektion im Vergleich zu Stationen mit immunkompetenten Patienten gibt es nicht (siehe Kap. 8). In Bereichen mit schwer neutropenischen Patienten muss aber – ähnlich wie auf Intensivstationen – in den meisten Fällen öfter gereinigt bzw. desinfiziert werden, weil es bedingt durch die Chemotherapie häufiger zu Umgebungskontaminationen durch Durchfall oder Erbrechen kommen kann.

> **Merke**
>
> Ob Reinigungsmaßnahmen ausreichend sind oder die Desinfektion der Flächen einen besseren Schutz vor Infektionen bietet, ist bei abwehrgeschwächten Patienten ebenso unklar wie bei Patienten auf Intensivstationen und Allgemeinstationen.

Meist wird das patientennahe Umfeld ein- oder zweimal täglich desinfiziert. Es ist aber kaum anzunehmen, dass das Desinfektionsmittel in der Zwischenzeit über viele Stunden exponierten Oberflächen einen signifikanten Einfluss auf die Qualität und Quantität der auf den Oberflächen vorhandenen Mikroorganismen bzw. auf die Infektionsinzidenz der in diesen Bereichen versorgten Patienten haben kann. Man kann deshalb annehmen, dass sorgfältig durchgeführte Reinigungsmaßnahmen den gleichen Effekt haben würden.

12.8 Intensivmedizin

Wegen der Schwere der Grundkrankheiten und der dadurch bedingten zahlreichen invasiven Maßnahmen sind nosokomiale Infektionen bei intensivmedizinischen Patienten häufiger als auf Allgemeinstationen (siehe Abb. 12.7) [104, 163, 164, 190, 446, 580, 611, 732, 811]. Infektionspräventionsmaßnahmen haben deshalb bei der Versorgung dieser Patienten einen hohen Stellenwert. Intensivpatienten müssen außerdem häufig mit

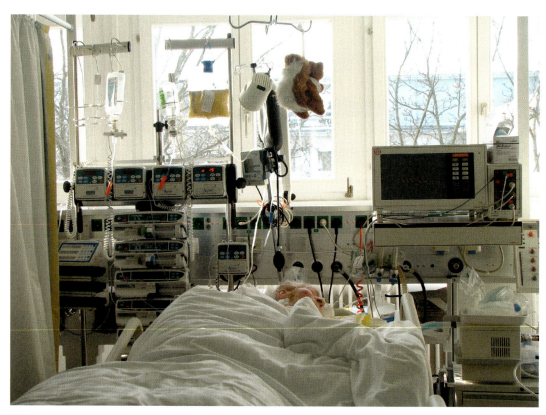

Abb. 12.7 Intensivmedizinischer Patient (Foto: I. Kappstein).

antimikrobiellen Medikamenten behandelt werden; dies sollte aber nur bei konkretem Infektionsverdacht geschehen, um insbesondere die Selektion resistenter Erreger nicht vermeidbar zu fördern (siehe Kap. V).

Allgemeine Maßnahmen

Generell sind zur Prävention von Infektionen bei Intensivpatienten die Maßnahmen der Standardhygiene von ausschlaggebender Bedeutung (siehe Kap. 7) [580, 611, 732, 811]. Dagegen sind zahlreiche „Hygienemaßnahmen", wie z.B. Besucherkittel oder eine spezielle baulich-technische Konzeption von Intensivstationen mit sog. Schleusen und RLT-Anlagen zur Abgrenzung von den anderen Klinikbereichen (siehe Kap. 13 und 14), ohne nachgewiesene Effektivität. Für die Reinigung und Desinfektion der Flächen (Arbeitsflächen und Fußböden) gilt, dass sämtliche Flächen sauber und trocken sein müssen. Routinemäßige Flächendesinfektionsmaßnahmen sind auch auf Intensivstationen nicht zwingend erforderlich, weil es bekanntlich schnell wieder zur Rekontamination kommt (siehe Kap. 8). Ob die mikrobielle Kontamination von Flächen bei der Übertragung von potenziell pathogenen Erregern überhaupt eine Rolle spielt, ist ungeklärt. Eine routinemäßige desinfizierende Reinigung von Flächen, wie auch von der KRINKO empfohlen [421], macht Händehygiene schließlich nicht seltener erforderlich und sorgt eher für ein falsches Gefühl von Sicherheit. Die Tabelle 12.17 gibt eine Übersicht über erforderliche, aber auch verzichtbare Maßnahmen zur Prävention von Erregerübertragungen bei der Versorgung von Patienten auf einer Intensivstation.

Spezielle Maßnahmen

Spezielle Maßnahmen der Infektionsprävention betreffen insbesondere alle für die Intensivtherapie typischen und üblichen invasiven Maßnahmen (siehe Kap. 9). Daneben spielen weitere Maßnahmen eine Rolle, die zwar auch bei Patienten auf Allgemeinstationen angewendet werden, aber bei

Tabelle 12.17 Infektionsprävention in der Intensivmedizin: allgemeine Maßnahmen.

Personal	• Händedesinfektion ist wichtigste Maßnahme zur Prävention von direkten und indirekten Erregerübertragungen • Sorgfältiger Umgang mit Einmalhandschuhen • In der Regel täglicher Wechsel der Arbeitskleidung, wenn erforderlich auch häufiger • Schutzkleidung (Schürze, Kittel) bei nahem Patientenkontakt, wenn Verunreinigung der Arbeitskleidung möglich (Wechsel z.B. einmal pro Schicht bzw. nach grober Verschmutzung)
Besucher	• Händedesinfektion • Schutzkittel nicht erforderlich (Privatkleidung kein Risiko für Erregerübertragungen) • Kein direkter Patientenkontakt bei akuten Atemwegsinfektionen (ca. 2 m Abstand), Ausscheidung darmpathogener Erreger und Hautinfektionen
Reinigung und Desinfektion von Oberflächen	• Patientennahe Flächen (Nachttisch, Versorgungsleiste, Monitor, Medikamenten-, Verbandswagen) einmal täglich, ggf. häufiger (desinfizierend) reinigen • Fußböden mit hausüblichem Reinigungssystem (desinfizierend) reinigen • Bedienungsoberflächen von Geräten einmal pro Schicht desinfizierend reinigen • Nach Kontamination mit potenziell infektiösem Patientenmaterial sofort desinfizierend reinigen (sog. gezielte Desinfektion; siehe Kap. 8)
Baulich-technische Konzeption	• Sog. Schleusen zur Abtrennung zum übrigen Krankenhaus nicht erforderlich (siehe Kap. 13) • Bei Planung von Mehrbetträumen auf ausreichenden Abstand zwischen den Bettplätzen achten, um ungehindertes Arbeiten zu erleichtern • Verfügbarkeit von Einzelboxen sinnvoll, um ggf. bestimmte Patienten von den anderen räumlich trennen zu können • Abtrennung auch durch flexible, auch durchsichtige Wände innerhalb eines größeren Raumes erreichbar • RLT-Anlagen aus Gründen der Infektionsprävention nicht erforderlich

Intensivpatienten wegen ihres in der Regel höheren Infektionsrisikos von größerer Bedeutung sind.

Mundpflege

Für die Prävention von Pneumonien bei Beatmung hat eine konsequente Mundpflege große Bedeutung, weil beatmungsassoziierte Pneumonien ein wichtiges Erregerreservoir im Nasen-Rachen-Raum der Patienten haben. Folgende Hinweise sollen deshalb beachtet werden:
- Möglichst wieder aufbereitbares Set bestehend aus Tablett mit Deckel, mehreren Bechern und Ablage für Pflegeutensilien verwenden,
- Mundpflegelösung in geschlossenem Becher aufbewahren und zum jeweiligen Gebrauch eine kleine Menge in einen anderen Becher schütten (dadurch wird eine Kontamination der Vorratslösung durch die bereits benutzte Mundpflegeklemme verhindert),
- Becher und Klemme nach jedem Gebrauch mit z. B. 80%igem Alkohol aus- bzw. abwischen,
- Gesamtes Tablett einmal täglich thermisch aufbereiten.

Enterale Ernährung

Sondennahrung stellt für viele potenziell pathogene Keime ein gutes Nährmedium dar (aseptische Vorsichtsmaßnahmen bei Zubereitung und Gabe) [51]. Kontaminationsfreies Arbeiten ist deshalb sehr wichtig:
- Bei Anwärmen industriell hergestellter Flaschennahrung im Wasserbad die Flaschen anschließend gut abtrocknen (Wasserkontakt mit Flaschenverschluss vermeiden),
- Zubereitung von Tee mit kochendem Wasser (Teeblätter sind nicht keimfrei, Wasser aus Kaffee- und Teemaschinen ist in der Regel nicht aufgekocht),
- Bei intermittierendem Nahrungsaufbau für jede Nahrungsgabe frische Spritze verwenden (anschließend Aufbereitung in RDG),
- Plastikbeutel mit angeschweißtem Überleitungssystem spätestens nach 24 h verwerfen (sichere Aufbereitung nicht möglich),
- Angebrochene Sondenkostflaschen im Kühlschrank lagern und Reste nach 24 h verwerfen,
- Zubereitung pulverförmiger Nahrung in portionsgerechten Mengen zum sofortigen Verbrauch, denn Pulvernahrung ist nicht keimfrei und soll deshalb, sobald angerührt, schnell verbraucht werden
- Sondenpflege
  - Schüttelbecher, Messlöffel etc. thermisch desinfizieren,
  - Anrühren immer nur mit abgekochtem oder sterilem Wasser,
  - Nach jeder Nahrungsgabe Sonde mit Tee durchspülen, um Verstopfung der Sonde zu verhindern,
  - Bei transnasaler Sonde tägliche Pflege mit Reinigung von Naseneingang und Sonde mit Wasser und Seife, Nasensalbe zur Pflege des Nasenflügels, schonendes Pflaster zur Fixierung der Sonde,
  - Bei perkutaner endoskopischer Gastrostomie Verbandswechsel alle 72 h (ggf. häufiger, wenn Verband lose oder nicht mehr sauber).

Ventrikeldrainagen

Beim Wechsel von Ventrikeldrainagen soll möglichst zu zweit gearbeitet werden, um das aseptische Arbeiten zu erleichtern. Als Wechselintervall können aus Ermangelung spezieller Untersuchungen analog zu intravasalen Kathetern 72 h empfohlen werden; das Vorgehen entspricht dabei dem beim Wechsel von Venenkatheterverbänden und Infusionssystemen (siehe Kap. 9).

Umgang mit Leitungswasser

Im Leitungswasser sind häufig in wechselnder Keimzahl Wasserbakterien nachweisbar. Dabei handelt es sich vor allem um potenziell pathogene gramnegative Stäbchen, z. B. *Acinetobacter* spp., *Pseudomonas* spp. (siehe Kap. 13). Eine solche Kontamination muss bei Patienten mit offenen Wunden berücksichtigt werden, die als Eintrittspforte für diese Erreger dienen und z. B. zu Bakteriämien führen können. Als Strahlregler an den Wasserhähnen sind Lamellenstrahlregler anstelle von Siebstrahlreglern besser geeignet, um die Ansammlung von Verunreinigungen aus dem Leitungswassernetz zu reduzieren bzw. zu verhindern. Da eine Biofilmbildung trotz allem aber unvermeidbar ist, können die Strahlregler von Zeit zu Zeit (z. B. einmal pro Monat) in einem RDG aufbereitet werden. Die ebenfalls häufige Kontamination des Leitungswassers mit Legionellen hat bei Patienten auf Intensivstationen keine Bedeutung, weil gerade diese Patienten keinen Leitungswasserkontakt mit den oberen Atemwegen haben, da zur Mundpflege standardmäßig sterile Lösungen verwendet werden (siehe Kap. 11.4).

12.9 Kinderheilkunde

Bei der Entstehung nosokomialer Infektionen in der Kinderheilkunde spielen neben der physiologischen Unreife des Immunsystems bei Frühgeborenen und auch noch bei reifen Neugeborenen sowie der Immunsuppression bei Kindern mit onkologischen Erkrankungen – wie bei Erwachsenen – invasive Maßnahmen als exogene Risikofaktoren eine wesentliche Rolle.

Infektionen bei Intensivpatienten

Bei älteren Kindern ist die Häufigkeit der verschiedenen nosokomialen Infektionen ähnlich wie bei Erwachsenen; an erster Stelle stehen Harnwegsinfektionen, Pneumonie und Sepsis [258, 612]. Bei Früh- und Neugeborenen dagegen tritt die Bakteriämie mit Abstand am häufigsten auf [290, 542, 612, 722]. Mit zunehmender Unreife des Kindes steigt das Infektionsrisiko signifikant und ist bei Frühgeborenen mit einem Geburtsgewicht < 1500 g am höchsten [612, 722, 744].

Das Ausmaß invasiver Maßnahmen ist naturgemäß bei intensivpflichtigen Kindern und bei Kindern auf onkologischen Stationen am größten [170, 198, 542, 612, 722, 761]. Häufig müssen sie noch dazu über einen langen Zeitraum durchgeführt werden, weshalb aseptische Techniken bei Diagnostik und Therapie essenziell sind. Aber auch bei exakter Beachtung der erforderlichen Infektionspräventionsmaßnahmen lässt sich wegen des hohen endogenen Risikos nur ein Teil der Infektionen überhaupt verhüten (siehe Kap. 3).

Für den Umgang mit invasiven Maßnahmen (intravasale Katheter bei Früh-/Neugeborenen und Beatmungszubehör und zusätzlich Blasenkatheter bei größeren Kindern) gelten die gleichen Vorsichtsmaßnahmen wie bei der Versorgung Erwachsener (siehe Kap. 9 und 10). Es werden also auch für sehr kleine Frühgeborene z. B. keine häufigeren Wechselintervalle von Beatmungs- oder Infusionssystemen und keine strikt aseptischen Maßnahmen bei jeder Manipulation, wie sterile Handschuhe beim Wechseln der Infusionssysteme, empfohlen [131, 512]. Die besondere Problematik der Übertragung blutassoziierter Viren, wie HBV- und HCV, bei onkologischen pädiatrischen Patienten ist im Kapitel 6 behandelt.

Erregerspektrum

Altersabhängig ist das Erregerspektrum nosokomialer Infektionen in der Kinderheilkunde unterschiedlich (siehe Tab. 12.18) [292, 542, 612, 722]. Im Rahmen von Ausbrüchen muss bei Hoch-Risiko-Kindern auch die normale Kontamination der unbelebten Umgebung als Erregerreservoir in Betracht gezogen werden (z. B. Leitungswasser und Pflegeutensilien) [299, 389, 527, 774, 798]. Außerdem müssen die Aufbereitungsmethoden für wiederverwendbare Gegenstände regelmäßig überprüft werden, weil Kontaminationen von z. B. Beatmungszubehör mit fehlerhafter Reinigung und Desinfektion zusammenhängen können [291].

Tabelle 12.18 Erregerspektrum nosokomialer Infektionen bei Kindern unterschiedlicher Altersgruppen.

Altersgruppen	Häufigste Erreger
Neu- und Frühgeborene	• Koagulase-negative Staphylokokken • Staphylococcus aureus • Escherichia coli • B-Streptokokken • A-Streptokokken
Ältere Kinder	• Staphylococcus aureus • Koagulase-negative Staphylokokken • Candida spp. • Pseudomonas spp.

Kolonisierung von Neugeborenen

Neugeborene besitzen noch nicht wie ältere Patienten eine physiologische Flora der Haut und Schleimhäute, die einen wichtigen Schutz vor potenziell pathogenen Bakterien darstellt. Ein gesundes Neugeborenes erwirbt die primäre Körperflora von seiner Mutter, seinen sonstigen Kontaktpersonen sowie der gesamten Umgebung zunächst im Krankenhaus und bald danach zu Hause. Kinder hingegen, die in ihrer ersten Lebenszeit auf Intensivpflege angewiesen sind, werden zwangsläufig in der „unnatürlichen" Umgebung ihrer Intensivstation primär bakteriell besiedelt.

Auch wenn heute die Eltern auf neonatologischen Intensivstationen häufig auch direkten Haut- bzw. Körperkontakt mit ihren Kindern haben können (sog. Kangarooing), hat das medizinische Personal doch den Hauptkontakt mit den Neugeborenen. Die Kinder erwerben somit einen wesentlichen Teil ihrer Körperflora über das medizinische Personal [197, 331, 359]. Dazu gehören vor allem – und auch bei optimaler Versorgung unvermeidlich – die Bakterien der normalen Hautflora des Personals, wie insbesondere Koagulase-negative Staphylokokken (KNS), weil diese residenten Hautkeime durch die Desinfektion der Hände nicht zu eliminieren sind (siehe Kap. 7).

Daraus wird verständlich, dass es bei nosokomialen Infektionen auf neonatologischen Intensivstationen Häufungen einzelner Stämme von KNS geben kann. Dabei handelt es sich aber nicht notwendigerweise um Ausbrüche in dem Sinne, dass es ausgehend von einem Index-Patienten oder einem exogenen Reservoir in der unbelebten Umgebung zu einer Übertragung eines Stammes auf mehrere Patienten kommt, und zwar aus folgendem Grund [331, 566]:

- Bakteriämie und Sepsis, vor allem verursacht durch KNS, spielen bei neonatologischen Intensivpatienten eine herausragende Rolle.
- Wie ältere Patienten erwerben auch Früh- und Neugeborene Infektionen im Zusammenhang mit intravasalen Kathetern vorwiegend aus dem Erregerreservoir ihrer Hautflora.
- Ältere Patienten haben aber bereits eine etablierte Hautflora mit individueller Zusammensetzung, wenn sie ins Krankenhaus kommen.
- Die Haut- und übrige Körperflora von Früh- und Neugeborenen wird jedoch – hauptsächlich während der ersten Lebenswoche – auf der Intensivstation und zwar zu einem wesentlichen Teil durch den Kontakt mit dem medizinischen Personal erworben.
- Deshalb kann man mit molekularbiologischen Typisierungsmethoden bei neonatologischen Intensivpatienten Häufungen einzelner Stämme, z. B. von Staphylococcus epidermidis, nachweisen.
- Dabei handelt es sich aber in der Regel um ein endemisches Auftreten verschiedener Stämme und nicht um die (prinzipiell mögliche) epidemische Häufung einzelner Stämme.

Neonatologische Intensivpflege

Personal

Äußerst sorgfältige Beachtung der Standardhygiene mit Händehygiene als wichtigster Maßnahme und Ausschluss von erkranktem Personal (z. B. gastrointestinale Infektion, Hautinfektion) aus der direkten Versorgung von Hoch-Risiko-Kindern sind essenzielle Voraussetzungen, um Erregerübertragungen und Infektionen zu verhindern [216, 257, 293, 339, 344].

Anwendung von Antibiotika

Insbesondere Breitspektrum-Antibiotika fördern die Entwicklung bzw. Selektion resistenter Erreger (siehe Kap. V). Ein besonnener Umgang mit Antibiotika ist auch in der Kinderheilkunde von großer Bedeutung, um Komplikationen mit resistenten Erregern zu vermeiden [761].

Nabelpflege

Die Kolonisierung des Neugeborenen beginnt am Nabel und dehnt sich von dort auf den übrigen Körper aus. Um das Neugeborene vor potenziell pathogenen Keimen zu schützen, muss man deshalb der Nabelpflege bei intensivpflichtigen Kindern besondere Aufmerksamkeit widmen. Früher wurde dafür häufig Chlorhexidin in Alkohol verwendet [119], was man heute aus toxikologischen Gründen vermeidet. Stattdessen wird Octenidin 0,1 % empfohlen (www.rki.de). Bei schmierig belegtem Nabelstumpf mikrobiologische Untersuchung veranlassen, sobald der Nabelstumpf trocken ist, keine besondere Behandlung erforderlich.

Kinderkleidung, Windeln, Bettwäsche

Auch für die Wäsche von Früh- und Neugeborenen auf Intensivstationen können übliche Waschverfahren angewendet werden; die Sterilisation der Wäsche ist demnach nicht erforderlich (siehe Abb. 12.**8**):

- Dezentrale Waschmaschinen mit 60 °C-Programm (mit oder ohne Vorwäsche) können verwendet werden, wenn z. B. aus organisatorischen Gründen die Babywäsche nicht in der Krankenhauswäscherei gewaschen werden kann.
- Bügeln der Wäsche aus Gründen der Infektionsprävention nicht erforderlich,
- Felle müssen waschbar sein.
- Wollsöckchen können bei 30 °C (z. B. mit einem Wollprogramm) gewaschen werden.
- Einmalwindeln bei Kindern mit Durchfallerkrankungen oder mit Nachweis darmpathogener Erreger verwenden, weil dadurch die Umgebungskontamination geringer sein soll (wenn nicht ohnehin alle Kinder damit gewickelt werden).

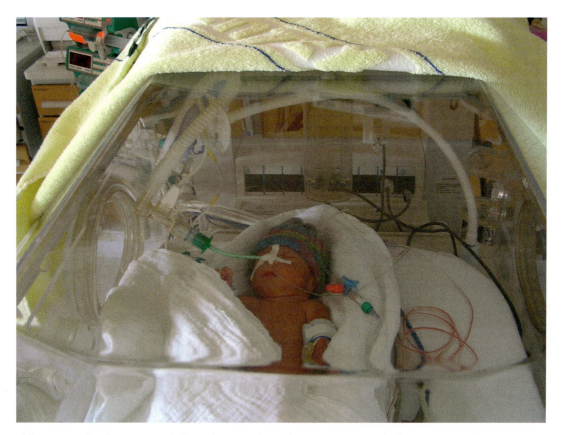

Abb. 12.**8** Frühgeborenes im Inkubator (Foto: Pädiatrische Intensivstation Klinikum Traunstein).

Schutzkittel

Das Anziehen von Schutzkitteln bei Betreten der Intensivstation (z. B. konsiliarisch tätiges Personal) ist auf pädiatrischen Intensivstationen ebenso ineffektiv wie in der Erwachsenen-Intensivmedizin; insbesondere konnte gezeigt werden, dass damit z. B. die Häufigkeit der Händedesinfektion bei der Versorgung der Kinder nicht beeinflusst wird [603].

- Über der Bereichskleidung getragene Schutzkittel nur bei direktem Kontakt mit dem Kind sinnvoll, z. B. Herausnehmen des Kindes aus dem Inkubator,
- Insbesondere wichtig bei direktem Kontakt mit infizierten Kindern (z. B. RSV und Rotaviren).

Mikrobiologisches Monitoring

Routinemäßig, z. B. ein- oder zweimal wöchentlich, durchgeführte mikrobiologische Untersuchungen von Neugeborenen und Säuglingen an verschiedenen Körperstellen (z. B. Abstriche an Ohr, Nase, Augen, Nabel) haben nur selten Einfluss auf die Antibiotikatherapie, wenn im Verlauf der Verdacht auf eine Infektion gegeben ist. Auf den meisten pädiatrischen Intensivstationen gibt es etablierte Schemata für die empirische Antibiotikatherapie, die in der Mehrzahl der Fälle nicht an die Ergebnisse des mikrobiologischen Monitorings angepasst werden.

Besucher

Gesunde Eltern. Vor Betreten der Station sollen die Hände (bei Kindern im Inkubator auch die Unterarme) gründlich gewaschen, abgetrocknet und anschließend desinfiziert werden (Erklärung durch das Personal). Schutzkittel sollen nur dann angezogen werden, wenn das Kind auf den Arm genommen werden soll. Um auch sehr unreifen oder kranken Früh- und Neugeborenen den wichtigen engen Körperkontakt zu ermöglichen, ist es heute üblich, die Kinder auf die bloße Haut des Oberkörpers zu legen (sog. Kangarooing), ohne dass damit ein Infektionsrisiko verbunden wäre.

Eltern mit Infektionen. Bei respiratorischen Infektionen der oberen Atemwege ist die gründliche Händehygiene ausreichend, solange das Kind im Inkubator liegt. Nach jedem Naseputzen müssen die Hände jedoch erneut gewaschen und desinfiziert werden. Kann das Kind auf den Arm genommen werden, soll ein Mundschutz getragen werden, um den direkten Kontakt mit respiratorischen Tröpfchen zu verhindern. Bei eitrigen Infektionen an den Händen sollen die Eltern nur dann direkten Kontakt mit ihrem Kind haben, wenn ein frischer Verband die Wunde vollständig bedeckt (evtl. zusätzlich einen Einmalhandschuh darüber ziehen). Bei floridem Herpes labialis müssen die Eltern ebenfalls auf die sorgfältige Händehygiene hingewiesen werden. Außerdem sollen sie eine Maske tragen. Eltern mit Schnupfen, Husten oder Herpes labialis muss erklärt werden, dass sie mit ihrem Kind nicht schmusen dürfen, auch wenn sie eine Maske tragen.

Geschwister. Auch Geschwister können auf die Intensivstation mitgenommen werden. Sie sollen jedoch keine Infektionen haben und auch in der letzten Zeit keinen Kontakt mit an typischen Kinderkrankheiten, wie z. B. Windpocken, erkrankten Kindern gehabt haben, wenn sie nicht sicher immun sind. Deshalb sollen sie erst dann auf die Intensivstation gehen, wenn ein Verantwortlicher der Station sie gesehen und die Eltern nach typischen Symptomen und Expositionen befragt hat. Außerdem muss sichergestellt sein, dass die Eltern gut auf ihr Kind aufpassen können und es nur in ihrer Nähe behalten. Auch die Geschwister sollen sich vor Betreten der Station die Hände waschen.

Ernährung

Muttermilch hat auch aus der Sicht der modernen Neonatologie in Hinsicht auf eine ausgewogene Ernährung sowie auf die immunologische und emotionale Entwicklung der Kinder viele Vorteile, und selbst bei Infektionen der Mutter gibt es nur vereinzelt Gründe gegen das Stillen oder das Füttern des Kindes mit der abgepumpten Milch, weil eine Erregerausscheidung über die Muttermilch selten vorkommt [459].

So wird – außer, wenn Hautläsionen an der Brust vorhanden sind mit Nachweis von S. aureus oder bei Infektion der Mutter mit Varizellen, Herpes simplex 1 und 2 – nur von der Ernährung mit Muttermilch abgeraten, wenn die Mutter eine aktive Tuberkulose, eine CMV-Erstinfektion oder HIV-Infektion hat. Kinder von HBsAg-positiven Müttern können sofort nach Gabe von Hepatitis-B-Immunglobulin und erster aktiver HBV-Impfung gestillt oder mit Muttermilch gefüttert werden. Auch eine HCV-Infektion der Mutter gilt nicht als Kontraindikation für die Ernährung mit Muttermilch, vorausgesetzt, die Haut um die Brustwarzen ist frei von Rhagaden. Dasselbe gilt für eine frische HAV-Infektion der Mutter, wenn das Kind Immunglobulin und die aktive HAV-Impfung erhält.

Abpumpen von Muttermilch. Solange die Kinder noch nicht an die Brust gelegt werden können, pumpen viele Mütter die Milch ab. Einige Vorsichtsmaßnahmen müssen dabei beachtet werden, da Muttermilch auch bei gesunder Brust der Mutter mikrobiell kontaminiert sein oder beim Abpumpen bzw. anschließend bei nicht geeigneter Versorgung kontaminiert werden kann [103, 449, 554, 569, 733, 734]. Eine schriftliche Anleitung, die möglichst auch in verschiedenen Sprachen zur Verfügung stehen und folgende Hinweise enthalten soll, unterstützt die Mütter dabei.

- Vor dem Abpumpen Hände gründlich mit warmem Wasser und Seife waschen und mit einem frischen Handtuch abtrocknen,
- Brustwarzen mit einem frischen Waschlappen oder mit Mullkompressen nass abwischen,
- Unmittelbar vor dem Abpumpen die Hände desinfizieren (Erklärung durch das Personal),
- Zum Auffangen der Milch nur saubere (z. B. Geschirrspülmaschine) und vorgekühlte Gefäße verwenden (frisch abgepumpte Milch nicht zu bereits gekühlter Milch dazugeben, sondern bei jedem Abpumpen neue Flasche verwenden),
- Die erste Portion (ca. einen Teelöffel) verwerfen,
- Darauf achten, dass das Auffanggefäß beim Abpumpen gerade gehalten wird, damit keine Milch durch den Schlauch zur Pumpe fließen kann,
- Milch schnell abkühlen und im Kühlschrank bei <7 °C (Kühlschrankthermometer) aufbewahren und für den Transport ins Krankenhaus eine Kühltasche verwenden (einfrieren, wenn täglicher Transport in die Klinik nicht möglich),
- Beim Öffnen und Schließen der Flaschen Innenseite des Deckels und Flaschenrand nicht berühren,

- Alle Teile, die mit der Milch in Kontakt kommen (Auffanggefäß, Brustglocke, Saugschlauch und Milchflaschen)
  - sofort nach Gebrauch gründlich in heißem Wasser mit Spülmittel (oder in der Spülmaschine) reinigen,
  - anschließend in einen Topf mit frischem Wasser legen und drei Minuten auskochen, oder
  - die Teile in einem Dampfdrucktopf thermisch desinfizieren (sobald der Druckanzeiger vollständig sichtbar ist, den Topf zur Seite stellen und warten, bis Druckanzeiger wieder verschwunden ist),
  - danach alle Teile mit frischen Geschirrtüchern abtrocknen und z. B. in ein sauberes und trockenes Geschirrtuch eingeschlagen aufbewahren.
- Als Einlagen nur spezielle Stilleinlagen oder bei 60 °C gewaschene und anschließend gebügelte Tücher (z. B. große Taschentücher) verwenden

Mikrobiologische Untersuchung der Muttermilch. Bei Risiko-Kindern sind mikrobiologische Untersuchungen der Muttermilch sinnvoll und auch notwendig, da immer wieder potenziell pathogene Keime, wie z. B. Klebsiella pneumoniae oder Enterokokken, auch bei Müttern ohne Anzeichen für eine Brustentzündung und ohne Rhagaden an der Brust nachgewiesen werden. Bis zum Erhalt des mikrobiologischen Befundes bleibt die Milch eingefroren.

Mangels allgemein akzeptierter Grenzwerte ist die Entscheidung, dem Kind die Milch zu geben oder zur Sicherheit vorzuenthalten, manchmal schwierig. Gramnegative Keime sollen allerdings nie nachweisbar sein. Bei S. aureus und Enterokokken werden meist bis zu 100 KBE/ml toleriert; die Gesamtkeimzahl, also inkl. der normalerweise apathogenen bzw. wenig virulenten Keime, soll möglichst nicht über 10^4 KBE/ml liegen.

Problematisch wird die Interpretation der Befunde auch dadurch, dass nicht nur die klassischen potenziell pathogenen Keime, wie Enterobakteriazeen, sondern auch Keime der normalen Haut- und Schleimhautflora, wie Koagulase-negative Staphylokokken, zu Infektionsproblemen führen können, zumindest dann, wenn die Keimzahlen sehr hoch sind [569].

Pasteurisierung der Muttermilch. Zur Inaktivierung von Viren, z. B. Cytomegalievirus (CMV), kann die Muttermilch pasteurisiert werden (schonend bei 57 °C für 30 Minuten) [733, 734]. Dies kann im Wasserbad in speziellen Geräten geschehen, die einmal täglich durch Aufheizen auf z. B. 90 °C für fünf Minuten thermisch desinfiziert werden können. Zusätzlich muss man das Wasser aus den Behältern regelmäßig, z. B. einmal wöchentlich, ablassen und die Wände des Wasserbehälters gründlich reinigen, bevor sie wieder mit frischem Wasser gefüllt werden. Bei regelrechter Bedienung dieser Geräte besteht kein Kontaminationsrisiko durch das Wasserbad [103].

Umgang mit Muttermilch auf der Station. Wenn der mikrobiologische Befund unauffällig war, kann das Kind die Milch seiner Mutter erhalten. Gerade bei sehr unreifen Frühgeborenen wird häufig der Muttermilch noch ein spezielles Fertigmilchpulver für Frühgeborene zugemischt. Dazu wird die Muttermilch mit der Pulvermilch in Küchengefäßen z. B. mit einem Schneebesen gemischt.

Dabei muss sorgfältig darauf geachtet werden, dass nach jeder Herstellung einer Muttermilchmischung das Gefäß und der Schneebesen gegen frisches Zubehör getauscht werden. Meist werden nämlich der Reihe nach die Nahrungen für mehrere Kinder gerichtet. Bei Weiterverwendung des Zubehörs gelangen somit Reste der Muttermilchmischungen in die Nahrung anderer Kinder. Kolonisierungen mehrerer Frühgeborener mit Enterobakteriazeen durch kontaminierte Milch einer asymptomatisch besiedelten Mutter sind dadurch vorgekommen, während das Milchpulver mikrobiologisch unauffällig war (eigene Beobachtung).

Ernährung mit Pulvernahrung. Milch ist ein gutes Nährmedium für Bakterien. Deshalb muss auch bei der Herstellung von Babynahrung aus industrieller Pulvernahrung so gearbeitet werden, dass eine Kontamination nicht möglich ist. Milchpulver selbst ist nicht steril, enthält aber höchstens sehr geringe Keimzahlen aerober Sporenbildner. Die Qualitätskontrollen in der Industrie sind heute in der Regel so gut, dass eine Kontamination mit Enterobakteriazeen bei der Herstellung sehr unwahrscheinlich ist [554]. Immer wieder aber werden Kontaminationen und sogar schwere invasive Infektionen (Bakteriämie, Meningitis) durch Enterobacter sakazakii sowie Ausbrüche durch Salmonellen berichtet [91, 120, 215], und gelegentlich gibt es Rückrufaktionen wegen Kontamination von Pulvernahrung. In der neonatologischen Intensivmedizin wird fast ausschließlich sterile Flüssignahrung verwendet. Es werden dort aber auch Mischungen aus Muttermilch und spezieller Pulvernahrung für Frühgeborene verabreicht. Die wichtigsten Hinweise zum Umgang mit Pulvernahrung gibt die Tabelle 12.**19**. Unabhängig davon, ob Muttermilch oder künstliche Nahrung verwendet wird, müssen die Regeln der Standardhygiene bei der Vorbereitung und Verabreichung der Nahrung genau beachtet werden [71].

Neugeborene und Säuglinge außerhalb der Intensivpflege

Über die neonatologische Intensivpflege hinaus gibt es auch bei weniger gefährdeten Patienten auf Früh- und Neugeborenen- sowie auf Säuglingsstationen einige Besonderheiten.

Haut- und Schleimhautdesinfektion

Für die Hautdesinfektion werden meist alkoholische Desinfektionsmittel oder Octenidin verwendet, da PVP-Jodhaltige Mittel erst bei Säuglingen > 6 Monate eingesetzt werden sollen. Zur Schleimhautdesinfektion wird heute bei Kindern < 6 Monaten Octenidin 0,1 % (ohne Zusatz von Phenoxyethanol) empfohlen (www.rki.de), bei älteren Kindern auch PVP-Jodlösung eingesetzt. Quecksilberhaltige Desinfektionsmittel sollen heute überhaupt nicht mehr verwendet werden, da nebenwirkungsärmere und sicherere Substanzen zur Verfügung stehen.

Augenpflege bei der Fototherapie

Bei Fototherapie wegen Hyperbilirubinämie ist eine regelmäßige und sorgfältige Augenpflege erforderlich, um eine durch die Okklusion der Augen bedingte Vermehrung potenziell pathogener

Tabelle 12.**19** Wichtigste Hinweise zum Umgang mit Pulvernahrung.

In der Klinik	- Personal in aseptischer Handhabung mit Nahrung schulen - Händedesinfektion vor Herstellung von Säuglingsnahrung - Bei der Herstellung Herstellerangaben berücksichtigen - Nur sauberes und trockenes Zubehör (Becher, Schneebesen) verwenden - Nur frisch abgekochtes Wasser zum Auflösen der Pulvernahrung verwenden (Wasser aus Kaffee-/Teemaschinen nicht geeignet, da es in den meisten Maschinen nicht genügend erhitzt wird) - „Stilles" Wasser hat keinen Vorteil vor Leitungswasser und muss in jedem Fall auch abgekocht werden - Milch kühl stellen (<7 °C), wenn nicht sofort verwendet und nach spätestens 24 h verwerfen, wenn nicht verabreicht - „Hängezeit" bei kontinuierlicher Gabe <4 h - Einmalflaschen und -sauger bieten aus den Gründen der Infektionsprävention keinen Vorteil, da Reinigung und thermische Desinfektion in Maschinen heute sehr einfach und sicher sind (Autoklavieren deshalb nicht erforderlich) - Im Fall einer Rückrufaktion durch den Hersteller sorgfältige Dokumentation
Zu Hause	- Vor der Zubereitung Hände gründlich mit Wasser und Seife waschen - Sämtliches Zubehör (Becher, Schneebesen) in der Geschirrspülmaschine bei 65 °C oder in heißem Wasser mit Geschirrspülmittel reinigen und trocknen - Milchpulver für jede Mahlzeit unmittelbar zuvor vorbereiten und Reste nicht aufheben, sondern verwerfen - Wasser zum Kochen bringen und anschließend für einige Minuten abkühlen lassen auf ca. 70–90 °C - Nach Mischung mit dem Milchpulver auf Körpertemperatur abkühlen - Milchflaschen nicht warm halten, sondern das Kind gleich füttern

Keime zu verhindern, die zu Infektionen am Auge führen kann [259].

Anwärmen von Milchflaschen

Beim Anwärmen von Milchflaschen müssen Kontaminationen vermieden werden, die für die Kinder zu einem Infektionsrisiko werden könnten. Deshalb müssen abhängig von der Methode die Hinweise in der Tabelle 12.**20** beachtet werden.

Prävention der RSV-Übertragung

Respiratory-Syncytial-Virus-(RSV-)Infektionen treten am häufigsten während des Winters und Frühjahrs im Säuglings- und Kleinkindalter auf und können mit schweren Pneumonien assoziiert sein [765]. Die Übertragung erfolgt durch direkten oder indirekten Kontakt mit respiratorischen Tröpfchen (siehe Kap. 4). Für die Prävention der Übertragung steht die Händehygiene absolut im Vordergrund; in einer experimentellen Studie hatten Hand-Geschirrspülmittel eine signifikant bessere Wirksamkeit als antimikrobielle Seifen [176, 461, 765].

Prävention der RSV-Übertragung
- Häufige Händedesinfektion, aber auch Händewaschen adäquat
- Einmalhandschuhe bei möglichem Kontakt mit respiratorischem Sekret und Wechsel der Handschuhe nach Versorgung eines Kindes
- Schutzkittel bei der Versorgung erkrankter Säuglinge, Ausziehen des Kittels nach Beendigung der Tätigkeit und vor Versorgung eines anderen Kindes
- Neugeborene und Säuglinge nur von erfahrenem Personal mit Symptomen einer respiratorischen Virusinfektion versorgen lassen (sorgfältige Händehygiene vor Kontakt mit den Kindern durchführen und bei direkter Versorgung Maske tragen)
- Besucher mit Zeichen von respiratorischen Virusinfektionen sollen keinen direkten Kontakt mit Neugeborenen und Säuglingen haben, bei den Eltern auf sorgfältige Händehygiene achten und bei Kontakt außerhalb des Inkubators Maske tragen lassen

Tabelle 12.20 Anwärmen von Milchflaschen.

Methode	Beurteilung
Wasserbad	• Zeitaufwendig (ca. 30 min) • Problematisch, weil die Flaschen durch das Wasser kontaminiert werden können (die hohen Temperaturen fördern das Wachstum von Wasserbakterien) • Deshalb nur Geräte verwenden, die aufgeheizt werden und das Wasser thermisch desinfizieren können (z. B. 90 °C für 5 min) • Dafür Gerätewanne säubern, mit Leitungswasser befüllen und zunächst das Wasser thermisch desinfizieren, dann erst zum Anwärmen der Milchflaschen verwenden • Das Wasser täglich einmal thermisch desinfizieren und einmal wöchentlich ausleeren und die Wanne reinigen, wieder mit Wasser füllen und erst nach thermischer Desinfektion als Wasserbad benutzen
Elektrisches Flaschenwärmgerät	• Zeitaufwendig (ca. 30 min) • Reinigung schwierig, weil der Heizblock nicht herausgenommen werden kann und die Vertiefungen für die Flaschen eng sind
Heißluft	• Zeitaufwendig (15–20 min) • Kein Kontaminationsrisiko
Mikrowelle	• Sehr schnell (ca. 45 sec), einfach und ohne Kontaminationsrisiko • Aber Wärme nicht gleichmäßig verteilt • Flaschen deshalb gut durchschütteln, weil „heiße Inseln" vorkommen können

Die Mitarbeiter müssen immer wieder an die Übertragungswege erinnert und insbesondere darauf hingewiesen werden, dass sie selbst hauptsächlich durch Selbstinokulation (= Kontakt der eigenen Hände mit Augen- und Nasenschleimhaut) infektionsgefährdet sind. Sorgfältige Händehygiene und die Vermeidung von Hand-Gesichts-Kontakten schützen demnach sowohl vor der Übertragung der Viren von Kind zu Kind als auch vom Kind auf die Mitarbeiter, die, wenn sie selbst erkrankt sind, wiederum zu einem potenziellen Erregerreservoir für die Kinder werden.

Bei Ausbrüchen mit RSV ist die gemeinsame Unterbringung der erkrankten Kinder in einem eigenen Bereich der Station (sog. Kohortenisolierung) sinnvoll, wobei das Personal möglichst nicht zwischen den infizierten und nicht infizierten Kinder-Kohorten wechseln soll.

Prävention der Rotavirusübertragung

Rotavirusinfektionen können zu erheblichen Problemen auf Säuglingsstationen führen, wenn die Standardhygienemaßnahmen nicht ausreichend beachtet werden [304, 536]. Es muss aber auch berücksichtigt werden, dass die Ausscheidung von Rotaviren, insbesondere nach schweren Diarrhöen, langwierig sein kann, sodass Vorsichtsmaßnahmen auch nach Beendigung der klinischen Symptomatik weiter notwendig sind [635].

Rotavirusinfektionen
• Bei Kindern Hauptursache nosokomialer gastrointestinaler Infektionen
• Vor allem Säuglinge über 6 Monate und Kleinkinder bis 2 Jahren betroffen
• Neugeborene meist nur asymptomatisch besiedelt
• Jahreszeitliche Häufungen im Winter und Frühjahr
• Infektionen aber auch bei Erwachsenen möglich, besonders bei alten Patienten
• Außerhalb des Organismus können Rotaviren auf Händen und Oberflächen bis zu 60 min infektionstüchtig bleiben [17]
• Flächendesinfektion, z. B. Wickelunterlage, mit z. B. 80 %igem Äthylalkohol [787]

Das Virus ist im respiratorischen Sekret nachweisbar. Es gibt aber keinen epidemiologischen Hinweis auf eine aerogene Übertragung, auch wenn dies gelegentlich zumindest als eine Möglichkeit dargestellt wird: In einer tierexperimentellen Studie wurde eine Infektion der Versuchstiere durch – 30-minütige – Inhalation von virushaltigem Aerosol mit hoher Viruskonzentration hervorgerufen [617]. Wie es unter den Bedingungen einer natürlichen Infektion zu einer Aerosolisierung der Rotaviren kommen soll, wird dabei offen gelassen, sodass die tierexperimentellen Ergebnisse keine Rückschlüsse auf den Übertragungsweg beim Menschen zulassen. Dennoch werden diese Untersuchungsergebnisse mit Hinweis darauf angeführt, dass Rotaviren „fliegen" könnten. In der Tabelle 12.21 sind die wichtigsten Maßnahmen zur Prävention der Rotavirusübertragung zusammengefasst.

Reinigung und Desinfektion

Auch in der Kinderheilkunde kann nicht vollständig auf den Einsatz chemischer Desinfektionsmittel verzichtet werden [34, 261, 560]. Die chemische Desinfektion soll aber zum Schutz der Kinder nur eingesetzt werden, wenn thermische Verfahren nicht möglich sind, und auch auf Früh- und Neugeborenen-Intensivstationen kann ebenso wie bei Erwachsenen die Flächendesinfektion weitgehend reduziert werden (siehe Kap. 12.8). In der Tabelle 12.22 finden sich Hinweise für die Reinigung und Desinfektion von speziellen, für die Pädiatrie typischen Flächen und Gegenständen.

Tabelle 12.21 Wichtigste Maßnahmen zur Prävention der Rotavirusübertragung.

Personal	• Händedesinfektion nach allen Tätigkeiten mit Kontaminationsrisiko • Einmalhandschuhe, wenn Kontakt mit infektiösem Material möglich, z. B. beim Wickeln und bei der (rektalen) Temperaturmessung (nach Ausziehen immer Händedesinfektion) • Schutzkittel, wenn Verunreinigung der Arbeitskleidung möglich, insbesondere beim Wickeln infizierter Kinder
Erkrankte Kinder	• Wickelunterlage mit z. B. 80 %igem Alkohol abwischen • Evtl. im Bett wickeln, um die Ausbreitung des Erregers so gering wie möglich zu halten • Thermometer mit z. B. 80 %igem Alkohol abwischen, auch wenn Schutzhüllen verwendet werden • Desinfizierende Reinigung der patientennahen Flächen (incl. Waschschüsseln) • Spielzeug maschinell reinigen (z. B. Geschirrspülmaschine auf der Station) oder mit z. B. 80 %igem Alkohol abwischen • Bei Ausbrüchen Kohortenisolierung der betroffenen Kinder

Tabelle 12.22 Reinigung und Desinfektion in der Pädiatrie.

Inkubatoren	• Desinfektion nicht in allen Fällen erforderlich, aber nach Kontamination mit potenziell infektiösem Material (z. B. Blut, Stuhl), sonst Reinigung ausreichend • Gerät so weit wie möglich auseinandernehmen und die Einzelteile incl. Plexi- bzw. Acrylglashaube mit Reinigungsmittel abwischen • Bei Verwendung von Desinfektionsmitteln die Herstellerangaben berücksichtigen, um Beschädigung (Trübung) zu vermeiden • In diesen Fällen auf ausreichend langes Auslüften bei laufendem Betrieb achten • Teile trocknen lassen und wieder zusammensetzen • Nach Verwendung von Desinfektionsmittel mit klarem Wasser nachwischen und mit frischem Tuch trocknen • Inkubator anschließend bei 37 °C mindestens eine Stunde belüften • Aqua-dest.-Flaschen erst austauschen, wenn das Wasser aufgebraucht ist
Laryngoskope	• Gründlich von allen Sekretresten reinigen • Anschließend nicht nur mit Alkohol abwischen, sondern für 10 min in z. B. 80 %igen Alkohol einlegen oder thermisch aufbereiten (d. h. Ausstattung der Station mit ausreichender Zahl von Laryngoskopen erforderlich)
Milchflaschen, Sauger, Schnuller	• Thermische Aufbereitung in Reinigungs- und Desinfektionsgerät (RDG) mit speziellen Einsätzen • Alternativ 3 min auskochen oder im Dampfdrucktopf desinfizieren

Tabelle 12.22 (Fortsetzung)

	• Sog. Vaporisator ebenfalls gut geeignet (genaue Temperatur- und Zeiteinstellung möglich) • Desinfektion im Mikrowellenherd nur mit Hilfe von Wasser, das zum Kochen gebracht wird, möglich • Keine chemische Desinfektion mit Natriumhypochlorit mehr durchführen (unzuverlässig wegen Inaktivierung der Lösung durch Eiweiß, außerdem toxikologisch problematisch)
Wickeltische	• Desinfektion der Wickelunterlage routinemäßig nicht erforderlich, da die Kinder meist auf zwei individuellen Unterlagen aus Gummi und Baumwolle gewickelt werden • Wenn es trotzdem zu einer Kontamination des Wickeltisches oder der gemeinsamen gepolsterten Wickelunterlage gekommen ist, wird eine gezielte Desinfektion, am besten mit z. B. 80 %igem Alkohol, durchgeführt
Spielsachen	• Keine routinemäßige Desinfektion erforderlich, Spielzeug soll vorzugsweise abwaschbar sein • Nach Kontamination mit Alkohol abwischen oder z. B. Legosteine in Kopfkissenbezug in der Waschmaschine bei 30 °C waschen • Plüsch- und Kuscheltiere in der Waschmaschine bei 30 °C waschen, falls sie wegen einer Verunreinigung oder z. B. nach einer S. aureus-Infektion des Kindes gereinigt werden müssen

12.10 Küche

Täglich müssen in Krankenhausküchen Tausende von Speisen für Patienten, Personal und evtl. auch Besucher gerichtet werden. Gewöhnlich geschieht die Essenszubereitung in einer zentralen Krankenhausküche, von der die Speisen anschließend in die verschiedenen Klinikbereiche transportiert werden. Ein sachgerechter hygienisch einwandfreier Umgang mit den Nahrungsmitteln von der Lieferung über die Lagerung bis hin zu Verarbeitung, Transport oder ggf. Aufbewahrung muss gewährleistet sein, um nahrungsmittelbedingte Erkrankungen zu verhindern [775].

Infektionen vs. Intoxikationen

Im Zusammenhang mit Nahrungsmitteln kann es zu Infektionen und Intoxikationen kommen, je nachdem, ob die Krankheitssymptome durch Vermehrung des Erregers im Körper oder durch mit der Nahrung aufgenommenes Toxin ausgelöst werden. In den meisten Fällen handelt es sich um gastrointestinale Erkrankungen (siehe Kap. 11.3), manchmal aber auch um lokale oder systemische Erkrankungen ohne die typischen Symptome vonseiten des Magen-Darm-Traktes (z. B. A-Streptokokken-Pharyngitis, Listeriose, Hepatitis A), und es gibt viele Berichte über Ausbrüche [z. B. 39, 74, 124, 177, 214, 244, 289, 330, 365, 403, 415, 488, 513, 620, 626]. Eine Vielzahl von Erregern kommt potenziell für Infektionen und Intoxikationen in Frage (siehe Tab. 12.23) [214, 345, 479, 524, 557, 725, 775].

In vielen Fällen reicht eine Kontamination der Nahrung für die Entstehung von Krankheitssymptomen nicht aus, weil das Erkrankungsrisiko

Tabelle 12.23 Ursachen von nahrungsmittelbedingten Infektionen und Intoxikationen.

Infektionen	• Enteritis-Salmonellen (z. B. S. enteritidis, S. typhimurium) • E. coli (z. B. EHEC) • Campylobacter coli/jejuni • Yersinia enterocolitica • Listeria monocytogenes • Aeromonas spp. • Clostridium perfringens • Salmonella typhi • A-Streptokokken • Hepatitis-A-Virus • Norwalk-Virus • Giardia lamblia • Kryptosporidien u. a. m.
Intoxikationen	• S. aureus • Bacillus cereus • E. coli (ETEC) • Clostridium botulinum u. a. m.

abhängig ist von der Menge an aufgenommenem Erreger bzw. Toxin, von der Virulenz der Erreger und der individuellen Abwehrlage der Person. Personen, deren körpereigene Abwehr reduziert ist, sind deshalb am stärksten gefährdet (siehe Kap. 3). Bei stark abwehrgeschwächten Patienten können auch die normalen mikrobiellen Belastungen von Lebensmitteln zu Infektionen führen, weshalb in der Phase der ausgeprägten Immunsuppression in der Regel eine „keimarme" Diät eingehalten werden soll (siehe Kap. 12.7).

Eine wesentliche Voraussetzung für das Auftreten von Infektionen oder Intoxikationen im Zusammenhang mit der Aufnahme von Nahrungsmitteln ist eine mikrobielle Kontamination einzelner Bestandteile der Speisen. Die Kontamination kann entweder primär bereits im Lebensmittel vorhanden sein (z. B. S. enteritidis in Eiern, EHEC in Fleisch) oder sekundär bei der Verarbeitung zustande kommen, z. B. durch Kontakt mit kontaminierten Lebensmitteln, aber auch durch direkten Kontakt des Personals bei mangelnder persönlicher Hygiene. Dabei kann es sich um asymptomatische Ausscheider von Erregern (z. B. Enteritis-Salmonellen, Hepatitis-A-Virus) oder um Personen handeln, die z. B. superinfizierte Verletzungen an den Händen haben (z. B. verursacht durch S. aureus, A-Streptokokken).

Prävention nahrungsmittelbedingter Erkrankungen

Für die Prävention von Erkrankungen ist deshalb entscheidend, dass die Nahrungsmittel bzw. fertigen Speisen bei Lagerung, Verarbeitung und Transport so behandelt werden, dass sich ggf. primär vorhandene Erreger nicht vermehren können und dass es nicht zu einer sekundären Kontamination kommen kann.

Allgemeine Maßnahmen

Kontinuierliche Schulung. Eine wichtige Voraussetzung für die Prävention von Erkrankungen im Zusammenhang mit Nahrungsmitteln aus der Krankenhausküche ist eine umfassende, für das Küchenpersonal verständliche Information über die Risiken, die mit der Verarbeitung von und dem Umgang mit Nahrungsmitteln verbunden sein können. Dafür ist nicht nur eine sorgfältige Instruktion bei der Einstellung neuer Mitarbeiter (inkl. Übergabe schriftlicher Richtlinien in der jeweiligen Muttersprache) erforderlich, sondern darüber hinaus auch die kontinuierliche Begleitung und Fortbildung des gesamten Küchenpersonals durch den Küchenleiter und die Mitarbeiter der Krankenhaushygiene.

Personaluntersuchungen. Ein Gesundheitszeugnis ist nach Infektionsschutzgesetz (IfSG) heute nicht mehr erforderlich; Personen, die direkten oder indirekten Lebensmittelkontakt haben, sollen aber regelmäßig geschult werden. Stuhluntersuchungen sind bei gastrointestinalen Beschwerden notwendig, aber nicht routinemäßig, denn einzelne Untersuchungen sind nicht aussagefähig, weil z. B. niedrige Keimzahl oder intermittierende Ausscheidung zu einem negativen Ergebnis führen kann [405, 778]. In der Zwischenzeit kann es außerdem zu einer asymptomatischen Infektion kommen. Ebenso sind routinemäßige Nasen-Rache-Abstriche nicht sinnvoll, weil selbst bei Nachweis von S. aureus oder A-Streptokokken keine Aussage darüber möglich ist, ob der Erreger bei adäquatem hygienischem Verhalten während der Arbeit auch in die Umgebung freigesetzt wird (siehe Kap. 4). Darüber hinaus sind viele Menschen im Laufe ihres Lebens immer einmal insbesondere mit S. aureus – meist kurzzeitig – kolonisiert; Untersuchungen des Nasen-Rachen-Raumes liefern deshalb ebenso wie Stuhluntersuchungen keine aussagefähigen Ergebnisse (siehe Kap. 16.3).

Diese Untersuchungen bringen keine erhöhte Sicherheit, sondern können im Gegenteil ein falsches Gefühl der Sicherheit vermitteln. Jedem, der in der Küche arbeitet, muss deutlich gemacht werden, dass er jederzeit, ohne etwas davon zu spüren, zum Ausscheider darmpathogener Erreger oder zum Träger von Erregern im Nasen-Rachen-Raum werden kann. Eine Kontamination von Nahrungsmitteln kann bei den Personen, die diese Nahrung zu sich nehmen, zu ernsten Konsequenzen führen. Ein negatives kulturelles Ergebnis zeigt außerdem immer nur an, dass kein Erreger gefunden werden konnte, nicht aber, dass kein Erreger vorhanden ist. Deshalb ist es wichtig, das Personal kontinuierlich dahingehend zu schulen, dass auch die Krankenhausküche ein Bereich ist, für den die ständige konsequente Beachtung der Basishygieneregeln eine große Bedeutung hat.

Mikrobiologische Personaluntersuchungen sind dagegen in Ausbruchssituationen unumgänglich, wenn der epidemiologische Kontext auf die Küche als Ausgangsort des Ausbruchs hinweist. Dann müssen je nach Erreger Stuhluntersuchungen, Nasen-Rachen-Abstriche oder ggf. auch Untersuchungen anderer Körperstellen (z. B. Hautinfektionen an den Händen) durchgeführt werden.

Erkrankungen des Personals

Das Personal muss darauf hingewiesen werden, dass es sich bei Auftreten von Krankheitssymptomen sofort an die Küchenleitung wenden muss, weil es bei bestimmten Symptomen ggf. am vorgesehenen Arbeitsplatz nicht weiterarbeiten darf. Deshalb soll zwischen Küchenleitung und Personal eine Atmosphäre geschaffen werden, in der das Personal keine Angst vor Nachteilen haben muss, wenn eine Krankheit auftritt oder zumindest vermutet werden muss.

Gastrointestinale Beschwerden. Treten Beschwerden vonseiten des Magen-Darm-Traktes, wie insbesondere Bauchschmerzen, Übelkeit, Erbrechen und Durchfall, auf, muss sofort der Küchenleiter informiert werden, der den Mitarbeiter am besten direkt zur Untersuchung zum Personal- oder Hausarzt schickt.

Hauterkrankungen. Das Personal muss ausdrücklich darüber informiert werden, dass neben gastrointestinalen Beschwerden auch alle Hautverletzungen, eiternden Hautläsionen und Hautausschläge, insbesondere an den Händen, noch vor Dienstantritt dem Küchenleiter gemeldet werden müssen. Bei akuten Hautläsionen an Händen und Unterarmen kann das Personal nur dann weiter mit Lebensmittelkontakt arbeiten, wenn die Läsion mit einem wasserdichten Verband, Handschuh oder Fingerling sicher abgedeckt werden kann. Anderenfalls muss für die Dauer der Erkrankung eine Umsetzung an einen Arbeitsplatz ohne Kontakt zu Nahrungsmitteln erfolgen, z. B. an das Geschirrabräumband. Schwierig wird die Entscheidung über das weitere Vorgehen, wenn ein Mitarbeiter eine chronische Hauterkrankung, wie z. B. Psoriasis, hat, weil die betroffenen Hautareale mit potenziell pathogenen Bakterien, wie insbesondere S. aureus, besiedelt sein können. In diesen Fällen sollte ein Hautarzt zur Entscheidungsfindung einbezogen werden.

Erkältungen. Bei den typischen Virusinfektionen der oberen Atemwege steht die Händehygiene im Vordergrund, um Kontaminationen der Nahrung zu verhindern. Bei starkem Schnupfen und Husten soll Personal, das im reinen Bereich bei der Speisenzubereitung, Speisenverteilung etc. arbeitet, einen Mundschutz tragen. Besser wäre es, diese Personen für die Dauer der ausgeprägten und schlecht kontrollierbaren Symptomatik mit Niesen und Husten an einen Arbeitsplatz im unreinen Bereich umzusetzen.

Spezielle Hygienemaßnahmen

Arbeitskleidung. Die Arbeitskleidung muss mindestens täglich gewechselt werden, damit sie immer sauber ist. Im unreinen Bereich (z. B. Salat- und Gemüseküche) ist es sinnvoll, wasserdichte Schürzen überzuziehen. Dann kann auch ggf. nach Ausziehen der Schürze im reinen Bereich weitergearbeitet werden. Alle Mitarbeiter müssen einen Kopfschutz tragen, der die Haare vollständig bedeckt. Die Schuhe müssen wegen der häufig nassen Böden rutschfest sein, eine darüber hinaus gehende „hygienische" Bedeutung haben sie aber nicht.

Händehygiene. Die Dekontamination der Hände ist eine für die Küchenhygiene sehr wichtige Maßnahme zur Prävention von Kreuzkontaminationen. Deshalb müssen in ausreichender Zahl Waschbecken vorhanden sein. Wo dies nicht möglich ist, sind Händedesinfektionsmittelspender sinnvoll.
- *Händewaschen mit antimikrobieller Seife*: Im Küchenbereich können normalerweise sog. Hände-Dekontaminationspräparate (= HD-

Präparate) verwendet werden. Dabei handelt es sich um desinfizierende Flüssigseifen, die gleichzeitig die Reinigung der Hände und eine Reduktion der Keimzahl, z. B. nach direktem Kontakt mit Fleisch und anderen Lebensmitteln, ermöglichen. Dadurch entfällt die sonst erforderliche Kombination von Händewaschen mit anschließender alkoholischer Händedesinfektion, die für die Haut auf Dauer zu belastend ist. Händewaschen ist in folgenden Situationen erforderlich:
- Vor Arbeitsbeginn,
- Nach Niesen, Schnäuzen und Husten,
- Nach WC-Benutzung,
- Bei Wechsel vom unreinen in den reinen Küchenbereich,
- Vor der Zubereitung von Speisen,
- Nach Umgang mit allen Rohwaren, nach Reinigungsarbeiten.

- *Handbürsten*: Bürsten sollen nur ausnahmsweise benutzt werden und dann sofort zur thermischen Desinfektion (mit Geschirr und Besteck in der Spülstraße) gegeben werden.
- *Hautpflege*: Auf regelmäßige Hautpflege soll geachtet werden, damit die Hände durch den häufig notwendigen Kontakt mit Wasser und Seife nicht trocken und rissig und damit anfällig für eine Besiedlung mit nicht zur typischen Hautflora gehörenden Bakterien werden.
- *Schmuck*: Da sich das Tragen von Schmuck an Händen und Handgelenken sowie von Armbanduhren nicht mit der im Küchenbereich notwendigen Händehygiene verträgt, muss das Personal bei der Arbeit darauf verzichten. Es spricht allerdings nichts dagegen (ebenso wie in Operationsabteilungen), kleine Halsketten oder Ohrringe – oder eben auch einen Nasenring – zu tragen.

Es gibt also keinen Grund, generell das Tragen von Schmuck bei der Arbeit in der Krankenhausküche zu verbieten, wie es in manchen Häusern üblich ist. Ein solches Verbot wird dann damit begründet, es könnten sich Keime an den Schmuckstücken festsetzen, die in die Speisen „fallen" könnten. Diese Vorstellung ist nicht richtig. Zum einen nämlich haben Metalle bekanntermaßen eine gewisse antimikrobielle Wirksamkeit (z. B. Vorteil von Münzgeld im Vergleich zu Papiergeld). Zum anderen aber würde man auch keinem Brillenträger verbieten, bei der Arbeit seine Brille aufzusetzen, und dies gilt wiederum sowohl für den Operationssaal als auch für die Küche. Und schließlich haben alle Menschen auf Haut und Schleimhäuten ein riesiges potenzielles Erregerreservoir, das weit über die mögliche Kontamination eines Schmuckstücks hinausgeht.

Schmuck ist aus hygienischen Gründen also immer nur dann fehl am Platz, wenn er bei der Händehygiene stören kann, und das kann nur Schmuck, der an Händen und/oder Handgelenken getragen wird. Auch Nagellack beeinträchtigt die regelmäßige Händehygiene, weil die Erfahrung zeigt, dass die Hände, um den Nagellack zu schonen, nicht so häufig, wie eigentlich erforderlich, gewaschen werden. Dasselbe gilt natürlich für künstliche Fingernägel, die außerdem übermäßig lang sind, so dass man sie nicht adäquat sauber halten kann.

- *Handschuhe*: Im Küchenbereich ist häufig das Tragen von Handschuhen erforderlich, um den direkten Kontakt der Hände mit Lebensmitteln zu vermeiden. Dies trifft auf die Zubereitung von Speisen zu, die nicht erhitzt werden (z. B. Salate), und auf den Umgang mit Speisen, die schon fertig gegart sind. Je nach Tätigkeit können verschiedene Arten von Schutzhandschuhen sinnvoll sein (siehe Tab. 12.**24**).

Tabelle 12.**24** Handschuhe im Küchenbereich.

Latex- oder Polyäthylen-Handschuhe	• Umgang mit rohem Fleisch, Geflügel und Fisch oder mit fertigen Gerichten (z. B. Aufschneiden von Braten) • Aufschneiden und Portionieren von Wurst, Schinken und Käse • Abräumen der Tabletts vor der Geschirrspülstraße • Bei Verletzungen an den Händen
Baumwollhandschuhe	• Speisenportionierung am Band • Speisenausgabe im Personalcasino • Sortierung von frisch gespültem Geschirr und Besteck
Chemikaliendichte Handschuhe	• Bei allen Reinigungs- und Desinfektionsmaßnahmen

Vorsichtsmaßnahmen im Umgang mit Nahrungsmitteln

Folgende Regeln sollen im Umgang mit allen Nahrungsmitteln jederzeit beachtet werden:
- Nahrungsmittel sollen nur aus zuverlässigen Quellen eingekauft werden.
- Tiefkühlware muss bei Anlieferung eine Temperatur von −18 °C haben.
- Nur pasteurisierte Milch sowie Milch- und möglichst auch Eiprodukte verwenden,
- Kühllagerung (bei <4 °C) roher Nahrungsmittel, die natürlicherweise mikrobiell kontaminiert sind oder sein können (z. B. Fleisch, Fisch, Gemüse, Eier), bereits zubereiteter Speisen und leicht verderblicher Nahrungsmittel (z. B. Milchprodukte) ohne wesentliche Unterbrechung der Kühlkette,
- Schnelles Herunterkühlen von fertig gegarten Speisen (innerhalb von zwei Stunden auf Raumtemperatur und innerhalb der nächsten 4 Stunden auf 4 °C),
- Auftauen von tief gefrorenem Fleisch und Geflügel bei Kühlschranktemperatur (4 °C), sichere Entsorgung der Auftauflüssigkeit ohne Verspritzen in die Umgebung, sofortige Reinigung und thermische Desinfektion der zum Auftauen verwendeten Gefäße und der evtl. dabei kontaminierten Arbeitsgeräte, Wischdesinfektion kontaminierter Flächen und von nicht thermisch desinfizierbaren Geräten (Wischtücher anschließend in die Wäsche geben),
- Ausreichende Erhitzung bis ins Zentrum der Lebensmittel (z. B. Hackfleisch, tief gefrorenes Geflügel), weil dort sonst bei bakterieller Kontamination optimale Wachstumsbedingungen für nicht inaktivierte Erreger herrschen,
- Fertig zubereitete warme Speisen bei >60 °C warm halten,
- Wiedererwärmen bereits abgekühlter Speisen auf >80 °C,
- Speisen, die nicht gekocht oder gebacken werden, nicht mit rohen Eiern zubereiten, z. B. Süßspeisen, Mayonnaise und Saucen, wie Hollandaise und Béarnaise; keine Speisen mit nicht durchgegarten Eiern, wie Bouillon mit Ei, Spiegelei, Rührei, weiches Ei, anbieten,
- Zur Vermeidung von Kreuzkontamination Trennung der Küchenbereiche für die Verarbeitung roher und bereits gekochter Nahrungsmittel.

Besucher und Handwerker

Für Personen, die, wie Besucher und Handwerker, weder Kontakt mit Lebensmitteln oder fertigen Speisen haben noch in deren Nähe kommen, sind keine speziellen Hygienemaßnahmen erforderlich. Das bedeutet, dass sie mit ihrer normalen Kleidung (Privat- oder Arbeitskleidung) die Küche betreten können und auch keinen Kopfschutz aufsetzen müssen. Ebenso können sie Schmuck an den Händen und Armbanduhren tragen.

Reinigung und Desinfektion

Sauberkeit ist in einer Küche von zentraler Bedeutung (siehe Abb. 12.9). Fast immer sind dabei Reinigungsmaßnahmen ausreichend, während eine chemische Desinfektion nur selten erforderlich ist (siehe Kapitel 8.). Ein übersichtlicher Reinigungs- und Desinfektionsplan soll in jeder Küche an mehreren Stellen gut sichtbar aushängen, damit sich jeder bei Fragen und Unklarheiten noch einmal vergewissern kann, was im Einzelfall zu tun ist. Bei den Personalschulungen muss regelmäßig über die Methoden der Reinigung und Desinfektion gesprochen werden, damit das Personal immer wieder auf die Bedeutung der Sauberkeit in der Küche hingewiesen wird.

Thermische Desinfektion

Geschirr und Besteck werden in vollautomatischen Bandtransport-Geschirrspülstraßen zunächst gereinigt und anschließend während einer kurzen Nachspülphase bei 80 °C desinfiziert. Der Zusatz eines Desinfektionsmittels im Sinne einer chemothermischen Desinfektion ist nicht erforderlich. Da es aber schwierig sein kann, Tee- und Kaffeegeschirr von den schwer entfernbaren Rückständen zu reinigen, muss ggf. aus diesem Grunde eine geringe Menge Chlor zudosiert werden.

Optimale Spülergebnisse lassen sich nur erzielen, wenn auf eine korrekte Beladung der Maschi-

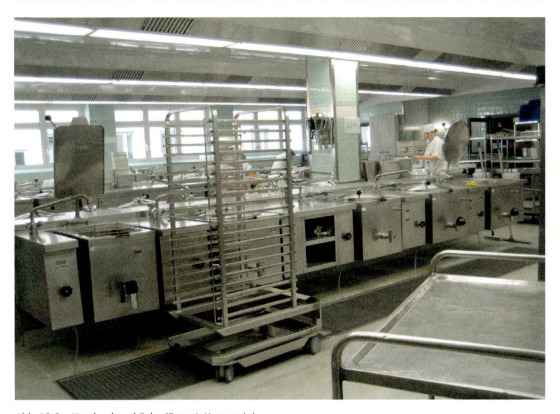

Abb. 12.9 Krankenhausküche (Foto: I. Kappstein).

nen (d. h. Vermeidung von sog. Spülschatten) und auf eine regelmäßige Reinigung der Siebe geachtet wird. Darüber hinaus ist eine routinemäßige Wartung der Maschinen wichtig, damit rechtzeitig nicht funktionstüchtige Düsen, zu geringe Spül- oder Trockentemperatur, fehlerhafte Dosierung des Geschirrspülmittels und/oder ein zu niedriger Wasserdruck entdeckt werden.

Sämtliche Töpfe, Schüsseln, Schneidbretter und die abbaubaren Teile von z. B. Fleischwolf, Mixer und Aufschnittmaschinen sollen ebenfalls maschinell gereinigt und thermisch desinfiziert werden.

Chemische Desinfektion

Die chemische Desinfektion von Flächen oder sonstigen Gegenständen, die nicht in einer Spülmaschine aufbereitet werden können (Arbeitsflächen, Wannen, Küchenmaschinen), kann auch in der Küche auf ein Mindestmaß reduziert werden. So ist eine Flächendesinfektion nur angebracht, nachdem bestimmte rohe Lebensmittel, die mikrobiell belastet sein können, verarbeitet wurden (z. B. Fleisch, Fisch, Geflügel, Eier). Die Wischdesinfektion dieser Flächen und Gegenstände soll sofort nach der Verarbeitung der Lebensmittel erfolgen, und die dafür verwendeten Reinigungstücher sollen unmittelbar danach in die Wäsche gegeben werden.

Nach Anwendung von Desinfektionsmitteln sollen die Flächen an der Luft trocknen. Bevor man sie wieder zur Verarbeitung von Nahrungsmitteln benutzt, muss man diese Flächen mit klarem Wasser abwischen, um Desinfektionsmittelreste zu entfernen.

Reinigung

Für alle anderen Flächen, Geräte und Gegenstände, die nicht maschinell aufbereitet werden können, ist eine Reinigung (ggf. mit Spezialreiniger für

Backofen, Grill etc.) ausreichend. Dies trifft insbesondere für das Portionier- und Abräumband zu, für Kühltruhen, Kühlschränke und Kühlräume, Essenstransportwagen sowie für sämtliche Einrichtungsgegenstände, Türen, Wände und Fußböden.

Mikrobiologische Untersuchungen

Flächen und Gegenstände

Routinemäßige Abklatsch- oder Abstrichuntersuchungen sind auch in Küchen generell nicht sinnvoll. Wenn überhaupt, können sie bei Arbeitsflächen und Geräten durchgeführt werden, die mit sog. Risikolebensmitteln, wie rohem Fleisch, Fisch, Geflügel und Eiern, in Kontakt kommen und anschließend nicht maschinell-thermisch desinfiziert werden können (z. B. Auftauwannen, Rühr- und Mengmaschinen).

Für diese Untersuchungen gelten prinzipiell dieselben Einschränkungen wie für andere Screening-Untersuchungen: Sie stellen immer nur Momentaufnahmen dar. Davon abgesehen werden sie viel zu selten durchgeführt (z. B. halbjährlich), um eine Aussage über die hygienische Sorgfalt in der Küche zuzulassen. Besser geeignet sind die ständige Überwachung durch die Küchenleitung und Besuche der Mitarbeiter der Krankenhaushygiene in kurzen Abständen (z. B. einmal monatlich), bei denen das Hygienefachpersonal für Fragen zur Verfügung steht und ggf. Schwachstellen entdeckt und besprochen werden können.

Überprüfung der Bandtransport-Geschirrspülmaschinen

Ebenso wie bei anderen RDG ist es auch für Spülmaschinen in Krankenhausküchen üblich, regelmäßige mikrobiologische Untersuchungen ihrer Reinigungs- und Desinfektionswirkung durchzuführen. Dafür wurde z. B. die Verwendung von Edelstahlplättchen (10×1 cm) empfohlen, die mit einer Suspension aus Rinder-Albumin, Mucin und Stärke (= RAMS) sowie E. faecium (ATCC 6057) kontaminiert worden sind. Diese Bioindikatoren werden zusammen mit Besteckteilen in Besteckeinsätzen über die gesamte Bandbreite verteilt.

Rückstellproben

Sehr wichtig ist die Aufbewahrung von Proben sämtlicher zubereiteter Speisen in kleinen Mengen (à 100 g), die bei −18 °C möglichst zwei Wochen tief gefroren bleiben sollen, weil eine Woche zu kurz sein kann. Sie sollen ggf. für eine mikrobiologische Untersuchung zur Verfügung stehen, wenn Infektionen vorkommen, die mit Nahrungsmitteln aus der Küche zusammenhängen könnten. Eine routinemäßige Untersuchung von Rückstellproben verursacht jedoch nur unnötigen Laboraufwand, ohne einen konkreten Beitrag zur Küchenhygiene zu leisten.

Küchenschädlinge

Dem Auftauchen von Ungeziefer in der Küche kann am besten durch optimale Sauberkeit vorgebeugt werden. Zur Bekämpfung muss ggf. Fachpersonal beauftragt werden.

12.11 Operationsabteilungen

In Operationsabteilungen müssen neben den Grundsätzen des aseptischen Arbeitens beim Operieren auch die Standardhygienemaßnahmen im Umgang mit dem Patienten vor und nach der Operation beachtet werden. Darüber hinaus werden aber gerade in der operativen Medizin viele Rituale praktiziert, Maßnahmen also, die dem Personal in Operationsabteilungen von Generation zu Generation tradiert und insbesondere vom leitenden Pflegepersonal häufig mit äußerster Konsequenz vertreten werden. Für deren Einfluss auf die Häufigkeit postoperativer Infektionen im Operationsgebiet gibt es aber weder wissenschaftliche Belege noch – bei rationaler Betrachtung – einen plausiblen theoretischen Hintergrund. Auch nicht für alle der in der modernen Fachliteratur genannten Empfehlungen gibt es eindeutige wissenschaftliche Belege; in ihrer Gesamtheit sollen sie aber dazu beitragen, dass in der Operationsabteilung ein Klima besonderer Sorgfalt und Sauberkeit herrscht, ohne dass sie überzogene Anforderungen darstellen würden.

Infektionspräventionskonzept

Jede Operationsabteilung braucht ein eigenes, auf die speziellen Bedürfnisse der Abteilung zugeschnittenes Konzept für die Prävention von Infektionen, die im Zusammenhang mit einer Operation auftreten können. Zu diesem Konzept gehören deshalb nicht nur die speziell auf die Prävention postoperativer Infektionen im OP-Gebiet ausgerichteten Maßnahmen, sondern – ebenso wie im Bereich der stationären Patientenversorgung – alle Maßnahmen zur Prävention von Erregerübertragungen bei invasiven Maßnahmen, wie Punktionen, Venenkatheter und Blasenkatheter (siehe Kapitel 9).

Traditionelle Hygienemaßnahmen

Es gibt viele Maßnahmen bei der präoperativen Vorbereitung, die zur Infektionsprävention gedacht sind, aber keinerlei Einfluss auf das Infektionsrisiko haben. Diese traditionellen Maßnahmen sind noch in vielen OPs aktuell. Weil sie nie wirklich hinterfragt und meist auch nicht mit geeigneten Untersuchungen auf ihre Effektivität hin überprüft wurden, werden sie häufig als Rituale bezeichnet. Es gibt eine Fülle von Fachliteratur zur Frage der Infektionsprävention im OP und der Vermeidung von Praktiken ohne Einfluss auf das postoperative Infektionsrisiko (siehe Tabellen 12.25–12.29) [36, 160, 238, 353, 362, 363, 394, 395, 467, 501, 810, 817, 823, 825].

Tabelle 12.**25** Maßnahmen zur Infektionsprävention für das Personal.

Bereichs-kleidung	• Vor Betreten der Abteilung in der Umkleide anziehen • Frische persönliche Kleidung, z. B. T-Shirt mit kurzen Ärmeln, kann darunter getragen werden • Nach Verschmutzung und individuellem Bedürfnis wechseln (z. B. nach der Toilette) • Soll immer sauber sein, weil sie unmittelbar unter dem sterilen Kittel getragen wird • Soll nicht außerhalb der Operationsabteilung getragen werden, damit sie sauber bleibt • Kann in den Schrank gelegt und später wieder angezogen werden, wenn sie sauber ist und man später wieder in die OP-Abteilung zurück muss
Kopfschutz	• Soll das Haar vollständig bedecken • Für Vollbartträger zusammenhängender Kopfbartschutz • Hat außerhalb der OP-Säle keinen Nutzen bei der Infektionsprävention • Lässt das Personal besonders ordentlich wirken • Soll verhindern, dass Haare in das Operationsfeld fallen • Hat keinen Einfluss auf die Luftkeimzahl
Mund-Nasenschutz (Maske)	• Unklar, ob überhaupt Einfluss auf das postoperative Wundinfektionsrisiko • Bedeutung in der Regel bei Weitem überschätzt • Wahrscheinlich für das OP-Team sinnvoll, um den OP-Situs so gut wie möglich vor respiratorischen Tröpfchen zu schützen (schützen außerdem das OP-Team vor verspritzendem Blut) • Wenn überhaupt, dann nur *im* OP-Saal *während* der OP für alle anwesenden Personen sinnvoll • Nicht erforderlich auf dem Flur und in den Nebenräumen • Soll Mund und Nase vollständig bedecken und dicht am Gesicht anliegen • Routinemäßiger Wechsel während der Operation, z. B. alle 2 h, nicht erforderlich und wegen Kontaminationsrisiko beim Wechsel auch nicht sinnvoll • Nach länger dauernden Operationen, aber nicht nach jedem (kurzen) Eingriff (z. B. < 60 min) wechseln • Zwischen aufeinanderfolgenden kurzen Eingriffen entweder anbehalten oder ganz abnehmen • Nicht herunterhängen lassen, da die Innenseite durch die Nasen-Rachen-Flora immer kontaminiert ist • Für das Reinigungspersonal, das zwischen den Eingriffen den OP-Saal säubert, nicht erforderlich
Bereichs-schuhe	• Aus praktischen Erwägungen erforderlich, weil sie häufig während der Eingriffe kontaminiert werden • Ohne Einfluss auf die Prävention postoperativer Infektionen

Tabelle 12.25 (Fortsetzung)

Schmuck und Armbanduhren	• Beeinträchtigen die Händedesinfektion, also nicht mit den Anforderungen an die Infektionsprävention in Einklang zu bringen • Gilt auch für Nagellack und künstliche Fingernägel • Müssen vor OP ohnehin abgelegt werden • Halsketten, Ohrringe und auch Nasenringe (sowie sonstiges Bodypiercing) ebenso wie Brillen nicht relevant und können deshalb auch von Personal im OP getragen werden
Händedesinfektion	• Vor Betreten des Flurs der OP-Abteilung, d. h. noch in der Umkleide • Prä- und postoperativ wie außerhalb des OP üblich vor und nach jedem Patientenkontakt • Gilt auch für Personal der Anästhesie oder Kardiotechnik
Sterile Operationskleidung	• Instrumentierpersonal zieht Ärzten Kittel und Handschuhe an • Wenn während der Operation ein Kittelwechsel erforderlich ist, den Kittel zuerst und dann die Handschuhe ausziehen, um eine Kontamination der Hände zu vermeiden • Nach kurzer (15 sec) Händedesinfektion neuen Kittel und frische Handschuhe anziehen lassen
Sterile Handschuhe	• Bei starker Beanspruchung der Handschuhe und dadurch erhöhter Perforationsgefahr, z. B. in der Traumatologie, grundsätzlich mit doppelten Handschuhen operieren • Doppelte Handschuhe reduzieren das Risiko einer Kontamination mit bzw. Inokulation von Blut: Bei Perforationen ist nicht immer auch der innere Handschuh betroffen, und im Falle eines Nadelstichs wird durch das Abstreifen des Blutes am Handschuhmaterial die inokulierte Blutmenge vermindert • Handschuhe nach Perforation und nach septischem Teil einer Operation wechseln (dazwischen kurze Händedesinfektion)
Verhalten während der Operation	• Türen des OP-Saales während der Operation möglichst immer geschlossen lassen, weil sonst die RLT-Anlage ihre Funktion nicht erfüllen kann • Während der OP so wenig Personen wie möglich im OP-Saal • Kein unnötiger Personaldurchgang • Gespräche aller bei der OP anwesenden Personen auf das Notwendige beschränken
Ablegen der OP-Kleidung	• Kittel, Handschuhe und Maske sofort nach der OP noch im OP-Saal in die bereitstehenden Behälter entsorgen • Wenn die Schuhe sichtbar kontaminiert sind, ebenfalls im OP-Saal ausziehen und noch dort zum Schutz vor Ausrutschen saubere Schuhe anziehen

Tabelle 12.26 Chirurgische Händedesinfektion.

Ziel	• Elimination der transienten Flora • Weitgehende Reduktion der residenten Flora
Waschen	• Regelmäßiges Waschen mit Wasser und Seife vor Anwendung des Desinfektionsmittels ohne Effekt auf die Keimzahlreduktion • Bei aufeinanderfolgenden Eingriffen Hände nur dann vor der Desinfektion auch noch waschen, wenn sie verschmutzt sind oder noch zuviel Reste von Hautpflegemitteln vorhanden sind
Handbürste	• Wenn überhaupt, Handbürste nur für Fingernägel und Nagelfalze verwenden • Durch Bürsten zu starke mechanische Beanspruchung der Haut mit möglicher Folge von Unverträglichkeiten bis hin zur Entwicklung kumulativ-toxischer oder allergischer Schäden • Außerdem erhöhte Hautkeimzahl durch Mobilisierung der Hautflora aus tieferen Hautschichten • In Reinigungs- und Desinfektionsautomaten aufbereiten • Sterilisation nicht erforderlich
Händedesinfektionsmittel	• In der Regel alkoholisches Einreibepräparat • Bei Unverträglichkeit von Alkohol antimikrobielle Flüssigseife (z. B. PVP-Jod) verwenden

Tabelle 12.26 (Fortsetzung)

Dauer	• Früher 5 min üblich • Seit Anfang der 1990er-Jahre 3 min, da keine geringere Keimzahlreduktion im Vergleich zu 5 min • Seit kurzem Nachweis, dass 1,5 min ausreichend sind, da gleiche Keimzahlreduktion wie bei 3 min (Herstellerangaben beachten) • Bei Verwendung antimikrobieller Flüssigseife (z. B. PVP-Jod) wegen der Verdünnung mit Wasser möglicherweise längere Desinfektionszeit von 5 min für eine ausreichende Reduktion der Hautkeimzahl erforderlich • Untersuchungen über kürzere Desinfektionszeiten als 5 min gibt es nur für alkoholische Mittel
Erster operativer Eingriff	*Alkoholische Einreibepräparate* • Etwa 1 min Hände und Unterarme bis zum Ellenbogen mit Flüssigseife waschen • Dabei ggf. Fingernägel und Nagelfalze mit Bürste reinigen • Zum Schluss Haut mit einem sauberen Papier- oder Baumwolltuch abtrocknen • Danach z. B. während 1,5 min Einreiben das Händedesinfektionsmittel in ausreichender Menge auftragen, sodass die Haut von Händen und Unterarmen gut benetzt ist, und einreiben, bis die Haut trocken ist *Antiseptische Seife* • Etwa 1 min Waschen der Hände und Unterarme bis zum Ellenbogen • Dabei ggf. Fingernägel und Nagelfalze mit Bürste reinigen • Danach weitere 4 min mit antiseptischer Seife waschen • Anschließend Seife unter fließendem Wasser abspülen • Zum Schluss mit frischem Baumwolltuch gut abtrocknen
Aufeinanderfolgende Eingriffe	• Händewaschen • OP-Handschuhe zwischen den Eingriffen nicht anlassen, da ohne Effekt auf die Keimzahl an den Händen • In der Regel erneutes Händewaschen nicht erforderlich, nur bei Verschmutzung oder bei deutlichen Resten von Hautpflegemitteln • Händedesinfektion • Desinfektion der Hände und Unterarme z. B. für 1,5 min • Bei Verwendung antiseptischer Flüssigseife Dauer wie beim ersten Eingriff

Tabelle 12.27 Präoperative Vorbereitung des Patienten.

Körperpflege	• Verwendung antimikrobieller Seife ohne Einfluss auf die Häufigkeit postoperativer Infektionen, sodass für die präoperative Körperwaschung (Baden oder Duschen) am Tag vor dem Eingriff normale Seife verwendet werden kann • Auf gründliche Reinigung von Finger-/Fußnägeln und Bauchnabel achten und ggf. Nagellack entfernen
Bettzeug	• Bett nur frisch beziehen, wenn die Bettwäsche nicht mehr sauber ist • Gilt ebenso bei sog. „septischen" Patienten
Verbände	• Ggf. vorhandene Verbände erneuern, wenn sie nicht mehr trocken, unsauber oder gelockert sind
Haarentfernung	• Haare lassen sich ebenso gut desinfizieren wie die Haut, deshalb möglichst gar keine Haarentfernung • Präoperative Haarentfernung aus Sicht der Infektionsprävention vollständig verzichtbar • Anderenfalls Haarschneidemaschinen, die kurze Haarstoppeln stehen lassen, mit auswechselbaren 1×-Scherköpfen bevorzugen, dann auch Haarentfernung am Vortag möglich, da keine Hautläsionen entstehen • Auch Haarentfernungscreme am Vortag möglich (evtl. aber zuvor Allergietestung durchführen) • Wenn konventionelle Rasur, dann unmittelbar präoperativ, da minimale, d. h. nicht notwendigerweise sichtbare, Hautläsionen unvermeidbar sind

Tabelle 12.27 (Fortsetzung)

Transport in die OP-Abteilung	*Bekleidung* • Patient i. d. R. nur mit frischem OP-Hemd ohne Unterwäsche bekleidet • Keine Einwände gegen frische Unterwäsche, wenn der Patient es wünscht (wenn sie bei der OP nicht stört, muss sie nicht ausgezogen werden) *Umlagerung* • Umlagerung vom Bett z. B. über eine mechanische Hebevorrichtung • Die Fläche nach jedem Patienten ringsum mit Reinigungsmittel oder in Alkohol-getränkten Tüchern abwischen (Spendereimer mit Vliestüchern) • Auch Transport im Bett bis in den OP-Saal und Umlagerung erst dort möglich • Kinder können zum Umlagern auch auf den Arm genommen werden • Eltern können ihr Kind, nachdem sie sich wie das Personal umgekleidet haben, in die OP-Abteilung begleiten
Maßnahmen in der OP-Abteilung	*Kopfschutz* • Anlage i. d. R. bei Übernahme in die OP-Abteilung, aber keine Notwendigkeit *Masken* • Bei Regionalanästhesie meist auch für den Patienten • Nicht unbedingt erforderlich, selbst wenn der Patient erwartungsgemäß während der Operation spricht • Selbst beim Operationsteam von fragwürdiger Effektivität, umso mehr beim Patienten
Präoperative Hautdesinfektion	• Meist durch ärztliches Personal nach der chirurgischen Händedesinfektion, aber vor Anziehen des Operationskittels und der Handschuhe durchgeführt • Wenn erforderlich, Haut über dem Operationsgebiet zuvor abwaschen (z. B. mit antimikrobieller Seife) • Großflächige und gründliche Desinfektion des Operationsfeldes mit z. B. PVP-Jod-Alkohol-Lösung (Dauer z. B. 3 min) • Desinfektionsmittel mit reichlich getränkten Tupfern auf der Haut verreiben und Tupfer mehrfach wechseln • Keine Daten in der Fachliteratur für die erforderliche Dauer • In Analogie zur präoperativen Händedesinfektion 1,5 bis 3 min sehr wahrscheinlich adäquat *Talgdrüsenreiche Haut* • Nicht bekannt, ob auf talgdrüsenreicher Haut eine längere Desinfektionszeit zur Prävention postoperativer Infektionen erforderlich ist • Nur in Deutschland längere Desinfektionszeit von 10 min gefordert • Fettsäuren der Haut haben u. a. auch einen antimikrobiellen Effekt
Abdecken des Patienten	*Vorgehen* • Sterile Tuchabdeckung von 2 Personen durchgeführt, die schon den sterilen Kittel und die sterilen Handschuhe angezogen haben • Handschuhe danach nicht notwendigerweise wechseln *Material* • Mehrweg- oder Einwegtücher möglich • Auch Baumwolltücher möglich, solange man nicht flüssigkeitsdichtes Material braucht, was bei vielen Eingriffen (z. B. Stereotaxie, Handchirurgie) nicht erforderlich ist • Kein Anhalt dafür, dass die mit der Verwendung von Baumwolltüchern verbundene Flusenbildung das Risiko postoperativer Infektionen erhöht • Fremdkörper nämlich, die die Wundheilung stören und deshalb die Entstehung von Wundinfektionen begünstigen können, sind wesentlich größer als Baumwollflusen
Operationsvorbereitung von Kindern	• Kinder können, um Ängste abzubauen, zusammen mit den Eltern zuvor die Operationsabteilung besichtigen

Tabelle 12.28 Postoperative Maßnahmen.

Instrumentenentsorgung	• Routinemäßig Trockenentsorgung • Nassentsorgung weder erforderlich noch hinsichtlich ihrer Lebensdauer empfehlenswert • Nur wenn keine baldige Aufbereitung erfolgen kann und die Instrumente bei Trockenentsorgung nicht sauber werden sollten, Nassentsorgung durch Einlegen in eine Reinigungslösung (Desinfektionslösung weder sinnvoll noch erforderlich) wählen • Nicht benutzte saubere Instrumente im Sterilcontainer lassen (nochmaliger Reinigungsprozess nicht erforderlich)
Operationstücher	• Benutzte Tücher im OP-Saal in die Wäschesäcke geben (bei Durchfeuchtung in Plastiksack) • Nicht benutzte Tücher nicht wieder in die Wäsche, sondern sofort zum Sterilisieren geben
Abfallentsorgung	• Noch im OP-Saal in die Abfallsäcke geben
Röntgenschürzen	• Nach Gebrauch mit Reinigungslösung abwischen • Auch nach Kontamination mit Blut kein Desinfektionsmittel verwenden, da dabei Oberflächenschäden auftreten • Zur Trocknung z. B. in den Waschräumen auf Bügel aufhängen
Extubation	• Im Ein-/Ausleitungsraum • Auch im OP-Saal möglich
Transport in den Aufwachraum	• Durch Anästhesiepersonal in OP-Bereichskleidung • Umkleiden vor Rückkehr in die OP-Abteilung nur erforderlich, wenn die Bereichskleidung nicht mehr sauber ist
Transport auf die Station	• Für den Rücktransport des Patienten kein frisches Bett erforderlich • Nur wenn das Bettzeug beim Transport in die OP-Abteilung nicht mehr sauber war, die Bettwäsche teilweise oder vollständig erneuern, bevor der frisch operierte Patient wieder in das Bett gelegt wird • Auch das Bettgestell muss nur dann gereinigt werden, wenn es verschmutzt ist • Zum Umlagern kann das saubere Bett in den Aufwachraum geschoben werden, ohne dass zuvor irgendwelche Desinfektionsmaßnahmen, z. B. der Räder, erforderlich wären

Tabelle 12.29 Maßnahmen nach sog. septischen Eingriffen, bei Nachweis von MRSA etc., bei blutassoziierten Virusinfektionen und generell bei Meldepflicht gemäß §§ 6, 7 IfSG.

Allgemeine Maßnahmen	• Kittel, Handschuhe und Maske wie üblich im OP-Saal ablegen • Kopfschutz nur dann entsorgen, wenn mit infektiösem Material kontaminiert • Schuhe nur bei sichtbarer Kontamination im OP-Saal ausziehen • Bereichskleidung bei sichtbarer Kontamination in der Umkleide wechseln, anschließend Händedesinfektion vor Rückkehr in die OP-Abteilung • Wäsche- und Abfallentsorgung wie üblich in die entsprechenden Säcke ohne zusätzliche Verpackung der Säcke in einen weiteren Sack (außer bei Durchfeuchtung)
Instrumentendesinfektion	• Benutzte Instrumente wie üblich zur Aufbereitung transportieren (siehe Tab. 12.28) • Nicht bereits in der OP-Abteilung desinfizieren • Anschaffung von Reinigungs- und Desinfektionsautomaten für die OP-Abteilung oder Einlegen in Desinfektionsmittellösung nicht erforderlich
Flächendesinfektion	• Desinfizierende Flächenreinigung mit hausüblichem Desinfektionsmittel in normaler Konzentration durchführen • Dabei alle patientennahen Flächen (z. B. Operationstisch, Geräte, Fußboden einschließlich Instrumentiertisch) einbeziehen • Mobile Geräte im OP-Saal reinigen • Generell alle sichtbar kontaminierten Flächen desinfizierend reinigen • Desinfektion von Wänden und Decken i. d. R. nicht erforderlich, sondern nur bei sichtbarer Kontamination • Wiederbenutzung des OP-Saales, sobald die Flächen trocken sind, d. h. Einwirkzeit des Desinfektionsmittels (z. B. 1 h) nicht erforderlich

Tabelle 12.**29** (Fortsetzung)

HBV-, HCV-, HIV-positive Patienten	• Auch Patienten, von denen man (noch) nicht weiß, dass eine mit Blut und Körperflüssigkeiten übertragbare Infektion vorliegt, können infektiös sein • Daher bei allen Patienten die gleichen Vorsichtsmaßnahmen erforderlich • Reihenfolge des OP-Programms bleibt unbeeinflusst • Kittel und Abdecktücher sollen flüssigkeitsdicht sein • Verwendung von Einmalmaterial nicht notwendig • Durch Tragen von doppelten Handschuhen reduziertes Risiko einer Kontamination mit bzw. Inokulation von Blut: Bei Perforation ist nicht immer auch der innere Handschuh betroffen, und im Falle eines Nadelstichs wird durch das Abstreifen des Blutes am Handschuhmaterial die inokulierte Blutmenge vermindert • Wenn mit Verspritzen von Blut in die Umgebung zu rechnen ist, Schutzbrillen tragen, um Schleimhautkontakt zu vermeiden • Schnitt- und Stichverletzungen durch umsichtiges und konzentriertes Arbeiten im Umgang mit scharfen und spitzen Gegenständen vermeiden • Anstelle des manuellen Fassens und Führens der Nadel OP-Technik mit vermehrtem instrumentellem Arbeiten anwenden • Im Anschluss an die OP normale Wischdesinfektion durchführen, keine höhere Konzentration des Flächendesinfektionsmittels als normalerweise • Auch keine Einwirkzeit erforderlich, sodass der OP-Saal weiter genutzt werden kann, sobald die Flächen abgetrocknet sind, also keine Rutschgefahr mehr besteht (Arbeitsschutz) • Mit Blut kontaminierte Wäsche nach TRBA 250 als „infektiöse Wäsche" entsorgen • Blutigen Abfall zum Hausmüll geben, nur freies Blut von z. B. mehr als 1 Liter als „infektiösen Abfall" entsorgen
Desinfektion bei Meldepflicht gemäß §§ 6, 7 IfSG	• Reinigungs- und Desinfektionsmaßnahmen nach Operation von Patienten mit meldepflichtigen übertragbaren Krankheiten bzw. Erregern, z. B. Salmonellose, Tuberkulose, wie bei allen anderen Eingriffen • Darüber hinausgehende Maßnahmen gemäß § 18 IfSG nur durchführen, wenn im individuellen Fall ausdrücklich vom zuständigen Gesundheitsamt angeordnet • Kein Versprühen von Desinfektionsmitteln und kein Verdampfen von Formaldehyd, weil ineffektiv und potenziell toxisch

Vorbereitung des Patienten

Kleidung des Patienten. In der Regel wird darauf geachtet, dass der Patient keine Unterwäsche oder andere persönliche Kleidungsstücke trägt, wenn er zur Operation kommt. Dies ist jedoch aus der Sicht der Infektionsprävention nicht gerechtfertigt. Deshalb sollte man dem Patienten insbesondere zum Schutz seiner Intimsphäre seine Unterwäsche lassen, es sei denn, sie würde bei der Operation stören. Der Patient braucht keinen Kopfschutz aufzusetzen, weil dies ohne Einfluss auf sein Infektionsrisiko bleibt.

Schmuck des Patienten. Schmuck an den Händen kann bei der Anästhesie stören, aber ein glatter Ehering muss nicht abgenommen werden. Alle anderen Schmuckstücke sollte der Patient vor der OP sicher ablegen, damit sie nicht verloren gehen können. Aus Gründen der Infektionsprävention ist dies jedoch nicht erforderlich. So können auch Piercings verbleiben, wenn sie nicht im OP-Feld liegen und deshalb bei der OP stören würden.

Haarentfernung. Die Haare im OP-Gebiet sollen so schonend wie möglich entfernt werden, wenn dies zum Operieren wirklich erforderlich ist. Aus Gründen der Infektionsprävention müssen Haare jedenfalls nicht entfernt werden. Wenn die Haarentfernung durch Rasur erfolgen soll, dann muss dies möglichst unmittelbar vor der OP stattfinden, weil anderenfalls das postoperative Infektionsrisiko erhöht ist.

Präoperative Körperwäsche. Die Reinigung der Haut – meist am Vortag durchgeführt – kann mit normaler Seife durchgeführt werden, weil gezeigt werden konnte, dass die Verwendung antimikrobieller Seife das postoperative Wundinfektionsrisiko nicht reduziert.

Maßnahmen im OP-Saal

Präoperative Händedesinfektion. Die chirurgische Händedesinfektion leistet einen wichtigen Beitrag zur Reduktion postoperativer Wundinfektionen. Jedoch ist nichts dazu bekannt, wie lange die Hände desinfiziert werden müssen. Es gibt in der internationalen Literatur keine Hinweise darauf, dass eine längere Dauer als 2 min generell vor aseptischen Tätigkeiten erforderlich ist. Desinfektionsmittelhersteller bieten heute Mittel an, die in 1,5 min den gleichen Reduktionseffekt erreichen wie in der bisher üblichen Zeit von 3 min.

Präoperative OP-Felddesinfektion. Es gibt keine Untersuchungen zur erforderlichen Dauer der Hautdesinfektion vor einer Operation. Man kann entsprechend der chirurgischen Händedesinfektion davon ausgehen, dass 2 min adäquat sind. Es muss in jedem Fall darauf geachtet werden, dass der Patient nicht in einer Desinfektionsmittellache liegt, um Verbrennungen zu verhindern.

Sterile OP-Kleidung und sterile Handschuhe. Die OP-Kleidung und die OP-Handschuhe schützen zum einen den Patienten vor einer exogenen Kontamination und zum anderen das OP-Team vor Blutkontakt und werden den Operateuren vom OP-Personal kontaminationsfrei angezogen (siehe Abb. 12.**10**). Dieser Schutz wird durch das Tragen doppelter Handschuhe noch vergrößert. Handschuhe sollen nach einem septischen Teil der OP und nach Beschädigung gewechselt werden, aber eine alleinige Nadelpunktion erfordert keinen Handschuhwechsel.

OP-Maske. Ein Effekt der chirurgischen Maske auf die Prävention von postoperativen Wundinfektionen ist nicht gesichert. Dennoch werden sie in den meisten OPs getragen. Sie sollen jedoch nur im OP-Saal während einer OP getragen werden und nicht in den angrenzenden Räumen zwischen operativen Eingriffen. Man entsorgt die Maske nach der OP und lässt sie nicht um den Hals hängen, um sie bei der nächsten OP wieder hochzubinden.

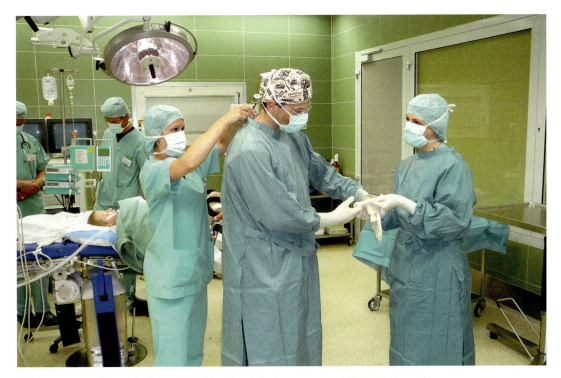

Abb. 12.**10** Sterile OP-Kleidung: Ankleiden durch Assistenzpersonal (Foto: O. Burger).

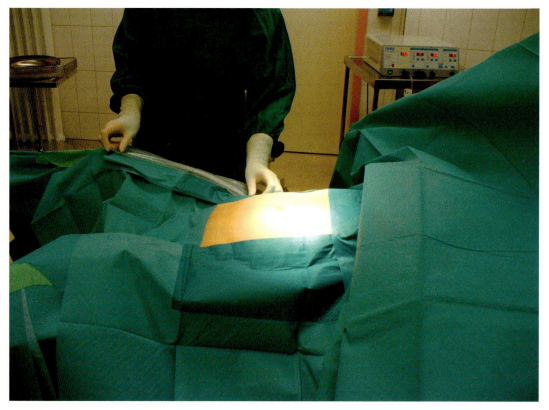

Abb. 12.11 Sterile Abdeckung des OP-Feldes nach präoperativer Hautdesinfektion (Foto: O. Burger).

Kopfschutz. Ein Kopfschutz soll von allen Personen in der OP-Abteilung getragen werden, auch wenn er eigentlich nur beim OP-Team während einer OP von Nutzen sein kann, indem das Herunterfallen von Haaren in das OP-Gebiet verhindert wird. Einen Einfluss auf die Luftkeimzahl hat das Tragen eines Kopfschutzes nicht. Die OP-Kleidung und die OP-Handschuhe schützen zum einen den Patienten vor einer exogenen Kontamination und zum anderen das OP-Team vor Blutkontakt und werden den Operateuren vom OP-Personal kontaminationsfrei angezogen (siehe Abb. 12.10). Dieser Schutz wird durch das Tragen doppelter Handschuhe noch vergrößert. Handschuhe sollen nach einem septischen Teil der OP und nach Beschädigung gewechselt werden, aber eine alleinige Nadelpunktion erfordert keinen Handschuhwechsel.

Schmuck beim Personal. Schmuck an den Händen – inkl. künstlicher Fingernägel – ist nicht mit den Anforderungen an die Händehygiene im OP zu vereinbaren. Kurze Halsketten, Ohrringe und Piercings dagegen können ebenso wie Brillen getragen werden.

Bereichskleidung. Es gibt keine Hinweise dafür, dass die Bereichskleidung bei der Entstehung postoperativer Wundinfektionen eine Rolle spielt. Sie soll aber natürlich immer sauber sein und anderenfalls so schnell wie möglich gewechselt werden. Ebenso sollte sie vor Verlassen der OP-Abteilung abgelegt werden. Dies hat jedoch keine hygienischen, sondern psychologische Gründe und soll Personen, die außerhalb des OPs arbeiten, davon abhalten, mit ihrer „weißen" Kleidung den OP-Bereich zu betreten, der ein in sich autarker Bereich sein soll. Wenn es jedoch zu umständlich ist, die Bereichskleidung zu wechseln, z.B. beim Wechsel von Anästhesisten in einen anderen OP der Klinik oder bei kurzen Botengängen von Hilfspersonal, dann kann die Bereichskleidung auch anbehalten werden. Es ist dann an sich nicht erforderlich, einen weißen Kittel überzuziehen; dies kann aber wiederum aus psychologischen Gründen angebracht sein, damit es nicht so sehr auffällt, dass ein Mitarbeiter der OP-Abteilung außerhalb in seiner Bereichskleidung herumläuft.

OP-Feldabdeckung. Welche Art von sterilem Material verwendet wird, um die Haut um das OP-Feld herum abzudecken, ist hinsichtlich der Prävention postoperativer Wundinfektionen ohne Bedeutung (siehe Abb. 12.**11**).

OP-Schuhe. Spezielle, maschinell waschbare OP-Bereichsschuhe werden nur deshalb getragen, weil die Schuhe beim Operieren durch herabfließendes Blut etc. verunreinigt werden können und danach effektiv, d.h. maschinell chemo-thermisch, gereinigt werden müssen. Sie haben keinen Einfluss auf das Risiko des Patienten, eine postoperative Infektion zu erwerben.

Flächenreinigung. Für die Reinigung der Flächen wird im gesamten OP-Bereich ein Desinfektionsmittel verwendet, obwohl dies an sich nur in den OP-Sälen bzw. überall dort, wo eine Blutkontamination geschehen kann, erforderlich wäre. Es wäre jedoch zu umständlich, den Reinigungsdienst jeweils darüber zu informieren, wo mit Desinfektionsmittel gereinigt werden soll und wo es verzichtbar ist. Es werden aber nach jeder OP, ganz gleich ob es sich um eine aseptische oder eine septische Operation gehandelt hat, die gleichen Flächen gereinigt, also alle OP-Tisch-nahen Flächen. Entfernte Flächen werden nur wischdesinfiziert, wenn sie mit Patientenmaterial kontaminiert wurden. Dies gilt auch für sog. septische Eingriffe. Es wäre also nicht sinnvoll, nach einem septischen Eingriff oder einer OP bei einem Patienten mit MRSA sämtliche Flächen eines OP-Saales zu reinigen.

12.12 Patiententransport

Mitarbeiter im Krankentransport- und Rettungswesen – auf dem Boden und in der Luft – haben nicht selten Kontakt mit (unklaren) Infektionsfällen, weshalb Fragen zum potenziellen Infektionsrisiko eine große Rolle spielen. Es ist deshalb wichtig, dass alle Personen, die direkt oder indirekt mit dem Transport von Patienten zu tun haben, also auch diejenigen, die für die Reinigung und Desinfektion der Transportfahrzeuge zuständig sind, über die prinzipiellen Übertragungswege der verschiedenen möglichen Erreger Bescheid wissen (siehe Kap. 4) und in lokalen Krankenhäusern jederzeit Ansprechpartner für aktuelle Fragen haben. In diesem Kapitel sollen Hinweise für das Übertragungsrisiko bei den verschiedenen Infektionen und die erforderlichen Maßnahmen gegeben werden.

Allgemeine Maßnahmen

Unter dem Begriff „Standardhygiene" werden alle Maßnahmen der Infektionskontrolle zusammengefasst, die zum einen im Umgang mit jedem Patienten berücksichtigt werden sollen, unabhängig davon, ob eine Infektion bekannt ist oder nicht, die zum anderen aber auch bei den meisten Infektionen einen ausreichenden Schutz vor einer Erregerübertragung bieten (siehe Kap. 7 und Tab. 12.**30**):
- Händehygiene (Händewaschen oder Händedesinfektion) nach Kontamination bzw. vor Tätigkeiten, bei denen der Patient unbedingt vor einer Kontamination geschützt werden muss,
- Handschuhe bei Kontakt mit Schleimhäuten, Sekreten, Exkreten, Blut oder nicht intakter Haut,
- Schutzkleidung (zusätzlich zur üblichen Arbeitskleidung), wenn eine Kontamination mit Patientenmaterial möglich ist,
- Maske (+ ggf. Augenschutz) zur Vermeidung von Kontakt mit respiratorischem Sekret bzw. Blut,
- Reinigung, Desinfektion und ggf. Sterilisation von Instrumenten und anderen Gegenständen der Patientenversorgung,
- Gezielte Desinfektion nach Kontamination mit Patientenmaterial, bei ausgedehnter Kontamination des Fahrzeugs desinfizierende Reinigung des gesamten Innenraumes.

Tabelle 12.30 Infektiöses Patientenmaterial, Übertragungswege und Schutzmaßnahmen.

Infektiöses Material	Typische Infektionen	Übertragung	Schutzmaßnahmen

Blut/Körperflüssigkeiten	Hepatitis B/C[1]
	AIDS[1]
		• Parenteraler Kontakt
		• *Risiko bei Kanülenstich*
		  – HBV: <10–30%
		  – HCV: bis 10%
		  – HIV: 0,2–0,4%
		• Prinzipiell möglich bei Schleimhautkontakt und Kontakt mit nicht intakter Haut
		• Kein Risiko bei Versorgung von Patienten ohne Blutungen und ohne z.B. nässende Hautveränderungen
			Schutz vor Kontakt mit Blut und Körperflüssigkeiten, d.h. Standardhygiene[2]

Respiratorisches Sekret	Bakterielle Infektionen • Meningokokken-Meningitis[3] • Diphtherie[3] • Scharlach[3] Virusinfektionen • Windpocken[3] • Masern[3] • Röteln[3]	• Enger Kontakt erforderlich (<1 m) *Bakterielle Infektionen:* • 24–48 h nach Beginn einer effektiven Antibiotikatherapie kein Übertragungsrisiko mehr[4] *Virusinfektionen:* • Häufig höchstes Risiko am Ende der Inkubationszeit, d.h. vor Auftreten des Exanthems, und bei Patienten mit pulmonaler Beteiligung (kein Risiko bei geschlossener Beatmung) • Kein Risiko für immunes Personal (ggf. Impfungen durchführen)	Schutz vor direktem und indirektem Kontakt des infektiösen Materials mit den Schleimhäuten der oberen Atemwege, d.h. Standardhygiene[2] und Maske für den Patienten; wenn nicht möglich (z.B. bei kleinen Kindern), Maske für das Personal
Stuhl	GI-Infektionen[5] Hepatitis A/E	• Orale Aufnahme des Erregers erforderlich, z.B. nach Kontamination der Hände mit Stuhl • Kein Risiko bei Transport kontinenter Patienten, z.B. Ausscheider von S. typhi	Schutz vor direktem und indirektem Kontakt mit infektiösem Material, d.h. Standardhygiene[2], vor allem Händehygiene
Aerosole	Offene Tuberkulose der Atemwege[6]	• Risiko abhängig von Ausmaß und Dauer des Aerosolkontaktes, z.B. erhöht bei starkem Husten, Intubation • Je länger der Patient schon therapiert ist, um so geringer das Risiko • Kein Risiko bei geschlossener Beatmung	Schutz vor Inhalation infektiöser Aerosole, d.h. Maske für den Patienten, ggf. Atemschutzmaske für das Personal

[1] Kap. 6
[2] Kap. 7
[3] Kap. 4
[4] Kap. 15.2
[5] Kap. 4 und 11.3
[6] Kap. 4 und 11.5

Spezielle Maßnahmen

Im Folgenden werden am Beispiel der relevanten Infektionen die jeweils erforderlichen Maßnahmen genannt, die vor einem Kontakt mit infektiösem Material schützen (siehe Kap. 15). Wie generell bei medizinischem Personal sollen auch bei den Mitarbeitern im Krankentransportwesen alle Möglichkeiten der aktiven Immunisierung ausgeschöpft werden, um prinzipiell vermeidbare Infektionsrisiken auszuschalten.

Patienten mit besonderen Erregern

„Hoch kontagiöse" Erreger. Nicht immer zu Recht werden Infektionen als „hoch kontagiös" betrachtet, die schwere und nicht selten auch lebensbedrohliche Infektionen verursachen. Um unnötige Ängste bei entsprechenden Verdachtsdiagnosen zu vermeiden und einen adäquaten Umgang mit den Patienten zu sichern, sind in der Tabelle 12.31 die wichtigsten Hinweise zum jeweils infektiösen Material und den daraus resultierenden erforderlichen Schutzmaßnahmen zusammengefasst. Weil es sich aber teilweise um sehr schwere und seltene Infektionen handelt, sind schon allein deshalb über das normale – und vielleicht erforderliche – Maß hinausgehende Schutzmaßnahmen gerechtfertigt (siehe Kap. 15). Man muss aber vermeiden, das Transportpersonal zu beunruhigen, und deshalb ist es von entscheidender Bedeutung, dass alle Mitarbeiter im Transport- und Rettungswesen in den Übertragungswegen für Erreger geschult werden.

Multiresistente Erreger. Die Besiedlung oder Infektion eines Patienten mit multiresistenten Erregern stellt kein Risiko für gesunde Personen dar, d.h. auch kein Risiko für die Angehörigen des Personals (siehe Kapitel 10). Beispielsweise ist keine nasale Besiedlung durch Versorgung von MRSA-Patienten während des Transports zu erwarten, denn durch die Beachtung der Regeln der Standardhygiene kann effektiv verhindert werden, dass man sich durch eigene Hand-Gesichts-Kontakte selbst z.B. MRSA inokuliert.

Reinigung und Desinfektion

Reinigung und Desinfektion der Fahrzeuge. Die wichtigsten Angaben zur Reinigung und Desinfektion der Fahrzeuge sind in der Tabelle 12.32 zusammengefasst. Für ausführliche Angaben zur Reinigung und Desinfektion von Flächen kann auf Kapitel 8 verwiesen werden.

Maßnahmen nach Transport von Tuberkulose-Patienten. Nach dem Transport eines Patienten mit einer offenen Tuberkulose der Atemwege sind keine speziellen Desinfektionsmaßnahmen erforderlich.

> **Merke**
>
> Fahrzeugdesinfektionen durch Versprühen von Desinfektionsmitteln oder Verdampfen von Formalin werden heute nicht mehr durchgeführt.

Solange keine Kontamination des Fahrzeugs mit infektiösem Material stattgefunden hat, ist die Reinigung des Fahrzeugs die adäquate Dekontaminationsmaßnahme. Zur Flächendesinfektion können z.B. Aldehyde oder Glucoprotamin in üblicher Konzentration verwendet werden (siehe Kap. 8). Nach jeder Flächendesinfektion soll das Fahrzeug gründlich gelüftet werden. Weil nach Transport von Patienten mit Tuberkulose keine besonderen Desinfektionsmaßnahmen erforderlich sind, können die Patienten auch mit einem Taxi transportiert werden, das anschließend ebenfalls gut durchgelüftet werden soll (siehe dazu Kap. 11.5). Der Patient muss während der Fahrt nicht notwendigerweise eine Maske tragen. Da die Taxifahrer aber häufig ängstlich sind, sollte man den Patienten bitten, eine Maske aufzusetzen – die ihm erfahrungsgemäß bei der Ankunft in Fachkliniken sofort abgenommen wird.

Reinigung und Desinfektion von Gegenständen der Patientenversorgung. Für ausführliche Angaben zur Reinigung und Desinfektion von Instrumenten etc. wird auf Kapitel 8 verwiesen. Instrumente sollen thermostabil sein, damit sie in vollautomatischen RDG gereinigt, thermisch desinfiziert und getrocknet werden können. Auf das Einlegen in Desinfektionsmittellösungen kann vollständig verzichtet werden. Transportinkubatoren werden au-

Tabelle 12.**31** Besondere Infektionen, infektiöses Material und Schutzmaßnahmen.

Krankheit	Infektiöses Material	Schutzmaßnahmen
Cholera	Stuhl	• Standardhygiene • Kein Risiko ohne Kontakt mit Stuhl
Diphtherie	*Pharyngeal* Respiratorisches Sekret	• Standardhygiene • Maske für Patient und/oder Personal • Weitere Maßnahmen nicht erforderlich
	Haut Wundsekret	• Standardhygiene • D.h. Handschuhe und bei großen Wunden ggf. Schutzkleidung • Kein Risiko ohne Wundkontakt
Hämorrhagisches Fieber (z.B. Lassa, Ebola)	Blut/Körperflüssigkeiten (bei parenteralem Kontakt)	• Handschuhe • Maske • Schutzkleidung • Vorsichtsmaßnahmen im Umgang mit Blut und Körperflüssigkeiten wie bei Hepatitis B etc.
Meningoenzephalitis	Stuhl Respiratorisches Sekret	• Standardhygiene • Maske bei nahem Kontakt (<1m) • Kein Risiko ohne Kontakt mit Stuhl und respiratorischem Sekret
Milzbrand	Keine Übertragung von Mensch zu Mensch	• Standardhygiene
Pest	*Beulenpest* Kein Wundsekret	• Standardhygiene
	Lungenpest Respiratorisches Sekret	• Standardhygiene • Maske • Kein Risiko bei geschlossener Beatmung
Poliomyelitis	Stuhl Respiratorisches Sekret	• Standardhygiene • Maske bei nahem Kontakt • Kein Risiko ohne Kontakt mit Stuhl und respiratorischem Sekret
Tollwut	Respiratorisches Sekret	• Standardhygiene • Kein Risiko ohne Kontakt mit respiratorischem Sekret
Typhus/Paratyphus	Stuhl	• Standardhygiene • Kein Risiko ohne Kontakt mit Stuhl (evtl. auch Urin)
Windpocken	Bläschensekret Respiratorisches Sekret	• Standardhygiene • Kein Risiko für immunes Personal, ggf. Maske für nicht immunes Personal
Zoster	Bläschensekret	• Standardhygiene • Kein Risiko für immunes Personal, ggf. Maske für nicht immunes Personal

Tabelle 12.**32** Reinigung der Transportfahrzeuge.

Reinigung	• Entfernung normaler Verschmutzungen, wie Straßenschmutz durch Schuhe etc., d.h. kein Zusatz von Desinfektionsmitteln • In der Regel 1× täglich • 1× pro Woche Grundreinigung der Innenräume und der Ausstattung
Desinfektion	• Desinfizierende Reinigung routinemäßig nicht erforderlich • Nur nach Kontamination mit potenziell infektiösem Material (sog. gezielte Desinfektion) • Immer Wischmethode einsetzen: z.B. Eimer mit Vliestuchrolle (siehe Kap. 4) • Desinfektionsmittel nicht versprühen

Tabelle 12.33 Umgang mit Wäsche und Abfall im Patiententransport.

Wäsche	• Normale Wäsche und sog. infektiöse Wäsche getrennt sammeln (siehe Kap. 12.15) • Arbeitskleidung mit einem für Krankenhauswäsche üblichen Waschverfahren waschen
Abfall	• Abfälle in die üblichen Fraktionen aufteilen und an den Leitstellen entsprechend entsorgen • An den Einsatzorten darauf achten, dass keine Abfälle zurückbleiben, insbesondere Spritzen und Kanülen sofort sicher entsorgen, damit sie nicht zu einer Gefahr für z.B. spielende Kinder werden können

ßen und innen mit Reinigungslösung abgewischt. Eine desinfizierende Reinigung ist i.d.R. nicht erforderlich. In der Tabelle 12.33 ist der Umgang mit Wäsche und Abfall zusammengefasst.

12.13 Physiotherapie

Das nosokomiale Infektionsrisiko im Zusammenhang mit physiotherapeutischen Maßnahmen ist gering, obwohl das Personal mit vielen Patienten – häufig auch direkten – Körperkontakt hat. Bei der Physiotherapie kommt das Personal meist nur mit der Kleidung oder der Haut des Patienten in Berührung, aber nicht mit Körperstellen, bei denen eine Kontamination eine Besiedlung und Infektion nach sich ziehen kann, wie z.B. bei der Venenkathetereinstichstelle oder einer Operationswunde. Denn wenn Physiotherapie durchgeführt werden kann, dann sind solche prinzipiell gefährdeten Stellen durch Verbände abgedeckt und damit vor Kontamination geschützt. Das Personal der Physiotherapie muss deshalb hauptsächlich auf die Maßnahmen der Basishygiene, insbesondere also auf die Händehygiene, achten (siehe Kap. 7). Obwohl weder für die Patienten noch für das Personal ein relevantes Infektionsrisiko besteht, gibt es einige Besonderheiten, die hier erörtert werden sollen.

Infektionen bzw. multiresistente Erreger

Patienten mit Infektion bzw. Kolonisation durch einen multiresistenten Erreger, wie z.B. MRSA, können auch an anderen als der durch die Infektion/Kolonisation betroffenen Körperstelle besiedelt sein (siehe Kap. 15.1 und 16.3). Auch für die physikalische Therapie können deshalb besondere Vorsichtsmaßnahmen im Umgang mit diesen Patienten erforderlich werden.

Ort der Behandlung

- Einschränkungen für die Krankengymnastik, z.B. Behandlung nur im Patientenzimmer, sind nicht gerechtfertigt. Bei mobilen Patienten ist also die Behandlung in der Physiotherapieabteilung notwendig, weil im Patientenzimmer nicht genügend Platz ist und die erforderlichen Übungsgeräte nicht vorhanden sind. Das Vorgehen kann folgendermaßen aussehen:
- Ist der Erreger in einer Wunde nachgewiesen, muss der Patient ggf. einen frischen Verband erhalten, bevor er das Zimmer verlässt.
- Außerdem soll er sich gründlich die Hände waschen oder desinfizieren (und bei nasopharyngealer Besiedlung mit MRSA darauf achten, den Kontakt der Hände mit dem Gesicht zu vermeiden; eine Maske ist nicht erforderlich).
- Nach der Benutzung von Geräten oder Gymnastikmatten wird eine desinfizierende Reinigung durchgeführt, am einfachsten mit Alkohol-getränkten Vliestüchern aus einem Spendereimer (siehe Kap. 8).
- Damit das Personal die erforderliche Händehygiene durchführen kann, müssen auch in der Physiotherapieabteilung die dafür notwendigen Voraussetzungen, wie Handwaschbecken und insbesondere Spender für Händedesinfektionsmittel, vorhanden sein.
- Die Patienten können aber zu Gehübungen auch auf den Stationsflur oder ins Treppenhaus geführt werden.

Schutzkleidung

Schutzkittel. Das Personal soll nur dann einen langärmeligen Schutzkittel überziehen, wenn enger Körperkontakt besteht. Die Schutzkleidung wird anschließend in die Wäsche oder in den Abfall gegeben, weil Krankengymnastik nicht selten auch für das Personal anstrengend ist, sodass die Kleidung anschließend mehr oder weniger verschwitzt ist. Sie könnte aber ggf. auch für den nächsten Gebrauch im Patientenzimmer hängen bleiben.

Händehygiene. In der Regel müssen keine Schutzhandschuhe getragen werden. Sie kommen nur in Betracht, wenn das Personal Kontakt mit Blut bzw. Körperflüssigkeiten haben könnte. Handschuhe wären weder für das Personal noch für den Patienten angenehm, und ihre Bedeutung als Schutz vor einer Erregerübertragung, wenn kein Kontakt mit der infizierten bzw. kolonisierten Körperstelle besteht, ist unklar (siehe dazu auch Kap. 7.15 und 16). Händewaschen und Händedesinfektion sind dagegen sehr wichtig.

Hydrotherapie

Therapie- und Bewegungsbecken

Das Infektionsrisiko ist bei regelrechter Wartung der Badebecken sehr gering (siehe Abb. 12.**12**). Da bei physiotherapeutischen Maßnahmen der Aufenthalt im Wasser meist relativ kurz ist, kommt es auch zu keiner wesentlichen Aufweichung der Haut, die wiederum erst die Entstehung bestimmter Erkrankungen, wie insbesondere Fußpilzinfektionen, fördert. Folgende Maßnahmen können dazu beitragen, das insgesamt geringe Infektionsrisiko noch weiter zu reduzieren:
- Vor dem Baden Blase und ggf. Darm entleeren,
- Vor und nach dem Baden duschen,
- Im Badebereich Badeschuhe tragen,
- Nach dem Baden Füße und insbesondere Zwischenzehenräume gründlich abtrocknen,
- Nach jedem Baden die Badebekleidung waschen.

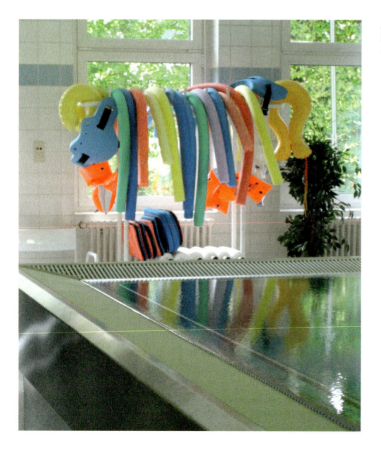

Abb. 12.**12** Bewegungsbad mit Schwimmhilfen (Foto: I. Kappstein).

Patienten mit Anus praeter. Mit wasserfesten Versorgungssystemen können Patienten mit Anus praeter auch an der Hydrotherapie teilnehmen. Vor dem Baden soll der Beutel erneuert werden. Patienten, die z. B. durch morgendliche Darmspülung geregelten Stuhlgang haben, können einen Minibeutel verwenden oder eine Stomakappe aufsetzen.

Patienten mit Infektionen (nicht nur durch polyresistente Erreger). Patienten mit Infektionen der Haut, ausgedehnten Fußmykosen oder Wundinfektionen sollen Gemeinschaftsbäder nicht benutzen.

Wasserqualität. Die mikrobiologischen Anforderungen an das Rein- und Beckenwasser entsprechen denen in öffentlichen Schwimmbädern (Reinwasser = aufbereitetes Wasser nach Einmischung des Desinfektionsmittels). Mikrobiologische Kontrollen können 1× monatlich durchgeführt werden:
- *Reinwasser*: maximal 20 KBE/ml bei 20 °C und 36 °C, in 100 ml bei 36 °C kein Nachweis von E. coli, koliformen Keimen, Pseudomonas aeruginosa und Legionella pneumophila,
- *Beckenwasser*: maximal 100 KBE/ml bei 20 °C und 36 °C, in 100 ml bei 36 °C kein Nachweis von E. coli, koliformen Keimen, P. aeruginosa, in 1 ml bei Warmsprudelbädern und Becken mit zusätzlichen Wasserkreisläufen sowie Wassertemperaturen über 30 °C kein Nachweis von L. pneumophila
- *Füllwasser:* Trinkwasserqualität, wird zum Nachfüllen benutzt (entweder kontinuierlich oder einmal täglich pro Patient Austausch von mindestens 30 l Badewasser durch Füllwasser)

Beckenwasser oberflächennah während der Hauptbelastungszeit ca. 50 cm vom Beckenrand entfernt, jeweils eine Probe von Ein- und Auslauf (optional), Entnahme der Reinwasserproben direkt aus dem Zapfhahn der Reinwasserleitung vor Eintritt in das Becken.

Reinigung und Desinfektion. Das Wasserbecken muss routinemäßig gereinigt werden (auch Roste, z. B. Rinnenroste, in die Reinigungsarbeiten einbeziehen). Die Verwendung von Desinfektionsmitteln für das Wasserbecken oder die Flächen im Badebereich, also Fußböden, Wände, Umkleidekabinen, Duschen, Toiletten, bewirkt nur eine kurzzeitige Keimzahlreduktion und ist deshalb nicht notwendig. Wärmesitzbänke sollen immer trocken gehalten werden. Auf Wäscheschleudern soll wegen möglicher Kontamination der Badekleidung verzichtet werden. Fußsprühanlagen sind zur Fußpilzprophylaxe ungeeignet (Desinfektionsmittel sind potenziell toxisch, Einwirkungszeit zu kurz). Stattdessen sollen Badeschuhe getragen und Füße und Zehenzwischenräume gut getrocknet werden.

Wannenbäder

Medizinische Bäder werden als Wannenbäder mit verschiedenen Zusätzen (z. B. Pflanzenextrakte, Kohlensäure), als Moorbäder oder als hydroelektrische Vollbäder (Stanger-Bad) angewendet. Bei Patienten mit Verbrennungen ist mehrfach über Ausbrüche mit gramnegativen Erregern, insbesondere P. aeruginosa, berichtet worden [430]. Bei Umgebungsuntersuchungen fand sich eine ausgeprägte Kontamination des wasserführenden Zubehörs, wie Strahlregler und Duschköpfe. Gründliche Reinigungs-, Spül- und/oder Desinfektionsmaßnahmen führten jedoch nie zu einer Eliminierung der Ausbruchsstämme, sondern nur zu einer vorübergehenden Keimzahlreduktion. Wegen des nahezu unvermeidlichen Infektionsrisikos ist die Hydrotherapie bei der Behandlung von Patienten mit Verbrennungen in den Hintergrund getreten.

Reinigung und Desinfektion. Nach Behandlung nicht infizierter Patienten werden die Wannen mit einem Reinigungsmittel gesäubert. Nach Benutzung durch Patienten mit Infektion bzw. Kolonisation (z. B. Wundinfektionen oder Hautausschläge) ist eine desinfizierende Reinigung sinnvoll (hausübliches Desinfektionsmittel in normaler Konzentration; siehe Kap. 8), wobei die Flächen anschließend gründlich gespült werden müssen. Unabhängig davon, ob gereinigt oder desinfiziert wird, ist jedoch die sorgfältige Reinigung aller Flächen der Badewanne von größerer Bedeutung; insbesondere der Boden ist meist schwerer zu erreichen als die Seitenwände [430].

Acrylbadewannen. Acrylglas (Plexiglas) ist ein nicht kratzfester Kunststoff, der gegen mechani-

sche und chemische Einflüsse relativ empfindlich ist. Deshalb müssen bei der Pflege einige besondere Regeln beachtet werden:
- Nur Reinigungstücher verwenden (keine Bürsten, auch keine Schwämme),
- Staub immer nur mit feuchtem, nicht trockenem Tuch entfernen,
- Nur flüssige Reinigungs- oder Desinfektionsmittel (nie Scheuersand, aber auch keine Scheuermilch) verwenden,
- Reinigungs- oder Desinfektionsmittel nur nach korrekter Dosierung, nicht konzentriert anwenden,
- Keinen Alkohol oder alkoholhaltige Reinigungs- oder Desinfektionsmittel anwenden,
- Nach Anwendung von farbigen Badezusätzen muss man die Wanne anschließend sofort reinigen, um die Farbrückstände entfernen zu können.

Packungen

Für Fangopackungen werden meist Paraffin-Fango-Gemische verwendet, die nach thermischer Desinfektion in speziellen Aufbereitungsanlagen wieder verwendet werden können. Ein Übertragungsrisiko besteht dabei nicht.

12.14 Radiologie

Die moderne Radiologie umfasst neben den klassischen und neueren bildgebenden Verfahren eine Vielzahl invasiver Methoden für diagnostische und therapeutische Zwecke [548, 632]. Diese interventionellen Verfahren haben z. T. konventionelle operative Eingriffe ersetzt. Damit hat prinzipiell auch das Infektionsrisiko zugenommen. Deshalb haben in der Radiologie nicht nur Standardhygienemaßnahmen, sondern auch komplexere Verfahren der Infektionsprävention – vergleichbar den Hygienemaßnahmen bei Operationen – Bedeutung.

Invasive radiologische Verfahren

Im Folgenden sind die wichtigsten Informationen über das Auftreten infektiöser Komplikationen bei den verschiedenen invasiven radiologischen Verfahren zusammengefasst [632].

Konventionelle und interventionelle Angiografie

Das Infektionsrisiko bei konventioneller Angiografie, inkl. Koronarangiografie, ist sehr gering (selten Bakteriämien und Infektionen an der Kathetereintrittsstelle). Seit den 1980er-Jahren werden zunehmend sog. interventionelle Angiografien, z. B. Gefäßdilatation, Stent-Implantation und Embolisation, durchgeführt. Dabei gibt es nur gelegentliche Berichte über Infektionen mit Abszessen und Sepsis nach ausgedehnten Embolisationen im Bereich von Leber und Milz.

Interventionelle Verfahren außerhalb des Gefäßsystems

Auch bei CT-gesteuerten perkutanen Biopsien ist das Infektionsrisiko sehr gering. Häufigere infektiöse Komplikationen treten nach perkutaner Drainage von Abszessen im Bereich innerer Organe auf. Dasselbe gilt bei perkutaner transhepatischer Drainage der Gallenwege (meist Malignom-Patienten mit bakterieller Besiedlung der Gallenwege), wobei aber das Infektionsrisiko geringer als bei konventionellen operativen Verfahren ist. Das Risiko bei transhepatischer Cholangiografie, Stent-Implantation oder Steinentfernung ist vergleichbar. Bei perkutanen Eingriffen am Urogenitaltrakt (z. B. Entlastung bei Malignom-bedingter Obstruktion, Entfernung von Strikturen oder Steinen) ist das Infektionsrisiko geringer als bei vergleichbaren Eingriffen an den Gallenwegen.

Myelografie

Insgesamt ist das Infektionsrisiko sehr gering. Es gibt jedoch Berichte über Meningitisfälle verursacht durch vergrünende Streptokokken vermutlich nach Freisetzung der Erreger aus dem Nasen-Rachen-Raum des Untersuchers [211, 276, 356, 383, 771, 790]. Gespräche des Personals sollen deshalb auf das notwendige Maß reduziert werden und das gilt auch, wenn Masken getragen werden.

Kontrasteinläufe

Im Rahmen von Kontrasteinläufen sind prinzipiell Übertragungen von darmpathogenen Erregern durch kontaminierte Gegenstände möglich. Um die Aufbereitung so sicher wie möglich zu machen, sollen deshalb thermostabile Gegenstände verwendet werden, die in RDG thermisch desinfiziert werden können. Alternativ kann Einwegmaterial eingesetzt werden.

Infektionspräventionsmaßnahmen

Standardhygiene

Im Zusammenhang mit den konventionellen Methoden der Radiologie ist die Anwendung der Standardhygienemaßnahmen ausreichend, um Erregerübertragungen zwischen Patienten bzw. zwischen Patienten und Personal zu verhüten (siehe Kap. 7). Die Händehygiene hat dabei die größte Bedeutung.

Die Reinigung von Oberflächen, mit denen der Patient Kontakt hatte, ist in der Regel die ausreichende Methode der Dekontamination, während eine desinfizierende Reinigung der Flächen nur nach Kontamination mit potenziell infektiösem Material erforderlich ist.

Für alle invasiven Maßnahmen muss das Personal ausreichend in der Anwendung aseptischer Techniken geschult sein. Zum Schutz des Personals ist es von entscheidender Bedeutung, dass durch geeignete Schutzmaßnahmen (Handschuhe, Kittel, ggf. Maske und Gesichtsschutz) ein Kontakt mit Blut verhindert wird.

Maßnahmen bei perkutanen Eingriffen

Ein konsequent aseptisches Arbeiten – vergleichbar mit operativen Eingriffen – ist ausschlaggebend, d.h. sorgfältige Hautdesinfektion, Händedesinfektion und sterile Handschuhe sowie sterile Kittel, wenn eine Kontamination von Katheter und anderen Gegenständen möglich ist. Masken und Kopfschutz sind wahrscheinlich nicht von Bedeutung. Bei Untersuchungen mit Gabe von Kontrastmittel muss das Überleitungssystem zum Kontrastmittelbehälter (inkl. Dreiwege-Hähne) nach jedem Patienten gewechselt werden, da eine retrograde (nicht notwendigerweise sichtbare) Kontamination mit Blut möglich ist (z. B. Übertragung von Plasmodium falciparum berichtet) [155].

Spezielle Maßnahmen bei interventionellen Verfahren

Ausgedehnte invasive Verfahren, wie z.B. Stent-Implantationen, erfordern vom gesamten beteiligten Personal Schutzmaßnahmen wie bei operativen Eingriffen (siehe Kap. 10.4 und 12.11):
- Ablegen von Schmuck an Händen und Armen,
- Anlegen von Haube und Mundschutz,
- Chirurgische Händedesinfektion (mind. 1,5 min.),
- Sorgfältige und großflächige Hautdesinfektion im Bereich des geplanten Eingriffs (z. B. 3 min. wie präoperativ),
- Sterile Kittel und sterile Handschuhe,
- Abdeckung des Patienten mit sterilen Tüchern wie für eine konventionelle Operation,
- Ausreichend große, steril abgedeckte Arbeitsfläche zur Bereitstellung der erforderlichen Instrumente, Katheter, Kontrastmittel, Spüllösungen etc.

12.15 Wäscherei

Obwohl benutzte und insbesondere mit Patientenmaterial verschmutzte Wäsche mit hohen Keimzahlen potenziell pathogener Mikroorganismen kontaminiert sein kann, spielt Krankenhauswäsche als Erregerreservoir für nosokomiale Infektionen keine Rolle [126]. Standards über maximale Keimzahlen auf frischer Wäsche gibt es nicht. Geeignete thermische oder chemo-thermische Waschverfahren sorgen aber nicht nur für saubere, sondern auch für mikrobiologisch einwandfreie Wäsche, die ohne Risiko bei jedem Patienten eingesetzt werden kann, sodass die Sterilisation von Wäsche außer für den Operationsbereich nicht erforderlich ist.

Umgang mit Wäsche gemäß UVVen

Neben den Anforderungen der Standardhygiene müssen beim Umgang mit Krankenhauswäsche auch die Unfallverhütungsvorschriften (UVVen) „Gesundheitsdienst" und „Wäscherei" beachtet werden. UVVen dienen dem Schutz des Personals, also im Gesundheitsdienst dem Schutz des Personals, das direkt oder indirekt mit der Versorgung von Patienten zu tun hat, und in der Wäscherei dem Schutz des dort arbeitenden Personals. Die UVV „Wäscherei" macht aber auch Vorschriften, die über ihren eigentlichen Verantwortungsbereich hinausgehen und außerdem sachlich fragwürdig sind.

Wäschekategorien

1981 veröffentlicht, geben die UVVen aber natürlich die Auffassung ihrer Zeit wieder und stimmen deshalb nicht zufällig mit den damaligen Empfehlungen der „Kommission für die Erkennung, Verhütung und Bekämpfung von Krankenhausinfektionen" des ehemaligen BGA überein. Darüber hinaus handelt es sich um juristische Texte und nicht um medizinische Verlautbarungen, selbst wenn sie medizinische Themen behandeln. Als solche dienen sie der Gefahrenabwehr und können deshalb über – im vorliegenden Fall medizinisch-hygienische – Erfordernisse hinausgehen. Nach der UVV „Wäscherei" wird Krankenhauswäsche abhängig von ihrem zu erwartenden Kontaminationsgrad in drei Gruppen eingeteilt (siehe Tab. 12.34). Diese Wäschekategorien machen jedoch keine Aussage darüber, ob beim Umgang mit der Wäsche ein tatsächliches Infektionsrisiko gegeben ist.

Das Personal in der Wäscherei muss immer sorgsam mit der Wäsche umgehen, damit es nicht zu einem direkten oder indirekten Kontakt kommt. Denn auch unter der normalen Krankenhauswäsche können Wäschestücke sein, die z.B. mit Stuhl eines Patienten kontaminiert sind, der unerkannt z.B. Salmonellen ausscheidet. Diese Wäsche wird nicht als „infektiöse" Wäsche gesammelt und transportiert, sondern wird zusammen mit der normalen Wäsche in denselben Maschinen gewaschen.

Die Einteilung in normale und sog. infektiöse Wäsche ist deshalb aus der Sicht der Infektionsprävention nicht sinnvoll. Vielmehr trägt sie zur Verwirrung des Personals und zu einer verzerrten Wahrnehmung der realen Infektionsgefahren bei. UVVen sind bindend; Sie dürfen jedoch nicht mit krankenhaushygienischen Erkenntnissen im Sinne wissenschaftlich fundierter Empfehlungen gleichgesetzt werden.

Tabelle 12.34 Wäschekategorien nach UVV.

„Infektionsverdächtige Wäsche"	• Normale Krankenhauswäsche • Hauptteil der Krankenhauswäsche • Wäsche von Patienten ohne Infektionen bzw. mit nicht meldepflichtigen Infektionen • Gebrauchte, aber nicht notwendigerweise auch sichtbar verschmutzte Wäsche • Mit Blut oder Stuhl kontaminierte Wäsche von Patienten mit nicht meldepflichtigen Infektionen und ohne Infektionen • Laut UVV „desinfizierendes" Waschverfahren erforderlich
„Infektiöse Wäsche"	• Wäsche von Patienten mit meldepflichtigen Infektionen (gemäß §§ 6, 7 IfSG) unabhängig davon, ob sie auf Allgemein- oder Intensivstationen oder in einem Einzelzimmer versorgt werden • Dazu gehört nur der Anteil der Wäsche, der mit infektiösem Material kontaminiert ist, nicht die gesamte Wäsche der Patienten. • Laut UVV ein Waschverfahren erforderlich, das die Wäsche „desinfiziert"
„Hochinfektiöse Wäsche"	• Wäsche von speziellen Infektionsstationen, auf denen Patienten mit in der Regel hochkontagiösen Infektionen, wie z.B. hämorrhagischem Fieber, gepflegt werden • Eine Desinfektion dieser Wäsche soll schon am Sammelort, also noch vor dem Transport in die Wäscherei, stattfinden. • Diese Wäschekategorie kommt in normalen Krankenhäusern nicht vor, weil die Patienten in Spezialkliniken versorgt werden.

„Desinfizierend waschen" vs. „desinfizieren"

Es wird in der UVV nicht konkret dargelegt, worin der Unterschied zwischen „desinfizierend waschen" und „desinfizieren" bei normaler Krankenhauswäsche und der Wäsche von Patienten mit meldepflichtigen übertragbaren Krankheiten liegt. Ausgeführt wird aber, wann diese Forderungen als erfüllt angesehen werden (siehe Tab. 12.35). Der praktisch relevante Unterschied besteht darin, dass beim desinfizierenden Waschen kein Waschverfahren aus der RKI-Liste verwendet werden und dass der Desinfektionsvorgang nicht bereits vor dem ersten Ablassen der Flotte abgeschlossen sein muss. Die UVV-Forderungen sind aber zumindest irreführend, weil nämlich Mittel und Verfahren der RKI-Liste nur auf ausdrückliche Anordnung des Gesundheitsamtes angewendet werden müssen. Der Text der UVV „Wäscherei" wird allerdings meist so verstanden, dass bei der sog. infektiösen Wäsche die Mittel und Verfahren der RKI-Liste immer angewendet werden müssen.

Mit der Forderung aber, dass die Desinfektion vor dem erstmaligen Ablassen der Flotte abgeschlossen sein müsse, verlässt die UVV ihren Zuständigkeitsbereich, nämlich den Schutz des in der Wäscherei tätigen Personals. Ob nämlich das Abwasser durch mikrobiell kontaminierte Flotte belastet wird, hat für den Schutz des Wäschereipersonals keine Bedeutung. Außerdem ist dies auch für die Gesundheit der Bevölkerung angesichts der sonstigen mikrobiellen Belastung von Abwasser innerhalb und außerhalb von Krankenhäusern irrelevant.

Organisation der Ver- und Entsorgung

Wäschesammlung

Die Wäsche wird bereits auf den Stationen etc. sortiert in den entsprechenden Wäschesäcken gesammelt, damit spätere Manipulationen nicht nötig sind. Fleckenwäsche soll getrennt gesammelt werden, damit sie in der Wäscherei sofort besonders behandelt werden kann.

Stoffsäcke. Wickelsäcke aus ausreichend dichtem und widerstandsfähigem Material öffnen sich in

Tabelle 12.35 Waschverfahren gemäß UVV.

„Desinfizierend waschen"	• Freie Wahl des Waschverfahrens • Beendigung des Desinfektionsvorgangs vor Beginn der Spülphase
„Desinfizieren"	• Anwendung von Mitteln und Verfahren der RKI-Liste • Desinfektionsvorgang vor dem ersten Ablassen der Flotte abgeschlossen

der Maschine, sodass es nicht zu einem Kontakt des Wäscherei-Personals mit der Wäsche kommt (siehe Abb. 12.13).

Foliensäcke. Bei feuchter oder nasser Wäsche müssen Plastiksäcke eingesetzt werden, die vor Beladung der Waschmaschine aufgeschlitzt werden müssen, wodurch ein Kontakt des Personals mit der Wäsche zwar möglich ist, aber in der Regel nicht stattfindet.

Der Wäschetransport soll so organisiert werden, dass keine langen Lagerzeiten entstehen. Bis zur Abholung soll die Wäsche in einem trockenen, möglichst kühlen Raum gelagert werden.

Wäschetransport

Die Wäschesäcke müssen so transportiert werden, dass eine versehentliche Öffnung bzw. ein Aufplatzen nicht möglich sind. Deshalb sollen sie während des Transports nicht gestaucht und nicht geworfen werden. Durchfeuchtete Säcke, die keinen flüssigkeitsdichten Schutzsack haben, müssen mit Handschuhen umgelagert werden. Es sollen Transportcontainer verwendet werden, die in vollautomatischen Anlagen gereinigt werden können. Durch geeignete Organisation muss sichergestellt werden, dass die Container sofort nach dem Transport der Schmutzwäsche gereinigt werden, um sie für den Rücktransport der sauberen Wäsche wieder einsetzen zu können.

Arbeitsabläufe in der Wäscherei

Auf beiden Seiten der Wäscherei müssen genügend Handwaschbecken und Spender für Flüssigseife

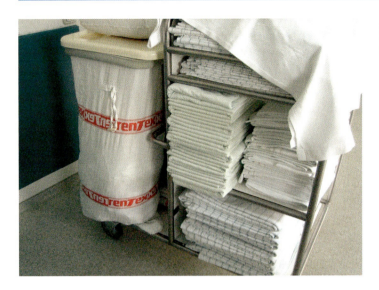

Abb. 12.13 Wäschewagen mit Wickelsäcken und Wäschevorrat (Foto: I. Kappstein).

und Händedesinfektionsmittel vorhanden sein. Eine Klimatisierung ist notwendig zur Regelung der Raumtemperatur und Luftfeuchtigkeit, nicht aber zum Schutz der Wäsche vor Kontamination. Die Arbeitsabläufe beim Umgang mit schmutziger und sauberer Wäsche werden durch räumliche Trennung erleichtert (siehe Tab. 12.36). Die frische Wäsche muss in der Wäscherei sauber und trocken in Regalen, auf Tabletts oder in Schränken bis zum Transport zu den Bedarfsstellen gelagert werden. Zum Transport wird die Wäsche unverpackt in die gereinigten Container legen (bei Verpackung in Folie ist die Bildung von Kondenswasser möglich, wenn die Wäsche beim Einpacken noch warm ist). Saubere Wäsche muss in der Wäscherei und auf den Stationen etc. mit sauberen Händen, d. h. gewaschen oder desinfiziert, versorgt werden.

Tabelle 12.36 Räumliche Trennung in der Wäscherei.

Unreiner Bereich	• Beladeseite der Waschautomaten • Zugang zur Waschanlage für die Transportcontainer • Schutzkleidung für das Personal, um Kontakt mit der kontaminierten Wäsche zu verhindern, d. h. auch Handschuhe (Haarschutz nicht erforderlich, ggf. langes Haar zusammenbinden) • Wegen des prinzipiellen Infektionsrisikos in diesem Bereich weder essen noch trinken noch rauchen
Reiner Bereich	• Entnahme der sauberen Wäsche • Trocknen, Pressen, Mangeln • Beladung der gereinigten Transportcontainer • Schutzkleidung für das Personal, um die saubere Wäsche vor Kontamination zu schützen (Haarschutz nicht erforderlich, ggf. langes Haar zusammenbinden) • Personal an den Mangelplätzen darf wegen der hohen Umgebungstemperatur Getränke zu sich nehmen

Dezentrale Waschmaschinen

In Krankenhausbereichen, in denen spezielle Wäsche anfällt, wie z. B. die vielen kleinen bunten Wäscheteile (darunter auch Wollsöckchen) auf Früh- und Neugeborenen-Stationen, oder in denen das Wäschewaschen zum therapeutischen Konzept gehört, wie in der Psychiatrie, können auch dezentrale Haushaltswaschmaschinen verwendet werden.

12.16 Zahn-Mund-Kiefer-Heilkunde

Patienten und Personal in der Zahnmedizin können über Blut, Speichel und respiratorische Sekrete mit verschiedenen potenziell pathogenen

Mikroorganismen in Kontakt kommen (siehe Kap. 4) [130, 806]. Am häufigsten werden in diesem Zusammenhang blutassoziierte Viren, wie HBV oder HIV, genannt (siehe Kap. 6), aber auch Herpes-simplex Virus (HSV), Mycobacterium tuberculosis und andere Bakterien, wie Staphylokokken und Streptokokken, kommen in Betracht. Prinzipiell kann man neben den durch Blut übertragbaren Viren mit allen Erregern rechnen, die im Respirationstrakt vorkommen können.

Personalschutz

Impfungen

Der häufige Kontakt mit Blut und respiratorischem Sekret führt zu einem hohen Expositionsrisiko mit Erregern, gegen die z. T. Impfungen verfügbar sind. Deshalb soll Personal in der Zahnmedizin möglichst alle relevanten Impfungen erhalten, wenn nicht ohnehin schon durch natürlichen Kontakt Immunität besteht. Im Vordergrund steht die Impfung gegen Hepatitis B, aber auch die Immunität gegen die typischen Kinderkrankheiten, wie Masern und Mumps, sollte vorhanden sein.

Händehygiene

Händewaschen/Händedesinfektion. Für Händewaschen und Händedesinfektion gelten die üblichen Regeln bei Kontakt mit Patienten (siehe Kap. 7). Berücksichtigt werden muss, dass die Hände auch desinfiziert werden sollen, wenn man beispielsweise eine Prothese eines Patienten mit bloßen Händen berührt hat, weil dabei ein Kontakt mit Speichel, aber nicht selten auch mit Blutresten stattfindet.

Einmalhandschuhe. Um direkten Kontakt mit Patientenmaterial zu vermeiden, sollen für derartige Tätigkeiten (z. B. auch bei der Vorbereitung extrahierter Zähne für Unterrichtszwecke) Schutzhandschuhe getragen werden, bei deren Gebrauch die üblichen Regeln gelten (siehe Kap. 7). Meist wird empfohlen, die Handschuhe zwischen den Patienten nicht zu waschen oder zu desinfizieren, weil dadurch abhängig von der Qualität der Handschuhe das Material durchlässig werden kann [610]. Ebenso muss beachtet werden, dass das Handschuhmaterial undicht werden kann, wenn Handschuhe über die von der Händedesinfektion noch alkoholfeuchten Hände gezogen werden [610]. Als allgemeine Regel gilt, dass die Perforationsrate von Handschuhen mit zunehmender Tragedauer steigt. Zur (unsichtbaren) Perforation kann es bei Handschuhen minderer Qualität sogar schon beim Anziehen kommen [610]. Beim Einkauf von Handschuhen müssen diese Aspekte neben ökonomischen Erwägungen ebenfalls berücksichtigt werden; denn Handschuhe müssen einen sicheren Schutz gewähren.

Schutzkleidung

Kittel. Eine besondere Schutzkleidung über der Arbeitskleidung ist immer dann erforderlich, wenn es zu grober Verunreinigung mit Patientenmaterial kommen kann (siehe Kap. 7).

Maske und Augen- bzw. Gesichtsschutz. Die zahnmedizinische Behandlung bedingt, dass ein Kontakt von Speichel, respiratorischem Sekret und Blut mit dem Gesicht des Personals häufig ist. Deshalb soll mindestens ein Mundschutz getragen werden, um den direkten Schleimhautkontakt zu vermeiden [130, 168, 806].

Da aber ein Kontakt mit der Bindehaut des Auges ebenfalls möglich ist, müssten auch Schutzbrillen oder sogar ein zusammenhängender Gesichtsschutz getragen werden. In der Regel aber trägt das Personal in der Zahnmedizin nur Masken. Entsprechende Schutzmaßnahmen sind auch für das Personal im zahntechnischen Labor erforderlich.

Reinigung und Desinfektion

Alle wiederverwendbaren Gegenstände, die mit dem Patienten in Kontakt kommen, müssen nach der Anwendung gründlich gereinigt werden. Ob sie bei der weiteren Dekontamination nur desinfiziert oder sogar sterilisiert werden müssen, hängt davon ab, mit welchem Risiko der Erregerübertragung sie assoziiert sind (kritische, semi-kritische, nicht kritische Gegenstände; siehe Kap. 8).

Instrumente

Maschinelle Aufbereitung. Thermostabile Gegenstände sollen nach Möglichkeit immer in Reinigungs- und Desinfektionsgeräten (RDG) vollautomatisch gereinigt, thermisch desinfiziert und getrocknet werden. Ist Sterilität bei der Anwendung Voraussetzung, werden sie anschließend verpackt und autoklaviert.

Manuelle Aufbereitung. Wenn eine maschinelle Aufbereitung nicht möglich ist, müssen entsprechende Vorsichtsmaßnahmen getroffen werden, damit es nicht zu einer Verletzung beim Umgang mit scharfen oder spitzen Gegenständen kommen kann:
- Benutzte Gegenstände werden sofort nach der Anwendung in einem Behälter mit einer Reinigungslösung auf einem Sieb abgelegt, damit es nicht zur Antrocknung von Blutresten etc. kommt.
- Zur Unterstützung der manuellen Reinigung können die Gegenstände mit dem Sieb in ein Ultraschallbad gestellt werden.
- Anschließend werden sie sorgfältig manuell gereinigt.
- Für die weitere endgültige Dekontamination sollen daran anschließend auch semi-kritische Gegenstände, die an sich nur desinfiziert werden müssen, autoklaviert werden, weil die chemische Desinfektion weniger sicher und mit einer vermeidbaren Personalbelastung verbunden ist.

Hand- und Winkelstücke. Eine Kontamination mit Patientenmaterial im Innern und die intraorale Freisetzung dieser Reste bei der Behandlung des nächsten Patienten sind möglich (siehe Abb. 12.**14**)

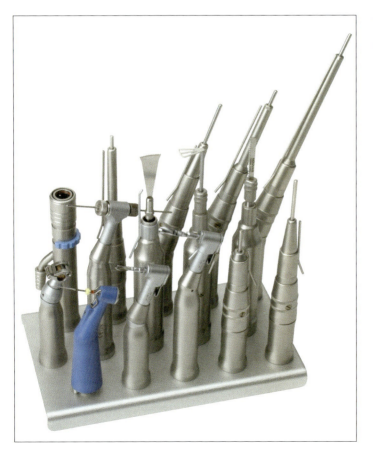

Abb. 12.**14** Hand- und Winkelstücke (Werkfoto Nouvag GmbH, Konstanz).

[44, 130, 468, 469]. Reinigung und chemische Desinfektion im Innern bei der Aufbereitung sind aber nur begrenzt effektiv. Deshalb müssen die Instrumente nach jedem Gebrauch für ca. 30 sec mit Wasser durchgespült werden, um Reste von Patientenmaterial auszuspülen. Anschließend wird eine Sterilisation, vorzugsweise im Autoklaven, durchgeführt.

Zur Reduktion der Keimzahl (Zunahme von Wasserbakterien bedingt durch die Wasserstagnation über Nacht bzw. über das Wochenende) in den Wasserleitungen, an die die Handstücke angeschlossen sind, werden zu Beginn jedes Arbeitstages die Handstücke abgenommen, damit das Wasser zum Ausspülen der Leitung für einige Min frei laufen kann [591]. Alle anderen intraoral angewendeten Instrumente, die mit der Behandlungseinheit und den Luft- und Wasserleitungen verbunden und abnehmbar sind, sollen ebenso wie die Handstücke aufbereitet werden. Dasselbe gilt für das Durchlüften bzw. -spülen der Luft- und Wasserleitungen, die die anderen Instrumente, z. B. auch die Speichelabsauger, versorgen.

Maßnahmen im zahntechnischen Labor. Alle Gegenstände und Materialien, die im Mund des Patienten angewendet wurden (z. B. Abdruckmaterial, Prothesen), müssen vor der Behandlung im Labor sowie im Anschluss daran, bevor sie in den Mund des Patienten eingesetzt werden, gereinigt und desinfiziert werden. Die Entscheidung, welche Mittel eingesetzt werden sollen, muss nach Rücksprache mit dem Hersteller getroffen werden, weil einzelne Materialien gegenüber chemischen Einflüssen sehr empfindlich sein können.

Flächenreinigung. Nach jeder Behandlung werden sämtliche glatten Flächen der Behandlungseinheit mit Reinigungslösung abgewischt. Nach Kontamination, z. B. durch den bei der Behandlung freigesetzten Sprühnebel, kann mit einem alkoholischen Flächendesinfektionsmittel desinfiziert werden. Ggf. schwer zu reinigenden Flächen können bei der Behandlung abgedeckt werden, um sie vor Kontamination infolge Aerosolbildung zu schützen. Alle übrigen Flächen im Behandlungsraum werden normalerweise mit Reinigungsmittel gesäubert.

12.17 Zentrale Sterilgutversorgung

Zentrale Abteilungen für die Dekontamination sowie Desinfektion bzw. Sterilisation wiederverwendbarer Gegenstände (ZSVA = zentrale Sterilgutversorgungsabteilung, obwohl dort nicht nur Sterilgüter behandelt werden) haben den Vorteil, dass speziell geschultes Personal und leistungsfähige Reinigungs- und Desinfektionsmaschinen sowie verschiedene Sterilisatoren zur Verfügung stehen, sodass bei guter Organisation der Abläufe ein hohes Maß an Sicherheit gewährleistet und gleichzeitig ökonomisch gearbeitet werden kann. Die Abteilung ist zuständig für die Bereitstellung von desinfiziertem und sterilisiertem Material, dessen Verteilung auf die einzelnen Verbrauchsstellen sowie für Wartung, Reparatur, Lagerhaltung und Ersatzbeschaffung der Gegenstände. Eine gute wechselseitige Kooperation zwischen zentraler Aufbereitung und Verbrauchsstellen sowie klare Organisationsstrukturen sind wichtige Voraussetzungen für störungsfreie Abläufe. Die Betreuung der Abteilung durch die Krankenhaushygiene kann sich auf die Beratung bei besonderen Fragen beschränken, weil das leitende Personal der zentralen Aufbereitung speziell ausgebildet und deshalb am besten in der Lage ist, die Ver- und Entsorgung in allen Einzelheiten zu organisieren (für genauere Informationen zu Reinigung, Desinfektion und Sterilisation siehe Kap. 8).

Organisatorische Struktur

Personal

Umkleide. Das Personal betritt die Abteilung über die Umkleideräume, wo die krankenhausübliche Arbeitskleidung (meist OP-Bereichskleidung) angezogen wird. Für Arbeiten im unreinen Bereich werden flüssigkeitsdichte Schürzen übergezogen.

Zuordnung der Arbeitsplätze. Eine Trennung der Arbeitsbereiche wird durch feste Zuordnung des Personals zu bestimmten Arbeitsplätzen erreicht, die nach Abschluss der einzelnen Tätigkeiten aber auch gewechselt werden können. Dadurch findet auch eine personelle Trennung von unreinem und reinem Bereich statt.

Personalschutz. Der Umgang mit kontaminierten Instrumenten und anderen Gegenständen bedeutet, dass für das Personal ein grundsätzliches Infektionsrisiko besteht, das durch geeignete organisatorische Maßnahmen auf das erreichbare Minimum reduziert werden muss. Hinzu kommt, dass nicht nur kontaminierte, sondern häufig auch scharfe oder spitze Gegenstände gehandhabt werden müssen, sodass zusätzlich ein Verletzungsrisiko vorhanden ist, welches das Infektionsrisiko erhöht. Zum Schutz des Personals müssen deshalb entsprechende Vorkehrungen getroffen werden (siehe Tab. 12.**37**):
- Schutzkleidung, ggf. mit flüssigkeitsdichten Schürzen,
- Handschuhe,
- Ggf. Maske und Schutzbrillen bzw. Gesichtsschutz,
- Annahme des kontaminierten Materials so organisieren, dass möglichst kein direkter Kontakt besteht (z. B. kein Vorsortieren der Instrumente vor Beladung der Reinigungs- und Desinfektionsmaschinen),
- Bei Notwendigkeit der manuellen Reinigung und Desinfektion spezieller Gegenstände geeigneten Arbeitsplatz richten, an dem ausreichend Platz vorhanden und dadurch ungestörtes Arbeiten möglich ist,
- Regelmäßige Schulung des Personals im Umgang mit kontaminierten Gegenständen,
- Hepatitis B-Impfung.

Flächenreinigung

Flächen (inkl. Fußboden) werden normalerweise mit Reinigungsmittel gewischt. Eine desinfizierende Reinigung ist nur als gezielte Desinfektion nach Kontamination mit potenziell infektiösem Material erforderlich.

Besucher

Normalerweise brauchen sich Besucher nicht umzuziehen, sondern können die gesamte Abteilung in Straßenkleidung besichtigen (gilt auch für den Bereich des Sterillagers, weil die Besucher nur durchgehen und sich umschauen). Besucher aus anderen ZSVAen ziehen sich dann um, wenn sie die einzelnen Arbeitsabläufe aus nächster Nähe betrachten wollen.

RLT-Anlage

Eine mechanische Belüftung zur Regelung von Temperatur und Luftfeuchtigkeit sowie zum Schutz des Personals bei Vorhandensein von Gassterilisatoren ist erforderlich, eine spezielle Filte-

Tabelle 12.**37** Schutzmaßnahmen für das Personal in der ZSVA.

Händedesinfektion	• Nach Kontakt mit potenziell infektiösem Material • Nach Einräumen der Reinigungs- und Desinfektionsgeräte • Vor dem Verpacken • Nach Ausziehen von Handschuhen • Bei Übergang in den reinen Bereich
Handschuhe	• Zur Vermeidung einer groben Kontamination der Hände • Bei Umgang mit scharfen oder spitzen Gegenständen • Bei Wunden an den Händen
Maske	• Wenn Verspritzen von potenziell infektiösem Material möglich ist (ggf. auch Schutzbrille oder Gesichtsschutz) • Im reinen Bereich beim Verpacken oder im Sterillager nicht erforderlich
Kopfschutz	• Bei Sortieren und Verpacken von dekontaminiertem Material für die Sterilisation • Sonst nur ggf. langes Haar zusammennehmen

rung der Luft wie in Operationssälen zum Schutz der Instrumente etc. vor einer Kontamination aus der Luft jedoch nicht (siehe Kap. 14).

Organisation der Materialaufbereitung

Die räumliche Aufteilung muss so organisiert sein, dass keine sich überschneidenden oder gegenläufigen Arbeitsabläufe entstehen, um eine Rekontamination bereits dekontaminierter Gegenstände zu vermeiden. Man hat deshalb eine Unterteilung in zwei Hauptarbeitsbereiche vorgenommen (siehe Tab. 12.38).

Dekontamination

Transport und Anlieferung. Die Organisation der zentralen Aufbereitung beginnt bereits in den Ver-

Tabelle 12.38 Arbeitsbereiche in der ZSVA.

Unreiner Bereich	• Anlieferungszone • RDG und Beladungsseite der Taktbandanlagen sowie Beladungsseite der Waschanlage für die Transportwagen • Arbeitsplätze für die manuelle Aufbereitung z. B. empfindlicher Gegenstände, die nicht maschinell dekontaminiert werden können
Reiner Bereich	• Entladeseite von Durchlade-RDG oder der Taktbandanlagen • Funktionsprüfung, Sortieren, Verpacken • Sterilisation mit Durchladesterilisatoren als Trennwand zum Sterillager • Ggf. Sterillager mit Materialausgabe an den Operationsbereich (z. B. über „reinen" Aufzug, der auch vom Operationspersonal benutzt werden kann) • Versorgungszone

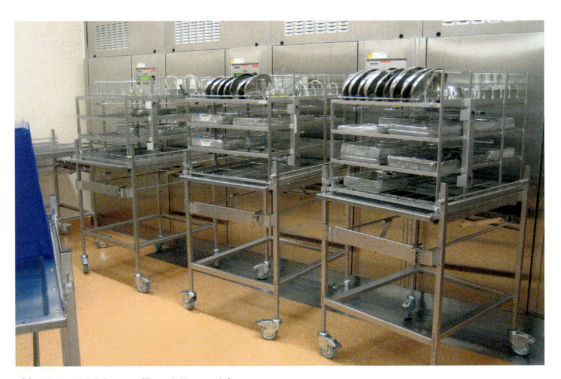

Abb. 12.15 RDG-Spange (Foto: I. Kappstein).

brauchsstellen, wo kontaminierte Gegenstände anfallen. Deshalb muss auch der Transport durch die ZSVA geregelt werden:
- Die Organisation der Entsorgung auf den Stationen muss den Schutz des dort arbeitenden Personals ebenfalls berücksichtigen: Kontaminierte Instrumente, bei deren Handhabung Verletzungsgefahr besteht, müssen sofort nach der Anwendung transportfähig entsorgt werden, sodass keine Manipulationen, z.B. manuelle Vorreinigung, mehr erforderlich sind.
- Für den Transport müssen geeignete verschließbare Behälter verwendet werden, um eine Kontamination von Personal und Umgebung sicher zu verhindern.
- Die Instrumente müssen geöffnet und in der Regel trocken entsorgt werden. Ggf. können sie in Reinigungslösung eingelegt werden, um bei längerer Dauer der Lagerung bis zur Aufbereitung das Antrocknen von Blut zu verhindern. Dafür müssen Behälter mit gut schließendem Deckel verwendet werden. Die Lösung soll nur bis zu einem Drittel des Volumens aufgefüllt werden.
- Transportbehälter müssen thermisch desinfizierbar sein, und die Transportwagen sollen in spezielle Anlagen gereinigt werden.

Ultraschallbad. Zur Verbesserung des Reinigungserfolges bei stark verschmutzten Gegenständen können Instrumente im Ultraschallbad in einer Reinigungslösung vorgereinigt werden. Desinfektionslösungen sollen dafür nicht verwendet werden, weil es zu diesem Zeitpunkt um die Reinigung von organischen Verschmutzungen geht, aber nicht um die Desinfektion mikrobieller Kontaminationen.

Reinigungs- und Desinfektionsmaschinen (RDG). Für thermostabile Gegenstände sollen nur thermische Verfahren eingesetzt werden, bei denen

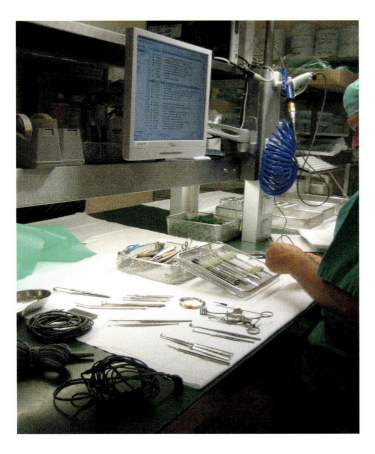

Abb. 12.**16** Packtisch (Foto: I. Kappstein).

das Material mit Hilfe von Wasser, Temperatur und Reinigungsmitteln vollautomatisch gereinigt und desinfiziert wird (siehe Abb. 12.**15** und Kap. 8). Chemothermische Verfahren haben bei thermostabilem Material keine Vorteile, sondern sollen nur bei Gegenständen verwendet werden, die Temperaturen über 60 °C nicht aushalten, wie z. B. flexible Endoskope. Für die korrekte Bestückung der Maschinen stehen speziell konzipierte Einsatzkörbe zur Verfügung, die eine zuverlässige Reinigung und Desinfektion auch sonst nur schwer zu reinigender Gegenstände, wie z. B. langer Schläuche, möglich machen.

Trocknen. Gegenstände, die in den RDG nicht vollständig trocken geworden sind, können anschließend in einen Trockenschrank gelegt werden, bevor sie verpackt oder gelagert bzw. an die Verbrauchsstellen zurückgegeben werden. Gegenstände mit Lumen werden innen mit Druckluft getrocknet.

Funktionsprüfung, Sortieren und Verpacken

Nach Dekontamination und Trocknung werden die Gegenstände auf Funktionstüchtigkeit überprüft und ggf. mit speziellen Pflegemitteln behandelt; beschädigte Gegenstände werden aussortiert. Anästhesiezubehör und anderes Material, das nicht sterilisiert werden muss, kann z. B. in saubere Tücher eingeschlagen oder in Staubschutzbeutel gelegt werden. Gegenstände, die sterilisiert werden müssen, werden entweder in Sterilisierfolie eingeschweißt oder in speziellen Containern verpackt (siehe Abb. 12.**16**).

Sterilisation

Thermostabile Gegenstände werden autoklaviert (siehe Abb. 12.**17**). Bei thermolabilen Gegenständen werden Niedertemperaturverfahren angewendet, wobei heute als Gassterilisation fast nur

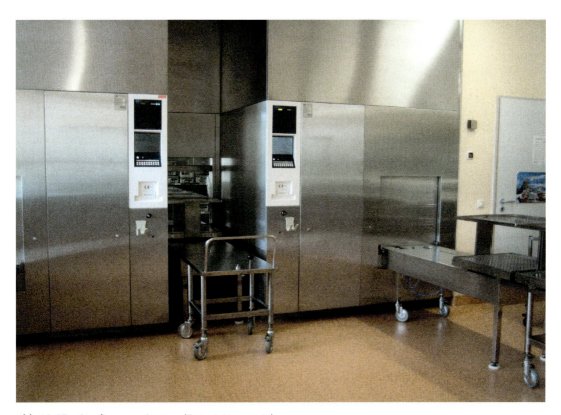

Abb. 12.**17** Sterilisatoren-Spange (Foto: I. Kappstein).

das Verfahren mit Formaldehyd verwendet wird. Inzwischen kommt aber zunehmend auch die Plasmasterilisation zur Anwendung.

Überprüfung der RDG und Sterilisatoren

Zu den Aufgaben des Personals der Abteilung gehört die Überprüfung der Maschinen, für die sie verantwortlich sind, also der Automaten für Reinigung und Desinfektion sowie der Apparate für die Sterilisation. Das Personal der Krankenhaushygiene soll hier selbstverständlich beratend zur Seite stehen, wenn dies gewünscht wird. Die Überprüfung der Apparate soll aber nicht zu den wesentlichen Aufgaben der Hygienefachkräfte gehören, weil ihre Kapazitäten für die Bereiche der Infektionsprävention im Krankenhaus benötigt werden, für die es sonst kein speziell ausgebildetes Personal gibt. Sofern eine ZSVA validiert worden ist, erübrigen sich mikrobiologische Überprüfungen.

13 Umgebung des Patienten

Die sog. unbelebte Umgebung eines Krankenhauses ist normalerweise mikrobiell kontaminiert, also im strengen Sinne nicht unbelebt. So lassen sich patientennah und -fern auf Gegenständen aller Art verschiedene Bakterien nachweisen, darunter auch solche, die als Infektionserreger bekannt sind. Besonders stark aber ist der Mensch selbst Träger von Bakterien und anderen Mikroorganismen.

Mensch und Mikroorganismen
Der Mensch ist „eingetaucht" in Bakterien und andere Mikroorganismen: Sie leben in unseren Körpern, in unserer Nahrung und in allem, was uns umgibt. Wir können ohne sie nicht leben.

Meist kommen sie dennoch als Erregerreservoir für nosokomiale Infektionen nicht in Betracht, was daran liegen könnte, dass sie durch ihr – wenn auch nur vorübergehendes – Dasein außerhalb des menschlichen Organismus in ihrer Virulenz geschädigt sind [374]. Möglicherweise ist diese Anpassung an die unbelebte Umgebung der Preis, den das Bakterium zahlt, um außerhalb des Organismus überleben zu können. Dies konnte in besonders zahlreichen Untersuchungen für A-Streptokokken gezeigt werden, scheint aber auch für S. aureus Gültigkeit zu haben [395]. Bakterien aus der Umgebung des Patienten könnten jedoch dann zu einem Infektionsrisiko werden, wenn sie mit („empfänglichen") Körperstellen des Patienten in Kontakt kommen würden, die Bakterien die Möglichkeit zur Adhäsion bieten, wie z. B. Wunden, und deshalb vor einer Kontamination geschützt werden müssen. Dies kann durch Beachtung der Maßnahmen der Standardhygiene vermieden werden (siehe Kap. 7).

Obwohl es keine Beweise gibt, dass Kontaminationen an Oberflächen in der Umgebung des Patienten die Ursache für nosokomiale Infektionen sein können, wird gerade dies jedoch sehr häufig behauptet, und es gibt viele Untersuchungen, in denen Bakterien, die in der Umgebung von Patienten gefunden wurden, als gesichertes exogenes Erregerreservoir beschrieben werden, weil dieselben Erreger aus Infektionsherden der Patienten angezüchtet werden können [374]. Dafür werden diverse „Belege" mit unterschiedlicher Plausibilität bzw. Evidenz genannt, die in der Infobox mit aufsteigender Bedeutung dargestellt sind [374].

Evidenzstufen für die Umgebung als Ursache für Infektionen
1. **Nach Kontamination überlebt der Erreger auf Oberflächen.** Allein die Tatsache, dass ein Erreger einige Zeit nach der Kontamination einer Oberfläche noch kultivierbar ist, ist kein Beleg dafür, dass er von dort übertragen werden und eine Infektion verursachen kann.
2. **Der Erreger kann von Gegenständen der aktuellen Patientenversorgung isoliert werden.** Wenn ein Erreger, der bei einem Patienten zu einer Besiedlung oder Infektion geführt hat, auch an Gegenständen für seine Versorgung, wie z. B. Stethoskopen oder PC-Tastatur, gefunden wird, ist dies kein Beleg dafür, dass die Besiedlung des Patienten von dort ihren Ausgang genommen hat (siehe Abb. 13.1). Wahrscheinlicher ist, dass der Erreger vom Patienten auf den Gegenstand

gelangt ist, z. B. via Händekontamination beim Personal.
3. **Der Erreger kann sich in einem exogenen Reservoir vermehren.** Dies ist insbesondere von Bedeutung für intravenöse Lösungen. Voraussetzung für eine Infektion des Patienten ist jedoch, dass genügend Zeit für die Vermehrung gegeben ist, weil eine Kontamination mit einzelnen Bakterienzellen in aller Regel selbst bei i.v. Zufuhr nicht zu einer Infektion führen wird. Deshalb sollen intravenöse Medikamente nicht vorgerichtet werden. Allein die Tatsache aber, dass eine Vermehrung in einer i.v. Lösung oder in einem anderen Medikament möglich ist, stellt keine ausreichende Erklärung dar. Dafür wären der mikrobiologische und molekularbiologische Nachweis der genotypischen Identität im Medikament etc. die entscheidende Voraussetzung. Dasselbe gilt für kontaminierte und über längere Zeit, z. B. auch bei verschiedenen Patienten, eingesetzte Pflegemittel (z. B. Hautlotion).
4. **Das Auftreten eines Erregers kann bei manchen Patienten durch keine andere Art der Übertragung erklärt werden.** Umgebungsfaktoren allein dadurch für Erregerübertragungen verantwortlich zu machen, dass andere Erklärungsmodelle nicht vorhanden sind, wäre nur dann überzeugend, wenn es sich um eine große Zahl von Erregerübertragungen bzw. Infektionen (= Ausbruch) handelte, die nicht anders erklärt werden könnte. Es waren aber bei allen Publikationen dieser Art immer nur sehr wenige Patienten, für die eine Übertragung aus der Umgebung, z. B. für S. aureus via Luft, aufgrund fehlender anderer Ursachen angenommen wurde.
5. **Retrospektive Fall-Kontroll-Studien zeigen eine Assoziation zwischen Infektion und Umgebungskontamination.** Bestätigt wird der Zusammenhang dann, wenn die Kontrollen, d. h. die Patienten ohne Kolonisation oder Infektion, eine geringere Exposition hatten als die „Fälle", d. h. die Patienten mit der betreffenden Kolonisation oder Infektion. Zusätzlich untermauert werden derartige Ergebnisse, wenn eine mikrobiologische Bestätigung möglich ist.
6. **Prospektive Beobachtungsstudien zeigen eine Assoziation zwischen Infektion und Umgebungskontamination**, wenn ein Gegenstand in mehrfacher Ausführung im Gebrauch ist. Solche Untersuchungen können ohne Randomisierung durchgeführt werden.
7. **Prospektive kontrollierte Studien**, bei denen ein bestimmter Gegenstand nur bei einer Gruppe von Patienten zum Einsatz kommt, zeigen eine Assoziation zwischen Infektion und Umgebungskontamination. Auch hier unterstützt die mikrobiologische Bestätigung den kausalen Zusammenhang. Idealerweise findet eine Randomisierung statt, um beide Gruppen zu bilden: Entweder wird dabei der Einfluss von zwei verschiedenen Gegenständen für denselben Zweck (z. B. textile Staubinden oder Stauschläuche aus Silikon) in den beiden Patientengruppen miteinander verglichen oder es wird untersucht, ob es Unterschiede in beiden Gruppen gibt, wenn eine Exposition nur bei einer Patientengruppe vorhanden ist, bei der anderen aber nicht. Dies ist bei Gegenständen möglich, die für die Patientenversorgung nicht essenziell sind oder nur bei bestimmten Patienten benötigt werden (z. B. Verbandsmaterial bei Patienten mit Wunden).

Die Ursache einer Kolonisierung oder Infektion soll nur dann in einem exogenen Reservoir gesehen werden, wenn positive Ergebnisse der Evidenzstufen 5–7 vorliegen. Molekularbiologische Typisierungsverfahren können zwar die Übereinstimmung von Isolaten bei Patienten und aus der Umgebung zeigen, jedoch wird dadurch nicht klar, ob die Erreger primär aus der Umgebung oder primär vom Patienten stammen.

13.1 Leitungswasser

Wasserbakterien, vor allem gramnegative Stäbchen, wie Pseudomonas spp., Acinetobacter spp., aber auch atypische Mykobakterien und Legionellen sowie Pilze kommen in wechselnder Häufigkeit und Keimzahl im Leitungswasser vor (innerhalb wie außerhalb von Krankenhäusern) [126, 609, 679, 698, 789]. Sofern aber der Grenzwert gemäß §7 Trinkwasserverordnung (TrinkwV) von 100 KBE/ml nicht (wesentlich) überschritten wird (und weder E. coli noch koliforme Bakterien als Hinweis auf fäkale Verunreinigung nachweisbar sind), kann Trinkwasser als unbedenklich angesehen werden. Bei der Verwendung von Leitungswasser in der Krankenversorgung können aber mit diesen normalen Kontaminationen u. U. Probleme

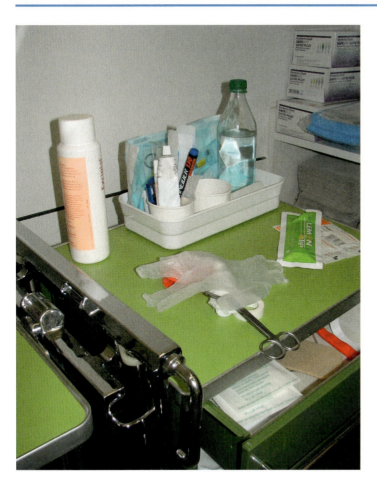

Abb. 13.**1** Gegenstände in der direkten Patientenumgebung (Foto: I. Kappstein).

verbunden sein, weshalb bei bestimmten Patienten Vorsichtsmaßnahmen sinnvoll sind [126, 609, 679, 698, 789].

Waschwasser

Wasserbakterien potenziell pathogen. Bei schwerkranken Patienten mit nicht intakter Haut (z.B. Wunden, Verbrennungen) kann es nach Kontakt mit kontaminiertem Leitungswasser zu lokalen oder systemischen Infektionen durch Wasserbakterien (z.B. Pseudomonas aeruginosa, Acinetobacter baumannii) kommen. Bei solchen Patienten sollte der Kontakt der Hautdefekte mit Leitungswasser nach Möglichkeit vermieden werden. So kann man dem Waschwasser von Polytraumapatienten mit großflächigen Hautabschürfungen PVP-Jodlösung in einer Verdünnung von 1:100 zusammen mit einem pflegenden Badezusatz als Schutz vor zu starker Austrocknung der Haut zusetzen (Lösung wirksam und stabil; nicht publizierte Untersuchungen). Für immunsupprimierte Patienten beispielsweise besteht prinzipiell ein erhöhtes Legionelloserisiko bei Verwendung von Leitungswasser für die Mund- und Gesichtspflege [126], weshalb sie dafür generell Mineralwasser zur Verfügung gestellt bekommen sollen [393, 397].

Flüssigseife mit Konservierungsstoffen. Auch Flüssigseife kann kontaminiert werden [686]. Dies muss schon beim Einkauf berücksichtigt werden, indem nur Produkte mit wirksamen Konservierungsstoffen ausgewählt werden. Der Hersteller muss außerdem zusichern, dass die Zusammensetzung des Produkts für die Laufzeit des Vertrages nicht geändert wird. Da ferner auch moderne, berührungsfreie Wasserarmaturen nicht vor einer Kontamination am Wasserauslass geschützt sind, sind im Umgang mit dem daraus entnommenen Wasser die gleichen Vorsichtsmaßnahmen wie bei den konventionellen Armaturen erforderlich [322].

Händekontamination in Hochrisiko-Bereichen. In Hochrisiko-Bereichen muss sich das Personal des potenziellen Risikos der Kontamination der Hände durch das Leitungswasser bewusst sein. Nach Kontakt mit Leitungswasser müssen die Hände gut getrocknet werden; vor allem aber müssen vor Tätigkeiten, bei denen kontaminationsfrei gearbeitet werden muss (z. B. Richten von Infusionsflaschen), die Hände desinfiziert werden.

Chirurgische Händedesinfektion mit antimikrobieller Flüssigseife. Wird z. B. wegen Unverträglichkeit alkoholischer Präparate für die präoperative Händedesinfektion antimikrobielle Flüssigseife verwendet, kann zum Abspülen der Seife dennoch Leitungswasser verwendet werden, weil die Keimzahlen gering sind und die Hände außerdem abgetrocknet werden, wodurch die Keimzahl reduziert wird. Es gibt außerdem keine Hinweise darauf, dass in Ländern, wie z. B. Großbritannien, in denen traditionell antimikrobielle Flüssigseifen (z. B. mit Chlorhexidinzusatz) anstelle von alkoholischen Händedesinfektionsmitteln verwendet werden, postoperative Infektionen im Operationsgebiet häufiger durch Wasserbakterien verursacht würden als z. B. in Deutschland, wo alkoholische Händedesinfektionsmittel Standard sind.

Strahlregler

Siebstrahlregler. Am Auslass des Wasserhahns angebracht, bewirken Strahlregler einen gerichteten Wasserstrahl und haben zusätzlich durch Zumischung von Luft einen wassersparenden Effekt. Bei Siebstrahlreglern sammeln sich jedoch auf den Sieben Konkremente aus der Wasserleitung (z. B. Kalk, Schmutzpartikel) an (siehe Abb. 13.2). Durch diese Verunreinigungen wird das Wachstum von Wasserbakterien gefördert [351, 389, 792]. Eine lokale „Anreicherung" am Wasserauslass muss demnach zusätzlich zur natürlichen Wasserkontamination beim Gebrauch von Leitungswasser berücksichtigt werden. Das bedeutet für die Praxis der Patientenversorgung, dass die Hände vor aseptischen Maßnahmen am Patienten desinfiziert werden müssen, weil sie durch Wasserkontakt kontaminiert worden sein können.

Lamellenstrahlregler. Als prinzipiell besser geeignete Alternative stehen Lamellenstrahlregler zur Verfügung, die anstelle eines horizontalen Siebes

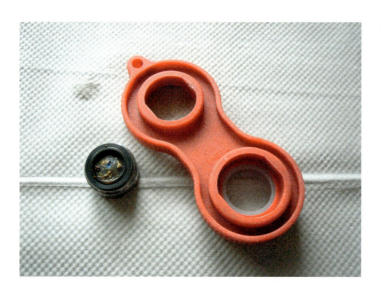

Abb. 13.**2** Siebstrahlregler mit Konkrementen aus der Wasserleitung (Foto: I. Kappstein).

radiär angeordnete, senkrecht stehende Lamellen haben.

Eismaschinen

Leitungswasserkontamination = Eiskontamination. Da Eismaschinen an das Leitungswassernetz angeschlossen sind, muss Eis immer als potenziell kontaminiert angesehen werden [111, 126, 679, 815]. Es soll deshalb nicht zur Kühlung von Getränken bei neutropenischen Patienten verwendet werden (dies gilt im Übrigen ebenfalls für Eis, das im Eisfach des Kühlschrankes aus nicht abgekochtem Leitungswasser hergestellt wird).

> **Minustemperaturen und Bakterienwachstum**
> Temperaturen unter null Grad Celsius werden von Bakterien ohne Schädigung der Zelle toleriert. Für die langfristige Aufbewahrung von Bakterienisolaten (sog. Stammsammlung) können Bakterien sogar bei minus 70 °C eingefroren werden. Nach dem Auftauen – ausgestrichen auf einer Agarplatte – vermehren sie sich bei Inkubation über Nacht wieder und bilden zahlreiche Kolonien, mit denen man anschließend im Labor wie nach der Erstisolierung arbeiten kann.

Kein Wundkontakt. Auch ein direkter Kontakt mit Wunden (z. B. sekundär heilende Operationswunden, Dekubituspflege, Physiotherapie) soll nicht stattfinden. Für die Physiotherapie kann z. B. Eis in wasserdichten Plastikbeuteln angewendet werden, wenn nicht Kühlaggregate bevorzugt werden.

Reinigung der Maschinen. Eismaschinen sollen regelmäßig (z. B. ¼-jährlich) gereinigt werden. Dazu muss der Eisbehälter entleert, mit Reinigungslösung ausgewischt und anschließend gründlich ausgespült werden [111]. Das Eis kann aber auch exogen bei der Entnahme kontaminiert werden, weil sowohl Bakterien als auch z. B. Dauerformen von Protozoen tiefe Temperaturen überleben (Übertragungen von z. B. Lamblien durch Eis, das zur Kühlung von Getränken verwendet wurde, sind beschrieben [620]). Zur Vermeidung exogener Kontaminationen muss deshalb Folgendes beachtet werden [111, 126]:
- Vor Entnahme Händedesinfektion,
- Eis nur mit dafür vorgesehener Schaufel entnehmen (dabei nur am Griff anfassen),
- Schaufel nicht in der Eismaschine liegen lassen, sondern außerhalb trocken und kontaminationsfrei lagern.

Wasserbad

Wärme fördert Bakterienwachstum. Wegen der normalen Kontamination des Leitungswassers müssen bei der Verwendung von Wasserbädern besondere Vorsichtsmaßnahmen beachtet werden, da durch die erhöhte Temperatur das Wachstum von Wasserbakterien noch gefördert wird [126, 679]:
- Die Wannen von Wasserbädern müssen in kurzen Abständen (mindestens einmal pro Woche) mit einem Reinigungsmittel gründlich ausgewischt werden, weil es unvermeidlich zur Bildung von Biofilmen durch Wasserbakterien kommt (Ausbrüche nosokomialer Infektionen z. B. mit Pseudomonas spp. oder Acinetobacter spp. im Zusammenhang mit Wasserbädern sind beschrieben).
- Unabhängig von der Reinigung sollen nur Wasserbäder verwendet werden, die sich zur thermischen Desinfektion der Wanne auf ca. 90 °C aufheizen lassen. Dies soll routinemäßig einmal täglich durchgeführt werden (z. B. bei Geräten, die zur Pasteurisierung von Muttermilch verwendet werden, um eine Cytomegalievirus-Übertragung auszuschließen).
- Kein Wasserbad für Blutprodukte und Infusionen.
- Zum Anwärmen von Blut/Blutprodukten und Infusionslösungen müssen wasserfrei arbeitende Geräte verwendet werden, um das Risiko der Kontamination mit Wasserbakterien auszuschließen.

Wasser für Vernebler

Aerosolbildung. Beim Vernebeln von Flüssigkeiten entstehen Aerosole, die vom Patienten inhaliert werden und bis in die tiefen Atemwege gelangen können [126, 393, 397]. Deshalb muss das dafür verwendete Wasser steril sein. Für die Inhalationstherapie im häuslichen Bereich kann Leitungswasser, das zunächst abgekocht wird, verwendet werden.

> **Merke**
>
> Leitungswasser darf nicht zum Befüllen der Wasserreservoire von Verneblern oder Inhaliergeräten verwendet werden, sondern es ist immer steriles Wasser erforderlich. Vernebler- und Inhalierkammern sollen nach jeder Anwendung austrocknen.

Thermische Desinfektion erforderlich. Vernebler und Inhaliergeräte müssen außerdem komplett auseinanderzunehmen und thermisch desinfizierbar sein (siehe Kap. 8), weil auch bei Verwendung von sterilem Wasser exogene Kontaminationen möglich sind; dies soll einmal täglich geschehen (im häuslichen Bereich z. B. 5 min. auskochen).

Blumenwasser

Das Wasser in Blumenvasen enthält schon nach kurzer Zeit sehr hohe Keimzahlen von vor allem gramnegativen Bakterien [126, 679]. Nach der Versorgung von Schnittblumen müssen deshalb die Hände desinfiziert werden. Patienten sollen sich nach der Versorgung ihrer Blumen die Hände waschen, abwehrgeschwächte Patienten sollen ihre Blumen aber nicht selbst versorgen. Patienten, die durch die von Pflanzen freigesetzten Schimmelpilzsporen gefährdet sind, sollen weder Schnittblumen noch Topfpflanzen im Zimmer haben (siehe Kap. 12.7).

13.2 Oberflächen

Über die Bedeutung und Behandlung von Oberflächen im Krankenhaus als potenzielles Erregerreservoir für nosokomiale Infektionen gibt es unter Krankenhaushygienikern immer noch konträre Ansichten. Die Diskussionen haben aber wenig dazu beigetragen, Klarheit darüber zu schaffen, welche Kontaminationen ein Risiko für den Patienten darstellen können und welche Dekontaminationsmaßnahmen demzufolge sinnvoll

bzw. erforderlich sind. Unbestritten ist, dass es in einem Krankenhaus sauber sein muss (siehe Abb. 13.3) [174, 196]. Differenzen gibt es darüber, ob für die routinemäßigen (meist aber nur 1× täglich durchgeführten) Reinigungsmaßnahmen von Oberflächen lediglich Reinigungsmittel verwendet werden sollen oder ob Desinfektionsmittel (mit Reinigungskomponente) erforderlich sind (siehe Kap. 8) [205, 421, 678, 748].

> **Merke**
>
> Sämtliche Oberflächen im Krankenhaus sollen möglichst immer optisch sauber, d. h. auch staubfrei sein. Ob die Flächenreinigung jedoch als desinfizierende Reinigung ausgeführt wird oder nur mit Zusatz eines Reinigungsmittels im Wischwasser, ist unerheblich. Das Risiko für nosokomiale Infektionen wird dadurch nicht beeinflusst.

Oberflächenkontamination

Immer mikrobiell kontaminiert. Decken, Wände, Oberflächen von Möbeln und Fußböden sind immer mikrobiell kontaminiert. Bei üblichen Kontakten mit Oberflächen und bei Einhaltung der Regeln der Asepsis während invasiver Maßnahmen ist damit jedoch kein Infektionsrisiko verbunden [126]. Besonders wichtig ist die Händehygiene, denn die meisten Erregerübertragungen kommen durch die Hände des Personals zustande. Flächenkontakt kann zu einer mikrobiellen Kontamination der Hände des Personals führen. Deshalb müssen die Hände vor Patientenkontakten, bei denen es zu einer Erregerübertragung kommen kann, wie z. B. bei Kontakt mit Wunden, zunächst desinfiziert werden. Dies gilt ohne Einschränkung auch dann, wenn die Flächenreinigung routinemäßig mit einem Desinfektionsmittel durchgeführt wird.

Flächendesinfektion „zu selten"? Deshalb kann die Flächenreinigung – über das Ziel der optischen Sauberkeit hinaus – als eine Maßnahme, die in den meisten Krankenhausbereichen nur einmal täglich und auch in Hochrisiko-Bereichen routinemäßig höchstens dreimal am Tag durchgeführt wird, für den Schutz des Patienten keine annähernd so hohe

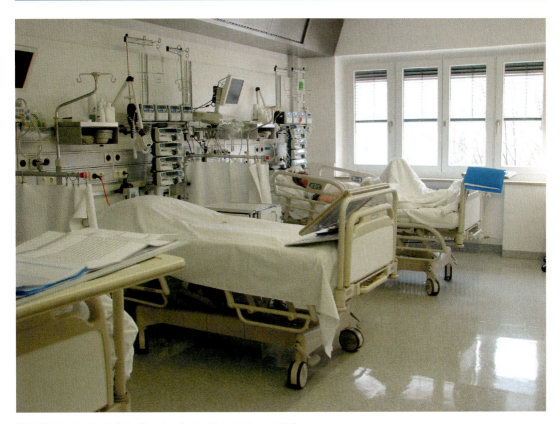

Abb. 13.3 Sauberkeit im Krankenhaus (Foto: I. Kappstein).

Bedeutung haben wie die Desinfektion der Hände. Für die routinemäßige Flächenreinigung sind deshalb normalerweise Reinigung und Trocknung ausreichend, denn schon kurze Zeit nach einer Flächendesinfektion sind die Ausgangskeimzahlen wieder erreicht (siehe Kap. 8) [35, 496]. Für die Reinigungsmaßnahmen nach akzidenteller Kontamination mit Patientenmaterial (z. B. Blut, Eiter) soll nach allgemeiner Auffassung generell eine desinfizierende Reinigung (sog. gezielte Desinfektion) durchgeführt werden. Dafür kann das hausübliche Reinigungsmittel in der üblichen Konzentration verwendet werden.

Reinigung optimieren. Da die mikrobielle Kontamination von Oberflächen in der Nähe der Patienten bzw. deren Re-Kontamination nicht zu verhindern ist, muss man durch ein geeignetes Reinigungsregime sicherstellen, dass die Bedingungen für Mikroorganismen so ungünstig sind, dass sie sich nicht vermehren können. Dies ist schon allein durch Reinigungsmaßnahmen zu erreichen: Optisch saubere und glatte Oberflächen ohne Rückstände, wie Sekrete oder Exkrete, in denen Bakterien lebensfähig bleiben können, sind aus mikrobiologischer Sicht für die normalen Kontakte bei der Patientenversorgung sicher, solange die allgemein akzeptierten Regeln der Händehygiene sowie der Asepsis im Umgang mit sog. kritischen Gegenständen beachtet werden.

Keine höhere Sicherheit durch routinemäßige Flächendesinfektion. Man kann auch mit einer routinemäßigen Flächendesinfektion auf den Stationen keine höhere Sicherheit für die Patienten erreichen. Vielmehr müssen optisch saubere Flächen – ob gereinigt oder desinfiziert – schon bald im Anschluss an diese Maßnahme wieder als kontaminiert betrachtet werden, und das bedeutet, dass kritische Gegenstände und die Hände des Personals bei Kontakt ebenfalls kontaminiert werden können. Dies gilt insbesondere für Zimmer von Patienten mit Gastroenteritis, die routinemäßig desinfizierend gereinigt werden.

Kostensparen bei der Reinigung im Krankenhaus

Outsourcing. Heute versuchen viele Kliniken Einsparungen bei der Flächenreinigung zu erreichen, indem sie die Aufgabe der Reinigung an externe Unternehmen vergeben. Mit diesem „Outsourcing" verbunden ist nicht selten auch eine generelle Reduktion der Reinigungsmaßnahmen, und zwar meist nicht dadurch, dass „Sauberkeit" das Ziel ist, das vertraglich mit der Reinigungsfirma vereinbart wird, sondern dadurch, dass die Erledigung der Reinigungsmaßnahmen innerhalb vorgegebener Zeiten erfolgen muss. Darunter leiden die Qualität der Reinigung und somit das sichtbare Ergebnis. So kommt es, dass in der wissenschaftlichen Fachliteratur auch die Bedeutung gründlicher Reinigungsmaßnahmen diskutiert wird, wobei es jedoch nicht um desinfizierende Reinigung, sondern nur um Reinigung an sich geht [174, 196].

Desinfektion als Ausgleich für unzureichende Reinigung? Nicht selten wird als Argument für die routinemäßige Verwendung von Desinfektionsmitteln bei der täglichen Reinigung von Oberflächen im Krankenhaus angeführt, dass mit desinfizierender Flächenreinigung insuffizient durchgeführte Reinigungsmaßnahmen ausgeglichen werden könnten. Aber auch Desinfektionsmittel können nur auf Flächen wirken, auf denen sie angewendet werden, und, wenn nicht überall gewischt wird, kann auch das Desinfektionsmittel nicht überall wirken. Die heute in Krankenhäusern in vielen Fällen zu beobachtenden Einsparungsversuche im Reinigungsmanagement können also nicht durch eine routinemäßige Anwendung von Flächendesinfektionsmitteln kompensiert werden. Vielmehr muss berücksichtigt werden, dass Desinfektionsmittel Gefahrstoffe sind, die nur gezielt eingesetzt werden dürfen, um die Exposition von Personal und Patienten so gering wie möglich zu halten.

> **Merke**
> Mängel bei der Flächenreinigung (z. B. durch zu enge Zeitvorgaben für das Reinigungspersonal) können nicht durch Zugabe von Desinfektionsmitteln zum Wischwasser ausgeglichen werden.

Beschaffenheit der Oberflächen

Vor diesem Hintergrund erscheint es unangebracht, über Teppichböden oder textile Wandbeläge in Krankenhäusern nachzudenken. Die Frage taucht jedoch gelegentlich auf, wenn auch mehr aus dem Bereich von Rehabilitationseinrichtungen. Gegen eine textile Oberflächenausstattung sprechen sowohl praktische als auch ästhetische Gründe, weil unvermeidlich Flecken entstehen, die meist nicht zufriedenstellend entfernt werden können [126]. Deshalb sind sie nicht empfehlenswert; sie sind aber nicht mit einem erhöhten Infektionsrisiko verbunden.

13.3 Bauliche Struktur und technische Einrichtungen

Bauliche Erfordernisse

Die bauliche Konzeption eines Krankenhauses oder einzelner Bereiche, wie Operationsabteilungen und Intensivstationen, erfordert eine sorgfältige Planung, an der von Anfang an auch der zuständige Krankenhaushygieniker beteiligt sein muss. Insgesamt aber stehen dabei Anforderungen der Infektionsprävention nicht im Vordergrund, sondern stellen nur einen Aspekt unter vielen anderen dar [126, 496, 547].

Ausreichend Platz zum Arbeiten. Bauliche Gegebenheiten eines Krankenhauses haben keinen direkten Einfluss auf das Infektionsrisiko der dort versorgten Patienten. Die bauliche Struktur kann lediglich einen Beitrag dabei leisten, die Anforderungen der Infektionsprävention bei der Patientenversorgung leichter zu realisieren. Vorrangig dabei ist, dass ausreichend Platz vorhanden ist. So wird in geräte- und personalintensiven Bereichen, wie Intensivmedizin und Dialyse, wesentlich mehr Fläche für die Versorgung eines einzelnen Patienten benötigt als auf Normalstationen. Für Mindestanforderungen in m² aus der Sicht der Infektionsprävention (wie von der KRINKO für Intensivstationen und Dialyse empfohlen) gibt es jedoch keine Belege. Ferner muss die Anordnung der einzelnen Räume den praktischen Erfordernissen gerecht werden und die Beschaffenheit der Oberflächen muss den jeweils erforderlichen Reinigungs- und Desinfektionsmaßnahmen entsprechen. Zusammen mit Planern und Nutzern muss der Krankenhaushygieniker bei Neu- oder Umbauten die aus der Sicht der Infektionsprävention erforderlichen Aspekte realisieren. Da die ökonomischen Auswirkungen baulicher und technischer Anforderungen groß sind, müssen für kostenträchtige Maßnahmen Belege vorhanden sein, die ihren Nutzen bei der Infektionsprävention zeigen können. Ob neues oder altes Krankenhaus, entscheidend ist, dass das Personal bei der Versorgung der Patienten die Regeln der Standardhygiene und ggf. der Asepsis beachtet.

> **Merke**
> Bauliche Gegebenheiten können kein optimales Personalverhalten erzwingen und haben höchstens eine unterstützende Funktion beim Schutz der Patienten vor Infektionen.

Technische Erfordernisse

Dass technischer Fortschritt für den Menschen auch negative Seiten hat, ist nur zu gut bekannt. Dies gilt auch für die Entwicklungen der Medizin. Technische Einrichtungen haben neben vielen tatsächlichen Fortschritten für den Menschen nämlich auch gesundheitliche Risiken gebracht, von denen im Folgenden einige Infektionsrisiken behandelt werden sollen, die erst durch die Entwicklungen der Technik überhaupt möglich wurden.

Legionelloserisiko

Legionellen und Erdgeschichte. Wahrscheinlich gibt es seit Urzeiten im Wasser Legionellen; als Infektionserreger relevant und entdeckt wurden sie aber erst vor ca. 30 Jahren (siehe Kap. 11.4). Seither wurde über eine Vielzahl von Legionelleninfektionen im Zusammenhang mit Rückkühlwerken von Klimaanlagen und Kühltürmen berichtet, wenngleich trotz der zahlreichen Berichte Legionelleninfektionen seltene Erkrankungen sind. Diese Erkrankungen wurden aber erst möglich durch technische Einrichtungen, mit denen die im Wasser natürlicherweise in sehr geringer Keimzahl vorkommenden Legionellen zum einen vermehrt, zum anderen in effektiver Weise verteilt werden können, sodass sie überhaupt erst mit den entscheidenden empfänglichen Körperregionen des Menschen in Kontakt kommen und dort zu Infektionen führen können [99].

Legionelloserisiko durch Aerosolproduktion. Bevor also der Mensch sich Klimaanlagen baute, die wiederum Rückkühlwerke oder Kühltürme benötigen, gab es für die Legionellen kaum Gelegenheit, sich im Wasser unter optimalen Temperaturbedingungen zu vermehren und aus diesen Wasserreservoiren in einer Form freigesetzt zu werden, in der sie bis in die tiefen Atemwege inhalierbar und somit für den Menschen infektiös sein können. Natürlich bieten auch Trinkwasserleitungen, insbesondere die Warmwasserleitungen, Legionellen bereits begünstigende Bedingungen; aber von dort werden sie bei üblicher Nutzung des Wassers kaum mit einer relevanten Aerosolproduktion freigesetzt. Deshalb eignet sich der normale Umgang mit Wasser aus dem Trinkwassernetz nicht für die Auslösung von Ausbrüchen; vielmehr wurden diese erst durch eine Freisetzung großer Aerosolmengen ausgelöst, die man z. B. bei Kühltürmen beobachten kann. Angesichts der Vielzahl von Kühltürmen aber – und das muss dabei unbedingt berücksichtigt werden – sind Legionellosausbrüche eine Rarität [99].

Kontakt mit den tiefen Atemwegen. Auch vergleichsweise einfache technische Einrichtungen, die zur Entspannung und Erholung genutzt werden, wie Whirlpools, können zu einer Freisetzung inhalierbarer Wassertröpfchen führen [45]. Da man sich als Nutzer eines solchen Pools mit seinen Atemwegen nur wenig über der Wasseroberfläche befindet und da häufig bei diesen Anlagen rezirkuliertes Wasser, d. h. Wasser mit einer vermutlich eher hohen Keimzahl (auch anderer Wasserbakterien), verwendet wird, hat man während des Bades im Whirlpool ggf. Gelegenheit, winzige lungengängige Wassertröpfchen zu inhalieren. Wenn sie Legionellen enthalten, können sie ein potenzielles Infektionsrisiko darstellen, das ohne das angenehme Sprudeln des Wassers in einem normalen Wannenbad nicht vorhanden wäre. Wesentlich wichtiger aber als die Inhalation potenziell infektiöser Aerosole ist bei der Entstehung der Legionellose die Mikroaspiration legionellenhaltigen Wassers beim Kontakt mit den oberen Atemwegen, z. B. bei der Mund- und Gesichtspflege (siehe Kap. 11.4). Dieser potenzielle Übertragungsweg von Legionellen kann einfach und effektiv durch eine Nutzungseinschränkung von Leitungswasser bei gefährdeten Patienten (z. B. erhöhtes Aspirationsrisiko bei immobilen Patienten mit Magensonde oder bei Patienten mit COPD) vermieden werden. Endständige Wasserfilter, die nur ein falsches Gefühl von Sicherheit vermitteln, sind in ihrer klinischen Effektivität bisher unbewiesen und deshalb nicht erforderlich [393, 397].

Aerogene Übertragung von Virusinfektionen

Fehlerhafte Funktion von RLT-Anlagen. Es gibt einige Berichte über die aerogene Übertragung (siehe Kap. 5) [701] von häufigen Virusinfektionen, vor allem von sog. Kinderkrankheiten (Windpocken und Masern), bei denen die Übertragung der Erreger auf die – z. T. fehlerhafte – Funktion der vorhandenen Klimaanlagen zurückgeführt wurde [231, 302, 384, 438, 460, 634]. Diese Berichte werden in vielen Publikationen angeführt, um zu belegen, dass z. B. das Varizella-Zoster-Virus aerogen, d. h. über größere Distanzen übertragen wird. Dabei kann man aus den Berichten an sich nur schlussfolgern, dass angesichts der gegebenen – in diesen Fällen durch technische Fehler beim Betrieb der Klimaanlagen ungünstigen – Strömungsverhältnisse die Erreger aerogen übertragen werden konnten [302, 384, 460]. Der weitergehende Schluss aber, Varizellen seien auch unter natürlichen Bedingungen von Mensch zu Mensch aerogen übertragbar, ist durch keine Untersuchung belegt.

„Kinderkrankheiten" mit Lungenbeteiligung. Im Krankenhaus muss man aber immer dann mit einem erhöhten Risiko für eine aerogene Übertragung bei Windpocken und Masern rechnen, wenn man Patienten zu versorgen hat, die aufgrund einer Schwäche der körpereigenen Abwehr (z. B. bei Dauerkortisontherapie) schwere Infektionen, insbesondere mit Lungenbeteiligung, entwickelt haben. Bei begleitender Pneumonie werden wesentlich mehr Erreger in die Umgebung, also potenziell auch in die Luft, freigesetzt als bei einer normal verlaufenden Form dieser Infektionen im Kindesalter.

Falsche Strömungsverhältnisse und Staubsauger. Bei einem der Berichte lag aber noch nicht einmal eine schwere lebensbedrohliche Infektion vor, sondern es handelte sich um ein größeres Kind, das einen sehr ausgedehnten Varizellenbefall des Körpers hatte [302]. Die abgefallenen Krusten waren offenbar so zahlreich auf den Boden gefallen, dass die Mutter aus ästhetischen Gründen den Einsatz eines Staubsaugers durchsetzte, obwohl es auch in diesem Krankenhaus, wie in den meisten, eine Regelung gab, die den Gebrauch von Staubsaugern in Patientenbereichen nicht zuließ. So wurde eine vergleichsweise kleine (und im Haushalt segensreiche) technische Einrichtung, wie ein Staubsauger, zusammen mit einer nicht optimal funktionierenden RLT-Anlage (die Patientenzimmer standen im Überdruck zu den angrenzenden Räumen) zu einem Infektionsrisiko, insbesondere für all diejenigen, die an jenem Nachmittag in der fraglichen Zeit des Staubsaugereinsatzes auf dem Stationsflur waren. Aus einem solchen Geschehen den Schluss zu ziehen, Windpocken seien auch unter normalen Umständen aerogen übertragbar, ist eine unzulässige Simplifizierung eines komplexen Sachverhalts.

> **Merke**
>
> Es gibt Berichte, die zeigen, dass es bei fehlerhafter Luftführung durch RLT-Anlagen und bei besonderen Infektionssituationen zu einer aerogenen Erregerübertragung der Windpocken kommen kann. Die Schlussfolgerung jedoch, dass Infektionen, wie Windpocken, auch unter natürlichen Bedingungen, d. h. ohne fehlerhafte technische Einrichtungen, wie RLT-Anlagen, aerogen übertragen werden können, ist nicht zulässig.

Fliegende Infektionen? In Kinderkliniken oder Kinderarztpraxen wurden lange Zeit „Infektionspräventionsmaßnahmen" praktiziert, die das reale Übertragungsrisiko via Luft bei weitem überschätzten (z. B. Abkleben der Zimmertüren, Auslüften des Personals an der frischen Luft auf speziell zu diesem Zweck gebauten Balkonen vor den Patientenzimmern). Bei einigen Erregern, die bereits nach Kontakt mit geringen Keimzahlen zu Infektionen führen können, wie Noro- und Rotaviren, wird der aerogene („fliegende") Übertragungsweg über große Distanzen auch z. T. heute noch in Betracht gezogen, obwohl es hierfür keine wissenschaftlichen Belege gibt. Unter normalen Bedingungen kommt bei den viralen Kinderkrankheiten die Übertragung via Kontakt wesentlich mehr in Betracht als der prinzipiell mögliche aerogene Infektionsweg. Ist aber einmal die Möglichkeit der aerogenen Übertragung genannt, wird sie meist absolut in den Mittelpunkt gestellt – und die Gefahr ist gegeben, dass die beteiligten Personen sich zwar Masken aufsetzen, aber nicht genügend Wert auf die Händehygiene legen. Denn immer, wenn von der Möglichkeit einer aerogenen Erregerübertragung die Rede ist, wird diese Form der Übertragung für die gefährlichste gehalten. Dies ist schon deshalb nicht zutreffend, weil es in der Luft z. B. eines Patientenzimmers zu einer enormen Verdünnung der Erregerkonzentration kommt, sodass die (in den meisten Fällen allerdings nicht bekannte) erforderliche sog. „Infektionsdosis" gar nicht erreicht wird. Nur für die Tuberkulose ist – überall in der Welt, wo es keine Rindertuberkulose mehr gibt – der aerogene Übertragungsweg heutzutage tatsächlich der einzige relevante Infektionsweg.

Funktion von RLT-Anlagen überwachen. Wichtig ist insbesondere, wenn RLT-Anlagen vorhanden sind, sicherzustellen, dass die Strömungsverhältnisse korrekt sind [438, 600, 634]. Das bedeutet, dass Zimmer für Patienten mit einer potenziell aerogen übertragbaren Infektion (z. B. infekiöse Tuberkulose der Atemwege), im Unterdruck zu den angrenzenden Räumen stehen, und dass Zimmer für Patienten, die vor aerogen vorkommenden potenziell pathogenen Erregern geschützt werden sollen (wie immunsupprimierte Patienten vor Aspergillen), einen Überdruck zu den angrenzenden Räumen aufweisen müssen. Die Druckverhältnisse müssen regelmäßig und relativ häufig kontrolliert werden [438, 600]. Diese immanenten Risiken müssen also schon bei der Planung der Anlagen berücksichtigt werden, damit die prinzipiellen Vorteile von RLT-Anlagen nicht zum Nachteil werden.

13.4 Umgebungsuntersuchungen

Routinemäßige Untersuchungen

Untersuchungen in der Umgebung der Patienten haben nur dort eine Berechtigung, wo ihre Ergebnisse auf ein konkretes Infektionsrisiko hinweisen können [126]. Unter diesem Aspekt können die im Folgenden genannten Untersuchungen durchgeführt werden (viertel- bis halbjährlich oder auch nur jährlich), obwohl es keine aussagefähigen Daten zu ihrer Wirksamkeit bei der Prävention von Infektionen gibt:
Überprüfung von
- Endoskopen,
- Dialysierflüssigkeit und Dialysat,
- Bewegungs- und Therapiebeckenwasser.

Manchmal können die Ergebnisse von Umgebungsuntersuchungen für Fortbildungszwecke genutzt werden (z. B. im Küchenbereich, um die mikrobiellen Risiken sichtbar zu machen und das Personal dadurch zu motivieren, die Regeln der Standardhygiene zu praktizieren). Die mikrobiologische Überprüfung von RDG und Sterilisatoren kommt durch die gemäß Medizinproduktegesetz bzw. Medizinproduktebetreiberverordnung gegebene Notwendigkeit der Validierung der Reinigungs-, Desinfektions- und Sterilisationsverfahren heute nur noch als sog. „periodische Prüfung" in Betracht.

Gezielte Untersuchungen

Alle anderen Umgebungsuntersuchungen sollten nur gezielt bei konkreten Fragestellungen durchgeführt werden, z. B. bei Ausbruch mit A-Streptokokken. Ungezielte routinemäßige Umgebungs- und Personaluntersuchungen sind nicht sinnvoll, weil sie meist nicht interpretierbar sind und deshalb eher Verwirrung stiften, außerdem unnötige

Arbeitszeit für das Personal, das sie durchführen muss (Hygienefachkräfte, Laborpersonal), bedeuten und demzufolge mit einem nicht zu vertretenden finanziellen Aufwand verbunden sind.

13.5 Tiere

Bei verschiedenen Behinderungen des Menschen können Tiere wichtige Hilfsfunktionen übernehmen, um den Betroffenen ein zumindest teilweise selbstständiges Leben zu ermöglichen. Infektionsrisiken sind damit in aller Regel nicht verbunden [126, 222].

Assistenzhunde

Assistenzhunde müssen beispielsweise bei Ambulanzbesuchen mit in das Gebäude genommen werden, weil blinde Patienten auf die Führung durch die trainierten Begleithunde angewiesen sind. Voraussetzungen dafür sind, dass die Hunde
- gegen Tollwut geimpft sind,
- keine Flöhe und Würmer haben und
- bei länger erforderlichen Aufenthalten regelmäßig ausgeführt werden können.

Hundebesuch

In Kinderabteilungen kann darum gebeten werden, dass der Hund der Familie zu Besuch kommen kann. Im Gegensatz zum Blindenhund ist dies eher problematisch, weil ein Hund, der als Haustier gehalten wird, nicht wie ein Blindenhund speziell erzogen und trainiert ist. Wenn die oben für Blindenhunde genannten Voraussetzungen erfüllt wären, könnte man aber zu Recht bei einem z. B. von den Eltern überwachten Hundebesuch ein Infektionsrisiko verneinen. Das Risiko einer Übertragung relevanter Infektionen von Mensch zu Mensch ist unter den o. g. Voraussetzungen erheblich höher als von Hund zu Mensch.

Individuelle Lösung finden. Da sich die Frage nach einem Hundebesuch aber insbesondere bei lange hospitalisierten Kindern stellt, die meist auch abwehrgeschwächt sind, fällt die Entscheidung dafür oder dagegen besonders schwer. Letztlich sollte man sich nach der im individuellen Fall gegebenen Situation richten und nicht schematisch entscheiden.

Demente Patienten und Intensivpatienten. Alte Menschen mit Demenz und komatöse Intensivpatienten können möglicherweise von einem Kontakt mit Hunden profitieren („basale Stimulation"). Infektionsrisiken gibt es dabei nicht, wenn die Regeln der Standardhygiene praktiziert werden. Wenn also ein solcher Kontakt gesundheitliche Vorteile für diese Patienten bringen könnte, dann sollte dieses Konzept überwacht und fortentwickelt werden.

Kleintiere im Käfig

In kinder- und jugendpsychiatrischen Abteilungen, in denen die Patienten teilweise sehr lange versorgt werden müssen, taucht gelegentlich die Frage auf, ob ein Kleintier, das der Patient zu Hause in einem Käfig hat (z. B. Vogel oder Hamster), in die Klinik geholt werden kann. Meist geht es dabei nicht nur darum, dass das Kind sehr an diesem Tier hängt, sondern mehr darum, dass mit der eigenverantwortlichen Versorgung des Tieres ein therapeutisches Ziel verfolgt wird. Ist die Überwachung einer solchen Tierhaltung im Krankenhaus durch das Personal der Station gesichert, gibt es dagegen aus Sicht der Infektionsprävention in der Regel keine Einwände.

14 Raumlufttechnische Anlagen

Neben der Aufgabe der Klimatisierung (Belüftung, Befeuchtung, Erwärmung) von Räumen in großen Gebäuden haben raumlufttechnische (RLT-)Anlagen, sog. Klimaanlagen, auch Bedeutung bei der Infektionsprävention. Einerseits kann man durch spezielle Filterung einzelnen Räumen oder Gebäudebereichen nahezu keimfreie Luft zuführen (z. B. Zimmer für neutropenische Patienten, die vor der Inhalation von Aspergillussporen geschützt werden sollen), andererseits kann man in Räumen für Patienten mit potenziell aerogen übertragbaren Infektionen (z. B. offene Tuberkulose der Atemwege) durch eine mechanische Belüftung eine Verdünnung der Luftkeimkonzentration bewirken und durch Unterdruckhaltung die potenziell kontaminierte Luft dieser Räume daran hindern, in die angrenzenden Räume überzuströmen.

Die Rolle der Luft als Erregerreservoir ist besonders bei postoperativen Infektionen im Operationsgebiet seit langer Zeit Gegenstand von Diskussionen. In der infektiologischen und krankenhaushygienischen Fachliteratur wird die Luft zwar konstant als Erregerreservoir für postoperative Infektionen genannt, letztlich gibt es dafür aber keine Belege (siehe Kap. 5). Im allgemeinen Bewusstsein von Ärzten und Pflegepersonal – und deshalb auch von Krankenhausarchitekten und Ingenieuren – ist lange Zeit der Luft im Operationssaal und sogar in der gesamten Operationsabteilung aus Sicht der Infektionsprävention ein hoher Stellenwert zugemessen worden, und damit schienen RLT-Anlagen unverzichtbarer Bestandteil einer adäquaten Patientenversorgung in der Operationsabteilung zu sein. Aber nicht nur dort, sondern auch in anderen Krankenhausbereichen wurde die Luft als Übertragungsmedium für Erreger nosokomialer Infektionen in Betracht gezogen. Dies ist aber nach heutigem Kenntnisstand nur selten zutreffend (siehe Kap. 4).

Im Folgenden sollen RLT-Anlagen unter dem Aspekt der Infektionsprävention in verschiedenen Krankenhausbereichen behandelt werden. Für die technischen Aspekte wird auf Fachpublikationen verwiesen [438]. Das RLT-Anlagen-Konzept in Krankenhäusern wurde in Deutschland jahrzehntelang von der DIN 1946-4 geprägt (auf die von der Kommission für Krankenhaushygiene und Infektionsprävention beim RKI regelmäßig Bezug genommen wurde), in der aus Gründen der Infektionsprävention für diverse Krankenhausbereiche eine aufwendige Klimatisierung gefordert wurde, ohne dass es jemals Belege für deren Notwendigkeit gegeben hat [204]. Diese DIN-Norm wurde – unzutreffenderweise – häufig wie eine gesetzliche Vorschrift betrachtet mit der Folge, dass Abweichungen von der Norm aus Angst vor juristischen Konsequenzen vermieden wurden. Das Konzept der DIN 1946-4 stand nie auf einer rationalen Basis; vielmehr hat sich darin offenbar der damalige Zeitgeist unreflektiert niedergeschlagen. Heute ist man jedoch in hohem Maße dem Prinzip der „Evidence-based Medicine" verpflichtet. Deshalb müssen auch die RLT-Anlagen-Konzepte an diese Entwicklung angepasst werden. Dies spiegelt sich aber in der aktuellen Fassung der DIN 1946/4 nicht wider.

14.1 Prinzip von RLT-Anlagen

Luftfilterung

2-stufig. Mit RLT-Anlagen können Gebäude vollständig oder teilweise künstlich belüftet werden.

Diese von Fachingenieuren geplanten Anlagen lassen sich grob folgendermaßen beschreiben:

Möglichst saubere Außenluft (d. h. nicht direkt über dem Boden oder über begrünten Dächern) wird angesaugt und zunächst durch einen Grobfilter geführt, um z. B. Blätter und Insekten abzuscheiden. Danach passiert die Luft einen Feinfilter mit großer Oberfläche (sog. Taschenfilter), um auf diese Weise auch sehr kleine Partikel zu entfernen. Nach der Passage dieses Filters ist die Luft bereits sehr sauber und kann in dieser Form über spezielle Kanalsysteme allen Räumen zugeführt werden, für die aus Gründen der Infektionsprävention keine besonderen Anforderungen bestehen (Typ „Büroklimaanlage"). Man spricht wegen der zwei Filterstufen auch von 2-stufiger Filterung.

3-stufig. Für Räume, die nicht nur mit sauberer Luft, sondern auch mit einer nahezu keimfreien Luft versorgt werden sollen, muss die Luft schließlich einen weiteren Filter passieren, dessen Material so dicht ist, dass auch kleinste Partikel in der Größe von Bakterien oder Pilzsporen zurückgehalten werden. Da diese Partikel wegen der geringen Größe und des kaum vorhandenen Gewichts frei in der Luft schweben, nennt man die Filter Schwebstofffilter (HEPA = High Efficiency Particulate Air). Damit die Luft nach Passage eines solchen Filters nicht auf der weiteren Strecke bis zum Erreichen des Raumes rekontaminiert werden kann, werden Schwebstofffilter unmittelbar, bevor die Luft in den Raum einströmt, also am Ende des luftführenden Kanalsystems, angebracht, und man spricht deshalb von endständigen Schwebstofffiltern. Weil insgesamt (meist) drei Filter vorhanden sind, nennt man diese Art der Filterung auch dreistufig.

Luftströmung

Unabhängig vom Grad der Luftreinheit kann die Luft auf unterschiedliche Weise in den Raum strömen, und zwar insbesondere entweder als turbulente Mischströmung oder als turbulenzarme Verdrängungsströmung (TAV), um nur die beiden in Krankenhäusern üblichsten Strömungsformen zu nennen (siehe Abb. 14.1).

Turbulente Mischströmung. Die durch die RLT-Anlage zugeführte Luft vermischt sich nach Eintritt in den Raum nahezu ungehindert mit der dort vorhandenen Luft, wodurch neben der Frischluftzufuhr auch eine ständige Verdünnung der Luftkeimkonzentration erreicht wird, weil die einströmende Luft, ob 2- oder 3-stufig gefiltert, immer sauberer ist als die Luft in Räumen, die durch die Anwesenheit von Menschen natürlicherweise kontaminiert wird (siehe Kap. 4 und 5).

Turbulenzarme Verdrängungsströmung. Durch eine spezielle Konstruktion am Lufteinlass in den Raum erreicht man, dass die Luft zwangsläufig z. B. senkrecht nach unten strömt. Dazu benutzt man meist ein großes Areal im Zentrum der Decken (Zuluftdecke), das seitlich durch herunterhängende sog. Schürzen von der Peripherie des Raumes abgegrenzt wird. Dadurch kann man zumindest theoretisch eine mehr oder weniger stabile, also turbulenzarme, und – mit Einschränkung – sog. laminare Strömung erzielen, die in diesem Bereich die dort vorhandene Luft verdrängt und durch eine neue Luftschicht ersetzt. Deshalb nennt man dieses Prinzip auch laminare Verdrängungsströmung. Auf diese Weise könnte man bei hoher Strömungsgeschwindigkeit der Luft sogar ohne 3-stufige Filterung in diesem geschützten Bereich eine Zone mit sehr sauberer Luft schaffen (Prinzip des Laminar-Air-Flow = LAF; siehe Kap. 5). Jedoch ist diese Luftströmung beim praktischen Betrieb eines OP-Saales unrealistisch, weil sowohl OP-Lampen als auch das OP-Team diese ideale Luftströmung stören, sodass es auch im Bereich des OP-Feldes zu starken Turbulenzen kommen kann.

Voraussetzungen für einwandfreie Funktion von RLT-Anlagen

Eine RLT-Anlage kann – unabhängig vom Konzept (d. h. 2- oder 3-stufig, turbulente Misch- oder turbulenzarme Verdrängungsströmung) – optimal geplant, ausgestattet und erstellt worden sein; werden aber die Räume nicht adäquat von den dort arbeitenden Personen genutzt, können RLT-Anlagen ihre Funktion nicht erfüllen. Dies ist nur möglich, wenn die Fenster geschlossen bleiben und die Türen nicht unnötig offen stehen bzw. zu oft geöffnet werden. Wenn Bereiche aus Gründen des Infektionsschutzes mit möglichst keimarmer Luft versorgt werden sollen, wie in Operationssälen noch üblich, sollen darüber hinaus aber auch nur so wenige Personen wie möglich anwesend sein. Denn die Luftkeimzahl wird maßgeblich durch Anzahl und körperliche Aktivität der Menschen, die sich in einem Raum aufhalten, bestimmt (siehe Kap. 5 und 10.4).

Unter dem Aspekt der Infektionsprävention liegt der wesentliche Unterschied zwischen der alten DIN 1946/4 und neuen Konzepten darin, dass in Operationsabteilungen nur im Zentrum der Operationssäle im Bereich von Operations- und Instrumententisch eine Zone höchster Luftreinheit geschaffen wird, der Rest der Abteilung wird mit einer modernen sog. Büroklimaanlage versorgt. Auch im übrigen Krankenhaus sollen im Gegensatz zum Konzept der alten DIN 1946/4 nicht mehr pauschal Bereiche mit hohen und niedrigen Anforderungen an die Luftreinheit unterschieden werden. Vielmehr soll jedes Krankenhaus seinen Bedürfnissen entsprechend festlegen, ob bei der Konzeption von Klimaanlagen ggf. auch der Aspekt des Infektionsschutzes zu berücksichtigen ist (siehe unten).

14.2 RLT-Anlagen in verschiedenen Krankenhausbereichen

Operationsabteilung

Die einzelnen Räume von Operationabteilungen müssen aus klimaphysiologischen Gründen meist mechanisch belüftet werden. Zwar wäre generell auch eine Fensterlüftung möglich, ohne dass man dadurch ein höheres postoperatives Infektionsrisiko befürchten müsste; es müssen aber auch andere Aspekte, wie insbesondere eine effektive Narkosegasabführung, beachtet werden, die ohne mechanische Belüftung nicht sicher zu bewerkstelligen sind. Um dem Personal bei den wechselnden Außentemperaturen möglichst gleich bleibende Bedingungen von Temperatur und Luftfeuchte zu schaffen, ist eine Fensterlüftung jedoch nicht nur ineffektiv, sondern auch unwirtschaftlich. Selbst wenn also eine RLT-Anlage im OP aus heutiger Sicht aus Gründen des Infektionsschutzes nicht erforderlich ist, stellt die Fensterlüftung in den wohlhabenden Ländern der Welt an sich keine realistische Alternative dar. Traditionell wird RLT-Anlagen für den Bereich von Operationsabteilungen eine große Bedeutung zugemessen, nach heutiger Auffassung spielen jedoch andere Erregerreservoire als die Luft eine viel größere Rolle (siehe Kap. 5, 10.4 und 12.1).

RLT-Anlagen in anderen Krankenhausbereichen

Hämatologisch-onkologische Patienten

Wegen der Gefährdung schwer abwehrgeschwächter Patienten durch die natürlicherweise in der Luft vorhandenen Aspergillen wird häufig empfohlen, diese Patienten in der Phase der ausgeprägten Granulozytopenie in Räumen mit keimarmer Luft zu versorgen (siehe Kap. 5). Erforderlich ist dafür eine RLT-Anlage mit schwebstoffgefilterter Luft. Zusätzlich muss ein statischer Schutzdruck gegenüber den angrenzenden Räumen aufrechterhalten werden, damit nicht beim Öffnen der Türen „normale" Luft in das Zimmer strömen kann. Ein nicht von der RLT-Anlage belüfteter (kleiner) Vorraum wirkt als Überströmschleuse (sog. passive Schleuse, d.h. Vorraum, der nicht raumlufttechnisch versorgt wird) und unterstützt dieses Konzept.

Intensivmedizin

Patienten auf Intensivpflegestationen (internistische, anästhesiologisch-chirurgische Stationen) sind nicht durch die normalerweise in der Luft vorhandenen Keime gefährdet. Wenn für diese Stationen eine mechanische Belüftung benötigt wird, müssen keine Schwebstofffilter installiert werden, sondern es kann eine normale Filterung der zugeführten Luft wie für Büroräume verwendet werden. Bei der Planung solcher Bereiche muss allerdings entschieden werden, ob zusätzlich Räume für Patienten mit potenziell aerogen übertragbaren Infektionen (z. B. offene Tuberkulose der Atemwege) vorhanden sein sollen und demzufolge eine RLT-Anlage zur Verdünnung der Luftkeimkonzentration und/oder zur statischen

Unterdruckhaltung mit sog. aktiver Schleuse (d.h. Vorraum, der wie das Patientenzimmer raumlufttechnisch versorgt wird) notwendig werden sollte (siehe Kap. 11.5).

Infektionsstationen

Für die Versorgung von Patienten mit Infektionen gibt es aus der Sicht der Infektionsprävention in den meisten Fällen keine Notwendigkeit für eine RLT-Anlage. Dies gilt für Patienten mit z.B. Salmonellosen oder Hepatitis. Sollen auch Patienten mit potenziell aerogen übertragbaren Infektionen dort versorgt werden (z.B. offene Tuberkulose der Atemwege, Varizellen-Pneumonie), muss bei der Planung entschieden werden, ob eine RLT-Anlage zur Verdünnung der Luftkeimkonzentration und zur statischen Unterdruckhaltung (ggf. mit aktiver Schleuse) installiert werden soll. Zwingend erforderlich ist dies jedoch nicht.

Andere Bereiche des Krankenhauses

Alle anderen Krankenhausbereiche (Normalstationen, Ambulanzen, Endoskopie, ZSVA, Laboratorien) können, falls RLT-Anlagen erforderlich sein sollten, mit Anlagen versorgt werden, die klimaphysiologischen Ansprüchen genügen müssen, aber keine Aufgaben bei der Infektionsprävention zu erfüllen haben.

15 „Isolierung" bei Infektion und Kolonisation

15.1 Maßnahmen in Abhängigkeit vom Übertragungsweg

Isolierungsmaßnahmen haben zum Ziel, eine Erregerübertragung von infizierten bzw. kolonisierten Patienten auf andere Patienten oder auf Personal zu verhüten [228, 249, 307, 466, 490, 598, 701, 721]. Somit ist unter Isolierung jede Maßnahme zu verstehen, mit der Übertragungswege unterbrochen werden können [466].

Beispielsweise „isoliert" ein Verband, der eine infizierte Operationswunde vollständig abdeckt und das Wundsekret ausreichend aufnehmen kann, den Infektionsherd, der somit durch den Verband von der Umgebung abgegrenzt wird.

Auch das Tragen von Einmalhandschuhen zum Schutz vor Kontakt mit Blut oder Körperflüssigkeiten ist in diesem Sinne eine Isolierungsmaßnahme; dasselbe gilt für Masken bei nahem Kontakt mit einem Patienten, der z. B. eine noch nicht 24 Stunden behandelte Meningokokken-Meningitis hat, als Schutz vor Kontakt mit respiratorischen Tröpfchen. Neben diesen lokalen Barrieremaßnahmen kommen auch Maßnahmen zur Anwendung, bei denen eine regelrechte räumliche Distanz zwischen Patienten mit Infektion und den umgebenden Personen geschaffen wird.

Isolierungsmethoden

Isolierung und Distanzierung

Nach heutiger Kenntnis über die Übertragungswege von Infektionserregern ist eine Isolierung von Patienten mit Infektionen, d. h. ihre räumlich völlig getrennte Versorgung von anderen Patienten, nicht mehr adäquat, sondern es kommt vielmehr darauf an, eine wirkungsvolle Barriere zwischen Patienten mit Infektionen, den Mit-Patienten und dem medizinischen Personal zu schaffen. Es ist also in den meisten Fällen nicht sinnvoll, den Patienten insgesamt zu „isolieren", sondern zwischen seinem Infektionsherd und der Umgebung die erforderliche Distanz zu schaffen, damit es nicht zu einer Erregerübertragung kommen kann. Diese Distanz muss aber nicht räumlich fassbar vorhanden sein, z. B. durch ein eigenes Zimmer oder einen größeren Abstand zwischen den Betten, sondern kann organisatorisch aufrecht erhalten werden, also durch Schutzmaßnahmen, die je nach Übertragungsweg des Erregers bei der gegebenen Infektion eine Abgrenzung des Infektionsherdes zur Umgebung gewährleisten. Deshalb ist es von entscheidender Bedeutung, dass die Übertragungswege von Infektionserregern bekannt sind. Ein solcher rationaler Zugang schafft allein die Voraussetzung dafür, dass die zahlreichen Mythen über die Möglichkeiten einer „Ansteckung" durch realitätsgerechte Vorstellungen von der Entstehung von Infektionen ersetzt werden.

Das klassische Prinzip der sog. strikten Isolierung mit absoluter räumlicher Trennung des Patienten – häufig kombiniert mit einer (fraglich effektiven) umfassenden Schutzkleidung des Personals bei Betreten des Isolierzimmers [37] – steht der früher praktizierten Quarantäne nahe, die nicht sehr erfolgreich war. Da es nur wenige Infektionen gibt, die aerogen übertragbar sind, ist ein Einzelzimmer an sich nur selten erforderlich.

Im Einzelfall eines infizierten oder kolonisierten Patienten geht es jedenfalls darum, die tatsächlich erforderlichen Maßnahmen rechtzeitig einzuleiten. Überisolierung muss vermieden werden, nicht nur aus Rücksicht auf die Patienten [367]; Isolierungsmaßnahmen sind auch für das medizinische Personal nicht selten psychisch belastend, weil dadurch der Erreger für „gefährlich" gehalten wird. Dies trifft jedoch in aller Regel bei den im Krankenhaus vorkommenden Erregern nicht zu, auch wenn sie multiresistent sind. Hier ist es dringend erforderlich, das Koordinatensystem zurechtzurücken und eine rationale Betrachtungsweise zu fördern, damit die Patientenversorgung nicht darunter leidet: Aus Angst traut sich nämlich das Personal zu isolierten Patienten manchmal kaum in das Zimmer.

Es sollen deshalb nur die Maßnahmen eingeleitet werden, die geeignet sind, die in Frage kommenden Übertragungswege wirksam zu unterbrechen; dann können sie dem Personal – und ggf. dem Patienten – gegenüber auch mit Nachdruck gefordert werden. Insofern sollte Isolierung die im individuellen Fall erforderliche Distanz zwischen dem betroffenen Patienten und seiner Umgebung schaffen. Manchmal ist dazu die Unterbringung in einem Einzelzimmer notwendig; häufig ist aber die physische Distanzierung des Patienten nicht erforderlich. Die nötige Distanz kann vielmehr indirekt mit den Mitteln der Standardhygiene erreicht werden; dies ist wegen des Mangels an Einzelzimmern schon unter praktischen Gesichtspunkten unumgänglich und muss deshalb auch in Richtlinien, Leitlinien und/oder Empfehlungen entsprechend berücksichtigt werden [466].

Isolierung und Einzelzimmer

Isolierung im weiteren Sinne ist jede Maßnahme, die eine Erregerübertragung verhindert; im engeren Sinne kann Isolierung die Unterbringung eines Patienten in einem Einzelzimmer bedeuten [490]. Gerade die Einzelzimmerunterbringung aber wird in der klinischen Praxis mit Isolierung gleichgesetzt, obwohl diese einschneidende Maßnahme nur vergleichsweise selten tatsächlich notwendig ist, um den Erreger einer Infektion wirkungsvoll von der Umgebung fernzuhalten.

Bei der Betonung der Einzelzimmerunterbringung gerät meist in den Hintergrund, dass auch die Versorgung eines Patienten in einem Einzelzimmer nur dann eine Erregerübertragung verhindern kann, wenn die Standardhygienemaßnahmen ausreichend beachtet werden. Dafür ist u. a. erforderlich, dass genügend Personal zur Verfügung steht, damit ein solcher Patient de facto getrennt von den anderen versorgt werden kann. Denn die räumliche Trennung ist nur die eine Seite; eine indirekte Verbindung zu den anderen Patienten bleibt über das Personal in aller Regel bestehen.

Gerade auf Intensivstationen wird der Einzelunterbringung von Patienten mit Nachweis resistenter Erreger meist eine große Bedeutung zugeschrieben. Dass aber noch nicht einmal in diesen Bereichen die Standardmaßnahmen – allen voran die Händehygiene – ausreichend beachtet werden, wenn sogar optimal ausgestattete Einzelboxen vorhanden sind, zeigen schon lange bekannte Untersuchungen [614]. Deshalb muss nachdrücklich darauf hingewiesen werden, dass für eine gute Patientenversorgung bauliche Konzepte höchstens unterstützend wirken können, dass aber die Bedeutung der patientennahen Maßnahmen der Standardhygiene auch bei guten baulichen Verhältnissen dem Personal gegenüber immer wieder betont werden muss und nicht etwa durch die baulichen Gegebenheiten geradezu induziert wird (siehe Kap. 13).

Kohortenisolierung. Stehen nicht genügend Einzelzimmer zur Verfügung – wie häufig in Krankenhäusern aller Größenklassen – gilt die Zusammenfassung von Patienten, die mit gleichen Erregern infiziert oder kolonisiert sind, zu sog. Kohorten als eine Möglichkeit, eine räumliche Abgrenzung von den anderen zu erreichen [721]. Dies wird z. B. bei Ausbrüchen gastrointestinaler Infektionen praktiziert (siehe Kap. 17).

Dabei muss jedoch berücksichtigt werden, dass innerhalb dieses Patientenzimmers die Regeln der Standardhygiene ebenso beachtet werden müssen wie auch sonst bei der Patientenversorgung. Manchmal wird bei der Kohortenisolierung nämlich übersehen, dass bei allen Patienten zwar ein bestimmter Erreger nachgewiesen ist (z. B. MRSA), dass aber die einzelnen Isolate genotypisch unterschiedlich sein können, sodass Übertragungen innerhalb der Kohorte ebenfalls möglich sind, aber mit denselben Anstrengungen vermieden werden müssen wie unter den Bedingungen der normalen Patientenversorgung außerhalb von z. B. Ausbrüchen.

Prinzip der Verhältnismäßigkeit der Mittel. Grundsatz muss sein, den Erreger zu isolieren und nicht den Patienten. Demzufolge soll das Ausmaß der eingesetzten Maßnahmen in einem ausgewogenen Verhältnis zu dem Risiko für die Umgebung (Mit-Patienten, Personal, Besucher) stehen, das mit dem Nachweis des Erregers deutlich geworden ist: Die Schutzmaßnahmen dürfen nicht über das Maß des Notwendigen hinausgehen, um eine – bei realistischer Betrachtung mögliche – Erregerübertragung zu verhindern.

An diesem Augenmaß fehlt es aber häufig, wenn es um multiresistente Erreger geht (siehe Kap. 16). Der Grundsatz der Verhältnismäßigkeit wird insbesondere im Umgang mit MRSA nicht ausreichend beachtet. Das bedeutet nicht etwa, dass man bei Nachweis von MRSA untätig bleiben soll. Die Maßnahmen sollen aber auf ihre Effektivität geprüft und belegt oder, wenn entsprechende Daten fehlen, rational begründet sein, damit sie allen Beteiligten vermittelt werden können, um bei ihnen die erforderliche Motivation zu erzeugen, die Empfehlungen anzunehmen und auch tatsächlich umzusetzen.

Erkannte vs. unerkannte Erreger. Die Diagnose einer Infektion oder der mikrobiologische Nachweis eines Erregers stellen darüber hinaus häufig nur die Spitze eines Eisberges dar, denn eine unbekannte Anzahl von Patienten ist unerkannt infiziert (z. B. Hepatitis B/C) oder beherbergt in der körpereigenen Flora unerkannt multiresistente Keime (z. B. MRSA in der Nase oder resistente Enterobakterien in der Darmflora). Schon aus diesem Grund hat die Beachtung der Standardhygienemaßnahmen im Umgang mit jedem Patienten zentrale Bedeutung [46] (siehe Kap. 7).

„Protektive" Isolierung. Sollen in den meisten Fällen beim Einsatz von Isolierungsmaßnahmen Erregerübertragungen ausgehend von einem Infektionsherd oder einer Kolonisation verhindert werden (= Isolierung der Erregerquelle), kommt es bei sehr abwehrgeschwächten Patienten vornehmlich darauf an, sie vor Kontakt mit potenziell pathogenen Erregern zu schützen (früher: „Umkehrisolierung"). Wie verschiedentlich gezeigt werden konnte, kommt es bei der protektiven Isolierung ebenfalls in erster Linie darauf an, dass das Personal im Umgang mit den gefährdeten Patienten die Standardhygieneregeln beachtet (siehe Kap. 11.1 und 12.7) [249, 412, 559].

Maßnahmen zur Unterbrechung der Übertragungswege

Im Folgenden sind die Maßnahmen zusammengestellt, die bei den verschiedenen möglichen Übertragungswegen von Erregern – direkter und indirekter Kontakt, respiratorische Tröpfchen, und aerogen – berücksichtigt werden müssen [701, 721]. Was man heute unter „Isolierung" versteht, ist die sinnvolle Kombination einzelner Hygienemaßnahmen orientiert am Übertragungsweg des Erregers (siehe Kap. 4).

Standardhygiene

Die Maßnahmen der Standardhygiene – Händewaschen/Händedesinfektion, Gebrauch von Schutzhandschuhen und Schutzkleidung sowie Reinigung, Desinfektion und Sterilisation von Gegenständen und Flächen – stellen die Basis dar für die Prävention von Erregerübertragungen bei der Patientenversorgung und für den Personalschutz – unabhängig davon, ob bei den Patienten eine Infektion bzw. Kolonisation bekannt ist.

Diese Maßnahmen sollen den Schutz vor einem potenziellen Erregerkontakt im Umgang mit Blut, Körperflüssigkeiten (außer Schweiß), nicht intakter Haut und Schleimhäuten gewährleisten (siehe Kap. 7). Ihre konsequente Einhaltung bei jedem Patienten ist auch deshalb sehr wichtig, weil man immer mit unerkannten „Trägern" potenziell pathogener oder multiresistenter Erreger rechnen muss. Sie zielen also darauf ab, das Übertragungsrisiko sowohl blutassoziierter als auch typischer nosokomialer Erreger – ob bekannt oder unbekannt – zu reduzieren.

Maßnahmen gegen Übertragung durch Kontakt

Standardhygienemaßnahmen. Die Übertragung durch Kontakt ist der bei Weitem wichtigste Weg der Erregerübertragung. Die Beachtung der Standardhygienemaßnahmen ist entscheidend bei der Versorgung von Patienten, bei denen Erreger nachgewiesen sind, die durch direkten oder indirekten Kontakt übertragen werden (z. B. Infektionen bzw. Kolonisationen mit typischen nosokomialen Erregern, wie Staphylococcus aureus, ferner so unterschiedliche Erkrankungen wie die Clostridium-difficile-assoziierte Diarrhö, Impetigo, Wunddiphtherie, Scabies, Zoster und andere; siehe Kap. 4 und 15.2).

Einzelzimmer. In ausgewählten Fällen können die Standardmaßnahmen durch Unterbringung des Patienten in einem Einzelzimmer erweitert werden, um den Kontakt zwischen einem infizierten oder auch nur kolonisierten Patienten und seiner Umgebung so sicher wie möglich zu verhindern (siehe Kap. 11.3 und 16.3). Über die Notwendigkeit dazu muss aber im Einzelfall entschieden werden.

Die räumliche Trennung infizierter bzw. kolonisierter Patienten von den anderen Patienten soll in erster Linie das Personal immer wieder an die Besonderheit der speziellen Situation und damit an die Notwendigkeit erinnern, die Standardmaßnahmen unter allen Umständen einzuhalten. Das Einzelzimmer hat in dieser Situation nicht an sich eine präventive Funktion wie bei aerogen übertragbaren Erregern (siehe Kap. 15.1.2.4), sondern dient vor allem dazu, das Personal an die Beachtung der Standardhygienemaßnahmen zu erinnern.

Umgebungskontamination. Ob die Kontamination des Patientenumfeldes, die ebenfalls als Argument für die Unterbringung infizierter bzw. kolonisierter Patienten in einem Einzelzimmer angeführt wird, nicht nur von theoretischer, sondern tatsächlich auch von praktischer Bedeutung ist, bleibt ungeklärt (siehe Kap. 13): Händehygiene vor Patientenkontakten, bei denen eine Erregerübertragung zu einer Kolonisation oder Infektion führen kann (z. B. Manipulationen an Venenkatheter, Tracheostoma oder Blasenkatheter), gilt unbestritten als absolut notwendige Maßnahme.

Es stellt sich nämlich die Frage, welche Rolle – bei sauberen und trockenen Oberflächen – einer nur mikroskopisch nachweisbaren – also makroskopisch nicht sichtbaren – Umgebungskontamination zukommen kann, wenn das Personal die Regeln der Händehygiene vor Patientenkontakt einhält. Darüber hinaus ist das Ausmaß der Umgebungskontamination – und das bedeutet auch die Keimzahl – begrenzt.

Bei üblicher Sauberkeit im Krankenhaus ist also nicht damit zu rechnen, dass die Hände des Personals bei den unvermeidlichen Kontakten mit Flächen und Gegenständen in der Umgebung des Patienten so stark kontaminiert werden, dass Händedesinfektion allein nicht ausreichen würde, die Erreger sicher zu eliminieren. Für eine aerogene Übertragung – auch von S. aureus – gibt es im Gegensatz zu einer weitverbreiteten Ansicht so wenig sichere Hinweise, dass auch dieses Argument für die Einzelzimmerunterbringung nicht überzeugend ist (siehe Kap. 16.3).

Maßnahmen gegen Übertragungen durch Tröpfchen

Zusätzlich zu den Standardhygienemaßnahmen sind bei Infektionen, die durch große ($>5\,\mu m$) respiratorische Tröpfchen übertragen werden (z. B. A-Streptokokken-Pharyngitis, Influenza, Mumps), weitere Schutzmaßnahmen sinnvoll.

Maske. Bei nahem Patientenkontakt ($<1\,m$) soll das Personal für die Dauer der Ansteckungsmöglichkeit (siehe Kap. 15.2) eine chirurgische Maske tragen. Patienten mit viralen Kinderkrankheiten sollen nur von immunen Personen versorgt werden, für die deshalb eine Maske nicht notwendig ist.

Einzelzimmer. Bei einigen dieser Infektionen, die ein schweres klinisches Bild verursachen können oder, wie z. B. Röteln, eine relativ hohe Kontagiosität haben, ist die Unterbringung in einem Einzelzimmer sinnvoll (z. B. Pertussis, pharyngeale Diphtherie). Steht ein Einzelzimmer nicht zur Verfügung, sollen die infizierten Patienten in einem genügenden Abstand (mindestens 2 m) zu den Mit-Patienten bleiben.

Patiententransport. Solange Infektiosität besteht (abhängig von der Dauer der Erkrankung bzw. der Dauer der Therapie; siehe Kap. 15.2), sollen die Patienten ihr Zimmer nur zu wichtigen diagnostischen oder therapeutischen Maßnahmen verlassen. In diesen Fällen soll der Patient eine chirurgische Maske tragen.

Maßnahmen gegen aerogene Übertragungen

Neben den Standardhygienemaßnahmen müssen bei Infektionen, die durch Tröpfchenkerne (< 5 µm) via Luft übertragbar sind (in erster Linie offene Tuberkulose der Atemwege, bei pulmonaler Beteiligung auch Varizellen und Masern sowie evtl. bei disseminiertem Zoster), zusätzliche Maßnahmen beachtet werden.

Einzelzimmer. Der Patient soll in einem Einzelzimmer gepflegt werden, wobei die Tür nicht unnötig offen stehen und der Patient das Zimmer nicht verlassen soll; idealerweise ist solch ein Zimmer mechanisch belüftet und steht im Unterdruck zu den angrenzenden Räumen auf (siehe Kap. 14).

Masken. Da chirurgische Masken Tröpfchenkerne nicht ausreichend filtern können, sollen spezielle Atemschutzmasken verwendet werden, wenn ein Schutz vor aerogener Übertragung erreicht werden soll (siehe Kap. 4). Im Kapitel 11.5 ist ausgeführt, in welchen Situationen Masken erforderlich zu sein scheinen. Weil Patienten mit Masern oder Varizellen nur von immunem Personal (Anamnese, Impfung) versorgt werden sollen, erübrigt sich für sie die Maske.

Patiententransport. Um die Entstehung und Verbreitung von Tröpfchenkernen so weit wie möglich zu reduzieren, sollen die Patienten, wenn sie das Zimmer z. B. für eine wichtige diagnostische Maßnahme verlassen müssen, eine Maske aufsetzen, wobei es bei ihnen unerheblich ist, ob es eine chirurgische oder eine Atemschutzmaske ist (siehe Kap. 11.5).

15.2 Maßnahmen bei speziellen Infektionen bzw. Erregern – tabellarische Übersicht von A–Z

In diesem Abschnitt wird auf die tabellarische Übersicht über die Maßnahmen bei häufigeren und selteneren Infektionen bzw. Erregern als PDF-Datei im Internet (**http://www.thieme.de/detailseiten/ 9783131484741.html**) verwiesen.

Darin werden die im Einzelnen – orientiert am Übertragungsweg – sinnvollen Maßnahmen genannt, um Erregerübertragungen – und damit letztlich Infektionen – bei direkten und indirekten Kontaktpersonen zu verhindern [721]. Diese Darstellung wurde gewählt, weil sie aufgrund der Fragen aus der klinischen Praxis am ehesten die Bedürfnisse des Personals erfüllt, die *schnell* erfahren wollen, ob sie über die Standardhygiene hinaus weitere Maßnahmen beachten müssen, um Erregerübertragungen zu verhindern.

16 Multiresistente Bakterien

16.1 Resistenz gegen Antibiotika: Resistenzmechanismen

Die Resistenz von Mikroorganismen gegen Antibiotika wird wesentlich durch Art und Umfang des Einsatzes dieser Medikamente beeinflusst [321, 812, 820]. Wir wissen heute, dass dies eher selten durch eine regelrechte Resistenzentwicklung unter der Therapie geschieht. Vielmehr sind die Selektion primär resistenter oder nicht ausreichend empfindlicher Erreger und die gleichzeitige Eliminierung der (meist hoch) empfindlichen Normaflora der entscheidende Faktor bei der Verbreitung von Multiresistenz (siehe Kap. 16.2 und 16.3) [321].

Ursachen bakterieller Resistenz

Nicht immer sind exogene Faktoren für die Resistenz gegen Antibiotika verantwortlich, denn man muss zwischen natürlicher und erworbener Resistenz unterscheiden.

Natürliche Resistenz

Es gibt eine Reihe von Resistenzen, die vom Zeitpunkt der Entwicklung eines neuen Antibiotikums an bekannt sind und deshalb in der klinischen Praxis lediglich entsprechend berücksichtigt werden müssen [282, 321, 705, 812, 820]. Beispiele dafür sind die Resistenzen von
- E. coli und K. pneumoniae gegen Oxacillin, Clindamycin oder Vancomycin,
- Enterokokken gegen Cephalosporine,
- Anaerobiern gegen Aminoglykoside.

Erworbene Resistenz

Große Variabilität. Im Gegensatz zur natürlichen Resistenz kann die erworbene Resistenz beträchtliche Probleme bereiten. Diese Form der Antibiotikaresistenz kann durch Mutationen der chromosomalen DNA zustande kommen, wesentlich häufiger aber entsteht sie durch Aufnahme neuer chromosomaler oder extrachromosomaler (= auf Plasmiden lokalisierter) DNA-Abschnitte [282, 321, 705, 812, 820]. Die Resistenzsituation eines Erregers kann demnach durch derartige genetische Veränderungen im Einzelnen nicht vorhersagbar variieren. Während bei Mutationen die Resistenz nur auf die Tochterzellen (= vertikal) übertragen werden kann, erfolgt nach Aufnahme neuer Resistenzfaktoren deren Weitergabe nicht nur auf die Nachkommen, sondern auch horizontal auf Bakterienzellen derselben und anderer Spezies.

Übertragung von Resistenzfaktoren. Die horizontale Übertragung bakterieller DNA findet prinzipiell auf drei Wegen statt (siehe Tab. 16.1 und Abb. 16.1) [282, 321, 705, 812, 820]. Manche Bakterien besitzen sog. Transposons, Integrons oder Genkassetten, d.h. DNA-Abschnitte, die ihre Übertragung in eine andere Bakterienzelle (durch Konjugation) und Integration in deren chromosomale oder extrachromosomale DNA selbst steuern können [321, 712, 812]. Das Problem bei der Übertragung von Resistenzfaktoren von einer Bakterienzelle auf eine andere besteht darin, dass dies nicht nur innerhalb einer Bakterienspezies möglich ist, sondern auch über Spezies- und Genusgrenzen hinweg zustande kommt, sodass

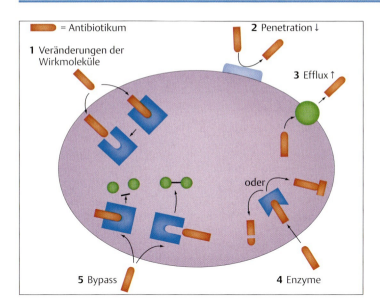

Abb. 16.1 Mechanismen bei Antibiotikaresistenz.

z. B. Resistenzgene von Staphylokokken auf Enterokokken übertragen werden können. Dadurch werden Resistenzentwicklungen immer weniger kalkulierbar.

Resistenzmechanismen

Es gibt drei Mechanismen, auf die sich alle Resistenzen gegen Antibiotika zurückführen lassen und die im Folgenden skizziert werden sollen (siehe Abb. 16.1)).

Tabelle 16.1 Übertragung von Resistenzfaktoren zwischen Bakterien.

Konjugation	• DNA-Transfer via Zell-Zell-Kontakt (wichtigster Mechanismus)
Transduktion	• DNA-Transfer via Bakteriophagen
Transformation	• Aufnahme freier DNA aus der Umgebung und Einbau in die chromosomale Bakterien-DNA mittels spezieller Enzymsysteme (z. B. bei Pneumokokken)

Inaktivierung durch bakterielle Enzyme

Betalaktamasen.
- *Penizillinase:* Das bekannteste Beispiel dafür sind Betalaktamasen, also Enzyme, die prinzipiell in der Lage sind, den Betalaktamring verschiedener Betalaktamantibiotika zu hydrolysieren, wodurch das Antibiotikum unwirksam wird [114, 115, 145, 282, 321, 608, 812, 820]. Bekanntermaßen sind Betalaktamasen die Ursache dafür, dass heutzutage Staphylokokken in ca. 95 % gegen Penizillin resistent sind. Betalaktamasen sind inzwischen bei einer Vielzahl von grampositiven und gramnegativen aeroben und anaeroben Bakterien bekannt; z. B. extrachromosomal auf Plasmiden lokalisiert sind die für diese Enzyme kodierenden DNA-Abschnitte zwischen verschiedenen Bakterienarten übertragbar.
- *Extended-Spectrum-Beta-Laktamasen (ESBL):* Sog. Breitspektrum-Betalaktamasen wurden ursprünglich bei K. pneumoniae und E. coli, später auch bei anderen gramnegativen Erregern beschrieben und bewirken Resistenz gegen Cephalosporine der Gruppe 3 (z. B. Cefotaxim, Ceftazidim) [15, 114, 115, 282, 321, 476, 608, 812, 820]. Die genetische Information ist ebenfalls auf Plasmiden lokalisiert und damit prinzipiell übertragbar. Daneben gibt es auch chromoso-

male Betalaktamasen, z. B. bei E. cloacae oder P. aeruginosa, deren Synthese erst bei Kontakt des Bakteriums mit bestimmten Molekülen (Cephalosporine der Gruppe 3 sind z. B. potente Induktoren dieser Enzyme) induziert wird [114, 115, 282, 321, 476, 608, 812, 820].

Der Unterschied in der Lokalisation der jeweils kodierenden Gene ist nicht nur von akademischem Interesse, sondern hat auch praktische Bedeutung insofern, als nämlich Betalaktamase-Inhibitoren gegen die extrachromosomal kodierten Breitspektrum-Betalaktamasen wirksam sind, die chromosomal kodierten Betalaktamasen jedoch prinzipiell nicht hemmen können. Die Tabelle 16. 2 zeigt eine Übersicht über die Charakteristika der wichtigsten Betalaktamasetypen.

Modifizierende Enzyme. Auch lediglich Veränderungen an der Molekülstruktur des Antibiotikums (z. B. durch Anhängen einer Seitenkette) können dazu führen, dass ein Antibiotikum unwirksam wird, weil es durch die entstandene sterische Veränderung nicht mehr an seine Zielstruktur binden kann [282, 321, 812, 820]. Dies ist z. B. der Resistenzmechanismus bei der Inaktivierung von Aminoglykosiden durch spezielle Transferasen.

Tabelle 16.2   Charakteristika der wichtigsten Betalaktamasen (BL).

Betalaktamase	Entstehung	Vorkommen typisch bei	Lokalisation des Resistenz-Gens	Substrat-Spektrum	Inaktivierung durch BLI[1)]
„Klassische" BL[2)]	Natürlicherweise vorhandene herkömmliche BL	• S. aureus • E. coli	Extrachromosomal (Plasmide)	• Penizillin • Ampicillin	Ja
ESBL[3)]	Aus herkömmlichen BL durch Ersatz einzelner Aminosäuren	• E. coli • K. pneumoniae • K. oxytoca	Extrachromosomal (Plasmide)	• Acylureido-Penizilline • Cephalosporine Gruppe 3 • *Nicht*: Cefoxitin	Ja
AmpC-BL[4)]	Natürlicherweise vorhanden	• Enterobacter • Citrobacter • Serratia	• Chromosomal • AmpC-Gen normalerweise reprimiert, aber induzierbar • Übertragung auf Plasmide möglich, z. B. bei E. coli und K. pneumoniae	• Cephamycine (Cefoxitin)	Nein
Metallo-BL[5)]	Natürlicherweise vorhanden	• B. cereus • S. maltophilia • Flavobakterien • Enterobakterien • Acinetobacter • Pseudomonas	Chromosomal Plasmide	• Carbapeneme (Imipenem, Meropenem) • *Nicht*: Aztreonam	Nein Hemmung durch Chelatoren für 2-wertige Kationen (EDTA)

[1)] *Betalaktamaseinhibitoren: Clavulansäure, Sulbactam, Tazobactam*
[2)] *Betalaktamring-spaltende Enzyme (Hydrolasen)*
[3)] *Extended-Spectrum-Betalaktamasen (Breitspektrum-Betalaktamasen)*
[4)] *AmpC-Betalaktamasen*
[5)] *Metallo-Betalaktamasen (Carbapenemasen) verwenden ein Metallion für die Hydrolyse der Betalaktambrücken.*

Synthese einer neuen oder veränderten Zielstruktur

Jedes Antibiotikum hat in der Bakterienzelle einen spezifischen Zielort, an den es binden muss, um seine Wirksamkeit zu entfalten. Häufig sind diese Zielstrukturen bakterielle Enzyme, die z. B. für die Zellwand- oder Proteinsynthese oder für die räumliche Konfiguration des DNA-Moleküls (= Topoisomerasen als Angriffspunkt für die Chinolone) verantwortlich sind [145, 146, 282, 321, 413, 812, 820]. Verändert das Bakterium seine Enzymausstattung, indem es ein neues Enzym synthetisiert, das die Aufgaben natürlich vorhandener Enzyme übernimmt, oder indem es ein natürlicherweise vorkommendes Enzym in seiner chemischen Struktur lediglich modifiziert, wird das Antibiotikum wirkungslos, weil die Konfiguration des Zielmoleküls nicht mehr zum Antibiotikum passt, sodass keine oder nur noch eine geringe Affinität zwischen den beiden Molekülen vorhanden ist.

Penizillinbindende Proteine (PBP). Ein wichtiges Beispiel für diesen Resistenzmechanimus ist die Resistenz von Staphylokokken gegen die Betalaktamase-stabilen Penizilline, die sog. Methicillin- oder Oxacillin-Resistenz. Dabei kommt es zur Produktion eines neuen sog. penizillinbindenden Proteins, des PBP 2a [145, 146, 282, 321, 413, 812, 820]. Auch bei penizillinresistenten Pneumokokken bzw. vergrünenden Streptokokken sind veränderte PBPs für die reduzierte oder ggf. die vollständig fehlende Penizillin-Empfindlichkeit verantwortlich; Betalaktamasen kommen dagegen bei diesen Erregern nicht vor [146, 413].

Penizillinbindeproteine
PBPs sind Enzyme, die bei der bakteriellen Zellwandsynthese eine wesentliche Rolle spielen [282, 321, 812, 820]. Sie sind der Angriffspunkt für Penizillin (daher die Bezeichnung) und alle anderen Betalaktam-Antibiotika, die eine starke Affinität zu den PBPs haben müssen, um antibakteriell wirksam sein zu können. Die meisten Bakterien verfügen über mehrere PBPs, unter denen es hinsichtlich der Zellwandsynthese wichtigere und weniger wichtige Vertreter gibt.

Das PBP 2a der Staphylokokken ist ein für ihr Überleben wichtiges Enzym, das aber nur eine geringe Affinität zu Oxacillin und den anderen Betalaktamase-stabilen Penizillinen hat, sodass Stämme, die PBP 2a produzieren (MRSA bzw. MRSE), durch diese Substanzen nicht im Wachstum gehemmt werden, sondern quasi ungestört ihre Zellwandsynthese fortsetzen können [145, 146, 282, 321, 812, 820].

Andere Moleküle mit reduzierter Affinität zu Antibiotika. Bei Enterokokken, die gegen Vancomycin resistent sind (VRE), kommt es zur Produktion einer modifizierten Zellwandvorstufe, die zu Vancomycin nur geringe Affinität hat, sodass die Zellwandsynthese fortgesetzt werden kann [282, 321, 410, 812, 820]. Eine Form dieser Vancomycin-Resistenz (vanA-kodiert) ist Plasmid-bedingt und damit prinzipiell übertragbar. Eine Übertragung dieser Resistenz von Enterokokken auf S. aureus ist bisher in der klinischen Praxis noch nicht beobachtet, aber sowohl in vitro als auch im Tierversuch realisiert worden.

Bei den seit wenigen Jahren bekannten S. aureus-Stämmen, die gegen Vancomycin nur noch intermediär empfindlich sind (VISA), handelt es sich um einen vollkommen anderen Mechanismus als bei VRE, der im Einzelnen allerdings auch noch relativ unklar ist [321, 727, 812]: Vancomycin wird durch Bindung an falsche Bindungsstellen quasi abgefangen, und somit gelangt auch bei diesem Resistenzmechanismus zu wenig Antibiotikum an den Zielort.

Reduzierte Permeabilität der Zellwand

Dies ist ein Mechanismus, bei dem die Bakterienzelle z. B. die Proteine verändert, die für die Bildung feiner durch die Zellwand führender Kanäle verantwortlich sind, durch die z. B. auch Antibiotikummoleküle in die Zelle eingeschleust werden [282, 321, 812, 820]. Diese Kanäle, die Porine genannt werden, lassen dann das Antibiotikummolekül nicht mehr passieren. Dies ist ein wichtiger Resistenzmechanismus von P. aeruginosa. Auch Veränderungen der Struktur der Lipopolysaccharide können zu einer reduzierten Permeabilität der Zellwand führen. Die Veränderung von Transportsystemen spielt ebenfalls eine wichtige Rolle. Ein im Effekt gleicher Mechanismus ist der aktive Efflux. Dabei wird das Antibiotikum, das gerade eben in die Zelle gelangt ist, sofort wieder ausgeschleust.

Enzympotential

Bakterien, die sich durch eine spezielle Enzymausstattung mit lebenswichtigen Substanzen aus der Umgebung versorgen können, sind vor der inaktivierenden Wirkung des Antibiotikums geschützt. Dies ist beispielsweise bei Enterokokken und Cotrimoxazol (SXT) der Fall: SXT hemmt zwar die endogene Folsäuresynthese der Enterokokken, aber Enterokokken können Folsäure aus der Umgebung in die Zelle aufnehmen und umgehen damit die Enzymhemmung durch das Antibiotikum.

16.2 Grampositive und gramnegative Erreger (außer MRSA)

Das Auftreten (multi-)resistenter Erreger schränkt die Möglichkeiten der Therapie erheblich ein und kann heute schon dazu führen, dass kaum noch ein in vitro wirksames Antibiotikum mehr zur Verfügung steht. Man muss also einerseits durch den rationalen Einsatz von Antibiotika der Selektion resistenter Erreger und möglichen Resistenzentwicklungen entgegenwirken und andererseits die Übertragung multiresistenter Erreger, wenn sie entdeckt worden sind, durch geeignete krankenhaushygienische Maßnahmen verhüten [265, 798].

„Strenge" Isolierungsmaßnahmen beim Nachweis eines multiresistenten Erregers zu praktizieren kommt zu spät; viel wichtiger ist ein sorgfältiger Umgang mit allen Patienten im normalen Klinikalltag (siehe Kap. 7). Wenn es gelingen würde, die Standardhygienemaßnahmen tatsächlich zum Standard der Versorgung aller Patienten zu machen, würden Übertragungen weitaus seltener vorkommen und strenge Isolierungsmaßnahmen sich erübrigen.

> **Merke**
> Prävention von Erregerübertragungen kann nicht erst mit dem Nachweis eines multiresistenten Erregers beginnen, sondern muss von Anfang an im Zentrum stehen – und das bedeutet Praktizierung der Standardhygienemaßnahmen bei der Behandlung jedes Patienten.

Multiresistente Erreger müssen möglichst rasch als solche wahrgenommen werden. Ihr Auftreten kann als Mittel genutzt werden, die Aufmerksamkeit des medizinischen Personals auf die Bedeutung der Infektionsprävention – und das ist primär die Prävention von Erregerübertragungen – zu lenken. Darüber hinaus können multiresistente Erreger ein Marker für die Qualität der Patientenversorgung sein: Gibt es Übertragungen zwischen Patienten, müssen die gesicherten krankenhaushygienischen Maßnahmen stärker beachtet werden.

Wann ist ein Erreger multiresistent?

Um beurteilen zu können, welche Antibiotikaresistenzen einzeln oder in Kombination einen Erreger zu einem multiresistenten machen, braucht man Kenntnisse über natürliche und erworbene Resistenzmechanismen, d.h. darüber, welche Resistenzen für potenziell pathogene Bakterien normal sind und welche andererseits auch heute nicht vorkommen sollten [265, 795]. Bei den grampositiven Erregern ist die Beurteilung in der Regel leicht, bei den gramnegativen Erregern dagegen gelingt dies nicht „auf einen Blick". Letztlich entscheidend ist nicht allein die Summe der Antibiotikaresistenzen, sondern vor allem das Resistenzmuster, das aus den betroffenen Einzelsubstanzen bzw. Antibiotikagruppen resultiert. Diese Differenzierung ist maßgeblich dafür, welches Antibiotikum bei Infektion mit einem bestimmten Erreger für die gezielte Therapie geeignet ist, und ferner, ob ein Isolat eine normale Resistenzlage hat oder ob das Resistenzmuster einen Stamm als „multiresistent" ausweist (auch als „MRE" für multi-resistente Erreger abgekürzt).

Resistenzmuster bei grampositiven und gramnegativen Erregern
Grampositive Kokken: Bei der Beurteilung des Antibiogramms von grampositiven Kokken muss man nur auf wenige Antibiotika achten, wobei aber das Ergebnis der Resistenztestung dieser wenigen Substanzen die entscheidende Bedeutung für die Auswahl der Antibiotika hat, z. B. Oxacillin bei S. aureus, Ampicillin und Vancomycin bei Enterokokken.
Gramnegative Stäbchen: Das Spektrum möglicher Resistenzen bei gramnegativen Stäbchen ist wesentlich vielfältiger als bei den grampositiven Kokken und somit für den behandelnden Arzt viel schwerer zu überblicken. Es gibt zwar Vertreter mit in aller Regel unproblematischem Resistenzverhalten, wie z. B. H. influenzae oder P. mirabilis; eine Vielzahl der vor allem (aber nicht nur) im Krankenhaus isolierten gramnegativen Stäbchen zeichnet sich aber eher durch geringere Empfindlichkeit gegen Antibiotika aus, die z. T. aber heutzutage geradezu typisch ist. Es ist demnach bei den gramnegativen Stäbchen viel schwerer zu entscheiden, ob das Antibiogramm heute als normal zu betrachten ist oder ob der Stamm als multiresistent bezeichnet werden muss.

Grampositive Erreger
Bei den grampositiven Erregern sind bereits spezielle einzelne Antibiotika-Resistenzen entscheidend dafür, dass man einen Stamm de facto als multiresistent einstufen muss. Folgende sind sog. „Schlüsselsubstanzen" bei den im Krankenhaus relevanten Erregern:

- **Staphylococcus aureus**
  - *Oxacillin* ist bei allen Staphylokokken das entscheidende Antibiotikum, aber nur bei S. aureus hat die Oxacillin-Resistenz über die therapeutische Konsequenz hinaus auch epidemiologische Bedeutung, weil sie bei Koagulase-negativen Staphylokokken heute so häufig ist, dass sie als normal angesehen werden muss (siehe Kap. 16.2.2).
  - Resistenz gegen *Vancomycin* – bzw. reduzierte Empfindlichkeit – ist auch weltweit noch eine Rarität (siehe Kap. 16.2.4).

- **Enterokokken**
  - Enterococcus faecalis ist fast immer empfindlich gegen *Ampicillin*; Resistenzen dagegen bedingt durch Betalaktamase-Produktion sind in Deutschland sehr selten. E. faecium allerdings ist normalerweise Ampicillin-resistent.
  - Ganz anders verhält es sich mit *Vancomycin*: Sowohl bei E. faecalis als auch bei E. faecium ist es ein alarmierendes Zeichen, wenn ein Stamm gegen Vancomycin resistent ist (sog. VRE = vancomycinresistente Enterokokken).

Gramnegative Stäbchen
Die Beurteilung der Resistenz von gramnegativen Stäbchen ist wesentlich komplizierter als bei den grampositiven. Zum einen ist die Zahl an Antibiotika-Resistenzen, die ein Stamm aufweist, entscheidend; zum anderen ist es aber auch die Kombination bestimmter Resistenzen, die entsprechende Aufmerksamkeit hervorrufen muss. Sog. „alert pathogens" sind also unter den gramnegativen Stäbchen nicht so leicht zu erkennen wie unter den grampositiven. Zur leichteren Orientierung kann eine Faustregel angewendet werden, nach der ein gramnegatives Stäbchen gegen mindestens 3 der in der Tabelle 16.3 genannten Einzelsubstanzen bzw. Antibiotikagruppen resistent sein muss, um als multiresistent bezeichnet werden zu können. Ausnahmen sind Pseudomonas aeruginosa und Stenotrophomonas maltophilia, die schon natürlicherweise nur gegen sehr wenige Antibiotika empfindlich sind, sodass bei ihnen bereits 2 Resistenzen ausreichen, um sie der Kategorie der multiresistenten Stämme zuordnen zu können.

Wie ist MRSE zu beurteilen?

Terminologie: MRSA vs. MRSE

KNS = S. epidermidis? Staphylococcus epidermidis ist der häufigste Vertreter der Koagulase-negativen Staphylokokken (KNS) in klinischem Untersuchungsmaterial. Üblicherweise wird beim Nachweis von KNS in der Regel keine Speziesdifferenzierung durchgeführt, es sei denn, die klinische Fragestellung würde dies erfordern (z. B. Nachweis

Tabelle 16.3 Auffällige Resistenzen bei gramnegativen Stäbchen[1].

Erreger	Antibiotika und Antibiotikagruppen
Citrobacter freundii Enterobacter cloacae Escherichia coli Morganella morganii Proteus vulgaris Serratia marcescens	Breitspektrum-Penicilline (Mezlocillin, Piperacillin) Cephalosporine Gruppe 3 (z. B. Cefotaxim, Ceftriaxon) Chinolone (z. B. Ciprofloxacin, Moxifloxacin) Carbapeneme (z. B. Imipenem, Meropenem) Monobactame (Aztreonam) Cotrimoxazol
Acinetobacter baumannii	Ampicillin/Sulbactam Breitspektrum-Penicilline (z. B. Piperacillin) + BLI[2] Cephalosporine Gruppe 3 (z. B. Ceftazidim) Chinolone (z. B. Ciprofloxacin) Carbapeneme (z. B. Imipenem, Meropenem) Monobactame (Aztreonam) Cotrimoxazol
Klebsiella pneumoniae Klebsiella oxytoca	Breitspektrum-Penicilline (z. B. Piperacillin) + BLI[2] Cephalosporine Gruppe 3 (z. B. Cefotaxim, Ceftriaxon) Chinolone (z. B. Ciprofloxacin, Moxifloxacin) Carbapeneme (z. B. Imipenem, Meropenem) Monobactame (Aztreonam) Cotrimoxazol
Pseudomonas aeruginosa	Piperacillin Cephalosporine Gr. 3 und 4 (Ceftazidim, Cefepim) Chinolone (z. B. Ciprofloxacin) Carbapeneme (Imipenem, Meropenem) Monobactame (Aztreonam)
Stenotrophomonas maltophilia	Cotrimoxazol Chinolone (z. B. Ciprofloxacin, Moxifloxacin) Breitspektrum-Penicilline (z. B. Piperacillin) + BLI

[1] siehe dazu Kasten „Gramnegative Erreger"
[2] BLI = Betalaktamase-Inhibitor (z. B. Sulbactam)

von KNS in mehreren Blutkulturen bei klinischem Verdacht auf Bakteriämie und der Frage, ob es sich bei den verschiedenen KNS um die gleiche Spezies handelt). Man beschränkt sich in der Regel auf die Diagnose „KNS"; weil jedoch S. epidermidis unter den KNS am häufigsten ist, wird vielerorts auch ohne Speziesdifferenzierung von S. epidermidis gesprochen. Wenn KNS Oxacillin-resistent sind (siehe oben), wird deshalb in Analogie zu MRSA (siehe Kap. 16.3) bei solchen Isolaten von MRSE gesprochen, wobei „SE" für S. epidermidis steht.

Antibiotikaempfindlichkeit von KNS

KNS verfügen prinzipiell über die gleichen Resistenzmechanismen wie S. aureus (siehe Kapitel 10.1) [20, 145]. Ein wesentlicher Unterschied liegt jedoch in der Häufigkeit der Oxacillin-Resistenz: Ca. zwei Drittel der bei Krankenhauspatienten isolierten KNS sind gegen Oxacillin resistent, d.h., bei KNS ist die Oxacillin-Resistenz fast die Regel, während sie bei S. aureus in Deutschland sehr viel seltener auftritt.

Oxacillin-resistente Koagulase-negative Staphylokokken sind hinsichtlich ihrer Antibiotika-Empfindlichkeit genauso zu betrachten wie Oxacillin-resistente S.-aureus-Stämme (MRSA), d.h., sie sind, selbst wenn im Antibiogramm nur gegen Oxacillin resistent, de facto meist multiresistent und können nur mit Glykopeptiden (z. B. Vancomycin) oder neueren Reserveantibiotika (siehe Kap. V) behandelt werden, wenn eine Antibiotikatherapie erforderlich ist.

KNS = viele verschiedene Spezies

KNS kommen in großer Vielfalt auf der Haut und auf den Schleimhäuten des Menschen und deshalb auch in der unbelebten Umgebung des Menschen vor. Man unterscheidet mehr als 30 verschiedene Spezies, darunter neben S. epidermidis als häufigstem Vertreter z. B. S. hämolyticus, S. capitis und – als Erreger von Harnwegsinfektionen vorwiegend bei jungen Frauen, aber außerhalb des Krankenhauses erworben – S. saprophyticus. Innerhalb der einzelnen Spezies gibt es zusätzlich, wie bei anderen Bakterien auch, eine große klonale Vielfalt, sodass z. B. zwei Stämme von S. epidermidis, die beim selben Patienten isoliert wurden, nicht identisch sein müssen (und es in der Tat auch häufig nicht sind, wenn man sie untersucht), sondern genotypisch unterschiedlich sein können [145, 445].

Epidemiologische Bedeutung von „MRSE"

Aufgrund der weiten Verbreitung einer Vielzahl verschiedener KNS im natürlichen Reservoir des Menschen und seiner Umgebung ist eine Eliminierung dieser potenziell pathogenen Erreger nicht vorstellbar [795]. Dadurch werden Isolierungsmaßnahmen sinnlos. Das bedeutet, dass man außer der Standardhygiene keine speziellen Maßnahmen ergreift, um ihre Zahl einzuschränken oder sie gar zu eliminieren. Dies ist auch nie von Experten empfohlen worden.

Vancomycinresistente Enterokokken

Wiederholt wurde in den letzten Jahren aus Krankenhäusern über endemisches und epidemisches Auftreten vancomycinresistenter Enterokkoken (VRE) berichtet [118, 193, 602], aber auch außerhalb von Krankenhäusern kommen VRE vor [517]. Meist handelte es sich um E. faecium, seltener um E. faecalis (neben diesen am häufigsten aus klinischem Untersuchungsmaterial isolierten Enterokokken können auch noch andere Spezies, z. B. E. gallinarum oder E. casseliflavus, Vancomycin-resistent sein, wobei es sich aber um einen anderen Resistenzmechanimus und um eine natürliche Eigenschaft dieser Spezies handelt) [283].

Bedingt durch die schon a priori vorhandene hohe natürliche Resistenz von Enterokokken gegen Antibiotika können diese Erreger zu einem großen Problem werden, wenn sich ihre Antibiotikaempfindlichkeit durch erworbene Resistenzmechanismen weiter einschränkt (siehe Kap. 10.1 und V).

Präventionsmaßnahmen

Wichtigstes Ziel bei der Patientenversorgung ist, die Ausbreitung von VRE zu verhindern. Dies kann durch konsequente Beachtung der Standardhygienemaßnahmen erreicht werden (siehe Kap. 7) [545, 588, 752]. Von entscheidender Bedeutung ist jedoch, dass insbesondere Breitspektrum-Cephalosporine und anaerob wirksame Antibiotika zurückhaltend eingesetzt werden, um die Selektion von VRE und somit ihre Streuung in die Umgebung und damit ihre Übertragungswahrscheinlichkeit nicht zu fördern [265, 321, 795].

Screening-Untersuchungen bei Mit-Patienten und Personal

Weil Enterokokken typische Darmkeime sind, müssen Stuhlkulturen oder Rektalabstriche durchgeführt werden, wenn die Frage geklärt werden soll, ob eine Besiedlung vorliegt. Für die Bedeutung von Screening-Untersuchungen im Zusammenhang mit dem Auftreten von VRE gelten die gleichen Hinweise und Einschränkungen wie bei MRSA (siehe Kap. 16.3).

Vancomycin-intermediär empfindlicher S. aureus

Ende der 1990er-Jahre wurde erstmals über das Auftreten eines S. aureus-Stammes mit reduzierter Vancomycin-Empfindlichkeit berichtet (siehe Kap. 16.1) [112]. Seither gab es vereinzelte weitere Beobachtungen solcher Stämme. Der Resistenzmechanismus ist noch nicht abschließend geklärt, jedoch handelt es sich definitiv nicht um den gleichen Mechanismus wie bei der Vancomycin-Resistenz von Enterokokken.

Multiresistente gramnegative Stäbchen

Weltweit sind auch multiresistente Stämme unter den gramnegativen Stäbchen ein zunehmendes Problem. [265, 325, 596, 645, 795]. Betroffen sind vorwiegend folgende Spezies:
- Acinetobacter baumannii,
- Enterobacter cloacae,
- Escherichia coli,
- Klebsiella pneumoniae und K. oxytoca,
- Pseudomonas aeruginosa.

Prinzipiell kann jeder Vertreter der großen Gruppe der Enterobakteriazeen (z. B. E. coli. Klebsiella spp., Proteus spp., Serratia marcescens) und der Nonfermenter (z. B. Burkholderia cepacia, P. aeruginosa, Stenotrophomonas maltophilia) dazugehören. Ebenso wie MRSA können multiresistente gramnegative Stämme einen Patienten lediglich besiedeln oder Ursache von Infektionen sein, die dann bedingt durch die Multiresistenz ggf. nur schwer zu therapieren sind, und ebenso wie bei MRSA und VRE ist eine Begrenzung der Zunahme resistenter gramnegativer Erreger nur durch eine Kombination von Antibiotikarestriktion (siehe Kap. V) und solider Standardhygiene (siehe Kap. 7) erreichbar.

16.3 Staphylococcus aureus: MRSA

Staphylococcus aureus (S. aureus) ist einer der häufigsten Erreger bakterieller Infektionen innerhalb und außerhalb des Krankenhauses [487]. Therapeutische Probleme traten schon bald nach Einführung von Penizillin auf, da in den 1950er-Jahren durch das zunehmende Auftreten Betalaktamase-produzierender Stämme Penizillin nicht mehr wirksam war [145]. Dies führte zur Entwicklung der Penizillinase-festen Penizilline (z. B. Oxacillin, Methicillin), die 1960 auf den Markt kamen; schon kurz danach aber tauchten erstmals Methicillin-resistente S. aureus (MRSA) auf [145]. Seit Mitte der 1970er-Jahre kam es weltweit zu einer beträchtlichen Zunahme von MRSA. Infektionen mit solchen Stämmen erfordern den Einsatz von Reserveantibiotika, wie Vancomycin [145]. Mittlerweile beschäftigen MRSA das medizinische Personal in nahezu allen klinischen Disziplinen. Dabei geht es maßgeblich um die Frage, mit welchen Methoden ihre Ausbreitung effektiv verhindert werden kann. Infolge der reduzierten therapeutischen Möglichkeiten im Falle von MRSA-Infektionen ist Besorgnis berechtigt. Es darf aber nicht übersehen werden, dass die methicillinsensiblen Stämme von S. aureus (MSSA) – auch bei lebensbedrohlichen Infektionen – immer noch die häufigsten Isolate sind [21, 487].

MRSA-Stämme sind spezielle resistente Varianten aus der großen Gruppe von S. aureus-Stämmen mit ganz unterschiedlicher Antibiotikaempfindlichkeit (siehe Abb. 16.2). Ein MRSA ist also in erster Linie ein S. aureus und erst sekundär ein Isolat, das im Fall einer Therapienotwendigkeit den Einsatz besonderer Antibiotika erfordert. Die Übertragungswege und potenziellen Virulenzfaktoren werden durch die infolge der Oxacillin-Resistenz eingeschränkte Antibiotikaempfindlichkeit nicht beeinflusst.

> **Merke**
>
> Ein MRSA ist und bleibt ein S. aureus. Insofern ist es ohne Kenntniss der Epidemiologie von S. aureus nicht möglich, die Epidemiologie von MRSA zu beurteilen.

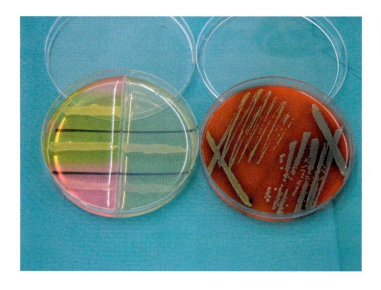

Abb. 16.2 MRSA: Selektiv- und Screening-Agarplatten vs. Blutagar (Foto: I. Kappstein).

In diesem Kapitel soll dargestellt werden, welche Maßnahmen in endemischen Situationen – also beim mehr oder weniger häufigen Auftreten von MRSA außerhalb von sog. Ausbrüchen – entscheidend sind, um Übertragungen von einem auf den anderen Patienten oder auf das Personal zu verhindern. Dabei muss berücksichtigt werden, dass die Frage der erforderlichen Hygienemaßnahmen bei Auftreten (multi)resistenter Erreger im Allgemeinen wie auch von MRSA im Besonderen zum jetzigen Zeitpunkt in der internationalen Fachliteratur kontrovers beurteilt wird, sodass man derzeit keinen allgemein akzeptierten einheitlichen Standard formulieren kann.

Natürliches Reservoir von S. aureus

Menschen sind ein natürliches Reservoir für S. aureus unabhängig von der Antibiotikaempfindlichkeit [21, 414, 487]; die folgenden Darstellungen sind demnach gleichermaßen für MSSA und MRSA zutreffend.

Tabelle 16.4 Nasale Besiedlung (%) verschiedener Personengruppen mit S. aureus.

Normalbevölkerung	19–55
Krankenhauspersonal	17–56
Patienten bei stationärer Aufnahme	10–85
Stationäre Patienten	14–55
Patienten mit Diabetes mellitus	
• Insulinpflichtig	24–76
• Nicht insulinpflichtig	11–35
Chronische Niereninsuffizienz	
• Hämodialyse	30–84
• CAPD	17–51
• Ohne Dialyse	14–33
Drogenabhängige	
• Intravenös	34–61
• Nicht intravenös	9–49
HIV-positive Patienten	
• Nicht intravenös Drogenabhängige	27–55
S. aureus-Hautläsionen	42–100
Neugeborene	
• Bei Geburt	ca. 2
• 2 Wo alt	60–70
• Nach 2 Wo im Krankenhaus	80–100

Nasale Besiedlung

Eine Schlüsselrolle kommt der Besiedlung mit S. aureus in der vorderen Nasenhöhle zu [414], wobei es Individuen gibt, die
- nie kolonisiert sind: ca. 20 %,
- intermittierend besiedelt sind: ca. 60 %,
- persistierende Träger sind: ca. 20 %.

Die letzte Gruppe scheint durch das dauerhafte Trägertum vor der Besiedlung mit exogenen Stämmen geschützt zu sein, zumindest solange keine Antibiotika verabreicht werden. Die Ursache für die unterschiedlichen Besiedlungsraten sind vermutlich genetisch bedingt insofern, als die Adhäsion von S. aureus durch spezielle Oberflächenstrukturen der Bakterienzellen, die ihrerseits an komplementäre epitheliale Rezeptoren binden, gefördert wird [414]. Je nachdem, welche Personengruppen untersucht werden, kann die Häufigkeit der nasalen Besiedlung sehr unterschiedlich sein, aber auch innerhalb der einzelnen Gruppen gibt es eine relativ große Streubreite (siehe Tab. 16.4).

Besiedlung der Körperhaut mit S. aureus

In einer experimentellen Untersuchung zeigte sich, dass die Überlebensrate von S. aureus einerseits auf der Haut von Versuchspersonen und andererseits auf Glas jeweils 5 Stunden nach Auftragen und Antrocknung einer Keimsuspension nur noch etwa 1 % des Inokulums betrug [443]. Ein weiteres Ergebnis war, dass umso mehr Bakterienzellen überlebten, je höher die relative Luftfeuchtigkeit war. Trockenheit führt demnach auch bei S. aureus zum Absterben der Zellen, wenngleich Staphylokokken – im Vergleich zu den meisten gramnegativen Bakterien – in trockenem Milieu längere Zeit, allerdings in abnehmender Keimzahl, überleben können. Diese Ergebnisse passen insgesamt zu der bekannten Tatsache, dass S. aureus an der Körperoberfläche vorwiegend in feuchten Hautbereichen gefunden werden kann: vordere Nasenhöhle und intertriginöse Areale [414].

S. aureus-Besiedlung als Risikofaktor für S. aureus-Infektionen

Bei Störung der Hautintegrität erhöht eine nasale Besiedlung mit S. aureus das Risiko, eine S. aureus-Infektion aus dem endogenen Erregerreservoir zu entwickeln [414, 801]. Dies trifft z.B. auf chirurgische Patienten sowie auf Hämodialyse-Patienten und auf Patienten unter kontinuierlicher ambulanter Peritonealdialyse (CAPD) zu [414, 801].

Risikofaktoren für die Besiedlung mit MRSA

Patienten. MRSA sind meist gegen eine Reihe von normalerweise gegen Staphylokokken wirksamen Antibiotika resistent – und können deshalb de facto als multiresistent betrachtet werden [145].

> **Merke**
> Zu den entscheidenden Risikofaktoren für eine Besiedlung mit MRSA gehört eine aktuelle oder zurückliegende systemische Gabe von Antibiotika, wodurch u.a. die Zusammensetzung der Nasenflora verändert wird.

Aus klassischen Untersuchungen zur Epidemiologie von S. aureus ist beispielsweise bekannt, dass die Gabe von Tetrazyklin bei Besiedlung mit Tetrazyklin-resistenten S. aureus-Stämmen zu deren vermehrter Freisetzung in die Umgebung führt [230, 414]. Dies kann analog für MRSA bedeuten, dass die Gabe von Antibiotika, die gegen MRSA nicht wirksam sind, deren Verbreitung fördert und zwar umso mehr, je breiter das Wirkungsspektrum der eingesetzten Antibiotika ist.

Die Zusammensetzung der vorwiegend hochempfindlichen Normalflora des Körpers wird – als unbeabsichtigter Nebeneffekt – durch Breitspektrum-Antibiotika beträchtlich verändert und kann deshalb mit multiresistenten Stämmen, wie MRSA, nicht mehr ausreichend konkurrieren. Dadurch bekommen die multiresistenten, primär nur in geringer Keimzahl (unterhalb der Nachweisgrenze bei der normalen mikrobiologischen Diagnostik) vorhandenen Stämme, die von Breitspektrum-Antibiotika nicht gehemmt werden, einen Überlebensvorteil und können sich selektiv vermehren. Vielleicht kann dadurch manches unerwartete Auftreten von MRSA bei länger hospitalisierten Patienten, die keinen direkten oder indirekten Kontakt mit anderen MRSA-Patienten hatten, erklärt werden.

Möglicherweise ist also die Selektion von MRSA durch (Breitspektrum-)Antibiotika für die Verbreitung von MRSA mindestens ebenso bedeutsam wie mangelnde Sorgfalt bei der Patientenversorgung, und zwar insofern, als der breite Einsatz von Antibiotika die Grundlage dafür schafft, dass sich Fehler bei der Prävention von Erregerübertragungen auf dem Boden der durch Antibiotika veränderten Körperflora auswirken können.

Nicht selten können Personen längere Zeit oder rezidivierend mit MRSA besiedelt sein [230, 691]. Besonders betroffen sind Patienten, die
- an mehreren Körperstellen oder an chronischen Hautläsionen besiedelt sind,
- mit Fluorchinolonen therapiert wurden,
- Dialyse-pflichtig sind,
- wiederholt hospitalisiert wurden.

Deshalb wird für Risiko-Patienten ein MRSA-Screening bei stationärer Aufnahme empfohlen [378, 615, 691] (www.rki.de > Infektionsschutz > Epidemiol Bull > Archiv > 2004: Nr. 46; 2005: Nr. 5 und Nr. 42) (siehe Kap. 16.4).

Personal. Auch medizinisches Personal kann nasal mit MRSA besiedelt sein. Jedoch schützt die Normalflora vor einer Besiedlung mit anderen Stämmen [414]. Bei Mitarbeitern in Krankenhäusern mit hoher endemischer MRSA-Rate konnte aber gezeigt werden, dass sie mit den dort vorkommenden Stämmen besiedelt werden können [585]. Daraus lässt sich schlussfolgern, dass die Entwicklung einer Besiedlung neben anderen Faktoren auch eine Frage der Quantität der in der Umgebung vorhandenen Stämme und der Kontakthäufigkeit ist. Dies gilt wiederum gleichermaßen für MRSA und MSSA.

Ein weiterer Faktor, der die Besiedlung des Personals beeinflusst, ist das Ausmaß an epidemischen Eigenschaften, die die in einem Krankenhaus vorhandenen Stämme auszeichnen. Das bedeutet auch, dass im Rahmen von Ausbrüchen mit einer höheren Kolonisierungsrate beim Personal zu rechnen ist als in Zeiten endemischen Auftretens von MRSA [414]. Dennoch stellt besiedeltes Personal kein grundsätzliches Risiko für die betreuten Patienten dar, zumal die Besiedlung meist nur vorübergehend ist [414]. Insofern ist der Umgang, der mancherorts mit solchen Personen beobachtet werden kann (z.B. Diskriminierung innerhalb des Krankenhauses, Distanzierung des Bekanntenkreises bis hin zu gesellschaftlicher Isolierung), durch epidemiologische Daten nicht gestützt, sondern als Ausdruck einer hoch emotionalisierten, auf diffusen Ängsten basierenden Haltung der Nicht-Betroffenen zu sehen. Verstärkt wird diese Entwicklung nicht zuletzt durch einen gleichermaßen irrationalen wie populistischen Umgang mit dem Thema „MRSA" nicht nur in den Medien, sondern wiederholt auch in medizinischen Zeitschriften.

Übertragung von S. aureus

Die frühen Beobachtungen aus den 1950er- und 1960er-Jahren

Schwere Ausbrüche von S. aureus-Infektionen durch Betalaktamase-produzierende Stämme in den 1950er-Jahren waren Anlass für zahlreiche Untersuchungen über den Übertragungsmodus von Staphylokokken. Folgende Aspekte wurden herausgestellt:

Das „cloud baby"-Phänomen – also die Interaktion zwischen nasaler Besiedlung mit S. aureus und einer Virusinfektion der oberen Atemwege, die in einer beträchtlichen Streuung von S. aureus (quasi in Form einer Wolke um die Person herum) resultieren soll – wurde 1960 berichtet [232]. Erst mehr als drei Jahrzehnte später wurde bei einem Erwachsenen das gleiche Phänomen („cloud adult") beschrieben [717]. Inwieweit diese Theorie für die Übertragung von S. aureus generell Bedeutung hat, ist jedoch nach wie vor ungeklärt. Wahrscheinlich ist nicht so sehr eine Wolke aus S. aureus, von der eine nasal besiedelte Person mit Schnupfen möglicherweise umgeben ist, für Übertragungen ausschlaggebend, sondern einmal mehr die Hände, bedingt durch den bei Erkältungen noch häufigeren Kontakt der Hände mit dem Gesicht (Schnäuzen, Husten mit Hand vor dem Mund) als schon normalerweise.

> Von Zeit zu Zeit gelangen Meldungen über wissenschaftliche Ergebnisse in die Medien. Auf diese Weise wurde auch der Bericht über das „cloud baby"-Phänomen damals von Charles M. Schulz aufgegriffen und in einen Peanuts-Comic umgesetzt mit Pig Pen als etwas anderes „cloud baby" (siehe Abb. 16.**3**). Dieser Comic wurde dann wiederum im Rahmen eines Begleit-Editorials zu der „cloud baby"-Untersuchung abgedruckt. So machte also dieses Untersuchungsergebnis seinen Weg von der Wissenschaft in die Tagespresse und über einen Comic zurück in die Fachpresse.

Eine andere Untersuchung zeigte, dass Neugeborene die S. aureus-Stämme besiedelter Krankenschwestern erwarben, nicht aber die Stämme der primär besiedelten Index-Kinder [821]; die Übertragung war aber nicht aerogen oder durch große Tröpfchen verursacht (siehe Kap. 4), sondern durch die Hände des Personals.

Es konnte ferner gezeigt werden, dass das Ausmaß der Kontamination der Haut mit S. aureus abhängig ist von der Keimzahl in der Nase: Bei geringeren Keimzahlen ($<10^5$ KBE) war die Haut nur selten (5%) kolonisiert, bei Keimzahlen $>10^5$ KBE dagegen in etwa der Hälfte der Fälle [805]. Bei Untersuchungen der Luft in der Nähe der Patienten war ein Nachweis von S. aureus bei Personen mit hohen Keimzahlen in der Nase ($>10^5$ KBE) nur in maximal 25% möglich, wurden die Bettdecken der Patienten dagegen geschüttelt, fanden sich in ca. 50% positive Luftproben; allerdings stimmten die Phagentypen der Patienten- und Umgebungsisolate oft nicht überein.

Eine häufig als Beleg für eine aerogene Übertragung von S. aureus zitierte Studie wurde wiederum bei Neugeborenen durchgeführt, fand aber eine – im Übrigen nur vermutliche – Übertragung durch die Luft in maximal 10% der Fälle [546]. Viel bedeutsamer dagegen wurde die Übertragung via Hände des Personals eingeschätzt. Die Autoren stellten fest, dass die aerogene Übertragung nur für einen kleinen Teil der Übertragungen bei Neugeborenen infrage

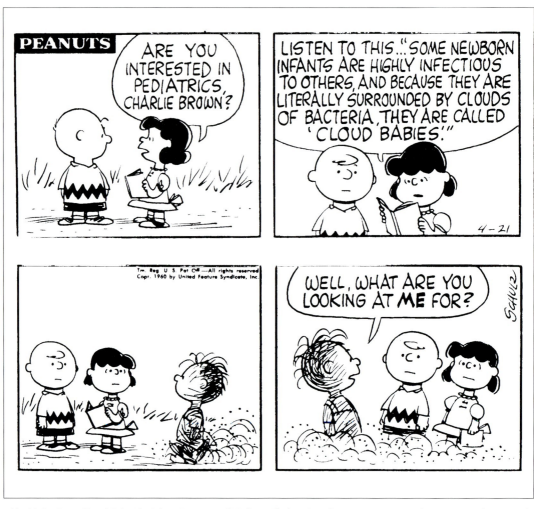

Abb. 16.3 Das „Cloud-Baby" bei den „Peanuts". (Mit freundlicher Genehmigung von United Feature Syndicate Inc.).

kommt, dass aber eine effektive Händehygiene die Verbreitung von S. aureus deutlich reduziert.

Die Untersuchungen zur Übertragbarkeit von S. aureus aus den 1950er- und 1960er-Jahren sind geprägt von der Vorstellung, dass der aerogene Übertragungsweg eine wichtige Rolle spielt, vermutlich deshalb, weil für die damaligen Epidemien nur einige wenige Phagentypen verantwortlich waren. Heute dagegen spricht gegen die Theorie der aerogenen Übertragung, dass man mit molekularbiologischen Techniken einen polyklonalen Ursprung der Isolate sowohl bei endemischem Auftreten als auch bei verschiedenen Ausbrüchen zeigen kann. Dadurch werden die endogene Patientenflora sowie die exogene Übertragung durch die Hände des Personals wesentlich wahrscheinlicher.

**Im Vordergrund:
Übertragung durch Kontakt**

Schon in den klassischen Untersuchungen wurde aber darauf hingewiesen, dass Übertragungen durch große Tröpfchen bei nahem Kontakt (<1m) oder die aerogene Übertragung durch Tröpfchenkerne (siehe Kap. 4), wenn überhaupt, nur selten vorkommen, dass stattdessen aber die Übertragung durch die Hände des Personals für die Verbreitung von S. aureus entscheidend ist.

> **Merke**
> Die Bedeutung einer Übertragung von S. aureus durch die Luft wird dadurch relativiert, dass bei der Patientenversorgung die Übertragung durch direkten oder indirekten Kontakt (z. B. kontaminierte Hände des Personals oder Gegenstände) nie ausgeschlossen werden kann.

Die „Richtlinie" der KRINKO

Empfehlungen zur Prävention von MRSA

Seit 1999 wird in der „Richtlinie für Krankenhaushygiene und Infektionsprävention" durch die Kommission für Krankenhaushygiene und Infektionsprävention (KRINKO) beim Robert-Koch-Institut (RKI) für die Versorgung von Patienten mit MRSA ein eng am niederländischen Modell orientiertes Vorgehen empfohlen [422]. Ende der 1990er-Jahre hatte die Kommission beschlossen, sämtliche Empfehlungen nach dem jeweiligen Stand des Wissens in Evidenzkategorien (Kategorie I A, I B, II und III) unter Angabe der zugrunde liegenden Fachliteratur einzuteilen, wie dies im Ausland schon lange üblich war (siehe Kap. 1) [423].

Die einzelnen Empfehlungen im MRSA-Papier sind durchweg in die (zweithöchste) Kategorie I B eingestuft. Jedoch bietet keines der Zitate Belege für die empfohlenen Maßnahmen (oder wenigstens eine kritische Auseinandersetzung mit deren Pro und Contra), und zwei Drittel der Zitate steuern noch dazu überhaupt keine Erkenntnisse zu der Frage bei, welche Hygienemaßnahmen möglicherweise adäquat sind, um die Übertragung von MRSA zu verhindern (siehe Kap. 1) [422]. Schon aus diesem Grunde, aber auch aus prinzipieller Sicht ist man nicht an die Empfehlungen der KRINKO gebunden [768].

Die Niederlande als Vorbild

MRSA-Prävalenz. Bis vor Kurzem wurde aus den Niederlanden über eine sehr niedrige nationale MRSA-Prävalenzrate (<1% Anteil von MRSA an allen S. aureus-Isolaten) berichtet. Die Angaben basierten auf gepoolten Daten aus acht mikrobiologischen Laboren, die 30% der niederländischen Bevölkerung versorgen (www.rivm.nl > Infectieziekten Bulletin 1997; 8, Nr. 10). Als wesentliche Ursache für die guten Resultate werden die seit Ende der 1980er-Jahre im ganzen Land geltenden strikten räumlichen Isolierungsmaßnahmen betrachtet, die insbesondere bei Patienten mit MRSA-Nachweis, aus dem Ausland und mit einer früheren MRSA-Besiedlung angewendet werden (www.wip.nl).

Die Etablierung dieser national gültigen Vorgaben war die Antwort auf MRSA-Ausbrüche in den 1980er-Jahren, zu deren Bewältigung solche strikten Hygienemaßnahmen eingesetzt wurden. Für eine Reduktion der MRSA-Prävalenz in den Niederlanden durch die strikten Hygienemaßnahmen gibt es jedoch keine Belege. Allerdings ist die niedrige Prävalenz angesichts der weltweiten MRSA-Zunahme in den 1990er-Jahren herausragend. Dafür sind mit hoher Wahrscheinlichkeit aber mehrere Ursachen verantwortlich, wobei der generell restriktive Umgang mit Antibiotika ohne Zweifel eine große Rolle spielt [803].

> **Häufigkeit von MRSA in den Niederlanden**
> Die MRSA-Häufigkeit in den Niederlanden wird ca. seit 2000 nicht mehr als Prozentrate bezogen auf alle S. aureus-Isolate angegeben, sondern als Anzahl der Personen mit MRSA bezogen auf 100 000 Einwohner. Ein Vergleich mit internationalen Angaben ist deshalb nicht mehr möglich. Seither hat aber auch in den Niederlanden die Häufigkeit von MRSA kontinuierlich zugenommen. Im April 2006 wurde eine Rate von im Mittel 9,7 (zwischen 3,6 und 17,4) angegeben, im April 2008 aber bereits 16,4 (zwischen 4,7 und 31,5) (www.rivm.nl/MRSA).

MRSA-Entwicklung. Seit 2000 hat sich die MRSA-Situation in den Niederlanden jedoch etwas verändert, denn es kam zu dieser Zeit zum Auftreten eines neuen MRSA-Klons, der dem sog. Berliner Epidemiestamm entspricht und kontinuierlich an Zahl zugenommen hat; im Jahr 2002 wurde – regional unterschiedlich – sogar epidemisches Ausmaß erreicht [786]. Kennzeichnend für diesen Stamm ist eine relativ niedrige minimale Hemmkonzentration (MHK 4–32 µg/ml) gegen Oxacillin, was dazu führen kann, dass ein solcher Stamm im mikrobiologischen Labor nicht als MRSA entdeckt wird und demzufolge keine strikten Isolierungsmaßnahmen eingeleitet werden [786]. Woher dieser Genotyp stammt, ist bisher unklar. Es gibt keinen Hinweis für einen Import aus dem Ausland. Man schließt nicht aus, dass es zu einem horizontalen Gentransfer ausgehend von einem anderen MRSA oder von Koagulase-negativen Staphylokokken (die wesentlich häufiger als S. aureus über das mecA-Gen verfügen, das für die Oxacillin-Resistenz verantwortlich ist) gekommen ist [786].

Die Tatsache, dass aus den Niederlanden über MRSA-Ausbrüche berichtet wird, wenn die mikrobiologische Diagnostik ein S. aureus-Isolat nicht rechtzeitig als MRSA identifiziert [786], ist gerade kein Hinweis darauf, dass die Strategie der strikten Isolierung eine generelle Lösung für das weltweite MRSA-Problem darstellt. Im Gegenteil sprechen diese Fälle dafür, dass die Qualität der „normalen" Patientenversorgung – soll heißen: Wenn kein besonderer mikrobiologischer Befund bekannt ist – offenbar nicht ausreichend ist, dass also die Regeln der Standardhygiene, die bei jedem Patienten zur Anwendung kommen müssen, nicht im erforderlichen Maße praktiziert werden. Dadurch nämlich könnten zahlreiche Erregerübertragungen verhindert werden.

Prävention der Übertragung von MRSA

Durch die MRSA-Empfehlung der KRINKO, die maßgeblich auf das niederländische Vorbild gestützt ist, scheinen die strikte räumliche Distanzierung von Patienten mit Nachweis von MRSA in einem Einzelzimmer sowie aufwendige Barrieremaßnahmen für das Personal und Besucher (Kittel, Handschuhe, Mundschutz, Kopfschutz) bei Betreten des Zimmers die entscheidenden Voraussetzungen dafür zu sein, eine Übertragung von MRSA zu verhindern. Dieses Prinzip der „Isolierung" wird in vielen Kliniken nicht nur nicht infrage gestellt, sondern mancherorts so rigoros verfolgt, dass Patienten mit MRSA (ob nur in der Nase oder auch in einer Wunde nachgewiesen) sogar bei langen stationären Aufenthalten ihr Zimmer nicht oder nur nach umständlichen Vorkehrungen (z. B. antiseptische Körperwäsche, Bettwäschewechsel) verlassen dürfen – mit allen damit verbundenen Einschränkungen für Diagnostik, Therapie und Rehabilitation, für Kontakte mit Besuchern sowie für das seelische Wohlbefinden der Patienten insgesamt.

Zwar gibt es einen breiten Konsens darüber, dass die meisten Erregerübertragungen durch konsequente Praktizierung der Standardhygiene – und das heißt vor allem Händehygiene: häufige Händedesinfektion und vernünftiger Umgang mit Einmalhandschuhen (d. h. Ausziehen nach Beendigung der Maßnahme) (siehe Kap. 7) – verhindert werden können. Jedoch herrscht bei den Befürwortern der strikten räumlichen Isolierung die Auffassung vor, dass das medizinische Personal dazu aus unterschiedlichen Gründen nicht in der Lage ist (z. B. Überlastung, unzureichende Motivation), und deshalb soll dieses Defizit durch den Zwang zu umfangreichen Barrieremaßnahmen im Rahmen der strikten räumlichen Isolierung ausgeglichen werden.

Im Folgenden wird wegen ihrer dominanten Rolle zunächst die strikte räumliche Isolierung behandelt. Daran anschließend werden die Maßnahmen der Standardhygiene sowie weitere Fragen besprochen, die im Zusammenhang mit MRSA diskutiert werden.

Isolierung = räumliche Distanzierung im Einzelzimmer

Mehrere aktuelle Publikationen haben das Dogma der strikten räumlichen Isolierung von Patienten mit MRSA-Nachweis gut begründet infrage gestellt [144, 181, 506, 575]. In zwei Übersichtsartikeln [181, 506] wird anhand der in der verfügbaren Fachliteratur seit vielen Jahren beschriebenen Fakten dargestellt, dass es zwar sehr viele Publikationen über die Kontrolle von MRSA-Ausbrüchen gibt, aber nur wenige Arbeiten, die das endemische Auftreten von MRSA beobachtet haben. Die heute

z. B. vom RKI oder in den Niederlanden empfohlenen Maßnahmen sind abgeleitet von Erfahrungen aus der Kontrolle von Ausbrüchen, bei denen bekanntermaßen meist viele neue Maßnahmen gleichzeitig ergriffen werden, womit letztlich immer unklar bleibt, welche dieser Maßnahmen effektiv war.

Neben diesen Übersichtsarbeiten sind zwei aktuelle, auf Intensivstationen durchgeführte klinische Studien interessant [144, 575].

In der einen Untersuchung konnte keine Reduktion von MRSA-Übertragungen beobachtet werden, wenn Patienten mit MRSA-Nachweis räumlich isoliert wurden [144].

In der anderen Studie gab es trotz ständiger Neuaufnahmen von Patienten mit MRSA keine Übertragungen, obwohl das Personal der Station über positive Befunde nicht informiert wurde und deshalb auch keine räumliche Isolierung durchführen konnte [575]. In dieser Studie war zwar die Pflegepersonal-zu-Patienten-Relation, wie in Großbritannien auf Intensivstationen üblich, sehr günstig, dennoch konnte keine 1 : 1-Pflege praktiziert werden, da bei aufwendigen Pflegemaßnahmen immer zwei Personen zusammen einen Patienten versorgen müssen. Abgesehen davon wechseln Ärzte immer von Patient zu Patient.

Für Krankenhäuser mit Großrauminintensivstationen müssen ohnehin andere Lösungen gefunden werden, um auch Patienten mit Nachweis von MRSA intensivmedizinisch versorgen zu können (insbesondere durch organisatorische Distanzierung von den übrigen Patienten).

Mit der strikten räumlichen Isolierung wird den Patienten der Krankenhausaufenthalt (und nicht selten auch die Zeit darüber hinaus), den Angehörigen der Umgang mit ihnen und dem Personal die Arbeit erschwert. Dass Patienten in strikter Isolierung medizinisch schlechter versorgt sind und mehr medizinische Komplikationen aufweisen, ist in verschiedenen Publikationen belegt worden [736]. Wenn aber die strikte Isolierung bei allen Nachteilen in ihrer Effektivität nicht belegt und noch dazu sehr teuer ist [338] und nachdem die MRSA-Raten in Deutschland möglicherweise stagnieren (www.p-e-g.org > Resistenzdaten 2007: 20,3 %), dann muss man fragen, warum weiterhin alle Beteiligten mit einer mindestens fragwürdigen Strategie belastet werden sollen.

Den Anforderungen des §70 SGB V läuft die Praxis der strikten räumlichen Isolierung ohnehin zuwider, denn darin fordert der Gesetzgeber: „Die Versorgung der Versicherten muss ausreichend und zweckmäßig sein, darf das Maß des Notwendigen nicht überschreiten und muss wirtschaftlich erbracht werden" und ferner: „Die Krankenkassen und die Leistungserbringer haben durch geeignete Maßnahmen auf eine humane Krankenbehandlung ihrer Versicherten hinzuwirken."

International wird derzeit der Effekt der in den Niederlanden praktizierten Maßnahmen einzeln in kontrollierten klinischen Studien untersucht. Zwischenauswertungen zeigten kein geringeres Übertragungsrisiko im Vergleich zu Standardmaßnahmen.

Standardhygiene

Die Standardhygiene umfasst die Maßnahmen, die einerseits erforderlich, andererseits aber auch ausreichend für eine gute hygienische Grundversorgung aller Patienten in jeder Situation bei Diagnostik, Therapie und Pflege sind und die gleichzeitig auch das Personal vor Kontakten mit potenziell pathogenen Keimen schützen. Eine sorgfältige Beachtung der Standardhygienemaßnahmen in der täglichen Praxis würde Übertragungen potenziell pathogener Keime bei der Patientenversorgung erheblich einschränken und spezielle Isolierungsmaßnahmen würden sich damit häufig erübrigen. Das bedeutet, dass sich durch eine bessere hygienische Praxis die Isolierung im Einzelzimmer auf vergleichsweise wenige Patienten beschränken ließe, die, wie z. B. Verbrennungspatienten, großflächig besiedelt oder infiziert sind und demzufolge eher eine Streuquelle darstellen.

Anstatt also im Zusammenhang mit MRSA immer wieder von Neuem zu überlegen, welche Isolierungsmaßnahmen am besten geeignet seien, sollte man mehr Gewicht darauf legen, bei der allgemeinen Patientenversorgung einen besseren hygienischen Standard zu erreichen (siehe Kap. 7). Denn wenn man z. B. bei einem Ausbruch Patienten isolieren muss, reagiert man meist lediglich auf das Resultat einer unzureichenden hygienischen Versorgung der Patienten, d. h., man läuft der „guten" hygienischen Praxis hinterher [46].

Die Bedeutung der Händehygiene für den generellen Schutz vor Erregerübertragungen wurde in unzähligen Publikationen herausgestellt, so auch für S. aureus (als MSSA) in den frühen Arbeiten vor einigen Jahrzehnten wie ebenfalls für MRSA in neueren Arbeiten [92, 546, 555, 821]. Im Vergleich dazu haben Flächendesinfektionsmaßnahmen nachrangige Bedeutung; im Krankenhaus soll es allerdings überall sehr sauber sein. Die dafür erforderlichen Reinigungsmaßnahmen können bei bestimmten Situationen der Patientenversorgung und in bestimmten Bereichen des Krankenhauses durch Flächendesinfektionsmaßnahmen ergänzt werden [421].

> **Merke**
>
> Händehygiene, also Händedesinfektion und ggf. Schutzhandschuhe, ist die Grundlage der Standardhygiene und gleichzeitig die wichtigste Maßnahme zum Schutz vor der Übertragung von Erregern – unabhängig von deren Antibiotikaempfindlichkeit.

Chirurgische Maske

Der Effekt von Masken bei der Versorgung von Patienten mit Nachweis von MRSA ist ungeklärt. Für Patienten mit MRSA stellt es eine erhebliche seelische Belastung dar, wenn ihnen nur noch mit Masken „vermummte" Personen entgegentreten und sie die Gesichter nicht erkennen können. Masken können allerdings Kontakte der kontaminierten Hände mit dem Gesicht verhindern und dadurch dazu beitragen, das Personal vor nasaler Besiedlung durch Selbstinokulation zu schützen [92, 555].

> Häufige Hand-Gesichts-Kontakte sind normal; für die Patientenversorgung muss man aber trainieren, diese in den meisten Fällen nicht bewussten Kontakte mit dem Gesicht zu vermeiden, solange die Hände nicht desinfiziert bzw. Schutzhandschuhe nicht ausgezogen wurden.

Sinnvoll sind Masken z.B. beim offenen endotrachealen Absaugen. Sie stellen dabei aber unabhängig vom MRSA-Nachweis im respiratorischen Sekret eine generelle Personalschutzmaßnahme vor Kontakt mit Körperflüssigkeiten dar. Jedoch gibt es bei Auftreten von MRSA in keiner Situation für Personal oder Patienten eine Grundlage für das Tragen von FFP-Atemschutzmasken.

Gegenstände für die Patientenversorgung

Schon Ende der 1960er-Jahre wurden Gegenstände der Patientenversorgung in unkritische, semikritische und kritische Gegenstände eingeteilt, um die daraus resultierenden Erfordernisse für die Aufbereitung von der Reinigung über die Desinfektion bis hin zur Sterilisation deutlich zu machen (siehe Kap. 8). Diese Einteilung wurde vom RKI übernommen [420]. Einfache Gegenstände, wie Blutdruckmanschetten, können für Patienten mit multiresistenten Erregern gesondert vorgehalten und ggf. regelmäßig nach den üblichen Regeln aufbereitet werden. Spezielle Instrumente, z.B. Endoskope, müssen aber nacheinander bei verschiedenen Patienten zum Einsatz kommen. Die üblichen und z.B. vom RKI empfohlenen Aufbereitungsmaßnahmen sind jedoch in der Lage, diese Gegenstände sicher zu dekontaminieren, unabhängig davon, ob sie desinfiziert oder sterilisiert werden müssen.

Patienten-Screening

Die Frage, ob und, wenn ja, welche Patienten schon bei der stationären Aufnahme auf eine Besiedlung mit MRSA untersucht werden sollen, muss aufgrund der individuellen epidemiologischen Situation beantwortet werden. Da die Bedingungen dafür in der Regel nicht konstant bleiben, müssen solche Entscheidungen ggf. überprüft und revidiert werden.

Weil bekannt ist, dass längere Krankenhausaufenthalte, die Verabreichung von Antibiotika, das Vorhandensein insbesondere chronischer Wunden und invasiver Maßnahmen mit dem Auftreten von MRSA assoziiert sind, wird ein selektives Screening dieser Risiko-Patienten bei stationärer Aufnahme empfohlen [378, 615, 717] (www.rki.de > Infektionsschutz > Epidemiol Bull > Archiv > 2004: Nr. 46; 2005: Nr. 5 und Nr. 42). Folgende Körperstellen (abhängig vom klinischen Zustand des Patienten

bzw. von den ggf. vorhandenen invasiven Maßnahmen) sollen dabei einbezogen werden:
- Nase,
- (Rachen),
- (Perineum),
- Chronische Wunden und andere chronische Hautläsionen (z. B. Ekzeme),
- Sputum bei produktivem Husten oder Trachealsekret bei Intubation oder Tracheostoma,
- Urin bei Blasenkatheter.

Das optimale Vorgehen beim MRSA-Screening ist derzeit noch in Diskussion, jedoch ist die Untersuchung der vorderen Nasenhöhle unverzichtbar, und auch chronische Wunden bzw. Hautläsionen sollen in das Screening einbezogen werden. Die übrigen Körperstellen (wie Rachen oder Perineum) einzubeziehen fördert die Häufigkeit positiver Befunde nicht entscheidend, erhöht aber den Untersuchungsaufwand und damit die Kosten für diese Diagnostik. Bei Patienten mit invasiven Maßnahmen (Blasenkatheter etc.) werden in der Regel ohnehin aus klinischer Indikation mikrobiologische Untersuchungen durchgeführt.

Kontrolluntersuchungen. Es hat sich eingebürgert, drei negative Abstriche zu fordern, um einen Patienten als MRSA-negativ bezeichnen zu können. Die Zahl ist jedoch willkürlich festgelegt, und es gibt noch dazu keine Daten, in welchen Abständen die Untersuchungen durchgeführt werden sollen.

Wie inzwischen in kontrollierten Studien gezeigt werden konnte, hat das MRSA-Screening keinen Einfluss auf die Häufigkeit von MRSA, trägt also nicht dazu bei, die Zahl von MRSA-Kolonisierungen oder -Infektionen zu reduzieren [321a, 575].

> Eine Verlegung von Patienten mit MRSA ist immer möglich, da jede Klinik in der Lage sein muss, Patienten zu versorgen, bei denen (multi-)resistente Erreger nachgewiesen sind. Dies gilt analog auch für Pflegeheime. Insofern ist auch die (Rück-)Verlegung von Patienten nach MRSA-Nachweis aus Reha- in Akut-Kliniken weder aus medizinischer noch aus epidemiologischer Sicht zu begründen. Völlig unvertretbar ist es darüber hinaus, spezielle Einrichtungen zur Behandlung von Patienten mit MRSA zu schaffen.

Personal-Screening

Untersuchungen des Personals in endemischen Situationen werden nicht empfohlen, und auch in Ausbruchssituation muss sehr gut abgewogen werden, ob das Personal tatsächlich als Streuquelle in Betracht kommen kann [92, 555]. Einzelne Untersuchungen sind ohnehin nicht ausreichend, um eine Person als besiedelt zu bezeichnen, da der Zustand in den meisten Fällen nur kurzfristig und vorübergehend ist. Außerdem wird der Ausschluss von besiedeltem Personal von der Patientenversorgung kontrovers beurteilt, weil durch den daraus resultierenden Personalmangel die Patientenversorgung erschwert wird. Deshalb muss, bevor Personaluntersuchungen durchgeführt werden, klar sein, wie man mit besiedelten Personen umgehen möchte (www.rki.de > Infektionsschutz > Epidemiol Bull > Archiv > 2005: Nr. 5).

> **Merke**
>
> Das Personal-Screening muss speziellen, von einem Krankenhaushygieniker sorgfältig recherchierten epidemiologischen Situationen vorbehalten bleiben, in denen deutliche Hinweise darauf vorliegen, dass die Übertragungsquelle nicht bei den Patienten, sondern beim Personal zu suchen ist.

Dekolonisierung mit Mupirocin

Nicht jeder Patient, bei dem eine nasale Besiedlung mit MRSA nachgewiesen wurde, muss mit Mupirocin-Nasensalbe behandelt werden. In erster Linie muss eine Dekolonisierung im Rahmen von Ausbrüchen angestrebt werden. Bei endemischem Auftreten kann die Anwendung von Mupirocin von der individuellen Gefährdung der einzelnen Patienten abhängig gemacht werden. Anzuwenden ist es insbesondere bei Patienten, die wiederholt stationär behandelt werden müssen. Nutzen und Risiko müssen sorgfältig gegeneinander abgewogen werden, denn ein häufiger Einsatz führt zur Resistenzentwicklung [414]. Wiederholte Behandlungen bei fortbestehender Besiedlung sollen nicht stattfinden (www.rki.de > Infektionsschutz > Epidemiol Bull > Archiv > 2005: Nr. 5).

Außerdem muss berücksichtigt werden, dass eine nasale Dekolonisierung nicht notwendigerweise zur Eliminierung von MRSA aus chronischen Wunden führt.

Antiseptische Körperwaschung

Es gibt keine Daten aus kontrollierten, randomisierten klinischen Studien, die belegen, dass durch eine (tägliche) Körperwäsche mit antiseptischer Seife die Besiedlung von Patienten mit MRSA schneller oder sogar langfristig beseitigt bzw. das Übertragungsrisiko reduziert werden kann [800]. Auch weil diese Maßnahme sehr zeitaufwendig ist, kann die antiseptische Körperwaschung nicht empfohlen werden. Schließlich haben viele Patienten chronische Wunden mit MRSA-Besiedlung. Gerade diese Reservoire werden mit der antiseptischen Körperwäsche nicht erreicht, sodass eine solche Behandlung, wenn überhaupt, erst Erfolg haben könnte, wenn diese Wunden abgeheilt sind.

Invasive Maßnahmen

Stationäre Patienten sind auf der einen Seite nicht immer lebensbedrohlich erkrankt und werden auf der anderen Seite auch nicht überwiegend zu elektiven Maßnahmen aufgenommen, die jederzeit verschoben werden können. Deshalb kann auch der Nachweis von MRSA nicht Anlass sein, einem Patienten, bei dem keine vitale Indikation für eine diagnostische oder therapeutische Maßnahme besteht, gleichwohl aber eine medizinische Indikation vorliegt, solche Maßnahmen vorzuenthalten. Für Patienten mit Nachweis von MRSA müssen die gleichen diagnostischen und therapeutischen Optionen zur Verfügung stehen wie für Patienten, von denen man nicht weiß, ob sie mit einem multiresistenten Erreger besiedelt sind.

> **Merke**
> Jeder Patient muss ohne Einschränkungen medizinisch behandelt werden können, auch wenn multiresistente Erreger vorhanden sind.

Operationen

Über die Frage, ob die Reihenfolge von Patienten mit MRSA im Operationsprogramm nach den gleichen Grundsätzen wie bei anderen Patienten festgelegt werden kann, gibt es häufig Diskussionen. Dahinter steht insbesondere die alte Frage, ob für sog. septische Operationen andere Regeln gelten müssen als für aseptische Eingriffe. In der internationalen Fachliteratur gibt es keine Daten, die belegen, dass diese Patienten am Ende des Operationsprogramms operiert werden müssten oder dass sie postoperativ nicht im Aufwachraum versorgt werden sollen.

> **Merke**
> Bei Operationen ist wegen der standardmäßig praktizierten Asepsis das Risiko von Erregerübertragungen minimiert.

Anderenfalls könnte man auch verschiedene Patienten mit septischen Eingriffen, bei denen bekannterweise MSSA nicht selten ist, aber auch andere (multiresistente) Erreger vorkommen, nicht nacheinander im selben OP-Saal operieren. Außerhalb der OP-Säle müssen die Regeln der Standardhygiene ebenso praktiziert werden wie bei der Patientenversorgung auf der Station.

Diagnostische Maßnahmen

Ebenso wie Operationen müssen häufig auch bei Patienten mit MRSA verschiedene Untersuchungen durchgeführt werden, die nur in den entsprechenden Funktionsabteilungen möglich sind. So müssen Patienten z. B. in die Endoskopie-Abteilung oder zu radiologischen Untersuchungen. Auch diese Untersuchungen sollen so eingeteilt werden, dass der Patient mit Nachweis von MRSA ebenso optimal behandelt werden kann wie der Patient ohne MRSA. Bei komplizierten oder langwierigen Maßnahmen ist deshalb – ebenso wie beim Operieren – der Beginn des Arbeitstages möglicherweise der am besten geeignete Zeitpunkt.

> **Merke**
>
> Die Empfehlung, Patienten mit MRSA-Nachweis an das Ende des Untersuchungsprogramms zu setzen, darf lediglich als eine Option verstanden werden.

Eine zwingende Notwendigkeit dazu besteht nicht, denn alle verwendeten Instrumente werden vor ihrer nächsten Anwendung aufbereitet, und die benutzten Flächen können leicht wischdesinfiziert werden. Auch die Befürchtung, dass z. B. bei der Begegnung von Patienten im Wartebereich der Röntgenabteilung eine MRSA-Übertragung stattfinden kann, ist weder durch Studien noch durch die klinische Erfahrung belegt. Während eine Vielzahl von Untersuchungen auf die Bedeutung des medizinischen Personals bei der Erregerübertragung hinweist, gibt es keine Hinweise für eine direkte Erregerübertragung von Patient zu Patient.

MRSA und das Leben außerhalb des Krankenhauses

Besiedelte Patienten können ohne Risiko für die Angehörigen nach Hause entlassen werden [92, 555]. Eine ggf. begonnene Dekolonisierung, z. B. mit Mupirocin, kann dort fortgesetzt werden. Aus der Sicht der Infektionsprävention ist eine möglichst frühzeitige Entlassung besiedelter Patienten nach Hause sogar wünschenswert.

17 Maßnahmen bei Ausbrüchen

Ein Ausbruch ist eine plötzliche, weit über der normalerweise üblichen (= endemischen) Zahl liegende Anzahl von Infektionen oder Kolonisationen [14, 23, 372, 373, 702, 802].

Ausbrüche nosokomialer Infektionen machen nur einen geringen Prozentsatz (2–3%) aller im Krankenhaus erworbenen Infektionen aus [308]. Im Gegensatz zu endemischen Krankenhausinfektionen, die sich nicht immer durch Infektionspräventionsmaßnahmen beeinflussen lassen, gelten Ausbrüche bzw. epidemische Krankenhausinfektionen in den meisten Fällen als vermeidbar, und zwar deshalb, weil man bei kontinuierlicher aufmerksamer Beobachtung von Erregern und Infektionen in einem Krankenhaus eine beginnende Häufung in der Regel so frühzeitig entdecken kann, dass es bei wenigen Fällen betroffener Patienten bleibt (siehe Kap. 3).

Was ist ein Ausbruch?

Keine absolute Zahlenangabe möglich. Ein Ausbruch kann nur allgemein definiert werden als eine meist plötzliche Zunahme der Zahl von Infektionen oder Kolonisationen mit demselben Erreger. Diese Zunahme entwickelt sich in der Regel rasch und hat zur Folge, dass die Zahl der betroffenen Patienten deutlich über der Zahl liegt, die man normalerweise erwarten würde. Es gibt aber auch protrahiert verlaufende Ausbrüche, die häufig nur dadurch auffallen, dass es sich um seltene Erreger oder um Bakterien mit ungewöhnlichen Antibiogrammen handelt, wenn man sie überhaupt zur Kenntnis nimmt.

Epidemiologischer Zusammenhang entscheidend. Weil eine Zunahme von Infektionen oder Kolonisationen mit demselben Erreger aber auch ein zufälliges Zusammentreffen sein kann, ist das entscheidende Kennzeichen für einen Ausbruch, dass es zwischen den betroffenen Patienten eine Beziehung gibt, aus der man schlussfolgern kann, dass der Erreger bei diesen Patienten z. B. entweder aus demselben Erregerreservoir erworben oder dass er sukzessive von einem Patienten zum anderen übertragen wurde. Eine solche Situation bezeichnet man als „epidemiologischen Zusammenhang".

Mit anderen Worten: Wenn zwischen den betroffenen Patienten bzw. dem Auftreten ihrer Infektion oder Kolonisation hinsichtlich Zeit und Ort eine Beziehung besteht, dann muss ein *Ausbruch* vermutet werden. Fehlt dagegen eine solche Beziehung, wenn die Patienten ihre Infektion bzw. Kolonisation z. B. in verschiedenen Klinikbereichen oder bereits vor dem stationären Aufenthalt erworben haben und es keine indirekten Kontakte z. B. über medizinisches Personal gibt, dann handelt es sich um eine *Koinzidenz*, also um ein zufälliges Zusammentreffen.

Infektionsschutzgesetz. Im §6 (3) IfSG ist die Meldepflicht von Ausbrüchen nosokomialer Infektionen (übrigens: nicht von Kolonisationen) geregelt. Durch einen redaktionellen Fehler ist dort aber von „epidemischem" Zusammenhang die Rede. Dabei handelt es sich um die falsche Verwendung eines Fachterminus. Schon in der „Amtlichen Begründung" und auch im Kommentar zum IfSG taucht dieser Fehler nicht mehr auf [42]. Wird jedoch z. B. in einem Artikel auf den §6 (3) IfSG Bezug genommen, dann wird leider fast immer der unzutreffende Ausdruck „epidemischer Zusammenhang" zitiert, weil noch nicht einmal diejenigen, die mit der Begrifflichkeit vertraut sind, es wagen, einen Gesetzestext zu verändern, auch wenn er in der Sache offensichtlich falsch ist.

> **Merke**
>
> Die **Epidemiologie übertragbarer Krankheiten** ist die Lehre vom Auftreten und von den Ursachen von Infektionen – besonders im Hinblick auf multiresistente Erreger muss man ergänzen: Kolonisationen – hinsichtlich
> - der Kennzeichen der betroffenen Personen,
> - des Ortes, an dem diese Krankheiten auftreten,
> - des zeitlichen Zusammenhanges, in dem sie entstehen, und
> - der Art und Weise, in der die Erreger erworben werden.
>
> Die daraus gesammelten Erkenntnisse bilden die Grundlage für die Prävention von Erregerübertragungen und damit für die Prävention von Infektionen.

Einen Ausbruch zu erkennen ist nicht immer leicht. Das gilt insbesondere dann, wenn es sich um gewöhnliche Erreger nosokomialer Infektionen mit unauffälligem Antibiogramm handelt. Deshalb sind die sorgfältige und regelmäßige Beobachtung der mikrobiologischen Befunde eine wichtige Voraussetzung, um ein gehäuftes Auftreten frühzeitig zu erkennen. Mit dem zuständigen mikrobiologischen Labor muss demnach vereinbart werden, regelmäßig (mindestens alle 2 Tage) eine umfassende Information über alle positiven Befunde zu bekommen.

17.1 Vorgehen bei Ausbruchsverdacht

Untersuchungsteam

Ist eine klinische Konstellation gegeben, die den Verdacht auf einen Ausbruch nahelegt, muss zunächst möglichst unverzüglich und effektiv geprüft werden, ob der Verdacht gerechtfertigt ist [14, 372, 373]. Bei Bestätigung des Ausbruchsverdachts müssen die erforderlichen Untersuchungen eingeleitet und frühzeitig auch Gegenmaßnahmen auf empirischer Basis ergriffen werden, um das Ausbruchsgeschehen zu beenden. Dafür muss ein Team von Personen zusammengestellt werden, das sich engmaschig zu Besprechungen trifft und seine Aktivitäten untereinander abstimmt. Welche Personen darin eingeschlossen werden und ob das zuständige Gesundheitsamt eingeschaltet wird, muss von den Gegebenheiten des Ausbruchs und den personellen Ressourcen der Klinik abhängig gemacht werden.

Meldepflicht von Ausbrüchen
In der „Amtlichen Begründung" zum §6 IfSG ist ausgeführt, dass die „nicht namentliche Meldung des Ausbruchs an das Gesundheitsamt (...) den Zweck (hat), die Gesundheitsbehörde als Berater zu beteiligen. Dass die Vorschrift im Kern nicht Kontrolle, sondern eine fachliche Zusammenarbeit und die Problembewältigung zum Ziel hat, zeigt die Tatsache, dass ein Unterlassen nach diesem Gesetz weder mit Strafe noch mit Bußgeld geahndet wird" [42].
Ist also z.B. eine Klinik, weil sie eine Abteilung für Krankenhaushygiene mit einem ärztlichen Leiter eingerichtet hat, in der Lage, ein Ausbruchsgeschehen selbst zu untersuchen und zu klären, dann kann sie gemäß der Intention des Gesetzgebers auf die Einschaltung des Gesundheitsamtes verzichten, weil sie über die erforderliche Fachkompetenz verfügt. Ggf. ist das zuständige Gesundheitsamt mit einem solchen Vorgehen nicht einverstanden und pocht auf die Meldepflicht; jedoch bliebe eine solche Unstimmigkeit zwischen Krankenhaus und Gesundheitsamt für die Klinik ohne Folgen, weil der Klinik über die Ermahnung hinaus daraus kein Schaden entstehen kann.

Falldefinition und Fallsuche

„Fälle" vs. „Kontrollen". Sofort zu Beginn der Untersuchung eines möglichen Ausbruchs muss eine möglichst klare Beschreibung der „Fälle" (= infizierte bzw. kolonisierte Patienten), aber auch der nicht-betroffenen Patienten als „Kontrollen" (= Patienten ohne Nachweis des speziellen Erregers oder der Infektion) erfolgen und im Weiteren geprüft werden, auf wie viele Personen (Patienten, Personal, ggf. auch Besucher) diese Definition zutrifft [14, 372, 373]. Am einfachsten ist die Definition, wenn es sich um einen Erreger mit auffälligem Antibiogramm handelt. Dann ist ein „Fall" jeder, bei dem dieser Stamm nachgewiesen werden kann, und eine „Kontrolle" jeder ohne diesen Erregernachweis. Ähnlich geht man vor, wenn man eine Häufung bestimmter Infektionen beobachtet, deren Erreger man noch nicht kennt, bei denen man jedoch aufgrund des klinischen Bildes einen gemeinsamen Erreger vermuten muss. Die Zuordnung zur Gruppe der „Fälle" und der „Kontrollen" muss man bis zur Bestätigung durch den mikrobiologischen Befund aufgrund klinischer Symptome treffen.

Ausschluss: Koinzidenz und Pseudoausbruch. Die frühzeitige Differenzierung von Fällen und Kontrollen ist notwendig, um die Frage zu klären,
- ob tatsächlich ein Ausbruch besteht oder ob es sich nicht vielleicht um ein zeitlich zufälliges Zusammentreffen (= Koinzidenz) von Infektionen handelt, die in keinem epidemiologischen Zusammenhang miteinander stehen, oder
- ob sogar nur scheinbar ein Ausbruch vorliegt, es sich also um einen Pseudoausbruch handelt [14, 191, 372, 373, 702].

Beschreibung der epidemiologischen Charakteristika

Bestätigt sich der Verdacht auf einen Ausbruch, müssen so zügig und genau wie möglich die epidemiologischen Charakteristika der „Fälle" beschrieben werden [14, 372, 373]. Diese Daten geben u. U. schon wesentliche Hinweise auf die Ursache der Häufung von Infektionen bzw. Kolonisationen. Folgende 4 zentralen Fragen – mit Beispielen für zusätzliche detaillierte Fragen – sind dabei essenziell.

Wann?

Oder wie ist der zeitliche Zusammenhang zwischen den einzelnen „Fällen"?
- Wann trat der erste Fall auf?
- Wann folgten die weiteren Fälle?
- Über welchen Zeitraum sind die Fälle aufgetreten?
- Gibt es innerhalb dieser Zeit eine Häufung zu einem bestimmten Zeitpunkt oder sind die Fälle mehr oder weniger gleichmäßig über die Zeit verteilt aufgetreten?

Je nachdem, wie der zeitliche Verlauf ist, kommt entweder eine gemeinsame Quelle als Erregerreservoir in Betracht oder ist es wahrscheinlicher, dass die Infektionen auf fortgesetzte Übertragungen von Patient zu Patient zurückzuführen sind. Sehr hilfreich ist es, den zeitlichen Verlauf des Ausbruchs grafisch darzustellen:

Gemeinsame Erregerquelle. Eine zeitliche Häufung der Fälle, z. B. an einigen wenigen Tagen, ist ein Hinweis auf eine gemeinsame Erregerquelle (z. B. kontaminierte Mehrdosis-Ampulle; siehe Abb. 17.1).

Kontinuierliche Übertragungen. Eine gleichmäßige Verteilung der Fälle gibt Hinweis auf eine fortgesetzte Übertragung ausgehend von einem primären Erregerreservoir, z. B. einem sog. Index-Fall (= der erste Patient mit diesem Erreger bzw. dieser Infektion), oder von einem unbelebten Erregerreservoir (z. B. Leitungswasser) (siehe Abb. 17.2).

Kontinuierliche Übertragungen mit zeitlich begrenzter Zuspitzung. Eine für eine gewisse Zeit gleichmäßige Verteilung der Fälle mit anschließender zeitlicher Häufung und danach wieder abnehmender Zahl der Fälle ist grundsätzlich wiederum ein Hinweis auf eine fortgesetzte Übertragung ausgehend von einem primären Erregerreservoir, z. B. sog. Index-Fall, wobei die zwischenzeitliche Zunahme der Fälle auf ein zusätzliches Problem bei der Infektionsprävention hindeuten kann, z. B. bedingt durch Personalmangel während Feiertagszeiten (siehe Abb. 17.3) [320].

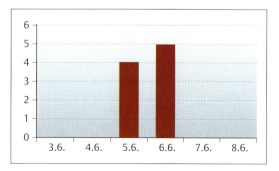

Abb. 17.**1** Epidemiekurve bei gemeinsamer Erregerquelle am Beispiel eines Sepsisausbruchs nach Kontamination einer Mehrdosisampulle mit Acinetobacter baumannii.

Gemeinsame Erregerquelle und anschließend kontinuierliche Übertragung. Eine zeitliche Häufung der Fälle zunächst an einigen wenigen Tagen und anschließend eine gleichmäßige Verteilung der weiteren Fälle über einen längeren Zeitraum sind ein Hinweis auf eine zu Beginn vorhandene gemeinsame Erregerquelle mit nachfolgender Übertragung von Patient zu Patient (z.B. Nahrungsmittel-assoziierte Infektion) (siehe Abb. 17.4).

Den Verlauf, der sich aus einer entsprechenden grafischen Darstellung ergibt, nennt man die Epidemiekurve [14, 372, 373]. Ebenfalls grafisch dargestellt werden sollte die Liegedauer der betroffenen Patienten, um besser erkennen zu können, ob es sich bei Patienten z.B. einer Station tatsächlich um Übertragungen von Patient zu Patient handeln könnte, weil sich deren Liegedauer überschneidet, oder ob ein anderes exogenes Erregerreservoir in Betracht gezogen werden muss (siehe Abb. 17.5).

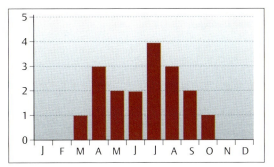

Abb. 17.**2** Epidemiekurve bei fortgesetzten Übertragungen von Staphylococcus aureus in der Dermatologie ausgehend von einem Index-Patienten.

Wo?

Oder gibt es eine räumliche bzw. örtliche Beziehung zwischen den „Fällen"?
- Sind die Fälle auf derselben Station oder Abteilung des Krankenhauses untergebracht oder über das Krankenhaus verteilt?
- Wurden sie vorübergehend in denselben Abteilungen behandelt (z.B. Operationsabteilung, Dialyse, Radiologie)?
- Gibt es andere örtliche Gemeinsamkeiten, auch wenn die Patienten dort nicht physisch anwesend waren (z.B. spezielle Labordiagnostik bei Pseudoausbruch [191, 702, 802])?

Die Abhängigkeit bzw. Unabhängigkeit des Auftretens der Fälle von ihrer räumlichen bzw. örtlichen Unterbringung bzw. vorübergehenden Versorgung in bestimmten Krankenhausbereichen gibt wichtige Hinweise darauf, auf welche Lokalisation oder auch Personen im Krankenhaus man sich bei der Suche nach der Ursache der Infektionen konzentrieren muss. Es kann deshalb sinnvoll sein, in einen Plan (z.B. Grundriss der Station) einzutragen, in welchen Zimmern die Fälle untergebracht sind bzw. waren, um eine bessere Vorstellung von der räumlichen Verteilung zu erhalten.

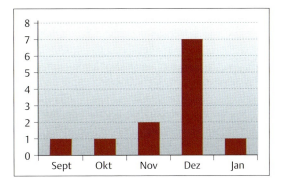

Abb. 17.**3** Epidemiekurve bei protrahiertem Ausbruch durch multiresistenten Pseudomonas aeruginosa im Urin mit fortgesetzten Übertragungen, ausgehend von einem Index-Patienten mit zeitlicher Häufung im Verlauf.

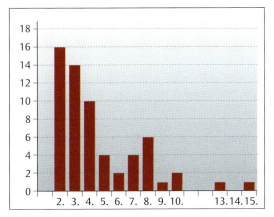

Abb. 17.**4** Epidemiekurve bei primärer Häufung infolge gemeinsamer Erregerquelle durch Nahrungsmittelkontamination mit Noroviren gefolgt von fortgesetzter Übertragung von Patient zu Patient.

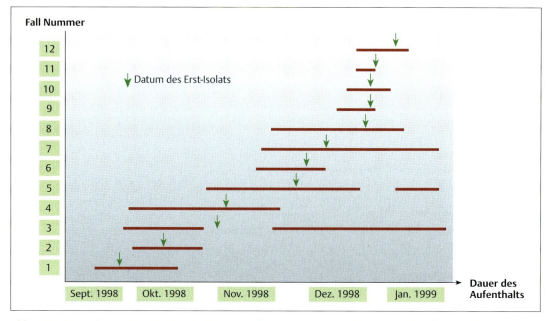

Abb. 17.5 Liegedauer infizierter bzw. kolonisierter Patienten bei protrahiertem Ausbruch mit multiresistentem P. aeruginosa im Urin mit fortgesetzter Übertragung von Patient zu Patient (siehe Abb. 17.3)

> **Merke**
>
> Unverzichtbar ist die Besichtigung der örtlichen Gegebenheiten, unter denen „Fälle" und „Kontrollen" versorgt werden. Dabei kann es sich um die Stationen der Patienten handeln oder um Funktionsabteilungen, in denen sie sich zwischenzeitlich wegen diagnostischer oder therapeutischer Maßnahmen aufgehalten haben oder von denen sie durch zentrale Leistungen (z. B. ZSVA, Küche) versorgt wurden.

Handelt es sich aber bei den in einen Ausbruch involvierten Fällen um Patienten, die alle operiert worden sind, muss sich die Suche nach der möglichen Erregerquelle nicht nur auf den räumlichen Bereich der Operationsabteilung, sondern auch auf das dort arbeitende Personal konzentrieren (siehe auch Kap. 10.4 und 12.1). Es muss insbesondere geprüft werden, welche Personen bei den Eingriffen der Fall-Patienten im Operationssaal anwesend waren und ob vielleicht einzelne Personen bei allen fraglichen Operationen direkt oder indirekt beteiligt waren. Je nachdem, welcher Erreger bei den Fall-Patienten isoliert worden ist, kommt in operationsassoziierten Fällen eher das Personal (z. B. bei A-Streptokokken) oder eine unbelebte exogene Erregerquelle (z. B. Wasser im weitesten Sinne bei gramnegativen Stäbchen) infrage.

Wer?

Oder welche Merkmale zeichnen die „Fälle" aus?
- Welche Grundkrankheiten haben die Fälle?
- Welche medikamentöse Therapie erhalten sie bzw. haben sie erhalten?
- Welche invasiven Maßnahmen sind bei ihnen vorgenommen worden?
- Welche Infektion ist bei ihnen aufgetreten und wie schwer ist ihr klinischer Verlauf?
- Welches ist der Erreger der einzelnen Infektionen und wie sein Antibiogramm?

Diese Patienten-Charakteristika geben möglicherweise auch wichtige Hinweise auf die direkte oder indirekte Ursache der Infektionen. Deshalb müssen sie so gründlich wie möglich erhoben werden, wozu die Durchsicht des gesamten Krankenblattes erforderlich ist. Um nicht doppelte Arbeit zu haben und ggf. später nochmals alles durchsuchen zu müssen, ist es sinnvoll, sich zuvor in Ruhe darüber Gedanken zu machen, welche Daten aus den Krankenblättern herausgezogen werden sollen. Eine möglichst übersichtliche Darstellung der erhobenen Daten als Auflistung in Form einer Tabelle unter Einschluss mindestens aller „Fälle" – besser aber noch auch der „Kontrollen" – erleichtert den Überblick und das Erkennen möglicher Gemeinsamkeiten bzw. Unterschiede zwischen den Patienten.

> **Merke**
> Die Durchsicht der Krankenunterlagen ist zwar eine zeitaufwendige, aber wichtige Aufgabe, um ggf. Gemeinsamkeiten zwischen „Fällen" und „Kontrollen" hinsichtlich Liegedauer, invasiver Maßnahmen, medikamentöser Therapie oder diagnostischer bzw. therapeutischer Eingriffe herauszufinden.

Wie?

Oder wo ist das Erregerreservoir und was ist der Übertragungsweg?
- Handelt es sich vermutlich um ein exogenes oder endogenes Erregerreservoir?
- Ist dieses Reservoir noch da oder war es nur vorübergehend vorhanden?
- Wie ist der Erreger von dort auf die Patienten übertragen worden?

> **Merke**
> Die Antworten auf die Fragen nach dem zeitlichen und örtlichen Zusammenhang sowie nach den Merkmalen der Fälle lassen mitunter schon einige Antworten auf das mögliche Erregerreservoir und die Art und Weise der Übertragung zu.

17.2 Weitere Maßnahmen bei Ausbrüchen

Literatursuche

Sehr wichtig ist eine zeitige Literatursuche, weil nicht selten andere Institutionen schon ein ähnliches Problem zu bearbeiten hatten und ihre Erfahrungen veröffentlicht haben, aus denen man ggf. lernen kann, um das eigene aktuelle Problem schneller zu lösen [14, 372, 373].

Aufbewahrung der Patientenisolate

Alle Patientenisolate müssen aufgehoben werden, um eine Typisierung der Stämme durchführen zu können; dafür muss das mikrobiologische Labor entsprechend informiert werden [14, 372, 373]. Da aber die Typisierung häufig langwierig ist bzw. wegen aufwendiger Technik nicht sofort durchgeführt werden kann, ist es häufig nicht möglich, erst das Ergebnis abzuwarten, bevor man weitere Maßnahmen ergreift.

Überblick über die aktuelle Praxis der Patientenversorgung

Die zur Zeit des Ausbruchs praktizierten Maßnahmen bei der Patientenversorgung auf der Station oder in den in Frage kommenden Funktionsbereichen müssen frühzeitig festgehalten werden (z.B. Pflegetechniken, Medikamentenzubereitung), weil das medizinische Personal im Rahmen von Ausbrüchen meist schnell selbstständig verschiedene Veränderungen vornimmt, um das Problem unter Kontrolle zu bringen. Später erfährt man evtl. nicht mehr, was die vorher übliche Praxis war, die möglicherweise zum Ausbruch geführt hat.

Mikrobiologische Umgebungsuntersuchungen

Besteht Verdacht auf ein exogenes Erregerreservoir, müssen so schnell wie möglich mikrobiologische Umgebungsuntersuchungen durchgeführt werden [14, 372, 373]: Z.B. bei septischen Reaktionen im Zusammenhang mit einer Infusionstherapie müssen Reste von verdächtigen Infusionslösungen aufgehoben werden, um sie untersuchen und mit den Blutkulturisolaten der betroffenen Patienten vergleichen zu können.

Nach gründlicher Überlegung und Betrachtung der bis dahin zusammengetragenen Daten müssen ggf. Umgebungs- und/oder Personaluntersuchungen vorgenommen werden [14, 372, 373]. Findet man in der belebten oder unbelebten Umgebung den Ausbruchsstamm, ist eine besonnene Interpretation dieser Befunde erforderlich, weil der Nachweis des Erregers an einer bestimmten Stelle oder bei einer Person nichts darüber aussagt, wie er dorthin gekommen ist bzw. ob diese Stelle bzw. Person der Ausgangsort des Ausbruchsstammes ist [372, 373]. Positive Umgebungsbefunde können lediglich bedeuten, dass dieser Ort oder diese Person durch direkten oder indirekten Kontakt mit den infizierten Patienten kontaminiert bzw. kolonisiert worden ist.

> **Merke**
> Findet man bei der Untersuchung von Ausbrüchen den verantwortlichen Erreger auch bei Mitgliedern des Personals, lassen diese Befunde nicht den Schluss zu, dass diese Personen die Erregerquelle sind. In den meisten Fällen nämlich ist besiedeltes Personal selbst „Opfer" des Ausbruchs, indem es bei der Versorgung der betroffenen Patienten zu einer Besiedlung gekommen ist.

Einleitung von Gegenmaßnahmen

Je größer das Infektionsproblem ist, umso frühzeitiger muss man auf empirischer Basis Maßnahmen zur Kontrolle des Ausbruchs einleiten, auch wenn die Ursache noch nicht geklärt ist [14, 320, 372, 373]. Man muss dazu eine Hypothese aufstellen, worauf der Ausbruch am ehesten zurückgeführt werden kann, und dementsprechend Veränderungen, z.B. bei Pflegetechniken, invasiven Maßnahmen etc., einleiten. Nach Diskussion mit dem klinischen Personal müssen diese Veränderungen dann möglichst rasch und konsequent umgesetzt sowie in kurzen zeitlichen Abständen hinsichtlich ihrer Effektivität überprüft werden.

Informationsübermittlung

Die meisten Ausbrüche nosokomialer Infektionen oder Kolonisationen beschränken sich auf einzelne Klinikbereiche und erregen keine Aufmerksamkeit außerhalb des Krankenhauses. In der Regel also können die sich im Zuge der Aufarbeitung ergebenden Erkenntnisse zeitnah an die verantwortlichen Personen der betroffenen Bereiche weitergegeben werden. Sollte aber doch ein Ausbruchsgeschehen zu öffentlicher Aufmerksamkeit geführt haben, dann sollte für die Übermittlung der Informationen nach außen eine Person bestimmt werden, die ausreichende Kenntnisse über Infektionen und deren Entstehung auch unter besonderen Umständen hat, um Fehlinformationen zu vermeiden und um kritischen Fragen von außen fachlich kompetent begegnen zu können. In aller Regel trifft dies auf den ärztlichen Direktor einer Klinik oder die Geschäftsführung *nicht* zu.

17.3 Beziehung: Krankenhaushygieniker vs. klinisches Personal

In Krisenzeiten, wie einer Ausbruchssituation, offenbart sich rasch einiges normalerweise eher Verborgenes im Verhältnis zwischen dem Krankenhaushygieniker und seinem Personal (z.B. Hygienefachkräfte) auf der einen Seite sowie dem klinischen Personal auf der anderen Seite. Insofern ist die Bearbeitung eines Ausbruchs auch eine gute Gelegenheit für beide Seiten zur Sammlung von Erfahrung im Umgang miteinander.

Nicht unter Druck setzen lassen

Je ernster ein Infektionsproblem ist (z.B. Ausbruch mit schweren Infektionen und nicht nur mit asymptomatischer Kolonisierung), um so mehr kann sich das Personal der Krankenhaushygiene gedrängt fühlen, „etwas zu tun". Nicht selten wird aber auch tatsächlich vonseiten des medizinischen Personals ein entsprechender (direkter oder indirekter) Druck ausgeübt. Dann treten evtl. auch aus der Gruppe der Ärzte plötzlich Personen in Erscheinung, die ansonsten für Fragen der Krankenhaushygiene wenig ansprechbar sind.

> **Merke**
> Man muss als Krankenhaushygieniker darauf achten, im Fall eines Ausbruchs nicht in einen blinden Aktionismus zu verfallen. Es kommt nämlich nicht darauf an, dass man „etwas tut" und somit irgendetwas vorweisen kann, sondern dass man nach hinreichender Überlegung etwas Vernünftiges tut, um das einzig wichtige Ziel zu erreichen, nämlich weitere Patienten vor Infektionen zu schützen.

Ein Krankenhaushygieniker soll sich nicht aus Angst davor, im Zentrum der Aufmerksamkeit zu stehen (besonders gefürchtet sind verständlicherweise die lokalen Medien), zu unzureichend durchdachten Maßnahmen hinreißen lassen, die bestenfalls zufällig zur Klärung der Situation beitragen können. Dadurch kann unnötige Verwirrung vermieden werden.

Problemlösung nur in Zusammenarbeit

Eine wichtige Aufgabe des Krankenhaushygienikers ist zweifellos, in Ausbruchssituationen möglichst rasch und kompetent die richtigen Wege zu weisen, um das Problem zu entschärfen oder zu beenden. Dies kann aber nur unter aktiver Mitarbeit des medizinischen Personals erfolgen. Denn der Krankenhaushygieniker gibt Hinweise, deren Umsetzung erfolgt jedoch in der betroffenen Abteilung. Auf die Einhaltung der vom Krankenhaushygieniker empfohlenen Maßnahmen muss deshalb in erster Linie das klinische Personal selbst achten, das somit die Probleme mit nosokomialen Infektionen – ob endemisch oder epidemisch auftretend – nicht auf „die Hygiene" abwälzen kann. Denn nicht selten wird aufseiten des klinisch tätigen Personals ungeduldig gefordert, die „Hygiene" müsse endlich dafür sorgen, den Ausbruch zu beenden. Eine Verbesserung der oft schwierigen Ausbruchssituation kann aber nur erreicht werden, wenn beide Seiten zusammenarbeiten.

Schuldzuweisungen kontraproduktiv

Insofern sind Schuldzuweisungen nie hilfreich. Das gilt ebenso für den Krankenhaushygieniker. Wenn z. B. Grund für die Annahme besteht, dass das medizinische Personal Infektionspräventionsmaßnahmen zu lax handhabt, ist es für die Zusammenarbeit wenig förderlich, wenn der Krankenhaushygieniker ein daraus für ihn erkennbares mangelndes Interesse des Personals beklagt.

> **Merke**
>
> Auch der Krankenhaushygieniker muss in der Lage sein, sich selbstkritisch zu fragen, ob die Art und Weise, wie er bzw. seine Mitarbeiter dem klinischen Personal gegenüber auftreten und die Maßnahmen zum Schutz vor Infektionen vermitteln, geeignet ist, beim Personal Gehör zu finden.

Mit anderen Worten: Wenn die Patientenversorgung im Hinblick auf die Qualität der Infektionsprävention beurteilt werden soll, kann der Krankenhaushygieniker nicht nur die Qualität der Patientenversorgung durch das verantwortliche klinische Personal betrachten, sondern muss dabei auch seine eigene Arbeit kritisch in Frage stellen.

Grundlage: gegenseitiges Verständnis

Beide Seiten müssen sich darüber klar werden, dass in der Beziehung zwischen dem Krankenhaushygieniker und seinen Mitarbeitern auf der einen Seite sowie dem klinischen Personal auf der anderen Seite beide Partner einen gleichermaßen wichtigen Part haben und somit ebenso gleichermaßen am Gelingen oder Misslingen dieser Beziehung beteiligt sind. Wie auch sonst im Leben kann man bei Misslingen die Verantwortung nicht auf eine Seite abwälzen. Diese schon im Normalfall, d. h. außerhalb von Ausbruchssituationen, ständig präsenten Probleme spielen in Ausbruchssituationen eine besonders herausragende Rolle. Ist das Verhältnis zwischen Krankenhaushygieniker und klinisch tätigem Personal von Verständnis für die Schwierigkeiten der jeweils anderen Seite geprägt, wird man deshalb in problematischen Situationen, wie bei einem Ausbruch, am ehesten zu einer Lösung kommen, die geeignet ist, das Problem so schnell wie möglich in den Griff zu bekommen, um die Zahl der betroffenen Patienten so gering wie möglich zu halten.

Problem: Angst und Schuldgefühle

Manche Ausbrüche haben komplexe Ursachen und sind deshalb nur unter Schwierigkeiten zu klären. Dies stellt für alle Beteiligten eine außerordentliche – auch psychische – Belastung dar, weil man sich leicht „schuldig" fühlt, wenn man nicht schnell genug eine Lösung findet, und Angst entwickelt. Aufseiten des medizinischen Personals ist es die Angst, als derjenige entdeckt zu werden, der seine Arbeit aus Sicht der Infektionsprävention inakzeptabel verrichtet. Auf der anderen Seite ist es die Angst, als unfähiger Krankenhaushygieniker dazustehen, der es nicht schafft, einen Ausbruch aufzuklären, und damit für die (weitere) Gefährdung der betroffenen Patienten verantwortlich ist. Angst ist aber bekanntermaßen ein schlechter Ratgeber.

Präsentation von „Lösungen" nur nach eingehender Prüfung

Und Eitelkeiten sind ebenfalls gefährlich. Der Wunsch, selbst die Lösung des Problems präsentieren zu können, ist verständlich. Andererseits aber darf dafür nicht die Vernunft geopfert oder sogar eine einfache Lösung an die Stelle der meist unumgänglichen vielschichtigen Überlegungen gesetzt werden. Beispielsweise kann man versucht sein, ohne ausreichende Prüfung der Zusammenhänge ein Mitglied des Personals, das an einer chronischen Hautkrankheit leidet, für fortgesetzte Infektionen bei Patienten verantwortlich zu machen. Plausibel wäre eine solche Erklärung unter Umständen, zumindest wenn man den epidemiologischen Zusammenhang nur oberflächlich betrachtet. Für die betroffenen Personen kann eine derartige (vor-) schnelle „Lösung" allerdings vernichtend sein: Sie sind stigmatisiert.

Umgang mit besiedeltem Personal als potenzieller Erregerquelle

Dass man Personen mit chronischen Hautkrankheiten in bestimmten Situationen als Träger und damit als Quelle für Erregerübertragungen in Betracht ziehen muss, ist unbestritten – sie dürfen aber nicht ohne Prüfung der individuellen epidemiologischen Besonderheiten als Ursache angesehen werden. Ein anderes Problem ist, wie sie währenddessen von ihren Vorgesetzten und vom Krankenhaushygieniker behandelt werden: Manche Beschreibungen erinnern an die Zeiten der Inquisition. Dabei soll nicht geleugnet werden, dass es bei einigen Ausbrüchen in der Tat um sehr virulente Erreger geht, die nicht nur schwere, sondern auch lebensbedrohliche Infektionen verursachen. Dennoch dürfen dabei Personen, die in aller Regel nur asymptomatisch besiedelt sind, aber korrekt arbeiten, nicht als diejenigen gebrandmarkt werden, die für diese Infektionen verantwortlich sind.

Wohl keiner, der z. B. wegen einer chronischen Hautkrankheit als Erregerquelle in Betracht kommt, wird sich absolut uneinsichtig und unzugänglich verhalten, wenn man ihm sachlich und ohne Vorwurfshaltung erklärt, welche Vermutungen man wegen des Ausbruchs anstellen muss. Wird aber einer solchen Person die Rolle des „Schuldigen" zugeteilt, ist es nur zu verständlich, dass sie sich nicht nur zu verteidigen sucht, sondern auch Widerstand leistet. Letztlich ist in solchen Situationen keine Verständigung mehr möglich, weil die Möglichkeit eines Dialogs durch mangelnde Differenzierung zerstört wurde.

Merke

Immer dann, wenn besiedelte Personen als Quelle für fortgesetzte Übertragungen in Betracht kommen, sind sensibles Vorgehen und Diskretion unerlässlich, damit der Betroffene nicht als „Schuldiger" an den Pranger gestellt wird.

Dadurch wird es jedoch nicht unmöglich, kurzfristige Entscheidungen auf der Basis einer dringenden Vermutung zu treffen und einem solchen Mitarbeiter vorübergehend einen anderen Arbeitsplatz zuzuweisen, bis man eine Klärung erreicht hat. Ob man so vorgehen muss, hängt in erster Linie davon ab, wie schwer das Infektionsproblem ist, das mit dem Ausbruch verbunden ist. Dennoch aber ist es möglich, den betroffenen Mitarbeiter so angemessen zu behandeln, dass er sich nicht wie ein „Vorverurteilter" fühlen muss.

Die Bewältigung von Ausbruchssituationen im Dialog auf der Basis gegenseitiger Akzeptanz kann wesentlich zu einer auch für die Zukunft belastbaren Verfestigung der Beziehung zwischen dem Personal der Krankenhaushygiene und dem klinischen Personal beitragen und die prinzipielle Verantwortlichkeit beider Seiten deutlich machen.

18 Maßnahmen bei Infektionen durch biologische Waffen

Kriegführung mit biologischen Waffen ist keine Erfindung aus neuerer Zeit, die etwa erst durch die Kenntnisse über Infektionserreger und die technischen Voraussetzungen für deren Vermehrung und Verbreitung in großen Mengen ermöglicht wurde. Schon aus früheren Jahrhunderten gibt es Berichte über den Versuch „biologischer Kriegführung", z. B. im 14. Jahrhundert durch Katapultierung von Pestopfern in eine belagerte Stadt der heutigen Ukraine durch die Tataren oder im 18. Jahrhundert durch Verteilung von Decken von Pockenopfern an amerikanische Indianer durch die Briten [162, 263, 567]. Diese Attacken blieben meist relativ erfolglos, resultierten also nicht in großen Epidemien, und zwar deshalb, weil beispielsweise die Pocken wesentlich effektiver durch direkten Kontakt mit respiratorischen Tröpfchen übertragen werden als durch indirekten Kontakt mit kontaminierten Gegenständen von infizierten Personen.

18.1 Biologische Kriegführung

Versuche im Zweiten Weltkrieg

Im 20. Jahrhundert haben zahlreiche Staaten mit biologischen Waffen experimentiert, am bekanntesten sind die Versuche Englands auf der schottischen Insel Gruinard mit aerosolisierten Milzbrandsporen Anfang der 1940er-Jahre [499]. Zwischen 1979 und 1986 wurden die kontaminierten Areale der Insel durch Einsatz einer Lösung aus 5 % Formaldehyd in Meerwasser dekontaminiert [500]. Der Erfolg der Maßnahme wurde letztlich mit einer Schafherde überprüft, die man fünf Monate auf der Insel weiden ließ und von der kein Tier an Anthrax erkrankte.

Voraussetzungen für biologische Kampfstoffe

Für biologische Kampfstoffe eignen sich prinzipiell Erreger, die in der Umwelt eine besonders lange Lebensfähigkeit haben, wie die Sporen von Bacillus anthracis, ferner sehr virulent sind und für die die Empfänglichkeit der potenziellen Opfer hoch ist, d. h. gegen die spezifische Antikörper selten sind. Zudem muss es Möglichkeiten der Herstellung der Erreger in großen Mengen und die Voraussetzungen für deren effektive Verbreitung, d. h. in einer infektiösen Form, geben.

Um aber durch den Einsatz biologischer Kampfstoffe große Epidemien auszulösen, müssen mehrere dieser Voraussetzungen gleichzeitig gegeben sein. Dass dies nicht einfach ist, zeigen z. B. auch die Erfahrungen des Milzbrandexpriments vor der Küste von Schottland [499, 500]: Mit den Versuchen wurde nämlich nur ein Areal von 2,6 Hektar der insgesamt 211 Hektar großen Insel kontaminiert. Insbesondere ist also die Verbreitung eines prinzipiell geeigneten Erregers – im Gegensatz zu einer weitverbreiteten Auffassung – auch in Form eines Aerosols alles andere als leicht zu erreichen, weil dazu eine große Aerosolwolke mit hoher Erregerkonzentration erzeugt und über eine große Fläche Land an sehr viele Menschen herangeführt werden muss. Dies kann nur bei entsprechend günstigen Wind- und Wetterverhältnissen gelingen; anderenfalls wird eine solche Wolke rasch zerteilt, wodurch die potenziell inhalierbare Erregermenge durch den Verdünnungseffekt stark reduziert wird [162, 263, 500, 567].

In den letzten Jahren wurde die Bedrohung durch biologische Kampfstoffe im Rahmen terroristischer Anschläge wieder verstärkt thematisiert [127, 129]. Weil Infektionen durch biologische Kampfstoffe naturgemäß Auswirkungen auf die Krankenversorgung hätten, sollen in diesem Kapitel die in diesem Zusammenhang am meisten gefürchteten Infektionen behandelt werden, um zum einen die Übertragungswege und zum anderen die im Einzelnen erforderlichen Infektionskontrollmaßnahmen darzustellen.

18.2 Potenzielle Erreger für biologische Waffen

Die für den Einsatz in biologischen Waffen prinzipiell geeigneten Erreger bzw. Toxine sind in der Tabelle 18.1 zusammengefasst [27, 203, 263]. Im Folgenden werden nur die am häufigsten im Zusammenhang mit biologischen Waffen genannten Erreger – sowie die Erreger der großen historischen Seuchen – vorgestellt.

Tabelle 18.1   Aerosol-geeignete Erreger bzw. Toxine für biologische Waffen.

Erreger/Toxine	Krankheit
Bakterien	
Bacillus anthracis	Lungenmilzbrand
Brucella spp.	Brucellose
Coxiella burnetii	Q-Fieber
Francisella tularensis	Tularämie
Yersinia pestis	Lungenpest
Viren	
Ebola-, Lassa-, Marburgvirus	Hämorrhagisches Fieber
Pockenvirus	Pocken
Bakterientoxine	
Botulinum-Toxin	Botulismus
S. aureus-Enterotoxin B	Schwere systemische Reaktionen bis septischer Schock

Die speziellen Vorsichtsmaßnahmen im Umgang mit Patienten bei Anthrax und Pest inkl. Therapie und Prophylaxe sowie Vorsichtsmaßnahmen bei Bestattung bzw. Obduktion sind in der Tabelle 18.2 aufgeführt (siehe Kap. 4 und 15.2).

Bacillus anthracis

Anthrax-Ausbruch in Sverdlovsk. Über B. anthracis gibt es umfangreiche Literatur auch aus neuester Zeit [162, 208, 263, 369, 444, 719]. Besonderen Raum nimmt darin ein Anthrax-Ausbruch in der Großstadt Sverdlovsk der ehemaligen UdSSR ein, der sich 1979 ereignete; erst Ende der 1980er-Jahre wurde darüber aber in dortigen Fachzeitschriften berichtet [531, 781]. Diesen Darstellungen zufolge habe es sich primär um einen Anthrax-Ausbruch in Viehherden südlich der Stadt gehandelt und sekundär sei es bei Menschen durch den Verzehr von kontaminiertem, nicht genügend erhitztem Fleisch zu gastrointestinalem Anthrax und nach Kontakt mit infizierten Tieren zu Hautmilzbrand gekommen. Anfang der 1990er-Jahre folgte jedoch das Eingeständnis einer versehentlichen Freisetzung von Anthrax-Sporen in Form eines Aerosols aus einem mikrobiologischen Militärinstitut im Stadtgebiet: Mindestens 79 Personen erkrankten an Lungen-Milzbrand (mit 68 Todesfällen), und auch Weidetiere in der rekonstruierten Zone der Ausbreitung der Aerosolwolke waren betroffen. Die Hintergründe wurden bis heute nicht offengelegt.

Erreger

Mikrobiologie. Aerobes grampositives Stäbchen, Sporenbildung bei Temperaturen < 30 °C im Erdboden oder auf unbelebten Objekten, nicht im lebenden Organismus, Sporen sehr klein (ca. 2–5 μm im Durchmesser) und relativ hitzeresistent (Gruppe C; siehe Kap. 8).

Virulenz. Zwei Faktoren sind für die Virulenz entscheidend: antiphagozytäre Polysaccharidkapsel der vegetativen Form und ein Exotoxin-Komplex bestehend aus drei Protein-Komponenten (Ödem-Faktor, letaler Faktor und protektives Antigen), die

Tabelle 18.2 Maßnahmen bei Patienten mit Milzbrand oder Pest

Maßnahmen	Anthrax (Milzbrand)	Pest
Prävention der Übertragung	Standardhygiene	• Standardhygiene • OP-Maske bei Kontakt ≤ 1 m bis 3 d nach Therapiebeginn oder bis zur klinischen Besserung (nicht: FFP-Maske)
Therapie	*Ciprofloxacin* 2 × 400 mg/d i.v. (Mittel der Wahl) *Penicillin G* 6 × 2 Mega/d i.v. (plus Streptomycin bzw. Gentamicin) *Doxycyclin* initial 200 mg, dann 2 × 100 mg/d i.v. Bei Ödembildung und Meningitis Gabe von Steroiden indiziert, bei Hautmilzbrand mit leichtem klinischem Bild Antibiotikagabe oral möglich (z. B. Ciprofloxacin 2 × 750 mg oder Doxycyclin 1 × 200 mg initial, danach 2 × 100 mg)	*Gentamicin* 1 × 5 mg/kg KG/d i.v. *Doxycyclin* Initial 200 mg, dann 2 × 100 mg/d i.v. oder p.o. *Ciprofloxacin* 2 × 400 mg/d i.v. *Bei Meningitis:* Chloramphenicol weiter Mittel der Wahl
Prophylaxe	*Ciprofloxacin* 2 × 500 mg p.o. *Doxycyclin* 2 × 100 mg p.o. jeweils für mind. 8 Wo	*Doxycyclin* 2 × 100 mg p.o. *Ciprofloxacin* 2 × 500 mg p.o.
Obduktion bzw. Bestattung	Siehe Text	Siehe Text

hemmend auf die Immunantwort wirken (beide Faktoren Plasmid-bedingt).

Umweltpersistenz. Bakterielle Sporen sind in der Umwelt nahezu unbegrenzt haltbar, und die resistentesten können wahrscheinlich nicht nur nach Jahrzehnten, sondern möglicherweise sogar nach sehr viel längerer Zeit wieder zu vegetativen Bakterien auskeimen.

Diagnostik. Erregernachweis in Blut und Liquor bei Lungenmilzbrand, in Aszites bei gastrointestinalem Milzbrand, in pharyngealen Läsionen bei oropharyngealem Milzbrand, in Bläschensekret bei Hautmilzbrand und ggf. in Nasenabstrichen nach Erregerkontakt.

Krankheit

Zoonose. Häufige Infektion bei Weidetieren, Bezeichnung „Milzbrand" wegen der dunkelroten, vergrößerten Milz bei den toten Tieren, Vorkommen weltweit, beim Menschen je nach Art des Sporenkontaktes Manifestation als

- *Hautmilzbrand*
  Nach Kontakt mit Sporen an Hautläsionen (2–5 Tage nach Exposition über eine juckende Papel zunächst Entwicklung von Bläschen, danach Entstehung eines schmerzlosen nekrotischen Ulkus umgeben von einem ödematösen Randsaum), sekundäre Streuung ins Blut möglich (unbehandelt in bis zu 20 %), bei Behandlung sehr selten tödlich, Diagnose unproblematisch, Therapie frühzeitig möglich, chirurgisches Vorgehen kontraindiziert,

- *Lungenmilzbrand*
  Nach Inhalation der alveolargängigen Sporen (innerhalb 1–5 Tage nach Exposition bei einer geschätzten Infektionsdosis von 8000–50 000 Sporen zunächst grippeähnliche Symptomatik mit scheinbarer Besserung in den folgenden 2–4 Tagen, danach hämorrhagische Mediastinitis, respiratorische Insuffizienz, Sep-

sis und Meningitis), in den meisten Fällen tödlich verlaufend; Diagnose im frühen Stadium nahezu unmöglich, Therapie kommt deshalb meist zu spät.
Keine Bronchopneumonie und keine Erregerausscheidung über respiratorisches Sekret,

- *Gastrointestinaler Milzbrand*
Nach Verzehr von kontaminiertem, nicht ausreichend gekochtem Fleisch (innerhalb von 12–18 h nach Exposition hämorrhagische Lymphadenitis mit ausgeprägten Abdominalschmerzen, Übelkeit, Erbrechen, hämorrhagischem Aszites und gelegentlich gastrointestinalen Blutungen), in den meisten Fällen Ausheilung innerhalb weniger Tage, selten Streuung ins Blut mit Todesfolge, auch oropharyngealer Milzbrand möglich mit Fieber, Pharyngitis und Nackenschwellung.

Dauer der „Inkubation". Eine Auskeimung der von Makrophagen aufgenommenen Sporen kann noch bis zu zwei Monate nach der Exposition stattfinden. Deshalb wird ggf. eine Antibiotikaprophylaxe für einen Zeitraum von 8 Wochen durchgeführt.

Übertragung

Nicht von Mensch zu Mensch. Eine Übertragung von Mensch zu Mensch findet – unabhängig von der klinischen Form des Milzbrandes – nicht statt. Die virulenten vegetativen Erreger sind im lymphatischen Gewebe und im Blut, ggf. in Aszites oder Liquor, nachweisbar, werden aber nicht in Sekreten oder Exkreten ausgeschieden.

Obduktion bzw. Bestattung

Alle invasiven Manipulationen an Verstorbenen, wie insbesondere im Rahmen von Obduktionen, aber auch bei der Einbalsamierung von Leichen, sind mit dem Risiko der Erregerübertragung assoziiert und sollten, wenn überhaupt, nur mit besonderer Vorsicht aller daran beteiligten Personen durchgeführt werden. Das bedeutet auch, dass jedes Aerosol-produzierende Vorgehen bei der Leichenöffnung vermieden werden muss, wie z.B. bei Einsatz der elektrischen Knochensäge (Verhalten und Schutzmaßnahmen des Obduktionspersonals wie bei Personen, die an Tuberkulose gestorben sind, d.h. Atemschutzmasken anstelle von chirurgischen Masken verwenden). Alle bei der Obduktion verwendeten Gegenstände müssen anschließend autoklaviert oder durch Verbrennung entsorgt werden. Die Verstorbenen sollen möglichst nach Einäscherung beerdigt werden.

Yersinia pestis

Die Pest war die große Seuche früherer Jahrhunderte, und viele Millionen Menschen fielen ihr während der drei großen Pandemien zum Opfer [368, 605]. Die Krankheit kommt auch heute noch in einigen Gebieten der Erde natürlicherweise vor. Die Übertragung findet durch Flöhe statt, die den Erreger von infizierten Nagetieren aufgenommen haben. Im Zweiten Weltkrieg sollen von Japan infizierte Flöhe über besiedelten Gebieten Chinas verteilt worden sein [368]. Später wurden von den USA und der früheren UdSSR Techniken entwickelt, den Erreger zu aerosolisieren [368].

Erreger

Mikrobiologie. Gramnegatives Stäbchen aus der Familie der Enterobakteriazeen, bipolare Anfärbung („Sicherheitsnadel") z.B. bei Giemsa-Färbung, zahlreiche Virulenzfaktoren

Umweltpersistenz. Y. pestis ist in der Außenwelt in Form eines Aerosols nur ca. 1 h lebensfähig. Voraussetzung für Infektionen nach Aerosol-Kontakt ist demnach, dass die Aerosol-Wolke die Zielgruppe der empfänglichen Personen sehr schnell erreicht. Aus der kurzen Überlebenszeit des Erregers kann auch geschlussfolgert werden, dass zum Zeitpunkt der ersten Erkrankungsfälle (ca. 2–3 Tage nach einer Aerosol-Exposition) in der unbelebten Umgebung kein lebensfähiger Erreger mehr vorhanden sein kann.

Diagnostik. Erregernachweis in Blut, respiratorischem Sekret und Lymphknotenaspirat (je nach klinischer Symptomatik)

Krankheit

Abhängig davon, auf welchem Wege der Erreger erworben wurde, ist das klinische Bild unterschiedlich:
- *Natürliche Infektion*
  1–6 Tage nach Flohbiss kommt es zur Entzündung der regionalen Lymphknoten mit Schmerzen und Schwellung (sog. Bubonenpest). Im weiteren Verlauf ist eine hämatogene Aussaat möglich mit Absiedlung in Lunge und Meningen. In seltenen Fällen entwickelt sich sofort eine hämatogene Streuung ohne Beteiligung der Lymphknoten. Im Gefolge einer Sepsis kann es zur Nekrose der Akren kommen („Schwarzer Tod"). Die Lungenpest ist via große respiratorische Tröpfchen von Mensch zu Mensch bei engem Kontakt übertragbar (siehe Kap. 4) und endet unbehandelt immer tödlich.
- *Aerosol-Exposition*
  2–3 Tage nach Aerosol-Kontakt entwickelt sich bei einer geschätzten Infektionsdosis von 100–500 Erregern primär eine Lungenpest, sekundäre hämatogene Aussaat möglich.

Übertragung

Bubonenpest. Bei der Bubonenpest kommt es nicht zu einer Übertragung von Mensch zu Mensch, da die betroffenen Lymphknoten normalerweise nicht aufbrechen und sich entleeren.

Lungenpest. Bei der Lungenpest dagegen wird der Erreger im respiratorischen Sekret ausgeschieden, das via große Tröpfchen infektiös ist. Eine Übertragung via Tröpfchenkerne findet offenbar nicht statt, vermutlich deshalb, weil Y. pestis nur sehr kurze Zeit in der Außenwelt überleben kann. Die Lungenpest scheint nach den Erfahrungen aus neuerer Zeit nur begrenzt für fortgesetzte Übertragungen geeignet zu sein: Sekundäre Übertragungen kommen bei nahen Kontaktpersonen zwar vor, tertiäre Infektionsfälle offenbar aber nicht mehr.

Pockenvirus

Seit 1977 gelten die Pocken laut WHO weltweit als ausgerottet, und seit 1980 wird die Impfung nicht mehr empfohlen (schon seit 1972 keine routinemäßigen Impfungen mehr) [263, 333, 567]. Nur noch in zwei Referenzlaboren (USA und Russland) werden Kulturen des Virus gehalten. Dennoch gibt es die Befürchtung, dass der Erreger für biologische Waffen verwendet werden könnte.

Kuhpocken und Pockenimpfung. Bei Tieren (z. B. Kühen, Affen) gibt es andere Pockenviren, die nur mäßig humanpathogen sind, vor allem aber nicht oder nur selten von Mensch zu Mensch übertragen werden. Historisch spielen die Kuhpocken eine besondere Rolle, weil schon lange vor Edward Jenner bekannt war, dass der Mensch nach einer Erkrankung an Kuhpocken vor der Pockenerkrankung des Menschen geschützt ist [297]. Auf dieser Erkenntnis basiert die von Jenner eingeführte Impfung mit Kuhpocken, Vaccination genannt (lat. vacca = Kuh; nach diesem ersten Impfstoff wird auch heute noch jeder aktive Impfstoff als Vakzine bezeichnet), mit der er Ende des 18. Jahrhunderts einen neuen Weg in der Medizin eröffnete. Das zur Eradikation der Pocken verwendete Impfvirus, das Vacciniavirus, ist ein zum Zweck der Impfung entwickeltes künstliches Virus.

Erreger

Mikrobiologie. Variolavirus aus der Gruppe der Orthopoxviren, eines der größten und komplexesten Viren, behülltes DNA-Virus von ca. 200 nm Durchmesser, kein Tierreservoir vorhanden

Umweltpersistenz. Nach Aerosol-Exposition ist beim Auftreten der ersten Erkrankungsfälle (ca. 1–2 Wochen später) kein aktives Virus aus dem ursprünglichen Aerosol mehr in der Umgebung vorhanden, da das Virus nach 2 Tagen inaktiviert ist.

Diagnostik. Erregernachweis in respiratorischem Sekret, Bläschensekret und Schorf.

Krankheit

Bei natürlicher Infektion wandert das Virus nach Kontakt mit der Schleimhaut der oberen (via große Tröpfchen) oder der unteren (via Tröpfchenkerne) Atemwege in die regionalen Lymphknoten. Nach Replikation zunächst dort sowie nach einer ersten Virämie mit nachfolgender Replikation vor allem im gesamten lymphatischen Gewebe kommt es zu einer zweiten Virämie mit Absiedlung des Virus in Haut und Schleimhäuten. Bei Aerosol-Kontakt wird mit 10–100 Viruspartikeln eine sehr niedrige Infektionsdosis angenommen.

Exanthem: Pocken vs. Windpocken. Die Erkrankung beginnt 7–17 Tage nach Viruskontakt mit plötzlichem Auftreten von hohem Fieber, Krankheitsgefühl sowie Kopf- und Rückenschmerzen, nach 2–4 Tagen Entwicklung eines zunächst makulo-papulösen Exanthems, das über ein Bläschen- in ein Pustelstadium übergeht, innerhalb weniger Wochen bilden sich anschließend Krusten. Das Exanthem ist typischerweise besonders im Gesicht und an den Extremitäten (zentrifugal = wichtiges diagnostisches Kriterium) ausgeprägt, weniger am Rumpf. Im Gegensatz zu Windpocken (gleichzeitig sämtliche Exanthemstadien vorhanden = „Sternenkarte") kommt es bei Pocken an den betroffenen Arealen zum synchronen Durchlaufen aller Entwicklungsstadien der Exanthemläsionen. Es bildet sich ferner ein ausgeprägtes Enanthem mit Schleimhautläsionen, über die das Virus besonders in den ersten Tagen der Erkrankung freigesetzt wird.

Übertragung

Vorwiegend Kontakt, (vermutlich) auch aerogen. Der Erreger wird über respiratorisches Sekret (Hauptübertragungsweg) oder Bläschensekret ausgeschieden. Die Übertragung kann durch direkten Kontakt mit großen respiratorischen Tröpfchen im Bereich des oberen Respirationstrakts, aber auch aerogen nach Inhalation von Tröpfchenkernen in die tiefen Atemwege erfolgen, da das Pockenvirus außerhalb des Organismus relativ stabil ist (2 Tage). Als besonders infektiös müssen deshalb Patienten mit Husten betrachtet werden.

Dauer der Infektiosität. Wird die Krankheit überlebt, kann das Virus während der gesamten Phase der Rekonvaleszenz aus den Krusten isoliert werden, sodass die Patienten bis zum Ablösen der Krusten als infektiös betrachtet werden müssen. Die indirekte Übertragung über kontaminierte Gegenstände, z. B. Bettzeug, ist möglich, aber bei der Verbreitung der Erkrankung weniger effektiv als der direkte, enge Kontakt mit dem Erkrankten.

Vorsichtsmaßnahmen bei der Patientenversorgung

Einzelzimmer. Prinzipiell erforderlich sind die Isolierung des Patienten in einem Einzelzimmer (möglichst mit mechanischer Belüftung und Unterdruck gegenüber den angrenzenden Räumen; siehe Kap. 14), ferner neben Schutzkleidung wegen der Möglichkeit der aerogenen Übertragung insbesondere Atemschutzmasken (FFP2 oder FFP3), ansonsten Standardhygiene.

Verlegung in ein Zentrum für hochkontagiöse Krankheiten. Ein Patient mit Verdacht auf Pocken wird aber, wenn möglich, in einem der Zentren für sog. hochkontagiöse Krankheiten unter maximaler Isolierung sowie extremen Schutzvorkehrungen für das Personal versorgt werden, da ein Fall von Pocken bei der heutigen epidemiologischen Situation – viele Menschen haben keine protektiven Antikörper mehr, weil die Impfung seit 30 Jahren nicht mehr routinemäßig durchgeführt wird – als ein internationaler Notfall gewertet werden muss, zumal die sekundäre Ausbreitung von Mensch zu Mensch bei Pocken bekanntermaßen sehr hoch ist: Früher wurden oft 10–20 Übertragungen ausgehend von einem Indexfall beobachtet.

Kontakte. Alle Kontaktpersonen müssen für 17 Tage (= maximale Inkubationszeit) mit denselben Schutzmaßnahmen strikt isoliert werden.

Therapie

Wirkung unsicher. Eine wirksame Therapie ist nicht bekannt. In vitro ist Cidofovir wirksam, das aber schon 1–2 Tage nach Exposition verabreicht werden muss und sehr nephrotoxisch ist.

Immunglobulin. Innerhalb von 3 Tagen nach der Exposition (am besten innerhalb von 24 h) Gabe von Vaccinia-IgG (0,6 ml/kg KG intramuskulär), aber auch aktive Impfung bis zu maximal 4 Tage nach Exposition möglicherweise noch partiell protektiv.

Prophylaxe

Prinzipiell ist durch aktive Impfung eine wirkungsvolle Prophylaxe möglich. In allen Ländern der Welt gibt es heute nur noch für Notfälle oder ggf. für das Militär Impfstoffreserven, die aber für Massenimpfungen nicht ausreichen. Kein Hersteller ist in der Lage, kurzfristig Impfstoff in großen Mengen herzustellen. Auch Vaccinia-Immunglobulin ist nur begrenzt vorhanden, da die Gabe nur noch für Impfkomplikationen vorgesehen ist. In Notfällen sollen vor allem medizinisches Personal, Mitarbeiter der Polizei und Feuerwehr sowie Beerdigungspersonal geimpft werden.

IV Labordiagnostik bei Hinweis auf Infektion

19 Unspezifische Entzündungsparameter

Infektionen im Zusammenhang mit diagnostischen und therapeutischen medizinischen Maßnahmen sind auch bei sorgfältiger Beachtung der anerkannten Infektionspräventionsmaßnahmen nicht immer zu verhüten. Die Tatsache einer Infektion stellt also nicht an sich schon einen Fehler bei der Behandlung des Patienten dar; wichtig ist jedoch, dass man Infektionen überhaupt für möglich hält. Daraus folgt, dass man die Patienten aufmerksam auf Infektionszeichen hin beobachtet und, falls sich dafür Hinweise ergeben, diesen nachgeht, bis eine Infektion ausgeschlossen werden konnte. Auf diese Weise kann man schwere infektiöse Komplikationen verhüten, die sich nämlich in vielen Fällen erst aus primär relativ harmlosen und begrenzten Infektionen entwickeln, deren Verlauf keineswegs „schicksalhaft" vorbestimmt ist. Von Anfang an foudroyant verlaufende Infektionen, auf die man therapeutisch gar nicht schnell genug reagieren kann, sind extrem selten.

Erfahrungen aus gutachterlicher Tätigkeit zeigen, dass Infektionen häufig erst dadurch zu einem gravierenden Problem für den Patienten werden, weil sie nicht rechtzeitig erkannt und demzufolge nicht konsequent (genug) behandelt werden. In diesem Kapitel sollen deshalb Hinweise gegeben werden, welche diagnostischen Maßnahmen bei klinischen oder labordiagnostischen Entzündungsreaktionen geeignet und erforderlich sind.

19.1 Klinische und labordiagnostische Entzündungszeichen

Die sog. unspezifischen Entzündungsparameter geben in vielen Fällen wichtige Hinweise darauf, ob die klinische Entzündungssymptomatik – also Schmerzen, Rötung und/oder Schwellung – Ausdruck einer bakteriellen Infektion ist oder andere nicht infektiöse entzündliche Ursachen hat [492, 627, 756, 830]. Die erforderlichen Untersuchungen sind in jedem Krankenhaus – und ebenso von jeder Praxis aus – leicht durchführbar. Es handelt sich um folgende Parameter [756]:
- Körpertemperatur,
- Blutsenkungsgeschwindigkeit (BSG),
- C-reaktives Protein (CRP),
- Leukozytenzahl,
- Differenzialblutbild

Bewertung routinemäßig erhobener Befunde

Zur Routinediagnostik in vielen Krankenhäusern gehört auch ohne Vorliegen eines Infektionsverdachts – neben der Messung der Körpertemperatur – die Bestimmung von BSG oder CRP und – im Rahmen des sog. kleinen Blutbildes – auch der Leukozytenzahl [756]. Findet man bei einem Patienten z. B. eine erhöhte BSG und zusätzlich auch noch
- eine erhöhte Körpertemperatur (subfebrile Temperaturen) oder sogar Fieber (≥38,5 °C) und ferner vielleicht auch
- eine Leukozytose,
- evtl. mit Verschiebung der normalen Mengenverhältnisse der weißen Blutzellen im Differenzial-Blutbild im Sinne einer relativen bzw. absoluten Granulozytose und Lymphopenie,

ist jeder dieser Befunde ein weiteres Indiz dafür, dass bei dem Patienten mit hoher Wahrscheinlichkeit eine bakterielle Infektion vorliegt. Obwohl also alle diese Befunde gleichwohl unspezifisch bleiben, geben sie dennoch wertvolle Hinweise auf die Ursachen und das weitere Vorgehen.

Postoperative Infektionszeichen

Hat ein Patient postoperative Schmerzen im Operationsgebiet und finden sich bei der Routinediagnostik beispielsweise nur subfebrile Temperaturen (und kein Fieber), aber ein erhöhter BSG- oder CRP-Wert, muss diese Konstellation Anlass sein, die restlichen Entzündungsparameter zu untersuchen. Das Operationsgebiet muss klinisch und über bildgebende Verfahren indirekt oder – abhängig von der Schwere der klinischen Symptomatik – direkt im Rahmen einer operativen Exploration untersucht werden. In jedem Fall muss man dabei versuchen, Material für eine mikrobiologische Untersuchung zu gewinnen; auch Blutkulturen gehören dann zur mikrobiologischen Diagnostik (siehe Kap. 20). Ein normaler Leukozytenwert beispielsweise relativiert keineswegs die anderen nicht normalen Befunde. Ebenso kann die Körpertemperatur, insbesondere bei alten Menschen, bei gleichzeitig z. B. stark erhöhter BSG normal oder höchstens subfebril sein.

19.2 Routinediagnostik in der klinischen Praxis

Körpertemperatur

Häufig kein Fieber im Alter. Fieber ist ein klassisches Infektionszeichen, und die Bestimmung der Körpertemperatur gehört zur Basisdiagnostik bei jedem stationären Patienten. Sie wird meist zweimal täglich gemessen und routinemäßig in der Verlaufskurve protokolliert. Wie schnell und wie ausgeprägt ein Patient bei einer Infektion mit einer Erhöhung der Körpertemperatur reagiert, kann individuell sehr unterschiedlich sein. Insofern ist es wichtig, auch auf subfebrile Temperaturerhöhungen zu achten, denn insbesondere alte Menschen reagieren häufig erst sehr spät im Verlauf einer bakteriellen Infektion mit Fieber [578].

> **Merke**
> Bei alten Menschen müssen also persistierende Temperaturen von ≥ 37,2 °C (oral) oder ≥ 37,5 °C (rektal) als Fieber interpretiert werden.

Ca. 20–30% älterer Personen mit schweren Infektionen haben lediglich subfebrile Temperaturen oder sogar überhaupt keine Temperaturerhöhung. Im Gegensatz zu jüngeren Personen mit Fieber ist eine erhöhte Körpertemperatur darüber hinaus bei älteren Menschen häufiger Zeichen einer schweren Infektion [578].

Blutsenkungsgeschwindigkeit

Die Ursache einer mäßig beschleunigten Blutsenkungsgeschwindigkeit (BSG) muss geklärt werden, wenn außerdem klinische oder andere diagnostische Daten vorhanden sind, die ihrerseits auf eine Entzündung hinweisen [627, 756]. Im Falle einer sog. Sturzsenkung (BSG 80–100 mm n. W. in der ersten Stunde) muss aber auch ohne weitere klinische oder anamnestische Hinweise nach der Ursache für diesen ungewöhnlichen Befund gesucht werden [627]. Diese Patienten müssen nochmals körperlich untersucht werden, und ferner sind sowohl eine weiterführende Labordiagnostik (einschließlich mikrobiologischer Untersuchungen) als auch – abhängig von der klinischen Symptomatik – bildgebende Diagnostik erforderlich.

Die BSG ist ein relativ träge reagierender Parameter, der sich somit in der Regel nicht bereits zu Beginn einer Infektion ändert; sie ist prinzipiell aber gut geeignet für eine langfristige Verlaufsdiagnostik und kann unabhängig von einem Labor auf der Station oder in der Praxis des niedergelassenen Arztes durchgeführt werden. Heute jedoch wird die BSG nur noch eher selten bestimmt, weil insbesondere das C-reaktive Protein (CRP) eine zügigere Aussage zulässt.

C-reaktives Protein

Das C-reaktive Proteine (CRP) ist ein in der Leber produziertes Akutphasenprotein, das hauptsächlich als Antwort auf Interleukin 6 und nicht nur bei Infektionen, sondern bei vielen Arten von Entzündungen gebildet wird [724, 830]. CRP ist in der Routinediagnostik weitgehend an die Stelle der BSG getreten und gehört heute zur Basislabordiagnostik. Sein Vorteil liegt in der raschen Reaktion auf ein Entzündungsgeschehen, sodass sich das CRP sehr gut für die akute Überwachung von Patienten mit Verdacht auf eine bakterielle Infektion eignet [492, 756, 830]. Aus demselben Grund kann es für die Verlaufskontrolle von Infektionen nach Beginn einer Antibiotikatherapie oder nach operativer Ausräumung eines Infektionsherdes verwendet werden. Bei schwer kranken septischen Patienten kann es jedoch zu rückläufigen CRP-Werten aufgrund zunehmender Leberinsuffizienz kommen. Eine solche Situation zeigt demnach eine dramatische Verschlechterung und keine Besserung an.

Leukozytenzahl

Eine erhöhte Leukozytenzahl im peripheren Blut ist ein klassischer Entzündungsparameter. Bei manchen Patienten kommt es jedoch nicht zu einer Erhöhung der Leukozytenzahl über den oberen Normalwert hinaus, obwohl sie eine – mitunter auch schwere – Infektion haben. Bestehen also klinische Entzündungszeichen oder sind andere Entzündungsparameter erhöht, dann schließt ein im Normbereich liegender Leukozytenwert eine Infektion nicht aus; bekannterweise reagieren manche Patienten bei Infektionen sogar mit einem Abfall der Leukozytenzahl [756].

Differenzialblutbild

Ein Differenzialblutbild wird heute vergleichsweise selten angefordert und ist damit leider ein zu selten genutztes diagnostisches Potenzial, obwohl es bei der Entscheidung, ob eine Infektion oder Entzündungsreaktionen nicht infektiöser Ursache vorliegen, wertvolle Hinweise geben kann [756]. Folgende Konstellation ist ein dringender Hinweis auf eine bakterielle Infektion:
- Granulozytose (absolut oder relativ),
- Lymphozytopenie (absolut oder relativ).

Ist zusätzlich auch eine Vermehrung der jugendlichen Formen, insbesondere der stabkernigen Leukozyten (= sog. Linksverschiebung), vorhanden, wird dadurch der Verdacht auf eine Infektion noch erhärtet (siehe Abb. 19.1). Bei gegebenen klinischen und/oder labordiagnostischen Entzündungszeichen ist ein Differenzialblutbild auch bei einer im Normalbereich liegenden Gesamt-Leukozytenzahl sinnvoll, weil nicht jeder Patient eine Leukozytose entwickelt oder es auch erst im weiteren Verlauf zur Erhöhung der Leukozytenzahl kommt [756].

Prokalzitonin

Als Vorstufe des Nebenschilddrüsenhormons Kalzitonin wird Prokalzitonin (PCT) normalerweise nur in sehr geringer Konzentration produziert

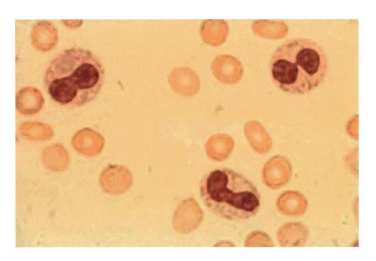

Abb. 19.1 Differenzialblutbild mit Stabkernigen (567a).

[724]. Warum die Spiegel bei entzündlicher Reaktion des Organismus ansteigen, ist noch nicht vollständig geklärt. Vermutet wird, dass PCT von der Leber und von Monozyten im peripheren Blut unter dem Einfluss von Lipopolysacchariden und Sepsis-assoziierten Zytokinen gebildet wird [724]. Eine Metaanalyse hat ergeben, dass die Sensitivität und Spezifität für die Differenzierung von bakteriellen Infektionen und nicht infektiösen entzündlichen Reaktionen bei PCT höher sind als beim CRP [724]. Dasselbe gilt hinsichtlich der Sensitivität für die Differenzierung von bakteriellen und viralen Infektionen, während die Spezifität bei beiden Parametern vergleichbar ist [724]. Insgesamt ist danach also bei Verdacht auf bakterielle Infektionen die diagnostische Genauigkeit von PCT höher als die des CRP.

19.3 Was tun bei Entzündungszeichen?

An einigen Beispielen aus klinischer und gutachterlicher Praxis soll im Folgenden gezeigt werden, zu welchen vermeidbaren Fehlern es kommen kann, wenn bei erhöhten Entzündungsparametern die Möglichkeit einer Infektion zu wenig beachtet wird, und welches Vorgehen adäquat wäre.

Symptomatische Maßnahmen als Ersatz für Diagnostik

Beispiel 1. Bei einem Patienten mit Schmerzen im Operationsgebiet nach Gelenkoperation und erhöhter Körpertemperatur bei gleichzeitig erhöhter BSG werden lediglich Schmerzmittel und fiebersenkende Medikamente verabreicht sowie lokal lindernde Maßnahmen, wie Applikation von Eis, angewendet.

Adäquates Vorgehen. In einem solchen Fall muss eine weiterführende Diagnostik veranlasst werden, um zu klären, ob die Entzündungszeichen tatsächlich nur als vorübergehende postoperative Reaktion interpretiert werden können oder doch die ersten Zeichen einer beginnenden Infektion im Operationsgebiet darstellen.

Entzündungszeichen = Harnwegsinfektion

Beispiel 2. Ein Befundkomplex mit Fieber und erhöhter BSG bei Patienten mit oder ohne Blasenkatheter wird ohne entsprechenden klinischen Befund und ohne weitere Diagnostik als Harnwegsinfektion gedeutet. Es erfolgt die Verordnung eines Antibiotikums, wie bei solchen Infektionen üblich (meist Cotrimoxazol), also eine empirische Therapie auf ungenügender Befundbasis.

Adäquates Vorgehen. Bei stationären Patienten ist immer eine mikrobiologische Diagnostik erforderlich, insbesondere ist sie bei Patienten mit Blasenkathetern zwingend, da in diesen Fällen der typische klinische Befund in aller Regel nicht erhoben werden kann (siehe Kap. 10.2). Eine empirische Antibiotikatherapie ohne mikrobiologische Diagnostik ist nur außerhalb des Krankenhauses bei jungen Frauen mit entsprechender klinischer Symptomatik und erstmaliger Harnwegsinfektion möglich.

Diagnose eines Wirbelsäulensyndroms bei Rückenschmerzen

Beispiel 3. Rückenschmerzen werden trotz gleichzeitigem Vorliegen eines oder mehrerer erhöhter Entzündungsparameter (z. B. subfebrile Temperaturen und BSG- oder CRP-Erhöhung) als Ausdruck eines sog. Wirbelsäulensyndroms oder Bandscheibenvorfalls klassifiziert. Anstatt einen intraspinalen Abszess oder eine Wirbelkörperosteomyelitis in Erwägung zu ziehen, wird auch dann noch an der Diagnose festgehalten, wenn die Rückenschmerzen nicht auf eine symptomatische Therapie ansprechen.

Adäquates Vorgehen. Intraspinale Abszesse oder Wirbelkörperosteomyelitis sind zwar seltene Infektionen, müssen aber bei einer solchen Konstellation wenigstens differenzialdiagnostisch in Betracht gezogen werden. Die einfache körperliche Untersuchung der Wirbelsäule und weitere labordiagnostische und ggf. auch bildgebende Maßnahmen sind erforderlich, um die vorliegende Symptomatik deuten zu können.

Rheumatische Erkrankung als Verdachtsdiagnose bei „Sturzsenkung"

Beispiel 4. Bei Schmerzen und Entzündungszeichen im Bereich einzelner oder mehrerer Gelenke wird ein stark erhöhter BSG- oder CRP-Wert als Hinweis auf eine Erkrankung aus dem rheumatischen Formenkreis gewertet und eine Steroidtherapie begonnen, aber zuvor keine Infektionsdiagnostik eingeleitet.

Adäquates Vorgehen. Vor Stellung einer solchen Diagnose und dem Beginn einer immunsuppressiven Therapie muss zwingend eine bakterielle Infektion ausgeschlossen werden. Erforderlich sind ein Blutbild mit Bestimmung der Leukozytenzahl und des Differenzialblutbildes, bildgebende Diagnostik und mikrobiologische Diagnostik mit Gelenkpunktion und Anlage von Blutkulturen. Erst wenn eine Infektion ausgeschlossen ist, kann eine nicht infektiöse Gelenkerkrankung in Erwägung gezogen werden.

Keine Reaktion bei starker BSG- oder CRP-Erhöhung ohne Fieber

Beispiel 5. Nach routinemäßiger Bestimmung von BSG oder CRP mit deutlich pathologischem Befund (z. B. Sturzsenkung) werden keine weiteren diagnostischen Maßnahmen eingeleitet mit der Begründung, der Patient habe kein Fieber.

Adäquates Vorgehen. Manche Patienten, insbesondere alte Menschen reagieren nicht oder erst sehr spät mit erhöhter Körpertemperatur oder Fieber. Einen solchen Befund kann man nicht auf sich beruhen lassen, sondern er muss, auch wenn primär keine herausragende klinische Symptomatik vorhanden ist, durch weitere labordiagnostische Maßnahmen und vor allem durch eine ausführliche klinische Untersuchung mit daran orientierter bildgebender Diagnostik abgeklärt werden.

Infektionsdiagnostik: Bedeutung für Patient und Arzt

Um den Patienten vor infektionsbedingten Komplikationen zu schützen, aber auch um – im Falle eines Rechtsstreits aufgrund eines Infektionsschadens – nicht wegen eines Befunderhebungs- oder Behandlungsfehlers eine Beweislastumkehr zu provozieren, muss dringend geraten werden, klinische und labordiagnostische Entzündungszeichen solange ernst zu nehmen, bis eine infektiöse Ursache tatsächlich ausgeschlossen werden konnte. Typische Hinweise auf eine bakterielle Infektion sind:

- Schmerzen, Rötung und/oder Schwellung als klinische Zeichen,
- Einzelne oder mehrere erhöhte unspezifische Entzündungsparameter – wie BSG/CRP und Leukozytose – als labordiagnostische Hinweise und Fieber als wichtigstes klinisches Zeichen, das jedoch bei alten Menschen fehlen kann.

Reaktion erforderlich. Entscheidend ist, dass man klinische Symptome und/oder Laborbefunde, die nicht normal sind, nicht nur beobachtet (und vielleicht sogar nur mehrfach kontrolliert), sondern dass man daraus weiterführende diagnostische und ggf. therapeutische Konsequenzen zieht. Die Konsequenzen müssen aber auch rational begründet sein und dürfen sich nicht etwa in symptomatischen Maßnahmen oder in einer auf unzureichender Basis getroffenen Diagnosestellung, wie z. B. Harnwegsinfektion oder Wirbelsäulensyndrom, erschöpfen (siehe oben):

- Durch die Beschränkung auf symptomatische Maßnahmen (z. B. fiebersenkende Maßnahmen, medikamentöse Schmerzbekämpfung, lokal kühlende Maßnahmen) wird das klinische Bild verschleiert; die Infektion kann jedoch fortschreiten.
- Eine vorschnelle Festlegung auf eine scheinbar nahe liegende Infektion hat wegen unzureichender klinischer Wirksamkeit der dann verabreichten Antibiotikatherapie höchstens einen suppressiven Effekt auf die eigentlich vorhandene, aber aufgrund der unzureichenden Diagnostik nicht erkannte Infektion.
- Durch die Verdachtsdiagnose einer rheumatischen Allgemeinerkrankung mit daraus resultierender Kortikoidtherapie kommt es zu einer medikamentösen Immunsuppression, wodurch die Infektion noch gefördert wird.

Initial keine Diagnostik, im Verlauf schwere Infektion. Die Folge ist jeweils, dass die Infektion dahin schwelt und sich früher oder später mit unvergleichlich schwerer Symptomatik – klinisch dann nicht mehr zu übersehen – manifestiert. Septische Streuungen mit sekundären, u. U. lebensbedrohlichen, Infektionsherden an anderen Körperstellen (z. B. Endokarditis) sind nicht selten die Folge eines derartigen Umgangs mit Infektionen.

Nicht „schicksalhaft". Es handelt sich dabei zweifellos um Krankenhausinfektionen, aber es wäre falsch anzunehmen, dass dies auch ihr unbeeinflussbarer Verlauf wäre, wenn man zur rechten Zeit eine korrekte Diagnostik veranlasst hätte, aus deren Ergebnissen man in aller Regel eine adäquate Therapie ableiten kann. Das, was sich dann in solchen Fällen als Krankenhausinfektion zeigt, ist eine Komplikation, die aus einem inadäquaten Umgang mit der beginnenden Infektion resultiert und damit vermeidbar ist. „Schicksalhaft" ist sie aber keineswegs.

Sensibilisierung für Infektionen. Insofern darf sich die Prävention krankenhauserworbener Infektionen nicht nur darauf beschränken, die Versorgung der Patienten aus der Sicht der Infektionsprävention zu verbessern. Vielmehr ist die Sensibilisierung der Ärzte für die Beschäftigung mit Infektionen – mit ihrer Diagnose und ihrer adäquaten Therapie – ein essenzieller Bestandteil der Infektionsprävention im Krankenhaus, und damit ist Infektionsprävention im Krankenhaus an sich ein eminent klinisches Fach und keineswegs z. B. auf Fragen der Desinfektion zu reduzieren.

Befunderhebungsfehler. Als Arzt muss man sich dessen bewusst sein, dass auch mangelnde Diagnostik ein Behandlungsfehler (sog. Befunderhebungsfehler) sein kann. Solche Fehler wiegen umso schwerer, je grundlegender die versäumte Diagnostik ist. So gehören die unspezifischen Entzündungsparameter zu einem Basiswissen, das man schon während des Medizinstudiums erwirbt, und sie stellen somit ein diagnostisches Handwerkszeug dar, das jeder Arzt unabhängig von der Fachrichtung parat haben und verwenden muss.

20 Abnahme und Transport von Material für mikrobiologische Untersuchungen

Entscheidend für eine adäquate Antibiotikatherapie (oder für deren Ausschluss) ist eine aussagefähige mikrobiologische Diagnostik. Weil man die Informationen darüber schnell und übersichtlich verfügbar haben muss, um die Möglichkeiten der mikrobiologischen Diagnostik optimal nutzen zu können, werden in diesem Kapitel einige dafür entscheidende Informationen zusammengefasst [386, 816].

20.1 Allgemeine Hinweise zur mikrobiologischen Diagnostik

Lagerung bis zum Transport

Gelegentlich gibt es Unklarheiten darüber, welches Material bis zum Transport ins mikrobiologische Labor im Kühlschrank, welches im Brutschrank und welches schließlich besser bei Raumtemperatur gelagert wird (siehe Tab. 20.1).

Transport

Transportgefäße. Abstriche können in leeren Transportröhrchen oder in Röhrchen mit einem Transportmedium verschickt werden. Das Transportmedium schützt vor Austrocknung des Materials, wodurch die Anzucht im Labor u. U. unmöglich werden kann. Wenn es um den Nachweis von Anaerobiern geht, ist ein Transportmedium immer erforderlich, um die Erreger vor dem Einfluss von (zuviel) Sauerstoff zu schützen.

Begleitschein

Damit das Labor weiß, welche Diagnostik im Einzelfall sinnvoll ist, muss der Begleitschein aussagefähig ausgefüllt werden, z. B. eine konkrete Fragestellung oder die Angabe besonderer klinischer Symptome enthalten.

20.2 Spezielles Untersuchungsmaterial

Im Folgenden werden spezielle Hinweise für die Abnahme und Einsendung verschiedener Untersuchungsmaterialien gegeben, die im Zusammenhang mit typischen nosokomialen Infektionen von Bedeutung sind [386, 462, 480, 498, 516, 606, 816]. Jedes Material muss so abgenommen werden, dass eine Kontamination mit physiologischer Standortflora oder anderer die Beurteilung des Ergebnisses störender Begleitflora (wie z. B. von der Oberfläche eines chronischen Ulcus cruris) soweit wie möglich ausgeschlossen werden kann.

Blutkultur

Allgemeine Hinweise

Entnahmestellen. Das Blut möglichst immer an zwei verschiedenen Punktionsstellen (z. B. 10 ml bzw. 20 ml linker Arm, 10 ml rechter Arm), bei Endokarditis an drei verschiedenen Punktionsstellen entnehmen, um Kontaminationen von der Haut leichter erkennen zu können.

Tabelle 20.1　Lagerung von Untersuchungsmaterial bis zum Transport ins Labor.

Kühlschrank	• *Temperatur:* 4 °C optimal, maximal 7 °C • Jedes Material mit physiologischer Standortflora (z. B. Urin, Sputum), bei dessen Beurteilung die Keimzahl eine Rolle spielt, muss bis zum Transport ins Labor kühl gelagert werden. • In der Regel findet bei Kühllagerung keine Vermehrung statt, aber eine Anzucht auf bzw. in Nährmedien ist möglich.
Brutschrank	• *Temperatur:* 36 °C ± 1 °C • Normalerweise sterile Materialien (z. B. Blut) werden zur Anreicherung der ggf. darin enthaltenen Erreger in eine Nährlösung (z. B. Blutkulturflasche mit Bouillon) gegeben und bei annähernd Körpertemperatur bebrütet, um ggf. einen Erregernachweis führen zu können. • Bei diesen Materialien ist die Keimzahl nicht entscheidend (und deshalb eine Anreicherung möglich), weil jeder Erregernachweis Bedeutung hat (manchmal allerdings nur die einer Kontamination). • Es ist also nur sinnvoll, ein Material in den Brutschrank zu stellen, das sich in einer Nährlösung befindet, damit eine Vermehrung evtl. darin vorhandener Erreger gefördert werden kann. • Muss ein Nativmaterial, wie z. B. eine Punktionsflüssigkeit, über Nacht gelagert werden, ist es besser, zumindest einen Teil des Punktats in ein Gefäß mit Nährlösung zu geben (z. B. in eine Blutkulturflasche) und dieses zu inkubieren, um dann später aus dieser Anreicherung vielleicht einen Erregernachweis führen zu können, wenn dies nach der längeren Lagerzeit aus dem Nativmaterial nicht mehr gelingt. • Dasselbe gilt für Gewebeproben, die nicht noch am selben Tag in das mikrobiologische Labor gebracht werden können.
Raumtemperatur	• Manche Erreger besitzen ein autolytisches Enzymsystem, das eher bei niedrigen Temperaturen aktiviert wird, weshalb man das Nativmaterial bis zum Transport ins mikrobiologische Labor bei Raumtemperatur aufbewahrt, damit der Erregernachweis später auch noch gelingt. • Deshalb soll Liquor (Nachweis z. B. von Pneumokokken oder Meningokokken) bis zum Transport bei Raumtemperatur stehen. • Dasselbe gilt für andere natürlicherweise sterile Flüssigkeiten, wie z. B. Pleura- und Peritonealflüssigkeit.

Blutmenge. Die optimale Blutmenge pro Blutkulturdiagnostik bei Erwachsenen sind 20–30 ml, weniger als 20 ml sind nicht ausreichend [480]. Bei Säuglingen und Kleinkindern sind es 1–5 ml, bei älteren Kindern entsprechend mehr je nach Größe und Gewicht.

Anzahl der Blutkulturflaschen. Bei Erwachsenen werden je 10 ml Blut auf 1 bzw. 2 aerobe sowie 1 anaerobe Blutkulturflasche verteilt.

Zeitpunkt der Blutentnahme. Bei Patienten unter Antibiotikatherapie soll die Blutentnahme unabhängig vom verwendeten Blutkulturmedium möglichst erst kurz vor der nächsten Antibiotikagabe durchgeführt werden, weil dann die Antibiotikaspiegel am niedrigsten sind. Blutkulturen können und sollen bei Verdacht auf eine systemische Infektion jederzeit abgenommen werden, d. h.:
- Das Warten auf Fieberanstieg ist nicht sinnvoll, denn Fieber ist erst die Reaktion des Organismus auf eine Erregerinvasion, und manche Patienten entwickeln kein Fieber.
- Eine zeitlich versetzte Blutkulturabnahme ist nicht erforderlich, weil Bakteriämien meist kontinuierlich verlaufen (auch bei Endokarditis). Ausnahme sind Abszesse, aus denen die Erreger rezidivierend gestreut werden können.
- Bei Verdacht auf Endokarditis ist die Abnahme von 3–4 aeroben und 1–2 anaeroben Blutkulturflaschen ausreichend. Die Entnahme von mehr als 6 Blutkulturflaschen verbessert das Ergebnis der Diagnostik nicht.

Spezielle Hinweise für die Abnahme

Vorbereitung. Nach Kennzeichnung der Flaschen mit den Patientendaten werden die Verschlusskappen entfernt und die Gummistopfen mit einem in Alkohol getränkten Zellstofftupfer (von der Rolle) abgewischt. Man desinfiziert die Hände und führt eine sorgfältige Hautdesinfektion an der vorgesehenen Punktionsstelle durch, wobei man z. B. während 1 min die Hautstelle mehrmals mit Hautdesinfektionsmittel einsprüht und mit jeweils frischem Tupfer die Hautstelle anschließend gründlich abwischt. Vor der Punktion wird die desinfizierte Haut nicht mehr berührt.

Beimpfung der Flaschen. Bei Abnahme von 20 ml bzw. 30 ml Blut bei Erwachsenen verteilt man es anschließend mit derselben Kanüle, mit der das Blut abgenommen wurde, in jeweils maximal 10-ml-Portionen auf 1 bzw. 2 aerobe Flaschen und 1 anaerobe Flasche [462]. Weil in den Flaschen Unterdruck herrscht, müssen insbesondere bei der anaeroben Flasche Kanüle und Spritze gleichzeitig entfernt werden, um eine versehentliche Belüftung zu verhindern. Aerobe Flaschen müssen belüftet werden, damit strikte Aerobier, insbesondere Pseudomonas spp., überhaupt anwachsen können.

Lagerung. Die beimpften Blutkulturflaschen sollen möglichst schnell ins Labor gebracht bzw. bei externem Labor in einen Brutschrank gestellt werden, wo sie bis zum Transport ins Labor lagern.

Restliches Untersuchungsmaterial (außer Blut)

Hinweise für die Abnahme und Lagerung der restlichen Untersuchungsmaterialien außer Blut sind in der Tabelle 20.2 alphabetisch aufgelistet.

Tabelle 20.2 Abnahme und Lagerung von Untersuchungsmaterial.

Untersuchungsmaterial	Entnahme und Lagerung
Blutkultur	• Siehe Text
Bronchialsekret Bronchoalveoläre Lavage (BAL)	• Sekret z. B. bronchoskopisch absaugen und in Transportgefäß auffangen • Bei BAL Spülflüssigkeit in Transportgefäß auffangen • Lagerung im Kühlschrank
Duodenalsaft/ Galle	• Proben in Transportröhrchen geben • Lagerung im Kühlschrank
Eiter	• Wenn möglich, 1–2 ml mit Spritze aspirieren • Bei wenig Sekret Abstrich mit Tupfer entnehmen • Tupfer anschließend in Transportröhrchen geben (bei längerem Transport oder z. B. Lagerzeit über Nacht Röhrchen mit Transportmedium verwenden) • Bei sehr wenig Sekret kann auch eine Biopsie aus dem infizierten Gewebe entnommen werden (zum Transport in Röhrchen mit NaCl oder Bouillon geben). • Lagerung im Kühlschrank

Gelenkpunktat	• Punktion nach sorgfältiger Hautdesinfektion (siehe Kap. 9.3)
	• Punktat (2 ml ausreichend) in Transportröhrchen auffangen
	• Falls längere Lagerung, z. B. über Nacht, erforderlich, das Punktat in ein Gefäß mit Nährlösung, z. B. Blutkulturflasche, zu geben und in den Brutschrank zu stellen
	• Bestimmung der Leukozytenzahl in der Synovialflüssigkeit [516]:
	  – 200–2000/µl: kein Hinweis auf Entzündung
	  – 2000–50 000/µl: Hinweis auf Entzündung
	  – 50 000/µl: Hinweis auf Infektion

Gewebe	• Gewebeprobe (wenn möglich ca. 1 cm^3) in ein Röhrchen ohne Transportmedium geben • Lagerung im Kühlschrank • Falls längere Lagerung, z. B. über Nacht, erforderlich, Gewebeprobe in ein Gefäß mit Nährlösung, z. B. Blutkulturflasche, zu legen und in den Brutschrank zu stellen
Liquor	• Liquorpunktion nach sorgfältiger Hautdesinfektion (siehe Kap. 9.3) durchführen • Liquor (2 ml ausreichend) in Transportröhrchen auffangen

Tabelle 20.2 (Fortsetzung)

Untersuchungsmaterial	Entnahme und Lagerung
	• So schnell wie möglich Transport ins Labor • Bis dahin den Liquor nicht in den Kühlschrank stellen, sondern bei Raumtemperatur stehen lassen (geringere Aktivierung autolytischer Enzyme) • Falls längere Lagerung, z. B. über Nacht, erforderlich, den Liquor in ein Gefäß mit Nährlösung, z. B. Blutkulturflasche, zu geben und in den Brutschrank zu stellen
Nasenabstrich	• Tupfer in die vordere Nasenhöhle (nicht tief) einführen und dort ringsum die Innenseite abstreichen (mit demselben Tupfer den Abstrich auf der anderen Seite entnehmen) • Tupfer in Röhrchen mit Transportmedium geben • Lagerung im Kühlschrank
Nasennebenhöhlensekret	• Sekret nach Punktion der Nebenhöhle in steriles Röhrchen geben (Abstriche von den Ostien der Nebenhöhlen sind wegen Kontamination mit Nasenflora nicht aussagefähig) • Lagerung im Kühlschrank
Perikard-, Peritoneal-, Pleurapunktate	• Punktion nach sorgfältiger Hautdesinfektion (siehe Kap. 9.3) • Punktat (2 ml ausreichend) in Transportröhrchen auffangen • Falls längere Lagerung, z. B. über Nacht, erforderlich, das Punktat in ein Gefäß mit Nährlösung, z. B. Blutkulturflasche, zu geben und in den Brutschrank zu stellen
Rachen- bzw. Mundhöhlensekret	• Entzündete Region mit Tupfer abstreichen • Tupfer in Transportröhrchen mit oder ohne Transportmedium geben (die Keimzahl der Normalflora nimmt in Röhrchen ohne Transportmedium ab, wodurch der Nachweis z. B. von A-Streptokokken erleichtert wird) • Lagerung im Kühlschrank
Rektalabstrich	• Mit steriler NaCl-Lösung angefeuchteten Abstrichtupfer 3–5 cm in die Analöffnung einführen und Darmwand ringsum abstreichen • Tupfer in ein Röhrchen (mit oder ohne Transportmedium) geben • Lagerung im Kühlschrank • Zum Nachweis darmpathogener Erreger, wenn möglich, Stuhlprobe einschicken (siehe dort)
Sputum	• Wenn möglich, Mundhöhle zunächst mit Wasser ausspülen lassen • Respiratorisches Sekret aus dem Bronchialsystem abhusten lassen und in einem Gefäß mit breiter Öffnung auffangen • Speichel (makroskopisch und mikroskopisch zu erkennen) für die mikrobiologische Untersuchung nicht geeignet, eine Kultivierung deshalb nicht sinnvoll (Labor soll stattdessen neues, korrekt abgenommenes Untersuchungsmaterial anfordern) • Lagerung im Kühlschrank
Stuhl	• Stuhl in ein sauberes Gefäß absetzen lassen (nicht in die Toilette) • Ca. 2–3 cm³ entnehmen und in ein Stuhlröhrchen geben • Möglichst rascher Transport ins mikrobiologische Labor, insbesondere, wenn Verdacht auf Shigellen-Infektion besteht, sonst bis zum Transport Lagerung im Kühlschrank
Trachealsekret	• Sekret bei endotrachealem Absaugen in Transportröhrchen auffangen • Lagerung im Kühlschrank
Urin	*Katheterurin* • Desinfektion der Punktionsstelle am Drainagesystem und Entnahme von 2–3 ml Urin mit Spritze und Kanüle • Urin nicht durch Diskonnektion von Katheter und Drainagesystem bzw. aus dem Auffangbeutel entnehmen *Mittelstrahlurin* • Hände mit Wasser und Seife waschen • Zwei frische Waschlappen (oder einige Mullkompressen) befeuchten und auf einen Waschlappen etc. Flüssigseife geben

Tabelle 20.**2** (Fortsetzung)

Untersuchungsmaterial	Entnahme und Lagerung
	• Frauen waschen das äußere Genitale von vorne nach hinten, Männer ziehen die Vorhaut zurück und waschen die Umgebung der Harnröhrenöffnung. • Anschließend die Seife mit dem zweiten angefeuchteten Waschlappen etc. wieder abwaschen • Die erste Urinportion in die Toilette laufen lassen • Urinfluss anhalten und die zweite Portion in das Auffanggefäß geben (wenige ml sind ausreichend, ca. daumenbreit) • Entleerung des restlichen Urins in die Toilette • Urin so schnell wie möglich ins Labor zur Untersuchung bringen oder sofort nach der Abnahme in den Kühlschrank stellen, weil bei Raumtemperatur die Keimzahl erheblich zunehmen kann und nicht mehr zu verwerten ist • Bei Verwendung von Eintauchennährböden die Behälter nach dem Verschließen möglichst schnell in einen Brutschrank (36 °C) bringen
Urogenitalsekret	• Urethral- oder Prostatasekret nach Reinigung der Umgebung der Harnröhrenöffnung (siehe oben: Urin) mit einem Abstrichtupfer entnehmen oder ggf. exprimiertes Sekret in Transportröhrchen auffangen • Vaginalsekret mit Abstrichtupfer bei gynäkologischer Untersuchung mit Spekulum aus der Tiefe entnehmen • Abstriche aus dem Bereich der vorderen Vagina haben keine Aussagekraft, deshalb z. B. bei Intensivpatientinnen mit Fluor keine Abstriche entnehmen, sondern ggf. Gynäkologen zur Klärung des Befundes hinzuziehen • Abstrichtupfer in Röhrchen mit Transportmedium geben • Transportröhrchen mit Sekret bzw. Abstrichtupfer in Transportmedium im Kühlschrank aufbewahren

Venenkatheterspitze	• Einstichstelle z. B. mit Alkohol desinfizieren (Schutz vor Kontamination des Katheters durch Hautflora beim Herausziehen) und warten, bis der Alkohol verdunstet ist (Kontakt mit Alkoholresten kann das Ergebnis verfälschen)
	• Katheter herausziehen, die Spitze (= 4–5 cm) mit einer sterilen Schere abschneiden und in ein steriles Röhrchen (möglichst ohne Transportmedium) geben
	• Im Labor wird die Katheterspitze mit einer sterilen Pinzette über eine Blutagarplatte gerollt und anschließend über Nacht bebrütet (deshalb nicht >5 cm abschneiden).
	• Bei Wachstum von >15 Kolonien auf der Agarplatte nimmt man eine Kolonisierung des Katheters an, geringere Keimzahlen werden dagegen als Kontamination, z. B. während der Entfernung des Katheters, interpretiert [498, 606].
	• Wird aus einer gleichzeitig, aber an einer peripheren Punktionsstelle entnommenen Blutkultur derselbe Erreger wie an der kolonisierten Katheterspitze nachgewiesen, kommt der Katheter als Ausgangsort für die Infektion in Betracht.
	• Der Nachweis einer kolonisierten Katheterspitze reicht aber nicht aus, um die Diagnose einer katheterassoziierten Bakteriämie zu stellen, wenn nicht gleichzeitig positive Blutkulturen mit demselben Erreger vorliegen; deshalb sind Blutkulturen zusätzlich immer erforderlich.
	• Deshalb soll man
	  – Katheterspitzen nicht routinemäßig bei Entfernung eines Katheters untersuchen lassen und
	  – Bei klinischen Hinweisen auf eine Infektion gleichzeitig mit der Katheterspitze auch Blutkulturen ins Labor schicken (siehe Kap. 10.1).

Wundsekret	• Wenn möglich, 1–2 ml mit Spritze aspirieren • Bei wenig Sekret Abstrich mit Tupfer entnehmen • Tupfer anschließend in Transportröhrchen geben (bei längerem Transport oder z. B. Lagerzeit über Nacht Röhrchen mit Transportmedium verwenden) • Bei sehr wenig Sekret kann auch eine Biopsie aus dem infizierten Gewebe entnommen werden (zum Transport in Röhrchen mit NaCl oder Bouillon geben). • Lagerung im Kühlschrank

21 Serologischer Nachweis von Pilzinfektionen

Die Diagnose systemischer Pilzinfektionen ist meist schwierig, wenn nicht ein eindeutiges kulturelles Ergebnis vorliegt. Die Anzüchtbarkeit von Pilzen bereitet prinzipiell keine Probleme; werden aber Pilze nicht in einer normalerweise sterilen Körperflüssigkeit nachgewiesen, ist die Interpretation dieser kulturellen Befunde nahezu immer ein Problem. Dies gilt insbesondere für Candida spp. (siehe Abb. 21.1), aber auch der Nachweis von Aspergillen im respiratorischen Sekret ist nicht beweisend für eine Aspergillus-Pneumonie. Aus diesem Grunde haben serologische Methoden bei der Diagnostik von tiefen Mykosen einen besonderen Stellenwert.

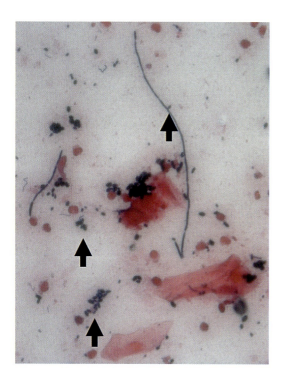

Abb. 21.1 Gramfärbung bei mikroskopischem Direktpräparat von Candida albicans im Sputum. Sprosszellen und Myzel tief blau (Pfeile), daneben Granulozyten und Epithelien (567a).

21.1 Serologischer Nachweis von Candida-Infektionen

Antikörper-Diagnostik

Der Antikörper-Nachweis ist für die Diagnose invasiver Candida-Infektionen nicht geeignet, weil zum einen bei immunkompetenten Personen eine systemische Antikörper-Antwort auch bei der Kolonisierung von Schleimhäuten stattfindet und somit ein erhöhter Titer nicht notwendigerweise Ausdruck einer Candida-Infektion ist; zum anderen findet bei immunsupprimierten Patienten keine oder keine ausreichende Antikörperbildung statt [323].

Antigen-Diagnostik

Verschiedene Antigene werden für den serologischen Nachweis von Candida spp. verwendet, die jedoch alle keine sichere Diagnostik ermöglichen. Insgesamt betrachtet scheint die Kombination verschiedener Antigen-Tests für die Serodiagnose einer systemischen Candida-Infektion aussagefähigere Ergebnisse zu liefern.

Nachweis von Mannan

Mannan ist ein Polysaccharid-Bestandteil der Candida-Zellwand, dessen Nachweis vor allem deshalb Probleme bereitet, weil die Halbwertszeit im Serum mit 2 h äußerst kurz ist [323]. Somit ist die Sensitivität gering. Die Spezifität ist allerdings sehr hoch (90–100 %), bei der niedrigen Sensitivität aber für die klinische Diagnostik wenig relevant.

Nachweis eines hitzelabilen Glykoproteins

Seit nahezu 20 Jahren wird ein Latex-Agglutinations-Test verwendet, der ein hitzelabiles Glykoprotein nachweist, von dem nicht bekannt ist, ob es überhaupt von Candida spp. gebildet wird [323]. Die Sensitivität des Tests ist bei einem Titer von 1 : 4 am höchsten, wobei aber die Spezifität gering ist; diese wiederum ist ab einem Titer von 1 : 8 relativ hoch, jedoch ist dann die Sensitivität so gering, dass die Testergebnisse in der Praxis wenig diagnoseweisend sind [323, 537]. Die Unsicherheit der Aussagekraft dieses Tests wird zusätzlich noch gesteigert durch die Tatsache, dass falsch-positive Resultate sowohl bei positivem Rheuma-Faktor als auch bei der Kolonisierung von Schleimhäuten mit Candida spp. möglich sind [323].

Nachweis von Enolase

Enolase ist ein zytoplasmatisches Protein von Candida. Sein Nachweis hat eine hohe Spezifität und bei mehreren Serumproben auch eine hohe Sensitivität [323, 537]. Der Test ist noch vergleichsweise wenig erprobt.

21.2 Serologischer Nachweis von Aspergillus-Infektionen

Antikörper-Diagnostik

Der Nachweis zirkulierender Antikörper gegen Aspergillus-Antigen eignet sich nur bei immunkompetenten Patienten und kann bei der Diagnose eines Aspergilloms oder einer allergischen bronchopulmonalen Aspergillose hilfreich sein, weil die meisten dieser Patienten Antikörper bilden [454]. Im Gegensatz dazu findet bei immunsupprimierten Patienten keine Immunantwort statt, sodass der Antikörper-Nachweis bei Verdacht auf invasive Aspergillose keine diagnostischen Hinweise liefert. Die Antikörper-Diagnostik kann bei diesen Patienten jedoch prognostisch insofern verwendet werden, als nach Überwindung einer invasiven Aspergillose gegen Ende der Immunsuppression Antikörper nachweisbar werden [454].

Antigen-Diagnostik

Grundlage der serologischen Diagnose invasiver Aspergillosen ist der Nachweis zirkulierender Antigene in Körperflüssigkeiten wie Serum, Urin, BAL-Flüssigkeit oder auch Liquor [454, 684, 773]. Der derzeit sensitivste Antigen-Test ist ein Sandwich-ELISA, mit dem ebenfalls – wie beim Vorläufer, einem Latex-Agglutinations-Test – mittels monoklonaler Mausantikörper Galaktomannan, ein Zellwandbaustein von Aspergillen, nachgewiesen wird. Während beide Verfahren eine hohe Spezifität haben (80–100 %), war die Sensitivität des Latex-Tests mit einer Schwankungsbreite von 25–70 % eher sehr unzuverlässig (Nachweisgrenze 15 ng/ml); bei dem neuen Sandwich-ELISA-Verfahren wird die Sensitivität mit 80–100 % angegeben (Nachweisgrenze 1 ng/ml). Mit diesem Test wurde mehrfach die Möglichkeit einer frühen Diagnose bei invasiver Aspergillose herausgestellt [454].

Für den Antigen-Nachweis eignet sich Serum am besten, da die Antigen-Konzentration im Urin (0,5 ng/ml) nur ca. die Hälfte der Serum-Konzentration (1 ng/ml) beträgt [454, 684]. In BAL-Flüssigkeit ist der Antigen-Nachweis zwar früher möglich als im Serum, aber eine BAL kann häufig bei schwer kranken neutropenischen Patienten nicht durchgeführt werden. Somit ist Serum auch aufgrund praktisch-klinischer Erwägungen das am besten geeignete Untersuchungsmaterial [454].

Über den Verlauf der Antigen-Konzentrationen während der Therapie einer invasiven Aspergillose ist relativ wenig bekannt. Da jedoch der Test einen Zellwandbestandteil nachweist, der beim Zerfall der Pilzzelle frei wird, kann das Pilzantigen während der Therapie lange positiv sein bzw. können die Konzentrationen durch den Einfluss der antimykotischen Therapie noch steigen. Dies kann also nicht als Ausdruck einer insuffizienten Therapie gewertet werden, sondern im Gegenteil als ein Indiz für deren Wirksamkeit.

Trotz dieser positiven Eigenschaften des neuen Sandwich-ELISA-Verfahrens bleiben die Ergebnisse in der klinischen Praxis doch häufig enttäuschend, weil ein Antigen-Nachweis zu Lebzeiten des Patienten häufig nicht gelingt, pathologisch-histologisch dann aber eine invasive Aspergillose nachgewiesen wird. Daraus ergibt sich für den behandelnden Arzt die Konsequenz, dass er seine Therapieentscheidungen nicht vom Antigen-Nachweis abhängig machen kann, sondern bei Verdacht auf invasive Aspergillose mit einer antimykotischen Therapie auf empirischer Basis beginnen muss.

V Anhang

22 Rationaler Einsatz von Antibiotika in Therapie und Prophylaxe

Es besteht kein Zweifel daran, dass Art und Weise des Umgangs mit Antibiotika entscheidenden Einfluss auf die Resistenzsituation von Infektionserregern innerhalb und außerhalb des Krankenhauses haben und darüber hinaus die Selektion primär resistenter Erreger, wie z. B. VRE oder Clostridium difficile, fördern [86, 411, 475, 595, 618, 682, 747]. Deshalb ist eine vernünftige Kontrolle des Einsatzes von Antibiotika nicht nur unter Kostenaspekten sinnvoll und erforderlich, weil zwar ständig nach neuen Substanzen gesucht wird, diese realistischerweise aber nur eingeschränkt zu erwarten sind [747].

> **Merke**
> Antibiotika gehören zu den häufigsten im Krankenhaus verwendeten Medikamenten. Sie werden in den verschiedenen klinischen Situationen prinzipiell folgendermaßen eingesetzt:
> - *Gezielt*: Behandlung gesicherter Infektionen verursacht durch nachgewiesene Erreger mit bekannter Antibiotikaempfindlichkeit,
> - *Empirisch (oder kalkuliert)*: Beginn einer Behandlung bei vermuteter oder klinisch gesicherter Infektion, bei der aber kein oder noch kein Erreger isoliert und deshalb (noch) kein Antibiogramm angefertigt werden konnte.
> - *Prophylaktisch*: Prävention von Infektionen, hauptsächlich im Bereich der operativen Medizin als perioperative Prophylaxe.

22.1 Allgemeine Hinweise für die Anwendung von Antibiotika

Fortbildung der Ärzte

Kenntnisse über Antibiotika. Antibiotika müssen, wie alle anderen Medikamente, nach folgenden Kriterien ausgewählt werden: Sie müssen notwendig, wirksam und sicher sein.

Damit diese Grundsätze immer, insbesondere aber sowohl bei der empirischen Therapie als auch bei der perioperativen Prophylaxe, berücksichtigt werden und eine adäquate Auswahl der Substanzen unter Berücksichtigung der national, regional wie der im speziellen Krankenhaus gegebenen Resistenzsituation gewährleistet ist, muss die Fortbildung der ärztlichen Mitarbeiter im Umgang mit antimikrobiellen Substanzen gefördert werden [595, 618, 747]. Dies ist Aufgabe des Krankenhaushygienikers, Infektiologen und/oder Mikrobiologen.

So „schmal" wie möglich. Ein Antibiotikum soll von seinem Wirkungsspektrum her immer so „schmal" wie möglich sein, weil der unnötige Einsatz von Breitspektrum-Antibiotika das mikrobiologische Ökosystem des Organismus vermeidbar beeinträchtigt [385]. Deshalb muss die Indikation für eine Antibiotikatherapie und -prophylaxe eindeutig sein. Es ist also ebenso wichtig zu wissen, wann ein Antibiotikum nicht erforderlich ist, wie entscheiden zu können, welche Substanz eingesetzt werden muss, wenn ein Antibiotikum verabreicht werden muss.

Kostenbewusstsein. Antibiotika gehören zu den teuersten Substanzen und machen einen wesentlichen Anteil aller Medikamentenkosten in Krankenhäusern aus. Es ist also auch unter ökonomischen Aspekten wichtig, eine sorgfältige Auswahl aus der breiten Palette der zur Verfügung stehenden Substanzen zu treffen.

Für einen optimalen Einsatz von Antibiotika müssen folgende Prinzipien beachtet werden [86, 411, 475, 595, 618, 682, 747]:
- *Indikation:* Antibiotika nur nach sorgfältiger Betrachtung der speziellen Situation des individuellen Patienten einsetzen und, wenn möglich, zuvor, sonst während der Therapie entsprechende Diagnostik veranlassen: Z.B. kann von Fieber oder anderen erhöhten Entzündungsparametern ohne Vorliegen der typischen klinischen Symptomatik und ohne adäquate Diagnostik nicht auf eine Harnwegsinfektion (= häufigste ungeprüfte Annahme behandelnder Ärzte bei Fieber) geschlossen werden.
- *Breitspektrum-Antibiotika:* Kein Einsatz, wenn „schmaler" wirksame Antibiotika ebenso effektiv sind (z.B. Ampicillin bei Enterokokken, nicht Piperacillin),
- *Therapiedauer:* In der Regel Begrenzung auf 7–10 Tage oder bis zu 3–5 Tagen nach Entfieberung bzw. klinischer Besserung (wichtigste Ausnahmen: bei Endokarditis und Osteomyelitis Antibiotikagabe über mindestens vier Wochen erforderlich),
- *Oral statt intravenös:* Sobald vonseiten des Patienten möglich, orale Therapie anstreben, wegen guter Bioverfügbarkeit insbesondere Chinolone, Cotrimoxazol, Doxycyclin, Metronidazol, Fluconazol geeignet. Für die orale sog. Sequenztherapie kann ein Mittel einer anderen Antibiotikaklasse verwendet werden als zuvor für die i.v. Therapie.
- *Kombinationstherapie:* Wenn Monotherapie ausreichend ist, keine Kombination verabreichen (z.B. Kombination mit Aminoglykosid bei Therapie von Staphylokokken-Infektionen nicht erforderlich – außer evtl. bei Endokarditis in den ersten 5 Tagen) (siehe Infokasten),
- *Antibiogramm:* Nach Erhalt ggf. Anpassung einer primär breiten empirischen Therapie entsprechend der individuellen Empfindlichkeit des Isolats (= Deeskalation),
- *Dosierung:* Dosisanpassung bei Störungen der Nieren- und/oder Leberfunktion beachten,
- *Empirische Therapie:* Am gegebenen Erreger- und Resistenzspektrum orientieren, nicht auf den theoretisch denkbar schwierigsten Fall ausrichten (z.B. Berücksichtigung von Pseudomonas spp. oder MRSA, auch wenn kein Hinweis darauf vorhanden ist),
- *Perioperative Prophylaxe:* Keine Verwendung von Breitspektrum-Antibiotika (Basis-Antibiotika mit guter Wirksamkeit gegen S. aureus, nicht Cephalosporine der Gr. 3) und Dauer so kurz wie möglich (z.B. 1- oder 2-Dosis-Prophylaxe in den meisten Fällen ausreichend) (siehe 22.3),
- *Anaerobier:* Ggf. bei Therapie und Prophylaxe berücksichtigen, z.B. sekundäre Peritonitis oder perioperative Prophylaxe in der Abdominalchirurgie; prinzipiell geeignet Kombination von Betalaktam-Antibiotikum und Betalaktamase-Inhibitor (BLI), Metronidazol oder Clindamycin (nicht sinnvoll: Kombination von Imipenem bzw. Meropenem oder Betalaktam-BLI-Kombination mit Metronidazol, weil sowohl Imipenem/Meropenem als auch die Betalaktam-BLI-Kombination sehr gut gegen Anaerobier wirksam sind und die zusätzliche Wirkung von Metronidazol nicht erforderlich ist).

Spezielle Aspekte beim Einsatz von Antibiotika

Beeinflussung der Körperflora. Jede Antibiotikagabe hat Auswirkungen auf das mikrobielle Ökosystem des Körpers. Die natürliche Zusammensetzung der körpereigenen Flora stellt einen wesentlichen Schutz vor einer Besiedlung mit bzw. vor einer Vermehrung von potenziell pathogenen Bakterien dar [86, 385, 411, 595, 618, 747]; dies muss hinsichtlich Wirkungsspektrum und Dauer der Gabe berücksichtigt werden. Denn je breiter das verabreichte Antibiotikum wirksam ist und je länger es verabreicht wird, umso mehr Auswirkungen auf die körpereigene Flora des Patienten sind zu erwarten.

Bakterizide vs. bakteriostatische Wirksamkeit. Bei den mit therapeutischer Dosierung erreichbaren Serumspiegeln führen verschiedene Antibiotika zu einer Hemmung des Bakterienwachstums, aber nicht per se zu deren Eliminierung. Diese Substanzen wirken bakteriostatisch im Gegensatz zu prinzipiell bakteriziden Antibiotika.

> **Merke**
> - *Bakterizider Effekt*: Die minimale bakterizide Konzentration (= MBK, d.h. minimale Konzentration des Antibiotikums, bei der es zur Abtötung des Erregers kommt) entspricht der minimalen Hemmkonzentration (= MHK, d.h. minimale Konzentration des Antibiotikums, bei der das mikrobielle Wachstum gehemmt wird) oder liegt maximal eine Titerstufe über der MHK.
> - *Bakteriostatischer Effekt*: Die MBK liegt ≥16 Titerstufen über der MHK und ist mit therapeutischen Dosen nicht zu erreichen.

Immunsystem entscheidend. Der Unterschied zwischen bakterizidem und bakteriostatischem Effekt hat aber bei der Entscheidung über die Art der Antibiotikatherapie in den meisten Fällen keine Bedeutung, weil bei der Mehrzahl der Patienten das körpereigene Immunsystem in der Lage ist, die durch bakteriostatische Antibiotika im Wachstum gehemmten Erreger zu eliminieren. Bakterizide Substanzen sollen aber bei schwer abwehrgeschwächten, z.B. neutropenischen, Patienten und bei speziellen Infektionen, wie insbesondere der Endokarditis, eingesetzt werden, weil im einen Fall das Immunsystem nicht in der Lage ist, die Erreger endgültig zu beseitigen, und im anderen Fall der Infektionsherd auch vom intakten Immunsystem nur schwer zu erreichen ist. Manche Infektionen werden jedoch unabhängig von der Abwehrlage des betroffenen Patienten wegen der speziellen Erregerempfindlichkeit typischerweise mit bakteriostatischen Antibiotika behandelt (z.B. Makrolide bei Legionellose).

Freisetzung von Entzündungsmediatoren. Mit der erwarteten und erwünschten Wirkung von Antibiotika hinsichtlich der Zerstörung von Bakterien sind ggf. Auswirkungen verbunden, die zu erheblichen Problemen bei der Behandlung schwer kranker Patienten führen können. So kommt es im Rahmen von Infektionen mit gramnegativen Erregern bei deren Zerfall zur Freisetzung von Zellwandbestandteilen (Lipopolysaccharide = LPS), den sog. Endotoxinen, die ein wichtiger Faktor in der Pathogenese des Sepsis-Syndroms sind [618]. Bei Infektionen mit grampositiven Erregern sind es andere Zellwandbestandteile (Peptidoglykan, Teichonsäuren), die ebenfalls Auswirkungen auf die Freisetzung endogener Entzündungsmediatoren haben [86].

Nebenwirkungen und Wechselwirkungen mit anderen Medikamenten. Allergische Reaktionen, Medikamentenfieber, gastrointestinale Beschwerden, Blutbildveränderungen, Transaminasenerhöhung u.v.a.m. sind mögliche Nebenwirkungen einer Antibiotikatherapie. Außerdem müssen die etwaigen Interaktionen von Antibiotika mit anderen Medikamenten beachtet werden.

Kombinationstherapie
Antibiotika-Kombinationen werden häufig nicht nur eingesetzt, um bei empirischer Therapie bzw. bei Nachweis verschiedener Erreger eine geeignete Behandlung einzuleiten oder bei bestimmten Erregern, wie Mycobacterium tuberculosis, die bei Monotherapie typischerweise rasche Resistenzentwicklung zu verhindern, sondern vor allem, um auch gegen einen einzigen Erreger eine verbesserte Wirksamkeit zu erreichen [411, 682]. Additiver Effekt und Synergismus, aber auch Antagonismus sind mögliche Resultate bei der gleichzeitigen Verabreichung von in der Regel zwei Antibiotika. In erster Linie handelt es sich dabei um In-vitro-Phänomene; die möglichen klinischen Auswirkungen eines additiven oder sogar synergistischen Effekts möchte man insbesondere bei schwer kranken Patienten auf Intensivstationen und bei abwehrgeschwächten Patienten nutzen:
- Additiver Effekt: Summe der Wirkung jeder einzelnen Substanz,
- Synergistischer Effekt: Signifikant höhere Wirksamkeit als additiver Effekt,
- Antagonistischer Effekt: Signifikant geringere Wirksamkeit als additiver Effekt (siehe Abb. 22.1).

22.2 Wirkungsspektrum und Indikationen von Antibiotika

Antibiotikagruppen

Man kann die verschiedenen Antibiotika grob unterteilen in Basis- und Breitspektrum-Antibiotika, ferner in spezielle Substanzen, die u.U. nur ein vergleichsweise schmales Wirkungsspektrum haben und fast nur in Kombination verabreicht werden, sowie schließlich in Reserve-Antibiotika,

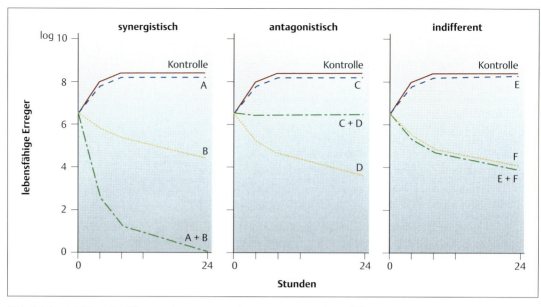

Abb. 22.1 Additiver (indifferenter), synergistischer, antagonistischer Effekt.

die ihren Platz vorwiegend bei Erregern mit besonderen Resistenzen haben. Die Abbildung 22.2 zeigt den wünschenswerten Anteil der vier Antibiotikagruppen beim Einsatz nach rationalen Gesichtspunkten.

Basis-Antibiotika. Unter die sog. Basis-Antibiotika lassen sich Substanzen subsumieren, die meist schon lange bekannt sind und die sich – im Gegensatz zu den neueren Breitspektrum-Antibiotika – durch ein relativ schmales Wirkungsspektrum und größerenteils vergleichsweise geringe Kosten auszeichnen. Beispiele für typische Basis-Antibiotika zeigt die Tabelle 22.1. Sie eignen sich in vielen Fällen – allein oder in Kombination mit Antibiotika, wie Metronidazol oder Makroliden – für den primären empirischen Einsatz bei Infektionen, die nicht akut lebensbedrohlich verlaufen.

Breitspektrum-Antibiotika. Breitspektrum-Antibiotika haben, wie der Name sagt, ein breites Wirkungsspektrum; sie wirken aber keineswegs gegen alle potenziell pathogenen Bakterien. Insbesondere muss betont werden, dass Breitspektrum-Antibiotika in der Regel nicht ausreichend gegen Staphylococcus aureus wirksam sind. Deshalb ist ihr empirischer Einsatz z. B. bei Infektionen in der Orthopädie oder Unfallchirurgie nicht richtig, weil in diesen Fachgebieten S. aureus unbestritten die Hauptrolle spielt, der am besten mit Basis-Antibiotika behandelt wird.

Breitspektrum-Antibiotika sollen möglichst zurückhaltend eingesetzt werden, sodass sie dann (noch) zur Verfügung stehen, wenn wegen spezieller Resistenzen tatsächlich ein entsprechendes Wirkungsspektrum benötigt wird [86, 411, 595, 618, 747]. Beispiele für typische Breitspektrum-Antibiotika sind in der Tabelle 22.2 zusammengefasst. Ein wichtiges Einsatzgebiet dieser Substanzen

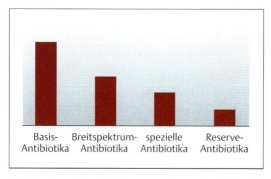

Abb. 22.2 Rationaler Einsatz von Antibiotika: Anteil der 4 Antibiotikagruppen (siehe Tab. 22.1–22.4.)

22.2 Wirkungsspektrum und Indikationen von Antibiotika

Tabelle 22.1 Basis-Antibiotika.

Antibiotikagruppen	Substanzen
Penicilline	Penicillin G Penicillin V Propicillin Flucloxacillin Ampicillin Amoxicillin Ampicillin/Clavulansäure Ampicillin/Sulbactam
Cephalosporine Gr. 1 und 2	Cefazolin Cefuroxim Cefotiam Cefaclor Cefadroxil Cefalexin Cefuroximaxetil Loracarbef
Tetracycline	(Oxy-)Tetracyclin Doxycyclin Minocyclin
Andere Gruppen	Cotrimoxazol Clindamycin

Tabelle 22.2 Breitspektrum-Antibiotika.

Antibiotikagruppen	Substanzen
Ureidopenicilline	Mezlocillin Piperacillin
Cephalosporine Gr. 3 und 4	Cefotaxim Ceftriaxon Ceftazidim Cefepim Cefixim Cefpodoxim-Proxetil
Chinolone	Ciprofloxacin Ofloxacin Levofloxacin Moxifloxacin
Carbapeneme	Imipenem Meropenem Ertapenem
Monobactame	Aztreonam

ist die empirische Therapie bei intensivpflichtigen und abwehrgeschwächten Patienten. Manchmal müssen sie aber auch bei Patienten mit Allergien bei Infektionen eingesetzt werden, die eigentlich mit Basis-Antibiotika therapierbar wären.

Spezielle Antibiotika. Eine Reihe älterer und neuerer Antibiotika hat zwar nur ein vergleichsweise schmales Wirkungsspektrum, kann aber nicht zu den Basis-Antibiotika gezählt werden, weil diese Substanzen nur in besonderen klinischen Situationen eingesetzt werden (sollen) (siehe Tab. 22.3). Teilweise werden sie, wie die Aminoglykoside und Metronidazol, nur in Kombination mit anderen Antibiotika eingesetzt. Gelegentlich wird „alten" Substanzen heute eine besondere Wirkung gegen Erreger mit speziellen „neuen" Resistenzen zugeschrieben, wie Fosfomycin gegen Vancomycin-resistente Enterokokken und Fusidinsäure gegen Oxacillin-resistente Staphylokokken. Sie können jedoch wegen rascher Resistenzentwicklung nicht in Monotherapie verabreicht werden.

Reserve-Antibiotika. Es handelt sich vorwiegend um neu entwickelte Substanzen mit Wirksamkeit auch gegen Stämme mit problematischer Resistenzlage, wie insbesondere Oxacillin-resistente Staphylokokken und vancomycinresistente Enterokokken (siehe Tab. 22.4).

Betalaktamase-Inhibitoren. Betalaktamase-Inhibitoren (BLI) sind vorwiegend wirksam gegen Plasmid-bedingte, seltener gegen chromosomal bedingte Betalaktamasen [475, 812]. Eine klinisch relevante eigene antimikrobielle Aktivität haben sie – mit Ausnahme von Sulbactam gegen Acinetobacter baumannii – nicht [182].

Tabelle 22.3 Spezielle Antibiotika

Antibiotikagruppen	Substanzen
Aminoglykoside	Gentamicin Netilmicin Tobramycin Amikacin
Nitroimidazole	Metronidazol
Makrolide	Erythromycin Clarithromycin Azithromycin Roxithromycin
Andere Gruppen	Fosfomycin Fusidinsäure Mupirocin[1]

[1] nur lokale Anwendung in der vorderen Nasenhöhle

Tabelle 22.4 Reserve-Antibiotika.

Antibiotikagruppen	Substanzen
Glykopeptide	Vancomycin Teicoplanin Daptomycin
Streptogramine	Quinupristin/Dalfopristin
Oxazolidinone	Linezolid
Minocyclin-Derivate	Tigecyclin

Folgende Substanzen stehen zur Verfügung: Clavulansäure und Tazobactam sind jeweils in fixer Kombination mit Amoxicillin bzw. Piperacillin im Handel, während Sulbactam sowohl in fixer Kombination mit Ampicillin als auch als Monosubstanz zur freien Kombination mit Betalaktam-Antibiotika eingesetzt werden kann. Penicillin-BLI-Kombinationen sind bei Stämmen mit BLI-empfindlichen Betalaktamasen wirksam, z. B.:
- Staphylococcus aureus (Oxacillin- bzw. Methicillin-empfindlich),
- Koagulase-negative Staphylokokken (Oxacillin- bzw. Methicillin-empfindlich),
- Haemophilus influenzae,
- Moraxella catarrhalis,
- Escherichia coli,
- Klebsiella pneumoniae,
- Acinetobacter baumannii,
- Bacteroides-fragilis-Gruppe.

Bei der In-vitro-Wirksamkeit gibt es teilweise Unterschiede, so z. B. bei der Kombination von Piperacillin mit Sulbactam bzw. Tazobactam. Dass dadurch auch ein klinischer Unterschied gegeben ist, bleibt jedoch unbewiesen, weshalb man die Entscheidung für bzw. gegen eine der beiden Kombinationen nach ökonomischen Gesichtspunkten treffen kann.

Erregerspektrum und Indikationen von Antibiotika

Erst Diagnostik, dann Therapie. Jedes Antibiotikum hat ein typisches Erregerspektrum, über das die Ärzte informiert sein müssen. Da die Resistenzlage der Erreger im individuellen Fall nur eingeschränkt vorhersagbar ist, muss mikrobiologische Diagnostik mit Erregerdifferenzierung und Resistenztestung immer versucht werden, um ggf. einen Wechsel des primär empirisch eingesetzten Antibiotikums zu veranlassen [386]. Die einzige Ausnahme sind Beta-hämolysierende Streptokokken der Gruppe A, die auch nach 60 Jahren Einsatz von Antibiotika immer noch unverändert Penicillin-empfindlich sind und bei denen aus diesem Grunde keine Resistenztestung erforderlich ist.

Eine Übersicht über die verschiedenen Antibiotika (gruppen) mit ihrem üblichen Erregerspektrum und den typischen Indikationen beinhalten die Tabellen 1–16, die im Internet unter folgender Adresse abgerufen werden können: http://www.thieme.de/detailseiten/9783131484741.html

Erregerspezifische Antibiotikatherapie

Laborbefunde. Nicht immer geben mikrobiologische Labore in den Antibiogrammen lediglich die Antibiotika an, die der Arzt auch tatsächlich bei dem Erreger einsetzen sollte. Anstelle einer solchen selektiven Befundübermittlung werden dagegen häufig alle getesteten Antibiotika aufgeführt, ob sie nun für die Therapie überhaupt infrage kommen oder nicht. Dies kann zu einer inadäquaten Auswahl von Antibiotika durch den behandelnden Arzt führen. Der Umgang mit Antibiotika für Therapie und Prophylaxe erfordert deshalb spezielle Kenntnisse, die sich der Arzt aneignen muss.

Resistenzmuster beurteilen. Es ist nämlich wichtig, beurteilen zu können, ob ein Antibiogramm für den Erreger normal ist oder ob ein Erreger ein auffälliges Resistenzmuster hat, wenn er gegen einzelne oder eine Reihe von Antibiotika nicht empfindlich ist.

Die Internettabellen 17–28 (http://www.thieme.de/detailseiten/9783131484741.html) sollen dabei helfen zu entscheiden, welches Antibiotikum bei Infektion mit einem bestimmten Erreger für die gezielte Therapie geeignet ist, und ferner, ob ein Isolat eine normale Resistenzlage hat oder ob das Resistenzmuster einen Stamm als „multiresistent" ausweist.

Empirische Therapie

Infektionszeichen vorhanden – Diagnostik eingeleitet – Ergebnisse unbekannt. Patienten mit typischen Symptomen einer Infektion müssen häufig antibiotisch behandelt werden, ohne dass man das Ergebnis der mikrobiologischen Diagnostik abwarten kann. In diesen Fällen spricht man von empirischer (oder kalkulierter) Therapie. Gegeben sind immer Anamnese, klinische Symptomatik und die Labordiagnostik der unspezifischen Entzündungsparameter. Ausgehend davon kann der behandelnde Arzt auf den oder die wahrscheinlichen Erreger schließen und eine Antibiotikatherapie einleiten, die bei Vorliegen der mikrobiologischen Diagnostik ggf. entsprechend modifiziert werden muss. Ebenso muss auf empirischer Grundlage ein Antibiotikum gewählt werden, wenn zwar ein mikrobiologischer Vorbefund (z. B. Wachstum von S. aureus oder gramnegativen Stäbchen), aber noch kein Antibiogramm vorhanden ist.

Die Internettabellen 29–33 (http://www.thieme.de/detailseiten/9783131484741.html) geben Hinweise für die primäre empirische Therapie typischer Infektionen in verschiedenen Fachgebieten und können im Kitteltaschenformat jederzeit griffbereit sein.

Deeskalation. Je nach mikrobiologischem Befund und klinischem Ansprechen muss die primäre empirische Therapie ggf. angepasst werden. Die Empfehlungen sind dezidiert für klinische Situationen gedacht, in denen in aller Regel rasch gehandelt werden muss und keine Zeit oder keine Gelegenheit ist, sich zuvor zu belesen oder Rücksprache mit erfahreneren Kollegen oder Konsiliarärzten zu halten (z. B. in der Notaufnahme, im Nacht- und Wochenenddienst). Nicht behandelt wird die empirische Therapie bei Fieber unklarer Ursache neutropenischer Patienten, weil es für diese Patienten etablierte und detaillierte Therapieregime gibt und sie fast ausschließlich in Spezialabteilungen versorgt werden, in denen das Wissen um die therapeutischen Maßnahmen bei Infektionszeichen ohnehin präsent ist.

22.3 Perioperative Antibiotikaprophylaxe

Grundlagen

Ziel der perioperativen Antibiotikaprophylaxe sind die Keimzahlreduktion und die Wachstumshemmung potenziell pathogener Bakterien im Operationsgebiet und damit die Prävention oberflächlicher und tiefer Infektionen im Operationsgebiet [98]. Es muss dabei jedoch berücksichtigt werden, dass jede Antibiotikagabe Auswirkungen auf die Normalflora hat und zur Selektion (primär) resistenter Erreger führen kann (siehe Kap. 22.1). Außerdem erhöht ein unangemessener Gebrauch von Antibiotika zur perioperativen Antibiotikaprophylaxe (zu lang und/oder zu breit) die Antibiotikakosten unnötig und ist an der Selektion resistenter Erreger beteiligt. Deshalb soll die perioperative Antibiotikaprophylaxe so kurz und so „schmal" wie möglich sein (siehe Tab. 22.5):

- Basisantibiotika mit Wirksamkeit gegen S. aureus und normale Enterobakteriazeen (z. B. E. coli) sowie ggf. Anaerobier verwenden,
- Möglichst 1-mal-Dosis, aber nach Ende der Operation keine Antibiotikagabe mehr.

Breitspektrumantibiotika sollen nicht verwendet werden, da sie das mikrobielle Ökosystem des Organismus ungerechtfertigt beeinträchtigen und keine ausreichende Wirksamkeit gegen S. aureus haben, den häufigsten Erreger postoperativer Infektionen im Operationsgebiet (unabhängig von der chirurgischen Fachdisziplin).

Fachspezifische Empfehlungen

In der Tabelle 22.**6** sind Empfehlungen für ausgewählte operative Eingriffe entsprechend dem jeweils prinzipiell relevanten Erregerspektrum aufgeführt, wobei in der Literatur die Empfehlungen für eine perioperative Antibiotikaprophylaxe häufig nur auf Risikopatienten beschränkt werden [98]. Es ist deshalb sinnvoll, sich an den Empfehlungen der jeweils zuständigen Fachgesellschaft zu orientieren. Minimal-invasive Eingriffe werden in der Literatur nicht generell berücksichtigt und dementsprechend hier nicht erwähnt.

Tabelle 22.5 Grundlagen der perioperativen Antibiotikaprophylaxe.

Voraus-setzungen	• Hohe Serumspiegel intraoperativ, dadurch hohe Spiegel interstitiell • Antibiotikagabe vor Bildung von Koageln und Hämatomen, deshalb Gabe vor Beginn der Operation, da Antibiotika bei späterer Gabe nicht sicher, wenn überhaupt, in Koagel etc. penetrieren können • Dauerhaft hohe Serumspiegel während des gesamten Eingriffs, deshalb wiederholte Gaben bei langen Operationen und hohem Blutverlust
Allgemeine Regeln	• Antibiotikagabe unmittelbar vor Beginn der Operation, d. h. vor potenzieller Kontamination des Gewebes • Gabe als Kurzinfusion, in der Regel 15–20 min • Bei Vancomycin: 30–60 min • Immer therapeutische Dosis verabreichen • In der Regel 1-mal-Gabe, Dosierungsintervall bei Wiederholung 2– bis 3-mal Halbwertszeit (z. B. bei Basis-Cephalosporinen alle 2–3 h) • Gabe innerhalb von 24 h nach Ende der OP beenden
Auswahl der Antibiotika	*Standardprophylaxe* • Wirksamkeit gegen S. aureus und (normale) Enterobakteriazeen, wie z. B. E. coli • Cephalosporine Gruppe 1 bzw. 2: z. B. Herz- und Gefäßchirurgie, Thoraxchirurgie, Orthopädie, Unfallchirurgie, Neurochirurgie • Wenn Beteiligung von Anaerobiern möglich, Kombination mit Metronidazol, Betalaktamaseinhibitor oder Clindamycin: z. B. Allgemeinchirurgie, Gynäkologie und Geburtshilfe, Urologie, Hals-Nasen-Ohren-Chirurgie, Zahn-Mund-Kiefer-Chirurgie *Andere Antibiotika* • Abhängig von der speziellen Resistenzsituation, z. B. Vancomycin, wenn postoperative Infektionen mit MRSA häufig • Bei Betalaktam-Allergie z. B. Clindamycin (in Kombination mit Aminoglykosid, wenn Enterobakteriazeen berücksichtigt werden müssen)

Tabelle 22.6 Perioperative Antibiotikaprophylaxe nach Fachgebieten und Erregerspektrum

Fachgebiet	Erregerspektrum	Operationen	Antibiotikum	Betalaktam-Allergie[1)]
Allgemein-chirurgie	Enterobakteriazeen Anaerobier Enterokokken Streptokokken S. aureus	Ösophagus Magen Duodenum Leber Pankreas Gallenwege	Cephalosporin Gr. 1 oder 2[2)] Betalaktam/BLI[3)]	Clindamycin + Aminoglykosid
				Ciprofloxacin + Metronidazol
				Clindamycin + Aztreonam
				Moxifloxacin
		Kolon/Rektum	Cephalosporin Gr. 1 oder 2 + Metronidazol Betalaktam/BLI	Clindamycin + Aminoglykosid
				Ciprofloxacin + Metronidazol
				Clindamycin + Aztreonam
				Moxifloxacin
		Laparoskopische Eingriffe (elektiv)	Keine Prophylaxe	

Tabelle 22.6 (Fortsetzung)

Fachgebiet	Erregerspektrum	Operationen	Antibiotikum	Betalaktam-Allergie[1]
Gefäß-chirurgie	S. aureus KNS[4] **Bei OP via Leiste, Beinamputationen außerdem:** Enterobakteriazeen Anaerobier Enterokokken	Gefäßprothesen	Cephalosporin Gr. 1 und 2 Betalaktam/BLI	Clindamycin (ggf. + Aminoglykosid) Vancomycin (ggf. + Aminoglykosid + Metronidazol)
		Beinamputation	Cephalosporin Gr. 1 und 2 + Metronidazol Betalaktam/BLI	Clindamycin (ggf. + Aminoglykosid) Vancomycin (ggf. + Aminoglykosid + Metronidazol)
Gynäkologie/Geburtshilfe	Enterobakteriazeen S. aureus Anaerobier	Hysterektomie (vaginal, abdominal)	Cephalosporin Gr. 1 und 2 Betalaktam/BLI	Clindamycin + Aminoglykosid Ciprofloxacin + Metronidazol Clindamycin + Aztreonam Moxifloxacin
		Onkologische Eingriffe	Cephalosporin Gr. 1 und 2 + Metronidazol Betalaktam/BLI	Clindamycin + Aminoglykosid Ciprofloxacin + Metronidazol Clindamycin + Aztreonam Moxifloxacin
		Sectio caesarea	Cephalosporin Gr. 1 und 2 Betalaktam/BLI	Clindamycin + Aminoglykosid
HNO	S. aureus Enterobakteriazeen Streptokokken Anaerobier	Eingriffe mit Inzision der oralen oder pharyngealen Mukosa	Cephalosporin Gr. 1 und 2 (mit oder ohne Metronidazol) Betalaktam/BLI	Clindamycin (mit oder ohne Aminoglykosid)
Herz-chirurgie	S. aureus KNS[4]	Klappenersatz Koronarer Bypass	Cephalosporin Gr. 1 und 2 Betalaktam/BLI	Clindamycin Vancomycin
Kardiologie	S. aureus KNS[4]	Schrittmacher Defibrillator	Cephalosporin Gr. 1 und 2 Betalaktam/BLI	Clindamycin Vancomycin
Neuro-chirurgie	S. aureus KNS[4]	Kraniotomie Shuntanlage	Cephalosporin Gr. 1 und 2 Betalaktam/BLI	Clindamycin Vancomycin
Orthopädie	S. aureus KNS[4]	Gelenkimplantation	Cephalosporin Gr. 1 und 2 Betalaktam/BLI	Clindamycin Vancomycin
Thorax-chirurgie	S. aureus Streptokokken Enterobakteriazeen	Lobektomie Pneumonektomie	Cephalosporin Gr. 1 und 2 Betalaktam/BLI	Clindamycin Vancomycin

Tabelle 22.**6** (Fortsetzung)

Fachgebiet	Erregerspektrum	Operationen	Antibiotikum	Betalaktam-Allergie[1]
Unfall-chirurgie	S. aureus Offene Frakturen: S. aureus Enterobakteriazeen (incl. Anaerobier)	Gelenkimplantation	Cephalosporin Gr. 1 und 2 Betalaktam/BLI	Clindamycin Vancomycin
		Frakturen	Cephalosporin Gr. 1 und 2 Betalaktam/BLI	Clindamycin Vancomycin
		Offene Frakturen mit starker Verschmutzung	Cephalosporin Gr. 1 und 2 + Metronidazol Betalaktam/BLI	Clindamycin (ggf. + Aminoglykosid) Vancomycin (ggf. + Aminoglykosid + Metronidazol)
Urologie	Enterobakteriazeen Enterokokken ggf. Anaerobier S. aureus	OP mit Darmsegment	Cephalosporin Gr. 1 oder 2 + Metronidazol Betalaktam/BLI	Clindamycin + Aminoglykosid Ciprofloxacin + Metronidazol Clindamycin + Aztreonam Moxifloxacin
		OP ohne Darmsegment	Cephalosporin Gr. 1 und 2 Betalaktam/BLI Ciprofloxacin	Clindamycin + Aminoglykosid Ciprofloxacin + Metronidazol Clindamycin + Aztreonam Moxifloxacin
		Prostataresektion	Cephalosporin Gr. 1 und 2 Betalaktam/BLI Ciprofloxacin	Clindamycin + Aminoglykosid Ciprofloxacin + Metronidazol Clindamycin + Aztreonam Moxifloxacin
		Transrektale Prostatabiopsie	Cephalosporin Gr. 1 und 2 Betalaktam/BLI Ciprofloxacin	Clindamycin + Aminoglykosid Ciprofloxacin + Metronidazol Clindamycin + Aztreonam Moxifloxacin

[1] Keine Empfehlungen in der Fachliteratur
[2] Cefazolin, Cefuroxim, Cefotiam (sog. Basis-Cephalosporine)
[3] Amoxicillin/Clavulansäure, Ampicillin/Sulbactam
[4] Koagulase-negative Staphylokokken

23 Literaturverzeichnis

1. Adlard PA, Kiriv SM, Sanderson K et al. Pseudomonas aeruginosa as a cause of infectious diarrhoea. Epidemiol Infect 1998; 121: 237–241
2. Agerton T, Valway S, Gore B et al. Transmission of a highly drug-resistant strain (strain W1) of Mycobacterium tuberculosis: community outbreak and nosocomial transmission via a contaminated bronchoscope. JAMA 1997; 278: 1073–1077
3. Alberti C, Bouakline A, Ribuad P et al. for the Aspergillus Study Group. Relationship between environmental fungal contamination and the incidence of invasive aspergillosis in haematology patients. J Hosp Infect 2001; 48: 198–206
4. Alexander JW. Is early feeding of benefit? Int Care Med 1999; 25: 129–130
5. Alfa MJ, DeGagne P, Olson N et al. Comparison of liquid chemical sterilization with peracetic acid and ethylene oxide sterilization for long narrow lumens. Am J Infect Control 1998; 26: 469–477
6. Allander T, Gruber A, Naghavi M et al. Frequent patient-to-patient transmission of hepatitis C virus in a haematology ward. Lancet 1995; 345: 603–607
7. Allen KD, Green HT. Hospital outbreak of multi-resistant Acinetobacter anitratus: an airborne mode of spread? J Hosp Infect 1987; 9: 110–119
8. Al-Saigul AM, Fontaine RE, Haddad Q. Nosocomial malaria from contamination of a multidose heparin container with blood. Infect Control Hosp Epidemiol 2000; 21: 329–330
9. Altemeier WA, Culbertson WR, Hummel RP. Surgical considerations of endogenous infections – Sources, types, and method of control. Surgical Clinics of North America 1968; 48: 227–240
10. Alter MJ, Tokars JI, Arduino MJ, Favero MS. Nosocomial infections associated with hemodialysis. In: Mayhall GC, Hrsg. Hospital epidemiology and infection control. 3. Aufl. Philadelphia: Lippincott Williams & Wilkins; 2004: 1139–1160
11. Alvarado CJ, Reichelderfer M. APIC guideline for infection prevention and control in flexible endoscopy. Am J Infect Control 2000; 28: 138–155
12. American Heart Association. Prevention of infective endocarditis. Online im Internet: www.circ.ahajournals.org
13. Ammon A, Schmidt K, Bräunig J. Lebensmittelinfektionen in Deutschland. Bundesgesundheitsbl – Gesundheitsforsch – Gesundheitsschutz 2000; 43: 751–757
14. Ammon A. Vorgehen bei Ausbrüchen nosokomialer Infektionen. Krankenhaushygiene up2date 2007; 2: 217–230
15. Amyes SGB, Miles RS. Extended-spectrum β-lactamases: the role of inhibitors in therapy. J Antimicrob Chemother 1998; 42: 415–417
16. Andrews NJ, Farrington CP, Ward HJ et al. Deaths from variant Creutzfeldt-Jakob disease in the UK. Lancet 2003; 361: 751–752
17. Ansari SA, Sattar SA, Springthorpe VS et al. Rotavirus survival on human hands and transfer of infectious virus to animate and nonporous inanimate surfaces. J Clin Microbiol 1988; 26: 1513–1518
18. Antonelli M, Conti G, Bufi M et al. Noninvasive ventilation for treatment of acute respiratory failure in patients undergoing solid organ transplantation. JAMA 2000; 283: 235–241
19. Antonelli M, Conti G, Rocco M et al. A comparison of noninvasive positive pressure ventilation and the conventional mechanical ventilation in patients with acute respiratory failure. N Engl J Med 1998; 339: 429–435
20. Archer GL, Climo MW. Antimicrobial susceptibility of coagulase-negative staphylococci. Antimicrob Ag Chemother 1994; 38: 2231–2237
21. Archer GL, Climo MW. Staphylococcus aureus bacteremia – consider the source. N Engl J Med 2001; 344: 55–56
22. Archibald LK, Hierholzer WJ Jr. Principles of infectious diseases epidemiology. In: Mayhall CG, Hrsg. Hospital Epidemiology and infection control. 3. Aufl. Philadelphia: Lippincott Williams & Wilkins; 2004: 3–17
23. Archibald LK, Jarvis WR. Incidence and nature of endemic and epidemic healthcare-associated infections. In: Jarvis WR, Hrsg. Bennett & Brachman's Hospital Infections. 5. Aufl. Philadelphia–New York: Lippincott–Raven; 2007: 483–505
24. Arduino MJ, Bland LA, McAllister SK et al. Microbial growth and endotoxin production in the intravenous anesthetic propofol. Infect Control Hosp Epidemiol 1991; 12: 535–539
25. Arduino MJ. Dialysis-associated infections and their control. In: Jarvis WR, Hrsg. Bennett & Brachman's Hospital infections. 5. Aufl. Wolters Kluwe. Philadelphia: Lippincott Williams & Wilkins; 2007: 341–371
26. Armstrong RW, Bolding F. Septic arthritis after arthroscopy: the contributing roles of intraarticular ste-

roids and environmental factors. Am J Infect Control 1994; 22: 16–18
27. Arnon SS, Schechter R, Inglesby K et al. for the Working Group on Civilian Biodefense. Botulinum toxin as a biological weapon: medical and public health management. JAMA 2001; 285: 1059–1070
28. Arnow PM, Garcia-Houchins S, Neagle MB et al. An outbreak of bloodstream infections arising from hemodialysis equipment. J Infect Dis 1998; 178: 783–791
29. Arvanitidou M, Spaia S, Velegraki A et al. High level of recovery of fungi from water and dialysate in haemodialysis units. J Hosp Infect 2000; 45: 225–230
30. Association for Professionals in Infection Control and Epidemiology (APIC). APIC position paper: prevention of device-mediated bloodborne infections to health care workers. Am J Infect Control 1998; 26: 578–580
31. Association for Professionals in Infection Control and Epidemiology (APIC). APIC position paper: hepatitis C exposure in the health care setting. Am J Infect Control 1999; 27: 54–55
32. Ayliffe GAJ, Babb JR, Bradley CR. "Sterilization" of arthroscopes and laparoscopes. J Hosp Infect 1992; 22: 265–269
33. Ayliffe GAJ, Babb JR, Davies JG et al. Hand disinfection: a comparison of various agents in laboratory and ward studies. J Hosp Infect 1988; 11: 226–243
34. Ayliffe GAJ, Collins BJ, Green S. Hygiene of babies' incubators. Lancet 1975; 1: 923–924
35. Ayliffe GAJ, Collins BJ, Lowbury EJL et al. Ward floors and other surfaces as reservoirs of hospital infection. J Hyg, Camb 1967; 65: 515–537
36. Ayliffe GAJ. Role of the environment of the operating suite in surgical wound infection. Rev Infect Dis 1991; 13, Suppl. 10: 800–804
37. Babb JR, Davies JG, Ayliffe GAJ. Contamination of protective clothing and nurses' uniforms in an isolation ward. J Hosp Infect 1983; 4: 149–157
38. Babb JR, Lynam P, Ayliffe GAJ. Risk of airborne transmission in an operating theatre containing four ultraclean air units. J Hosp Infect 1993; 31: 159–168
39. Baddour LM, Gaia SM, Griffin R et al. A hospital cafeteria-related food-borne outbreak due to Bacillus cereus: unique features. Infect Control 1986; 7: 462–465
40. Baer ET. Iatrogenic meningitis: the case for face masks. Clin Infect Dis 2000; 31: 519–521
41. Balazy A, Toivola M, Adhikari A et al. Do N95 respirators provide 95% protection level against airborne viruses, and how adequate are surgical masks? Am J Infect Control 2006; 34: 51–57
42. Bales S, Baumann HG, Schnitzler N. Infektionsschutzgesetz – Kommentar und Vorschriftensammlung. 2. Aufl. Stuttgart: Kohlhammer; 2003
43. Band JD. Nosocomial infections associated with peritoneal dialysis. In: Mayhall GC, Hrsg. Hospital epidemiology and infection control. 3. Aufl. Philadelphia: Lippincott Williams & Wilkins; 2004: 1161–1172
44. Barbeau J, ten Bokum L, Gauthier C et al. Cross-contamination potential of saliva ejectors used in dentistry. J Hosp Infect 1998; 40: 303–311
45. Baron PA, Willeke K. Respirable droplets from whirlpools: measurements of size distribution and estimation of disease potential. Environ Res 1986; 39: 8–18
46. Barrett SP, Mummery RV, Chattopadhyay B Trying to control MRSA causes more problems than it solves. J Hosp Infect 1998; 39: 85–93
47. Bartlett JG, Gerding DN. Clinical recognition and diagnosis of Clostridium difficile infection. Clin Infect Dis 2008; 46 (Suppl. 1): 12–18
48. Bartlett JG. Historical perspectives on studies of Clostridium difficile and C. difficile infection. Clin Infect Dis 2008; 46 (Suppl. 1): 4–11
49. Bauer TM, Lalvani A, Fehrenbach J et al. Derivation and validation of guidelines for stool cultures for enteropathogenic bacteria other than Clostridium difficile in hospitalized adults. JAMA 2001; 285: 313–319
50. Baum von H, Ewig S, Marre R et al. for the Competence Network for Community acquired Pneumonia Study Group. Community-acquired Legionella pneumonia: new insights from the German competence network for community-acquired pneumonia. Clin Infect Dis 2008; 46: 1356–1364
51. Beattie TK, Anderton A. Microbiological evaluation of four enteral feeding systems which have been deliberately subjected to faulty handling procedures. J Hosp Infect 1999; 42: 11–20
52. Beck WC, Collette TS. False faith in the surgeon's gown and surgical drape. Am J Surg 1952; 83: 125–126
53. Becker KM, Moe CL, Southwick KL et al. Transmission of Norwalk virus during a football game. N Engl J Med 2000; 343: 1223–1227
54. Beisel CE, Morens DM. Variant Creutzfeldt-Jakob disease and the acquired and transmissible spongiform encephalopathies. Clin Infect Dis 2004; 38: 697–704
55. Belkin NL. The evolution of surgical masks: filtering efficiency versus effectiveness. Infect Control Hosp Epidemiol 1997; 18: 49–57
56. Belkin NL. Use of scrubs and related apparel in health care facilities. Am J Infect Control 1997; 25: 401–404
57. Benediktsdóttir E, Kolstad K. Non-sporforming anaerobic bacteria in clean surgical wounds – air and skin contamination. J Hosp Infect 1984; 5: 38–49
58. Bénet T, Nicolle M-C, Thiebaut A et al. Reduction of invasive aspergillosis incidence among immunocompromised patients after control of environmental exposure. Clin Infect Dis 2007; 45: 682–686
59. Bengtsson S, Hambraeus A, Laurell G. Wound infections after surgery in a modern operating suite: clinical, bacteriological and epidemiological findings. J Hyg Camb 1979; 83: 41–57
60. Benson K. Bacterial contamination of blood components. Infect Med 2000; 17: 248–250
61. Berger JR, David NJ. Creutzfeldt-Jakob disease in a physician: a review of the disorder in health care workers. Neurology 1993; 43: 205–206
62. Bergeron MG, Ke D, Ménard C et al. Rapid detection of group B streptococci in pregnant women at delivery. N Engl J Med 2000; 343: 175–179
63. Bergmann BR, Hoborn J, Nachemson AL. Patient draping and staff clothing in the operating theatre: a microbiological study. Scand J Infect Dis 1985; 17: 421–426

64. Bergmans DCJJ, Bonton MJM. Nosocomial pneumonia. In: Mayhall CG, Hrsg. Hospital epidemiology and infection control. 3. Aufl. Philadelphia: Lippincott Williams & Wilkins; 2004: 311–339
65. Berild D, Ringertz SH, Lelek M et al. Antibiotic guidelines lead to reductions in the use and cost of antibiotics in a university hospital. Scand J Infect Dis 2001; 33: 63–67
66. Berk SL, Verghese A, Holtsclaw SA et al. Enterococcal pneumonia – occurrence in patients receiving broad-spectrum antibiotic regimens and enteral feeding. Am J Med 1983; 74: 153–154
67. Berkelman RL, Martin D, Graham DR et al. Streptococcal wound infections caused by a vaginal carrier. JAMA 1982; 247: 2680–2682
68. Bernard HR, Cole WR. Bacterial air contamination and its relation to post-operative sepsis. Ann Surg 1962; 156: 12–18
69. Bernard HR, Speers R, O'Grady F et al. Reduction of dissemination of skin bacteria by modification of operating-room clothing and by ultraviolet irradiation. Lancet 1965; 2: 458–461
70. Bernau A. Heeg P, Rompe G et al. Intraartikuläre Punktionen und Injektionen. Dt Ärztebl 1999; 96: A-1905–1907
71. Berthelot P, Grattard F, Patural H et al. Nosocomial colonization of premature babies with Klebsiella oxytoca: probable role of enteral feeding procedure in transmission and control of the outbreak with use of gloves. Infect Control Hosp Epidemiol 2001; 22: 148–151
72. Bertram J, Mielke M, Beekes M et al. Inaktivierung und Entfernung von Prionen bei der Aufbereitung von Medizinprodukten. Bundesgesundheitsbl-Gesundheitsforsch-Gesundheitsschutz 2004; 47: 36–40
73. Bethune DW, Blowers R, Parker M et al. Dispersal of Staphylococcus aureus by patients and surgical staff. Lancet 1965; 1: 480–483
74. Birkhead GS, Morse DL, Levine WC et al. Typhoid fever at a resort hotel in New York: a large outbreak with an unusual vehicle. J Infect Dis 1993; 167: 1228–1232
75. Bischoff WE, Kindermann A, Sander U et al. Vergleich von Lochblechdeckensystemen (Stützstrahldecken) mit Gewebedeckensystemen in OP-Räumen des Typs A (DIN 1946 T. 4) unter Operationsbedingungen. Zentralbl Hyg 1995; 198: 84–95
76. Bischoff WE, Sander U, Sander J. Raumlufttechnische Anlagen im Operationsalltag – eine praxisnahe Untersuchung. Zentralbl Hyg 1994; 195: 306–318
77. Black SR, Weinstein RA. The case for face masks – Zorro or zero? Clin Infect Dis 2000; 31: 522–523
78. Blackwood B, Webb CH. Closed tracheal suctioning systems and infection control in the intensive care unit. J Hosp Infect 1998; 39: 315–321
79. Blakemore WS, McGarrity GJ, Thurer RJ et al. Infection by air-borne bacteria with cardiopulmonary bypass. Surgery 1971; 70: 830–838
80. Blomgren G, Hambraeus A, Malmborg A-S. The influence of the total body exhaust suit on air and wound contamination in elective hip-operations. J Hosp Infect 1983; 4: 257–268
81. Blomgren G, Hoborn J, Nyström B. Reduction of contamination at total hip replacement by special working clothes. J Bone Joint Surg 1990; 72-B: 985–987
82. Blossom DB, McDonald LC. The challenges posed by reemerging Clostridium difficile infection. Clin Infect Dis 2007; 45: 222–227
83. Blot F, Nitenberg G, Chachaty E et al. Diagnosis of catheter-related bacteraemia: a prospective comparison of the time to positivity of hub-blood versus peripheral-blood cultures. Lancet 1999; 354: 1071–1077
84. Bohn WW, McKinsey DS, Dykstra M et al. The effect of a portable HEPA-filtered body exhaust system on airborne microbial contamination in a conventional operating room. Infect Control Hosp Epidemiol 1996; 17: 419–422
85. Bolyard EA, Tablan OC, Williams WW et al. and the Hospital Infection Control Practices Advisory Committee (HICPAC). Guideline for infection control in health-care personnel, 1998. Infect Control Hosp Epidemiol 1998; 19: 407–463
86. Bone RC. Gram-positive organisms and sepsis. Arch Int Med 1994; 154: 26–34
87. Bonton MJM, Kullberg BJ, van Dalen R et al. and consultants of the Dutch Working group on Antibiotic Policy. Selective digestive decontamination in patients in intensive care. J Antimicrob Chemother 2000; 46: 351–362
88. Bonton MJM. Nosocomial sinusitis. In: Mayhall CG, Hrsg. Hospital epidemiology and infection control. 3. Aufl. Philadelphia: Lippincott Williams & Wilkins; 2004: 341–349
89. Borau J, Czap RT, Strellrecht KA et al. Long-term control of Legionella species in potable water after a nosocomial legionellosis outbreak in an intensive care unit. Infect Control Hosp Epidemiol 2000; 21: 602–607
90. Botzenhart K, Hoppenkamps G. Vergleich der Wundkontamination in konventionell und turbulenzarm belüfteten Operationsräumen. Zentralbl Bakteriol Hyg, I. Abt. Orig. B 1978; 167: 29–37
91. Bowen AB, Braden CR. Invasive Enterobacter sakazakii disease in infants. Em Infect Dis 2006; 12: 1185–1189
92. Boyce JM, Jackson MM, Pugliese G et al. AHA Technical Panel on Infections within Hospitals. Methicillin-resistant Staphylococcus aureus (MRSA): a briefing for acute care hospitals and nursing facilities. Infect Control Hosp Epidemiol 1994; 15: 105–115
93. Boyce JM, Kelliher S, Vallande N. Skin irritation and dryness associated with two hand-hygiene regimens: soap-and-water hand washing versus hand antisepsis with an alcoholic hand gel. Infect Control Hosp Epidemiol 2000; 21: 442–448
94. Boyce JM, Ligi C, Kohan C et al. Lack of association between increased incidence of Clostridium difficile-associated disease and the increasing use of alcohol-based hand rubs. Infect Control Hosp Epidemiol 2006; 27: 479–483
95. Boyce JM, Pittet D. Guideline for hand hygiene in healthcare settings. Am J Infect Control 2002; 30: S1–46
96. Boyce JM. Coagulase-negative staphylococci. In: Mayhall CG, Hrsg. Hospital Epidemiology and infection control. 3. Aufl. Philadelphia: Lippincott Williams & Wilkins; 2004: 495–516
97. Boyce JM. Using alcohol for hand antisepsis: dispelling old myths. Infect Control Hosp Epidemiol 2000; 21: 438–441

98. Bratzler DW, Houck PM. Antimicrobial prophylaxis for surgery: an advisory statement from the National Surgical Infection Prevention Project. Clin Infect Dis 2004; 38: 1706–1715
99. Breiman RF. Impact of technology on the emergence of infectious diseases. Epidemiol Rev 1996; 18: 4–9
100. Breuer J, Jeffries DJ. Control of viral infections in hospitals. J Hosp Infect 1990; 16: 191–221
101. Bronowicki J-P, Venard V, Botté C et al. Patient-to-patient transmission of hepatitis C virus during colonoscopy. N Engl J Med 1997; 337: 237–240
102. Brown IW, Jr, Moor GF, Hummel BW et al. Toward further reducing wound infections in cardiac operations. Ann Thor Surg 1996; 62: 1783–1789
103. Brown NM, Arbon J, Redpath C. Contamination of milk-bank samples with Pseudomonas aeruginosa during pasteurization by penetration of organisms through the screw lid during cooling. J Hosp Infect 2000; 46: 321–322
104. Brown RB, Teres D. Management of infections in adult intensive care unit patients: Part I. Infect Dis Clin Pract 1993; 2: 163–168
105. Bryce EA, Dorovoni-Zis K, Trudeau D et al. Creutzfeld-Jakob disease: management of accidental contamination of neurosurgical instruments, pathology equipment, and solutions. Infect Control Hosp Epidemiol 2000; 21: 247–248
106. Budka H, Aguzzi A, Brown P et al. Tissue handling in suspected Creutzfeldt-Jakob disease (CJD) and other human spongiform encephalopathies (prion diseases) Brain Pathol 1995; 5: 319–322
107. Bundesministerium für Gesundheit. Bericht der Arbeitsgruppe „Gesamtstrategie Blutversorgung angesichts vCJK" vom 13.04.2006. www.rki.de > Infektionsschutz > Infektionskrankheiten A–Z > Creutzfeldt-Jakob-Krankheit
108. Burdette SD, Bernstein JM. Does the nose know? The odiferous diagnosis of Clostridium difficile-associated diarrhea. Clin Infect Dis 2007; 44: 1142
109. Burke JF. Identification of the sources of staphylococci contaminating the surgical wound during operation. Ann Surg 1963; 158: 898–904
110. Burke JP, Yeo TW. Nosocomial urinary tract infections. In: Mayhall GC, Hrsg. Hospital epidemiology and infection control. 3. Aufl. Philadelphia: Lippincott Williams & Wilkins; 2004: 267–286
111. Burnett IA, Weeks GR, Harris DM. A hospital study of ice-making machines: their bacteriology, design, usage and upkeep. J Hosp Infect 1994; 28: 305–313
112. Burnie J, Matthews R, Jiman-Fatami A et al. Analysis of 42 cases of septicemia caused by an epidemic strain of methicillin-resistant Staphylococcus aureus: evidence of resistance to vancomycin. Clin Infect Dis 2000; 31: 684–695
113. Burwen DR, Lasker BA, Rao N et al. Invasive aspergillosis outbreak on a hematology-oncology ward. Infect Control Hosp Epidemiol 2001; 22: 45–48
114. Bush K, Jacoby GA, Medeiros AA. A functional classification scheme for β-lactamases and its correlation with molecular structure. Antimicrob Ag Chemother 1995; 39: 1211–1233
115. Bush K. New β-lactamases in Gram-negative bacteria: diversity and impact on the selection of antimicrobial therapy. Clin Infect Dis 2001; 32: 1085–1089
116. Butler JC, Fields BS, Breiman RF. Prevention and control of legionellosis. Infect Dis Clin Pract 1997; 6: 458–464
117. Byers K, Axelrod P, Michael S et al. Infections complicating tunneled intraspinal catheter systems used to treat chronic pain. Clin Infect Dis 1995; 21: 403–408
118. Byers KE, Anglim AM, Anneski CJ et al. A hospital epidemic of vancomycin-resistant Enterococcus: risk factors and control. Infect Control Hosp Epidemiol 2001; 22: 140–147
119. Bygdeman S, Hambraeus A, Henningsson A et al. Influence of ethanol with and without chlorhexidine on the bacterial colonization of the umbilicus of newborn infants. Infect Control 1984; 5: 275–278
120. Cahill SM, Wachsmuth IK, de Lourdes Costarrica M et al. Powdered infant formula as a source of Salmonella infection in infants. Clin Infect Dis 2008; 46: 268–273
121. Campins M, Ferrer A, Callís L et al. Nosocomial legionnaire's disease in a children's hospital. Ped Infect Dis J 2000; 19: 228–234
122. Casewell MW, Hill RLR. The carrier state: methicillin-resistant Staphylococcus aureus. J Antimicrob Chemother 1986; 18, Suppl. A: 1–12
123. Casewell MW. The nose: an underestimated source of Staphylococcus aureus causing wound infection. J Hosp Infect 1998; 40: 3–11
124. Centers for Disease Control and Prevention (CDC). Foodborne outbreak of cryptosporidiosis – Spokane, Washington, 1997. JAMA 1998; 280: 595–596
125. Centers for Disease Control and Prevention (CDC). Guideline for preventing opportunistic infections among hematopoietic stem cell transplant recipients. MMWR 2000; 49: 1–125
126. Centers for Disease Control and Prevention (CDC). Guidelines for environmental infection control in health-care facilities. MMWR 2003; 52: (No. RR-10) oder www.cdc.gov
127. Centers for Disease Control and Prevention (CDC). Recognition of illness associated with the intentional release of a biologic agent. MMWR 2001; 50: 893–897
128. Centers for Disease Control and Prevention (CDC). Recommendations for preventing transmission of infections among chronic hemodialysis patients. MMWR 2001; 50: 1–43
129. Centers for Disease Control and Prevention (CDC). Update: investigation of anthrax associated with intentional exposure and interim public health guidelines, October 2001. MMWR 2001; 50: 889–893
130. Centers for Disease Control and Prevention. Guidelines for infection control in dental health-care settings – 2003. MMWR 2003; 52 (RR-17): 1–68
131. Centers for Disease Control and Prevention. Guidelines for preventing health-care-associated pneumonia, 2003. MMWR 2004; 53 (No. RR-3)
132. Centers for Disease Control and Prevention. Guidelines for preventing the transmission of Mycobacterium tuberculosis in health care facilities, 1994. MMWR 1994; 43: 1–132
133. Centers for Disease Control and Prevention. Guidelines for preventing the transmission of Mycobacterium tuberculosis in health-care settings, 2005. www.cdc.gov > MMWR 2005; 54 (No. RR-17)

134. Centers for Disease Control and Prevention. Legionnaires' disease associated with potting soil – California, Oregon, and Washington, May – June 2000. MMWR 2000; 49: 777–778
135. Centers for Disease Control and Prevention. Monitoring hospital-acquired infections to promote patient safety – United States, 1990–1999. MMWR 2000; 49: 149–153
136. Centers for Disease Control and Prevention. National nosocomial infections surveillance (NNIS) system report, data summary from January 1992 – April 2000, issued June 2000. Am J Infect Control 2000; 28: 429–448
137. Centers for Disease Control and Prevention. Nosocomial group A streptococcal infections associated with asymptomatic health-care workers – Maryland and California, 1997. MMWR 1999; 48: 163–166
138. Centers for Disease Control and Prevention. Nosocomial infection rates for interhospital comparison: limitations and possible solutions. Infect Control Hosp Epidemiol 1991; 12: 609–621
139. Centers for Disease Control and Prevention. Notice to readers update: Management of patients with suspected viral hemorrhagic fever – United States. MMWR 1995; 44: 475–479
140. Centers for Disease Control. Guidelines for the prevention of intravascular catheter-related infections. MMWR 2002; 51 (No. RR-10)
141. Centers for Disease Control. Management of patients with suspected viral hemorrhagic fever. MMWR 1988; 37: 1–16
142. Centers for Disease Control. Recommendations for preventing transmission of human immunodeficiency virus and hepatitis B virus to patients during exposure prone invasive procedures. MMWR 1991; 40: 1–9
143. Centers for Disease Control. Update: universal precautions for prevention of transmission of human immunodeficiency virus, hepatitis B virus and other bloodborne pathogens in health care settings. MMWR 1988; 37: 377–388
144. Cepeda JA, Whitehouse T, Cooper B et al. Isolation of patients in single rooms or cohorts to reduce spread of MRSA in intensive-care units: prospective two-centre study. Lancet 2005; 295–304
145. Chambers HF. Methicillin resistance in staphylococci: molecular and biochemical basis and clinical implications. Clin Microbiol Rev 1997; 10: 781–791
146. Chambers HF. Penicillin-binding protein-mediated resistance in pneumococci and staphylococci. J Infect Dis 1999; 179, Suppl. 2: 353–359
147. Chan YM, Ngai SW, Hon E et al. Could the incidence of postoperative urinary tract infection be reduced by reversing the sequence of vaginal cleansing and urethral catheterization? J Hosp Infect 2000; 46: 67–72
148. Chang DC, Blossom DB, Fridkin SK. Healthcare-associated fungal infections. In: Jarvis WR, Hrsg. Bennett & Brachman's Hospital infections. 5. Aufl. Wolters Kluwer Lippincott Williams & Wilkins, 2007: 729–755
149. Chang VT, Nelson K. The role of physical proximity in nosocomial diarrhea. Clin Infect Dis 2000; 31: 717–722
150. Charnley J, Eftekhar N. Penetration of gown material by organisms from the surgeon's body. Lancet 1969; 1: 172–174
151. Charnley J, Eftekhar N. Postoperative infection in total prosthetic replacement arthroplasty of the hip joint with special reference to the bacterial content of the air of the operating room. Br J Surg 1969; 56: 640–649
152. Charnley J. A clean-air operating enclosure. Br J Surg 1964; 51: 202–205
153. Charnley J. A sterile-air operating theatre enclosure. Br J Surg 1964; 51: 195–202
154. Charnley J. Operating-theatre ventilation. Lancet 1970; 1: 1053–1054
155. Chen K-T, Chen C-J, Chang P-Y et al. A nosocomial outbreak of malaria associated with contaminated catheters and contrast medium of a computed tomographic scanner. Infect Control Hosp Epidemiol 1999; 20: 22–25
156. Cheng KH, Leung SL, Hoekman HW et al. Incidence of contact-lens-associated microbial keratitis and its related morbidity. Lancet 1999; 354: 181–185
157. Chenoweth CE, Saint S. Urinary tract infections. In: Jarvis WR, Hrsg. Bennett & Brachman's Hospital Infections. 5. Aufl. Philadelphia–New York: Lippincott–Raven; 2007: 507–516
158. Chosky SA, Modha D, Taylor GJS. Optimisation of ultraclean air – the role of instrument preparation. J Bone Joint Surg [Br] 1996; 78-B: 835–837
159. Chow TT, Yang XY. Ventilation performance in the operating theatre against airborne infection: numerical study on an ultra-clean air system. J Hosp Infect 2005; 59: 138–147
160. Chrintz H, Vibits H, Cordtz TO et al. Need for surgical wound dressing. Br J Surg 1989; 76: 204–205
161. Christenson JC, Byington C, Korgenski EK et al. Bacillus cereus infections among oncology patients at a children's hospital. Am J Infect Control 1999; 27: 543–546
162. Christopher GW, Cieslak TJ, Pavlin JA et al. Biological warfare: a historical perspective. JAMA 1997; 278: 412–417
163. Circeo L, McGee W, Brown RB. Management of infections in adult intensive care unit patients: Part II. Infect Dis Clin Pract 1994; 3: 254–259
164. Circiumaru B, Baldock G, Cohen J. A prospective study of fever in the intensive care unit. Int Care Med 1999; 25: 668–673
165. Clark RE, Amos WC, Higgins V et al. Infection control in cardiac surgery. Surgery 1976; 79: 89–96
166. Clark RE, Amos WC. Laminar flow vs conventional ventilation in operating rooms: results of a 3-yr study of airborne bacteria in a large hospital. Surgical Forum 1973; 24: 33–35
167. Classen DC, Larsen RA, Burke JP et al. Daily meatal care for prevention of catheter-associated bacteriuria: results using frequent applications of polyantibiotic cream. Infect Control Hosp Epidemiol 1991; 12: 157–162
168. Cleveland JL, Gooch BF, Lockwood SA. Occupational blood exposures in dentistry: a decade in review. Infect Control Hosp Epidemiol 1997; 18: 717–721
169. Coates D, Hutchinson DN. How to produce a hospital disinfection policy? J Hosp Infect 1994; 26: 57–68
170. Coffin SE, Bell LM, Manning ML et al. Nosocomial infections in neonates receiving extracorporal membrane

oxygenation. Infect Control Hosp Epidemiol 1997; 18: 93–96
171. Coia JE. Nosocomial and laboratory-acquired infection with Escherichia coli O157. J Hosp Infect 1998; 40: 107–113
172. Colchester ACF, Colchester NTH. The origin of bovine spongiform encephalopathy: the human prion disease hypothesis. Lancet 2005; 366: 856–861
173. Cole WR, Bernard HR, Gravens DL. Control of airborne bacteria in operating rooms. Hospitals, JAHA 1965; 39: 79–84
174. Collins BJ. The hospital environment: how clean should a hospital be? J Hosp Infect 1988; 11, Suppl. B: 53–56
175. Collins SJ, Lawson VA, Masters CL. Transmissible spongiform encephalopathies. Lancet 2004; 363: 51–61
176. Contreras PA, Sami IR, Darnell MER et al. Inactivation of respiratory syncytial virus by generic hand dishwashing detergents and antibacterial hand soaps. Infect Control Hosp Epidemiol 1999; 20: 57–58
177. Cook KA, Dobbs TE, Hlady WG et al. Outbreak of Salmonella serotype Hartford infections associated with unpasteurized orange juice. JAMA 1998; 280: 1504–1509
178. Cooke EM, Coello R, Sedgwick J et al. A national surveillance scheme for hospital-associated infections in England. J Hosp Infect 2000; 46: 1–3
179. Cooke RPD, Whymant-Morris A, Umasankar RS et al. Bacteria-free water for automatic washer-disinfectors: an impossible dream? J Hosp Infect 1998; 39: 63–65
180. Coombs R, Spiby H, Stewart P, Norman P. Water birth and infection in babies. Br Med J 1994; 309: 1089
181. Cooper BS, Stone SP, Kibbler CC et al. Isolation measures in the hospital management of methicillin resistant Staphylococcus aureus (MRSA): systematic review of the literature. Br Med J 2004; 329: 533–541
182. Corbella X, Ariza J, Ardanuy C et al. Efficacy of sulbactam alone and in combination with ampicillin in nosocomial infections caused by multiresistant Acinetobacter baumannii. J Antimicrob Chemother 1998; 42: 793–802
183. Cornillet A, Camus C, Nimubona S et al. Comparison of epidemiological, clinical, and biological features of invasive aspergillosis in neutropenic and nonneutropenic patients: a 6-year survey. Clin Infect Dis 2006; 43: 577–584
184. Cosgrove SE, Perl TM. Infection control and prevention in hematopoietic stem cell transplant patients. In: Mayhall GC, Hrsg. Hospital epidemiology and infection control. 3. Aufl. Philadelphia: Lippincott Williams & Wilkins; 2004: 1011–1070
185. Costa SF, Miceli MH, Anaissie EJ. Mucosa or skin as source of coagulase-negative staphylococcal bacteraemia? Lancet Infect Dis 2004; 4: 278–286
186. Cox R, de Borja K, Bach MC. A pseudo-outbreak of Mycobacterium chelonae infections related to bronchoscopy. Infect Control Hosp Epidemiol 1997; 18: 136–137
187. Craven DE, Steger Craven K, Duncan RA. Hospital-acquired pneumonia. In: Jarvis WR, Hrsg. Bennett & Brachman's Hospital Infections. 5. Aufl. Philadelphia–New York: Lippincott–Raven; 2007: 517–538
188. Cruse PJE, Foord R. The epidemiology of wound infection – a 10-year prospective study of 62.939 wounds. Surg Clin N Am 1980; 60: 27–40
189. Culver DH, Horan TC, Gaynes RP et al. and the National Nosocomial Infections Surveillance System. Surgical wound infection rates by wound class, operative procedure, and patient risk index. Am J Med 1991; 91, Suppl. 3B: 152S–157S
190. Cunha BA. Fever in the intensive care unit. Int Care Med 1999; 25: 648–651
191. Cunha BA. Pseudoinfections and pseudo-outbreaks. In: Mayhall GC, Hrsg. Hospital epidemiology and infection control. 3. Aufl. Philadelphia: Lippincott Williams & Wilkins; 2004: 123–133
192. Curtis AB, Ridzon R, Vogel R et al. Extensive transmission of Mycobacterium tuberculosis from a child. N Engl J Med 1999; 341: 1491–1495
193. D'Agata EMC, Green WK, Schulman G et al. Vancomycin-resistant enterococci among chronic hemodialysis patients: a prospective study of acquisition. Clin Infect Dis 2001; 32: 23–29
194. D'Agata EMC, Mount DB, Thayer V et al. Hospital-acquired infections among chronic hemodialysis patients. Am J Kidney Dis 2000; 35: 1083–1088
195. D'Agata EMC, Wise S, Stewart A et al. Nosocomial transmission of Mycobacterium tuberculosis from an extrapulmonary site. Infect Control Hosp Epidemiol 2001; 22: 10–12
196. Dancer SJ. Mopping up hospital infection. J Hosp Infect 1999; 43: 85–100
197. D'Angio CT, McGowan KL, Baumgart S et al. Surface colonization with coagulase-negative staphylococci in premature neonates. J Pediatr 1989; 114: 1029–1034
198. Das I, Philpott C, George RH. Central venous catheter-related septicaemia in paediatric cancer patients. J Hosp Infect 1997; 36: 67–76
199. Daschner F, Bassler M, Bönig G et al. Luft- und Bodenkeimspektrum in einer septischen und aseptischen Operationseinheit. Akt Chir 1984; 19: 17–20
200. Dawson SJ. Epidural catheter infections. J Hosp Infect 2001; 47: 3–8
201. Dellinger EP, Ehrenkranz NJ, Jarvis WR. Surgical site infections. In: Jarvis WR, Hrsg. Bennett & Brachman's Hospital infections. 5. Aufl. Wolters Kluwer Lippincott Williams & Wilkins; 2007: 583–598
202. Dellit TH, Owens RC, McGowan JE et al. Infectious Disease Society of America and the Society for Healthcare Epidemiology of America guidelines for developing an institutional program to enhance antimicrobial stewardship. Clin Infect Dis 2007; 44: 159–177
203. Dennis DT, Inglesby TV, Henderson DA et al. for the Working Group on Civilian Biodefence for the Working Group on Civilian Biodefense. Tularemia as a biological weapon: medical and public health management. JAMA 2001; 285: 2763–2773
204. Deutsches Institut für Normung: Raumlufttechnik – Raumlufttechnische Anlagen in Krankenhäusern (VDI-Lüftungsregeln) DIN 1946 Teil 4. Berlin: Beuth Verlag; 1989
205. Dharan S, Mourouga P, Copin P et al. Routine disinfection of patients' environmental surfaces. Myth or reality? J Hosp Infect 1999; 42: 113–117

206. Dietz K, Raddatz G, Wallis J et al. Blood transfusion and spread of variant Creutzfeldt-Jakob disease. Em Infect Dis 2007; 13: 89–96
207. Dineen P, Drusin L. Epidemics of postoperative wound infections associated with hair carriers. Lancet 1973; 2: 1157–1159
208. Dixon TC, Meselson M, Guillemin J et al. Anthrax. N Engl J Med 1999; 341: 815–826
209. Dodek P, Keenan S, Cook D et al. Evidence-based clinical practice guideline for the prevention of ventilator-associated pneumonia. Ann Int Med 2004; 141: 305–313
210. Doebbeling BN, Pfaller MA, Houston AK et al. Removal of nosocomial pathogens from the contaminated glove – implications for glove reuse and handwashing. Ann Int Med 1988; 109: 394–398
211. Domingo P, Mancebo J, Blanch L et al. Iatrogenic streptococcal meningitis. Clin Infect Dis 1994; 19: 356–357
212. Draculovic MB, Torres A, Bauer TT et al. Supine body position as a risk factor for nosocomial pneumonia in mechanically ventilated patients: a randomised trial. Lancet 1999; 354: 1851–1858
213. Drake CT, Goldman E, Nichols RL et al. Environmental air and airborne infections. Ann Surg 1977; 185: 219–223
214. Drobniewski FA. Bacillus cereus and related species. Clin Microbiol Rev 1993; 6: 324–338
215. Drudy D, Mullane NR, Quinn T et al. Enterobacter skazakii: an emerging pathogen in powdered infant formula. Clin Infect Dis 2006; 42: 996–1002
216. Drusin LM, Ross BG, Rhodes KH et al. Nosocomial ringworm in a neonatal intensive care unit: a nurse and her cat. Infect Control Hosp Epidemiol 2000; 21: 605–607
217. Dubberke ER, Reske KA, Yan Y et al. Clostridium difficile-associated disease in a setting of endemicity: identification of novel risk factors. Clin Infect Dis 2007; 45: 1543–1549
218. Duguid JP, Wallace AT. Air infection with dust liberated from clothing. Lancet 1948; 2: 845–849
219. Duguid JP. The size an duration of air-carriage of respiratory droplets and droplet nuclei. J Hyg (Camb) 1946; 44: 471–479
220. Duhaime A-C, Bonner K, McGowan KL et al. Distribution of bacteria in the operating room environment and its relation to ventricular shunt infections: a prospective study. Child's Nervous System 1991; 7: 211–214
221. DuMoulin GC, Saubermann AJ. The anesthesia machine and circle system are not likely to be sources of bacterial contamination. Anesthesiol 1977; 47: 353–358
222. Duncan SL, the 1997, 1998, and 1999 APIC Guidelines Committees. APIC state-of-the-art report: the implications of service animals in health care settings. Am J Infect Control 2000; 28: 170–180
223. Durand M, Weber DJ, Rutala WA. Nosocomial ocular infections. In: Mayhall GC, Hrsg. Hospital epidemiology and infection control. 3. Aufl. Philadelphia: Lippincott Williams & Wilkins; 2004: 401–414
224. Dykewicz CA. Summary of guidelines for preventing opportunistic infections among hematopoietic stem cell transplant patients. Clin Infect Dis 2001; 33: 139–144
225. Ebner W, Meyer E. Noroviren. Krankenh.hyg up2date 2007; 2: 9–19
226. Edelstein PH. Legionnaires' disease. Clin Infect Dis 1993; 16: 741–749
227. Edmiston CE, Sinski S, Seabrook GR et al. Airborne particulates in the OR environment. AORN Journal 1999; 69: 1169–1183
228. Edmond M. Isolation. Infect Control Hosp Epidemiol 1997; 18: 58–64
229. Eggimann P, Harbarth S, Constantin MN et al. Impact of a prevention targeted at vascular-access care on incidence of infections acquired in intensive care. Lancet 2000; 355: 1864–1868
230. Ehrenkranz NJ. Person-to-person transmission of Staphylococcus aureus – quantitative characterization of nasal carriers spreading infection. N Engl J Med 1964; 271: 225–230
231. Ehresmann KR, Hedberg CW, Grimm MB et al. An outbreak of measles at an international sporting event with airborne transmission in a domed stadium. J Infect Dis 1995; 171: 679–683
232. Eichenwald HF, Kotsevalov O, Fasso LA. The "cloud baby": an example of bacterial-viral interaction. Am J Dis Child 1960; 100: 161–173
233. Eickhoff TC. Airborne nosocomial infection: a contemporary perspective. Infect Control Hosp Epidemiol 1994; 15: 663–672
234. Elek SD, Conen PE. The virulence of Staphylococcus pyogenes for man – a study of the problems of wound infection. Br J Exper Pathol 1957; 38: 573–586
235. Elston RA, Chattopadhyay B. Postoperative endophthalmitis. J Hosp Infect 1991; 17: 243–253
236. Emori TG, Culver DH, Horan TC et al. National nosocomial infections surveillance system (NNIS): description of surveillance methods. Am J Infect Control 1991; 19: 19–35
237. Emori TG, Gaynes RP. An overview of nosocomial infections, including the role of the microbiology laboratory. Clin Microbiol Rev 1993; 6: 428–442
238. Essex-Lopresti M. Operating theatre design. Lancet 1999; 353: 1007–1010
239. Esteban J, Gadea I, Fernández-Roblas R et al. Pseudooutbreak of Aeromonas hydrophila isolates related to endoscopy. J Hosp Infect 1999; 41: 313–316
240. Esteban JI, Gomez J, Martell M et al. Transmission of hepatitis C virus by a cardiac surgeon. N Engl J Med 1996; 334: 555–560
241. Everett WD, Kipp H. Epidemiologic observations of operating room infections resulting from variations in ventilation and temperature. Am J Infect Control 1991; 19: 277–282
242. Falkiner FR. The insertion and management of indwelling urethral catheters – minimizing the risk of infection. J Hosp Infect 1993; 25: 79–90
243. Farina A, Fievet M-H, Plassart F et al. Residual glutaraldehyde levels in fiberoptic endoscopes: measurement and implications for patient toxicity. J Hosp Infect 1999; 43: 293–297
244. Farley TA, Wilson SA, Mahoney F et al. Direct inoculation of food as the cause of an outbreak of group A streptococcal pharyngitis. J Infect Dis 1993; 167: 1232–1235
245. Farr BM. Nosocomial gastrointestinal tract infections. In: Mayhall CG, Hrsg. Hospital epidemiology and in-

fection control. 3. Aufl. Philadelphia: Lippincott Williams & Wilkins; 2004: 351–383
246. Farr BM. Nosocomial infections related to use of intravascular devices inserted for short-term vascular access. In: Mayhall CG, Hrsg. Hospital epidemiology and infection control. 3. Aufl. Lippincott Williams & Wilkins; 2004: 231–240
247. Feeley TW, Hamilton WR, Xavier B et al. Sterile anesthesia breathing circuits do not prevent postoperative pulmonary infection. Anesthesiol 1981; 54: 369–372
248. Fekete T. Urinary tract infections associated with indwelling bladder catheters. 2008, www.uptodate.com
249. Fenelon LE. Protective isolation: who needs ist? J Hosp Infect 1995; 30, Suppl.: 218–222
250. Fennelly KP. Personal respiratory protection against Mycobacterium tuberculosis. Clin Chest Med 1997; 18: 1–17
251. Fichet G, Comoy E, Duval C et al. Novel methods for disinfection of prion-contaminated medical devices. Lancet 2004; 364: 521–526
252. Fishman JA, Rubin RH. Infection in organ-transplant recipients. N Engl J Med 1998; 338: 1741–1751
253. Fitzgerald RH Jr, Washington JA II. Contamination of the operative wound. Orthop Clin N Am 1975; 6: 1105–1114
254. Fitzgerald RH Jr, Bechtol CO, Eftekhar N et al. Reduction of deep sepsis after total hip arthroplasty. Arch Surg 1979; 114: 803–804
255. Flanders SA, Collard HR, Saint S. Nosocomial pneumonia: state of the science. Am J Infect Control 2006; 34: 84–93
256. Flowers CW Jr. Managing eye infections in older adults. Infect Dis Clin Pract 1998; 7: 447–458
257. Foca M, Jakob K, Whittier S et al. Endemic Pseudomonas aeruginosa infection in a neonatal intensive care unit. N Engl J Med 2000; 343: G95–700
258. Foglia E, Meier MD, Elward A. Ventilator-associated pneumonia in neonatal and pediatric intensive care unit patients. Clin Microbiol Rev 2007; 20: 409–425
259. Fok T-F, Wong W, Cheng AFB. Use of eyepatches in phototherapy: effects on conjunctival bacterial pathogens and conjunctivitis. Pediatr Infect Dis J 1995; 14: 1091–1094
260. Folin AC, Nordström GM. Accidental blood contact during orthopedic surgical procedures. Infect Control Hosp Epidemiol 1997; 18: 244–246
261. Foweraker JE. The laryngoscope as a potential source of cross-infection. J Hosp Infect 1995; 29: 315–316
262. Franco JA, Baer H, Enneking WF. Airborne contamination in orthopedic surgery. Evaluation of laminar air flow system and aspiration suit. Clin Orhopaed Rel Res 1977; 122: 231–243
263. Franz DR, Jahrling PB, Friedlander AM et al. Clinical recognition and management of patients exposed to biological warfare agents. JAMA 1997; 278: 399–411
264. Franzin L, Scolfaro C, Cabodi D et al. Legionella pneumophila pneumonia in a newborn after water birth: a new mode of transmission. Clin Infect Dis 2001; 33: e103–104
265. French GL. Antimicrobial resistance in hospital flora and nosocomial infections. In: Mayhall GC, Hrsg. Hospital epidemiology and infection control. 3. Aufl. Philadelphia: Lippincott Williams & Wilkins; 2004: 1613–1636
266. Friberg B, Friberg S, Burman LG et al. Inefficiency of upward displacement operating theatre ventilation. J Hosp Infect 1996; 33: 263–272
267. Friberg B, Friberg S, Burman LG. Correlation between surface and air counts of particles carrying aerobic bacteria in operating rooms with turbulent ventilation: an experimental study. J Hosp Infect 1999; 42: 61–68
268. Friberg S, Ardnor B, Lundholm R et al. The addition of a mobile ultra-clean exponential airflow screen to conventional operating room ventilation reduces bacterial contamination to operating box levels. J Hosp Infect 2003; 55: 92–97
269. Fridkin SK. Vancomycin-intermediate and -resistant Staphylococcus aureus: what the infectious disease specialist needs to know. Clin Infect Dis 2001; 32: 108–115
270. Froberg MK, Palavecino E, Dykoski R et al. Staphylococcus aureus and Clostridium difficile cause distinct pseudomembranous intestinal diseases. Clin Infect Dis 2004; 39: 747–750
271. Fry NK, Alexiou-Daniel S, Bangsborg JM et al. A multicenter evaluation of genotypic methods for the epidemiologic typing of Legionella pneumophila serogroup 1: results of a pan-European study. Clin Microbiol Infect 1999; 5: 462–477
272. Garibaldi RA, Britt MR, Webster C et al. Failure of bacterial filters to reduce the incidence of pneumonia after inhalation anesthesia. Anesthesiol 1981; 54: 364–368
273. Gastmeier P. Nosokomiale Infektionen in der Intensivtherapie: Möglichkeiten und Grenzen eines Surveillance-Systems. RKI-Heft 19. Berlin: Robert-Koch-Institut; 2000
273a Gaur AH, Flynn PM. Nosocomial infections in patients with neoplastic diseases. In: Mayhall GC, Hrsg. Hospital epidemiology and infection control. 3. Aufl. Philadelphia: Lippincott Williams & Wilkins; 2004: 969–984
274. Gaynes RP. Surveillance of nosocomial infections: a fundamental ingredient for quality. Infect Control Hosp Epidemiol 1997; 18: 475–478
275. Gebel J, Werner H-P, Kirsch-Altena A et al. Standardmethoden der DGHM zur Prüfung chemischer Desinfektionsverfahren. Wiesbaden: mhp-Verlag; 2002
275a Gebel J, Werner H-P, Kirsch-Altena A, Bansemir K. Standardmethoden der DGHM zur Prüfung chemischer Desinfektionsverfahren. mhp-Verlag, Wiesbaden, 2002
275b NN. Gemeinsame Stellungnahme von DVV, RKI und VAH: Wirksamkeit von Desinfektionsmitteln gegenüber Viren – Bedeutung der Zertifizierung und Listung entsprechend geeigneter Präparate. Hyg & Med 2008; 33: 424
276. Gelfand MS, Cook DM. Streptococcal meningitis as a complication of diagnostic myelography: medicolegal aspects. Clin Infect Dis 1996; 22: 130–132
277. Gerding DN, Muto CA, Owens RC Jr. Measures to control and prevent Clostridium difficile infection. Clin Infect Dis 2008; 46 (Suppl. 1): S43–49
278. Gerding DN, Muto CA, Owens RC Jr. Treatment of Clostridium difficile infection. Clin Infect Dis 2008; 46 (Suppl. 1): S32–42

279. Gershon RRM, Vlhov D, Escamilla-Cejudo JA et al. Tuberculosis risk in funeral home employees. J Occup Environ Med 1998; 40: 497–503
280. Giese A, Schulz-Schaeffer W, Kretzschmar HA. Vorsichtsmaßnahmen bei der Durchführung von Autopsien bei Verdacht auf Creutzfeldt-Jakob-Erkrankung. Verh. Dtsch. Ges. Path. 1995; 79: 631
281. Glandt M, Adachi JA, Mathewson JJ et al. Enteroaggregative Escherichia coli as a cause of traveler's diarrhea: clinical response to ciprofloxacin. Clin Infect Dis 1999; 29: 335–338
282. Gold HS, Moellering RC. Antimicrobial-drug resistance. N Engl J Med 1996; 335: 1445–1453
283. Gold HS. Vancomycin-resistant enterococci: mechanisms and clinical observations. Clin Infect Dis 2001; 33: 210–219
284. Goldman D, Larson E. Hand-washing and nosocomial infections. N Engl J Med 1992; 327: 120–122
285. Goldman DA, Pier GB. Pathogenesis of infections related to intravascular catheterization. Clin Microbiol Rev 1993; 6: 176–192
286. Goodley JM, Clayton YM, Hay RJ. Environmental sampling for Aspergilli during building construction on a hospital site. J Hosp Infect 1994; 26: 27–35
287. Gordon G, Dale BAS, Lochhead D. An outbreak of group A haemolytic streptococcal puerperal sepsis spread by the communal use of bidets. Br J Obstetr Gynaecol 1994; 101: 447–448
288. Gorschlüter M, Glasmacher A, Hahn C et al. Clostridium difficile infection in patients with neutropenia. Clin Infect Dis 2001; 33: 786–791
289. Goulet V, Rocour J, Rebiere I et al. Listeriosis outbreak associated with the consumption of rillettes in France in 1993. J Infect Dis 1998; 177: 155–160
290. Graham JC, Morgan S, Ford M et al. Sepsis and ECMO: beware the breast milk. J Hosp Infect 1999; 41: 75–76
291. Gray J, George RH, Durbin GM et al. An outbreak of Bacillus cereus respiratory tract infections on a neonatal unit due to contaminated ventilator circuits. J Hosp Infect 1999; 41: 19–22
292. Greenberg D, Leibovitz E, Shinnwell ES et al. Neonatal sepsis caused by Streptococcus pyogenes: resurgence of an old etiology? Pediatr Infect Dis J 1999; 18: 479–481
293. Gregersen N, van Nierop W, von Gottberg A et al. Klebsiella pneumoniae with extended-spectrum beta-lactamase activity associated with a necrotizing enterocolitis outbreak. Pediatr Infect Dis J 1999; 18: 963–967
294. Greif R, Akça O, Horn E-P et al. Supplemental perioperative oxygen to reduce the incidence of surgical-wound infection. N Engl J Med 2000; 342: 161–167
295. Griethuysen AJA van, Spies-van Rooijen NH, Hoogenboom-Verdegaal AMM. Surveillance of wound infections in a new theatre: unexpected lack of improvement. J Hosp Infect 1996; 34: 99–106
296. Griffith CJ, Cooper RA, Gilmore J et al. An evaluation of hospital cleaning regimens and standards. J Hosp Infect 2000; 45: 19–28
297. Gross CP, Sepkowitz KA. The myth of the medical breakthrough: smallpox, vaccination, and Jenner reconsidered. Internat J Infect Dis 1998; 3: 54–60
298. Gross PA, Patel B. Reducing antibiotic overuse: a call for a national performance measure for not treating asymptomatic bacteriuria. Clin Infect Dis 2007; 45: 1335–1337
299. Grundmann H, Kropec A, Hartung D et al. Pseudomonas aeruginosa in a neonatal intensive care unit: reservoirs and ecology of the nosocomial pathogen. J Infect Dis 1993; 168: 943–947
300. Grüne F, Schrappe M, Basten J et al., Cologne Quality Control Network. Phlebitis rate and time kinetics of short peripheral intravenous catheters. Infection 2004; 32: 30–32
301. Guerrant RL, Gilder TV, Steiner TS et al. Practice guidelines for the management of infectious diarrhea. Clin Infect Dis 2001; 32: 331–350
302. Gustafson TL, Lavely GB, Brawner ER Jr et al. An outbreak of airborne nosocomial varicella. Pediatrics 1982; 70: 550–556
303. Gwaltney M, Moskalsky PB, Hendley JO. Hand-to-hand transmission of rhinovirus colds. Ann Int Med 1978; 88: 463–467
304. Haffejee IE. Neonatal rotavirus infections. Rev Infect Dis 1991; 13: 957–962
305. Haley RW, Culver DH, White JW et al. The efficacy of infection surveillance and control programs in preventing nosocomial infections in US hospitals. Am J Epidemiol 1985; 121: 183–205
306. Haley RW, Culver DH, White JW et al. The nationwide nosocomial infection rate: a new need for vital statistics. Am J Epidemiol 1985; 121: 159–167
307. Haley RW, Garner JS, Simmons BP. A new approach to the isolation of hospitalized patients with infectious diseases: alternative systems. J Hosp Infect 1985; 6: 128–139
308. Haley RW, Tenney JH, Lindsey JO et al. How frequent are outbreaks of nosocomial infection in community hospitals? Infect Control 1985; 6: 233–236
309. Haley RW. Managing hospital infection control for cost-effectiveness – a strategy for reducing infectious complications. Chicago: American Hospital Publishing; 1986
310. Haley RW. Surveillance by objective: a new priority-directed approach to the control of nosocomial infections. Am J Infect Control 1985; 13: 78–89
311. Hall CB, Douglas RG Jr, Geiman JM. Possible transmission by fomites of respiratory syncytial virus. J Infect Dis 1980; 141; 98–102
312. Hambraeus A, Benediktsdóttir E. Airborne non-sporforming anaerobic bacteria. J Hyg (Camb) 1980; 82: 181–189
313. Hambraeus A, Bengtsson S, Laurell G. Bacterial contamination in a modern operating suite. 3. Importance of floor contamination as a source of airborne bacteria. J Hyg (Camb) 1978; 80: 169–174
314. Hambraeus A, Bengtsson S, Laurell G. Bacterial contamination in a modern operating suite. 1. Effect of ventilation on airborne bacteria and transfer of airborne particles. J Hyg (Camb) 1977; 79: 121–132
315. Hamburger M Jr, Green MJ, Hamburger VG. The problem of the "dangerous carrier" of hemolytic streptococci. Part I. Number of hemolytic streptococci expelled by carriers with positive and negative nose cultures. J Infect Dis 1945; 77: 68–81
316. Hamburger M Jr, Green MJ, Hamburger VG. The problem of the "dangerous carrier" of hemolytic strepto-

cocci. Part II. Spread of infection by individuals with strongly positive nose cultures who expelled large numbers of hemolytic streptococci. J Infect Dis 1945; 77: 96–108
317. Hanna H, Raad I. Nosocomial infections related to use of intravascular devices inserted for long-term vascular access. In: Mayhall CG, Hrsg. Hospital epidemiology and infection control. 3. Aufl. Lippincott Williams & Wilkins; 2004: 241–251
318. Hanson PJV, Bennett J, Jeffries DJ et al. Enteroviruses, endoscopy and infection control: an applied study. J Hosp Infect 1994; 27: 61–67
319. Harbarth S, Liassine N, Dharan S et al. Risk factors for persistent carriage of methicillin-resistant Staphylococcus aureus. Clin Infect Dis 2000; 31: 1380–1385
320. Harbarth S, Sudre P, Dharan S et al. Outbreak of Enterobacter cloacae related to understaffing, overcrowding, and poor hygiene practices. Infect Control Hosp Epidemiol 1999; 20: 598–603
321. Harbarth S. Antibiotikaanwendung – Einfluss auf Resistenzbildung und -selektion. Krankenh.hyg up2date 2007; 2: 357–364
321a.Harbarth S, Fankhauser C, Schrenzel J et al. Universal screening for methicillin-resistant Staphylococcus aureus at hospital admission and nosocomial infection in surgical patient. JAMA 2008; 299: 1149–1157
322. Hargreaves J, Shireley L, Hansen S et al. Bacterial contamination associated with electronic faucets: a new risk for healthcare facilities. Infect Control Hosp Epidemiol 2001; 22: 202–205
323. Harley WB, Dummer JS. Diagnosis of disseminated candidiasis by detection of antigenemia: a critical review. Infect Dis Clin Pract 1994; 3: 168–172
324. Harpaz R, Seidlein L von, Averhoff FM et al. Transmission of hepatitis B virus to multiple patients from a surgeon without evidence of inadequate infection control. N Engl J Med 1996; 334: 549–554
325. Harris AD, McGregor JC, Furuno JP. What infection control intervention should be undertaken to control multidrug-resistant gram-negative bacteria. Clin Infect Dis 2006; 43: S57–61
326. Hartstein AJ, Sebastian TJ, Strausbaugh LJ. Methicillin-resistant Staphylococcus aureus. In: Mayhall CG, Hrsg. Hospital Epidemiology and infection control. 3. Aufl. Philadelphia: Lippincott Williams & Wilkins; 2004: 471–494
327. Hassel van S, Laveaux M, Leenders M et al. Bacterial filters in anesthesia: results of 9 years of surveillance. Infect Control Hosp Epidemiol 1999; 20: 58–60
328. Heaven CJ, Mann PJ, Boase DL. Endophthalmitis following extracapsular cataract surgery: a review of 32 cases. Br J Ophthalmol 1992; 76: 419–423
329. Hecht DW. Prevalence of antibiotic resistance in anaerobic bacteria: worrisome developments. Clin Infect Dis 2004; 39: 92–97
330. Hedberg CW, Osterholm MT. Outbreaks of food-borne and waterborne viral gastroenteritis. Clin Microbiol Rev 1993; 6: 199–210
331. Hedin G, Hambraeus A. Enhanced ability to colonize the skin: a possible explanation for the epidemic spread of certain strains of Staphylococcus epidermidis. J Hosp Infect 1993; 25: 251–264

332. Hedrick E. Where's the science? Surgical face masks vs particulate respirators. Am J Infect Control 2000; 28: 66–67
333. Henderson DA, Inglesby TV, Bartlett JG et al. for the Working Group on Civilian Biodefence. Smallpox as a biological weapon: medical and public health management. JAMA 1999; 281: 2127–2137
334. Henderson DK. Blood borne pathogen prevention. In: Jarvis WR, Hrsg. Bennett & Brachman's Hospital Infections. 5. Aufl. Philadelphia – New York: Lippincott – Raven; 2007: 701–727
335. Henderson RJ. Staphylococcal infection of surgical wounds: the source of infection. Br J Surg 1967; 54: 756–760
336. Hendley JO. Epidemic keratoconjunctivitis and hand washing. N Engl J Med 1973; 289: 1368
337. Herman DJ, Gerding DN. Antimicrobial resistance among enterococci. Antimicrob Ag Chemother 1991; 35: 1–4
338. Herr CEW, Heckrodt TH, Hofmann FA et al. Additional costs for preventing the spread of methicillin-resistent Staphylococcus aureus and a strategy for reducing these costs on a sugical ward. Infect Control Hosp Epidemiol 2003; 24: 673–678
339. Hervas JA, Ballesteros F, Alomar A et al. Increase of Enterobacter in neonatal sepsis: a twenty-two-year study. Pediatr Infect Dis J 2001; 20: 134–140
340. Herwaldt LA, Pottinger JM, Coffin SA et al. Nosocomial infections associated with anesthesia. In: Mayhall GC, Hrsg. Hospital epidemiology and infection control. 3. Aufl. Philadelphia: Lippincott Williams & Wilkins; 2004: 1073–1115
341. Hilborn ED, Mshar PA, Fiorentino TR et al. An outbreak of Escherichia coli O157:H7 infections and haemolytic uraemic syndrome associated with consumption of unpasteurized apple cider. Epidemiol Infect 2000; 124: 31–36
342. Hill J, Howell A, Blowers R. Effect of clothing on dispersal of Staphylococcus aureus by males and females. Lancet 1974; 2: 1131–1133
343. Hilton E, Uliss A, Samuels S et al. Nosocomial bacterial eye infections in intensive-care units. Lancet 1983; 1: 1318–1320
344. Hof H, Lampidis R, Bensch J. Nosocomial listeria gastroenteritis in a newborn, confirmed by random amplification of polymorphic DNA. Clin Microbiol Infect 2000; 6: 683–686
345. Hof H. Listeriose. Bundesgesundheitsbl – Gesundheitsforsch – Gesundheitsschutz 1999; 42: 558–561
346. Hofmann F, Jilg W, Hrsg. Nosokomiale Übertragung von HBV, HCV und HIV – Gefährdung durch infiziertes Personal. Landsberg: ecomed; 1998
347. Hofmann F, Schrenk C, Kleimeier B. Zum Tuberkuloserisiko von Beschäftigten im Gesundheitsdienst. Öffentl Gesundheitsw 1990; 52: 177–180
348. Höhne M, Schreier E. Lebensmittelassoziierte Virusinfektionen. Bundesgesundheitsbl – Gesundheitsforsch – Gesundheitsschutz 2000; 43: 770–776
349. Holton J. Infection risks of endoscopy. In: Mayhall GC, Hrsg. Hospital epidemiology and infection control. 3. Aufl. Philadelphia: Lippincott Williams & Wilkins; 2004: 1125–1137
350. Hoog GS de, Guarro J, Gené J, Figueras MJ. Atlas of clinical fungi. 2. Aufl. Utrecht-Reus: Centraalbureau

voor Schimmelcultures/Universitat Rovira i Virgili; 2000
351. Hoque SN, Graham J, Kaufman ME et al. Chryseobacterium (Flavobacterium) meningosepticum outbreak associated with colonization of water taps in a neonatal intensive care unit. J Hosp Infect 2001; 47: 188–192
352. Horan TC, Gaynes RP, Martone WR et al. CDC definitions of nosocomial surgical site infections, 1992: a modification of CDC definitions of surgical wound infections. Infect Control Hosp Epidemiol 1992; 13: 606–608
353. Hosein IK, Hill DW, Hatfield RH. Controversies in the prevention of neurosurgical infection. J Hosp Infect 1999; 43: 5–11
354. Hovenden JL, Nicklason F, Barnes RA. Invasive aspergillosis in non – immunocompromised patients. Br Med J 1992; 302: 583–584
355. Howe CW, Marston AT. A study on sources of postoperative staphylococcal infection. Surg Gynecol Obstet 1962; 115: 266–275
356. Hsu J, Jensen B, Arduino M et al. Streptococcal meningitis following myelogram procedures. Infect Control Hosp Epidemiol 2007; 28: 614–617
357. Hu KK, Veenstra DL, Lipsky BA et al. Use of maximal sterile barriers during central venous catheter insertion: clinical and economic outcomes. Clin Infect Dis 2004; 39: 1441–1445
358. Hubble MJ, Weale AE, Perez JV et al. Clothing in laminar-flow operating theatres. J Hosp Infect 1996; 32: 1–7
359. Hübner J, Pier GB, Maslow JN et al. Endemic transmission of S. epidermidis bacteremia in a NICU over 10 years. J Infect Dis 1994; 169: 526–531
360. Hughes WT, Armstrong D, Bodey GP et al. 1997 guidelines for the use of antimicrobial agents in neutropenic patients with unexplained fever. Clin Infect Dis 1997; 25: 551–573
361. Hugonnet S, Pittet D. Hand hygiene – beliefs or science? Clin Microbiol Infect 2000; 6: 350–356
362. Humphreys H, Marshall RJ, Ricketts VE et al. Theatre over-shoes do not reduce operating theatre floor bacterial counts. J Hosp Infect 1991; 17: 117–123
363. Humphreys H, Russell AJ, Marshall RJ et al. The effect of surgical theatre head-gear on air bacterial counts. J Hosp Infect 1991; 19: 175–180
364. Hutin YJF, Goldstein ST, Varma JK et al. An outbreak of hospital-acquired hepatitis B virus infection among patients receiving chronic hemodialysis. Infect Control Hosp Epidemiol 1999; 20: 731–735
365. Hutin YJF, Pool V, Cramer EH et al. A multistate, foodborne outbreak of hepatitis A. N Engl J Med 1999; 340: 595–602
366. Hutton MD, Stead WW, Cauthen GM et al. Nosocomial transmission of tuberculosis associated with a draining abscess. J Infect Dis 1990; 161: 286–295
367. Hyams PJ, Ehrenkranz NJ. The overuse of single patient isolation in hospitals. Am J Epidemiol 1977; 106: 325–329
368. Inglesby TV, Dennis DT, Henderson DA et al. for the Working Group on Civilian Biodefence. Plague as a biological weapon: medical and public health management. JAMA 2000; 283: 2281–2290
369. Inglesby TV, Henderson DA, Bartlett JG et al. for the Working Group on Civilian Biodefence. Anthrax as a biological weapon: medical and public health management. JAMA 1999; 281: 1735–1745
370. Isenberg SJ, Apt L, Wood M. A controlled trial of povidone-iodine as prophylaxis against ophthalmia neonatorum. N Engl J Med 1995; 332: 562–566
371. Jain S, Mansfield B, Wilcox MH. Subcutaneous fluid administration – better than the intravenous approach? J Hosp Infect 1999; 41: 269–272
372. Jarvis WR. Investigating endemic and epidemic nosocomial infections. In: Jarvis WR, Hrsg. Bennett & Brachman's Hospital Infections. 5. Aufl. Philadelphia–New York: Lippincott–Raven; 2007: 91–108
373. Jarvis WR. Investigation of outbreaks. In: Mayhall GC, Hrsg. Hospital epidemiology and infection control. 3. Aufl. Philadelphia: Lippincott Williams & Wilkins; 2004: 107–122
374. Jarvis WR. The inanimate environment. In: Jarvis WR, Hrsg. Bennett & Brachman's Hospital Infections. 5. Aufl. Philadelphia–New York: Lippincott–Raven; 2007: 275–301
375. Jarvis WR. Tuberculosis. In: Jarvis WR, Hrsg. Bennett & Brachman's Hospital Infections. 5. Aufl. Philadelphia – New York: Lippincott – Raven; 2007: 539–560
376. Jatzwauk L. Thermische Desinfektionswirkung von Reinigungs- und Desinfektionsgeräten im Krankenhaus im Vergleich mit den Anforderungen der prEN ISO 15883-1. Zentr Steril 2001; 9: 14–19
377. Jensen LS, Andersen AJ, Christiansen PM et al. Postoperative infection and natural killer cell function following blood transfusion in patients undergoing elective colorectal surgery. Br J Surg 1992; 79: 513–516
378. Jernigan J, Pullen A, Flowers L et al. Prevalence of and risk factors for colonization with methicillin-resistant Staphylococcus aureus at the time of hospital admission. Infect Control Hosp Epidemiol 2003; 24: 409–414
379. John JF Jr, Barg NL. Staphylococcus aureus. In: Mayhall CG, Hrsg. Hospital Epidemiology and infection control. 3. Aufl. Philadelphia: Lippincott Williams & Wilkins; 2004: 443–470
380. Johnson KR, Braden CR, Cairns KL et al. Transmission of Mycobacterium tuberculosis from medical waste. JAMA 2000; 284: 1683–1688
381. Johnson S, Gerding DN. Clostridium difficile. In: Mayhall CG, Hrsg. Hospital epidemiology and infection control. 3. Aufl. Philadelphia: Lippincott Williams & Wilkins; 2004: 623–634
382. Johnson S, Samore MH, Farrow KA et al. Epidemics of diarrhea caused by a clindamycin-resistant strain of Clostridium difficile in four hospitals. N Engl J Med 1999; 341: 1645–1651
383. Jong de J, Barrs ACM. Lumbar myelography followed by meningitis. Infect Control Hosp Epidemiol 1992; 13: 74–75
384. Josephson A, Gombert ME. Airborne transmission of nosocomial varicella from localized zoster. J Infect Dis 1988; 158: 238–241
385. Just HM. Antibiotika im ambulanten und stationären Bereich. Krankenh.hyg up2date 2006; 1: 37–49
386. Just H-M. Mikrobiologische Untersuchungen zur Diagnostik nosokomialer Infektionen. Krankenh.hyg up2date 2006; 1: 133–149

387. Kak V, Levine DP. Editorial response: community-acquired methicillin-resitant S. aureus infections – where do we go from here? Clin Infect Dis 1999; 29: 801–802
388. Kalmeijer MD, van Nieuwland-Bollen E, Bogaers-Hofman D et al. Nasal carriage of Staphylococcus aureus is a major risk factor for surgical-site infections in orthopedic surgery. Infect Control Hosp Epidemiol 2000; 21: 319–323
389. Kappstein I, Grundmann H, Hauer T et al. Aerators as a reservoir of Acinetobacter junii: an outbreak of bacteraemia in paediatric oncology patients. J Hosp Infect 2000; 44: 27–30
390. Kappstein I, Schneider CM, Grundmann H et al. Long-lasting contamination of a vitrectomy apparatus with Serratia marcescens. Infect Control Hosp Epidemiol 1999; 20: 192–195
391. Kappstein I. Die Luft als Erregerreservoir für postoperative Wundinfektionen. Teil 1: Welche Aussagen lassen die klinischen Studien zu? Krankenh.hyg up2date 2007; 2: 53–67
392. Kappstein I. Die Luft als Erregerreservoir für postoperative Wundinfektionen. Teil 2: Welche Hinweise geben mikrobiologische Studien? Krankenh.hyg up2date 2007; 2: 161–180
393. Kappstein I. Endständige Wasserfilter zur Prävention der Legionellose – Wirklich „Evidenz" oder alles nur „Eminenz"? Krankenh.hyg up2date 2007; 2: 189–191
394. Kappstein I. Hautdesinfektion: 10 min auf talgdrüsenreicher Haut? Krankenh.hyg up2date 2006; 1: 4
395. Kappstein I. Prävention von MRSA-Übertragungen. Krankenh.hyg up2date 2006; 1: 9–20
396. Kappstein I. Surveillance nosokomialer Infektionen. Krankenh.hyg up2date 2006; 1: 117–130
397. Kappstein I. Wasserfilter zur Prävention nosokomialer Legionellosen? Dtsch Med Wochenschr 2006; 131: 2789–2792
398. Kartalija M, Sande MA. Diarrhea and AIDS in the era of highly active antiretroviral therapy. Clin Infect Dis 1999; 28: 701–707
399. Kato-Maeda M, Small PM. User's guide to tuberculosis resources on the internet. Clin Infect Dis 2001; 32: 1580–1588
400. Katz AR, Morens DM. Severe streptococcal infections in historical perspective. Clin Infect Dis 1992; 14: 298–307
401. Kaye KS, Weber DJ, Rutala WA. Nosocomial infections associated with respiratory therapy. In: Mayhall CG (Hrsg.) Hospital epidemiology and infection control. 3. Aufl., Lippincott Williams & Wilkins, 2004, S.1207–1222
402. Keene, JH. Sterilization and pasteurization. In: Mayhall CG, Hrsg. Hospital epidemiology and infection control. 3. Aufl. Philadelphia: Lippincott Wlliams & Wilkins; 2004: 1523–1534
403. Keita-Perse O, Pradier C, Tempesta S et al. Outbreak of diarrhea related to Clostridium perfringens in a correctional facility: an epidemiologic investigation. Clin Microbiol Infect 1999; 5: 714–716
404. Kendrick JB, Risbano M, Groshong SD et al. A rare presentation of ischemic pseudomembranous colitis due to Escherichia coli O157:H7. Clin Infect Dis 2007; 45: 217–219
405. Khuri-Bulos NA, Khalaf MA, Shebabi A et al. Foodhandler-associated Salmonella outbreak in a university hospital despite routine surveillance cultures of kitchen employees. Infect Control Hosp Epidemiol 1994; 15: 311–314
406. Kidd-Ljunggren K, Broman E, Ekvall H et al. Nosocomial transmission of hepatitis B virus infection through multi-dose vials. J Hosp Infect 1999; 43: 57–62
407. Kingsley A, Hutter S, Green N et al. Waterbirths: regional audit of infection control practices. J Hosp Infect 1999; 41: 155–157
408. Kist M, von Eichel-Streiber C, Mielke M et al. Clostridium difficile-Infektionen: Nosokomiale Ausbrüche durch einen neuen, besonders virulenten Stamm in den USA, Kanada, England, Belgien, Holland und Frankreich. Epi Bull 2006; 36: 309–311
409. Kist M. Clostridium difficile-assoziierte Diarrhöe. Krankenh.hyg up2date 2007; 2: 301–315
410. Klare I, Witte W. Glykopeptidresistente Enterokokken – Auftreten, Verbreitung, Resistenzübertragung, Bedeutung. Wiener Klin Wochenschr 1997; 109: 293–300
411. Klastersky J, Zinner SH. Synergistic combinations of antibiotics in Gram-negative bacillary infections. Rev Infect Dis 1982; 4: 294–301
412. Klein BS, Perloff WH, Maki DG. Reduction of nosocomial infection during pediatric intensive care by protective isolation. N Engl J Med 1989; 320: 1714–1721
413. Klugman KP. Pneumococcal resistance to antibiotics. Clin Microbiol Rev 1990; 3: 171–196
414. Kluytmans J, Belkum A van, Verbrugh H. Nasal carriage of Staphylococcus aureus: Epidemiology, underlying mechanisms, and associated risks. Clin Microbiol Rev 1997; 10: 505–520
415. Kluytmans J, van Leeuwen W, Goessens W et al. Food-initiated outbreak of methicillin-resistant Staphylococcus aureus analyzed by pheno- and genotyping. J Clin Microbiol 1995; 33: 1121–1128
416. Kluytmans J. Reduction of surgical site infections in major surgery by elimination of nasal carriage of Staphylococcus aureus. J Hosp Infect 1998; 40: 25–29
417. Knapp U, Ullmann U. Ergebnisse bakteriologischer Untersuchungen von Operationswunden im konventionellen und im Laminar-Flow-Operationsraum. Hefte Unfallheilkunde 1978; 132: 144–146
418. Kobayashi H, Tsuzuki M, Koshimizu K et al. Susceptibility of hepatitis B virus to disinfectants or heat. J Clin Microbiol 1984; 20: 214–216
419. Kolmos HJ, Svendsen RN, Nielsen SV. The surgical team as a source of postoperative wound infections caused by Streptococcus pyogenes. J Hosp Infect 1997; 35: 207–214
420. Kommission für Krankenhaushygiene und Infektionsprävention (KRINKO). Anforderungen an die Hygiene bei der Aufbereitung von Medizinprodukten. Bundesgesundheitsbl – Gesundheitsforsch – Gesundheitsschutz 2001; 44: 1115–1126 und www.rki.de
421. Kommission für Krankenhaushygiene und Infektionsprävention (KRINKO). Anforderungen an die Hygiene bei der Reinigung und Desinfektion von Flächen. Bundesgesundheitsbl – Gesundheitsforsch – Gesundheitsschutz 2004; 47: 51–61 und www.rki.de
422. Kommission für Krankenhaushygiene und Infektionsprävention (KRINKO). Empfehlung zur Prävention und

Kontrolle von Methicillin-resistenten Stapyhlococcus aureus-Stämmen (MRSA) in Krankenhäusern und anderen medizinischen Einrichtungen. Bundesgesundheitsbl – Gesundheitsforsch – Gesundheitsschutz 1999; 42: 954–958 oder www.rki.de
423. Kommission für Krankenhaushygiene und Infektionsprävention (KRINKO). 1974–2004: 30 Jahre Kommission für Krankenhaushygiene: Von der „alten" zur „neuen" Richtlinie. www.rki.de > Infektionsschutz > Krankenhaushygiene > Nosokomiale Infektionen und Krankenhaushygiene im IfSG
424. Kommission für Krankenhaushygiene und Infektionsprävention. Anforderungen der Hygiene bei Operationen und anderen invasiven Eingriffen. Bundesgesundheitsbl – Gesundheitsforsch – Gesundheitsschutz 2000; 43: 644–648
425. Kommission für Krankenhaushygiene und Infektionsprävention. Anforderungen der Hygiene an die Aufbereitung flexibler Endoskope und endoskopischen Zusatzinstrumentariums. Bundesgesundheitsblatt 2002; 45: 395–411 oder www.rki.de
426. Kommission für Krankenhaushygiene und Infektionsprävention. Anforderungen der Hygiene an die baulich-funktionelle Gestaltung und apparative Ausstattung von Endoskopieeinheiten. Bundesgesundheitsbl – Gesundheitsforsch – Gesundheitsschutz 2002; 45: 412–414 oder www.rki.de
427. Kommission für Krankenhaushygiene und Infektionsprävention. Prävention postoperativer Infektionen im Operationsgebiet. Bundesgesundheitsbl – Gesundheitsforsch – Gesundheitsschutz 2007; 50: 377–393
428. Koo D, Bouvier B, Wesley M et al. Epidemic keratoconjunctivitis in a university medical center ophthalmology clinic; need for re-evaluation of the design and disinfection of instruments. Infect Control Hosp Epidemiol 1989; 10: 547–552
429. Kool JL, Bergmire-Sweat D, Butler JC et al. Hospital characteristics associated with colonization of water systems by Legionella and risk of nosocomial legionnaires' disease: a cohort study of 15 hospitals. Infect Control Hosp Epidemiol 1999; 20: 798–805
430. Kralovic SM, Linnemann CC Jr. Nosocomial infections associated with physical therapy, including hydrotherapy. In: Mayhall GC, Hrsg. Hospital epidemiology and infection control. 3. Aufl. Philadelphia: Lippincott Williams & Wilkins; 2004: 1173–1179
431. Kramer MHJ, Ford TE. Legionellosis: ecological factors of an environmentally "new" disease. Zentralbl Hyg 1994; 195: 470–482
432. Krcmery V, Krupova I, Denning DW. Invasive yeast infections other than Candida spp. in acute leukaemia. J Hosp Infect 1999; 41: 181–194
432a Kressel AB, Linnemann CC Jr. Nosocomial infections in obstetrical patients. In: Mayhall GC, Hrsg. Hospital epidemiology and infection control. 3. Aufl. Philadelphia: Lippincott Williams & Wilkins; 2004: 927–935
432b Krug KB, Hrsg. Thoraxdiagnostik. Stuttgart: Thieme; 2004
433. Kruppa B, Rüden H. Der Einfluss der Luftwechselzahl auf Luftpartikel- und Luftkeimkonzentrationen in Operations-Räumen mit konventioneller Belüftung – 1. Mitteilung: Messungen ohne Operations-Betrieb. Zentralbl Hyg 1993; 194: 236–246
434. Kruppa B, Rüden H. Der Einfluss der Luftwechselzahl auf Luftpartikel- und Luftkeimkonzentrationen in Operations-Räumen mit konventioneller Belüftung – 2. Mitteilung: Messungen mit Operations-Betrieb unter Einbeziehung der OP-Personenzahl und OP-Betriebsphasen. Zentralbl Hyg 1993; 194: 247–261
435. Kruppa B, Rüden H. Luftpartikel- und Luftkeimkonzentrationen in Zu- und Raumluft von Operationsräumen mit konventioneller Belüftung bei verschiedenen Luftwechselzahlen. Gesundheits-Ingenieur – Haustechnik – Bauphysik – Umwelttechnik 1993; 114: 74–78
436. Kruppa B, Rüden H. The influence of various air exchange rates on airborne particles and microorganisms in conventionally ventilated operating rooms. Indoor Air 1996; 6: 93–100
437. Kulander L, Nisbeth U, Danielsson BG et al. Occurrence of endotoxin in dialysis fluid from 39 dialysis units. J Hosp Infect 1993; 24: 29–37
438. Külpmann R, Meierhans R. Raumlufttechnische Anlagen in Krankenhäusern. Krankenh.hyg up2date 2006; 1: 69–81
439. Külpmann R, Meierhans R. Wirtschaftlichkeitsvergleich von Operationsraum-Klimatisierungskonzepten. KI Luft- und Kältetechnik 2001; 3: 125–129
440. Kundsin RB. Documentation of airborne infection during surgery. Ann N Y Acad Sci 1980; 353: 255–261
441. Kurz A, Sessler DI, Lenhardt R. Perioperative normothermia to reduce the incidence of surgical wound infection and shorten hospitalization. N Engl J Med 1996; 334: 1209–1215
442. Kyne L, Warny M, Qamar A et al. Association between antibody response to toxin A and protection against recurrent Clostridium difficile diarrhoea. Lancet 2001; 357: 189–193
443. Lacey RW, Alder VG, Gillespie WA. The survival of Staphylococcus aureus on human skin – an investigation using mixed cultures. Br J Exper Pathol 1970; 51: 305–313
444. LaForce FM. Anthrax. Clin Infect Dis 1994; 19: 1009–1014
445. Lang S, Livesley MA, Lambert PA et al. The genomic diversity of coagulase-negative Staphylococci associated with nosocomial infections. J Hosp Infect 1999; 43: 187–193
446. Langer M, Pifferi S, Peta M. Diagnosis of bacterial infection in the ICU: general principles. Int Care Med 1994; 20, Suppl.: 12–16
447. Langgartner J, Linde H-J, Lehn N et al. Combined skin disinfection with chlorhexidine/propanol and aqueous povidone-iodine reduces bacterial colonisation of central venous catheters. Int Care Med 2004; 30: 1081–1088
448. Larocco MT, Burgert SJ. Infection in the bone marrow transplant recipient and role of the microbiology laboratory in clinical transplantation. Clin Microbiol Rev 1997; 10: 277–297
449. Larson E, Zuill R, Zier V et al. Storage of human breast milk. Infect Control 1984; 5: 127–130
450. Larson E. Hygiene of the skin: when is clean too clean? Em Infect Dis 2001; 7: 225–230
451. Larson E. Skin hygiene and infection prevention: more of the same or different approaches? Clin Infect Dis 1999; 29: 1287–1294

452. Lasmézas CI, Comoy E, Hawkins S et al. Risk of oral infection with bovine spongiform encephalothy agent in primates. Lancet 2005; 365: 781–783
453. Lass-Flörl C, Rath P-M, Niederwieser D et al. Aspergillus terreus infections in haematological malignancies: molecular epidemiology suggests association with in-hospital plants. J Hosp Infect 2000; 46: 31–35
454. Latgé J-P. Aspergillus fumigatus and aspergillosis. Clin Microbiol Rev 1999; 12: 310–350
455. Laufman H. Current status of special air-handling systems in operating rooms. Medical Instrumentation 1973; 7: 7–15
456. Laufman H. Surgical hazard control – Effect of architecture and engineering. Arch Surg 1973; 107: 552–559
457. Laufman H. The operating room. In: Bennett JV, Brachman PS, Hrsg. Hospital Infections. Boston: Little, Brown and Company; 1979: 129–137
458. Laufman H. What's wrong with our operating rooms? Am J Surg 1971; 122: 332–343
459. Lawrence RM, Lawrence RA. Breast milk and infection. Clin Perinatol 2004; 31: 501–528
460. Leclair JM, Zaia JA, Levin MJ et al. Airborne transmission of chickenpox in a hospital. N Engl J Med 1980; 302: 450–453
461. Leclair JM, Freeman J, Sullivan BF et al. Prevention of nosocomial respiratory syncytial virus infections through compliance with glove and gown isolation precautions. N Engl J Med 1987; 317: 329–334
462. Leisure MK, Moore DM, Schwartzman JD et al. Changing the needle when inoculating blood cultures – a no benefit and high-risk procedure. JAMA 1990; 264: 2111–2112
463. Letts RM, Doermer E. Conversation in the operating theater as a cause of airborne bacterial contamination. J Bone Joint Surg 1983; 65-A: 357–362
464. Levenson SM, Trexler PC, Malm OJ et al. A disposable plastic isolator for operating in a sterile environment. Surg Forum 1960; 11: 306–308
465. Lew DP, Pittet D, Waldvogel, FA. Infections that complicate the insertion of prosthetic devices. In: Mayhall CG, Hrsg. Hospital epidemiology and infection control. 3. Aufl. Philadelphia: Lippincott Williams & Wilkins; 2004: 1181–1205
466. Lewis AM, Gammon J, Hosein I. The pros and cons of isolation and containment. J Hosp Infect 1999; 43: 19–23
467. Lewis DA, Weymont G, Nokes CM et al. A bacteriological study of the effect on the environment of using a one- or two-trolley system in theatre. J Hosp Infect 1990; 15: 35–53
468. Lewis DL, Arens M, Appleton SS et al. Cross-contamination potential with dental equipment. Lancet 1992; 340: 1252–1254
469. Lewis DL, Boe RK. Cross-infection risks with current procedures for using high-speed dental handpieces. J Clin Microbiol 1992; 30: 401–406
470. Lidwell OM, Lowbury EJL, Whyte W et al. Effect of ultraclean air in operating rooms on deep sepsis in the joint after total hip or knee replacement: a randomised study. Br Med J 1982; 285: 10–14
471. Lidwell OM, Lowbury EJL, Whyte W et al. Airborne contamination of wounds in joint replacement operations: the relationship to sepsis rates. J Hosp Infect 1983; 4: 111–131
472. Lidwell OM, Lowbury EJL, Whyte W et al. Bacteria isolated from deep joint sepsis after operation for total hip or knee replacement and the sources of the infections with Staphylococcus aureus. J Hosp Infect 1983; 4: 19–29
473. Lin YE. Ionization failure not due to resistance. Clin Infect Dis 2000; 31: 1315–1316
474. Lippert S, Gutschik E. Bacterial sedimentation during cardiac surgery reduced by disposable clothing. Scand J Thor Cardiovasc Surg 1992; 26: 79–82
475. Livermore DM. Determinants of the activity of β-lactamase inhibitor combinations. J Antimicrob Chemother 1993; 31, Suppl. A: 9–21
476. Livermore DM. β-lactamases in laboratory and clinical resistance. Clin Microbiol Rev 1995; 8: 557–584
477. Llewelyn CA, Hewitt PE, Knight RSG et al. Possible transmission of variant Creutzfeldt-Jakob disease by blood transfusion. Lancet 2004; 363: 417–421
478. Loo VG, Bertrand C, Dixon C et al. Control of construction-associated nosocomial asgergillosis in an antiquated hematology unit. Infect Control Hosp Epidemiol 1996; 17: 360–364
479. Lorber B. Listeriosis. Clin Infect Dis 1997; 24: 1–11
480. Lorian V, Amaral L. Predictive value of blood cultures. Infect Control Hosp Epidemiol 1992; 13: 293–294
481. Lortholary O, Dupont B. Antifungal prophylaxis during neutropenia and immunodeficiency. Clin Microbiol Rev 1997; 10: 477–504
482. Loudon I. Death in childbed from the eighteenth century to 1935. Med History 1986; 30: 1–41
483. Loudon I. Obstetric care, social class, and maternal mortality. Br Med J 1986; 293: 606–608
484. Loudon I. Puerperal fever, the streptococcus, and the sulphonamides, 1911–1945. Br Med J 1987; 295: 485–490
484a Loudon I. Death in childbirth. An international study of maternal care and maternal mortality 1800–1950. Clarendon Press Oxford, 1992
485. Lowbury EJL, Lidwell OM. Multi-hospital trial on the use of ultraclean air systems on orthopaedic operating rooms to reduce infection: preliminary communication. J R Soc Med 1978; 71: 800–806
486. Lowry PW, Blankenship RJ, Gridley W et al. A cluster of Legionella sternal wound infections due to postoperative topical exposure to contaminated tap water. N Engl J Med 1991; 324: 109–113
487. Lowy FD. Staphylococcus aureus infections. N Engl J Med 1998; 339: 520–532
488. Luby S, Jones J, Dowda H et al. A large outbreak of gastroenteritis caused by diarrheal toxin-producing Bacillus cereus. J Infect Dis 1993; 167: 1452–1455
489. Lüderitz P, Timmermann U, Liebetruth J. Zum Einfluss luftgekühlter Großgeräte auf die Schutzwirkung von Systemen zur keimarmen Belüftung in Operationsräumen. Hyg Med 1992; 17: 545–551
490. Lynch P, Jackson MM, Cummings MJ et al. Rethinking the role of isolation practices in the prevention of nosocomial infections. Ann Int Med 1987; 107: 243–246
491. MacGregor RR. Alcohol and immune defense. JAMA 1986; 256: 1474–1479

492. Mackowiak PA, Bartlett JG, Borden EC et al. Concepts of fever: recent advances and lingering dogma. Clin Infect Dis 1997; 25: 119–138
493. Mackrodt K. Damp dusting in the operating theatre: implications for bacteria counts. Br J Theatre Nurs 1994; 4: 10–13
494. Madhavan P, Blom A, Karagkevrakis B et al. Deterioration of theatre discipline during total joint replacement – have theatre protocols been abandoned? Ann R Coll Surg Engl 1999; 81: 262–265
495. Mahoney FJ. Update on diagnosis, management, and prevention of hepatitis B virus infection. Clin Microbiol Rev 1999; 12: 351–366
496. Maki DG, Alvarado CJ, Hassemer CA et al. Relation of the inanimate hospital environment to endemic nosocomial infection. N Engl J Med 1982; 307: 1562–1566
497. Maki DG, Mermel LA. Infections due to infusion therapy. In: Jarvis WR, Hrsg. Bennett & Brachman's Hospital infections. 5. Aufl. Wolters Kluwer Lippincott Williams & Wilkins; 2007: 611–647
498. Maki DG, Weise CE, Sarafin HWA. A semiquantitative culture method for identifying intravenous-catheter infection. N Engl J Med 1977; 296: 1305–1309
499. Manchee RJ, Broster MG, Melling J et al. Bacillus anthracis on Gruinard Island. Nature 1981; 294: 254–255
500. Manchee RJ, Broster MG, Stagg AJ et al. Formaldehyde solution effectively inactivates spores of Bacillus anthracis on the Scottish Island of Gruinard. Appl Environ Microbiol 1994; 60: 4167–4171
501. Mangram AJ, Horan TC, Pearson ML et al. and The Hospital Infection Control Practices Advisory Committee. Guideline for prevention of surgical site infection, 1999. Infect Control Hosp Epidemiol 1999; 20: 247–280
502. Manuel RJ, Kibbler CC. The epidemiology and prevention of invasive aspergillosis. J Hosp Infect 1998; 39: 95–109
503. Manzoor SE, Lambert PA, Griffiths PA et al. Reduced glutaraldehyde susceptibility in Mycobacterium chelonae associated with altered cell wall polysaccharides. J Antimicrob Chemother 1999; 43: 759–765
504. Marchetti MG, Salvatorelli G, Finzi G et al. Endoscope washers – a protocol for their use. J Hosp Infect 2000; 46: 210–215
505. Maree CL, Daum RS, Boyle-Vavra S et al. Community-associated methicillin-resistant Staphylococcus aureus isolates causing healthcare-associated infections. Em Infect Dis 2007; 13: 236–242
506. Marshall C, Wesselingh S, McDonald M et al. Control of endemic MRSA – what is the evidence? A personal view. J Hosp Infect 2004; 56: 253–268
507. Mast EE. Mother-to-infant hepatitis C virus transmission and breastfeeding. Adv Exp Med Biol 2004; 554: 211–216
508. Mast ST, Woolwine JD, Gerberding JL. Efficacy of gloves in reducing blood volumes transferred during simulated needle-stick injury. J Infect Dis 1993; 168: 1589–1592
509. Mastro TD, Farley TA, Elliott JA et al. An outbreak of surgical wound infections due to group A Streptococcus carried on the scalp. N Eng J Med 1990; 323: 968–972
510. Matlow A, Streitenberger L. Nosocomial salmonellosis: implications for microbiologic processing of stools in hospitalized patients. Am J Infect Control 2001; 29: 65–66
511. Matlow AG, Harrison A, Monteath A et al. Nosocomial transmission of tuberculosis (TB) associated with care of an infant with peritoneal TB. Infect Control Hosp Epidemiol 2000; 21: 222–223
512. Matlow AG, Kitai I, Kirpalani H et al. A randomized trial of 72- versus 24-hour intravenous tubing set changes in newborns receiving lipid therapy. Infect Control Hosp Epidemiol 1999; 20: 487–493
513. McCall B, McCormack JG, Stafford R et al. An outbreak of Salmonella typhimurium at a teaching hospital. Infect Control Hosp Epidemiol 1998; 20: 55–56
514. McConnell SA, Gubbins PO, Anaissie EJ. Are antimicrobial-impregnated catheters effective? Replace the water and grab your washcloth, because we have a baby to wash. Clin Infect Dis 2004; 39: 1829–1833
515. McCormick RD, Buchman TL, Maki DG. Double-blind, randomized trial of scheduled use of a novel barrier cream and an oil-containing lotion for protecting the hands of health care workers. Am J Infect Control 2000; 28: 302–310
516. McCutchan HJ, Fisher RC. Synovial leukocytosis in infectious arthritis. Clin Orthopaed Rel Res 1990; 257: 226–230
517. McDonald LC, Kuehnert MJ, Tenover FC et al. Vancomycin-resistant enterococci outside the health-care setting: prevalence, sources, and public health implications. Em Infect Dis 1997; 3: 311–317
518. McDonnell G, Burke P. The challenge of prion decontamination. Clin Infect Dis 2003; 36: 1152–1154
519. McDonnell G, Russell AD. Antiseptics and disinfectants: activity, action, and resistance. Clin Microbiol Rev 1999; 12: 147–179
520. McFarland LV, Clarridge JE, Beneda HW et al. Fluoroquinolone use and risk factors für Clostridium difficile-associated disease within a veterans administration health care system. Clin Infect Dis 2007; 45: 1141–1151
521. McGregor J, Ott A, Villard M. An epidemic of 'childbed fever'. Am J Obstetr Gynecol 1984; 150: 385–388
522. McIntyre DM. An epidemic of Streptococcus pyogenes puerperal and postoperative sepsis with an unusual carrier site – the anus. Am J Obstet Gynecol 1968; 101: 308–314
523. McKenna MT, Hutton M, Cauthen G et al. The association between occupation and tuberculosis: a population-based survey. Am J Respir Care Med 1996; 154: 587–593
524. Mead PS, Griffin PM. Escherichia coli O157 : H7. Lancet 1998; 352: 1207–1212
525. Meers P, McPherson M, Segwick J. Infection control in healthcare. 2. Auflage, Stanley Thornes (Publisher) Ltd., Cheltenham, 1997
526. Meersseman W, Lagrou K, Maertens J et al. Invasive aspergillosis in the intensive care unit. Clin Infect Dis 2007; 45: 205–216
527. Meessen NEL, Oberndorf KMEJ, Jacobs JA. Disseminated aspergillosis in a premature neonate. J Hosp Infect 1998; 40: 249–250

528. Meis JFGM, Muytjens HL, van den Berg PP et al. Analysis of an outbreak of puerperal fever due to group A streptococci by random amplified polymorphic DNA fingerprinting. Infect Dis Obstetr Gynecol 1997; 5: 232–236
529. Mellado E, Diaz-Guerra TM, Cuenca-Estrella M et al. Characterization of a possible nosocomial aspergillosis outbreak. Clin Microbiol Infect 2000; 6: 543–548
530. Meltomaa SS, Mäkinen J, Taalika MO et al. Incidence, risk factors and outcome of infection in a 1-year hysterectomy cohort: a prospective follow-up study. J Hosp Infect 2000; 45: 211–217
531. Meselson M, Guillemin J, Hugh-Jones M et al. The Sverdlovsk anthrax outbreak of 1979. Science 1994; 266: 1202–1208
532. Meyer B, Kluin C. Efficacy of glucoprotamin containing disinfectants against different species of atypical mycobacteria. J Hosp Infect 1999; 42: 151–154
533. Michele TM, Cronin WA, Graham NMH et al. Transmission of Mycobacterium tuberculosis by a fiberoptic bronchoscope – identification by DNA fingerprinting. JAMA 1997; 278: 1093–1095
534. Miller SJ, Aly R, Shinefeld HR, Elias PM. In vitro and in vivo antistaphylococcal activity of human stratum corneum lipids. Arch Dermatol 1988; 124: 209–215
535. Minton J. Transfusion-associated hepatitis G virus infection. Rev Med Microbiol 1998; 9: 207–215
536. Mitchell DK. Nosocomial gastrointestinal tract infections in pediatric patients. In: Mayhall CG (Hrsg.) Hospital epidemiology and infection control. 3. Aufl., Lippincott Williams & Wilkins, 2004, S. 807–828
537. Mitsutake K, Miyazaki T, Tashiro T et al. Enolase antigen, mannan antigen, Cand-Tec antigen, and β-glucan in patients with candidemia. J Clin Microbiol 1996; 34: 1918–1921
538. Montag T, Lange H, Schmidt U et al. Bakterielle Kontamination von Blutkomponenten. Bundesgesundheitsbl - Gesundheitsforsch - Gesundheitsschutz 1999; 42: 132–142
539. Montecalvo MA, Karmen CL, Alampur SK et al. Contaminated medical solutions associated with endophthalmitis. Infect Dis Clin Pract 1993; 2: 199–202
540. Montes LF, Wilborn WH. Anatomical location of normal skin flora. Arch Dermatol 1970; 101: 145–159
541. Montessori V, Scharf S, Holland S et al. Epidemic keratoconjunctivitis outbreak at a tertiary referral eye care clinic. Am J Infect Control 1998; 26: 399–405
542. Moore DL. Nosocomial infections in newborn nurseries and neonatal intensive care units. In: Mayhall CG (Hrsg.) Hospital epidemiology and infection control. 3. Aufl. Lippincott Williams & Wilkins; 2004: 851–883
543. Morin P. Identification of the bacteriological contamination of a water treatment line used for haemodialysis and its disinfection. J Hosp Infect 2000; 45: 218–224
544. Morris G, Kokki MH, Anderson K et al. Sampling of Aspergillus spores in air. J Hosp Infect 2000; 44: 81–92
545. Morris JG, Roghmann M-C, Schwalbe R. Management of patients with vancomycin-resistant enterococci. Infect Dis Clin Pract 2000; 9: 10–16
546. Mortimer EA Jr, Wolinsky E, Gonzaga AJ et al. Role of airborne transmission in staphylococcal infections. Br Med J 1966; 1: 319–322
547. Mueller Bartley J, the 1997, 1998, and 1999 APIC Guidelines Committees. APIC state-of-the-art report: the role of infection control during construction in health care facilities. Am J Infect Control 2000; 28: 156–169
548. Mueller PR, van Sonnenberg E. Interventional radiology in the chest and abdomen. N Engl J Med 1990; 322: 1364–1374
549. Müller HE, Rotter M. Klimatisierung im Krankenhaus (Forumsdiskussion). Hyg Med 1979; 4: 201–202
550. Müller HE. Zur Notwendigkeit von Klimaanlagen in Krankenanstalten. Öffentliches Gesundheitswesen 1976; 38: 274–282 (siehe auch die anschließende Korrespondenz mit K.-O. Gundermann in derselben Zeitschrift bis 1978)
551. Muraca PW, Yu VL, Goetz A. Disinfection of water distribution systems for Legionella: a review of application procedures and methodologies. Infect Control Hosp Epidemiol 1990; 11: 79–88
552. Murken AH. Geschichte der Krankenhaushygiene. IV. Bayerisches Hygienesymposium, Kulmbach, Juli 1989, Verlag Axel Murken-Altrogge, Herzogenrath, 1990, S. 1–32
553. Murphy OM, Gould FK. Prevention of nosocomial infection in solid organ transplantation. J Hosp Infect 1999; 42: 177–183
554. Muytjens HL, Roelofs-Willemse H, Jaspar GHJ. Quality of powdered substitutes for breast milk with regard to members of the family enteriobacteriaceae. J Clin Microbioly 1988; 26: 743–746
555. Mylotte JM. Control of methicillin-resistant Staphylococcus aureus: the ambivalence persists. Infect Control Hosp Epidemiol 1994; 15: 73–77
556. Nagai T, Sobajima H, Iwasa M et al. Neonatal sudden death due to Legionella pneumonia associated with water birth in a domestic spa bath. J Clin Microbiol 2003; 41: 2227–2229
557. Nataro JP, Kaper JB. Diarrheagenic Escherichia coli. Clin Microbiol Rev 1998; 11: 142–201
558. National Kidney Foundation. K/DOQI clinical practice guidelines for vascular access, 2000. Am J Kidney Dis 2001; 37: S137–S181
559. Nauseef WM, Maki DG. A study of the value of simple protective isolation in patients with granulocytopenia. N Engl J Med 1981; 304: 448–453
560. Neal TJ, Hughes CR, Rothburn MM et al. The neonatal laryngoscope as a potential source of cross-infection. J Hosp Infect 1995; 30: 315–317
561. Neill MA, Rice SK, Ahmad NV et al. Cryptosporidiosis: an unrecognized cause of diarrhea in elderly hospitalized patients. Clin Infect Dis 1996; 22: 168–170
562. Nelson DB, Jarvis WR, Rutala WA et al. Multi-society guideline for reprocessing flexible gastrointestinal endoscopes. Society für Healthcare Epidemiology of America. Infect Control Hosp Epidemiol 2003; 24: 532–537
563. Nelson DB. Recent advances in epidemiology and prevention of gastrointestinal endoscopy related infections. Curr Opin Infect Dis 2005; 18: 326–330
564. Nelson JP, Glassburn AR, Talbott RD et al. The effect of previous surgery, operating room environment, and preventive antibiotics on postoperative infection fol-

lowing total hip arthroplasty. Clin Orthopaed Rel Res 1980; 147: 167–169
565. Nelson R. Antibiotic treatment for Clostridium difficile-associated diarrhea in adults. Cochrane Database of Systematic reviews 2007, Issue 3. Art.No.: CD004610.DOI: 10.1002/1451858.CD004610.pub3.
566. Nesin M, Projan SJ, Kreiswirth B et al. Molecular epidemiology of Staphylococcus epidermidis blood isolates from neonatal intensive care unit patients. J Hosp Infect 1995; 31: 111–121
567. Nettleman MD. Biological warfare and infection control. Infect Control Hosp Epidemiol 1991; 12: 368–372
567a Neumeister B, Geiss HK, Braun RW, Kimmig K, Hrsg. Mikrobiologische Diagnostik. 2. Aufl. Stuttgart; Thieme 2009
568. Newton JA Jr, Lesnik IK, Kennedy CA. Streptococcus salivarius meningitis following spinal anesthesia. Clin Infect Dis 1994; 18: 840–841
569. Ng PC, Lewindon PJ, Siu YK et al. Bacterial contaminated breast milk and necrotizing enterocolitis in preterm twins. J Hosp Infect 1995; 31: 105–110
570. Nicolle LE, SHEA Long-Term-Care-Committee. Urinary tract infections in long-term-care facilities. Infect Control Hosp Epidemiol 2001; 22: 167–175
571. Nicolle LE. The prevention of hospital-acquired urinary tract infections. Clin Infect Dis 2008; 46: 251–253
572. Niedner R, Pfister-Wartha A. Farbstoffe in der Dermatologie. Akt Dermatol 1990; 16: 255–261
573. Nielsen H, Vasegaard M, Stokke DB. Bacterial contamination of anaesthetic gases. Br J Anaesthes 1978; 50: 811–814
574. Niel-Weise BS, Snoeren RLMM, van den Broek PJ. Politicies for endotracheal suctioning of patients receiving mechanical ventilation: a systematic review of randomized controlled trials. Infect Control Hosp Epidemiol 2007; 28: 531–536
575. Nijssen S, Bonten MJM, Weinstein RA. Are active microbiological surveillance and subsequent isolation needed to prevent the spread of methicillin-resistant Staphylococcus aureus? Clin Infect Dis 2005; 40: 405–409
576. Noble WC, Lidwell OM, Kingston D. The size and distribution of airborne particles carrying micro-organisms. J Hyg, Camb 1963; 61: 385–391
577. Noble WC. Dispersal of skin microorganisms. Br J Dermatol 1975; 93: 477–485
578. Norman DC. Fever and aging. Infect Dis Clin Pract 1998; 7: 387–390
579. Nuñez M, Radford J, Cruz J et al. Tuberculosis after bone marrow transplantation. Infect Dis Clin Pract 1999; 8: 172–176
580. O'Connell NH, Humphreys H. Intensive care unit design and environmental factors in the acquisition of infection. J Hosp Infect 2000; 45: 255–262
581. Oeveren W van, Dankert J, Boonstra PW et al. Airborne contamination during cardiopulmonary bypass: the role of cardiotomy suction. Ann Thor Surg 1986; 41: 401–406
582. Oie S, Kamiya A, Hironaga K et al. Microbial contamination of enteral feeding solution and its prevention. Am J Infect Control 1993; 21: 34–38
583. Olsen RJ, Lynch P, Coyle MB et al. Examination gloves as barriers to hand contamination in clinical practice. JAMA 1993; 270: 350–353

584. Olson SJ, DeBess EE, McGivern TE et al. A nosocomial outbreak of fluoroquinolone-resistant Salmonella infection. N Engl J Med 2001; 344: 1572–1579
585. Opal SM, Mayer KH, Stenberg MJ et al. Frequent acquisition of multiple strains of methicillin-resistant Staphylococcus aureus by healthcare workers in an endemic hospital environment. Infect Control Hosp Epidemiol 1990; 11: 479–485
586. Ostrosky-Zeichner L, Rex JH. Filamentous fungi. In: Mayhall CG, Hrsg. Hospital epidemiology and infection control. 3. Aufl. Philadelphia: Lippincott Williams & Wilkins; 2004: 705–708
587. Ostrowsky B. Epidemiology of healthcare-associated infections. In: Jarvis WR, Hrsg. Bennett & Brachman's Hospital Infections. 5. Aufl. Philadelphia–New York: Lippincott–Raven; 2007: 3–23
588. Ostrowsky BE, Trick WE, Sohn AH et al. Control of vancomycin-resistant Enterococcus in health care facilities in a region. N Engl J Med 2001; 344: 1427–1433
589. Owens RC Jr, Dosnkey CJ, Gaynes RP et al. Antimicrobial-associated risk factors for Clostridium difficile infection. Clin Infect Dis 2008; 46 (Suppl. 1): S19–S31
590. Pan A, Dolcetti L, Barosi C et al. An outbreak of Serratia marcescens bloodstream infections associated with misuse of drug vials in a surgical ward. Infect Control Hosp Epidemiol 2006; 27: 79–82
591. Pankhurst CL, Philpott-Howard JN. The microbiological quality of water in dental chair units. J Hosp Infect 1993; 23: 167–174
592. Panlilio AL, Foy DR, Edwards JR et al. Blood contacts during surgical procedures. JAMA 1991; 265: 1533–1537
593. Panlilio AL, Williams IT, Cardo DM. Hepatitis viruses. In: Mayhall CG, Hrsg. Hospital Epidemiology and infection control. 3. Aufl. Philadelphia: Lippincott Williams & Wilkins; 2004: 743–754
594. Patel R, Paya CV. Infections in solid-organ transplant recipients. Clin Microbiol Rev 1997; 10: 86–124
595. Paterson DL. "Collateral damage" from cephalosporin or quinolone antibiotic therapy. Clin Infect Dis 2004; 38 (Suppl 4); S341–S345
596. Paterson DL. Serious infections in the intensive care unit: Pseudomonas aeruginosa and Acineobacter baumannii. Clin Infect Dis 2006; 43: S41–S42
597. Paton JC, Paton AW. Pathogenesis and diagnosis of shiga toxin-producing Escherichia coli infections. Clin Microbiol Rev 1998; 11: 450–479
598. Patterson JE. Isolation of patients with communicable diseases. In: Mayhall GC (Hrsg.). Hospital epidemiology and infection control. 3. Auflage, Lippincott Williams & Wilkins, Philadelphia, 2004, S. 1703–1725
599. Paulson DS, Fendler EJ, Dolan MJ, Williams RA. A close look at alcohol gel as an antimicrobial sanitizing agent. Am J Infect Control 1999; 27: 332–338
600. Pavelchak N, DePersis RP, London M et al. Identification of factors that disrupt negative air pressurization of respiratory isolation rooms. Infect Control Hosp Epidemiol 2000; 21: 191–195
601. Peacock SJ, Curtis N, Berendt AR et al. Outcome following haemodialysis catheter-related Staphylococcus aureus bacteraemia. J Hosp Infect 1999; 41: 223–228

602. Pearce CL, Evans MK, Peters SM et al. Clonal diversity of vancomycin-resistant enterococci from an outbreak in a tertiary care university hospital. Am J Infect Control 1998; 26: 563–568
603. Pelke S, Ching D, Easa D et al. Gowning does not affect colonization and infection rates in a neonatal intensive care unit. Arch Pediatr Adolesc Med 1994; 148: 1016–1020
604. Pepin J. Improving the treatment of Clostridium difficile-associated disease: where should we start? Clin Infect Dis 2006; 43: 553–555
605. Perry RD, Fetherston JD. Yersinia pestis – etiologic agent of plague. Clin Microbiol Rev 1997; 10: 35–66
606. Pfaller MA. Laboratory diagnosis of catheter-related bacteremia. Infect Dis Clin Pract 1995; 4: 206–210
607. Philips BJ, Fergusson S, Armstrong P et al. Surgical face masks are effective in reducing bacterial contamination caused by dispersal from the upper airway. Br J Anaesthes 1992; 69: 407–408
608. Pitout JDD, Laupland KB. Extended-spectrum β-lactamase-producing Enterobacteriaceae: an emerging public-health concern. Lancet Infect Dis 2008; 8: 159–166
609. Pitten F-A, Rudolph P, Kramer A. Mikrobiologische Qualität von Trinkwasser in Risikobereichen – Die Probenahme entscheidet über das Ergebnis. Bundesgesundheitsbl – Gesundheitsforsch – Gesundheitsschutz 2001; 44: 155–158
610. Pitten F-A, Herdemann G, Kramer A. The integrity of latex gloves in clinical dental practice. Infection 2000; 28: 388–392
611. Pittet D, Harbarth SJ. The intensive care unit. Part A. HAI epidemiology, risk factors, surveillance, engineering and administrative infection control practices, and impact. In: Jarvis WR, Hrsg. Bennett & Brachman's Hospital infections. 5. Aufl. Wolters Kluwer Lippincott Williams & Wilkins; 2007: 373–393
612. Posfay-Barbe KM, Zerr DM, Pittet D. Infection control in paediatrics. Lancet Infect Dis 2008; 8: 19–31
613. Pottinger JM, Herwaldt LA, Perl TM. Basics of surveillance – an overview. Infect Control Hosp Epidemiol 1997; 18: 513–527
614. Preston GA, Larson EL, Stamm WE. The effect of private isolation rooms on patient care practices, colonization and infection in an intensive care unit. Am J Med 1981; 70: 641–645
615. Price MF, Carlini M, Houston S et al. Prevalence of nasal colonization with methicillin-resistant Staphylococcus aureus in selected patient populations. Infect Control Hosp Epidemiol 2000; 21: 603–605
616. Price PB. The bacteriology of normal skin: a new quantitative test applied to a study of the bacterial flora and the disinfectant action of mechanical cleansing. J Infect Dis 1938; 63: 301–318
617. Prince DS, Astry C, Vonderfecht S et al. Aerosol transmission of experimental rotavirus infection. Pediatr Infect Dis J 1986; 5: 218–222
618. Prins JM, Deventer SJH van, Kuijper EJ et al. Clinical relevance of antibiotic-induced endotoxin release. Antimicrob Ag Chemother 1994; 38: 1211–1218
619. Prober CG. Commentary: perinatal herpes – current status and obstetric management strategies: the pediatric perspective. Ped Infect Dis J 1995; 14: 832–835
620. Quick R, Paugh K, Addiss D et al. Restaurant-associated outbreak of giardiasis. J Infect Dis 1992; 166: 673–676
621. Ramirez J, Ahmed Z, Gutierrez CN et al. Impact of atypical mycobacterial contamination of bronchoscopy on patient care: report of an outbreak and review of the literature. Infect Dis Clin Pract 1998; 7: 281–285
622. Ramphal R, Ambrose PG. Extended-Spectrum β-lactamases and clinical outcomes: current data. Clin Infect Dis 2006; 42: 164–172
623. Rangel-Frausto MS, Rhomberg P, Hollis RJ et al. Persistence of Legionella pneumophila in a hospital's water system: a 13-year survey. Infect Control Hosp Epidemiol 1999; 20: 793–797
624. Rawal J, Shah A, Stirk F et al. Water birth and infection in babies. Br Med J 1994; 309: 511
625. Read JS, Newell MK. Efficacy and safety of cesarean delivery for prevention of mother-to-child transmission of HIV-1. Cochrane Database Syst Rev 2005 Oct 19; (4): CD005479
626. Regan CM, Syed Q, Tunstall PJ. A hospital outbreak of Clostridium perfringens food poisoning – implications for food hygiene review in hospitals. J Hosp Infect 1995; 29: 69–73
627. Reinhart WH. Die Blutsenkung – ein einfacher und nützlicher Test? Schweizer Med Wochenschr 1988; 118: 839–844
628. Reponen TA, Wang Z, Willeke K et al. Survival of mycobacteria on N95 personal respirators. Infect Control Hosp Epidemiol 1999; 20: 237–241
629. Repp R, Stoll S, Borkhardt A et al. Der besondere Verlauf der Hepatitis B-Virusinfektion unter zytostatischer Chemotherapie und Empfehlungen zu ihrer Prävention. Pädiatr Grenzgeb 1994; 32: 347–355
630. Reuben AG, Musher DM, Hamill RJ et al. Polymicrobial bacteremia: clinical and microbiologic patterns. Rev Infect Dis 1989; 11: 161–183
631. Rhame FS. Nosocomial aspergillosis: how much protection for which patients? Infect Control Hosp Epidemiol 1989; 10: 296–298
632. Ribner BS. Nosocomial infections associated with procedures performed in radiology. In: Mayhall GC, Hrsg. Hospital epidemiology and infection control. 3. Aufl. Philadelphia: Lippincott Williams & Wilkins; 2004: 1261–1269
633. Rice LB. The Maxwell Finland Lecture: For the duration – rational antibiotica administartion in an era of antimicrobial resistance and Clostrium difficile. Clin Infect Dis 2008; 46: 491–496
634. Rice N, Streifel A, Vesley D. An evaluation of hospital special-ventilation-room pressures. Infect Control Hosp Epidemiol 2001; 22: 19–23
635. Richardson S, Grimwood K, Gorell R et al. Extended excretion of rotavirus after severe diarrhea in young children. Lancet 1998; 351: 1844–1848
636. Ricketts K, Joseph C. Legionnaires' disease in Europe: 2005–2006. Euro Surveill 2007; 12 (12) http://www.eurosurveillance.org/em/v12n12/1212-224.asp
636a Riede UN, Schaefer H-E, Werner M, Hrsg. Allgemeine und spezielle Pathologie. 5. Aufl. Stuttgart: Thieme; 2004
637. Rijnders BJ, Peetermans WE, Verwaest C et al. Watchful waiting versus immediate catheter removal in ICU

patients with suspected catheter-related infection: a randomized trial. Int Care Med 2004; 30: 1073–1080
638. Riley DK, Classen DC, Stevens LE et al. A large randomized clinical trial of a silver-impregnated urinary catheter: lack of efficacy and staphylococcal superinfection. Am J Med 1995; 48: 349–356
639. Risi GF, Tomascak V. Prevention of infection in the immunocompromised host. Am J Infect Control 1998; 26: 594–606
640. Ritter MA, Eitzen HE, French MLV et al. The effect that time, touch and environment have upon bacterial contamination of instruments during surgery. Ann Surg 1976; 184: 642–644
641. Ritter MA, Stringer EA. Laminar air-flow versus conventional air operating systems: a seven year patient follow-up. Clin Orthopaed Rel Res 1980; 150: 177–180
642. Ritter MA. Operating room environment. Clin Orthopaed Rel Res 1999; 369: 103–109
643. Rivera P, Louther J, Mohr J et al. Does a cheaper mask save money? The cost of implementing a respiratory personal protective equipment program. Infect Control Hosp Epidemiol 1997; 18: 24–27
644. Robert-Koch-Institut. Legionellose in Deutschland 2004. Epidemiol Bull 2005; Nr. 48: 447–451
645. Robert-Koch-Institut. Multiresistente Klebsiella pneumoniae mit ESBL, AmpC- und Metallo-β-Laktamasen. Epidemiol Bull 2008, Nr. 14: 110113
646. Robert-Koch-Institut. Ratgeber Infektionskrankheiten: Tuberkulose (Stand: 01.03.2002). www.rki.de > Infektionsschutz
647. Robert-Koch-Institut. Surveillance nosokomialer Infektionen sowie die Erfassung von Erregern mit speziellen Resistenzen und Multiresistenzen. Bundesgesundheitsbl – Gesundheitsforsch – Gesundheitsschutz 2000; 43: 887–890
648. Robert-Koch-Institut. Vorwort des Robert-Koch-Instituts zur Empfehlung der Kommission für Krankenhaushygiene und Infektionsprävention zur Surveillance (Erfassung und Bewertung) von nosokomialen Infektionen. Bundesgesundheitsbl – Gesundheitsforsch – Gesundheitsschutz 2001; 44: 523–536
649. Robert-Koch-Institut. Zum Welttuberkulosetag 2008. www.rki.de > Epidemiol Bull 2008, Nr. 12: 95–97
650. Robinson KA, Baughman W, Rothrock G et al. Epidemiology of invasive Streptococcus pneumoniae infections in the United States, 1995–1998 – opportunities for prevention in the conjugate vaccine era. JAMA 2001; 285: 1729–1735
651. Rohr U, Senger M, Selenka F et al. Four years of experience with silver-copper ionization for control of Legionella in a German university hospital hot water plumbing system. Clin Infect Dis 1999; 29: 1507–1511
652. Roome APCH, Spencer RC. Birthing pools and infection control. Lancet 1996; 348: 274
653. Roß RS, Viazov S, Gross T et al. Transmission of hepatitis C virus from a patient to an anesthesiology assistant to five patient. N Engl J Med 2000; 343: 1851–1854
654. Roß RS, Viazov S, Roggendorf M. Zur Diskussion um nosokomiale Hepatitis C-Übertragungen durch infiziertes medizinisches Personal. DMW 2000; 125: 1055–1057
655. Roth K, Heeg P, Reichl R et al. Qualitätssicherung bei der Aufbereitung von Zubehör für flexible Endoskope – Wie sauber sind gereinigte Instrumente wirklich? Zentr Steril 1999; 7: 84–96
656. Rotter M. Bauliche Maßnahmen und Krankenhaushygiene. Krankenhauspharmazie 1989; 10: 213–216
657. Rubin RH. Infection in transplant recipients. In: Jarvis WR, Hrsg. Bennett & Brachman's Hospital infections. 5. Aufl. Wolters Kluwer Lippincott Williams & Wilkins; 2007: 757–775
658. Rüden H, Daschner F, Gastmeier P, Hrsg. Krankenhausinfektionen – Empfehlungen für das Hygienemanagement. Berlin: Springer; 2000 (oder www.nrz-hygiene.de)
659. Rüden H, Daschner F, Schumacher M. Nosokomiale Infektionen in Deutschland – Erfassung und Prävention (NIDEP-Studie), Teil 1. Band 56 der Schriftenreihe des Bundesministeriums für Gesundheit. Baden-Baden: Nomos Verlagsgesellschaft; 1995
660. Rüden H, Daschner F. Nosokomiale Infektionen in Deutschland – Erfassung und Prävention (NIDEP-Studie), Teil 2. Band 126 der Schriftenreihe des Bundesministeriums für Gesundheit. Baden-Baden: Nomos Verlagsgesellschaft; 2000
661. Rüden H, Schulze-Röbbecke R. Medizinische Bekleidung aus krankenhaushygienischer Sicht. Krankenh. hyg up2date 2007; 2: 97–110
662. Rüden H, Wullenweber M, Leberl C et al. Luftmikrobiologische Untersuchungen in einem Krankenhaus. II. Chirurgische Operationsabteilung. Hyg Med 1980; 5: 446–452
663. Ruess M, Greene JN, Vincent AL et al. Invasive Aspergillus involving the ethmoidal sinuses in cancer patients: report of four cases and review of the literature. Infect Dis Clin Pract 1999; 8: 323–327
664. Rupp ME, Archer GL. Coagulase-negative staphylococci: pathogens associated with medical progress. Clin Infect Dis 1994; 19: 231–245
665. Russel AD, Hammond SA, Morgan JR. Bacterial resistance to antiseptics and disinfectants. J Hosp Infect 1986; 7: 213–225
666. Russel AD. Glutaraldehyde: Current status and uses. Infect Control Hosp Epidemiol 1994; 15: 724–733
667. Russo PL, Spelman DW, Harrington GA et al. Hospital outbreak of Norwalk-like virus. Infect Control Hosp Epidemiol 1997; 18: 576–579
668. Rutala WA, Gergen ME, Weber DJ. Sporicidal activity of chemical sterilants used in hospitals. Infect Control Hosp Epidemiol 1993; 14: 713–718
669. Rutala WA, Gergen MF, Weber DJ. Comparative evaluation of the sporicidal activity of new low-temperature sterilization technologies: ethylene oxide, 2 plasma sterilization systems, and liquid peracetic acid. Am J Infect Control 1998; 26: 393–398
670. Rutala WA, Gergen MF, Weber DJ. Inactivation of Clostridium difficile spores by disinfectants. Infect Control Hosp Epidemiol 1993; 14: 36–39
671. Rutala WA, Gergen MF, Weber DJ. Sporicidal activity of a new low-temperature sterilization technology: the Sterrad 50 sterilizer. Infect Control Hosp Epidemiol 1999; 20: 514–516
672. Rutala WA, Weber DJ. A review of single-use and reusable gowns and drapes in health care. Infect Control Hosp Epidemiol 2001; 22: 248–257

673. Rutala WA, Weber DJ. Creutzfeldt-Jakob disease: recommendations for disinfection and sterilization. Clin Infect Dis 2001; 32: 1348–1356
674. Rutala WA, Weber DJ. Disinfection of endoscopes: review of new chemical sterilants used for high-level disinfection. Infect Control Hosp Epidemiol 1999; 20: 69–76
675. Rutala WA, Weber DJ. FDA labeling requirements for disinfection of endoscopes: a counterpoint. Infect Control Hosp Epidemiol 1995; 16: 231–235
676. Rutala WA, Weber DJ. Infection control: the role of disinfection and sterilization. J Hosp Infect 1999; 43, Suppl.: 543–555
677. Rutala WA, Weber DJ. Selection and use of disinfectants in healthcare. In: Mayhall CG, Hrsg. Hospital epidemiology and infection control. 3. Aufl. Philadelphia: Lippincott Wlliams & Wilkins; 2004: 1473–1522
678. Rutala WA, Weber DJ. Surface disinfection; should we do it? J Hosp Infect 2001; 48, Suppl. A: 64–68
679. Rutala WA, Weber DJ. Water as a reservoir of nosocomial pathogens. Infect Control Hosp Epidemiol 1997; 18: 609–616
680. Rutala WA. APIC guideline for selection and use of disinfectants. Am J Infect Control 1996; 24: 313–342
681. Rutala WA. Disinfection and sterilization of patient-care items. Infect Control Hosp Epidemiol 1996; 17: 377–384
682. Rybak MJ, McGrath BJ. Combination antimicrobial therapy for bacterial infections: Guidelines for the clinician. Drugs 1996; 52: 390–405
683. Sabria M, Yu VL. Hospital-acquired legionellosis: solutions for a preventable infection. Lancet Infect Dis 2002; 2: 368–373
684. Salonen J, Lehtonen O-P, Teräsjärvi M-R et al. Aspergillus antigen in serum, urine and bronchoalveolar lavage specimens of neutropenic patients in relation clinical outcome. Scand J Infect Dis 2000; 32: 485–490
685. Salvati EA, Robinson RP, Zeno SM et al. Infection rates after 3175 total hip and total knee replacements performed with and without a horizontal unidirectional filtered air-flow system. J Bone Joint Surg 1982; 64-A: 525–535
685a Sands KEF, Goldman DA. Epidemiology of Staphylococcus and group A streptococci. In: Bennett JV, Brachman PS, Hrsg. Hospital Infections. 4. Aufl. Philadelphia –New York: Lippincott – Raven; 1998: 621–636
686. Sartor C, Jacomo V, Duvivier C et al. Nosocomial Serratia marcescens infections associated with extrinsic contamination of a liquid nonmedicated soap. Infect Control Hosp Epidemiol 2000; 21: 196–199
687. Sarubbi FA, Vasquez JE. Spinal epidural abscess associated with the use of temporary epidural catheters: report of two cases and review. Clin Infect Dis 1997; 25: 1155–1158
688. Sattar SA, Abebe M, Bueti AJ et al. Activity of an alcohol-based hand gel against human adeno-, rhino-, and rotaviruses using the fingerpad method. Infect Control Hosp Epidemiol 2000; 21: 516–519
689. Sawyer MH, Chamberlin CJ, Wu YN et al. Detection of Varicella-Zoster virus DNA in air samples from hospital rooms. J Infect Dis 1994; 169: 91–94
690. Sawyer LA, Murphy JJ, Kaplan JE et al. 25- to 30-nm virus particle associated with a hospital outbreak of acute gastroenteritis with evidence for airborne transmission. Am J Epidemiol 1988; 127: 1261–1271
691. Scanvic A, Denic L, Gaillon S et al. Duration of colonization by methicillin-resistant Staphylococcus aureus after hospital discharge and risk factors for prolonged carriage. Clin Infect Dis 2001; 32: 1393–1398
692. Schaffner W, Lefkowitz LB, Goodman JS et al. Hospital outbreak of infections with group A streptococci traced to an asymptomatic anal carrier. N Engl J Med 1969; 280: 1224–1225
693. Scheibel JH, Jensen I, Pedersen S. Bacterial contamination of air and surgical wounds during joint replacement operations. Comparison of two different types of staff clothing. J Hosp Infect 1991; 19: 167–174
694. Schierholz JM, König DP, Beuth J et al. The myth of encrustation inhibiting materials. J Hosp Infect 1999; 42: 162–163
695. Schmitt HJ, Blevins A, Sobeck K et al. Aspergillus species from hospital air and from patients. mycoses 1991; 33: 539–541
696. Schrag SJ, Zywicki S, Farley MM et al. Group B streptococcal disease in the era of intrapartum antibiotic prophylaxis. N Engl J Med 2000; 342: 15–20
697. Schreier E, Höhne M. Hepatitis C – Epidemiologie und Prävention. Bundesgesundheitsbl – Gesundheitsforsch – Gesundheitsschutz 2001; 44: 554–561
698. Schubert R. Die patientennahe Wasserversorgung. Hyg Med 2001; 26: 231–234
699. Schuchat A. Group B streptococcal disease: from trials and tribulations to triumph and trepidation. Clin Infect Dis 2001; 33: 751–756
700. Schulze-Röbbecke R. Evidence-based infection control – vom Nachweis der Effektivität infektionspräventiver Maßnahmen. Krankenh.hyg up2date 2007; 2: 293–295
701. Schulze-Röbbecke R. Isolierung infektiöser Patienten – auf die Übertragungswege kommt es an. Krankenh. hyg up2date 2006; 1: 97–114
702. Schulze-Röbbecke R. Nosokomiale Pseudoinfektionen und Pseudoepidemien. Krankenh.hyg up2date 2008; 3
702a Schwabbauer N, Kaltwasser A, Trautmann M. Beatmungsfilter, Atemgasbefeuchtung und Medikamentenverneblung. Krankenh.hyg up2date 2008; 3: 173–184
703. Scott CC, Sanderson JT, Guthrie TD. Choice of ventilation system for operating-theatres – comparison of turbulent versus laminar/linear flow systems in operating-rooms and industrial clean rooms. Lancet 1971; 1: 1288–1291
704. Scott LL. Perinatal herpes: current status and obstetric management strategies. Ped Infect Dis J 1995; 14: 827–832
705. Sebald M. Genetic basis for antibiotic resistance in anaerobes. Clin Infect Dis 1994; 18, Suppl. 4: 297–304
706. Seeberger MD, Staender S, Oertli D et al. Efficacy of specific aseptic precautions for preventing propofol-related infections: analysis by a quality-assurance programme using the explicit outcome method. J Hosp Infect 1998; 39: 67–70

707. Seipp H-M, Barth U. Zur Korrelation der Keim- und Partikelelimination in aseptischen OP-Räumen mit unterschiedlichen Zuluftsystemen. HLH 1992; 43: 500–505
708. Selwyn S, Ellis H. Skin bacteria and skin disinfection reconsidered. Br Med J 1972; 1: 136–140
709. Sepkowitz KA, Raffalli J, Riley L et al. Tuberculosis in the AIDS era. Clin Microbiol Rev 1995; 8: 180–199
710. Sepkowitz KA. How contagious is tuberculosis? Clin Infect Dis 1996; 23: 954–962
711. Seropian R, Reynolds BM. The importance of airborne contamination as a factor in postoperative wound infection. Arch Surg 1969; 98: 654–658
712. Seward RJ, Towner KJ. Detection of integrons in worldwide nosocomial isolates of Acinetobacter spp. Clin Microbiol Infect 1999; 5: 308–318
713. Shabino CL, Erlandson AL, Kopta LA. Home cleaning-disinfection procedure for tracheal suction catheters. Ped Infect Dis J 1986; 5: 54–58
714. Shah S, Vincent AL, Greene JN et al. Rare Gram-positive infections in cancer patients: study and literature review. Infect Dis Clin Pract 2000; 9: 141–147
715. Shaw D, Doig CM, Douglas D. Is airborne infection in operating-theatres an important cause of wound infection in general surgery? Bulletin de la Société Internationale de Chirurgie 1974; 33: 35–41
716. Shaw JA, Bordner MA, Hamory BH. Efficacy of the steri-shield filtered exhaust helmet in limiting bacterial counts in the operating room during total joint arthroplasty. J Arthropl 1996; 11: 469–473
717. Sherertz RJ, Reagan DR, Hampton KD et al. A cloud adult: The Staphylococcus aureus-virus interaction. Ann Int Med 1996; 124: 539–547
718. Sheth S, DiNubile MJ. Clinical significance of Staphylococcus aureus bacteriuria without concurrent bacteremia. Clin Infect Dis 1997; 24: 1268–1269
719. Shlyakhov E, Rubinstein E. Anthrax: a zoonosis and a biological weapon. Infect Dis Clin Pract 1999; 8: 270–273
720. Shrader SK, Band JD, Lauter CB et al. The clinical spectrum of endophthalmitis: incidence, predisposing factors, and features influencing outcome. J Infect Dis 1990; 162: 115–120
721. Siegel JD, Rhinehart E, Jackson M et al. and the Healthcare Infection Control Practices Advisory Committee (HICPAC). Guideline for isolation precautions: preventing transmission of infectious agents in healthcare settings 2007. www.cdc.gov
722. Siegel JD. The newborn nursery and the neonatal intensive care unit. In: Jarvis WR (Hrsg.) Bennett & Brachman's Hospital infections. 5. Aufl., Wolters Kluwer Lippincott Williams & Wilkins, 2007, S. 417–447
723. Simmons B, Trusler M, Roccaforte J et al. Infection control for home health. Infect Control Hosp Epidemiol 1990; 11: 362–370
724. Simon L, Gauvin F, Amre DK et al. Serum procalcitonin and C-reactive protein levels as markers of bacterial infection: a systematic review and meta-analysis. Clin Infect Dis 2004; 39: 206–217
725. Sinell H-J. Vom Tier über Lebensmittel auf den Menschen übertragbare Infektionen. Bundesgesundheitsbl 1994; 37: 60–65
726. Singh N. Nosocomial infection in solid organ transplant recipients. In: Mayhall GC, Hrsg. Hospital epidemiology and infection control. 3. Aufl. Philadelphia: Lippincott Williams & Wilkins; 2004: 985–1009
727. Smith TL, Pearson ML, Wilcox KR et al. Emergence of vancomycin resistance in Staphylococcus aureus. N Engl J Med 1999; 340: 493–501
728. Sompolinsky D, Hermann Z, Oeding P et al. A series of postoperative infections. J Infect Dis 1957; 100: 1–11
729. Sood AK, Bahrani-Mostafavi Z, Stoerker J et al. Human papillomavirus DNA in LEEP plume. Infect Dis Obstet Gynecol 1994; 2: 167–170
730. Soots G, Leclerc H, Pol A et al. Air-borne contamination hazard in open heart surgery. Efficiency of HEPA air filtration and laminar flow. J Cardiovasc Surg 1982; 23: 155–162
731. Spach D, Silverstein FE, Stamm WE. Transmission of infection by gastrointestinal endoscopy and bronchoscopy. Ann Int Med 1993; 118: 117–128
732. Spencer RC. Epidemiology of infections in ICUs. Int Care Med 1994; 20, Suppl.: 2–6
733. Springer S (Hrsg). Leitlinie für die Einrichtung und zur Arbeitsweise von Frauenmilchbanken. Leipzig: Leipziger Universitätsverlag; 1998
734. Springer S (Hrsg). Sammlung, Aufbewahrung und Umgang mit abgepumpter Muttermilch für das eigene Kind im Krankenhaus und zu Hause. Leipzig: Leipziger Universitätsverlag; 1998
735. Stein JM, Pruitt JA, Jr. Suppurative thrombophlebitis – a lethal iatrogenic disease. N Engl J Med 1970; 282: 1452–1455
736. Stelfox HT, Bates DW, Redelmeier DA. Safety of patients for infection control. JAMA 2003; 290: 1899–1905
737. Sterling TR, Haas DW. Transmission of Mycobacterium tuberculosis from health care workers. N Engl J Med 2006; 355: 118–121
738. Sterling TR, Pope DS, Bishai WR et al. Transmission of Mycobacterium tuberculosis to an embalmer. N Engl J Med 2000; 342: 246–248
739. Sterner G. Guidelines for management of pregnant women with infections at delivery and care of their newborns. Scand J Infect Dis 1990; 71, Suppl.: 1–104
740. Stevens DA, Kann VL, Judson MA et al. Practice guidelines for diseases caused by Aspergillus. Clin Infect Dis 2000; 30: 696–709
741. Stewart DB, Williams JG. Bleeding and purging: a cure for puerperal fever? J Hosp Infect 1996; 34: 81–86
742. Stout JE, Lin YSE, Goetz AM et al. Controlling Legionella in hospital water systems: experience with the super-heat-and-flush method and copper-silver ionization. Infect Control Hosp Epidemiol 1998; 19: 911–914
743. Stout JE, Yu VL. Nosocomial Legionella infection. In: Mayhall GC, Hrsg. Hospital epidemiology and infection control. 3. Aufl. Philadelphia: Lippincott Williams & Wilkins; 2004: 603–621
744. Suara RO, Young M, Reeves I. Risk factors for nosocomial infection in a high-risk nursery. Infect Control Hosp Epidemiol 2000; 21: 250–251
745. Sunenshine RH, Yee EL, McDonald LC. Infectious Gastroenteritis. In: Jarvis WR, Hrsg. Bennett & Brachman's Hospital infections. 5. Aufl. Wolters Kluwer Lippincott Williams & Wilkins; 2007: 561–571

746. Symoens F, Bouchara J-P, Heinemann S et al. Molecular typing of Aspergillus terreus isolates by random amplification of polymorphic DNA. J Hosp Infect 2000; 44: 273–280
747. Talbot GH, Bradley J, Edwards JE et al. Bad bugs need drugs: an update on the development pipeline from the Antimicrobial Availability Task Force of the Infectious Disease Society of America. Clin Infect Dis 2006; 42: 657–668
748. Talon D. The role of the hospital environment in the epidemiology of multi-resistant bacteria. J Hosp Infect 1999; 43: 13–17
749. Task Force vCJK. Die Variante der Creutzfeldt-Jakob-Erkrankung (vCJK) – Epidemiologie, Erkennung, Diagnose und Prävention unter besonderer Berücksichtigung der Risikominimierung einer iatrogenen Übertragung durch chirurgische Instrumente/Medizinprodukte. Bundesgesundheitsbl – Gesundheitsforsch – Gesundheitsschutz 2002; 45: 376–394 und www.rki.de > Infektionsschutz > Infektionskrankheiten A–Z > Creutzfeldt-Jakob-Krankheit
750. Taylor DM. Current perspectives on bovine spongiform encephalopathy and variant Creutzfeldt-Jakob disease. Clin Microbiol Infect 2002; 8: 332–339
751. Templeton GL, Illing LA, Young L et al. The risk for transmission of Mycobacterium tuberculosis at the bedside and during autopsy. Ann Int Med 1995; 122: 922–925
752. Tenorio AR, Badri SM, Sahgal NB et al. Effectiveness of gloves in the prevention of hand carriage of vancomycin-resistant Enterococcus species by health care workers after patient care. Clin Infect Dis 2001; 32: 826–829
753. Thibon P, Le Coutour X, Leroyer R et al. Randomized multi-centre trial of the effects of a catheter coated with hydrogel and silver salts on the incidence of hospital-acquired urinary tract infections. J Hosp Infect 2000; 45: 117–124
754. Thomas G, Meierhans R. Hygienestatus der Raumluft in Operationssälen. Luftkeimzahlmessungen in Operationsräumen mit unterschiedlicher Raumlufttechnik. Medizinisch-orthopädische Technik 1979; 99: 216–227
755. Thomas G, Thomas A, Meierhans R. Das Keimstopsystem von Meierhans-Weber als raumlufttechnische Alternative zum Laminar-air-flow und seine lufthygienische Wirksamkeit. Arch Orthopaed Traum Surg 1981; 98: 173–181
756. Thomas L (Hrsg). Labor und Diagnose – Indikation und Bewertung von Laborbefunden für medizinische Diagnostik. Marburg: Medizinische Verlagsgesellschaft; 1992
757. Thomsen K, Krebs D. Fehlerhafte Klimaanlage infizierte Operationstrakt. Dt Ärztebl 1972; Heft 10: 544–548
758. Threlkeld AB, Frogatt JW III, Schein OD et al. Efficacy of a disinfectant wipe method for the removal of adenovirus 8 from tonometer tips. Ophthalmol 1993; 100: 1841–1845
759. Thurm V, Stark R, Mäde D et al. Rohmilch als Ursache lebensmittelbedingter Campylobacter-Infectionen. Bundesgesundheitsbl – Gesundheitsforsch – Gesundheitsschutz 2000; 43: 777–780
760. Tokars JI, Richards C, Andrus M et al. The changing face of surveillance for health care-associated infections. Clin Infect Dis 2004; 39: 1347–1352
761. Toltzis P, Blumer JL. Nosocomial acquisition and transmission of antibiotic-resistant Gram-negative organisms in the pediatric intensive care unit. Pediatr Infect Dis J 2001; 20: 612–618
762. Tsambiras PE, Tsambiras BM, Greene JN et al. Legionella pneumophila pneumonia in cancer patients: case report and review. Infect Dis Clin Pract 2000; 9: 261–268
763. Tschäpe H. Lebensmittelbedingte Infektionskrankheiten durch Bakterien. Bundesgesundheitsbl – Gesundheitsforsch – Gesundheitsschutz 2000; 43: 758–769
764. Turner PC, Humphreys H. Hemofiltration: treating and preventing infection. Clin Microbiol Infect 1998; 2: 80–85
765. Turner RB. Nosocomial viral respiratory infections in pediatric patients. In: Mayhall CG (Hrsg.) Hospital epidemiology and infection control. 3. Aufl., Lippincott Williams & Wilkins, 2004, S. 783–792
766. Tyler KL. Creutzfeldt-Jakob disease. N Engl J Med 2003; 348: 681–682
767. Uçkay I, Ahmed QA, Sax H et al. Ventilator-associated pneumonia as a quality indicator for patient safety? Clin Infect Dis 2008; 46: 557–563
768. Ulsenheimer K. Haftungsrechtliche Bedeutung von Leitlinien. Krankenh.hyg up2date 2006; 1: 169–175
769. Valentine RJ, Weigelt JA, Dryer D et al. Effect of remote infections on clean wound infection rates. Am J Infect Control 1986; 14: 64–67
770. van Loo I, Huijsdens X, Tiermersma E et al. Emergence od methicillin-resistant Staphylococcus aureus of animal origin in humans. Em Infect Dis 2007; 13: 1834–1839
771. Veringa E, van Belkum A, Schellekens H. Iatrogenic meningitis by Streptococcus salivarius following lumbar puncture. J Hosp Infect 1995; 29: 316–318
772. Verkkala K, Eklund A, Ojajärvi J et al. The conventional ventilated operating theatre and air contamination control during cardiac surgery – bacteriological and particulate matter control garment options for low level contamination. Eur J Cardio-thor Surg 1998; 14: 206–210
773. Verweij PE, Brinkman K, Kremer HPH et al. Aspergillus meningitis: diagnosis by non-culture-based microbiological methods and management. J Clin Microbiol 1999; 37: 1186–1189
774. Verweij PE, Meis JFGM, Christmann V et al. Nosocomial outbreak of colonization and infection with Stenotrophomonas maltophilia in preterm infants associated with contaminated tap water. Epidemiol Infect 1998; 120: 251–256
775. Villarino ME, Jarvis WR. Foodborne disease prevention in healthcare facilities. In: Jarvis WR (Hrsg). Bennett & Brachman's Hospital infections. 5. Aufl. Wolters Kluwer Lippincott Williams & Wilkins; 2007: 319–328
776. Vochem M, Vogt M, Döring G. Sepsis in a newborn due to Pseudomonas aeruginosa from a contaminated tub bath. N Engl J Med 2001; 345: 378–379
777. Voth DE, Ballard JD. Clostridium difficile toxins: mechanism of action and role in disease. Clin Microbiol Rev 2005; 18: 247–263

778. Vugia DJ, Griffin PM. Asymptomatic hospital foodhandlers should not be screened routinely for intestinal parasites. Infect Control Hosp Epidemiol 1993; 14: 457–458
779. Waecker NJ, Stefanova R, Cave MD et al. Nosocomial transmission of Mycobacterium bovis bacille Calmette-Guerin to children receiving cancer therapy and to their health care providers. Clin Infect Dis 2000; 30: 356–362
780. Wald A, Leisenring W, Burik J-A van et al. Epidemiology of Aspergillus infections in a large cohort of patients undergoing bone marrow transplantation. J Infect Dis 1997; 175: 1459–1466
781. Walker DH, Yampolska O, Grinberg LM. Death at Sverdlovsk: what have we learned? Am J Pathol 1994; 144: 1135–1141
782. Walker JJ. Birth under water: sink or swim. Br J Obstetr Gynaecol 1994; 101: 467–468
783. Walter CW, Kundsin RB, Brubaker MM. The incidence of airborne wound infection during operation. JAMA 1963; 186: 908–913
784. Wand SA, Tokars JI, Bianchine PJ et al. Enterobacter cloacae bloodstream infections traced to contaminated human albumin. Clin Infect Dis 2000; 30: 35–40
785. Wanner HU, Huber G, Meierhans R et al. Optimale Nutzung der Lüftung zur Reduktion des Keimgehalts in Operationssälen. Helv. chir. Acta 1980; 47: 493–504
786. Wannet WJB, Spalburg E, Heck MEOC et al. Widespread dissemination in The Netherlands of the epidemic Berlin methicillin-resistant Staphylococcus aureus clone with low-level resistance to oxacillin. J Clin Microbiol 2004; 42: 3077–3082
787. Ward RL, Bernstein DI, Knowlton DR et al. Prevention of surface-to-human transmission of rotavirus by treatment with disinfectant spray. J Clin Microbiol 1991; 29: 1991–1996
788. Warren D, Nelson KE, Farrar JA et al. A large outbreak of epidemic keratoconjunctivitis: problems in controlling nosocomial spread. J Infect Dis 1989; 160: 938–943
789. Warris A, Gaustad P, Meis JFGM et al. Recovery of filamentous fungi from water in a paediatric bone marrow transplantation unit. J Hosp Infect 2001; 47: 143–148
790. Watanakunakorn C, Stahl C. Streptococcus salivarius following myelography. Infect Control Hosp Epidemiol 1992; 13: 454
791. Webb CH. Selective decontamination of the digestive tract, SDD: a commentary. J Hosp Infect 2000; 46: 106–109
792. Weber DJ, Rutala WA, Blanchet CN et al. Faucet aerators: a source of patient colonization with Stenotrophomonas maltophilia. Am J Infect Control 1999; 27: 59–63
793. Weightman N, Barnham M. Escherichia coli O157 infection masquerading as 'rectal bleeding': a further problem for infection control. Clin Microbiol Infect 1998; 4: 667
794. Weinstein JW, Barrett CR, Baltimore RS et al. Nosocomial transmission of tuberculosis from a hospital visitor on a pediatric ward. Ped Infect Dis J 1995; 14: 232–234
795. Weinstein RA, Hayden MK. Multiply drug-resistant pathogens: epidemiology and control. In: Jarvis WR, Hrsg. Bennett & Brachman's Hospital Infections. 5. Aufl. Philadelphia–New York: Lippincott-Raven; 2007: 193–222
796. Weissmann G. Puerperal priority. Lancet 1997; 349: 122–125
797. Weist K, Krieger J, Rüden H. Vergleichende Untersuchungen bei aseptischen und septischen Operationen unter besonderer Berücksichtigung von S. aureus. Hyg Med 1988; 13: 369–374
798. Weist K, Wendt C, Petersen LR et al. An outbreak of pyodermas among neonates caused by ultrasound gel contaminated with methicillin-susceptible Staphylococcus aureus. Infect Control Hosp Epidemiol 2000; 21: 761–764
799. Wells WE. On air-borne infection – Study II. Droplets and droplet nuclei. Am J Hyg 1934; 20: 611–618
800. Wendt C, Schinke S., Württemberger M et al. Value of whole-body washing with chlorhexidine for the eradication of methicillin-resistant Staphylococcus aureus: a randomized, placebo-controlled, double-blind clinical trial. Infect Control Hosp Epidemiol 2007; 28: 1036–1043
801. Wenzel RP, Perl TM. The significance of nasal carriage of Staphylococcus aureus and the incidence of postoperative wound infection. J Hosp Infect 1995; 31: 13–24
802. Wenzel RP, Reagan DR, Bertino JS Jr et al. Methicillin-resistant Staphylococcus aureus outbreak: a consensus panel's definition and management guidelines. Am J Infect Control 1998; 26: 102–110
803. Wertheim HFL, Vos MC, Boelens HAM et al. Low prevalence of methicillian-resistant Staphylococcus aureus (MRSA) at hospital admission in the Netherlands: the value of search and destroy and restrictive antibiotic use. J Hosp Infect 2004; 56: 321–325
804. West AB, Kuan S-F, Bennick M et al. Glutaraldehyde colitis following endoscopy: clinical and pathological features and investigation of an outbreak. Gastroenterol 1995; 108: 1250–1255
805. White A. Relation between quantitative nasal cultures and dissemination of staphylococci. J Lab Clin Med 1961; 58: 273–277
806. Whitener CJ, Hamory BH. Nosocomial infections in dental, oral, and maxillofacial surgery. In: Mayhall GC, Hrsg. Hospital epidemiology and infection control. 3. Aufl. Philadelphia: Lippincott Williams & Wilkins; 2004: 913–925
807. Whyte W, Bailey PV. Reduction of microbial dispersion by clothing. J Parent Sc Technol 1985; 39: 51–60
808. Whyte W, Hambraeus A, Laurell G et al. The relative importance of the routes and sources of wound contamination during general surgery. II. Airborne. J Hosp Infect 1992; 22: 41–54
809. Whyte W, Hodgson R, Tinkler J. The importance of airborne bacterial contamination of wounds. J Hosp Infect 1982; 3: 123–135
810. Whyte W. The role of clothing and drapes in the operating room. J Hosp Infect 1988; 11, Suppl. C: 2–17
811. Widmer AF. Infection control and prevention strategies in the ICU. Int Care Med 1994; 20, Suppl.: 7–11
812. Wiedemann B. Antibiotikaanwendung und Resistenzentwicklung. Krankenh.hyg up2date 2007; 2: 21–33
813. Wiley AM, Barnett M. Clean surgeons and clean air. Clin Orthopaed Rel Res 1973; 96: 168–175

814. Williams KL, Pastorek JG II. Postpartum endomyometritis. Infect Dis Obstetr Gynecol 1995; 3: 210–216
815. Wilson IG, Hogg GM, Barr JG. Microbiological quality of ice in hospital and community. J Hosp Infect 1997; 36: 171–180
816. Wilson ML. General principles of specimen collection and transport. Clin Infect Dis 1996; 22: 766–777
817. Winston KR. Hair and neurosurgery. Neurosurg 1992; 31: 320–329
818. Wisplinghoff H, Edmond MB, Pfaller MA et al. Nosocomial bloodstream infections caused by Acinetobacter species in United States hospitals: clinical features, molecular epidemiology, and antimicrobial susceptibility. Clin Infect Dis 2000; 31: 690–697
819. Withington S, Chambers ST, Beard ME et al. Invasive aspergillosis in severely neutropenic patients over 18 years: impact of intranasal amphotericin B and HEPA filtration. J Hosp Infect 1998; 38: 11–18
820. Witte W, Klare I. Antibiotikaresistenz bei bakteriellen Infektionserregern – Mikrobiologisch-epidemiologische Aspekte. Bundesgesundheitsbl – Gesundheitsforsch – Gesundheitsschutz 1999; 42: 8–16
821. Wolinsky E, Lipsitz PJ, Mortimer EA Jr et al. Acquisition of staphylococci by newborns – direct versus indirect transmission. Lancet 1960; 2: 620–622
822. Wong CS, Jelacic S, Habeeb RL et al. The risk of hemolytic-uremic syndrome after antibiotic treatment of Escherichia coli O157 : H7 infections. N Engl J Med 2000; 342: 1930–1936
823. Wong ES. Surgical site infections. In: Mayhall CG, Hrsg. Hospital epidemiology and infection control. 3. Aufl. Philadelphia: Lippincott Williams & Wilkins; 2004: 287–310
824. Wood M. When stool cultures from adult inpatients are appropriate? Lancet 2001; 357: 901–902
825. Woodhead K, Taylor EW, Bannister G et al. Behaviours and rituals in the operating theatre. J Hosp Infect 2002; 51: 241–255
826. Working Party Report. Decontamination of minimally invasive surgical endoscopes and accessories. J Hosp Infect 2000; 45: 263–277
827. Worthington T, Lambert PA, Elliott TSJ. Is hospital-acquired intravascular catheter-related sepsis associated with outbreak strains of coagulase-negative staphylococci? J Hosp Infect 2000; 46: 130–134
828. Yaniv LG, Potasman I. Iatrogenic menigitis: an increasing role for resistant viridans streptococci? Case report and review of the last 20 years. Scand J Infect Dis 2000; 32: 693–696
829. Yap PL. Viral transmission by blood, organs and tissues. J Hosp Infect 1999; 43, Suppl.: 137–144
830. Young B, Gleeson M, Cripps AW. C-reactive protein: a critical review. Pathol 1991; 23: 118–124
831. Yu VL. Resolving the controversy on environmental cultures for Legionella: a modest proposal. Infect Control Hosp Epidemiol 1998; 19: 893–897
832. Zar FA, Bakkanagari SR, Moorthi KMLST et al. A comparison of vancomycin and metronidazole for the treatment of Clostridium difficile-associated diarrhea, stratified by disease severity. Clin Infect Dis 2007; 45: 302–307
833. Ziegler R. Praktische Aspekte der Infektionserfassung. Krankenh.hyg up2date 2008; 3: 45–58
834. Zimmermann R, Huch A, Huch R. Waterbirth – is it safe? J Perinat Med 1993; 21: 5–11
835. Zink RS, Iaizzo PA. Convective warming therapy does not increase the risk of wound contamination in the operating room. Anesth Analg 1993; 76: 50–53

24 Sachverzeichnis

A

Abdecken 278
Abdruck 72
Abfall 203, 287
Abpumpen 263
Absauganlage 244
Absaugen 126 ff, 245 f
Absauggefäß 246 f
Absaugsystem, geschlossenes 126 f
Abstrich 72, 369, 372
Abszess, intraspinaler 211, 366
Abszessdrainage 290
Abwehrschwäche 38, 45, 247
– Ernährung 250 ff
Acinetobacter baumannii 24, 28, 307
– Antibiotika-Resistenz 330
– Antibiotikatherapie 383 f
Acrylbadewanne 289 f
Adenovirus 214 f
Aerosol 48 f, 284
– Erregerübertragung 50, 86, 356 f
– Inhalation 154 f
– Inhalationsschutz 107
– Legionelloserisiko 311
AIDS 93, 186
Akutphaseprotein 364
Aldehyde 113 f
Alkohole 113 f
Allergie 383
Allergische Reaktion 232
Amikacin-Resistenz 27
Aminoglykoside 383
Aminoglykosid-Resistenz 27, 324
Ammoniumverbindung, quaternäre 113, 116
Amnioninfektionssyndrom 234
Amöben 192 f
Ampicillin-Resistenz 329
Amtsarzt 18
Anaerobier 43, 73 f, 324
– Antibiotikatherapie 380
Anästhesie, intravenöse 211 f
Anästhesiezubehör 212
Anästhesiologie 210 ff
Angiografie 290

Anlage, raumtechnische (s. auch RLT-Anlage) 315 ff
Antibiogramm 329, 380, 384
– Erreger, multiresistente 25, 30, 329
Antibiotika 184, 379 ff
– bakteriostatische 380 f
– bakterizide 27, 380 f
– Basis-Antibiotika 184, 382 f
– Breitspektrum-Antibiotika 334, 379 f, 382 f
– Dosisanpassung 380
– Erregerspektrum 384
– Hemmkonzentration, minimale 381
– Kombinationstherapie 380 f
– Nebenwirkung 380 f
– Reserve-Antibiotika 383 f
– Wirkungsspektrum 379, 381 ff
– Zielstruktur 327
Antibiotikaeffekt
– additiver 381 f
– antagonistischer 381 f
– synergistischer 381 f
Antibiotika-Lock-Technik 142
Antibiotikaprophylaxe, perioperative 160, 379 f, 385 ff
– Basis-Antibiotikum 184
– Wundinfektionsrate 68 f
– Zeitpunkt 386
Antibiotikaresistenz 23 f, 26, 384
– Datenerfassung 29 ff
– erworbene 324
– High-Level-Resistenz (Aminoglykoside) 26 f
– Mechanismus 325 ff
– natürliche 324
Antibiotikatherapie 26, 29, 182
– Dauer 380
– empirische 379 f, 385
– erregerspezifische 384
– Indikation 380, 384
– MRSA-Besiedlung 334
– orale 380
Anti-HBs 223
Anus praeter 289
Arbeitskleidung 104 f, 248, 270
Armbanduhr 276
Arzt
– hygienebeauftragter 3, 7 f
– – Qualifikation 9

Arzt
– Krankenhaushygieniker 4f
– leitender 5f, 9
Arztkittel 105
ASA-Score 162
Aspergillose 169ff
– Labor-Diagnostik 171, 375f
– Prävention 171ff
– Schutzmaßnahme 55
Aspergillus
– flavus 171
– fumigatus 169ff
Aspergillus-Sporen 50, 169
– Luftkeimzahl 171
Aspiration 154, 157
Assistenzhund 314
A-Streptokokken 41, 44, 384
– Besiedlung, nasopharyngeale 47
– Infektion, postpartale 234f
– Infektionsprävention 237
A-Streptokokkenhaltiger Staub 51
A-Streptokokken-Träger 86f
Atemgas, Befeuchtung 126
Atemschutzmaske 106f
– Aspergillose-Prävention 173
– Tuberkulose-Prävention 202, 204f
Atemtherapie 157f
Atemtraining 157
Atemwegsinfektion 50
Atemwegsreizung 123
Äthylenoxid (EO) 123
Aufbewahrungspflicht 23
Aufwachraum 212f
Auge, rotes 215
Augeninfektion 127, 212ff
– Instrumenten-Aufbereitung 216f
– operationsunabhängige 213f
Augenoperation 176f, 212f
Augenpflege 264
Augenprophylaxe 235f
Augensalbe 213f
Augenschutz 295
Ausbruch 40, 87f, 344ff
– Aspergillose 170f
– Beziehung, räumliche 347f
– Epidemiekurve 346f
– Erregerquelle 346f, 350, 352
– Erregerreservoir 349
– Fall
– – operationsassoziierter 348
– – versus Kontrolle 345f, 349
– Gastroenteritis 180, 187
– Index-Fall 346
– Informationsübermittlung 350
– Literatursuche 349
– Luftkeim 165
– Maßnahmen 349f
– Meldepflicht 345
– Norovirus-Infektion 180
– Patienten-Charakteristika 348f
– Patientenisolat 349
– Patienten-Liegedauer 347f
– Problemlösung 351f

– Pseudoausbruch 346
– Schuldzuweisung 351
– Umgebungsuntersuchung, mikrobiologische 349f
– Zusammenhang, zeitlicher 346f
Ausbruchsverdacht, Vorgehen 345ff
Auskochen 112
Auslüften 53
Ausscheider 38, 189
Autoklav 121
AV-Fistel 220

B

Bacillus anthracis 354ff
– Sporeninaktivierung 112, 121
Bacteroides 43
Bad, medizinisches 289f
Badeschuhe 289
Bakteriämie 146ff
– Blasenkatheter 151
– Dialyse 221
– Endoskopie 227
– gramnegative 150
– polymikrobielle 148
– Prävention 149
– Risikofaktor 147
Bakterien (s. auch Erreger)
– Aufwirbelung 51
– Betalaktamase-Produktion 326
– gramnegative 148, 381
– – antibiotikaresistente 153
– grampositive 381
– – Bakteriämie 147f
– – Resistenzmuster 329
Bakterienabgabe 86f
Bakteriensedimentation 80
Bakterientoxin 354
Bakterienwachstum 307
Bakterienzell-Aggregat 196
Bakterien-Zellwand
– Permeabilität, reduzierte 327f
– Zerfall 381
Bakteriophagen 325
Bakteriurie 150f
BAL 156, 371, 375
Bandtransport-Geschirrspülmaschine 272, 274
Baumaßnahme 7, 171
– Staubentwicklung 172
Baumwollkleidung 76ff
BCG-Impfung 208
Beatmung 124ff
– Komplikation 154f
– Mundpflege 258
– nicht invasive 128, 157
– Patientenlagerung 128
Beatmungsbeutel 128
Beatmungsgerät 128
Beatmungsschlauch, Wechsel 124ff
Beatmungszubehör 125
Befeuchter 158, 193

Befunderhebungsfehler 368
Belüftung 317
– Instrumentenkontamination 80
– konventionelle 67 f
– – Partikelkonzentration 80
– – versus Quelllüftung 85
– Luftkeimzahl 82 f
– Zuluftströmung 81
Beobachtungsstudie, prospektive 304
Bereichskleidung 105, 275, 282 f
Bereichsschuhe 105, 275
Berliner Epidemiestamm 338
Besiedlung 182
– nasale 50
– nasopharyngeale 47 f
– periurethrale 152
Besucher 189, 205, 254 f
– Intensivstation 257, 262
– Sterilgutversorgungsabteilung 298
– Wochenstation 242
Besucherkittel 106
Betalaktam-Antibiotika 386 ff
Betalaktamase 325 f
Betalaktamase-Inhibitor 380, 383 f
Betriebsabteilung, technische 8
Bettendesinfektion 120
Bettwäsche 250
Bewegungsbecken 288 f
BGA-Programm 112 f
Bifidobakterien 43
Biguanide 114 f
Bikarbonat 219
Bio-Aerosol 49 f, 169
Biofilm 44, 149, 153
– Legionellen 193
– Wasserhahn 259
Bioindikator 274
Biopsie 290
Biopsiezange 231
Blasenkatheter 128 ff
– Bakterien-Eintrittspforte 152
– Drainagesystem 130 f
– Entfernung 152
– Harnwegsinfektion 150 ff
– Infektionsprävention 131
– Komplikation 152
– Obstruktion 153
– Pflege 131
– suprapubischer 132
– transurethraler 129 ff
– Wechsel 131
Blasenkatheterisierung 151 f
– intermittierende 132
Blasensprung, vorzeitiger 234
Blasenspülung 131
Blindenhund 314
Blumenwasser 308
Blutagar 332
Blutentnahme 370
Blutkontakt
– parenteraler 92
– perkutaner 93
Blutkultur 149 f, 369 ff

Blutkulturflasche
– aerobe 371
– anaerobe 371
Blutprodukt, Anwärmen 307
Blutsenkungsgeschwindigkeit 363 f, 367
Bluttransfusion 140, 162
– vCJK-Übertragung 174
Bluttransport 284, 286
Body-exhaust-System 58
Borreliose 236
Botulinum-Toxin 354
Breitspektrum-Antibiotika 334, 379 f, 382 f
Brillantgrün 115
Brille 93, 102
Bronchialsekret 371
Bronchoalveoläre Lavage (BAL) 156, 195, 371, 375
Bronchoskop 230
Bronchoskopie 206, 226 f
Brucellose 354
Brutschrank 370
B-Streptokokken-Infektion
– Infektionsprävention 237
– neonatale 235
Bubonenpest 357

C

Campylobacter jejuni/coli 179, 185
Candida 24
– albicans 44, 148
Candida-Infektion 156, 374 f
Candidurie 153
CAPD (kontinuierliche ambulante Peritonealdialyse) 225
Carbapeneme 383
CDC (Centers for Disease Control and Prevention) 11 f, 19
CDC-Definition 21 f
CDC-Risiko-Score 161 f
Cephalosporine 183, 383, 386 ff
Cephalosporin-Resistenz 324 ff
Charnley-Studie 56 ff
Chemotherapie, Schleimhautschädigung 95
Chinolone 182, 383
Chirurgie, Antibiotika-Einsatz 386 f
Chlamydien-Infektion 236
Chlorgas 115
Chlorhexidin 115, 141
Cholangiografie 290
Cholera 286
Citrobacter freundii 330
Citrobacter-Spezies 24
CJK-Erreger 174
– Proteinfixierung 176
– Übertragung 175 f
Clindamycin 386 ff
Clindamycin-Resistenz, natürliche 324
Clostridium 43
– difficile 44, 180 ff
– perfringens 112, 121, 186
Cloud
– adult 54 f, 335
– baby 54, 335 f
Cluster 28

Corynebacterium spp. 43
Cotrimoxazol 328
C-reaktives Protein 364f
Credé-Prophylaxe 235
Creutzfeldt-Jakob-Krankheit 173ff
– Prävention 176ff
– Risiko nach Fachgebiet 179
Cryptosporidien 232
Cryptosporidium parvum 179, 186
Cytomegalie-Virus 238, 264

D

Dampfdesinfektion 111f
Dampfkreislaufverfahren, druckloses 112
Dampfsterilisation 121
Dampfsterilisator, Betriebszeit 122
Dampf-Strömungsverfahren 112
Dampf-Vakuumverfahren, fraktioniertes 112
Darmflora 43, 184
– Dysbiose 182
– Harnwegsinfektion 152f
Daten
– Bewertung 19
– Vergleich 20
Datenanalyse 11f
Datensammlung 10f, 16
– Antibiotikaresistenz 23, 30
Dekontamination 299f
Dekontaminationsmethode 110f
Demenz 314
Dermatitis, chronische 94
Desinfektion 55, 109ff
– chemische 109, 113, 119f
– Definition 110f
– Dialyse-Abteilung 226
– gezielte 309
– Keimzahlreduktion 111
– Kinderheilkunde 267f
– thermische 109ff
Desinfektionsmethode 111ff
Desinfektionsmittel 113ff
– chemische 122f
– Personalexposition 109
– Toxizität 232
– Umgang 118f
– Viruswirksamkeit 117, 188
Desinfektionsmittel-Empfindlichkeit 232
Desinfektionsmittelklasse 113
Desinfektionsmittelliste 113, 117f
Desinfektor 8
Desorption 122
Device (invasive Maßnahme) 20ff, 40, 146ff
Device-Tage 20
DGHM-Liste 117
Diabetes mellitus 162, 333
Diagnostik, mikrobiologische 369ff
Dialysat 217, 219f
Dialyse 217ff, 333f
– gelbe 224
– Maßnahme bei Tuberkulose 206
– beim MRSA-positiven Patienten 224

– räumlich getrennte 222
– Verbandswechsel 224f
– Virusinfektion, blutassoziierte 221ff
– Zytokin-Produktion 221
Dialyse-Abteilung
– Desinfektion 226
– Flächenreinigung 226
Dialysegerät 217ff
Dialyse-Konzentrat 219
Dialyse-Schlauchsystem 219
Dialysesystem, Kontamination 221
Dialysewasser
– Aufbereitung 218f
– Untersuchung, mikrobiologische 219f
Diarrhö 185
– antibiotikaassoziierte 44, 180, 182
– Clostridium-difficile-assoziierte (CDAD) 180ff
– – Händehygiene 191
– – Prävention 184, 191
– – Therapie 183f
– – Umgebungskontamination 191
– Erreger 186f
– Stuhldiagnostik 180
Diät, keimreduzierte 250, 253
Dickdarmoperation 161
Differenzialblutbild 365
DIN 1946-4 70, 88ff, 315
Diphtherie 286
Direktor, ärztlicher 5f, 9
Disperser 50, 53, 86f
Dispersionskammer 77f
Distanzierung, räumliche 319f, 338f
DNA, erregerspezifische 51
DNA-Übertragung, horizontale 324f
Dokumentationspflicht 25f
Drainage 163, 290
Dreiwegehahn 142
Druckfiltration 123
Druckhütchen 216
Druckmessung, intravasale 144f
Dura-mater-Transplantation 174
Duschen 163f, 193
Dysenterie 185

E

Eingriff
– invasiver, expositionsgeneigter 94
– operativer, Kontaminationsklasse 161
– perkutaner 291
– septischer 279f, 283
Einmalhandschuhe 55
Einstichstelle 139f
– Infektion 138, 146
– Infektionszeichen 141
Einzelzimmer 106f, 320, 322f
– bei Immunsuppression 249
– Infektion, gastrointestinale 188ff
– MRSA 338f
– Tuberkulose 203
Eismaschine 307
Eiter 371

Eiweißfehler 114 ff
Endokarditis 227, 369 f
Endomyometritis puerperalis 234
Endoskop
– Aufbewahrung 230 f
– flexibles 177 f, 226
– Kontamination 227
– Reinigung 228, 230
– Trocknung 230 f
Endoskop-Aufbereitung 177 f, 191, 216
– chemische, manuelle 229, 231
– chemo-thermische, maschinelle 228 ff
– Überprüfung, mikrobiologische 232
Endoskopdesinfektion 114
Endoskopie 226 ff
– CJK-Übertragung 177 f
– Desinfektionsmittel 232
– Erregerkontakt 228
– Infektionsrisiko 226 f
– Personalschutz 227 f
– Zusatzinstrumentarium 230 f
Endoskop-Reinigungs- und Desinfektionsgerät 227 ff
Endotoxin 221, 381
Endotoxingehalt im Wasser 219
Enolase 375
Enteritis-Salmonellen 38, 185
– Inkubationszeit 179
Enterobacter cloacae 24, 330
Enterobakteriazeen 43, 148
– Antibiotikatherapie 386 ff
Enterococcus
– faecalis 24, 329
– faecium 24, 329
Enterokokken 43 f
– Aminoglykosid-Empfindlichkeit 27
– Bakteriämie 148
– Cephalosporin-Resistenz 324
– Cotrimoxazol-Resistenz 328
– Gentamicin-High-Level-Resistenz 26 f
– vancomycinresistente 28, 327, 331 f
Enterokokken-Pneumonie 156
Enterokolitis, pseudomembranöse 44
Enterotoxin 185 f, 354
Enteroviren 238
Entnahmekanüle 133
Entzündungsmediator 381
Entzündungsparameter, unspezifische 363 ff
Entzündungszeichen 366 ff
Enzephalopathie, spongiforme, transmissible (TSE) 173
Enzym, bakterielles 325 f, 328
Epidemiekurve 346 f
Epidemiologie 37 ff, 345
Episiotomie 242
Erbrechen 187
E-RDG (Endoskop-Reinigungs- und Desinfektionsgerät) 227 ff
Erkältung 54, 136 f, 270
Ernährung 250 ff
– Intensivpatient 258
– parenterale, totale 144 f
Erreger (s. auch Bakterien)
– Antibiotikaresistenzmuster 384
– Aussaat, hämatogene 155

– biofilmproduzierende 153
– als biologische Waffen 354 ff
– hoch kontagiöse 285
– multiresistente 285, 324 ff
– opportunistische 44 f, 169
– Pathogenitätsfaktor 37 f
– Redispersion 72 f
– resistente 27 f
– – Dokumentationspflicht 24 ff
– – Surveillance 23 ff
– Typisierung 349
– Wachstumsverhalten 153
Erregerquelle 38, 50, 346
– Isolierung 321
Erregerreservoir 38, 50
– endogenes 45
– exogenes 45, 303 ff
– – intraoperatives 160
– – postoperatives 160
– Hautflora 52
– Luft 56 ff, 89
– Umgebung 165, 303 ff
– Wundinfektion, postoperative 163 ff
Erregerspektrum 41, 44 f
– Antibiotika 384
– Bakteriämie 147 f
– Pneumonie 155 f
– Überwachung 5
Erregerübertragung 46 ff, 319 ff
– aerogene 46 ff, 51
– – Hygienemaßnahme 323
– – versus Kontaktübertragung 53 ff
– – im Operationssaal 85 ff
– – Präventionsmaßnahme 55
– – Virusinfektion 312 f
– Prävention 55, 328
– kontinuierliche 346 f
– Patient-Patient-Übertragung 227
– Übersicht, tabellarische 323
Erreger-Wirt-Wechselwirkung 37 ff
Erythromycin-Resistenz 26
Escherichia coli 24, 28
– Antibiotika-Resistenz 324, 330
– Antibiotikatherapie 384
– darmpathogene 185 f
– enteroaggregative (EAEC) 185
– enterohämorrhagische (EHEC) 179, 185 f
– enteroinvasive (EIEC) 185
– enteropathogene (EPEC) 185
– enterotoxische (ETEC) 185
– Inkubationszeit 179
Europäische Pharmakopoe 218
Evidenz 5
Exanthem 358
Exit-site-Infektion 225
Exkret 203
Extended-Spectrum-Beta-Laktamase (ESBL) 325 f
Extubation 279

F

Fachpersonal 3 ff
Fadenpilz 169
Fall-Kontroll-Studie, retrospektive 304
Fangopackung 290
Farbstoffe 115
Feinstaubmaske s. Atemschutzmaske
Fensterlüftung 317
Feuchtigkeitscreme 103
FFP-Maske 107, 204
Fieber 363 f, 367
– hämorrhagisches 92, 286
Filter 56, 62, 316
Filtrationsverfahren 71
Fingernägel, künstliche 101 f, 271
Flächendesinfektion 119 f, 308 ff
– Aldehyde 114
– Eingriff, septischer 279
– Einwirkungszeit 118
– Fahrzeug 285 f
– Glucoprotamin 115
– in der Gynäkologie 243
– Intensivstation 257
– Peroxidverbindung 116
– Tuberkulose 207
– versus Reinigung 109
Flächendesinfektionsmittel 118
Flächenkontamination 101, 120
Flächenreinigung 100, 104, 308 ff
– Dialyse-Abteilung 226
– HBV-Infektions-Prävention 223
– Mängel 310
– Operationssaal 283
– Outsourcing 310
Flora
– anaerobe 43
– endogene 63, 159 f
– residente 103, 164 f
– transiente 102 f, 164
Fluconazol 44
Flüssigkeitszufuhr, subkutane 145
Flüssigseife 305 f
– antimikrobielle 276, 306
Formaldehyd 114, 122
Fortbildung 5, 12
Fosfomycin 383
Fototherapie 264
Fremdkörper 61, 66 ff, 159
Frühgeborene 259, 264
Fusobacterium 43
Fußboden, kontaminierter 51
Fußbodendesinfektion 51, 119 f
Fußbodenreinigung 76
Fußmykose 289

G

Galaktomannan 171, 375
Gallenblasenoperation 75
Gassterilisation 122 f
Gastroenteritis 106
– lebensmittelbedingte 185
– virale 187 f
Gastrostomie, endoskopische, perkutane 258
Geburtshilfe 233 ff, 387
– Hygienemaßnahmen 241 ff
Gefäßpunktion 136
Gegenstand (s. auch Instrumentarium)
– Dekontamination 299 f
– Erregerreservoir 303
– Funktionsprüfung 301
– kontaminierter 95
– Risikokategorie 111 f, 340
– thermolabiler 177, 301 f
– thermostabiler 300 f
– Verpacken 300 f
Gelenkpunktat 371
Gelenkpunktion 136 f
Gentamicin-High-Level-Resistenz 26 f
Gentianaviolett 115
Gerätepool 177 f
Geschirr 203, 254, 272
Gesichtsfeld-Prüfgerät 217
Gesichtsschutz 295
Gesundheitsamt 16
Getränke 253
Gewebeprobe 72
Glucoprotamin 113, 115
Glutaraldehyd 114, 232
Glutaraldehyd-Kolitis 232
Glykopeptide 384
Glykoprotein, hitzelabiles 375
Glyoxal 114
Granulozyten 248
Granulozytopenie 169, 173, 249 ff
Granulozytose 365
Gynäkologie 233, 243 f, 387

H

Haare 165
Haarentfernung 162, 277, 280
Haarschutz 105
Haemophilus 43
– influenzae 384
Hals-Nasen-Ohren-Heilkunde 244 ff, 387
Hämodialyse 217 ff, 221
Hämodialyse-Konzentrat 220
Hämofiltration 144 f, 217
Hämolytisch-urämisches Syndrom 186
Hämorrhagisches Fieber 92, 286
Hand, Verunreinigung 103
Handbürste 271, 276
Händedekontamination 306
Hände-Dekontaminationspräparat 270
Händedesinfektion 100 ff
– chirurgische 276 f, 281, 306
– Injektion 133
– Keimzahlreduktion 104
– Norovirusinfektion 187 f
– präoperative 115
– Untersuchung, vaginale 234

Sachverzeichnis

Händedesinfektionsmittel 276
– Einwirkungszeit 101
Händehygiene 55, 101 ff, 308, 340
– Küchenpersonal 270 f
– bei Verunreinigung 103
Händewaschen 101 ff, 271
– Operationspersonal 276 f
Hand-Gesichts-Kontakt 54 f, 103, 340
Handschuhe
– chemikaliendichte 104, 271
– doppelte 61, 93, 276
– Küchenbereich 271
– Material 104
– Patientenversorgung 100
– Perforation 93 f, 276, 295
– sterile 276, 281
Handschuhwechsel 282
Handstück 296 f
Harninkontinenz 150 f
Harnwegsinfektion 12, 366
– Diagnostik 153
– Häufigkeitsverteilung 40
– katheterassoziierte 150 ff
– nach Katheterentfernung 152
– polymikrobielle 153
– Prävention 129
– Risikofaktor 151
– SENIC-Studie 14
Haut
– Staphylococcus-aureus-Besiedlung 333
– talgdrüsenreiche 134, 278
Hautabschürfung 305
Hautdesinfektion
– Einwirkzeit 134, 136, 140 f
– ineffektive 164
– vor Injektion 134 f
– Octenidin 116
– Patientenversorgung 100
– Polyvidon-Jodpräparat 115
– präoperative 278, 281
Hauterkrankung 352
– Küchenpersonal 270
Hautflora 43 f, 51 f, 136
– beim Kind 260
– residente 103, 164 f
– Wundkontamination 83
Hautinfektion 289
Hautmilzbrand 355
Hautoberfläche 52
Hautpflege 103, 271
Hautschaden 248
Hautschuppen 50 ff
– Erregerübertragung 86 f, 164
– Operationskleidung 76 f
– Operationssaal 58
Hautverletzung 92
Hawthorne-Effekt 15
HBeAg 93
HBsAg 93, 223
HBV s. Hepatitis-B-Virus
Healthcare-associated 39
Heavy Disperser 86
Hebamme 233

Heißluftsterilisation 121
Helmabsaugung 67, 77 f, 84
HEPA (High Efficiency Particulate Air) 62, 316
Hepatitis, Infektionsprävention 222 ff, 238 f
Hepatitis A 263
Hepatitis B 93, 95
– Ausbruch 224
– Dialyse 221 ff
– Operationsmaßnahme 280
– Patient-Patient-Übertragung 94 f
– Personal-Patient-Übertragung 94
– Prävention 222 ff
– Umgebungskontamination 222
Hepatitis-B-Impfung 94, 223, 263
– beim Neugeborenen 238 f
Hepatitis-B-Virus 92
– Screening 223
Hepatitis C 93 ff, 280
– Dialyse 222
– Ozon-Therapie 137
– Prävention 224
Hepatitis-C-Virus 92
Hepatitis D 222
Herpes labialis 242
Herpes-simplex-Infektion 235, 239
Herz-Lungen-Maschine 63, 75
Hirngewebeprobe 177
Hitze, feuchte 121
HIV 92
HIV-Infektion 280
– Darminfektion 186
– Nadelstichverletzung 93
– Prävention 224, 238 f
– Tuberkulose 199, 201
HME (heat-and-moisture exchanger) 126, 210
Hüftgelenkersatz 58, 68
Humanes-Papilloma-Virus-DNA 51
Hundebesuch 314
Husten 47 f, 54
Hydrotherapie 288 ff
Hygiene 4, 99 ff
Hygienebeauftragte 3, 7 ff
Hygienefachkraft 6 ff
– Autorität 12
– externe 16
– Surveillance-Durchführung 15, 19
– Zahl, ausreichende 13, 15
– Zusammenarbeit 22
Hygienekommission 9
Hygienemaßnahme, Übersicht, tabellarische 323
Hygieneplan 33 f
Hypothermie 162

I

IHO-Viruzidie-Liste 117 f
Imipenem 380
Immunfluoreszenz-Test 195
Immunität
– humorale 248
– zelluläre 248

Immunsuppression 44, 170, 247 ff
– Aspergillose 173
– Besucher 254 f
Immunsystem 381
Impaktionsverfahren 71
Impfung 295
Impingementverfahren 71
Implantationsoperation, orthopädische 60, 62
Indikator-Operation 166
Indoxylsulfat 152
Infektiologie, klinische 4
Infektion
– blutassoziierte 45
– deviceassoziierte 21 ff, 40, 146 ff
– endemische 40, 87
– Entstehung 35
– epidemische 40, 87
– fliegende 53
– gastrointestinale 179 ff
– – Ausbruch 180, 187
– – Erreger 179, 186 f
– – organisatorische Maßnahmen 189 f
– – Prävention 188 ff, 236, 238
– – Standardhygiene 101
– katheterassoziierte 145
– Koinzidenz 344, 346
– nahrungsmittelbedingte 268 f
– nosokomiale
– – Ausbruch s. Ausbruch
– – Charakteristika 39 ff
– – Datenerfassung 10
– – Definition 39
– – Häufigkeit 11 f
– – Häufigkeitsverteilung 40
– – bei invasiven Maßnahmen 146 ff
– – Reduktion 12 ff
– – Risikofaktor 40 f
– – sporadische 165
– – Surveillance 10 ff
– – vermeidbare 39 f
– – Zusammenhang
– – – epidemiologischer 344
– – – zeitlicher 39, 346
– postpartale 234 f
– respiratorische 240
– spezielle 169 ff
Infektionsdiagnostik 367 f
Infektionsdosis 38, 179
Infektionsprävention 99 ff, 368
– Einflussfaktor 13 f
– Erkrankung, nahrungsmittelbedingte 269 ff
– Händehygiene 101 ff
– Infektion, perinatale 236 ff
– Operationspersonal 275 ff
– Organisation 1 ff
– Radiologie 291
Infektionspräventionsmaßname 12, 21 f
– Gastroenteritis 188 ff
Infektionspräventionsprogramm 33 f
Infektionsrate 20 f
– Reduktion 13 ff

Infektionsrisiko 95
– Operationstechnik 163
– postoperatives 162 f
Infektionsschutzgesetz 10 ff
– Ausbruch 344
– Kommentar 27 ff
– SENIC-Ergebnis 13 f
Infektionsstation 318
Infektionsstatistik 16
Infektionszeichen 364, 367
Infektiosität, Dauer 38 f
Information, schriftliche 7
Infusionslösung 144, 149
– Anwärmen 307
Infusionssystem
– Manipulation 140
– Wechsel 140 ff
Infusionstherapie 143 f
Inhalationsgerät 158
Inhalationstherapie 308
Injektion 132 ff
– Hautdesinfektion 134 f
– Infektionsprävention 135
– intraartikuläre 136 f
– intrakutane 135
– intramuskuläre 136
– subkutane 135
Injektionslösung 133
Inkubationszeit 179
Inkubator 261, 267
Inlinefilter 142
Instrumentarium
– Dekontamination 299 ff
– HNO-ärztliches 247
– Kontamination 80
– Selbstbedienung 93
– thermolabiles 122
– Untersuchung, routinemäßige 313
– Verletzungsrisiko 298
– zahnmedizinisches 296 f
Instrumenten-Aufbereitung 100, 296 f
Instrumentendesinfektion 120
– Aldehyde 114
– Eingriff, septischer 279
– Glucoprotamin 115
– in der Gynäkologie 243
– Peroxidverbindung 116
– Tuberkulose 207
Instrumentendesinfektionslösung 118 f
Instrumentenentsorgung 279
Insulininjektion 135
Intensivmedizin 256 ff
Intensivpatient
– Augeninfektion 214
– Kinderheilkunde 259 ff
– komatöser 314
Intensivpflege, neonatologische 260 ff
Intensivstation 206
– Besucher 262
– Monitoring, mikrobiologisches 262
– MRSA-Übertragung 339
– Patientenisolierung 320
– RLT-Anlage 317 f

Intervention, medizinische 39, 291
Intoxikation 268 f
Intubation 124
Intubationsnarkose 210 f
Inzidenzdichte 20, 23, 28
Iodophore 115
Isolierung 319 ff
– Komplikation 339
– MRSA-Patient 338
– protektive 321
– Tuberkulose 203 ff
Isoniazid-Resistenz 201

K

Kaiserschnitt 234
Kalt-Sterilisation 123
Kalzium-Hypochlorit 115
Kangarooing 260, 262
Kanülenentsorgung 223
Kaskadentopf 126
Katheter
– antimikrobiell beschichteter 142 f
– getunnelter 138
– hydrogelbeschichteter 130
– implantierter 142 f
– intravasaler 21, 138 ff
– – Durchspülen 141
– – Entfernung 140, 150
– – Kolonisierung 149
– – Liegedauer 142
– – peripherer 142
– – Verbandswechsel 140 f
– nicht getunnelter 138
– peripher-zentraler 139
– zentraler 138 f, 142
– – Infektion 220
Katheterdrucksensor 243
Katheter-Hub 149
Kathetermaterial 130
Katheterobstruktion 153
Katheterspitze 373
– Besiedlung 21, 141
– Kultur 150
Kehlkopfpapillom 244
Keimzahl 43
Keimzahlreduktion 104, 111, 385
Keratoconjunctivitis epidemica 214 ff
Kind
– Erregerspektrum 259
– OP-Vorbereitung 278
– Schleimhautdesinfektion 264
Kindbettfieber 233 f
Kinderheilkunde 259 ff
Kinderkleidung 261
Kinderkrankheit 53, 312
KISS-Daten 20 f
KISS-Methode 18
KISS-Projekt (Krankenhaus-Infektions-Surveillance-System) 15, 18
Klebsiella pneumoniae 186, 384
– Antibiotikaresistenz 324, 330

Klebsiella-Spezies 24, 152
Kleidung 104 ff
– impermeable 58, 76 f
Klimatisierung 315
Kniegelenksersatz 68
KNS s. Staphylokokken, koagulasenegative
Kohorte 106
Kohortenisolierung 266, 320 f
Kokken, grampositive 329
Kolitis
– hämorrhagische 186
– pseudomembranöse 180 f
Kolonisation 344 f
Kondenswasser 126
Kondomkatheter 132
Konjugation 325
Konjunktivitis 235
Konnektor 142
Konservierungsmittel 133
Kontakt
– enger 199
– parenteraler 92
Kontaktgläser 216
Kontaktübertragung 46 ff, 50, 53 ff
– Augeninfektion 213 f
– Präventionsmaßnahme 55
– Unterbrechung 322
Kontaminationsklasse 161
Kontrasteinlauf 291
Kontrastmittel 291
Kontroll-Index 11 f
Kontroll-Maßnahme, intensive 13
Kopfbedeckung 58 ff, 74
– Operationspersonal 275, 282
Körperabsaugung 58 f, 67 ff
– Luftkeimzahl 77 f
– Wundkontamination 81 f
Körperemission 59
Körperflora 41, 43 f
– Beeinflussung 380
– Wundinfektion, postoperative 164
Körperflüssigkeit 92 f, 100, 284
Körperhöhle, Punktion 137
Körperpflege, präoperative 277
Körpertemperatur 363 f
Körperwäsche 250, 280
– antiseptische 342
Kortikoidtherapie 367
Kortisonlösung 136 f
Krankengymnastik 287
Krankenhaus, Erfordernis
– bauliches 310 f
– technisches 311 ff
Krankenhausaufenthalt 3, 162
Krankenhaushygiene 3, 6
Krankenhaushygieneingenieur 3, 8
Krankenhaushygieniker 3 f, 350 ff
– Aufgabengebiet 5
– Datenerfassung 30
– Einfluss auf Prävention 13
– Ersatz 8 f
– externer 19
– Qualifikation 4

Krankenhaushygieniker
– Stellung 5f
– Unterstützung 6f
– Weisungsberechtigung 5, 8
– Weiterbildung 4f
Krankenhauskeim 41
Krankenschwester 6
Krankentransport 203f
Krankheit
– hochkontagiöse 358
– übertragbare, meldepflichtige 280
Kreißbett 243
Kreißsaal 241, 243
KRINKO (Kommission für Krankenhaushygiene und Infektionsprävention) 4, 88ff, 337f
Küche 268ff
– Abstrichuntersuchung 274
– Besucher 272
– Desinfektion 272f
– Reinigung 273f
Küchenpersonal
– Arbeitskleidung 270
– Erkrankung 270
– Hygienemaßnahme 270ff
– Schulung 269
– Untersuchung 269
Küchenschädlinge 274
Kurzinfusion 140

L

Labor
– krankenhaushygienisches 3, 6
– zahntechnisches 297
Labordaten 28
Labordiagnostik 363ff
LAF (Laminar-Air-Flow) 56f, 61f, 316
– mit Körperabsaugung 81f
– Luftkeimzahl 64, 78ff, 81f
– Wundinfektionsrate 66f
– Wundkontamination, reduzierte 83f
LAF-Einheit, mobile 85
LAF-Kabine 84
Lagewechsel 157
Laktobazillen 43
Lamellenstrahlregler 306f
Langzeit-Tracheostoma 245f
Laryngoskop 267
Lasertherapie 244
Latex-Agglutinations-Test 375
Latex-Handschuhe 271
Latex-Katheter 131
Lavage, broncho-alveoläre (BAL) 156, 195, 371, 375
Lebensalter 162
Legionellen
– Aspiration 193, 195
– Infektionsdosis 38
– Temperaturoptimum 192
Legionellose 191ff
– Ausbruch 194, 197f
– Diagnostik 194f
– neonatale 235

– nosokomiale 192, 194
– Prävention 195ff
Legionelloserisiko 311f
Leitungswasser 166, 258f, 304ff
– Aufbereitung 218f
– Aufheizung 197
– Keimzahl 196
– Legionellen-Kontamination 192f, 196
– Ohrspülung 246
Leitungswassernetz, Sanierung 197f
Leukozyten, stabkernige 365
Leukozytenzahl 365
Leukozyturie 150
Lichtleitkabel 231
Lidwell-Studie 68f, 89
Linksverschiebung 365
Liquor 137, 371f
Listeriose 236
Lokalanästhetika 137
Luft 56ff, 89
– Sporenzahl 171
Luftfilterung 56f, 61f
– 2-stufige 88, 315f
– 3-stufige 88, 316
Luftkeimzahl 63ff
– Belüftungsart 78f, 82
– Bestimmung 71
– Fußbodenreinigung 76
– LAF mit Körperabsaugung 81f
– Operationskleidung 76ff
– Operationssaal, septischer 74f
– Personalaktivität 76f, 164
– Quellüftung 85
Luftkontamination 63, 83f
– Personalaktivität 73
– Studie, mikrobiologische 70ff
Luftpartikel 164
– Konzentration 81f
– Sedimentation 80, 83
Luftströmung 316
– laminare 56f
Luftwechselrate 82
Lumbalpunktion 137
Lungenfunktionsgerät 158
Lungeninfiltrat 125
Lungenmilzbrand 354ff
Lungenpest 354, 357
Lymphknotenschwellung 357
Lymphozytopenie 365

M

Magen, Kolonisierung 157
Magenfistel 178
Makrolide 383
Mannan 374f
Masern 53, 239, 312
Maske 55, 106f, 322f
– MRSA-Prävention 340
– Operations-Maske 100, 106f, 281f
– Operationspersonal 275

– Patient 248, 278
– Tuberkulose-Prävention 202, 204 f
Maßnahme, invasive 20 ff, 41 f, 124 ff
– Infektion 146 ff
– MRSA 342
Mastitis puerperalis 235
Material
– Entnahme 369 ff
– Lagerung 369 ff
– Handverunreinigung 103
– infektiöses 92 f, 177, 284
– – Schutzmaßnahme 284, 286
– nicht infektiöses 93
Materialaufbereitung 299 ff
Materialtransport 369
Medikamentenlösung 133
Medikamentenverneblung 128
Medikamentenzerstäuber 246
Mehrbettzimmer 108
Mehrdosisbehältnis 133
Mehrfachentnahmekanüle 95
Meldepflicht 279 f
Meningitis, neonatale 235
Meningoenzephalitis 286
Methicillin-Resistenz 23, 327, 332 ff
Metronidazol 183, 383
Micrococcus spp. 43
Mikrobiologie 4
Milchflasche 265 ff
Milzbrand 286, 354 ff
Milzbrandsporen 353
Mineralwasser 253
Minocyclin-Derivat 384
Mischströmung, turbulente 80, 82, 316
– Wundkontamination 88
Mittelstrahlurin 372
Monitoring, mikrobiologisches 262
Monobactame 383
Moraxella 43
MRE s. Erreger, multiresistente 328
MRSA 31 f, 332 ff
– Berliner Epidemiestamm 338
– Dekolonisierung 341 ff
– Dialyse 224
– Isolierung 338 f
– Maßnahme
– – diagnostische 342 f
– – bei Operation 279 f, 342
– Nasenabstrich 32
– Patienten-Screening 340 f
– Personal-Screening 341
– Prävalenz 31 f, 337
– Prävention 337 ff
– Risikofaktor 334 f
– Studienergebnisse 339
– Surveillance 31 ff
MRSA-Besiedlung 32
MRSA-KISS 31 f
MRSA-Last 32
MRSA-Rate, nosokomiale, MRSA-Tage-assoziierte 32
MRSA-Screening 334
MRSE 329 ff
– Bedeutung, epidemiologische 331

MSSA (methicillinsensible S. aureus) 332
Multiresistenz 328
Mumps 239 f
Mund-Nasen-Schutz 106 f
– chirurgischer 100, 281
Mundpflege 249 f, 258
Mundschutz 295
Mupirocin 341 ff
Muttermilch 262 f
– Pasteurisierung 264
Mycobacterium
– avium 186
– tuberculosis 198 ff
– – Stamm, multiresistenter 201
Myelografie 290 f
Mykobakterien 232
Mykoplasma 43

N

N95-Maske 204
Nabelpflege 260 f
Nadelstichverletzung 46, 93 f
Nagellack 101 f, 271
Nahrung 253 f, 268 f
Nahrungsmittel 269 ff
– Kontamination 186, 253, 268 f
– Rückstellprobe 274
Nahtmaterial 38, 175
Narkoseausleitung 210 f
Narkosegerät 212
Narkoseschlauchsystem 210
Nase 126
– Keimzahl 335
– Staphylococcus aureus-Besiedlung 54, 160, 333
Nasenabstrich 32, 372
Nasennebenhöhle, Aspergillus-Besiedlung 169 f
Nasennebenhöhlensekret 372
Nasentropfen 246
Nasopharyngealflora 164
Nationales Referenzzentrum (NRZ) 15
Natriumhydroxid (NaOH) 174, 178
Natrium-Hypochlorit 113, 115
Neisseria 43
Nekrose 357
Neugeborene
– Ernährung 262 f
– Infektionsrisiko 241
– Intensivstation 259 ff, 267
– Kolonisierung 260
– Staphylococcus aureus-Besiedlung 333
Neugeboreneninfektion 235 ff
Neugeborenenstation 264 f
Neugeborenenzimmer 242 f
Neutropenie 248
NIDEP-2-Studie 15
NNIS-Projekt 15
Noroviren 179 f, 187 f
Notfallambulanz 206
Notfallmedikament 133
Notfall-Operation 163
No-Touch-Technik 141

O

Obduktion 356
Oberflächenbeschaffenheit 310
Oberflächenkontamination 308 ff
Octenidin 116, 261, 264
ÖGD (Öffentlicher Gesundheitsdienst) 10, 19
– Einsichtnahme 25
Ohrentropfen 246
Ohrspülung 246
Öl-in-Wasser-Emulsion 103
Operation
– aseptische 161
– Personalwechsel 61
– septische 161
Operationsabteilung 274 ff
– alte 62 ff, 65 f
– bauliche Konzeption 165 f
– Luftkontamination 72 f
– Maßnahme
– – postoperative 279
– – bei Tuberkulose 206
– neue 62 ff, 65 f
– RLT-Anlage 317
Operationsdauer 162
Operationsfeld
– Abdeckung 283
– Desinfektion, präoperative 281
– UVC-Bestrahlung 66
Operationshandschuhe 61, 93
Operationskleidung 68
– impermeable 61, 76 f
– Luftkeimzahl 76 ff
– Porengröße 76 f
– sterile 276, 281
Operations-Maske 106 f, 281 f
Operationspersonal 275 ff
– Aktivität 73, 82, 84
– Erregerreservoir 160
– Händedesinfektion 276
– Schmuck 282
Operationssaal 56, 281 ff
– Altbau versus Neubau 62 ff
– aseptischer 74 f
– Belüftung 61 f, 64, 90 f
– – konventionelle 67 f
– Erregerreservoir 164 f
– Erregerübertragung, aerogene 85 ff
– Flächenreinigung 283
– LAF 66 ff
– Luftkeim 165
– Luftkeimzahl 64, 66
– Personalaktivität 73, 82, 84
– Personalzahl 84
– septischer 74 f
– mit Trennwand 82, 84
Operations-Schuhe 283
Operationstechnik 163
Operationstücher 279
Operationswunde 168
Ophthalmia neonatorum 235
Optikspülflasche 231, 233
Organisationsstruktur 3 ff

Organtransplantation 255
Oropharynx, Kolonisierung 157
Orthophthalaldehyd (OPA) 114
Oxacillin-Resistenz 324, 327, 329 f
Oxazolidinone 384
Ozon-Therapie 137 f

P

Papillomavirus-Infektion 244
Paratyphus 286
Partikel 81, 83
– infektiöse, proteinhaltige 175
– schwebende 164
Parvovirus-B-19 240
Pathologie 206
Patient
– hämatologisch-onkologischer 317
– immunsupprimierter 247 ff
– Maske 278
– Trennung, räumliche 222, 322 f
– Umlagerung 278
Patientenflora, Erregerreservoir 163 f
Patientenisolierung 99, 107 f
Patientenkontakt beim Verbandswechsel 168
Patientenschutz 104
Patienten-Screening 340 f
Patiententransport 279, 283 ff, 323
Patientenumgebung 303 ff
Patientenversorgung 22, 99 f
Patientenvorbereitung, präoperative 277 f, 280
Patientenzimmer 100, 106 ff
– bei Immunsuppression 249
– RTL-Anlage 255
– Schwebstofffilterung 173
Patient-Patient-Übertragung 94 f
Patient-Personal-Übertragung 93 f
PE-Katheter 138
Penizillinbindendes Protein (PBP) 327
Penizilline 383
Penizillin-Resistenz 325
Peressigsäure 116
Perikardpunktat 372
Peritoneal-Dialyse 225 f
Peritonealkatheter 225
Peritonealpunktat 372
Peritonitis 225
Permeat 220
Peroxidverbindung 116
Personal 8 f
– besiedeltes 352
– Erregerreservoir 164 f
– externes 16
– Geburtshilfe 236 ff
– Händehygiene 308
– HBV-Infektion 221
– Infektion, gastrointestinale 189 f
– Intensivstation 257
– Krankentransportwesen 283 ff
– MRSA-Besiedlung 334 f
– Staphylococcus aureus, Übertragung 335 f

– Trennung 222
– Übertragungsrisiko 93 f
– Wäscherei 292
Personalaktivität 76 f, 82, 84
Personalexposition, Desinfektionsmittel 109
Personal-Patienten-Übertragung 94 f
Personalschutz 104, 295
– Endoskopie 227
– Sterilgutversorgungsabteilung 298
Personal-Screening 341
Personalstruktur 3 ff
Personalumkleide 106
Personaluntersuchung, mikrobiologische 270
Pertussis 237
Pest 286, 353 ff
Pflegepersonal, hygienebeauftragtes 3, 9
Phenole 116
Phosphorsäure 188
Physiotherapie 287 ff
Pilzinfektion 44, 374 ff
Pilzsporen 169, 308
Plasmasterilisation 122
Plasmid 325 ff, 383
Pleurapunktat 137, 372
Pneumokokken
– Erythromycin-Resistenz 26
– Penizillin-Resistenz 23, 327
Pneumokokken-Impfung 157
Pneumonie 12, 154 ff
– Aspergillus-Infektion 169
– beatmungsassoziierte 154, 156
– Häufigkeitsverteilung 40
– Legionellose 192 f
– Prävention 157 ff
– SENIC-Studie 14
Pneumonierisiko 126, 128, 155
Pocken 353 f, 357 ff
– Patientenversorgung 358 f
Pockenimpfung 357
Pockenvirus 358
Poliomyelitis 286
Polyäthylen 77
Polyurethan-Katheter 138
Polyvidon-Jodpräparat 115, 141, 264
Pontiac-Fieber 192
Portsystem 135 f, 142
Posttransfusionshepatitis 92
Prävention
Prionen 175, 232
Prokalzitonin 365 f
Propanol 114 f
Propionibacterium acnes 43
Propionibakterien 73 f
Propofol 211 f
Proteus 152
– mirabilis 153
– vulgaris 330
Pseudobakteriämie 147
Pseudomembran 181
Pseudomonas 43, 307
– aeruginosa 24, 28, 330, 327
Pulmonalarterienkatheter 142
Pulvernahrung 258, 264 f

Punktion 132 ff
– Desinfektionszeit 136
– Infektionsprävention 135
PVC-Katheter 138
PVP-Jodlösung 115, 141, 264
Pyelonephritis 151

Q

Q-Fieber 354
Qualitätssicherung 5, 17
Quarantäne 319
Quats s. Ammoniumverbindung, quaternäre
Quecksilber 116
Quelllüftung 85

R

Radikale, freie, hochreaktive 122
Radiologie 290 ff
Rauchabsaugung 244
Raumdesinfektion 207
Raumklasse-1 70, 88 ff
Raumklasse-2 88 ff
RDG 109 ff, 299 ff
Reaktion, pyrogene 221
Referenzdaten 19 f
Referenzdatenbank 15
Regionalanästhesie 134 ff, 211
Reinigung 55, 109 f, 308
Reinigungs– und Desinfektionsgerät (RDG) 109 ff, 299 ff
Reinraumkammer 57 ff, 80
Reisediarrhö 185
Rektalabstrich 372
Reserve-Antibiotika 383 f
Respiratory-Syncytial-Virus 54, 265 f
Rhagaden 235
Rifampicin-Resistenz 201
Ringelröteln 240
Risikofaktor
– endogener 40, 162
– exogener 40 f, 162 f
RKI (Robert-Koch-Institut) 10, 17 f
– DIN 1946-4 88 ff
– Empfehlung 23
RKI-Liste 113, 117
RLT-Anlage 56, 64 ff, 315 ff
– Aspergillus-Sporenzahl 171
– defekte 65
– DIN 1946-4 70, 88 ff
– Funktion
– – einwandfreie 316 f
– – fehlerhafte 312
– Infektionsstation 318
– Intensivmedizin 317 f
– Konzeption 79 ff
– Kühlluftgebläse 84
– Lidwell-Studie 70
– Luftkeimzahl 78 f, 82
– Luftwechselrate 79 f
– Operationsabteilung 166, 317

RLT-Anlage
– Patientenzimmer 249, 255
– Sterilgutversorgungsabteilung 298 f
– Überwachung 313
– Wundinfektionsrate 68
Röntgenschürze 279
Rooming-in 241
Rotaviren 179 f, 188, 266 f
Röteln 240
RSV-Infektion 265 f
Rückenschmerzen 366

S

Salmonella typhi 179
Salmonellen 185
– Ausscheidung, asymptomatische 38
Sandwich-ELISA-Verfahren 375 f
Sanitäre Anlagen 241 f, 249
Sauerstoff-Befeuchter 158
Sauerstoffzufuhr 162
Säuglingsstation 264 ff
Scheidendiaphragma-Anpassungsring 243
Schimmelpilz 169, 308
Schioetz-Gerät 216
Schleimhaut, Blutkontakt 93
Schleimhautdesinfektion 100, 115 f
– beim Kind 264
Schleimhautflora 43 f
Schleimhautreizung 114 f, 122
Schleimhautschaden 95, 248
Schleuse 88, 165
– aktive 318
– passive 317
Schlussdesinfektion 120
Schmerzen 366
Schmierinfektion 46 f
Schmuck 101 f, 271, 276
– des Patienten 280
Schnuller 267
Schuhe 105
Schutzbrille 93
Schutzhandschuhe s. Handschuhe
Schutzkleidung 105, 262, 287 f
– Patientenversorgung 100
– Tuberkulose 203 f
Schwebstoffe 49
Schwebstofffilter 88, 166, 173
– Definition 316
Schwermetalle 116
Screening-Agarplatte 332
Screening-Untersuchung 331
Sedimentation, Wundkontamination 84
Sedimentationsverfahren 71
Seife 250, 305 f
– antimikrobielle 270, 276 f, 306
Sekret 203
– respiratorisches 284, 286, 295
Sekretauffangbehälter 127
Selbstinokulation 54
SENIC-Studie 11 ff

Sepsis 12, 14, 40, 146
– gramnegative 21
– katheterassoziierte 138, 147 ff
– Milzbrand 356
– SENIC-Studie 14
Sepsis-Syndrom 381
Serratia marcescens 24
Shiga-Toxin 185 f
Shigellen 179, 185
Shunt-Punktion 220
Siebstrahlregler 306
Silikonkatheter 130
Silikonschlauchsystem 216
Sondennahrung 258
Sondenpflege 258
Sonografie, transvaginale 243
Spaltlampe 217
Spekulum 243
Spielsachen 268
Spinalanästhesie 211
Spirometer 157
Sporen 110 f, 113
– Inaktivierung 112 f, 121, 232
– Inhalation 169, 355
– Umweltpersistenz 355
Sprosspilz 44
Spülwasser 228, 233
Sputum 372
Stäbchen
– diphtheroide 43
– gramnegative 41, 155
– – multiresistente 331 f
– – Resistenzmuster 329 f
Stammzelltransplantation, hämatopoetische 169
Standardhygiene 99 ff, 283
– Maßnahmen 101 ff
– MRSA-Prävention 339 f
– Ziel 321 f
Staphylococcus
– aureus 24
– – Antibiotikaresistenz 28
– – Antibiotikatherapie 384, 386 ff
– – Aussaat, hämatogene 146
– – Besiedlung 43, 47, 333 ff
– – – des Dialyse-Patienten 220
– – – nasale 54 f, 160, 164, 333
– – Infektionsdosis 38
– – Infektionsprävention 237
– – Kontaktübertragung 336 f
– – Körperflora 41
– – Mastitis puerperalis 235
– – methicillinresistenter s. MRSA
– – Oxacillin-Resistenz 329
– – Pneumonie 155
– – Redispersion 72 f
– – Reservoir, natürliches 333 ff
– – Übertragung 54 f, 87, 335 ff
– – Vancomycinresistent 329, 331
– – Wundinfektion, postoperative 163
– epidermidis 329 f
Staphylococcus aureus-Bakteriurie 153
Staphylococcus aureus-Infektion
– Quelle 72

– Risikofaktor 334
Staphylococcus aureus-Reservoir 71
Staphylokokken 43
– Bakteriämie 147 f
– koagulasenegative 43 f
– – Antibiotikaempfindlichkeit 330
– – Antibiotikatherapie 384
– – Bakteriämie 147 f
– – Katheterinfektion 138
– – Nachweis 329 f
– – beim Neugeborenen 260
– – Wundinfektion, postoperative 163
Staub 51
Staubentwicklung 172
Staubsauger 312
Staubschutz 172
Stenotrophomonas maltophilia 24, 27, 330
Stent-Implantation 229
Sterilfilter 229
Sterilfiltration 123
Sterilgutversorgung, zentrale 297 ff
Sterilisation 109, 111 f
– Filtrationsverfahren 123
Sterilisationsmethode 121 ff
Sterilisatoren-Spange 301
Sternuminfektionsrisiko 163
Strahlregler 258 f, 306 f
Streptococcus pneumoniae 24, 38, 43
Streptogramine 384
Streptokokken
– A s. A-Streptokokken
– Antibiotikatherapie, perioperative 386 ff
– Infektionsprävention 237
– penizillinresistente 327
– vergrünende 43
Streptomycin-High-Level-Resistenz 26
Streuer 53
Studie
– klinische 56 ff
– – Auswirkung 61 f
– – kontrollierte 89
– – prospektive 63 ff, 304
– – randomisierte 62, 68
– – retrospektive 63 f, 66 f
– mikrobiologische 70 ff
Stuhldiagnostik 179 f
Stuhlprobe 284, 286
– Küchenpersonal 269
– Lagerung 372
Sturzsenkung 364, 367
Subklavia-Katheter 141
Surveillance 7
– aussagefähige 16 f, 32 f
– Definition 10 f
– Durchführung 16 f
– Erfassungsmethode 18 f
– Hawthorne-Effekt 15
– Infektionsreduktion 12 ff
– Indikator-Operation 166
– Mehrkosten 16 f
– der Prozesse 22
– Qualitätssicherung 17
– resistenter Erreger 23 ff

– Umfang 17 f
– Verpflichtung 10, 17, 19 f
– Voraussetzung, personelle 19
Surveillance-Daten 15
Surveillance-Index 11 f
Surveillance-Rate 20

T

Tauchdesinfektion 109
TcdA 181
TcdB 181
Teflon-Katheter 138
Temperatur, subfebrile 364
Tetracycline 383
Tier 314
Tolevamer 184
Tollwut 286
Topfpflanze 172
Total body exhaust suit 58 f
Toxin
– binäres 181
– Bindung 184
– Clostridium difficile 181 f
– Reaktion, pyrogene 221
Trachealkanüle
– Aufbereitung 246
– Wechsel 244 f
Trachealsekret 372
Tracheostoma 124
Tracheostomapflege 124 f, 244 f
Tracheotomie 124, 244
Träger 86 f
Trägheitsabscheidungsverfahren 71
Transduktion 325
Transformation 325
Transplantation 179
Transportfahrzeug 285 f
Transportinkubator 285
Trexler-Isolator 68
Trinkwasserdesinfektion 115
Trinkwasserkommission 196
Trinkwasserverordnung 304
Tröpfchen 47 f
Tröpfcheninfektion 47, 49, 322 f
Tröpfchenkern 47 f
– Erregerübertragung 50 f, 85 f
– Tuberkulose-Infektion 199
Tuberkulin-Hautreaktion, positive 198, 209
Tuberkulose 50, 198 ff
– Bronchoskopie 55
– Desinfektionsmaßnahmen 207
– extrapulmonale 208
– Infektiosität 199 f
– Isolierung 202 ff
– Isolierungsdauer 207 f
– Kontaktperson
– – tuberkulinnegative 209
– – tuberkulinpositive 209
– latente 201
– Materialtransport 284
– offene 209, 285

Tuberkulose
– Patientenversorgung 205 f
– Personaluntersuchung 208 f
– Postexpositionsprophylaxe 209
– Prävention 201 f
– Primärinfektion 198
– Reaktivierung 201
– Reinfektion 198
– Resistenzentwicklung 201
– Risiko, nosokomiales 200 f
– Schutzmaßnahme 284
– Superinfektion 198
Tuberkulose-Exposition 208
Tuberkulose-Prävalenz 198, 209
Tuchabdeckung, sterile 136 f
Tularämie 354
Tunnelinfektion 143, 225
Tupfer
– sterile 135
– sterilisierte 135
Typhus 286
Typisierungsverfahren, molekularbiologisches 304

U

Überdruckverfahren 112
Übertragungsweg 319 f
– fäkal-oraler 46
– Unterbrechung 321 ff
Ulkus, schmerzloses 355
Ultrafiltration 218
Ultraschallbad 300
Ultraschallsonde 216, 243
Ultraschall-Vernebler 158
Umgebung 165, 303 ff
Umgebungskontamination 303 f, 322
– Fall-Kontroll-Studie 304
Umgebungsuntersuchung 313 f, 349 f
Umkehrisolierung 321
Umkehrosmose 218
Umkleideraum 297
Unfallverhütungsvorschrifen (UVVen) 292
Universal precautions 92
Unterdruckverfahren 112, 123
Unterernährung 162
Unterlagen, Einsicht 19
Untersuchung
– mikrobiologische 369 ff
– vaginale 234, 241
Untersuchungsmaterial s. Material
Unterwäsche 77
Ureaplasma 43
Ureidopenizilline 383
Urin 372 f
– Färbung, rot-violette 152
Urinauffangbeutel 130, 153
Urindrainage 129
Urinentnahme 130
Urinretention 150
Urogenitalsekret 373
Urologie 388
UV-Licht 66, 202, 218, 229

V

Vaccination 357
Vaccinia-IgG 359
VAH-Liste 117 f
Vancomycin 183 f, 384
– Antibiotikaprophylaxe, perioperative 386 ff
Vancomycin-Resistenz 23, 26, 327, 329
– Enterokokken 331 f
– natürliche 324
Variolavirus 357
Varizella-Zoster-Virus-DNA 51
Varizellen, Übertragung 53
vCJK 174 ff
Venendruck, zentraler 145
Venenkatheter 139
Venenkatheterspitze 373
Venenpunktion, Desinfektionszeit 136
Ventrikeldrainage 258
Ventrikelshunt 65
Verbandswagen 167
Verbandswechsel 107, 166 ff
– Dialyseabteilung 224 f
– Katheter, intravasaler 141
– No-Touch-Technik 141
– Vorgehen 167
Verbindung, chlorabspaltende 115
Verdrängungsströmung
– laminare 316
– turbulenzarme (TAV) 84 f, 166, 316
Verdünnungslüftung, turbulenzreiche 82
Verletzung 178
Vernebler 128
– Aerosolbildung 307 f
– Aufbereitung 158
– Desinfektion 308
– Wasser, steriles 308
Vero-Toxin 185 f
Vibrio cholerae 179
Virales hämorrhagisches Fieber (VHF) 92
Viren 45
Virulenz 37
Virulenzverlust 51
Virusaktivität 54
Virus-DNA 244
Virusinfektion 45
– blutassoziierte 92 ff, 221 ff, 279 f
– Kinderkrankheit 53
– Patient-Patient-Übertragung 94 f
– Patient-Personal-Übertragung 93 f
– Personal-Patienten-Übertragung 94 f
– Prävention 222 ff
– respiratorische 101
– Risikogruppe 93 ff
– Staphylococcus aureus-Interaktion 54
– Übertragungsweg 49, 312 f
Virustiter 93
Vitrektomiegerät 216
Vorschrift, gesetzliche 5, 16

W

Wachstumshormon, humanes 174
Waffe, biologische 353 ff
Wannenbad 289 f
Wärme, trockene 121 f
Wärmedecke 75
Wäsche 250
– hochinfektiöse 292
– infektionsverdächtige 292
– infektiöse 203, 292
– nasse 293
Wäschedesinfektion 116, 120, 293
Wäschekategorie 292
Waschen, desinfizierendes 293
Wäscherei 291 ff
– Arbeitsablauf 293 f
– Trennung, räumliche 294
Wäschesammlung 293
Wäschetransport 293
Wäschewagen 294
Waschmaschine, dezentrale 261, 294
Waschschüssel 120
Waschwasser 305 f
Wasser
– deionisiertes 220
– Keimzahl 304
– Keimzahlreduktion 297
– steriles 195, 308
Wasseraufbereitung, Dialyse 218 f
Wasserbad 307
Wasserbakterien 297, 304 f
– Desinfektionsmittel-Empfindlichkeit 232
Wasserboiler 197
Wasserfilter 197
Wassergeburt 235 f
Wasserhahn 258 f, 306 f
Wasserkontamination 50
Wasserprobe 196
Wasserqualität, Hydrotherapie 289
Wasserreservoir 51
Wasserstoffperoxid 116, 122
Wassertröpfchen, inhalierbare 311 f
Wasseruntersuchung 196 f
Weiterbildung 4 f
Wickeltisch 268
Windeln 261
Windpocken 286, 312, 358
– Prävention 240
Winkelstück 296 f
Wirtsfaktor 39
Wischdesinfektion 120, 207
Wochenfluss 242

Wochenstation 241 f
Wundauflage 167
Wunde
– Keimzahlbestimmung, intraoperative 71
– sekundär heilende 166
– sezernierende 101
– Spülung 71 f, 166
Wundinfektion, postoperative 12, 159 ff
– Altbau versus Neubau 62 f
– CDC-Risiko-Score 161 f
– Erregerreservoir 71 f, 163 ff
– Erregerspektrum 60, 159 f
– Häufigkeitsverteilung 40
– Inzisionslokalisation 63
– Kontaminationsklasse 161
– Legionellen 195 f
– Luftkeimzahl 64 f
– Luftkontamination 67
– Maßnahme, bautechnische 165 f
– Pathogenese 159 ff
– Prävention 61 f, 66
– Reduktion 13 f
– Risikofaktor 162 f
– Überwachung 166
– Verbandswechsel 166 ff
Wundinfektionsrate 63 f, 69
Wundkontamination 73, 83
– reduzierte 83 f
Wundkontamination/Luftkontamination-Korrelation 81 f
Wundsekret 373
Wundspülung 71 f, 166
Wundverband 167

Y

Yersinia
– enterocolitica 179
– pestis 356 f

Z

Zahnbürste 250
Zahnmedizin 206
Zahn-Mund-Kiefer-Heilkunde 294 ff
Zerstäuberflasche 246
ZNS-Operation 175 ff
Zoonose 355
Zoster 241, 286
Zuluftdecke 84
Zuluftströmung 81
Zuspritzstelle 140, 142

Einfach unentbehrlich

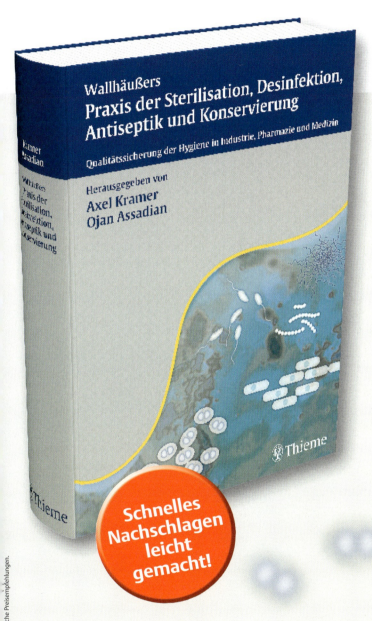

Wallhäußers
Praxis der Sterilisation, Desinfektion, Antiseptik und Konservierung
Qualitätssicherung der Hygiene in Industrie, Pharmazie und Medizin
Kramer/Assadian
2008. 1024 S., 279 Abb., geb.
ISBN 978 3 13 141121 1
299,95 € [D]
308,40 € [A]/498,– CHF

Das Referenzwerk zu allen Fragen der Sterilisation, Desinfektion, Antiseptik und Konservierung sowie der Lebensmittelhygiene und den Hygieneanforderungen bei der Herstellung von pharmazeutischen Produkten und Kosmetika.

Neu in der 2. Auflage
- Infektionsprävention durch Haut-, Schleimhaut- und Wundantiseptik
- Qualitätssicherung der Hygiene und gesetzliche Rahmenbedingungen in den verschiedenen Einrichtungen
- Online-Lizenz zusätzlich zum Buch mit aktualisierten Inhalten

Jetzt bestellen: Versandkostenfreie Lieferung im Inland*!

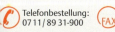 Telefonbestellung: 07 11/ 89 31-900
 Faxbestellung: 07 11/ 89 31-901
 Kundenservice @thieme.de
 www.thieme.de
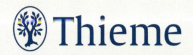

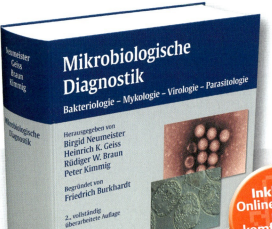

Erregernachweis – schnell, sicher und zuverlässig

Mikrobiologische Diagnostik
Bakteriologie – Mykologie – Virologie – Parasitologie
Neumeister/Geiss/Braun/Kimmig
2., vollst. überarb. Aufl. 2009.
1216 S., 698 Abb., geb.
ISBN 978 3 13 743602 7
199,95 € [D]
205,60 € [A]/332,– CHF

- alle Aspekte des klinisch-mikrobiologischen Diagnostikprozesses mit Präanalytik, allen relevanten diagnostischen Verfahren und Befundinterpretation
- konkrete Handlungsanweisungen und Entscheidungshilfen
- Darstellung kosten- und zeitsparender Alternativmethoden für Laboratorien unterschiedlicher Kapazität
- schnelle Orientierung durch die einheitliche Gliederung der Erregerbeschreibungen

Vollständig überarbeitet und aktualisiert!

Jetzt bestellen: Versandkostenfreie Lieferung im Inland*!

Telefonbestellung: 07 11/89 31-900
Faxbestellung: 07 11/89 31-901
Kundenservice: @thieme.de
www.thieme.de

Thieme